BEIHEFTE ZUR
ZEITSCHRIFT FÜR ROMANISCHE PHILOLOGIE

BEGRÜNDET VON GUSTAV GRÖBER
FORTGEFÜHRT VON
WALTHER VON WARTBURG UND KURT BALDINGER
HERAUSGEGEBEN VON MAX PFISTER

Band 226

MARTIN-DIETRICH GLESSGEN

»Lo Thesaur del Hospital de Sant Sperit«

Edition eines Marseiller Urkundeninventars (1399–1511)
mit sprachlichem und geschichtlichem Kommentar
unter besonderer Berücksichtigung des Rechtswortschatzes

MAX NIEMEYER VERLAG TÜBINGEN
1989

A mi peirín

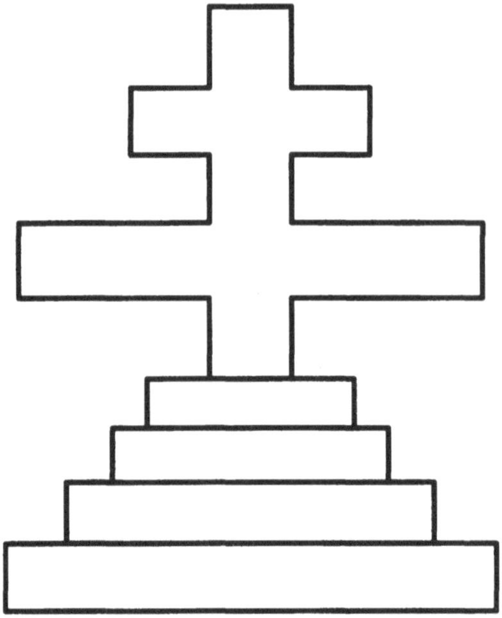

Lothringisches Kreuz auf dem Einband des THESAUR

CIP-Titelaufnahme der Deutschen Bibliothek

Glessgen, Martin-Dietrich :
»Lo thesaur del Hospital de Sant Sperit« : Edition eines Marseiller Urkundeninventars (1399 – 1511) mit sprachlichem und geschichtlichem Kommentar unter besonderer Berücksichtigung des Rechtswortschatzes / Martin-Dietrich Glessgen. – Tübingen : Niemeyer, 1989
(Beihefte zur Zeitschrift für romanische Philologie ; Bd. 226)
NE: Lo thesaur del Hospital de Sant Sperit; Zeitschrift für romanische Philologie / Beihefte)

ISBN 3-484-52226-7 ISSN 0084-5396

Printed in Germany.
Satz: Lichtsatz Walter, Tübingen-Lustnau
Druck: Gulde-Druck GmbH, Tübingen
Einband: Heinr. Koch, Tübingen

Inhaltsverzeichnis

Vorwort

In seiner Besprechung von Haucks ‚Johan Blasi' schrieb der liebenswürdige und kenntnisreiche Henri Dubled: «Vu la valeur de l'ouvrage qui nous est présenté, nous ne pouvons que souhaiter que son auteur puisse mener à terme ce travail qui, dans sa pensée, n'est que le début d'une entreprise de mise en valeur des vieilles archives provençales du Midi de la France»[1]. Dieter Hauck wandte sich seit 1966 der Hispanistik und der Kreolistik zu und konnte seinen Vorsatz nur mehr teilweise wahrmachen[2]. Aus den ihm verbliebenen umfangreichen provenzalischen Archivmaterialien wirtschafts-, sozial- und rechtsgeschichtlichen Inhaltes schöpfend, bot er jedoch im Wintersemester 1983/84 an der Universität Saarbrücken in Erinnerung seiner frühen Liebe zum Altokzitanischen ein Hauptseminar ‚Sprachliche Auswertung mittelalterlicher Wirtschaftsbücher aus dem südfranzösischen Raum' an; hier erhielt ich zur historischen und sprachlichen Auswertung die ersten 25 Folioseiten eines Marseiller Manuskripts, das 1399 unter dem Titel THESAUR DEL HOSPITAL DE SANT SPERIT begonnen worden war. Die Liebe zum Detail, Freude am Rätselraten und kriminalistischen Spürsinn erfordernde Arbeit begeisterte mich, und die Leidenschaft war geweckt. Dieter Hauck ist nun nicht nur mein Mentor, sondern auch mein Taufpate. Wenn ich also jetzt den THESAUR einem interessierten Publikum zugänglich mache, fröne ich nicht nur einer Passion, sondern ich versuche auch, mit dieser Edition, die meinem Paten gewidmet ist, das von diesem 1965 gegebene Versprechen voranzubringen.

Dazu bedurfte und bedarf ich der Hilfe. In überreichem Maße wurde sie mir zuteil durch mein Vorbild und meinen Meister Max Pfister (Saarbrücken), der meine bisherigen Studien und das Promotionsprojekt in jeder nur denkbaren Art unterstützte und förderte. Er erlaubte mir, seine ungedruckten okzitanischen und italienischen Wortmaterialien zu verwenden, und bei allen größeren und kleineren Fragen opferte er bedenkenlos viele Stunden seiner bis ins Letzte ausgefüllten Arbeitszeit. Ihm danke ich insbesondere für seine Bereitschaft, den THESAUR in die Reihe der ‚Beihefte zur Zeitschrift für Romanische Philologie' aufzunehmen.

Während meiner Heidelberger Studienzeit halfen mir meine Lehrer Kurt Baldinger, Johannes Hubschmid und Frankwalt Möhren auch außerhalb der Se-

---

[1] Dubled, rc. Hauck 89.
[2] Cf. Bibl. II & III.

minare durch ihre Ratschläge, speziell die Lexikologie betreffend. Besonders verbunden bin ich Professor Baldinger, der im persönlichen Gespräch die möglichen Forschungsschwerpunkte des Projekts THESAUR sofort sah und präzise herauskristallisierte. Ohne einen Aufenthalt an der Ecole des Chartes im Studienjahr 1985/86 wäre eine möglichst fehlerfreie Bearbeitung der urkundlichen Quellen kaum zu schaffen gewesen. Im besonderen gilt dort mein Dank Jacques Monfrin, der mir die wesentlichen Grundprinzipien zur Textedition an die Hand gab und Schwierigkeiten mit dem THESAUR in persönlicher Unterhaltung klärte. Ebenso gaben mir meine Pariser Lehrer Robert-Henri Bautier, Gérard Giordanengo, Emmanuel Poulle und Robert Fossier, sowie Jean-Claude Bouvier wertvolle Hinweise.

Damit bin ich von der sprachwissenschaftlichen Ausbildung zur historischen übergegangen. Unter den deutschen Lehrern verdanke ich Reinhard Schneider und Hans-Walter Herrmann erleuchtende Problemstellungen; sie halfen mir schon zu Beginn der Arbeit bei der Klärung der Zielrichtung. Professor Schneider betreute die *historische* Auswertung des THESAUR in Saarbrücken, verfolgte das Projekt mit großer Toleranz und mit zahlreichen, oft überraschenden Fragen und Vorschlägen bis zur Drucklegung und war bei jeder neuauftretenden Schwierigkeit sofort zu Hilfestellungen bereit.

In der Provence, dem Ursprungsland meiner Dokumente, war ich dankbar für anregende Unterhaltungen mit Spezialisten wie Noël Coulet (Aix-en-Provence) und Pierre Santoni (Archives Départementales des Bouches-du-Rhône) und insbesondere für die Hilfe meiner Freunde Gérard Gouiran (Montpellier), der mir Einsicht in seine Transkription der Statuts de Provence gewährte, und Martì Aurell-i-Cardona (Paris), der mir seine Notizen über Marseiller Familien zur Verfügung stellte.

In Einzelfragen halfen mir die Professoren Anna Cornagliotti, Giulio Gasca-Queirazza und Alessandro Barbero (Turin), sowie Günter Holtus und Wolfgang Schweickhard (Trier). Holger Bagola (Trier) machte mir die Computerkartei des Liber Feodorum Maior zugänglich. Giovanni Ruffino (Palermo), Antonio Lupis (Bari), Rosario Coluccia (Lecce) und Franco Fanciullo (Potenza) standen bei jeder unserer häufigen Zusammenkünfte ebenfalls gerne mit klärenden Ratschlägen zur Verfügung und machten meine Studienzeit in Italien fruchtbar.

Die Institute des Nouveau Du Cange in Paris und insbesondere des Dictionnaire Etymologique de l'Ancien Provençal (DEAP) in München halfen mir, indem sie mir Einblick in ihre lexikalischen Materialien gewährten.

Für die Niederschrift der Arbeit bin ich Horst Wagner (Saarbrücken) verpflichtet, der mir spontan seine Terminals und damit sein Büro während der langwierigen Schreibarbeiten zur Verfügung stellte. Bei der Korrektur der Druckfahnen leistete mir Elke Sallach (Saarbrücken) große kollegiale und freundschaftliche Dienste.

Die finanzielle Unterstützung der Studienstiftung des Deutschen Volkes erleichterte ein zügiges Arbeiten und die notwendigen Aufenthalte in Frankreich.

Insbesondere meinen Betreuern Heinrich Kroeger und Rainer Strub, wie auch Dieter Zang weiß ich hierfür Dank.

Schließlich danke ich meiner mich umsorgenden Mutter und meiner sich ebenfalls sorgenden Patentante und dann ganz herzlich denjenigen Freunden, die mich beherbergten und verköstigten, den Familien Durif und Lisbonis in Marseille, Jouneau, Simon und Hurstel in Paris, sowie denen, die mir bei täglich anfallenden Einzelfragen ihre Zeit und ihre Erfahrungen schenkten, so Anne-Claude Lamur-Baudreu und den anderen Freunden von der Ecole des Chartes, dem Philosophen Riccardo Pozzo, dem Mediziner Stefan Rimbach, dem Juristen Gert Gleßgen und – last not least – Marie-Ange Duvignacq. Obwohl heute Einzelkämpfertum für viele ein Ideal sein mag – meine Sache war es nie. Der THESAUR feierte seine Wiederauferstehung als team work im weitesten Sinne, zu dem jedes einzelne Mitglied eines europäischen Großklans, in dem ich mich bewege und wohlfühle, das Seine beitrug – von Großvaters zynisch-gescheitem Gepolter angefangen bis zum fröhlichen Gequietsche eines Kleinkindes auf irgendeiner Veranda, das einen aufhorchen läßt, bevor man sich lächelnd wieder der ‚ernsten' Wissenschaft zuwendet. Alles das ist Bestandteil von ‚paideia': wer ist schon allein ein Produkt von Schulen?

Einleitung

Zielsetzung

Es können sicher unterschiedliche Gründe die hier versuchte Erschließung des THESAUR als sprachliche und geschichtliche Quelle rechtfertigen. Sie entspringt fachlichen und außerfachlichen Strömungen, die zeigen, welchen Epochen unsere Zeit Interesse und Augenmerk entgegenbringt, und welche Bereiche jener Epochen sie versucht, mit welchen Methoden zu erschließen. Die Arbeit wird getragen von der Überzeugung, daß Auswahl und Interpretation des Textes der subjektiven Sehweise unserer eigenen Welt bei der Beschreibung der fremden Welt profund verpflichtet sind.

Diese oder ähnliche Überzeugungen finden sich als weltanschauliche Betrachtungen über die Jahrhunderte hinweg in Zeugnissen der europäischen Geistesgeschichte, etwa bei dem römischen Denker Aulus Gellius, für den «veritatem filiam temporis esse»[3], die (historische) Wahrheit also eine Tochter des Zeitgeistes ist, bei Wittgenstein, nach dem „alles, was wir überhaupt beschreiben können, auch anders sein [könnte]"[4], oder im Faust I: „Was Ihr den Geist der Zeiten heißt/Das ist im Grund der Herren eigner Geist/In dem die Zeiten sich bespiegeln"[5]. Seit wenigen Jahren ist ein solches Denken auch in den Humanwissenschaften als methodische Grundlage akzeptiert. Georges Duby, den ich noch vor einem Jahr als Lehrer im Collège de France erleben konnte, stellte vor wenigen Monaten in einem programmatischen Artikel über die „neue Geschichtswissenschaft" fest[6]:

> „Unter Berufung auf Michelet darf der moderne Historiker ‚Eigenes dazutun'. Er hat diese Freiheit, weil er überzeugt ist, dass keine Wiederherstellung des Vergangenen vollkommen objektiv sein kann und dass gute Geschichtsschreibung immer aus Leidenschaft lebt."[7]

---

[3] Buch 12, Kapitel 11, Z. 7.

[4] Tractatus logico-philosophicus, 1921, S. 91.

[5] Faust zu Wagner: „Mein Freund, die Zeiten der Vergangenheit/ Sind uns ein Buch mit sieben Siegeln/Was Ihr ..." (575–579).

[6] Inhaltlich konkordant mit diesem Artikel ist das Kapitel «Orientation des recherches historiques en France. 1950–1980» in: G. Duby: *Mâle Moyen Age. De l'amour et autres essais*; Paris (Flammarion) 1988, S. 235–264.

[7] Duby, Geschichtswissenschaft 42b.

Als methodischen Schlüssel der „neuesten" subjektiven und anthropologischen „Geschichtsforschung", gerichtet auf Handlungsschemata und „Denkgewohnheiten", schlägt Duby eine neuartige Quellenbetrachtung vor[8]:

> „Der Historiker hat auf den Hall und den Widerhall im Textganzen zu hören. Und vor allem muss man in Rechnung stellen, was niemals geschrieben wurde, das Nichtgesagte aufspüren, das Schweigen ausdeuten und noch anderen, flüchtig-geheimen Spuren nachgehen, die Bedeutung von Zeichen im weitesten Sinn entdecken, die geringfügigsten Hinweise aufnehmen. So entfaltet sich heute eine fein instrumentierte Archäologie, die sich nicht in erster Linie um das Denkmal, sondern um die Scherben in seiner Umgebung kümmert."[9].

Von diesem Denkansatz ausgehend entspricht die hier vorgelegte Ausgabe und Kommentierung des THESAUR einer Grundtendenz der modernen, *ad fontes*-gewandten Mediävistik, verstehe sie sich als Sprach- oder als Geschichtswissenschaft, wie sie bei einem solchen Ansatz fast untrennbar ineinanderübergreifen.

Der THESAUR als Quellentyp

Der THESAUR wurde von drei Schreibern 1399/1401, 1422/23 und 1511 abgefaßt und enthält auf etwa 80 Folioseiten eine nach Buchstaben und Nummern geordnete Beschreibung von knapp 500 Urkunden aus den Jahren von 1188 bis 1503, die dem Heilig-Geist-Spital in Marseille und in Aubagne und dem Hospital von der Verkündigung in Marseille gehörten; bei der Zusammenstellung der Urkunden wurde Vollständigkeit angestrebt: *contenent totas las cartas ... del dich hospital* (fol. 1,8f) und offenbar auch weitgehend erreicht[10]. Zu jeder Urkunde gibt der THESAUR die wichtigsten Inhaltselemente an, und zwar in zumeist vollständigen, wenngleich stark parataktischen Sätzen formuliert, ohne das „etc.", welches die Brevenhefte dieser Zeit charakterisiert, und auch ohne Formklauseln; bei diesen Kurzfassungen könnte nach heutiger Terminologie vielleicht von ‚Urkundenanalysen' gesprochen werden.

Eine übliche Art, Urkunden einer Institution, Familie oder Kanzlei zusammenzustellen, war es, sie in ein Kartular vollständig oder gekürzt abzuschreiben. Kartularien treten seit dem 10. Jahrhundert in Nord- und Südfrankreich auf und häufen sich in den folgenden beiden Jahrhunderten, um ab dem 13. Jahrhundert in relativ reicher Zahl vorzuliegen[11]. Sie dienten der geordneten

---

[8] Vgl. die Kapitelüberschrift„Neuartige Quellen" (ib. 42b).

[9] Ib. 42a.

[10] Bei der Überprüfung der Hospitalsarchive fand ich nur sehr vereinzelt diejenigen Urkunden aus der Zeit vor 1415, welche im THESAUR fehlen.

[11] Notarsregister wie Brevenhefte etc. reichen in Marseille bis 1247/48 zurück (Giraut Amalric, ediert in BlancardDocuments und zum Teil neu ediert in Pryor, Contract), sind aber nur in wenigen Fällen aus dem 13. Jahrhundert überliefert.

Verwaltung einer Institution oder eines Haushaltes, der Sicherung von Eigentumsrechten oder Privilegien und waren leichter zu handhaben als die in ihnen abgeschriebenen Urkunden, deren Einsicht sie entbehrlich machen konnten[12]. Zumindest die erste und letzte dieser Verwendungen gelten auch für den THESAUR. Seine Ordnung nach geographisch gegliederten Eigentumstiteln und allgemeinen Privilegien entspricht ebenfalls im Groben der von Kartularien.

Von solchen Kartularien unterscheidet den THESAUR, daß er Urkunden nicht in vollständiger oder abgekürzter Form wiedergibt, sondern sie in inhaltlichen Analysen beschreibt. Kartularien dieser Art wurden bisher von der Forschung weitgehend vernachlässigt, selten überhaupt erwähnt und noch nicht auf ihre formalen und inhaltlichen Eigenheiten hin untersucht. Sie weisen einen höheren Abstraktionsgrad bei der Zusammenstellung von Einzelurkunden in einem Band auf als übliche Kartularien (s.u. Anm. 17), was m.E. ihre Zuordnung zu einer eigenen Quellengattung unabdingbar macht. Unternimmt man es, diese Gattung zu fassen, erheben sich Schwierigkeiten bei deren Bezeichnung. Der erste Schreiber des THESAUR nennt das Buch *cartolari* (fol. 1,16), ein Wort, mit dem er durchgehend die notariellen Brevenhefte bezeichnet[13]. Giry schreibt sehr vorsichtig: «On les appelle quelquefois des cartulaires-notices»[14]. Eine «notice» enthält im allgemeinen einen eilig niedergeschriebenen Sachverhalt und kann als Vorstufe für eine Breve dienen; vielleicht könnte die Formulierung von Giry im Deutschen mit „Brevenkartular" wiedergegeben werden[15]. Professor Bautier schlug in einem Gespräch die Verbindung «inventaire-cartulaire» vor, um die Auflistung der Urkunden, in denen ein wesentlicher Zweck des THESAUR lag, begrifflich zu fassen. Hier scheint mir allerdings die Verdeutschung – „Registerkartular" – noch weniger glücklich als bei «cartulaire-notice». Die Bezeichnung von Giry hebt die formale Besonderheit der Urkundenanalysen, die von Bautier die Zweckbestimmung des THESAUR hervor; beide erscheinen mir gerechtfertigt, jedoch keine problemlos ins Deutsche übertragbar. In Anlehnung an Bautier und gleichzeitig zur Unterscheidung von anderen Arten von Kartularien will ich von „Urkundeninventar" sprechen.

Die Wahl des Okzitanischen als Sprache des vorwiegend von Notaren redigierten THESAUR überrascht nur im ersten Moment. Zwar wurden in der Provence bis 1539 öffentliche oder Privaturkunden nur ausnahmsweise auf Provenzalisch abgefaßt[16]. Der THESAUR ist jedoch keine Urkunde, auch keine eigent-

---

[12] Zur Typologie von Kartularien vgl. die für Frankreich noch immer gültige Beschreibung in Giry, Manuel 28–34.

[13] Vgl. lex. Teil s.v.

[14] Giry, Manuel 32.

[15] Giry scheint diesen Typ von Kartularien als eine Dekadenzerscheinung normaler Kartularien einzustufen; vielleicht hatte er auch nur sehr unordentliche Exemplare vor Augen, worauf «notices» statt «brèves» hinweisen könnte.

[16] Cf. lex. Teil s.v. *testament*; vgl. auch MeyerDocuments: «Jusqu'à l'ordonnance de Villers-Cotterêts (1539), et parfois un peu plus tard, les notaires du pays redigèrent leurs actes en latin et adoptèrent ensuite le français.» (173); cf. Pansier, Langue 1,37; 5,12.

liche Urkundensammlung, sondern eben ein Urkundeninventar[17], das den aus der Bürgerschicht stammenden Rektoren und Verwaltern des Heilig-Geist-Spitals in gleicher Weise und mit gleicher Leichtigkeit dienen sollte wie die ebenfalls okzitanischen Einnahmeregister oder Quittungshefte; und die wahrscheinlich am häufigsten verwendete Sprache nichtnotarieller Texte war in der Provence des 14. und 15. Jahrhunderts das Okzitanische[18], auch wenn ihre Autoren – wie etwa Johan Blasi – das Lateinische beherrschten. Z.B. ist es bezeichnend, daß das persönliche Quittungsregister eines der Notare, die den THESAUR erstellten, zum größten Teil Eintragungen auf Provenzalisch enthält[19]. Während die üblichen Dokumente des Heilig-Geist-Spitals in Geschäftssprache[20] geschrieben waren, wie etwa auch naturgemäß das Kaufmannsbuch des Johan Blasi, liegt beim THESAUR eher Urkunden- oder Kanzleisprache vor. Denn der größte Teil der Handschrift geht auf zwei Notare zurück, die ihrem Beruf zu sehr verpflichtet waren, als daß sie mit Änderung der Textsorte – ein Gebrauchstext statt einer Urkunde – auch ihren Sprachgebrauch hätten ändern können. Beim dritten Schreiber des THESAUR, wahrscheinlich einem Kaufmann o.ä., ist der Begriff der Geschäftssprache angebracht.

Für die Motivation des THESAUR ist grundlegend, ob ein Urkundeninventar seiner Art Rechtsgültigkeit beanspruchen konnte; sollte er bei Streitfällen um Pachtzinsverpflichtungen als Beweis dienen oder im Nachhinein verlorengegangene Urkunden ersetzen können, oder diente er ausschließlich als Nachschlagewerk? Für beide Annahmen sprechen Indizien. Nach dem in der Provence gültigen Recht war jedes Schriftstück rechtsgültig, das von einem Notar abgefaßt und mit seinem Signet oder Notarszeichen[21] versehen war. Bei den Kartularien mußte entweder jede einzelne Urkundenkopie mit einem Notarszeichen unterschrieben sein, oder Beginn *und* Ende des Buches – manchmal auch nur Beginn *oder* Ende[22] – mußten eine notarielle Einleitung und ein Signet enthalten. Die ersten beiden Schreiber, auf die der größte Teil des THESAUR zurückgeht, waren Notare, ebenso der Kopist, der den THESAUR-B erstellte; der dritte Schreiber des THESAUR hingegen war, wie erwähnt, sicher kein Notar. Die Präambel des Urkundeninventars könnte als notarielle Einleitung gelten: *hay scrich . . . yeu, Laurens Aycart, notari del dich hospital* (fol. 1,16f); am Ende des Buches fehlt jedoch ein Signet. Jede Urkundenbeschreibung des THESAUR nennt den ausstellenden Notar, was der Auffindung der Breven dienen konnte,

---

17 Auch die Verwendung des Okzitanischen im THESAUR statt des Lateinischen der Urkunden trägt durch die Einführung einer Metasprache zum Charakter erhöhter Abstraktion des Urkundeninventars bei.

18 Es scheint mir exakter, bei urkundensprachlichen Texten nicht von ‚Volkssprache' zu sprechen; cf. Anm. 28; 30.

19 Das Register stammt von Aventuron Rodet (Marseille, A.M. 11 II 190); die Quittungen gehen allerdings nicht auf diesen Notar, sondern auf seine Gläubiger zurück.

20 ‚Geschäftssprache' wird hier als eine Ausprägung der Skripta gesehen; cf. Goebl, Urkundensprache 112[48].

21 Vgl. zu diesem Begriff Schuler, Notare 244[86].

22 Giry, Manuel 30.

aber vielleicht auch zu einer Beweiskraft vor Gericht beitrug. Es ist wahrscheinlich, daß in der Verwaltung des Spitals nach der Erstellung des THESAUR nur noch in Ausnahmefällen auf die Originalurkunden zurückgegriffen wurde; diese waren in Säcken verstaut, vielleicht sogar eingenäht, und schwer zugänglich[23]. Es liegt nahe zu vermuten, daß selbst bei einem Streit die Urkunden unangetastet blieben. Schließlich zeigen die Gebrauchsspuren des Urkundeninventars, insbesondere die Randbemerkungen von wenigstens zehn verschiedenen Schreiberhänden, und auch die drei vollständigen oder teilweisen Kopien des THESAUR im 15., 16. und 17. Jahrhundert, daß sein Inhalt für die Hospitalsverwaltung stets Verbindlichkeit besaß.

Der THESAUR als Quelle für das Heilig-Geist-Spital

Das Heilig-Geist-Spital von Marseille kann als eines der Hospitäler Südfrankreichs mit den meisten überlieferten Zeugnissen aus dem 14. und 15. Jahrhundert gelten, für das insbesondere Einnahme-/Ausgabe- und Pachtzinsregister, Urkunden und drei Güterinventare erhalten sind[24]. Der THESAUR nimmt unter den Texten dieser Zeit eine herausragende Stellung ein; von den beschriebenen Urkunden ist mit etwa 60% ein genügender Prozentsatz erhalten, um eine Überprüfung des Inventars vorzunehmen, das sich nicht nur formal, sondern auch inhaltlich als sehr sorgfältig abgefaßt erweist. Andererseits enthält der THESAUR Angaben über eine hinreichende Zahl verlorener Urkunden, um eine unabdingbare Quelle für eine historische Betrachtung des Heilig-Geist-Spitals darzustellen, wie sie sich aufgrund der guten Überlieferungslage aufdrängt[25].

Der THESAUR allein genügt allerdings keineswegs, um eine solche Untersuchung mehr als nur vorzubereiten. Wie jedes Kartular enthält er nur Hinweise auf Urkunden *in extenso*. Es wurden aber bei weitem nicht alle Verträge, die als Breve vorlagen, als Grosse angefertigt, wie eine rasche Durchsicht des Brevenheftes des Heilig-Geist-Spitals von 1395/97 bestätigt[26]. Grundsätzlich können aus Kartularen nur lückenhafte Informationen über eine Person oder Institution gewonnen werden[27].

Unter den Urkunden des THESAUR finden sich solche, die auf Breven zurückgehen, die für das Hospital angefertigt wurden – und deswegen von dem

---

[23] Noch Paul Meyer hielt sich nach seinen Archivstudien über die Unzugänglichkeit solcherart verpackter Urkunden auf: «Encore maintenant, dans le Midi, beaucoup d'archives qui n'ont pas été classées à nouveau, et c'est un cas bien fréquent, sont en sacs, ce qui est singulièrement gênant pour les recherches.» (MeyerDoc. 260[4]); s. u. S. 233, Anm. 25.

[24] Vgl. Bautier/Sornay, Sources 2,923f (Heilig-Geist-Spital) und 925f (Hospital von der Verkündigung), sowie André, Inventaire und Baratier/Villard, Supplément.

[25] Die letzten umfassenden Arbeiten über das Hospital von Fabre (1854) und Mortreuil (1866) sind unzureichend.

[26] B.N., n.a.lat. 1346.

[27] Vgl. Bautier/Sornay, Sources 2,1143.

jeweiligen Spitalsnotar stammen – und solche, die als Auszüge aus Brevenheften anderer Notare auf Wunsch der Hospitalsleitung entstanden, etwa bei Schiedsgerichtsurteilen. Die Urkunden des zweiten Typs dürften vollständiger sein als die des ersten, da die Hospitalsverwaltung im ersten Fall jederzeit auf die eigenen Brevenhefte zurückgreifen konnte, im zweiten Fall aber ohne die genannten Urkunden bei Bedarf Einsicht in die Hefte des betreffenden Notars erbitten mußte.

Meine Bemerkungen zur Spitalsgeschichte folgen in erster Linie den Schwerpunkten des THESAUR als Quelle, so den Testamenten, Testamentsklauseln und Güterinventaren als Belege für Stiftungen an das Hospital. Sie nehmen weder eine umfassende Beschreibung der Institution vorweg, noch schöpfen sie den THESAUR – etwa als Quelle für die Besitzentwicklung und -politik des Hospitals in und um Marseille – völlig aus.

Zur sprachlichen Betrachtung des THESAUR

Während es noch vor zwanzig Jahren bei der Veröffentlichung eines nichtliterarischen Textes sinnvoll war, auf die Bedeutung der Skripta als Forschungsgegenstand hinzuweisen, ist dies heute unnötig. Die Urkundensprache als heterogene[28], aus dem Mittellateinischen hervorgegangene[29] Fachsprache[30] und „Korrelat zur Literatursprache“[31] ist inzwischen in gleicher Weise wie diese Gegenstand teilweise hervorragender Untersuchungen geworden[32]. Der Begriff der ‚Skripta‘ selbst kann spätestens seit den «Recherches» von Zufferey auch bei der Analyse literarischer Texte Anwendung finden.

Trotzdem gilt noch immer die Feststellung, die Max Pfister in seiner Antrittsvorlesung von 1970 getroffen hat: „Eine umfassende Untersuchung der altprovenzalischen Skripta steht noch aus“[33]. Es fehlt eine historische Gesamtschau über die Skripta Südfrankreichs, wie wir sie Carl-Theodor Gossen für Nordfrankreich zu danken haben; auch grundlegende theoretische Arbeiten der galloromanischen Skriptaforschung, wie sie außer von Gossen etwa von Remacle und neuerdings von Goebl und Dees geleistet wurden, basieren auf französischem, nicht auf okzitanischem Material.

---

28 «La scripta est (...) une mésalliance entre un roturier qui ressent ses origines, et une demoiselle de noble lignage, fière de ses ancêtres» (Baldinger, Langue 67).

29 „Die französische Urkundensprache ist direkt aus der mittellateinischen hervorgewachsen“ (Baldinger, Mittellatein 126).

30 „Urkundensprache ist Fachsprache. Sie ist nicht *langue*, sondern *langage*“ (Goebl, Urkundensprache 118).

31 Baldinger, Institut 180.

32 Der neue ‚Grundriß der romanischen Sprachen‘, das Lexikon der Romanistischen Linguistik (LRL), hrsg. von G. Holtus, sieht z.B. in Bd. 2, Teil V („Die einzelnen romanischen Sprachen und Sprachgebiete vom Mittelalter bis zur Renaissance“) von 44 Artikeln 18 ausdrücklich für „Skriptae“ vor.

33 Pfister, Anfänge 307.

Das soll nicht heißen, daß die nichtliterarische Sprache Südfrankreichs eine Einöde der Forschung darstellt. Die Skripta des Languedoc etwa ist bis zum Jahre 1200 weitgehend erforscht[34]; die Urkundenveröffentlichungen von Brunel stellten verläßliches Material für eine größere Zahl von Untersuchungen bereit, insbesondere für die Arbeiten von Grafström, Pfister und Kalman[35]; noch jüngst lieferten Gallacher, Ourliac und Magnou neue Quellen für das Languedocien und Lodge für das Auvergnatische. Auch die Gaskogne wurde durch zahlreiche theoretische Arbeiten von Baldinger in vielen Bereichen sprachwissenschaftlich erfaßt. Für die westliche Provence liegt mit den «Documents» aus dem 15. und beginnenden 16. Jahrhundert von Paul Meyer eine gute Untersuchungsgrundlage vor, für die östliche Provence mit dem Kaufmannsbuch des Johan Blasi (1329/37) eine von Hauck sprachlich intensiv erschlossene Quelle und für Avignon die «Histoire de la langue» von Pansier[36].

Unsere Kenntnisse über die nichtliterarische Sprache der Provence erscheinen trotz dieser Leistungen lückenhaft, stellt man ihnen die Menge unveröffentlichter und oft noch kaum bekannter Texte in den Archiven der Provence gegenüber; wie erwähnt erfolgten die wohl meisten Niederschriften ohne notariellen – oder kirchlichen – Charakter in der provenzalischen Regionalschriftsprache, selten auf Lateinisch. Allein die erhaltenen Rechnungsbücher, Inventare und Pachtzinsregister des Heilig-Geist-Spitals aus dem 14. und 15. Jahrhundert würden, ohne repetitiv zu werden, eine ganze Publikationsreihe ermöglichen. Gouiran etwa mußte sein vor etwa einem Jahr begonnenes Projekt, die Briefe der Etats de Provence (14./15. Jh.) herauszugeben, angesichts der Materialmenge nach wenigen Monaten um ein Vielfaches erweitern: «à côté de l'ouvrage consacré par Paul Meyer aux départements alpins, un immense travail reste à faire en ce qui concerne les trois autres départements provençaux»[37].

---

34 Die Unterscheidung der südfranzösischen Dialektlandschaften folgt Ronjat, Grammaire: Languedoc (IV § 850), Gascogne (IV § 851) und Provence (IV § 849); vgl. auch Kalman, Etude 9; 118[6].

35 Kalman (Etude 120[18]) gibt die wichtigsten Untersuchungen an, die vor ihm auf die Urkunden Brunels zurückgriffen: Kjellman, Etude; Ringenson, Etude; Kutscha, N-mobile; Bergh, Déclinaison; Séguy, Essai; Müller, Herkunft; Grafström, Graphie; ders., Morphologie; Pfister, -PS-; ders., Grammatik; Baldinger, Langue; Henrichsen, Phrases; Linder, Studien; zu ergänzen wären die lexikalischen «Notes» von Chambon.

36 Hinzu kommt eine größere Zahl weniger umfangreicher Quellenpublikationen und -untersuchungen (cf. Bibliographie II); einige weitere Texte, die linguistisch unzuverlässig publiziert oder ausgewertet wurden, können für eine Skriptauntersuchung kaum verwendet werden; fast stets entstanden sie aus historischen Interessen und wurden von mehr des Lateinischen als des Okzitanischen mächtigen Historikern für Historiker veröffentlicht, unter Vernachlässigung sprachlicher Feinheiten bei der Transkription.

37 Gouiran, Roi 1.

Die Veröffentlichung des THESAUR, der wie die meisten urkundlichen Texte über die Vorteile der Datierbarkeit[38], Lokalisierbarkeit[39] und Authentizität[40] verfügt, und der sprachliche Zeugnisse aus den letzten 150 Jahren vor dem Eindringen des Französischen in die provenzalische Urkundensprache zu Beginn des 16. Jahrhunderts enthält, versteht sich als Versuch, diesem Desiderat der Okzitanistik quasi als Mosaikstein gerecht zu werden. Zusammen mit den Briefen der Etats de Provence und den provenzalischen Urkunden, deren Herausgabe Bouvier für die «Documents linguistiques du Midi de la France» vorbereitet, wird der THESAUR in einigen Jahren als Grundlage für gesamthafte Betrachtungen der altokzitanischen Skripta herangezogen werden können. Ohne die Bereitstellung weiterer Mosaiksteine, d.h. noch unangetasteten sprachlichen Quellenmaterials, an welchem in den Archiven kein Mangel herrscht, werden Fragen etwa nach Ausdehnung und Weiterentwicklung der Schriftregionen Südrankreichs im 14., 15. und 16. Jahrhundert nicht formuliert und beantwortet werden können.

Der THESAUR muß trotz seiner Anwendung in der Verwaltung des Hospitals zu den Texten der Rechtspraxis gezählt werden, denn seine beiden Hauptschreiber waren Notare, und sein Wortschatz entstammt dem der beschriebenen Urkunden. Der lexikalische Schwerpunkt des THESAUR liegt somit zwangsläufig auf dem Rechtswortschatz; von den etwa 1300 Allgemeinbegriffen des Textes kann beinahe ein Drittel zum juristisch-administrativen Wortschatz im weiteren Sinne gerechnet werden.

Ebenso wie die südfranzösische Skripta in ihrer Gesamtheit noch nicht bearbeitet ist, fehlt eine Untersuchung über die juristische Terminologie in Südfrankreich; es ist etwa bisher nicht bekannt, unter welchen Vorbildern sich der Rechtswortschatz herausbildete[41] oder inwieweit eine lexikalische Einheit der Rechtssprache vorlag. In noch größerem Maße als bei der Skriptaforschung stehen hierbei grundlegende Arbeiten aus. Die hervorragende Edition der ältesten Codi-Handschrift von Derrer versteht sich in übertriebener Bescheidenheit, aber angesichts der Forschungslage nicht umsonst als „*Vorarbeit* zu einer kritischen Textausgabe". Die Skripta dieses Textes wurde zwar von Pfister untersucht[42], der in ihm enthaltene Wortschatz blieb aber bisher weitgehend unbearbeitet. Auch die bisher veröffentlichten okzitanischen und mittellateinischen[43]

---

38 Der erste und der letzte Schreiber sind auf ein Jahr, der zweite auf ein Jahrzehnt genau zu datieren.

39 Bei den ersten beiden Schreibern kann auch der Herkunftsort Marseille mit einiger Sicherheit angenommen werden.

40 Gossen, Skriptastudien 12.

41 „Vielleicht könnte eine lexikalische Untersuchung der altprovenzalischen Rechtssprache den Beweis erbringen, daß entsprechend der beiden Hauptzweige der raymundischen Grafendynastie auch Toulouse und das Rouergue die beiden Zentren der altprovenzalischen Rechtssprache bildeten" (Pfister, Anfänge 309).

42 Pfister, Codi.

43 Keine Untersuchung der altokzitanischen Rechtssprache ist ohne eine Betrachtung der mit ihr in Verbindung stehenden mittellateinischen möglich.

Gewohnheitsrechte, Statuten, Kartularien, Verwaltungstexte etc.[44] bieten noch reiches, wenngleich für den Sprachwissenschaftler oft nicht genügend sorgfältig ediertes Material.

Ziel der lexikalischen Untersuchungen zum Rechtswortschatz des THESAUR muß es weiterhin bleiben, Vorarbeiten für spätere Betrachtungen der juristisch-administrativen Terminologie des Altokzitanischen zu leisten. Nach einer – größtenteils am FEW orientierten[45] – Auswahl von etwas über 200, in wenigen semantischen Gruppen[46] faßbaren Wörtern[47] wurde deren Definition anhand ihres Kontextes im THESAUR und unter Zuhilfenahme von rechtsgeschichtlichen Untersuchungen über die Provence versucht. Um den Wortschatz des THESAUR in einen größeren Rahmen zu stellen, wurden Parallelbelege – außer natürlich aus den Wörterbüchern Raynouard, Levi und FEW[48] – aus mehreren exemplarischen Texten berücksichtigt, die insbesondere der Rechts- und Verwaltungspraxis der Provence[49] und der südfranzösischen Rechtstheorie[50] zuzurechnen sind; auch verschiedene grundlegende Texte aus anderen Gegenden Südfrankreichs[51] wurden herangezogen[52]. Wegweisend für diese lexiko-

---

[44] Vgl. das Verzeichnis der altokzitanischen Dokumente in Pfister, Girart 203–205 und Pfister, -PS- 13–16, sowie Carbasse, Bibliographie.

[45] „Das FEW ist das Gerüst, in das jegliche Wortforschung eingebaut werden muß, beziehungsweise sollte.“ (Möhren, Untersuchungen 3); die Belege in den einzelnen Artikeln des lexikalischen Teiles folgen deswegen auch der Strichreihenfolge des FEW (cf. Supplement zum Beiheft 15–17).

[46] Notariat; Gerichtswesen; Erb- und Familienrecht; Abgabewesen; Verträge und Besitzübertragungen.

[47] Ausgespart blieben etwa Wörter wie *pena*, *testimoni*, *prest*, *deute* oder *dever*, die lexikographisch gut erfaßt sind (cf. Glossar s.v.), und die im THESAUR keine ungewöhnliche Verwendung erfahren.

[48] DAG und DAO sind für dieses semantische Gebiet leider noch nicht verwendbar.

[49] Insbesondere HauckBlasi; IsnardPrivilèges (zit. als Manosque); MeyerDocuments (MeyerDoc.) und Pansier, Langue (Pans./PansS.), sowie für das mlt.: AubenasDocuments notariés (AubenasDocNot.); AubenasOfficialités (AubenasOff.); Bautier, Vocabulaire (BautierVoc.) und GuérardSt. Victor (SVict.); vgl. darüber hinaus Bibliographie II.

[50] Die verschiedenen Codi-Handschriften (cf. *Codi A*, Bibliographie II).

[51] Insbesondere aus dem Languedoc: BrunelChartes und Supplément (zit. als Brunel/BrunelS); DobelmannCahors; GallacherSalvetat-Mondragon und Ourliac/Magnou-Selve; sowie in Ausnahmefällen aus der, ansonsten nicht spezifisch berücksichtigten Gaskogne: MillardetRecueil (MillardetRec.)

[52] Schon ein kurzer Vergleich eines der letzten Faszikel des FEW (Bd. 24) mit den im Alphabet ersten drei Wörtern des lex. Teils – der im Hinblick auf Lücken des FEW erstellt wurde – zeigt die Forschungsmöglichkeiten, die der aokz. Rechtswortschatz noch bietet:
– *abatre*: «apr. *abatre* v.n. “diminuer de valeur (monnaie)” (12. jh., Brunel)» (24/I,17a s.v. ABBATTUERE); dazu die Bed. “abziehen, ablassen” in alang. und aalb. im 14. Jh. und im TH. im 15. (*AA/AB*);
– *abatement*: «judfr. *abattement* (...) apr. “rabais, déduction”» (ib. 18b); dazu neben dem TH. alang. (1310, Rn), apr. (1473, HauckTextes) und agask. (15.Jh., BrunelRecPyr.).

logische Arbeit waren für mich die „Wort- und sachgeschichtlichen Untersuchungen an französischen landwirtschaftlichen Texten" von Frankwalt Möhren, der nach langjähriger Tätigkeit als Lexikologe und Lexikograph feststellt:

> „Es geht nicht nur darum, dem Wort im Kontext eine für das Textverständnis ausreichende Bedeutung beizumessen oder darum, eine Bedeutung als dem Kontext gerecht werdend zu beurteilen, sondern darum, dem Wort im Rahmen genauester Deutung des Textes unter Einbeziehung der bisherigen Wortforschung und der Kulturgeschichte einen möglichst eindeutigen Stellenwert in Text und Wortgeschichte zu geben."[53]

Diese Prinzipien bestimmten auch das Glossar, das mit 922 Wörtern – bei wie erwähnt etwa 1300 Begriffen – den gesamten Wortschatz des THESAUR erfaßt[54], sieht man von Partikeln wie *et*, *a* oder *de* ab, und besonderes Gewicht auf Syntagmen legt, von denen wenigstens 110 als lexikalisiert gelten können. Das Glossar zeigt deutliche Lücken der aokz. Lexikographie; etwa 30% des Wortschatzes des THESAUR und die Hälfte seiner Syntagmen sind im FEW nicht oder nicht hinreichend erfaßt[55]. Bei einem erweiterten Vergleich zwischen THESAUR einerseits und FEW, Lv, Rn, Pans und Br/S andererseits verbleiben noch 15% des untersuchten Wortschatzes als ‚Scharnierbelege' und dazu etwa ein Drittel der Syntagmen[56]. Dieser Beitrag eines auf den ersten Blick wortarmen Textes zum aokz. Lexikon[57] legt die Notwendigkeit von neuen lexikogra-

– *acapte*: «apr. *acapte* "emphytéose; redevance payée pour un bail à emphytéose" (13.–15.jh., Rn; Pans.), (...) Apr. *reireacapte* "droit exigé du sous-féodataire à la mort du seigneur" (13.–14. jh.)» (24/I,67a s.v. *ACCAPTARE); es fehlen:

– die semant. Unterscheidung zwischen "Intragium" und "Abgabe bei Weiterverkauf", die zum Verständnis der Bildungen *prim acapte* (fehlt ebenfalls) und *reire acapte* grundlegend ist;

– *nouvel achept* "Emphyteuse" (nur: «Mfr. *nouvel acapte* "nouvelle acquisition" (1466, Ba).» (ib. 66b));

– die Formen *acapta*, *accata* und *acate*;

– die analoge Verwendung von *acaptar* (nur: "kaufen" (ib. 66a));

– Belege aus dem 16. Jh. für das okz.;

– die Syntagmen *donar/dar a acapte (e a censa)/donar a acapte de fach*.

53 Möhren, Untersuchungen 5f.

54 Jedes Wort und jede Form werden bei jedem Schreiber höchstens dreimal aufgenommen.

55 20 Wörter des THESAUR sind im FEW für das aokz. später datiert als in dem Urkundeninventar und 103 erscheinen dort nicht; für weitere vier Wörter belegt das FEW die Bedeutung des THESAUR später und für 98 überhaupt nicht; bei 57 zusätzlichen Wörtern fehlt die Graphie des THESAUR im FEW (insgesamt 290 Wörter); 54 der im Glossar des THESAUR aufgenommenen Syntagmen werden im FEW nicht genannt.

56 26 Wörter sind für das aokz. bisher später belegt als im THESAUR; wenigstens eine Bedeutung von 11 Wörtern des THESAUR bezeugen die Repertorien später und von 60 weiteren fehlt die Bedeutung des THESAUR (insgesamt 137 Wörter); von den Syntagmen sind fünf erstmals im THESAUR belegt und 31 werden in den Nachschlagewerken nicht erwähnt. Ein Vergleich des THESAUR mit HauckBlasi, Manosque und MeyerDoc. vermindert die Zahl von 137 unzureichend erfaßten Wörtern geringfügig auf 130, die der Syntagmen auf 35.

57 Die ‚Scharnierbelege' des THESAUR wurden in einem Anhang zum Glossar zusammengestellt.

phischen Projekten für das aokz. dar, wie sie von Baldinger, Stimm und Chambon – in der für Südfrankreich umfassend erweiterten «refonte» des FEW – unternommen wurden.

Zur Ausdeutbarkeit des THESAUR

Obwohl versucht wurde, den THESAUR von verschiedenen Seiten her zu analysieren, seine Eigenheit als bisher kaum beachteter Quellentyp herauszustellen, seine Entstehungs- und Wirkungsgeschichte in den Archiven zu verfolgen, die von ihm beschriebenen Urkunden als Quelle für die Geschichte einer «Institution de bienfaisance» nutzbar zu machen, die graphischen Gewohnheiten seiner Schreiber im Hinblick auf ihre Ausbildung und die Spracheigentümlichkeiten von Marseille zu untersuchen und mit dem Rechtswortschatz einen Lebensbereich einer juristischen ‚Person' des spätmittelalterlichen Marseille zu beschreiben, bieten sich noch ganze Komplexe für weitere Interpretationen an.

In erster Linie gilt dies für das nur in der Skripta teilweise ausgewertete onomastische Material des THESAUR, welches sowohl von sprachlicher wie von historischer Seite ein reiches Feld darstellt. Um dessen weitere Erschließung vorzubereiten, wurde ein vollständiger Index der im THESAUR erwähnten Personen-, Orts- und Flurnamen erstellt, ergänzt durch die lateinischen Formen in den Originalurkunden. Viele der in unserem Urkundeninventar bezeugten Notare sind in der Zusammenstellung der Marseiller Notare von Bautier/Sornay[58] nicht erfaßt oder haben länger praktiziert, als bisher angenommen wurde. Auch für Familiengeschichte, für Herkunft und Berufe der Marseiller Bewohner sind neue Aufschlüsse aus der Auswertung des *index nominum* zu erwarten. Eine weiter fortgetriebene Untersuchung meinerseits hätte allerdings den Rahmen dieser Arbeit gesprengt. Ich hoffe, eine tiefergehende sprachliche Analyse der Personennamen bald an anderer Stelle gesondert veröffentlichen zu können.

Auf eine eigene Darstellung der Verbalmorphologie wurde nach einer Zusammenstellung der Belege des THESAUR verzichtet; fast alle ungewöhnlichen Formen wurden bereits in dem Kapitel „Die Konjugation" von Hauck[59] erfaßt und kommentiert. Zudem enthält das Glossar des THESAUR alle Verbalformen, so daß punktuelle Überprüfungen leicht vorgenommen werden können. Eine morphosyntaktische Untersuchung des THESAUR wäre sicher weit weniger ergiebig gewesen als die lexikalische; aber auch hier kann der Herausgeber eines Textes jede neue Ausdeutung durch dessen spätere Benutzer nur als erhoffte Bereicherung seiner Edition begrüßen.

---

[58] Sources 2,1213–1231.
[59] Blasi 372–387.

Manuskriptgeschichte

Die Handschrift

Die Handschrift besteht aus fünf Papierheften, die ursprünglich und noch zum Zeitpunkt der Numerierung der Seiten insgesamt 110 Folioseiten umfaßten. Aus den letzten beiden Heften wurden später jeweils zwei wahrscheinlich unbeschriebene Folioseiten herausgerissen[1], so daß noch 106 Folioseiten vorhanden sind. Ihre Größe von 28,5 x 21 cm entspricht ungefähr der von Notarskartularien oder Rechnungsbüchern des Hospitals aus dieser Zeit[2].

Das Buch ist in eine beschädigte und kaum lesbare Urkunde von 1312 eingebunden. Auf der Vorderseite trägt der Einband mehrere Vermerke, die zum Teil vielleicht von den Schreibern des Inventars stammen. Im oberen Viertel steht von einer Hand des 16. Jahrhunderts geschrieben: *Actes consernant/le simetierre*; dieser Titel wird von dem Schreiber des THESAUR-D, einer französischen Kopie des 17. Jahrhunderts, aufgenommen: *un ancien livre fait en 1399 et intitulé livre concernant les actes du cymetiere* (s.u. THESAUR-D). Darunter folgen ein Majuskel-A und ein gezeichnetes lothringisches Kreuz auf einem Sockel – als Signum des Heilig-Geist-Spitals –, beide vermutlich aus dem 15. Jahrhundert; aus der gleichen Zeit stammt die sich weiter unten anschließende Aufschrift *Libre del Tresaur*[3].

Die ersten sechs Folioseiten sind unbeschrieben; die folgenden 73 – immer abzüglich der herausgerissenen Seiten gerechnet – enthalten das Urkundeninventar des Heilig-Geist-Spitals. Nach drei leeren Blättern folgt eine Präambel zu dem Urkundeninventar des Hospitals der Verkündigung (Ms.-fol. 85) und das Inventar selbst (Ms.-fol. 86–92). Ein weiterer Zwischenraum von vier unbeschriebenen Folioseiten geht dem Einnahmeregister von Thouraudi (Ms.-fol. 98–101) voraus. Die letzten acht Blätter sind ebenfalls leer, mit Ausnahme

---

1 Herausgerissen wurden die Ms.-fols. 77, 84, 93 und 102 (= fol. 71, 97, 106, 115 nach der Zählung der vorliegenden Edition).

2 Aubenas (Notariat 85) gibt als durchschnittliches Format eines Kartulars 31 x 22 cm an.

3 Die Bezeichnung findet sich auch von der Hand Rodets auf der Urkunde zu § K 6' (v Z.7: *libre Tesaur*), von der Delans' im THESAUR-B (44,23f: *coma apar a-l'autre libre de Trezor*) und im THESAUR-C (186,8f: *tras dau libre du trezor dudit hospital*); s.u. *BA*, *CA*.

einer auf dem Kopf stehenden Bemerkung zu dem Inventar des Verkündigungshospitals auf dem Verso des letzten Blattes.

Die 74 Blätter mit dem ersten Urkundeninventar wurden oben rechts mit lateinischen und später zusätzlich mit arabischen Ziffern durchnumeriert[4]. Mit ihnen endet die lateinische Numerierung, und die arabische fährt, statt mit ‚75', mit ‚94' fort; es müßte also ein Heft fehlen, wofür aber keine Hinweise in der Handschrift selbst enthalten sind. Die Reihe arabischer Ziffern umschließt noch das zweite Urkundeninventar, endet aber in der Mitte des Einnahmeregisters mit der Nummer 112; möglicherweise wurde sie vor dessen Entstehen erstellt. Mit dem Inventar des Verkündigungsspitales beginnt eine zweite Numerierung mit arabischen Ziffern, die von 1 bis 16 reicht und neben diesem Inventar auch das Register von Thouraudi erfaßt:

Ms.-fol.	Inhalt	lat. Num.	1. ar. Num.	2. ar. Num.	Num.d.Ed.
1–6	leer	—	—	—	—
7–76	SS	1–70	1–70	—	1–70
77	fehlt				
78–80	SS	72–74	72–74	—	72–74
81–83	leer	—	94–96	—	94–96
84	fehlt				
85	Ann.	—	98	—	98
86–92	Ann.	—	99–105	1–7	99–105
93	fehlt				
94–97	leer	—	107–110	9–12	107–110
98/99	Thour.	—	111/112	13/14	111/112
100/101	Thour.	—	—	15/16	113/114
102	fehlt				
103–110r.	leer	—	—	—	116–123r.
110v	Ann.	—	—	—	123v

Die erste Numerierung mit arabischen Ziffern, die meiner Ausgabe zugrundeliegt, ist im Manuskript am einfachsten zu verfolgen und erlaubt so eine rasche Überprüfung meiner Lesarten. Die Edition erstreckt sich auf die fols. 7 bis 92 sowie 110v der Handschrift – also 1 bis 105 & 123v nach meiner Zählung –, unter Aussparung des Registers von Thouraudi (s.u.); die Ms.-fols. 78 bis 80 (= 72–74) wurden im Anschluß an fol. 37 (= 31) transkribiert, um das Kapitel E als Ganzes zu erhalten (s.u. *AC*).

---

[4] Auf eine Wiedergabe der verschiedenen Numerierungen auf den einzelnen Folioseiten wurde bei der Edition verzichtet.

Schreiber des THESAUR

Laurens Aycart

Die Entstehungsgeschichte des THESAUR verdient eine nähere Betrachtung – sein Aufbau und die Abfolge seiner Schreiber und Kopisten sind in Tabelle II und III zusammenfassend dargestellt –, der eine kurze Charakterisierung seiner drei Hauptschreiber vorweggeschickt werden soll. Der weitaus größte Teil des THESAUR entstand unter der Leitung von Laurens Aycart, einem der bedeutenderen Notare[5] im Marseille des ausgehenden 14. Jahrhunderts. Die überlieferten Dokumente aus seiner Kanzlei – 22 Brevenhefte und 18 Kartularien[6] – reichen von 1366 bis 1408. In beinahe demselben Zeitraum (1360–1410) hatte Aycart viele Jahre die Stelle eines Notars im Amt für Sicherheits- und Kriegsangelegenheiten von Marseille inne[7]. Nach 1408/10 setzte er sich zur Ruhe, oder er verstarb.

Das Wohnhaus und damit die Kanzlei Aycarts lagen zentral am Hafen[8], denn zwischen Notariat, Seeverkehr und kaufmännischem Leben herrschten enge Verbindungen. Eigene Handelsunternehmungen von Aycart sind mir nur wenige bekannt. Der THESAUR erwähnt ihn einmal als Erbpächter von etwa 500 qm Weinberg (2 1/2 Quartayradas; § G 17).

Aycarts Kanzlei ermöglichte aber wahrscheinlich ein gutes Auskommen[9]; spätestens seit 1379 beschäftigte er mehrere Gehilfen (*substituts*), wie sie nur in großen Notarskanzleien auftraten. Es waren entweder junge Notare, die ihre ersten Berufsjahre bei einem erfolgreichen Kollegen verbrachten, oder wenig erfolgreiche Notare, die in einer festen Anstellung ein Einkommen fanden[10]. Von den siebzehn Gehilfen Aycarts, die in den Kanzleischriften und Urkunden des Heilig-Geist-Spitals 1379 bis 1408 erwähnt werden[11], waren oft zwei oder

---

[5] Vgl. zum Notariat in der Provence die Artikel *notari*, *substitut*, *luminaria* etc. im lexikalischen Teil.

[6] Bautier/Sornay, Sources 1218.

[7] Droguet, Dépenses 173[6].

[8] Vgl. eine Urkunde vom 14.1.1404 (B.N., n.a.lat. 1341 (Kartular), fol. 4v33f): *Actum Mass*ilie *in butigia dom*us *hon*orabilis *viri magi*stri ... *Aycardi, not*arii, *site in ripa portus*...; ebenso: *in butigia* ... *Aycardi, notarii, sita in rippa portus* ... (ib. fol. 8v1f).

[9] Über den Kundenkreis Aycarts, die Art der Verträge, die er in erster Linie bearbeitete, und auch über sein Einkommen könnte eine vollständige Analyse seiner Brevenhefte Aufschluß geben.

[10] „Eine feste Anstellung war bei den öffentlichen Notaren sehr begehrt, da ihnen dadurch zumindest ein durchschnittliches Einkommen sicher war." (Schuler, Notare 160).

[11] Zu den dreizehn Gehilfen, die Bautier/Sornay aufführen (Sources 1218), sind drei weitere hinzuzugesellen, die als Schreiber von Urkunden des Heilig-Geist-Spitals belegt sind: Antoni Atanulph (1394; Urk. § G 14), Peyre Barbier (1396; Urk. § G 5) und Bernard Albin (1400 n.S.; Urk. § C 31). Hugo Planta, der in Brevenheften erst ab 1404 zu fassen ist, arbeitete schon 1400 für Aycart (Urk. § K 3). Ein weiterer Substitut kann aus einem Kartular Aycarts erschlossen werden: Peyre Robaud aus Noulis (1408 n.St.; B.N., n.a. lat. 1341, fol. 142, Z. 23). Peyre Castellan aus Tretz war vermutlich nur ein Vertreter, nicht ein Gehilfe Aycarts (vgl. *substitut* im lexikalischen Teil und § G 17).

drei gleichzeitig in seiner Kanzlei tätig. Als der THESAUR in den Jahren 1400/1401 abgefaßt wurde, konnte Aycart über fünf Substitute verfügen[12]. Mindestens die Hälfte der sechzehn erhaltenen Urkunden, die Aycart für das Heilig-Geist-Spital erstellte, wurden von ihm als Breve aufgenommen und von seinen Substituten niedergeschrieben[13]. Das Kartular von 1404/1408 wurde von Aycart begonnen, geht jedoch in den meisten Bestandteilen auf die Gehilfen Aventuron Rodet und Peyre Baussan zurück. Aycart verbrachte allem Anschein nach in den letzten Berufsjahren seine Zeit vorwiegend mit der Aufnahme von Breven. Er nahm an Vertragsabschlüssen teil und vertrat sich und seine Kanzlei in der Öffentlichkeit. Die langwierige Arbeit, Urkunden *in extenso* anzufertigen, konnte er Angestellten überlassen. Die Meister in mittelalterlichen Malschulen oder Domsteinmetzbetrieben legten ja auch nur bei letzten Verfeinerungen selbst Hand an.

Näheres über die Führung der Kanzlei Aycart verraten seine Kartularien, von denen zwei Drittel überliefert sind[14]. Sie wurden mit den Buchstaben des Alphabets von A bis Z gekennzeichnet. Ab dem fünfundzwanzigsten Kartular führte Aycart seine Ordnung mit geometrischen Zeichen fort; das siebenundzwanzigste Kartular etwa trägt einen ausgemalten weißen Kreis auf dem Einband[15]. Während die Brevenhefte Aycarts wie die seiner Kollegen in Hast und ohne kalligraphische Acht hingeschrieben wurden, wirkt zum Beispiel das Kartular von 1404/1408[16] ausgesprochen gepflegt, obwohl sich seine fünf Schreiber laufend abwechseln; die Urkundenkopien des Kartulars stehen den Originalen an Sorgfalt nicht nach. In der gewissenhaften Numerierung der Kartularien und in ihrer Pflege ist ein Streben nach Klassifizierung und Ordnung unverkennbar.

Für zwei seiner wichtigsten Kunden führte Aycart zeitweise jeweils ein eigenes Brevenheft. Der eine, Julian de Casals, war ein reicher Kaufmann im Seehandel, über dessen Aktivitäten eben die Buchführung Aycarts gute Auskunft gibt[17]. Edouard Baratier, der das Brevenheft auswertete, beschreibt Casals als typischen Marseiller Händler des ausgehenden 14. Jahrhunderts: «Sa destinée est moins brillante (als die eines Vorgängers), mais plus sûre; négociant habile, assez entreprenant pour donner de l'envergure à ses affaires, mais raisonnable dans ses

---

12 Michael Dragon, Jacme Grasso, Hugo Planta, Honorat Riqui und Aventuron Rodet.

13 Von Gehilfen wurden die Urkunden zu folgenden Paragraphen geschrieben: C 31; G 5; 14; 16; 21; I 31; K 3; 4; 6 (?).

14 Das vermutlich letzte Kartular (1404/8) trägt die Nummer 27; neben den achtzehn erhaltenen Kartularen müssen also neun weitere existiert haben.

15 Cf. B.N., n.a.lat. 1341, fol. 1,2–8: *(...)/2/cartularium vicesimum septimum instrumentorum dictatorum a/3/plenum mei, Laurentii Aycardi (...)/6/signatum vero per punctum blancum in alphabetum. Et sic est/7/in numero cartulariorum meorum alphabetum completum. Et/8/de cetero signatur cartularia mea per alia signa* ··· – ·●·

16 B.N., n.a.lat. 1341; 143 fol.; Inhaltsverzeichnis zu Beginn; die meisten Urkundenkopien stammen von 1403/4, einige reichen bis ins 14. Jahrhundert zurück; die letzte entstand im März 1408 n.St. (fol. 142).

17 B.N., n.a.lat. 1342; in dem Brevenheft für Casals sind zwei provenzalische Texte zu einem selben Fall enthalten: fol. 204v33–38; 207,1–31.

réalisations, il se méfie des armements militaires (...)»[18]; man denkt an das Urteil Origo's über den in der gleichen Epoche bedachtsam handelnden Datini.

Der andere große Klient Aycarts war das Heilig-Geist-Spital, das zusammen mit dem Jakobsspital von Casals zum Haupterben eingesetzt worden ist (§ A 35; K 35). Das Heilig-Geist-Spital verfügte seit der ersten Hälfte des 14. Jahrhunderts über einen festen Spitalnotar, der die von Rektoren oder Prokurator abgeschlossenen Rechtsgeschäfte beurkundete, allerdings nicht angestellt war und eine eigene Kanzlei führte[19]. Spätestens seit 1394 vertrat Aycart das Hospital als Urkundsbeamter; im THESAUR bezeichnet zunächst er sich selbst (fol. 1,17) und dann einer seiner Gehilfen ihn (fol. 15,21) als *notari del dich hospital*. Das Urkundeninventar erfaßt 37 Urkunden, die von Aycart und seiner Kanzlei zwischen 1384 und 1403 angefertigt wurden. Die überwiegende Zahl (30) entstand in den zehn Jahren nach 1393:

Jahr	1394	95	96	97	98	99	1400	01	02	03
Urk.-Zahl	4	3	7	2	2	1	6	3	1	1

Die meisten Grossen stammen aus den Jahren 1394 bis 1396 und 1400/1401. Die Parallele zwischen den beiden zeitlich begrenzten Schwerpunkten einerseits und der Führung des Brevenheftes 1395/97 sowie der Redaktion des THESAUR 1400/1 andererseits dürfte zufällig sein.

Die Stellung als Notar des größten Marseiller Hospitals war mit gesellschaftlicher Wertschätzung und mit frommer Befriedigung verbunden. Es ist unwahrscheinlich, daß Aycart finanziell großen Nutzen aus dieser Tätigkeit zog. Als Ehrenamtsinhaber einer karitativen Einrichtung hätte seine Glaubwürdigkeit vor sich selbst und vor anderen durch materiellen Gewinn Einbuße erlitten.

Aycart erinnert in vielem an seinen Zeitgenossen Ser Lapo Mazzei, den Notar des größten Florentiner Hospitals, Santa Maria Nuova: Iris Origo beschreibt ihn liebevoll als „a happy and busy man“[20], der nach einigen Berufsjahren als Notar einen Teil der Spitalsverwaltung fast gegen Gotteslohn übernahm. So genoß er in Florenz als Mensch und Persönlichkeit großen Respekt. Aus dem Geist der Zeit heraus ließe sich unser Notar unschwer unter ähnlich strukturierten Konturen umreißen.

Aventuron Rodet

Der zweite Redaktor des THESAUR, Aventuron Rodet, begann seine Laufbahn als Notar bei Laurens Aycart. 1399 wurde er von dem Verwalter des Heilig-

---

[18] Baratier, Commerce 75; vgl. ib. 75–85 das Kapitel über Julien de Casals und Baratier, Marseille 110f.

[19] Der erste, mir bekannte Spitalnotar war Peyre Ameli, von dem der THESAUR 19 Urkunden 1332–1377 beschreibt; cf. ... *ac michi, Petro Ameli, .../... ac me, dictum notarium eidem hospitali* ... (1342; Urk. § D 5, Z. 10). Vgl. zu Ameli: Fabre, Hôpitaux 1,63[3] und zu den Spitalnotaren: Lindgren, Bedürftigkeit 91[96].

[20] Origo, Merchant 206.

Geist-Spitals, Syffred Palhol, zum Notar imperialer Autorität vereidigt[21], und bis 1404 ist er als Substitut in der Kanzlei Aycart bezeugt[22]. Seine eigenen Brevenhefte stammen aus der Zeit von 1403 bis 1444, eines seiner Kartularien reicht bis 1448[23].

Rodet – oder auch Rodelh – stammte aus Marseille, wo sein Vater Peyre Rodelh als wohlhabender *peyrier* (Bauunternehmer, Steinbruchsbesitzer oder Steinmetz ?) tätig war[24]. Das große Haus Rodets lag, ähnlich wie das Aycarts, in der Nähe des Hafens, zwischen der *carriera de Jerusalem* und dem Quai, an einem Ort, der selbstverständlich Klienten anzog[25].

Als gestandener Notar beschäftigte auch Rodet Gehilfen, von denen uns insgesamt sechs zwischen 1411 und 1443 bekannt sind[26]. Wie Aycart ließ Rodet die Grossen zu seinen Breven von Gehilfen erstellen, ging dabei aber weiter als sein Meister, obwohl ihm weniger Substituts zur Verfügung standen: von zehn zu seinen Lebzeiten niedergeschriebenen und im Archiv des Heilig-Geist-Spitals erhaltenen Urkunden, die auf Breven von 1406 bis 1424 zurückgehen, wurden neun von Gehilfen ausgefertigt[27].

Zwischen 1415 und 1425 ist auffälligerweise kein Gehilfe von Rodet belegt, und in dieser Zeit nahm er auch nur drei der im THESAUR erwähnten Urkunden als Breven auf. Man könnte sich vorstellen, daß in diesen Jahren seine Arbeit als Notar gegenüber anderen Tätigkeiten in den Hintergrund trat. Felix Reynaud bezeichnet Rodet während der Zeit seiner selbständigen Notarstätigkeit nicht umsonst als «le notaire qui s'intéressa le plus à la vie économique de Marseille»[28] und zielt dabei auf die kaufmännischen Unternehmungen Rodets ab. Von ihnen gibt die Sammlung von Quittungen Zeugnis, die der Vater Peyre Rodet 1394 begann, und die er seit 1407 zusammen mit seinem Sohn Aventuron weiterführte (s.o. Anm. 24).

Nachdem Aycart seine Position als Notar des Heilig-Geist-Spitals aufgegeben hatte, folgte ihm Rodet 1407 nach. Vermutlich blieb er etwa acht Jahre Spitalnotar; denn danach stammen nur noch wenige Urkunden des Hospitals von seiner Hand. Von den 26 Rechtsgeschäften, die er für das Heilig-Geist-Spital aufnahm, entstanden achtzehn in den acht Jahren 1407–1414:

Jahr:	1407	08	09	10	11	12	13	14
Urk.-Zahl:	4	2	2	3	3	1	1	2

21 Mortreuil, St.-Esprit 171f.

22 Bautier/Sornay, Sources 1218.

23 Ib. 1222; das dort erwähnte Kartular A.D. des B.-du-R. E 351, 693 kann nicht, wie angegeben, schon 1366 von Rodet begonnen worden sein.

24 Vgl. das Quittungsbuch von Peyre und Aventuron Rodet: A.M. de Marseille 11 II 190, fol. 1v7: *Peyre Rodet, peyrier.*

25 Sein Haus grenzte an die spätere Place Neuve an, auf der Seite der Place Victor-Gélu (Reynaud, Commerce 847).

26 Bautier/Sornay, Sources 1222; sowie: Durant Pascal (1414 n.St.; Urk. § B'5).

27 Die Urkunden zu den Paragraphen D 36; I 25; K 24; 27; 41; A'14; B'5; 21.

28 Reynaud, Commerce 848.

Die Zeit seiner Redaktionsarbeit am THESAUR fällt nicht mit der Phase häufiger Tätigkeit für das Spital zusammen, sondern liegt ein Jahrzehnt später.

Unabhängig von Rodets Aktivität für das Heilig-Geist-Spital beurkundete er verschiedentlich auch für das Hospital der Verkündigung, für das er, nach dem Zeugnis des THESAUR, sieben Breven anfertigte, je eine 1406, 1407, 1414 und 1415 und vier 1423.

Rodet stellt – trotz einiger ähnlicher Züge – einen anderen Typ des erfolgreichen Notars dar als Aycart. Er begann seine Laufbahn als Lehrling bei einem bekannten, alten Notar, eben besagtem Aycart; nach dessen Rückzug aus dem beruflichen Leben übernahm er die Stellung bei einer wohltätigen Institution. Zu diesem Zeitpunkt war er noch ein junger Mann, während Aycart erst als gestandener Notar begonnen hatte, für das Heilig-Geist-Spital tätig zu werden. Während eines Jahrzehntes schob Rodet denn auch sein Ehrenamt teilweise beiseite und widmete sich vorwiegend Unternehmungen, die Geld einbrachten. Schließlich, als Mann von nunmehr etwa 40 oder 45 Jahren, wandte er sich wieder stärker dem Notarswesen zu und zeigte sich auch bereit, für das Heilig-Geist-Spital eine umfangreiche Ergänzung im THESAUR vorzunehmen. Während Aycart vorwiegend in seinem eigentlichen Beruf arbeitete und eine große Kanzlei mit vielen Gehilfen leitete, erwarb Rodet einen großen Teil seines Lebensunterhaltes durch Unternehmungen als erfolgreicher Kaufmann. Der Frömmigkeit und ihren Werken neigte man damals – wie heute noch im Islam üblich – zu, nachdem man bewiesen hatte, daß man tüchtig sein konnte. Datini, der trotz der ständigen Ermahnungen seines Freundes Lapo bis ins hohe Alter das Raffen nicht seinlassen konnte, war da eher eine modern anmutende Ausnahmefigur.

Johan de Morties

Der dritte Redaktor des THESAUR ist weniger gut durch Quellen bezeugt als Aycart und Rodet. Johan de Mort*ies* nennt sich als Schreiber des Urkundeninventars vom Hospital der Verkündigung und ist damit auch als Autor der Ergänzungen zu dem Inventar des Heilig-Geist-Spitals gesichert, die von der gleichen Hand angefertigt wurden. Die letzten von ihm beschriebenen Urkunden stammen von 1502 (§ C 30) und 1503 (§ I 23), und wahrscheinlich entstanden die Paragraphen aus seiner Feder vor den Aufzeichnungen des Spitalverwalters Thouraudi 1513–1516. Der Terminus ante quem ist grundsätzlich diskutabel, da auch zwei Personen gleichzeitig den THESAUR als Schreibmaterial hätten verwenden können. Aus diesem grob beschriebenen Zeitraum (1503–1513) ist ein Zinsregister[29] überliefert, das 1511 von de Morties erstellt wurde:

> *Mossen Johan Morties, rector/en companhia del egregi home messier Fransses Belhon,/lissenssiat, escrive*[n] *e meten en recort* ... (fol. 1,1–3) *(...)* ... *aysi* ... *escriu ieu, Johan de Mort*ies, *rector* (fol. 3,1).

[29] AH I B 23.

Die meisten Rektoren des Heilig-Geist-Spitals waren gut situierte Kaufleute, so daß es naheliegt, eine ähnliche Beschäftigung auch bei de Morties anzunehmen. Es erstaunt allerdings, daß ein Rektor, der ehrenamtlich tätig und für die äußere Leitung des Hospitals zuständig war, diese zeitraubende Ergänzungsarbeit vornahm und auch noch das oben erwähnte Zinsregister über alle Pächter des Hospitals zu erstellen in der Lage war. Man könnte vermuten, daß de Morties von Berufs wegen Übung in der Arbeit mit Urkunden hatte; so wäre sein aufopfernder Fleiß, den THESAUR auf dem Laufenden zu halten, besser verständlich. Aktivität um der Aktivität willen, nach Max Weber eher ein puritanisches Charakteristikum, lag dem mittelalterlichen Menschen fern.

Entstehung und Nachwirkung des THESAUR

Die drei Hauptschreiber und der erste Kopist

Laurens Aycart (*AA*)

Laurens Aycart wurde als Notar des Heilig-Geist-Spitals 1399 von den ihm befreundeten Rektoren gebeten, den THESAUR zu erstellen[30] und gleichzeitig das Archiv des Hospitals neu zu ordnen. Ein solches Unternehmen war für die Buchführung des Spitals sinnvoll, denn dessen Zins- und Eigentumsrechte gingen häufig auf mehrere Generationen alte Verträge zurück, die bei einer kaum geordneten Ansammlung von einigen hundert Urkunden im Bedarfsfall nur mit viel Zeit und Mühe oder auch gar nicht aufzufinden waren. Die Rektoren des Hospitals konnten zwar als Kaufleute oft lesen, verfügten aber in der Regel nicht über eine Schreiberausbildung, die ihnen den Umgang mit den nicht klassifizierten lateinischen Urkunden erleichtert hätte. Die Sprache des THESAUR kam den Verständnismöglichkeiten der Hospitalsleitung so ebenfalls entgegen.

Es lag nahe, mit der Erstellung des Urkundeninventars einen Notar und nicht etwa den ebenfalls schriftkundigen Verwalter zu beauftragen, da jener größere Übung mit juristischen Formelsystemen und dem Aufbau von Urkunden hatte. Bei den Analysen konnte es ihm genügen, eine Urkunde zu überfliegen, um die wenigen wesentlichen Elemente herauszugreifen, die der Spitalsverwaltung dienten, und die sich in den schematisierten Urkunden fast immer an den gleichen Stellen befinden, was auch mir ihre Durchsicht erleichterte. Wurde mit dem THESAUR ein rechtsgültiges Dokument angestrebt, so kam für dessen Niederschrift in jedem Falle nur ein Notar in Frage.

---

30 Vgl. die Darstellung von Fabre (Hôpitaux 1,122).

Aycart begann seine eigentliche Redaktionsarbeit im Januar des Jahres 1399 alten oder 1400 neuen Stils[31], nach der erwähnten Übereinkunft mit den Rektoren Guilhem de Cavalhon und Isnart Ricau (fol. 1,3; 6). Auch die letzten aufgenommenen Urkunden stammen aus diesem Jahr[32]; einen weiteren Datierungshinweis gibt ein Vermerk von Aycarts Hand:

Aras empero l'an .MCCCCI. ... facha nota per mi, L.A. (fol. 29v16–22)[33].

1401, spätestens wohl 1402, schloß Aycart den THESAUR ab. Wahrscheinlich ging dessen Niederschrift nicht regelmäßig oder gar täglich, sondern phasenweise vor sich.

Wie Aycart in der Einleitung zum THESAUR feststellt, ließ er einen Teil der Arbeit durch seine Gehilfen erledigen: ... *hay scrich e fach escrieure ieu, L.A.* (fol. 1,16f). Sicher von seiner Hand stammt der Beginn des Buches mit der Beschreibung der Urkunden von Johan Blasi und Raymon dal On (§A 1–11). Hier legte er die Richtlinien für das Inventar fest, ähnlich wie auch bei dem Kartular von 1404/8. Im Kapitel G wurden jene dreizehn Paragraphen von Aycart niedergeschrieben, in denen er von sich in der ersten Person spricht, und gleiches ist bei §E 37, 52 und F 35 zu vermuten.

Häufigen Schreiberwechsel zeigt das Schriftbild am Ende der Kapitel C (§17–21) und E (§36–42). In einem dieser Paragraphen wird Aycart in der dritten Person erwähnt: ... *fes nota Laurens Aycart, notari* (15,20f). Die beiden Abschnitte §H 20 und 21, deren Kalligraphie voneinander abweicht, zeigen deutlich die Folge verschiedener Substituts, denn sie enthalten zweifellos die Analyse derselben Urkunde. Der erste Schreiber muß vergessen haben, die Urkunde auf der Rückseite mit der Kurzbeschreibung (s.u.) zu versehen und sie beiseite zu legen. Als an einem der folgenden Tage ein anderer Gehilfe von Aycart in das Spital geschickt wurde, fand er die Urkunde scheinbar unbearbeitet vor und nahm sie ohne Überprüfung des letzten Paragraphen im THESAUR von neuem in das Urkundeninventar auf.

Da es nicht möglich ist, die einzelnen Paragraphen des THESAUR bestimmten Schreibern zuzuordnen, fragt es sich, ob der Beitrag mehrerer Personen zum THESAUR zu einer relevant größeren sprachlichen Varianz geführt hat, als sie bei einem einzigen Schreiber aufgetreten wäre; in diesem Fall dürfte der THESAUR in seiner Form von 1401 sprachlich nicht als homogenes Gebilde untersucht werden.

---

31 Zum Zeitpunkt des Jahreswechsels vgl. Giry, Manuel 122: «En Provence (XIe–XIIIe s.) l'année commença tantôt au 25 *decembre* et tantôt au 25 *mars*.» In Marseille scheint der Verkündigungsstil durchgehend gegolten zu haben, wenigstens im 13. und auch im 14. Jahrhundert; der THESAUR liefert dafür einen sicheren Beleg in § A 31, wo ein Testament vom 24.III.1374 und ein dazugehöriges Kodizill vom 25.III. 1375 beschrieben sind.

32 §G 37: 18.V.1400; §G 32: 15.IX.1400; §F 35: Ergänzung Aycarts, die sich auf eine Urkunde vom 15.X.1400 bezieht; vgl. §K 4.

33 Die zitierte Stelle kann auch Anfang 1402 geschrieben worden sein, da die in demselben Paragraphen erwähnten Rektoren von Frühling 1401 bis Frühling 1402 im Amt waren; sie treten auch in §H 35 (4.II.1402) auf.

Die Morphologie der Schriftzüge – nicht die Größe der Buchstaben, die bei jedem Skribenten leicht Schwankungen unterliegen konnte – gleicht sich bei allen Schreibern des THESAUR (1400/1) bis in kleine Einzelheiten. Bei den Inhaltsanalysen der Urkunden treten keine grundsätzlichen Abweichungen von der Norm der ersten Seiten auf. Ebensowenig fällt ein Paragraph durch Eigenheiten in Graphie, Wortschatz oder Morphosyntax aus dem Rahmen der übrigen. Aycart muß – anders als bei seinen Kartularien – auf eine einheitliche Redaktion des THESAUR nicht nur im Inhalt, sondern auch im Schriftbild und in Graphie, Wortwahl und Syntax Wert gelegt und geachtet haben. Die großen Schwierigkeiten des Betrachters, die Schreiber der ersten neun Kapitel des THESAUR zu unterscheiden, beruhen auf der umfassenden Ähnlichkeit der Paragraphen untereinander, die gleichzeitig zu einer sprachlichen Analyse ohne Rücksicht auf mögliche Schreiberwechsel berechtigt. Diese Annahme, die mir nach Abschluß der Transkription gerechtfertigt erschien, festigte sich im Laufe der Untersuchung. Trotzdem ist im folgenden mit der ‚Skripta des Laurens Aycart' immer die ‚Skripta der Kanzlei Aycart' gemeint.

Insgesamt umfaßt der auf Aycart zurückgehende erste Teil des THESAUR 313 Paragraphen, in denen manchmal mehrere zusammenhängende Rechtsakte enthalten sind, etwa ein Testament und das dazugehörige Kodizill oder eine Pachtvergabe und deren Bestätigung durch den Pächter. Umgekehrt zerfällt der Inhalt eines komplexen Vorgangs manchmal in mehrere Urkunden, die an verschiedener Stelle im THESAUR erscheinen; § H 3 zum Beispiel beschreibt den Verkauf einer Utile, § H 10 die Zustimmung des Verpächters zu dem Verkauf und § H 27 die Anerkennung der Zinsverpflichtung durch den neuen Pächter, wobei die drei Verträge innerhalb einer Woche aufgenommen worden sind (13.–18.XI.1311).

Der Aufbau des THESAUR folgt einem vorher festgelegten Plan. Inhaltlich lassen sich vier Teile unterscheiden:

1. Testamente oder Klauseln mit Anhang (Kap. A–C);
2. Zins- und Grundstückskäufe, Erbpachtverträge, Zinsanerkennungen, Quittungen und andere Verträge (Kap. D–G)[34];
3. Urkunden des Tochterspitals in Aubagne (Kap. H)[35];
4. Urkunden aus der Frühzeit des Hospitals, insbesondere Schutz- und Schirmherrschaftserklärungen durch Päpste, Bischöfe und weltliche Herrscher[36].

Abweichungen von dieser Gliederung sind sehr selten und wurden zum Teil auch von den Schreibern selbst korrigiert, etwa bei den drei Urkunden zu § G 39 bis 41, die ursprünglich unter H 29 bis 31 aufgeführt waren, dann aber in Kapitel G verlegt wurden, da sie nicht, wie die übrigen Urkunden in Kapitel H, das Spital von Aubagne betrafen[37].

[34] Vgl. die Kapitelüberschrift zu D: «*las cartas de las compras, acaptes, quitansas, excambis e de diversas autres contratz*» (fol. 19,1–3).
[35] Vgl. die Kapitelüberschrift zu H: «*las cartas ... toquant lo fach d'Albanha*» (fol. 47,2–4).
[36] Vgl. die Kapitelüberschrift zu I: «*las cartas, letras e bullas*» (fol. 57,2).
[37] Vgl. THESAUR fol. 52,22–28 l. *M.*

Die Zahl der Urkunden, die in den ersten beiden Teilen beschrieben wurden, übersteigt deutlich die der übrigen; sie wurden deswegen nochmals auf drei bzw. vier Kapitel verteilt. Insgesamt liegen so neun mit Buchstaben gekennzeichnete Kapitel vor, die jeweils bis zu 50 innerhalb der Kapitel numerierte Paragraphen beinhalten.

Die Kapitel des ersten und zweiten Teiles unterscheiden sich jeweils untereinander wenig und – mit Ausnahme von Kapitel A und G – wohl auch nur zufällig: A enthält neben Testamenten und Klauseln auch Hintergrundurkunden wie Güterinventare (6), Schlichtungen (3) und Übergaben von Mitgift (2); in B und C liegen fast nur Testamente und Klauseln vor, in denen das Hospital als Haupt- oder Teilerbe bedacht wurde, wobei B zehn (!) Nachlässe aus den Pestjahren 1348/1349 erwähnt.

Eine zeitliche, keine inhaltliche Besonderheit unterscheidet G von den andern drei Kapiteln des zweiten Teiles. Während D, E und F überwiegend Urkunden aus der Zeit zwischen 1240 und 1373 enthalten[38], stellt G eine chronologische Fortsetzung von 1372 bis 1400 dar[39], wobei die Mehrzahl der Urkunden aus denjenigen Jahren stammt, in denen Aycart Spitalnotar war[40]. Es kann Zufall sein, daß in den Paragraphen von G fast immer die Rektoren des Spitals namentlich als Vertragspartner erwähnt sind. Die in § E 1 bis 36 beschriebenen Verträge wurden durchgehend von Stiftern des Hospitals zu ihren Lebzeiten abgeschlossen, betrafen dieses also nur mittelbar; E beschreibt insbesondere Zinskäufe (10) und -anerkennungen (4), D den Kauf mehrerer unbelasteter Grundstücke (11)[41], F Urkunden über Brautgaben (7) und G über Zinskäufe (10).

Die Ordnung nach Buchstaben und Zahlen der Paragraphen des THESAUR wurde auf die entsprechenden Urkunden übertragen, und alle Urkunden eines Buchstabens wurden in einem gleichartig gekennzeichneten Leinensack untergebracht[42] und wahrscheinlich eingenäht; später verwahrte man die Säcke offenbar zu zusätzlichem Schutz in Truhen[43]. Der Vermerk auf der Rückseite jeder Urkunde enthält nicht nur die Angabe von Kapitel und Paragraph, sondern auch die übrigen Informationen des entsprechenden Abschnittes im THESAUR, mit Ausnahme von Datum und Notar.

---

38 Nach 1373 nur fünf Urkunden: § D 6; E 30; 35; 38; F 5.

39 Vor 1372 entstanden die Urkunden zu den Paragraphen G 9; 25; 33; 34; die Paragraphen G 39–47, die ebenfalls auf Urkunden vor 1372 zurückgehen, stellen Nachträge dar.

40 23 Urkunden zwischen 1390 und 1400.

41 S.u. ‚Leitung des Hospitals'.

42 Vgl. «*cartas … senhadas al dors de cascuna per letra e per nombre e pausadas en bassacs de tela …, e quascun dels ditz bassacs es senhat per letra*» (fol. 1,13–16); die Begriffe des THESAUR *bassac* und *capitol* für die Hauptgliederung in neun Teile und die darin enthaltenen Urkundenbeschreibungen werden in der vorliegenden Untersuchung durch ‚Kapitel' und ‚Paragraph' ersetzt.

43 De Morties nennt den Aufbewahrungsort der Urkunden zu Kapitel E *cayseta* (§ E 45), den der Urkunden des Verkündigungsspitals *cayson* (Präambel zu den Kapiteln A' & B'; § A'1; fol. 123v) oder *caysa* (Präambel zu B').

Möglicherweise wurden die – provenzalisch abgefaßten – umseitigen Vermerke auf den Urkunden anfangs vor der Eintragung der Paragraphen in den THESAUR vorgenommen und danach in diesen übertragen. Für die Kapitel G und H geht jedoch mit hoher Wahrscheinlichkeit die Analyse im THESAUR deren Abschrift auf den Urkunden voraus. So erklärt sich der Kopierfehler auf der Urkunde zu § G 36, wo *de Symon, merchant d'Avinhon* (fol. 44,10) als *de Symon, mercant de Sant Sperit* (Urk. v Z. 4) angegeben ist; wie aus der Urkunde hervorgeht, entspricht die Eintragung im THESAUR der Vorlage: *Michaelis de Symone, mercatoris, habitatoris Avinionensis* (Z. 4). Die erwähnten drei Urkunden zu § G 39 bis 41, die von § H 29 bis 31 hierher verlegt wurden, sind erhalten, und auf ihrer Rückseite ist nur der Buchstabe ‚G', nicht auch ‚H' oder eine Radierung zu erkennen; der Schreiber erkannte den Fehler bei seiner Klassifizierung nach der Niederschrift der Analyse im THESAUR und vor ihrem Eintrag auf der Urkundenrückseite. Diese methodische Reihenfolge begünstigte auch den oben erwähnten Zufall, der zur zweifachen Aufnahme einer Urkunde in § H 20 und 21 führte.

Verschiedentlich unterscheiden sich Rückseitenvermerk und Paragraph durch interessante graphische Varianten:

- *mosclals* (59v6), mit Hinweis auf eine mögliche Entpalatalisierung von *–lh* vor flexivischem *–s*, neben *mosclalhs* (U. § I 19 v3)[44];
- *heres* m.Sg. (10v7f) neben *here* (U. § B 29v5), einer erbwörtlichen Singularform, wie sie im THESAUR selbst nicht auftritt[45];
- *Giraut del Batut* (25v3) zu *de Baptuto* in der Urk. (§ E 3, Z. 3) neben *Giraut d'Albatut* (U. § E 3v2f) mit der Namensänderung *del Batut* > *dal Batut* und Agglutination des Artikels, die durch die lat. Form *de Albatut* (1348 n.St; U. § E 16, Z. 49) gestützt wird.

Nur in Ausnahmefällen, wie etwa bei § G 16, weichen Paragraph und Rückseitenvermerk stark voneinander ab, was möglicherweise auf zwei verschiedene Schreiber zurückzuführen ist; inhaltlich sind aber auch in diesem Fall keine Unterschiede festzustellen[46].

Nicht nur der Inhalt, sondern wahrscheinlich auch Folio- und Paragraphenzahl der einzelnen Kapitel wurden vor Beginn der Redaktion festgelegt. Für die Kapitel A bis F sah man jeweils sechs Folioseiten vor – die siebente Seite bei E mag auf einem Versehen beruhen –, von denen meist fünf beschrieben wurden; in dem kurzen Kapitel C mit nur 21 Paragraphen blieben drei Folioseiten frei. Für Kapitel G wurden zusätzlich drei Folioseiten eingeplant, vielleicht um für Nachträge zu diesem zweiten Teil Platz zu finden[47]; G ist mit 47 Paragraphen das längste Kapitel, welches unter Aycart entstand. Der dritte Teil um-

---

44 Vgl. Skripta § 44.
45 Vgl. lexik. Teil s.v. *heres*.
46 Vgl. die Transkription von § G 16 mit Anm.
47 So die in Anmerkung 39 erwähnten Nachträge, die chronologisch aus dem Rahmen des Kapitels fallen.

schließt zehn Folioseiten, von denen nur sieben von 1400 bis 1401 verwendet wurden; der vierte umfaßt fünf Folioseiten.

Bei der Betrachtung der Paragraphenzahl der einzelnen Kapitel entsteht der Eindruck, daß ursprünglich etwa 35 Urkunden für jeden Leinensack vorgesehen waren, denn sowohl A und B als auch D – das erste Kapitel des zweiten Teiles – enthalten ungefähr diese Anzahl von Urkunden aus Aycarts Zeit. Die von mir vermutete Vorgabe von 35 war eine Fehlkalkulation, die für den ersten Teil die Urkundenzahl überschätzte – deswegen enthält C nur 21 Urkunden – und sie für den zweiten unterschätzte – deswegen steigt die Zahl der Paragraphen von 35 auf 42 (E), 43 (F) und auf 47 (G).

Eine von vorneherein festgelegte Kapitellänge erlaubte es eben, an mehreren Teilen des Buches gleichzeitig zu arbeiten. Gewißheit für dieses Vorgehen gibt es jedoch nicht, sieht man von den letzten Paragraphen der Kapitel ab, bei denen es sich meist um Nachträge handelt.

Die Analyse einer Urkunde enthält in der Regel folgende Elemente[48], und zwar auch im allgemeinen in dieser Reihenfolge:

- Datum (Tag, Monat, Jahr[49], ohne Angabe der Indiktion und nur in Ausnahmefällen mit Erwähnung von Wochentag und Tageszeit);
- Notar, der den Vertrag in sein Brevenheft aufgenommen hatte;
- Notar, der die Urkunde erstellte oder erstellen ließ, sofern er von dem ersten abwich[50]. Gehilfen bleiben unerwähnt;
- Urkunden- oder Vertragstyp (Testament, Verkauf, Erbpachtvertrag etc.);
- beteiligte Parteien (Stifter, Verkäufer oder Tauschpartner, Zinspflichtige etc.), seltener als in den Urkunden mit Berufsangabe, jedoch mit den üblichen Vermerken bei Juden und Geistlichen[51];
- Beschreibung der in Frage stehenden Grundstücke (Lage, rechtliche Stellung) oder Eigentums- und Besitzgegenstände;
- Zinssätze, Kaufpreise und andere Summen in Verrechnungsgeld.

Zeugen und Formklauseln wurden nicht aufgenommen. Der THESAUR enthielt alle Aussagen einer Urkunde, die für die Spittelsleitung wichtig werden konnten, sollte also nicht nur das Auffinden der Urkunden erleichtern und als Index dienen, sondern auch deren Konsultation so weitgehend wie möglich un-

---

48 Cf. *vendedor* im lexikalischen Teil.

49 Der Wechsel von der Datierung nach Kalenden, Nonen und Iden zu der nach Monatstagen fand, bei den Urkunden des THESAUR, zwischen 1295 und 1330 statt; vor dieser Zeit sind alle Urkunden nach Kalenden etc., danach nach Tagen datiert; in der Übergangszeit behalten folgende Urkunden das alte System bei: H 32 (1296), D 17 (1299), F 43 (1300), F 17 (1301), E 12 (1303), E 13 (1304), D 12 (1311), D 27 (1311), I 21 (1311), F 22 (1320), sub E 1 (1321), E 37 (1328); neben diesen stehen 40 nach Monatstagen datierte Urkunden aus dem gleichen Zeitraum.

50 Cf. *cometre* im lex. Teil.

51 «La condition de quelques personnes demande des précisions; ce sont les esclaves, les lépreux, les religieux et les juifs» (Ourliac, Notes sur le droit des personnes à Avignon au XVe siècle; in: Ourliac, Etudes 147).

nötig machen, was einzelne Paragraphen sehr kurz werden ließ – etwa bei der einfachen Feststellung «*inventari dels bens*» –, andere, durch genaue Angaben über Zinssätze, belastete Grundstücke und Zinspflichtige, sehr lang.

Die subjektiv wirkende Selektion nach dem Kriterium der Relevanz einer urkundlichen Aussage für die Hospitalsleitung verlief dennoch erstaunlich regelmäßig, wie die mehrfache und voneinander offenbar unabhängige Aufnahme derselben Rechtsakte im THESAUR, bedingt durch Urkundendoubletten oder Versehen, zeigt. Folgende Beispiele stellen alle inhaltlichen Unterschiede zwischen zwei sich solcherart entsprechenden Paragraphen heraus:

§ H 20	§ H 21
– *G. Bermon d'Albanha*	– *G. Bermon, sartre d'Albanha*
– *frayre Steve Blanc del hospital*	– *frayre Steve, spitalier del hospital*
– *.XII. libras*	– *.XII. libras de rials*
– /	– *e per tal resta lo dit ort franc*

§ B 10 (= A.H. I B 47/7)	§ B 20 (= B 74/5)
– *.XIX. de septembre*	– *.XX. de septembre*
– *P. de Berra, mercadier*	– *P. de Berra*
– *laisset .XL. sols*	– *laisset per .IIII. pagas .XL. sols*

§ B 17 (= B 51/3)	§ B 28 (= B 45/3)
– *A. Borgonhon*	– *A. Borgonhon, mercadier*
– *.I. cantar*	– *.I. aniversari*
– /	– *lo jorn de Sant Andrieu*

§ B 27 (= B 77/2)	§ C 9 (= B 45/3)
– *Raymon Caderossa, notari* (U.: *nota per J. Guiberti, senioris; instrument per R. Cadarossa*)	– *Johan Guiberti, notari* (U.: *J. Guiberti*)
– *molher del noble B. Hugolen* (U.: *uxori nobili B.H.*)	– *molher e heres del noble B.H.* (U.: *uxor et heres universalis nobili B.H.*)
– /	– *fes heres Raymon Garin*

Die Paragraphen E 38 und G 38, von denen nur die Urkunde des letzteren erhalten ist, entsprechen sich inhaltlich völlig. In allen Fällen stimmen die Paragraphen des THESAUR, die dieselben Rechtsakte analysieren, nicht aber zur selben Zeit, vielleicht auch nicht von denselben Personen, angefertigt wurden, in den wesentlichen Punkten überein. Die Verschiedenartigkeit der Paragraphen, die unterschiedliche Urkundentypen behandeln, und die auf den ersten

Blick eine gewisse Subjektivität bei der Abfassung vermuten läßt, entstand offenbar aus einem durchdachten Plan heraus.

In vielen Fällen ergänzten Aycart und seine Gehilfen spätere Entwicklungen im Zusammenhang mit einem Rechtsgeschäft, etwa Todesfälle oder Pächterwechsel[52]; sie trugen solche Ergänzungen hinter den Paragraphen mit geringem Abstand und leicht nach links versetzt ein. Der THESAUR sollte den Besitzstand des Hospitals zum Zeitpunkt der Niederschrift des Inventars widerspiegeln.

Von den 313 unter Aycart beschriebenen Urkunden sind 203 (!) erhalten, von den 258 Urkunden der ersten sieben Kapitel 189, das heißt beinahe drei Viertel, die ich mit den entsprechenden Paragraphen des THESAUR vergleichen konnte. In einigen wenigen Fällen konnten Datumsfehler, die den Tag betreffen, festgestellt werden[53], nur selten einmal eine abgeänderte Jahreszahl[54]. Die im THESAUR angegebenen Geldsummen weichen, soweit ich sehen konnte, nie von denen der Originale ab. Die relativ größte Fehlerquelle findet sich bei den Namen, insbesondere den Personennamen, die am ehesten Interferenzen und Verwechslungen mit den Schreibern bekannten oder anderen im Vertrag erwähnten Personen zum Opfer fallen konnten[55]; aber auch hier liegt die Fehlerfrequenz unter einem Prozent.

Die Genauigkeit und Zuverlässigkeit der Angaben im THESAUR grenzt ans Wunderbare, denkt man an die Häufigkeit von Fehlern in mittelalterlichen Kaufmannsbüchern und Kartularien. Aycart und seine Gehilfen mußten über eine fundierte schriftkundliche Ausbildung verfügt haben, um die bis zu zwei Jahrhunderte alten Urkunden durchgehend richtig zu lesen, und darüber hinaus über eine fast modern zu nennende Einstellung zu exakter Arbeit, um bei der Niederschrift so nahe am Original zu bleiben, wie sie es taten.

Ein Gutteil dieser Eigenschaften geht wahrscheinlich auf die Persönlichkeit Aycarts zurück, der seinen Beruf beherrschte. Gleichzeitig erlaubt uns die Arbeit seiner Kanzlei, einen Blick auf das Marseiller Notariat zu werfen, bei dem Freude an Ordnung, Organisation, Registrierung und minuziöser Aufzeichnung Leitfaktoren des Handelns waren. Man ist versucht, wachsende Bürokratisierung bei diesem Berufsstand zu erspüren, die sich auch bei anderen Zeitgenossen und in anderen Lebensbereichen feststellen läßt. Solche Zeit genauen Buchführens fällt mit einer allgemeinen wirtschaftlichen Niedergangsepoche im Mediterranraum zusammen. Waghalsiger Unternehmungsgeist und Federfuchserei schlossen sich immer schon gegenseitig aus.

---

[52] Nachträge finden sich für die Paragraphen A 32; B 2; 3; 6; 12; 18; C 2; 3; 7; 8; 16; E 2; 37; F 2; 3; 4; 8; 11; 35; G 4; 30.

[53] Vgl. § B 10/20 oder § D 32: *lo redier de jenoyer* zu der entsprechenden Urkunde: *die penultima januarii*.

[54] In § F 41 steht das Jahr 1262 statt 1292 wie in der Urkunde, in § I 21 1327 statt 1310.

[55] So tritt der falsche Vorname Guilhem statt Hugo Lombart (§ H 7) auf, Frances statt Augier Magenc (§ F 15), Alays statt Dulcie Roberta (§ F 22) und der falsche Nachname G. Tornayre statt G. Cayssier (§ F 36).

Aventuron Rodet (*AB*)

Der Umfang der von Rodet beschriebenen Urkunden ist wesentlich geringer als derer, die von der Kanzlei Aycart zusammengestellt worden waren. Insgesamt stammen 53 Paragraphen von Rodets Hand. Er folgte dem von Aycart vorgegebenen Schema bis in kleine Einzelheiten. Formale Unterschiede zwischen den unter Aycart und den von Rodet abgefaßten Paragraphen liegen in der Kalligraphie – Rodet schrieb kursiver als seine Vorgänger – und in der Graphie, auf die später einzugehen sein wird. Auch gab Rodet, zumindest in Kapitel K, am linken Rand jedes Paragraphen den Namen der erwähnten Partei und den Urkundentyp an. Die Urkundenanalysen weichen kaum voneinander ab, allerdings legte Rodet augenscheinlich größeren Wert auf die exakte Lokalisierung der beschriebenen Grundstücke als Aycart. Die Genauigkeit Rodets steht der seines Meisters und seiner ehemaligen Kollegen nur wenig nach[56]. Von Umfang und Form der Rodet'schen Paragraphen her gesehen, können sie nur als Ergänzungen zum THESAUR Aycarts bezeichnet werden[57].

Rodet erweiterte den THESAUR in zwei, wahrscheinlich zeitlich getrennten Phasen, zum einen in Ergänzung der bestehenden neun Kapitel, zum andern unter Hinzufügung eines zehnten. Anfangs trug Rodet auf den noch freien Seiten der Aycart'schen Kapitel insgesamt dreizehn Paragraphen nach und verwahrte die entsprechenden Urkunden in den bereits vorhandenen Säcken. Dabei behielt er die inhaltliche Trennung Aycarts in ‚Testamente' und ‚sonstige Urkunden' bei. In Kapitel A bis C ergänzte er jeweils ein oder zwei Testamente mit ihrem zum Teil umfangreichen Anhang, die zwischen 1361 und 1395 entstanden waren und sich so auch zeitlich zu den schon vorhandenen fanden. In Kapitel D stammen drei Paragraphen von Rodet, zwei Zinskäufe und eine Pachtvergabe, die zwischen 1407 und 1411 erfolgt waren (§§36–38). In den folgenden Kapiteln fehlen Bemerkungen von ihm, obwohl er noch genügend freie Seiten für Nachträge zur Verfügung gehabt hätte. Aus dieser vermuteten ersten Arbeitsphase stammt auch ein Eintrag zu § A 31 von 1411. Es ist nicht gesichert, wann Rodet die genannten Ergänzungen vornahm, doch stimmt die Datierung des eben erwähnten Eintrags und der ebenfalls 1411 abgefaßten Urkunde zu § D 36 mit der Amtsperiode Rodets als Spitalnotar überein.

Nach 1414 vertrat Rodet das Hospital nur selten, und es kann vermutet werden, daß sich in den folgenden Jahren eine gewisse Zahl von Urkunden ansammelte, die im THESAUR hätten nachgetragen werden müssen. Bei einigen wenigen handelte es sich um verlegte Urkunden, die wiedergefunden worden waren, bei anderen um neu redigierte Grossen. Die meisten von ihnen (37 von 45) stammen aus den Jahren 1382 bis 1414, das heißt aus der Zeit, in der Aycart

---

56 Von den Urkunden zu den Paragraphen Rodets sind etwas mehr als halb so viele erhalten wie bei Aycart (21 von 53), was für eine repräsentative Überprüfung aber immer noch ausreicht.

57 S.u. Hist. Teil, ‚Quellenwert des THESAUR'.

58 Vgl. Hist. Teil, ‚Hospital von der Verkündigung'.

und Rodet Spitalnotare waren. Vielleicht wurden diese aktuellen Urkunden noch zu häufig gebraucht und liefen zu leicht Gefahr, überholt und ungültig zu werden, um automatisch in ein Register wie den THESAUR eingetragen zu werden, das auf eine lange Spanne hin angelegt war. Für ihre Archivierung bedurfte es m.E. einer neuerlichen Entscheidung durch einen Notar oder – wahrscheinlicher – durch die Spitalsleitung.

Gegen 1422/24 baten die Rektoren vermutlich Rodet, 45 zusätzliche Urkunden im THESAUR zu registrieren, die beinahe zur Hälfte von Aycart (12) oder ihm selbst (10) stammten. Der Zeitraum dieser Ergänzungen ist weniger präzise zu bestimmen als bei Aycart, und kann nur durch zwei Indizien eingegrenzt werden: Erstens stammt die letzte erwähnte Urkunde vom 20.VIII.1422 (§K 37); zweitens müssen 1424/1425 Urkunden von dem ehemaligen Hospital der Verkündigung in den Besitz des Heilig-Geist-Spitals übergegangen sein[58], von denen Rodet keine erwähnt. Rodet legte für die 45 Urkunden das Kapitel K und einen dazugehörigen Leinensack an. K erfaßt verschiedene Urkundentypen, insbesondere Zinskäufe des Hospitals (12) und Testamente (6). Eine Trennung in mehrere inhaltlich differenzierte Kapitel wäre bei der relativ geringen Urkundenzahl nicht lohnenswert gewesen.

Für eine Unterscheidung zweier Arbeitsphasen spricht auch der Inhalt der Paragraphen A 31/K 36 und A 35/K 35 (vgl. auch §F 35/K 4): §A 31 erwähnt ein Testament vom 24.III.1374 und ein dazugehöriges Kodizill vom 25.III.1374. Das Testament wurde an einen gewissen Antoni Nicolau ausgeliehen, denn schon Aycart ergänzt bei der Niederschrift des Paragraphen, daß es zurückzufordern sei. Ein Rektor des Hospitals, Martin Blanc, erhielt die Urkunde tatsächlich im Jahre 1411, verwahrte sie in dem Leinensack A und ließ sie rückseitig numerieren. Bei der Redaktion von Kapitel K klassifizierte Rodet die Urkunde jedoch von neuem als §K 36[59]. Ebenso verfuhr er mit einem der Kodizille von Julian de Casals, das er selbst im Laufe seiner ersten Ergänzungen zum THESAUR zusammen mit dem Testament des Kaufmannes und einem oder mehreren anderen Kodizillen unter §A 35 aufgeführt hatte. Bei seiner späteren umfangreichen Erweiterung entfernte er das Kodizill aus dem Leinensack A und analysierte es gesondert unter §K 35[60]. Wahrscheinlich gehen §K 35 und 36 auf eine Prüfung Rodets der ersten, von Aycart zur Archivierung verwendeten Säcke zurück, bei der er sich entschloß, die beiden Urkunden von neuem aufzunehmen, um nicht mehrere Urkunden in einem Paragraphen zusammenfassen zu müssen.

Rodet fühlte sich bei seiner Redaktionstätigkeit für das Heilig-Geist-Spital offenbar zu diesem gehörig, denn er bezieht sich persönlich ein: «*S. Peirona donet si e sos bens a l'espital de Sant Sperit; e per ella* aguem *.I. hostal*» (§K 21).

---

58 Vgl. Hist. Teil, ‚Hospital von der Verkündigung'.

59 Vgl. die Paragraphen A 31 und K 36, sowie die Anmerkung von Aycart und Rodet zu §A 31; die Originalurkunde zu §K 36 ist leider nicht erhalten.

60 Die Urkunden zu §A 35 und §K 35 sind heute verloren.

Jaume Delans, der erste Kopist des THESAUR (*BA*)

Die Urkunden des Hospitals der Verkündigung, die wie erwähnt wahrscheinlich 1424/1425 mit dessen Rest-Eigentum an das Heilig-Geist-Spital übergingen, wurden etwa 45 Jahre nach ihrer Überführung ebenfalls geordnet und analysiert. Am 25.V.1469 begann Jaume Delans, der damalige Spitalnotar, dieses zweite Urkundeninventar, das sich an den THESAUR anlehnte. Er verwendete ein diesem ähnliches Buch, das mit 59 Folioseiten weniger umfangreich war. In der Einleitung nennt Delans seine Analysensammlung ebenfalls *libre de Thesaur*[61].

Die vordere Umschlagseite dieses Buches zeigt ein Majuskel-B unter dem, möglicherweise von de Morties geschrieben, *lo libre del tressaur* steht. Gleichzeitig mit dem ‚B' wurde vielleicht auch das ‚A' auf dem ersten THESAUR eingetragen[62]. Hier soll ersterer weiterhin THESAUR, der zweite THESAUR-B genannt werden.

Delans ging ähnlich vor wie Aycart und Rodet, indem er in zwei Kapiteln A und B[63] 37 bzw. 20 Urkunden des Verkündigungsspitals beschrieb. Die Angaben, die aus den Urkunden übernommen wurden, gleichen denen des THESAUR, jedoch verzichtete Delans auf den Namen des Notars, manchmal auch auf das Datum der Urkunde.

Im Anschluß an diese beiden ersten Kapitel kopierte Delans den THESAUR von Aycart und Rodet. Die meisten Paragraphen schrieb Delans beinahe wörtlich ab, bei anderen sah er die Originalurkunden ein, um Ergänzungen vorzunehmen, etwa in § E 1[64]:

AA: *comprada per maistre Johan/ Blasin; e foron de Jacme Macell* (fol. 25,21f)	– *BA*: *Jaume Macell et Biatris, molher sieua, venderon als procurados/de maistre Johan Blasin, mege* (fol. 26,4f)

Kopierfehler sind bei Delans nicht selten; vgl. z.B. § D 34:

AA: *comsi Johan Florin/et Bertran, filh sieu, venderon* ... (fol. 23v23f)	*BA*: *comsi Johan Florin, filh/ sieu, venderon* ... (fol. 23v 22f)

---

61 AH I D 2, fol. 1,9; vgl. ib. 1,5f; 21f.

62 In der Verwaltung des Heilig-Geist-Spitals war es im 15. Jahrhundert nicht ungewöhnlich, Bücher ähnlichen Inhalts mit den Buchstaben des Alphabets zu bezeichnen. So sind zwei Register A und B für Einnahmen und Ausgaben erhalten:
– *lo libre de receptas et de las despenssas/de l'espital de Sant Sperit* .../..., *lo qual libre es apellat/.A.* (AH I E 122, fol. 4,6–9; 1443/4);
– *libre B* (AH I E 123; 1445).
Ein ähnliches Vorgehen zeigen die Zinsregister AH I B 41 (1430): *aquest libre apellat B* (fol. 1) und B 20 (1457–65): *lo grant libre apelat C*, die möglicherweise die Reihe des umfangreichen Zinsregisters von 1358 (AH I B 24) fortsetzen.
Im THESAUR-B wird jedoch auf dessen Vorlage ohne Erwähnung eines Buchstaben verwiesen: *coma apar a-l'autre libre/de Trezor a-cartos .XXXXIIII.* (fol. 44,23f).

63 Die Kapitel werden hier mit A' und B' bezeichnet.

64 Sowie bei § A 1; 29; 35 etc.

Der Zweck der Kopie ist nicht ganz einsichtig, denn die wenigen neu aufgenommenen Urkunden hätten – und haben ! – im ersten THESAUR noch Platz gefunden, und nur in der Minderzahl der Fälle ergänzte Delans Neues aus den Originalen. Hingegen ließ er an verschiedenen Stellen statt der Paragraphen einen Zwischenraum frei, möglicherweise, weil er die betreffenden Urkunden nicht mehr im Hospitalsarchiv vorfand[65].

Nach Delans haben andere Schreiber seine Arbeit fortgesetzt, die ihm zeitlich nahe stehen müssen und deswegen hier nicht von ihm getrennt werden. Insgesamt ist der THESAUR-B wesentlich weniger gepflegt als sein Vorläufer.

Das Urkundeninventar von Delans ist zum einen für die Nachwirkung des THESAUR interessant. Da der Notar zum Teil wörtlich abschrieb, galt ihm der THESAUR als zuverlässige Quelle. Wesentlich für die weitere Entwicklung des THESAUR ist es zum andern, daß vierzig Jahre nach Delans de Morties den THESAUR-B neuerlich ergänzte und als Vorlage für seine Nachträge im THESAUR verwendete.

De Morties (AC) und das Verhältnis von THESAUR zu THESAUR-B

Auf de Morties geht die Analyse von 60 Urkunden zum Heilig-Geist-Spital im THESAUR zurück, die zwischen 1353 und 1503 aufgenommen worden waren; die Mehrzahl von ihnen – wenigstens 41 – stammt aus der Zeit von 1397 bis 1466; danach folgt eine Lücke von vierzehn Jahren; elf Urkunden entstanden zwischen 1480 und 1503[66].

De Morties brachte die Urkunden in den Säcken C (10 & 3)[67], E (27), F (10), H (1) und I (9) unter. Möglicherweise erwarb er zusätzlich zu den Säcken noch Truhen (s.o.). Er folgte bei der Einordnung in die verschiedenen Kapitel keinerlei erkennbaren Regeln, obwohl jeweils eine größere Gruppe von Testamenten (18) und pachtrechtlichen Urkunden (22) vorliegt, die wie bei Aycart hätten unterschieden werden können. Deswegen erstaunt es, daß de Morties beinahe die Hälfte der Urkundenanalysen unter den Buchstaben E stellt und dabei nicht nur die freigelassenen Seiten in Kapitel E verwendet, sondern auch ans Ende des THESAUR (fol. 72–74) ausweicht; durch den Inhalt der Urkunden ist sein Vorgehen nicht motiviert.

Neben diesen Ergänzungen zum THESAUR Aycarts und Rodets, die als eine Fortführung des ersten Buches zu sehen sind, stammen von de Morties' Hand zwei neue Kapitel A und B[68] mit 61 Urkunden des ehemaligen Hospitals der Verkündigung aus den Jahren 1347 bis 1417. Es überwiegen bei weitem Zins-

---

65 So §I 3; 4; 7; 9; 11–13; 15–17, von denen heute nur die Urkunde zu §I 11 erhalten ist (cf. Tabelle I).

66 Die von de Morties als §C 28 aufgenommene Urkunde hatte schon Rodet beschrieben, allerdings als Urkunde, die in die Urkunde zu § K 28 eingerollt war.

67 Nur zehn Paragraphen in Kapitel C stammen von de Morties, die folgenden drei von *AC'* und *AC''*.

68 Entsprechend dem THESAUR-B werden die Kapitel hier mit A' und B' bezeichnet.

käufe (34), von denen wiederum ein Großteil (15) auf den Gründer des Hospitals, Giraut Eymeric, zurückgehen[69].

Die Arbeit von de Morties ist wesentlich weniger sorgfältig als die seiner Vorgänger, Datumsfehler sind häufig[70], und bei einigen Paragraphen fehlen Wörter oder Satzteile. Erst im Vergleich mit seiner Vorlage, dem THESAUR-B, werden einige Paragraphen überhaupt verständlich. Der Vergleich erlaubt es, das Vorgehen de Morties' zu verfolgen. Er vervollständigte die Paragraphen von Delans, die im THESAUR fehlten, und fügte auch einige neue Analysen in den THESAUR-B ein[71]. Die Urkunden, die de Morties so im THESAUR-B ergänzte, trugen zum Teil schon eine umseitige Analyse, die, wie etwa bei der Urkunde zu § I 24 (1401), aus der ersten Hälfte oder der Mitte des 15. Jahrhunderts stammte. Erst nach der Kompletierung des THESAUR-B trug de Morties die im THESAUR fehlenden Paragraphen dort, zusammen mit den verschiedenen Händen entstammenden Randbemerkungen im THESAUR-B, in Reinschrift nach, wie eine Gegenüberstellung der Paragraphen von de Morties im THESAUR mit denen im THESAUR-B zeigt:

– § C 29:

TH.: *Anthonet Forbin/es hobligat* a l'espital q*ue* fon suegre de sen Johan/ Lonbart, *et lodit Forbin deu* per *arayrages et*/per *trezens fl. .X. et* per conte final anbe los rectors (fol. 16v30–32);

TH.-B: *Anthonet* Forbin/que fon suegre de s*en* Johan Lonbart, *es/hobligat a l'espital en fl. .X.* per *cauza de a-/-rayrage*s *et trezen* de ung conte sinat ensens/anbe los rectors (fol. 19v19–23 *AC*);

Die beiden nicht kursiven Stellen im THESAUR blieben unverständlich ohne Kenntnis der Vorlage, die ebenfalls von de Morties stammt.

– § C 31:

TH.: *Folco Alionis* (fol. 17,8);

TH.-B: *Folquo Ahonis* (fol. 65v14 *AC*; cf. Urk. Z. 3: *Fulco Ahonis*);

Auch hier liegt ein Kopierfehler von de Morties vor, obwohl er selbst die Urkunde analysiert hatte.

– § H 35:

TH.: *terra de propri/espital* (fol. 53v18f);

TH.-B: *terra del propri espital* (fol. 51,36 *AC*);

Beide Varianten bleiben syntaktisch unklar; es muß wahrscheinlich übersetzt werden: „Grundstück des Hospitals selbst".

---

69 S.u. Hospitalsgeschichte.

70 Bei folgenden Paragraphen mit überlieferten Urkunden ist das Datum falsch: C 35; E 64; F 44; I 27; A'5; 14; 15; 30; es fehlt in § A'21; 32; 36; cf. die Anm. zur Transkription der einzelnen Paragraphen.

71 Die Urkunde zu § F 50, die sich auf das Hospital der Verkündigung bezieht, wurde dabei fälschlicherweise in die Kapitel des Heilig-Geist-Spitals eingeordnet.

– § A'1:
TH.: *copia en papia* (fol. 99,6);
TH.-B: *copia en papier* (fol. 1,30 *BA*).

– § A'3:
TH.: *protestassions per contra l'avescat* (fol. 99,13);
TH.-B: *protestations* per *l'espital*/contra *l'evescat* (fol. 1,36f *BA*).

Die Aufzählung ließe sich mit noch mehr als zwei Dutzend Beispielen fortsetzen; es soll jedoch genügen, abweichende Formen in den Fußnoten zu den Kapiteln A' und B'' anzugeben[72].

Die verschiedenen Kopierschritte zwischen THESAUR und THESAUR-B sind in Tabelle IV im Anhang zusammenfassend dargestellt. Aus der Tabelle läßt sich folgendes Schema über das Wechselverhältnis der beiden Urkundeninventare ableiten:

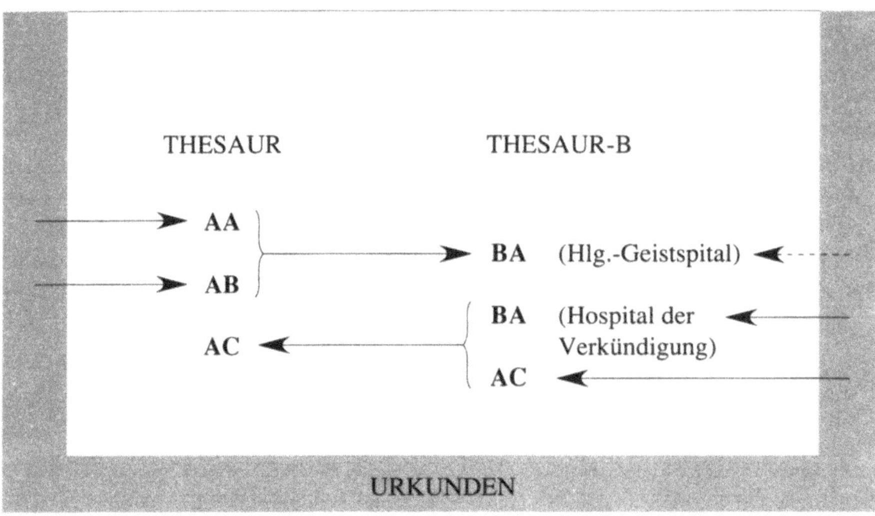

Bis auf wenige Ausnahmen, insbesondere das Register von Thouraudi, sind die beiden Bücher, so wie sie seit etwa 1512, nach Abschluß der Ergänzungen de Morties', vorliegen, inhaltlich identisch, und auch Wortschatz und Satzbau unterscheiden sich wenig[73].

---

[72] Vgl. zu der sprachlichen Korrektur von *acate* zu *acapte*, die vermutlich auf de Morties zurückgeht, den entsprechenden Artikel im lexikalischen Teil.

[73] Der THESAUR ist allerdings als Textgrundlage für die vorliegende Edition bei weitem vorzuziehen, denn er stellt für Aycart und Rodet eine originale Version dar und ist insgesamt wesentlich sorgfältiger abgefaßt.

Die Schreiber der Randbemerkungen

Neben den drei Redaktoren des THESAUR und seinem ersten Kopisten verwendeten auch andere Verwalter, Rektoren oder Notare des Heilig-Geist-Spitals das Urkundeninventar bis ins 17. Jahrhundert hinein. Mehrere Personen machten systematische oder zufällige Anmerkungen zu Paragraphen des THESAUR, einige, um sich den Gebrauch des Buches zu erleichtern, andere, um das Inventar auf den neuesten Stand zu bringen.

Insgesamt lassen sich wenigstens acht Schreiber von Randbemerkungen voneinander unterscheiden, wobei verschiedentlich auch Gruppen von Schreibern vorliegen können, deren Handschriften sich kaum voneinander trennen lassen. Es schien mir sinnvoll, zwei Serien von Randbemerkungen abzugrenzen, solche, die noch im 15. Jahrhundert entstanden und auf Provenzalisch abgefaßt sind (Hss. *L*–*P*[74]), und solche, die dem Französischen näher stehen als dem Okzitanischen (Hss. *X*–*Z*).

Hs. L

Der Schreiber *L*[75] unterscheidet sich in der Schrift wenig von Laurens Aycart und seinen Gehilfen. Die Randbemerkung zu § B 12 zeigt ihn als Zeitgenossen des Notars Raynier Nicolau, der sich vermutlich 1386 als Notar selbständig machte; in diesem Jahr ist er sowohl als Gehilfe von Johan Jorge alias d'Olieras bezeugt[76] als auch als selbständiger Notar[77]. Der THESAUR beschreibt eine Urkunde von 1348 n.St. (§ A 28), die Johan Jorge aufnahm, und die Nicolau – vermutlich einige Jahre später – ausfertigte; das letzte von Nicolau erhaltene Brevenheft reicht bis 1401[78].

Die Randbemerkung zu § B 12[79] entstand so kurz nach der ersten Redaktion des THESAUR, vielleicht auch schon gegen Ende der Arbeit von Aycart; in diesem Falle wäre *L* ein Gehilfe Aycarts gewesen, der möglicherweise am THESAUR selbst mitgearbeitet hatte.

---

[74] Um bei den Buchstaben Verwechslungen mit den Kapiteln A-K zu vermeiden, beginnt diese Serie mit *L*; die französische Serie umfaßt zur leichteren Unterscheidung von der provenzalischen die letzten Buchstaben des Alphabets.

[75] *L* tritt selten im THESAUR auf, etwa fol. 8,25–29l. oder 9,10–13l.

[76] Bautier/Sornay, Sources 1217.

[77] Ib. 1219.

[78] Ib.

[79] Die Testamentsklausel B 12 (1333 n.St.) von Silia Boyssiera enthält ein Zinslegat, das an ein Almosen gebunden war. Um 1400 befand sich diese Urkunde im Besitz des Hospitals, wurde aber wenig später an den Notar Raynier Nicolau ausgeliehen. *L* vermerkt die Herausgabe von B 12 mit der Mahnung, sie sei zurückzufordern. Die Urkunde kann sich nicht lange im Besitz von Nicolau befunden haben, denn *L* selbst strich seine alte Bemerkung aus und verzeichnete in einer neuen die Eintreibung von B 12.

Hs. M (& Hs. AB')

Die Schreiber *M* und *AB'*[80] stehen graphisch und zeitlich Rodet sehr nahe. Von *M* stammen unter anderem die Personennamen neben den Paragraphen C 22 bis 27 und D 36 bis 38, wie sie im Kapitel K von Rodets eigener Hand auftreten. *M* könnte zwischen 1414 und 1423 gearbeitet haben, in der Zeit, als Rodet das Hospital selten vertrat. *AB'* ergänzte in Kapitel K die Paragraphen 46 bis 48, die nach 1429 (§ K 47) niedergeschrieben wurden.

M und *AB'* waren möglicherweise Gehilfen von Rodet; gegen eine Identität eines der beiden Schreiber mit diesem sprechen – neben einem etwas unterschiedlichen Schriftbild – die hellere Tinte von *M* und der Zeitpunkt, zu dem die Paragraphen K 46 bis 48 geschrieben wurden; zudem erwähnt *AB'* Rodet in der 3. Person.

Hss. N & P

Die Hände *N* und *P* treten nur in den ersten vier Kapiteln auf. *N* befindet sich am linken Rande neben beinahe jedem Paragraphen Aycarts bis § D 26. Dieser Glossarist gab im allgemeinen den Namen der zentralen Partei der Urkunde an, manchmal auch den Urkundentyp, und verband zusammengehörige Paragraphen mit einer Klammer.

Das Fehlen von *N* neben den Paragraphen Rodets bedingt nicht seine Vorzeitigkeit gegenüber jenem; denn Rodet oder *M* nahmen inhaltlich die gleichen Randbemerkungen vor wie *N*, und zwar ebenfalls links neben den Paragraphen.

Neben § D 18 füllt eine Bemerkung von *M* den linken Rand fast völlig aus; während *N* sonst neben fast allen Paragraphen bis D 26 auftritt[81], zeigt sein Fehlen neben § D 18, daß er nach *M* – und somit auch nach Rodet – arbeitete.

In den Kapiteln C und D stehen die Hss. *N* und *O* links nebeneinander, wobei sich *O* eher der Position von *N* angepaßt hat als umgekehrt.

AC schrieb nach *N*, welcher sonst gegen Ende von Kapitel C sicher noch anzutreffen wäre. *N* arbeitete somit nach *M* und vor *AC*, wahrscheinlich auch vor *O*, das bedeutet in der Mitte des 15. Jahrhunderts.

Auch *P* steht – nach seiner Schrift zu urteilen – dem 15. Jahrhundert näher als dem beginnenden 16. und arbeitete vor *AC*, wahrscheinlich in der zweiten Hälfte des 15. Jahrhunderts. Im allgemeinen wählte er für seine Bemerkungen den Raum unter einem Paragraphen, wo er Änderungen in der Gültigkeit von

80 Doppelte Buchstaben stehen für Schreiber von Paragraphen des THESAUR (*AA*, *AB*, *AC*) und seiner Kopien (*BA*, *BB*, (*BC* = *AC*), *CA*, *DA*); einfache für Schreiber von Randbemerkungen. Die beiden Schreiber am Ende von Kapitel K, die graphisch *AB* ähneln und wahrscheinlich etwa zwanzig Jahre nach ihm einen bzw. zwei Paragraphen ergänzten, werden *AB''* (§ K 49) und *AB'''* (§ K 50f) genannt; analog dazu werden die Siglen *AC'* (§ C 36–38) und *AC''* (§ C 37) für zwei Hände verwendet, die sich an die Paragraphen von *AC* anschließen und diesem gleichen.

81 *N* fehlt auch neben § D 9 und 12, wo der linke Rand ebenfalls beschrieben war.

Urkunden angab («*apar fon finida*») oder anderes, über den Paragraphen Hinausgehendes vermerkte.

Während *N* durch seine Randbemerkungen die Auffindung eines Paragraphen erleichtern wollte, versuchte *P*, den THESAUR inhaltlich zu überarbeiten.

Hs. O

Der Schreiber *O* wiederholte links neben fast allen Paragraphen der Kapitel C bis H, sowie K, die auf Aycart oder Rodet zurückgehen, die in den Paragraphen erwähnten Orts-, Flur- oder Straßennamen, oft auch den Urkundentyp. Dabei können in wenigen Fällen Varianten in der Wortwahl entstehen wie in der Anmerkung zu § K 18: *lo masel vielh*, bezogen auf: *lo masel antic* (fol. 65,21 *AB*), oder in der zu § E 39: *acordi* für *concordia*[82]. In seltenen Fällen wie bei § E 9, 10 und 18 ergänzte er Angaben, die über die Paragraphen des THESAUR hinausgehen, und die er den Originalurkunden oder einem Zinsregister entnommen haben kann.

Seine kleine, sauber mit schwarzer Tinte geschriebene Schrift findet sich auch im THESAUR-B, so daß eine vorläufige Datierung für *O* die Jahre 1469–1511 annehmen läßt. Die Natur seiner Anmerkungen im THESAUR, die in erster Linie der Lage von mit dem Hospital in Verbindung stehenden Grundstücken Rechnung tragen, wie auch seine charakteristische Schrift erlauben eine Identifizierung des Schreibers mit Steve Arnaut.

Arnaut legte 1483 als Verwalter des Hospitals ein Inhaltsverzeichnis zu dem *grant libre apelat C*[83] an. Das Register enthält Anerkennungen von Zinsverpflichtungen durch die Pächter des Hospitals, und Arnaut versah es mit einer Analyse der zinspflichtigen Grundstücke nach Flur- (4 Folioseiten) und Strassennamen (2 Folioseiten):

> *Sec si la-taula sive rebrica d'aquest libre,* compausada [*et*] *designada* per *teradors* e per *carieras, ordenada* per *mossen Steve/Arnaut, procurador del-present hospital 1483. Et primo,* ... (fol. 1,1–3).

Das Inhaltsverzeichnis von Arnaut erlaubte einen Überblick über die vom Heilig-Geist-Spital abhängigen Grundstücke, und es ermöglichte eine rasche Überprüfung von Pächternamen und Zinshöhe. Der THESAUR und der THESAUR-B erleichterten Arnaut die Kataster-Analyse, und seine Randbemerkungen erlaubten es ihm, die Urkunden der beiden Inventare mit den entsprechenden Zinsanerkennungen in Beziehung zu setzen.

Hss. X, Y & Z

Deutlich später als Arnaut verwendeten noch mehrere Personen den THESAUR und hinterließen darin ihre Notizen. Der Schreiber *X* ist vor allem in den ersten vier Kapiteln belegt, in denen er, ähnlich wie *N*, verschiedene Angaben der Pa-

---

[82] Vgl. lex. Teil s.v.

[83] AH I B 20; 296 fol.

ragraphen von *AA*, *AB* und *AC* am rechten Rand wiederholte: Name, Zinshöhe, Lage eines Grundstücks.

Die Siglen *Y* und *Z* bezeichnen Schrifttypen, die wahrscheinlich jeweils zwei oder drei Händen entsprechen, aber so homogen sind, daß eine Trennung schwierig wäre. Vor allem *Y* tritt häufig, wenngleich in unregelmäßigen Abständen, im Thesaur auf, indem der oder die Schreiber Paragraphen kennzeichneten, mit denen sie zufällig zu tun hatten.

Chronologisch steht *Y* zwischen *X* und *Z*, und seine Schriftzüge gleichen denen eines Schreibers mit Namen Mortels, der in einem Urkundenregister[84] zwischen 1607 und 1623 verschiedene Bemerkungen eintrug. Im Vergleich mit diesem und anderen Registern des 16. und 17. Jahrhunderts ergab sich folgende Grobdatierung:

X: Mitte bis Ende des 16. Jahrhunderts;
Y: Anfang oder erste Hälfte des 17. Jahrhunderts;
Z: Mitte des 17. Jahrhunderts.

Incipit und Explicit der zweiten und dritten Kopie des Thesaur

Thesaur C (*CA*)

Ein Teil des Thesaur, das Kapitel H mit den Urkunden des Hospitals von Aubagne, wurde 1552 in einem Register kopiert, das vorwiegend Angaben über Zinsrechte aus Aubagne enthält[85]. Diese Kopie ist nicht nur interessant, um die Wertschätzung zu beurteilen, die dem Thesaur auch nach 150 Jahren entgegengebracht wurde; auch sprachlich wäre die Mischung zwischen dem Provenzalischen Aycarts und der Sprache des Kopisten, der gewohnt war, französisch zu schreiben, einer Analyse wert[86]. Hier möchte ich mich auf die Wiedergabe von Anfang und Ende des Textes beschränken:

fol. 182 (ohne Numerierung)

Lo hospital d'Albanha;
En lou bassac senhat
per .H. son las cartas sive
instrumens senhas et designas
per nombre: **H**

Touquant lou fach d'Albanha

Et primo, uno carte sive
instrument de ung pargemin fat

---

84 AH I B 2 (seit 1552).
85 AH I B 2; von dem Schreiber *CA* stammt auch die Bemerkung *lo hospital d'Albanha* im Thesaur (fol. 47 l.o.).
86 Mit diesem Text beabsichtige ich, mich später zu beschäftigen.

9 en lou castel d'Albanha, receu et
10 signat p*er* las mans de mestre
11 Berenguier Matharon, notary, l'an mil
12 .CCCXCII., et a .XXIII. del mes de juin;
13 signat: **H I**
(...)

fol. 186

1 Item, una carta, p*re*sa, scripcha
2 et signada per las mans de mestre
3 Hugo Sart, notarii de Marseilha,
4 l'an mil .CCXCVIIII., et a .XXVIII.
5 d'aoust; signada p*er*: **H XXX**

6 Lousqualz memorialz de lasd*ites*
7 cartas subre scriptas son estas extractz
8 et tras dau libre du trezor dud*it*
9 hospital, au fulhet .XLVII. per
10 com*m*andement de messier Pierre
11 Mart, p*res*by*t*re, yconome et procur*eur*
12 daud*it* hospital. Et l'an 1552.

THESAUR-D (*DA*)

Die letzte Kopie des THESAUR, genauer, seine Übersetzung ins Französische, stammt aus dem 17. Jahrhundert und beinhaltet den größten Teil seiner gesamten Urkunden[87]. Das Kapitel I wurde vorangestellt, da es die wichtigen Gründungsurkunden und Schirmherrschaftserklärungen enthält. Diese Kopie nennt sich selbst *Livre de Thresor* und bezeichnet den THESAUR als *Livre concernant les actes du cymetiere*[88].

Im gleichen Buch sind noch weitere Kopien von Urkunden des Hospitals enthalten. Es muß als Zusammenstellung aller wichtigen alten Dokumente des Heilig-Geist-Spitals vorgesehen gewesen sein. Die lateinischen Urkunden wurden in ihrer Originalsprache beibehalten, die provenzalischen auf Französisch wiedergegeben.

Wie bei der Kopie von 1552 folgen Incipit und Explizit der Kopie, sowie einige weitere Paragraphen, wenngleich das sprachliche Interesse hier geringer ist als beim THESAUR-C:

fol. 1

1 Comence le Livre de Thresor de l'hopital du
2 Sainct Esprit, tiré d'un ancien livre fait en 1399 et intitulé
3 Livre concernant les actes du cymetiere.

---

87 AH I B 1.
88 Vgl. ,Handschrift'.

4 Le sudit hospital fut fondé en 1188 au mois de decembre.
5 Les dames religieuses de Sainct Sauveur, conjointement avec la reverande
6 abbesse, donnerent la place (...)
(...)
9 (...) a fol. 44 du
10 susdit livre (...)

(...)

fol. 3

5 Tetament (sic!) en faveur de l'hopital St. Esprit: fol. 1;
6 testament de m*aitre* Jean Blessin en faveur du susdit hopital; not*aire* Simon de
7 Miquel, l'an 1337, le 21 fevrier.
8 L'an 1341, le 31 octobre, not*aire* Peyre Ameli, l'inventaire des biens du susdit
9 fut fait.
(... (danach in der Reihenfolge des THESAUR bis fol. 73v))

fol. 26

11 L'an 1495, le 11 janvier, le conseil de-la ville reforma la rue des bordels
12 et la reduisit derriere la Porcaterie de l'hopital.

Ein Anhang: Das Einnahme-Register von Guilhem Thouraudi

Ein völlig anderes Ziel als die drei Hauptschreiber des THESAUR verfolgte Guilhem Thouraudi[89]. Thouraudi war als Marseiller Kleriker[90] von 1513 bis 1516 und von 1523 bis 1527[91] als Verwalter des Heilig-Geist-Spitales tätig:

> *yeu, Guilhem Thouraudi, procurador de la venerable luminaire dels notayres et aussi procureurs de Sainct Esperit*[92].

Von 1514 bis 1527 verwaltete er also daneben die wohlhabende Bruderschaft der Notare[93]. Nach seinem Tode hinterließ Thouraudi dem Heilig-Geist-Spital die Hälfte seines Vermögens[94]. Über wenigstens fünfzehn Jahre hinweg stand dieser Geistliche in Verbindung mit dem Hospital, in dem er sicherlich nicht nur als Verwalter, sondern auch als Seelsorger tätig war.

---

89 Folgende Varianten des Namens treten auf: *Toraudi* (1557; AH I B 69), *Thoraudi* (ib.) und *Thauraudi* (ib.).
90 Vgl. AH I B 69 passim.
91 Vgl. AH I E 134.
92 AH I E 53, fol. 13; vgl. auch ib. fol. 1,13ff: *Guillelmus Toraudi/procurador de l'espital de Sant Esperit .../... per tres ans*.
93 Ib. fol. 13.
94 Vgl. AH I B 69: *l'hopital du Sainct Esprit dud*it *Marseille, heritier pour la moitié de feu messire Guill*aume *Thoraudi* (5.V. 1557).

Während seiner ersten Amtsperiode als Verwalter des Heilig-Geist-Spitals führte Thouraudi Buch über eingenommene *Trezens*[95]. Im Grunde liegt ein fortlaufend geführtes Einnahmeregister vor, das sich auf die Beschreibung von Einnahmen des Hospitals als Verpächter bei Grundstücksverkäufen seiner Pächter beschränkt. Die Wahl des THESAUR als Schreibunterlage erklärt sich vielleicht dadurch, daß ein Großteil der von Aycart, Rodet und de Morties aufgenommenen Urkunden sich auf Pachtfragen bezieht; vielleicht war sie auch einfach dadurch bedingt, daß der THESAUR immer im Geschäftszimmer im ersten Stock des Hospitals lag und nicht, wie wohl die meisten Zinsregister, nur in den ersten Jahren nach ihrer Entstehung, ehe sie in dem Archiv im Erdgeschoß gelagert wurden.

Da sich der Text Thouraudis im Quellentyp – Einnahmeregister, nicht Urkundeninventar – und auch in der Sprache – er zeigt merklichen französischen Einfluß – grundlegend von den übrigen Seiten des Buches unterscheidet, kann er nur als eine Art Anhang zum THESAUR gesehen werden, der nicht im Zusammenhang mit diesem veröffentlicht werden sollte[96].

---

[95] Das Register erwähnt zwanzig Einnahmen von *Trezens*, einen Zinskauf und eine Pachtvergabe, letztere von 1414 (!).

[96] Ohne einer ins Auge gefaßten späteren Publikation vorgreifen zu wollen, verweise ich in meinem sprachlichen und historischen Kommentar verschiedentlich auf das Register Thouraudis.

Zur Transkription

Die Transkription folgt dem Original nach Folioseiten[97] und Zeilen. Abkürzungen wurden aufgelöst[98] und durch Kursivsatz kenntlich gemacht. Ursprüngliche Wortrennungen sind beibehalten oder in Fußnoten angegeben; Worttrennungen von mir markieren Bindestriche oder – beim Artikel – Apostrophe; auf Elision wird durch Hochpunkt verwiesen. *U* und *v* wurden unterschieden; *j* wurde nur bei sicher palataler Aussprache für *i* eingesetzt[99]. Eine exakte Unterscheidung von *-t-* und *-c-* ist bei den Schreibern *AA* und *AB* verschiedentlich schwierig[100], so daß in Analogie zu sicheren Fällen transkribiert werden mußte. Groß- und Kleinschreibung sowie Zeichensatz folgen dem modernen Gebrauch, da beide im Manuskript zu wenig regelhaft erfolgen[101]. Unleserliche Stellen stehen in eckigen Klammern mit Punkten, und im Manuskript frei gebliebene Stellen sind durch Punkte ohne Klammern gekennzeichnet. Eckige Klammern stehen ansonsten für Ergänzungen von mir, runde bei Wiederholungen durch die Schreiber. Offensichtliche Angleichungsfehler – Sg./Pl., m./f. – wurden insbesondere dann mit eckigen Klammern korrigiert oder in Fußnoten angemerkt, wenn Verständnisschwierigkeiten beim Lesen auftreten können.

[97] Zur Numerierung s.o. ‚Handschrift'.

[98] Bei den Währungsangaben beruht ll*ibras* auf der Abkürzung ll, l*i*br*as* auf lbr und l*ibras* auf lb; s*ols* (*AA*) hätte auch als s*outz* aufgelöst werden können (vgl. Glossar); kl wird durch k*alendas*, lk durch *kalendas* wiedergegeben.

[99] Cf. Grafström, Graphie §65, S. 178.

[100] Der senkrechte Strich des *-t-* ragt manchmal, aber nicht immer, über den nach rechts fortgeführten waagrechten Strich hinaus.

[101] Cf. Brunel, Chartes VI.

I. Transkription

fol. 1 **AA**

Jh*es*us Chr*istus*, ave g*rati*a plena. En nom de Dieu sia, e de la glo*ri*osa Verges Maria, mayre sieua, amen. L'an de l'encarnation corre*n*t .MCCC. noranta nou, del mes de jenoyer, estantz rectors del hospital dels paures de Crist de Sant Sperit de la cieutat d*e* Mass*elha* los honorables e savis homes sen Guilhem de Cavalhon e sen Isnart Ricau de la dicha cieutat, fon comensat aquest libre apellat lo Thesaur del dich hospital, contenent totas las cartas, instrume*ns* e cautelas del dich hospital, ayssins con son testame*ns*, codicils, inventaris, donations, remissions, transactions, compras de censas, reconoyssensas e autras dive*rs*as cartas p*er*tene*n*tz al d*i*ch hospital; e senhadas al dors de cascuna p*er* letra e per nombre, e pausadas en bassacs de tela p*er* la forma denfra scricha; e quascun dels ditz bassacs es senhat p*er* letra; lo qual cartolari hay scrich e fach escrieure ieu, Laurens Aycart, notari del dich hospital.

Et primo, en lo bassac senhat per **.A.**
son las cartas denfra designadas:

Primo, una carta antiqua, en la qual son tres pargamins gludatz, contene*n*tz lo testame*n*t d*e* mossen Johan Blasin, mege, lo qual fes heres lo dich hospital; scrich e senhat p*er* la man de maistre Symon de Miquel, l'an .MCCCXXXVII., lo jorn .XXI. de febrier; la qual carta es desobre scricha al dos et senhada d'aytal senhal: **A .I.**

L., 15.Jh.: /20/testament de/21/mo*ss*en Joha*n* Blasin,/22/mege; *l., N:* /25/Blayn[1]; *r., X:* /20/testament de/21/Jehan Blazin:/22/n[°] 1.

---

[1] *Am linken Rand deutet eine Linie (Schreiber* N*) eine Verbindung zu fol. 1v an.*

fol. 1v

Item, una carta, en la qual son .IX. pargamins ensemps gludatz, contene*n*t lo inventari dels bens de mossen Johan Blasin, mege, del qual fon heres lo dich hospital; scricha e senhada p*er* la man de maistre Peyre Ameli, notari, l'an .MCCCXLI., lo jorn .XXXI. del mes d'octobre; e sobre sc*ri*cha e senhada d'aytal senhal: **A .II.**

L., N.: /2/Blayn[2]; *l., X:* /5/n° 2.

It*em*, una carta de .I. pargamin e .1/2. ense*m*ps gludatz, contene*n*t la assignation e la reconoyssensa de la verquiera de Alaseta, molher de Guilhem Blasin; scricha e senhada p*er* la man de maistre Thomas Sobransier, notari, l'an .MCCCL., lo .III. jorn de julh; sobre scricha e senhada d'aytal senhal: **A .III.**

L., X: /10/n° 3.

It*em*, una petita carta, clausula del testame*n*t de mossen Johan Blasin p*er* los frayres menors d*e* Mo*n*tpeslier; sc*ri*cha e senhada p*er* maistre Symon d*e* Miquel, notari, l'an e·l jorn en sobredich testame*n*t *con*tengutz; sobre scricha e senhada al dors d'aytal senhal: **A .IIII.**

L., X: /15/n° 4.

It*em*, una carta, en la qual son .II. pargamins ensemps gludatz, contene*n*t lo testame*n* e·l codicil de Alaseta, molher de Guilhem Blasin, la qua fes heres lo dich hospital; scricha e senhada p*er* la man de maistre Peyre Ameli, notari, l'an .MCCCXVI., lo jorn .VIIII. de desembre; e sobre scricha e senhada al dors d'aytal senhal: **A .V.**

L., X: /21/n° 5; *l., N:* /24'/Blayn; *u., P:* /24'/aq*ue*sta apar foro*n* finidas am .I^a. derier.

fol. 2

It*em*, una carta, en la qual son .V. pargamins ense*m*ps gludatz, contene*n*t lo testame*n*t d*e* sen Raymon dal On, lo qual fes heres p*er* la mitat de sos bens lo dich hospital; scricha e tracha e senhada p*er* la man d*e* maistre Johan Jorgi, notari, emp*er*o dels cartolaris d*e* maistre Guilhem Cayssier, notari, lo qual pres la nota del dit testame*n*t, l'an .MCCCLXI., a .XVI. del mes d*e* may, emp*er*o los cartolaris foron co-

---

[2] *§ A 2 & 5 sind durch eine Linie verbunden (*N*), an deren beiden Enden* Blayn *steht.*

mes a maystres Johan Audebert, not*ari*; la qual carta es sobre scricha al dors e senhada d'aytal senhal: **A .VI.**

L., N: /2/dal On[3]; *r., X:* /1/testament d*e*/2/Reimond Dallon: n° 1.

It*em*, una autra sembla*n*t carta del dich testame*n*t d*e* sen Raymo*n* dal On; facha, escricha e senhada p*er* lo dich Johan Jorge, e sotz scricha e senhada p*er* la man de maistre Johan Audeb*e*rt; la qual carta es sobre scricha e senhada p*er* tal senhal: **A .VII.**

L.o., 15.Jh.: dal On; *r., X:* /10/n° 2.

It*em*, una carta, en la qual son .IIII. pargamins ensemps gludatz, contene*n*t lo inventari dels bens del dich sen Raymon dal On; fach, escrich e senhat p*er* la man d*e* maistre Hugo Ameli, notari, l'an .MCCCLXI., a .II. de julh; la qual carta es sobre scricha al dors e senhada d'aytal senhal: **A .VIII.**

L.o., 15.Jh.: dal On; *r., X:* /15/n° 3.

It*em*, una carta de .I. pargamin, contenent lo comp*ro*mes e la sententia donada entre los rectors de Sant Sp*er*it, heres p*er* la mitat dels bens del dich sen Raymon dal On, e los aniv*er*saris[4] de-la gleysa de la Maior d*e* Mass*elha*, heres p*er* l'autra mitat, e don*n*a Nicolaua Vivauda, molher q*ue* fon d*e* s*en* Guilhem Vivaut e filha del d*i*ch sen Raymon dal On, pretendent los ditz bens a si p*er*tenir, p*er* la qual sente*n*tia lo dich hospital hac la quarta part e los ditz aniv*er*saris l'autra q*ua*rta part e la dicha don*n*a Nicolaua la mitat; scricha e senhada p*er* la man de maistre Guilhem Baille, notari, l'an .MCCCLXI., a .XXIII. de desembre; sobre scricha e senhada d'aq*ue*st senhal: **A .VIIII.**

L.o., 15.Jh.: dal On; *l., N:* /31'/dal On; *r., X:* /23/n° 4; *u., P:* aq*ue*sta e un-alt*ra* ap*re*s apar foron finidas.

fol. 2v

It*em*, una carta, en la qual son .II. pargamins ense*m*ps gludatz, contene*n*t la division dels bens del dich sen Raymon dal On e la quitansa seguida, facha entre los sobreditz hospital d*e* Sant Sp*er*it e los aniv*er*saris e la[5] d*i*cha don*n*a Nicolaua Vivauda, filha del d*i*ch sen Raymon, per la qual division la dicha filha hac la mitat de totz los bens e l'espital lo quart e los

---

[3] dal On (N) *steht als Abschluß einer Linie (cf. Anm. 6).*

[4] *So geschrieben:* amiversaris.

[5] la *ist zu Beginn der folgenden Zeile wiederholt.*

ani*ver*saris l'autre quart; scricha e senhada *per* la man de maistre Guilhem Baylle, notari, l'an .MCCC-LXV., a .VIII. del mes de may; e senhada d'aquest senhal: **A .X.**

L., N: /2/dal On[6]; *r., X:* /4/n° 4; *u., P:* aq*ue*sta e un'aut*ra* desus apar foro*n* finidas.

It*em*, una carta de .I. petit p*ar*gamin, contene*n*t lo codicil fach a Vila Nova p*er* mosse*n* Johan Blasin, et scrich, e senhat p*er* la man de maistre Veran Jusbert, notari, l'an .MCCC-XLI., a .XXVIII. del mes d'ahost; sobrescrich e senhat d'aytal senhal: **A .XI.**

L., N: /14/Blayn; *r., X:* /12/codicil d*e*/13/Johan Blasin; *u., P:* aq*ue*sta an las aut*ras* davant apar foron finidas.

It*em*, una carta, en la qual son .IIII. pargamins ensemps gludatz, contene*n*t lo testame*n*t de sen Guilhem d'Alans; scrich e senhat p*er* la man de maystre Peyre Rollan, notari, l'an .MCCCLII., a .VIII. d*e* desembre; e sobrescrich e senhat d'aytal senhal: **A .XII.**

L., N: /17/d'Alans[7]; *l., 16.Jh.:* /19/te[s]tame*nt*; *r., X:* /17/testament d*e*/18/Guilhen d'Alans: n° 1.

It*em*, una carta, en la qual son .IIII. p*ar*gamins ense*m*ps gudatz, contene*n*tz .XVIII. confessions e quita*n*sas fachas al d*i*ch sen Guilhem d'Alans p*er* div*er*sas p*er*sonas e de div*er*sas layssas p*er* ell fachas en son testame*n*t p*er* sos torfachs; scrichas e senhadas p*er* la man de maistre Raymon Au-debert lo vielh, notari, l'an .MCCCXVII., a .XIX. e .XXI. e .XXII. jorns de jenoyer; e sobre scrich e senhat d'aytal senhal: **A .XIII.**

L., N: /29/d'Alans; *r., X:* /23/n° 2; *u., P:* /29/aq*ue*stas apar foron finidas.

fol. 3

It*em*, una carta d*e* .I. petit pargamin, scricha e senhada p*er* la ma*n* de maistre Guilhem Cayssier, notari, l'an .MCCCLVIII., a .VI. d'abril, contene*n*t comsi don*n*a Hugueta, molher e heres de sen Guilhem d'Alans, remes e relaxet al hospital de Sant Sp*er*it una censa de .XVIIII. s*ols* d*e* rials am lur maior senhoria, quals s*er*via cascun an a Sant Miquel Johan Venell, lahorador, filh d*e* B*er*tran, p*er* .I[a]. faissa d*e* vinha e t*er*ra, pausada en Sehonh; lo qual Johan recon*n*oc al pe d*e* la d*i*cha carta;

6 *Linie zwischen § A 6 & 9.*
7 *Linie zwischen § A 12 & 13 (N).*

e aq*ue*sta censa laisset lo d*i*ch sen Guilhe*m* d'Alans al d*i*ch hospital p*er* .I. dinar cascun an a calenas als paures del d*i*ch hospital; sobrescricha e senhada p*er*: **A .XIIII.**

L.,N: /2/Ugeta d'Alans[8]; *r., X:* /2/n° 3;/8/Seon;/9/ung diner as paures/10/a noe.

It*em*, una petita carta scricha e senhada p*er* la man d*e* maistre Peyre Rollan, notari, l'an .MCCCLII., a .VIII. d*e* desembre, contene*n*t la clausula del testame*n*t del dich s*en* Guilhe*m* d'Alans de la layssa dava*n*t d*i*cha d*e* .XVIIII. s*ols* p*er* lo dinar sobre d*i*ch; senhada p*er*: **A .XV.**

L., N.: /16/d'Alans; *r., X:* /13/n° 4; *u., P:* aq*ue*stas apar foron finidas.

It*em*, una carta, en la qual son .II. p*ar*gamins ense*m*ps gludatz; scricha e senhada p*er* la man d*e* maistre Raymon Audebert, notari, l'an .MCCCLXI., a .XVIII. de may, contenent lo testame*n*t de donna Antoneta de Berra, la qual fes heres lo dich hospital; senhada p*er*: **A .XVI.**

L., N: /19/Antoneta/20/de-Bera[9]; *r., X:* /17/testement d*e*/18/Anthoneta de Bera: n° 1.

It*em*, una carta, en la qual son .II. p*ar*gamins ense*m*ps gludatz; scricha e senhada de mandame*n*t d*e* juge p*er* Miquel Folquier e tracha dels cartolaris de maistre Raymon Audebert lo vielh, notari, lo qual pres la nota en son cartolari d*e* sententias; conten la dicha carta lo inventari dels bens d*e* la d*i*cha don*n*a Antoneta de Berra; e fon facha l'an .MCCCLXI., a .XXVII. de julh; senhada d*e* aytal senhal: **A .XVII.**

L., N: /29/Bera; *r., X:* /22/n° 2; *u., P:* aq*ue*stas apar foron finidas.

fol. 3v

It*em*, una carta d*e* .I. p*ar*gamin, presa p*er* la man d*e* maistre Guilhem d*e* Cavalhon, notari, e tracha de sos cartolaris; scricha e senhada p*er* maistre Guilhem Cayssier, not*ari*[10], al qual foron comes los cartolaris; e fon facha l'an .MCCCXXXVIII., a .XXIIII. d'octobre; contene*n*t la clausula del testame*n*t d*e* Giraut d'Albatut, en lo qual confesset dever a s*en* Guilhe*m*

---

8 *Linie zwischen § A 14 & 15 (*N*).*

9 *Linie zwischen § A 16 & 17 (*N*).*

10 not*ari* *wurde über der Zeile nachgefügt.*

7 d'Alans .XLVIII. l*ibras*; senhada p*er*: **A .XVIII.**

L., N: /3/G. d'Albatut; *r., X:* /1/testament d*e*/2/Giraut del Batut:/4/n° 1.

8 It*em*, una carta de .I. pargamin, contene*n*t lo testame*n*t e-lo
9 codicil de maistre Johan Peyriat, notari, lo qual fes
10 heres l'espital de Sant Sp*er*it d*e* Mass*elha*; facha, scricha e
11 senhada p*er* la man de maistre Guibert d*e* Ganazo, not*ari*
12 d*e* Mass*elha*, l'an .MCCCXXVII., a .XXI. d'abril; senhada
13 d'aytal senhal: **A .XVIIII.**

L., N: /10/J. Peyrier[11]; *r., X:* /8/testament d*e*/9/Jehan Peyriat,/10/not*ari*:/11/n° 1.

14 It*em*, una carta d*e* .I. p*ar*gamin, contene*n*t dos codicils
15 fachs p*er* lo dich maistre Johan Peyriat, not*ari*, e scritz
16 e senhatz p*er* lo d*i*ch maistre Guibert d*e* Ganazo, l'an
17 sus d*i*ch, a .XXI. d'abril e a .I. d*e* may; senha-
18 da p*er*: **A .XX.**

L., N: /15/J. Peyrier; *r., X:* /14/n° 2.

19 It*em*, una carta, en la qual son .II. pargamins ense*m*ps
20 gludatz, contene*n*t lo testament d*e* don*n*a Sibila d*e*
21 Mausac[12], molher que fon d*e* sen Guilhe*m*
22 d*e* Mausac, la qual apres la fin de sos heres fes
23 e substitui heres p*er* la tersa part d*e* sos bens l'espi-
24 tal d*e* Sant Sperit d*e* Mass*elha*; scricha e senhada p*er*
25 la man de maistre Antoni Mayn, notari, l'a .M-
26 CCCXLVII., a .XXV. d*e* febriar; senhada p*er*: **A .XXI.**

L., N: /21/Sibilia/22/d*e*/23/Mauzac; *r., X:* /19/testament d*e*/20/Sibille d*e* Mansac(sic!):/22/n° 1

fol. 4

1 It*em*, una carta de .I. pargamin, contene*n*t lo testament
2 de Bertomieu de Pontremols, curassier, lo qual fes
3 heres l'espital de Sant Sp*er*it; sc*r*icha e senhada p*er* la ma*n*
4 d*e* maistre Guilhem Fenolh, notari, l'a .MCCCLXXXII.,
5 lo p*re*mier jorn d*e* febrier; e senhada p*er*: **A .XXII.**

L., N: /2/B. Po*n*tremol[13]; *r., X:* /1/testement d*e*/2/ Barthellemy d*e*/3/Pontremols:/4/n° 1.

6 It*em*, una carta d*e* .I. p*ar*gamin, contene*n*t la donation, qual
7 fes al d*i*ch hospital d*e* Sant Sperit lo d*i*ch B*er*tomieu
8 d*e* Pontremols, curassier, de totz sos bens, revocant

---

[11] *Linie zwischen § A 19 & 20 (*N*).*

[12] *Vor* Mausac *sind zwei Wörter gestrichen.*

[13] *Linie zwischen § A 22 & 23 (*N*).*

una autra donation dava*n*t facha p*er* ell a Antoni e a Jaques B*er*tran, frayres; fes aquesta carta maistre Guilhem Baylle, notari, l'an .MCCCLXXXIII., a .III. del mes d'abril; et senhada p*er*: **A .XXIII.**

L., *N:* /7/B. Po*n*tremol; *r.*, *X:* /7/n° 2; *u.*, *P:* apar foron finidas.

It*em*, una carta d*e* .I. pargamin e .1/2., contene*n*t lo testame*n*t de Augier del Dragon, lo qual substitui en totz sos bens l'espital de Sant Sperit apres la mort d*e* Silona del Dragon, nessa e heres sieua; fes la carta, sc*r*icha e senhada d*e* son senhal, Guilhe*m* Merle, notari d*e* Mass*elha*, l'an .MCCCXLVII., lo .V. jorn d*e* mas; e senhada p*er*: **A .XXIIII.**

L., *N:* /22/A. del Drago*n*[14]; *r.*, *X:* /14/testament d*e*/15/Augier del Dragon:/17/n° 1.

It*em*, una carta del codicil de Loys del Dragon, lo qual substitui en totz sos bens l'espital d*e* Sant Sp*e*rit apres la fin de sos heres; facha, scricha e senhada p*er* la man de maistre Antoni Lort, notari, l'an .MCCCXLVII., lo .XVIII. jorn del mes d*e* febrier; e senhada d'aytal senhal: **A .XXV.**

L., *N:* /22/L. del Drago*n*; *r.*, *X:* /21/codicil d*e*/22/Loys del Draguo*n*:/23/n° 1.

fol. 4v

It*em*, una carta, en la qual son .III. pargamins ense*m*ps gludatz, contene*n*t lo testame*n*t d*e* maistre Hugo Ameli, notari, lo qual fes heres l'espital d*e* Sant Sperit; e lo codicil aqui meteys; la qual carta fon presa, sotscricha e senhada p*er* la man de maistre Guilhem Baille, notari, v*idelicet* lo testament l'an . MCCCLXXV., a .XII. d*e* mars, e lo codicil l'an .MCCCLXXXII., a .V. d*e* may; e senhada d'aytal senhal: **A .XXVI.**

L., *N:* /2/H. Ameli[15]; *r.*, *X:* /1/testement d*e*/2/Huguo*n* Amelli, not*ari*:/4/n° 1.

It*em*, la carta, en la qual es .I. pargamin; conten lo inve*n*tari dels bens e[16] de la hereditat del d*i*ch maistre Hugo Ameli; sotz scrich e senhat p*er* la man d*e* maistre Gui-

---

[14] *Linie zwischen § A 24 & 25 (*N*).*

[15] *Linie zwischen § A 26 & 29 (*N*).*

[16] e *wurde nachträglich über der Zeile eingefügt.*

lhem Baille, notari, l'an .MCCCLXXXII., a .IX. d*e* may; e senhada p*er*: **A .XXVII.**

L., N: /10/H. Ameli; *r., X:* /11/n° 2.

It*em*, la carta de la transaction facha entre lo dich hospital, heres del dich maistre Hugo Ameli, e la[17] mayre e tuayris de la filha, la qual quitiet lo d*i*ch hospital plenieram*en*s am decret d*e* juge; facha vo receupuda et scricha p*er* la man d*e* maistre Johan Jorge, notari, l'an .MCCCLXXXIII., a .VIII. d*e* mas, e sotz scricha e senhada de mandam*en*t d*e* jugue p*er* Raynier Nicolau, notari; e es senhada al dors p*er*: **A .XXVIII.**

L., N: /15/H. Ameli; *r., X:* /18/n° 3; *u., P:* apar foron finidas.

It*em*, la carta, en la qual son .VI. p*ar*gamins ense*m*ps gludatz, conten*en*t lo testam*en*t d*e* Jacme Martin, saentras, lo qual fes son heres lo d*i*ch hospital[18] p*er* la mitat apres la mort d*e* don*n*a Sauseta Rodelha, sorre e heres sieua; e .II. codicils; sotz scrichs e senhatz p*er* la man d*e* maistre Peyre Ameli, not*ari*, l'an .MCCCLXXVI., a .XIX. d*e* jenoyer; e senhada p*er*: **A .XXIX.**

L., N: /25/J. Marti*n*; *r., X:* /24/testament d*e*/25/Jaume Martin:/27/n° 1; *u., P:* apar foron finidas.

fol. 5

It*em*, la carta del inventari dels bens de Jacme Martin e de la sententia donada p*er* lo juge del palays de Masselha[19], en la qual carta son .XI. p*ar*gamins; e fon receupuda, sotz scricha e senhada p*er* la man de maistre Peyre Ameli, notari, l'an .MCCCLXXVI., a .XXVIII. de jenoyer; senhada p*er*: **A .XXX.**

L., N: /1/J. Martin; *r., X:* /2/n° 2; *u., P:* aq*u*estas apar foron finidas.

It*em*, la carta del testam*en*t e del codicil d*e* Johan Enguilran d'autram*en*s Porcho; fes maistre Guilhem Baylle, notari; so es saber lo testam*en*t l'an .MCCCLXXIII., a .XXIIII. d*e* mars e lo codicil l'an .MCCCLXXIIII., a .XXV. de

---

17 s. . . *ist nach* la *gestrichen und expunktiert.*

18 lo d*i*ch hospital *steht am Ende des Paragraphen und wurde durch Randverweis eingefügt.*

19 *Das Urteil wurde 1381 gefällt (cf. Urk.).*

13 mars; senhada p*er*: **A .XXXI.**
13′ Aquesta carta ha Antoni Nicolau, p*er*q*ue* recobre si[20].
13″ (*AB:*) Bailet l'a a sen Martin Blanc, rector, qui l'a mesa en lo sac;
13‴ e fon senhada p*er* n°, l'an 1411, di 17 d*e* julh.

L., N: /9/J. E*n*guilran[21]; *r., X:* /8/testement d*e*/9/Jehan Enguilran al*ias*/10/Porcho:/11/n° 1.

14 It*em*, una carta, en la qual son .II. p*ar*gamins en-
15 semps gludatz; conten lo inventari dels bens
16 del dich Johan Enguilran al*ias* Porcho; scricha e
17 senhada p*er* la man de Peyre Fresquiera, not*ari*,
18 l'an .MCCCLXXXIII., a .II. d*e* julh; sobre
19 scricha e senhada p*er*: **A .XXXII.**
20 Lo dich Johan fes heres p*er* la mitat d*e* sos bens
21 lo dich hospital e p*er* l'autra mitat lo filh de
22 Antoni Nicolau.

L., N: /15/J. E*n*guilra*n*; *r., X:* /15/n° 2.

23 It*em*, una carta de .III. p*ar*gamins ense*m*ps gludatz con-
24 tene*n*t la restitutio*n* d*e* la v*er*quiera d*e* Marita, molher
25 del dich Johan Porcho, e las quitansas fachas ta*n*t
26 p*er* ella d*e* sa v*er*quiera e de sas layssas, qua*n*t p*er* Ay-
27 cart Enguilran, frayre del dich Johan, d*e* sas lay-
28 ssas; scricha e senhada p*er* la man d*e* Peyre Fres-
29 quiera, l'an .MCCCLXXXIII., a .VI. d'octobre e a .XV.
30 d'octobre; senhada al dors p*er*: **A .XXXIII.**

L., N: /23/J. E*n*guilra*n*; *r., X:* /24/n° 3; *u., P:* aq*u*estas apar foron finidas.

fol. 5 v

1 It*em*, una carta p*re*sa, scricha e senhada p*er* la man de Jacme
2 dels Portz, notari, l'an .MCCCLXXVIIII., a .XIIII. d*e* no-
3 vembre, contene*n*t lo testame*n*t de Johan Bonet, laho-
4 rador, lo qual fes heres Gantelma, molher sieua, la
5 qual finalme*ns* mori en lo dich hospital; e p*er* ella totz
6 los bens vengron al d*i*t hospital; senhada p*er*: **A .XXXIIII.**

L., AB: /1/Johan Bonet; *r., X:* /1/testament d*e*/2/Jehan Bonet:/4/n° 1; *u., P:* aq*ue*sta apar fon finida.

AB

7 It*em*, una carta presa, sos escricha p*er* la man de maist*re* Laurens Aycart,
8 not*ari*, l'an mil .CCCXCIIII., di redier de jenoyer, contene*n*t lo tes-

---

20 *Auf den Nachsatz weisen eine gezeichnete Hand mit gestrecktem Zeigefinger und ein Fliegenfuß hin, beide am linken Rand.*

21 *Linie zwischen § A 31 & 32(*N*).*

tame*nt* *e*—los codecils del honorable home sen Jolian de Casals, mercant, lo qual fes heres l'espital de-Sant Sperit *e* l'espital de Sant Jacme, dotat p*er* sen Bernat Garnier; senhat p*er*: **A .XXXV.**

L., AB: /7/Jolian de Casals; *l., 15.Jh. (Verweis auf):* codicil fol. 68 *(= K 35)*; *r., X:* /7/testament d*e*/8/Jolian d*e* Cazal.

It*em*, una carta presa[22] en nota p*er* maist*re* Johan de Tama, not*ari*, e tracha e senhada p*er* maist*re* Raymon Aymes, not*ari*, l'an mil .CCCLXXIII., di .VIII. de setemb*re*, contene*nt* lo testame*nt* de sen Loys Austrua(sic!), lo qual fes heres dona Austrieta, sa filha, dona de-Laurias; e-si moria sens heres de-son cors substetui los hespitals de Sant Sperit et de Sant Jacme p*er* egals partidas; senhada p*er*: **A .XXXVI.**

L., AB: /12/Loys Austria[23].

It*em*, una carta presa, sos escricha e senhada p*er* maist*re* Guilhe*m* Baile, not*ari*, l'an mil .CCCLXXIII., di .VIIII. de setemb*re*, contene*nt* l'eventari dels bens del dit Loys Austria; senhada p*er*: **A .XXXVII.**

L., AB: /18/Loys Austria.

[fol. 6 & fol. 6v sind unbeschrieben]

fol. 7 **AA**

En lo bassac senhat p*er* .B. son
las cartas denfra designadas,
e senhadas p*er* nombre: **B**

P*ri*mo, una carta de .I. p*ar*gamin, presa p*er* la man d*e* maistre Johan Joli, notari, e tracha, scricha e senhada p*er* la man de Antoni Audebert, not*ari*, al qual son comeses los cartolaris, contene*nt* lo testame*nt* de Dieudella D*ie*udella, molher que fon d*e* *sen* Carle Atols, la qual substitui en la mitat d*e* sos bens apres la fin de sos heres lo hospital de Sant Sperit d*e* Mass*elha*; l'an .MCCCLXI., a .XIX. de may; senhada p*er*: **B .I.**

L., N: /7/D. Dieudela; *r., X:* /4/testement d*e*/5/Diodella Diodella.

It*em*, una carta d*e* .I. p*ar*gamin, presa p*er* la man de maistre Peyre Ameli, notari, l'an .MCCCXLVIII., a .XXV. d*e* mas, e tracha, sotzscricha e senhada p*er* la man de maistre Guilhem Fenolh, not*ari*, al qual eran comeses los cartolaris, contene*nt* lo testame*nt* de Jacme Fransa, filh de

[22] sos *nach* presa *gestrichen und expunktiert.*
[23] *Klammer zwischen § A 36 & 37 (*AB*).*

Nicolau, lo qual apres[1] la fin d*e* sos heres substitui en la mitat de sos bens l'espital d*e* Sant Sp*e*rit d*e* Mass*elha*; e senhada p*er*: **B .II.**

Dels quals heres no*n* hi ha autre q*ue* Nicolau Fransa[2].

L., N: /15/J. Fra*n*sa; *r., X:* /12/Jaume Fra*n*ssa.

It*em*, una carta d*e* .I. petit p*ar*gamin, sotz scricha e senhada p*er* la man de maistre Guilhem Fenolh, l'a .MCCCLXX., a .XXI. de jenoyer, contene*n*t la clausula del testame*n*t de Sileta, molher que fon d*e* Jorge Bonenfant, la qual apres la fin de Jordan Fermin substitui en la mitat d*e* sos bens l'espital d*e* Sant Sp*e*rit; senhat p*er*: **B .III.**

Lo dich Jordan mori e'l hospital hac son drech; e fon finat com appar p*er* carta facha p*er* Antoni Raynaut, notari, l'a .MCCCLXXXXVIIII.

L., N: /23/Georgi Bo*n*fant; *r., X:* /20/Sillette, femne/21/ d*e* George Bon/22/Infant; *u., P:* aq*ue*sta apar fon finida.

fol. 7v

It*em*, una carta de .I. pargamin, scricha e senhada p*er* la man de maistre Bertran Verdelhon, notari, l'an .MCCCXLVIII., a .XXVII. d*e* mars, contenent lo testament d*e* Johan Martin, cambiador, lo qual laisset p*er* l'espazi d*e* .XX. ans cascun an al hospital d*e* Sant Sp*e*rit p*er* far l'ausols als paures .XVI. *l*ib*r*a*s* e .X. *sols* censals; e no*n*reme*n*s substitui en totz sos bens apres la fin d*e* sa molher lo dich hospital; senhada p*er*: **B .IV.**

L., N: /4/[Joh]an/5/[Mar]tin[3]; *r., X:* /3/Jehan Martin.

It*em*, una carta d*e* .I. p*ar*gamin, presa, sotz scricha e senhada p*er* la man de maistre Rostanh Colombier, notari, l'an .MCCCXLVIII., a .I. d*e* jenoyer, contene*n*t lo testament de do*n*na Dousa, molher q*ue* fon del sobre dich

---

[1] *Das* -s *von* apres *wurde nachträglich angefügt.*

[2] *Am linken Rand gezeichnete Hand und Fliegenfuß; vgl. zu diesem Paragraphen ein in die Urkunde zu § B 2 eingeschlagenes Blatt von der Hand Laurens Aycarts:* /1/En p*re*sencia de-lo egregi e savi senhor moss*en* Joha*n* Raynaut (. . .)/2/(. . .), comp*ro*missari elegit p*er* los senhos rectos del hospital de Sant/3/Sperit e p*er* la nobla don*n*a Dalfina Girauda, molher e-heres del noble/4/sen Nicolau Fransa, saentras, de Mass*elha*; dison los dis rectos del dis/5/hospital que sen Jacme Fransa, paire del dit sen Nicolau, fes son/6/ testament, en lo qual fes heres unive*r*sal lo dit Nicolau, son filh, e si el/7/moris sens heres legitim e natural de son cors, li substitui en la mitat/8/de tos sos bens l'espital de Sant Sperit de Mass*elha* (. . . *bis Z. 32*)(*vgl.* § *F 49*); *ein weiteres eingeschlagenes Blatt enthält:* las p*ro*p*ri*etatz de-l'eretat del dit sen Jacme /2/Fransa q*ue* possesis la dita dona Dalfina.

[3] *Verbindungslinie zwischen § B 4 & 5 (*N*).*

Johan Martin, la qual apres la fin de messe*n* Johan d*e* Qui*n*sac, nebot e heres sieu, substitui l'espital d*e* Sa*n*t Sperit d*e* Mass*elha*; senhada p*er*: **B .V.**

L., N: /13/[J.] Ma*r*tin; *r., X:* /9/Douce, femne d*e*/10/Jehan Martin.

It*em*, una carta de .I. pargamin e quart ense*m*ps gludatz, presa, scricha e senhada p*er* la man d*e* maistre Jacme Aycart, notari, l'an .MCCCLXII., a .I. d*e* febrier, contene*n*t lo testame*n*t d*e* Jacme Peyre, lo qual apres la fin d*e* Jacmeta, filha e heres sieua, defalhe*n*t sens enfantz, substitui en la quarta part d*e* sos bens lo d*i*ch hospital d*e* Sant Sp*e*rit; e senhada p*er*: **B .VI.**[4]

La dicha Jacmeta, heres, mori en pupillar etat; e fon finat p*er* tra*n*saction e quita*n*sa com si sec.

L., 16.Jh.: /19/Peyre *(von* Y *gestrichen)*; *l., Y:* /17/ testame*nt*/18/de Jaume/19/Peire; *r., X:* /16/Jaume Peyre.

It*em*, una carta de .II. p*ar*gamins ense*m*ps gludatz, contene*n*t la transaction e quita*n*sa facha entre la molher que fon de dich Jacme Peyre e lo dich hospital; sotz scricha, presa e senhada p*er* la man de maistre Guilhem Baylle, notari, l'an .MCCCLXVII., a .XI. de novembre; senhada al dors p*er*: **B .VII.**

L., N: /25/P.; *L., 16.Jh.:* /28/Peyre; *r., X:* /25/transhaction[5]; *u., P:* aqu*e*stas apar foro*n* divizidas.

fol. 8

It*em*, una carta de .IIII. pargamins ensemps gludatz, presa, scricha e senhada p*er* la man de maistre Peyre Rollan, notari, l'an .MCCCXLVIIII., a .VI. e a .VII. d'abril, contenent la division dels bens que foron de Guilhem Cayrellier; senhada p*er*: **B .VIII.**

L., N: /3/G. Cayrelier; *r., X:* /2/Guilhe*m* Cayrellier; *u., P:* /5/aqu*e*sta par fon divizida.

It*em*, una carta d*e* .I. pargamin, scricha e senhada p*er* la man de maistre Antoni Lort, notari, l'an .MCCCXLVIII.[6], a .XXII. d*e* mars, contene*n*t lo testame*n*t de[7] mosse*n* Johan Atols, cavallier, lo qual laysset certas censas al hospital de Sant Sperit p*er* una al-

---

[4] *Linie zwischen § B 6 & 7 (*N*).*

[5] -s- *ist über dem* n *nachgetragen.*

[6] lo *ist am Ende der Zeile expunktiert.*

[7] se*n* Guilhe*m* Cayrellier *ist nach* de *gestrichen.*

morna e .C. sols als rectors; senhada per: **B .VIIII.**

L., N: /10/m. Johan Atos; *r., X:* /6/mossen Jehan Atols; *u., P:* aquesta es sus los rectos (?) posesions fora de-l'espital.

Item, una carta petita, presa, scricha e senhada per la man de maistre Raymon Rogier, notari de Masselha, l'an .MCCC-XXVIIII., a .XIX. de septembre[8], contenent lo testament de Peyre de [Berra, mercadier, lo qual laisset al dich hospital .XL. sols cascun an; senhada per: **B .X.**

L., N: /13/P. de Berra[9]; *r., X:* /12/Peyre de Berra.

Item, una autra semblant carta, presa, scricha e senhada per lo dit notari, l'an sus dich .MCCCXXVIIII., a .XVIIII. de septembre, contenent lo dit testament per la dicha layssa de .XL. sols; senhada per: **B .XI.**

L., N: /17/P. de-Berra.

Item, una carta facha e senhada per la man de maistre Pey-re Noe, notari, l'an .MCCCXXXII., a .XV. de febrier, contenent la clausula del testament de Silia Boyssie-ra, molher que fon de Johan Boyssiera, la qual laisset perpetualmens cascun an .V. sols al dich hospital per una pitansa als paures las festas de calenas; senhada per: **B .XII.** Aysso paga sen Guilhem Fabian e·ls heres de Isnart del Temple e Antoni German.

L., L: /26/cobrada es e/27/mesa en lo bassac[10]; *l., N:* /28/[Si]lia Boysiera; *r., X:* /21/Sillia Boissierya: /22/.V. sous aux festes/23/de noel.

fol. 8v

Item, una petita carta presa, scricha e senhada per la man de Hugo Bonacros, notari de Masselha, l'an .MCCCLXXX., a .III. de desembre, contenent lo testament de Giraut Chalens de Valentia, lo qual mori en l'espital susdich; e fes heres lo dich hospital en totz sos bens e specialmens en .CX. e .X. florins, quals li devia maistre Peyre del Claus, savi en drech, habitador de Valensa, per causa conten-guda en .I. carta presa per la man de maistre Peyre

---

[8] a .XIX. septembre *wurde durch einen Randverweis eingefügt.*

[9] *Linie zwischen § B 10 & 11 (*N*).*

[10] *Über der Bemerkung von* L *steht von gleicher Hand:* /21/aquesta carta/22/ha Raynier/23/Nicolau, perque/24/nembr[a]s vos de/25/la recobracion; *nach Wiedererhalt der Urkunde strich* L *die erste Bemerkung durch und ergänzte die zweite.*

9 Coffas, notari de Valensa, l'an e'l jorn escrichs en aq*ue*lla;
10 e senhat p*er*: **B .XIII.**

L., N: /3/Giraut Chales/4/de Valensa; *r., X:* /3/Girard Challens.

11 It*em*, una carta d*e* .I. pargamin, facha p*er* la man d*e* maistre
12 Antoni Lort, notari, l'an .MCCCLVII., a .XXVI. d*e* nove*m*-
13 bre, contene*n*t lo testame*n*t d*e* Johan B*er*nart, drapier,
14 lo qual laysset al hospital d*e* Sa*n*t Sp*er*it .X. l*ibras* e .X. s*ols*
15 censals, quals s*er*vian Alexi Bompar e Pons B*er*nart
16 p*er* una fayssa d*e* vinha pausada prop d*e* la vinha d*e*
17 s*en* Henric Bonvin; senhada p*er*: **B .XIIII.**

L., N: /14/Joh*an* Bern*ar*t, drap*ie*r; *r., X:* /12/Jehan Bernard.

18 It*em*, una carta d*e* .II. p*ar*gamins ense*m*ps gludatz, fach p*er*
19 la man d*e* Johan Lengosta, not*ari* d*e* Mass*elha*, l'an .MCCC-
20 XLII., a .XXVII. d'abril, contene*n*t lo testame*n*t de
21 Thomas d*e* Sant Chamas, filh d*e* Is*na*rt d*e* Sa*n*t Chamas del
22 d*i*t luec, lo qual fes heres lo d*i*ch hospital; e lay-
23 set a-Bertran*n*et, bastart sieu, .CCCC. l*ibras*; e si
24 mori sens enfa*n*tz substitui lo d*i*ch hospital; la qual
25 es senhada p*er*: **B .XV.**

L., N: /20/Toma Sa*n*t Chamas; *r., X:* /18/Thomas d*e* S*ain*t/19/Chamas.

26 It*em*, una carta d*e* .II. p*ar*gamins e .1/2. ense*m*ps gludatz, fa-
27 cha, sc*r*icha e senhada p*er* la man de maistre Peyre
28 Ameli, not*ari*, l'an .MCCCLX., d*ie* .XXIII. de mars,
29 contene*n*t lo testame*n*t de Nicolau Dieudell, lo qual
30 fes heres Mon*n*et D*i*eudell, filh sieu; e si moris sens
31 enfantz substitui lo d*i*ch hospital; senhat p*er*: **B .XVI.**

L., N: /29/Nicol*au* Dieudel; *r., X:* /26/Nicollas Diodel.

fol. 9

1 It*em*, una carta scricha e senhada p*er* la man d*e* maistre
2 Peyre Giraut, notari, l'an .MCCCXLVII., a .XII. d*e*
3 mars, contene*n*t la clausula del testame*n*t[11] de
4 Garcens Borgonhona, molher de Andrieu Borgonho*n*,
5 la qual fes heres lo dich Andrieu, marit sieu, a
6 sa vida, e apres sa fin laisset al hospital d*e* Sa*n*t
7 Sp*er*it .CC. l*ibras*; e q*ue* lo dit hospital fos tengut p*er*pe-
8 tualme*n*s far celebrar .I. cantar en la gleysa d*e* las
9 Acolas p*er* s'arma tro a .X. [sols] cascun an; senhat p*er*: **B .XVII.**

---

[11] *Ohne Kürzel.*

L., N: /4/Gases Borgongona;/5/aq*ue*sta es .I^a^. a-l'al*tra* /6/n° .XXVIII.; *r., X:* /3/Garssens Borgnogna:/6/ung cantar a las/7/Acolles.

It*em*, una carta d*e* .I. petit p*ar*gamin, p*re*sa, scricha e senhada p*er* la man de maistre Peyre Ameli, not*ari*, l'an .MCCCXLVII., a .XX. d*e* jun, contenent la clausula del testament de don*n*a Guil*he*lma Bonvina, molher que fon de s*en* Andrieu Bo*n*vin, la qual laysset als paures del hospital d*e* Sant Sperit sobre totz sos bens .X. gallinas e .X. s*ols* en pan e .V. s*ols* en vin; e p*er* aisso volc esser totz sos bens obligatz al dich hospital dava*n*t totz autres; senhat p*er*: **B .XVIII.**
Aquesta almorna fa Isnardet Messier[12].

L., N: /12/Guil*he*lma Bonvina;/14/[...]e-l'a Inart Mes*sier*; *r., AB:* /10/vide infra de G./10'/Messerii, f*olio* .XI.:/11/Is*nart* Mes*sier* fa la[13]/12/mitat; l'altra Victor/13/*e* Is*nart* Messier; *r., X:* /15/10 gallines, 10 s*ous* de pain/16/*et* 5 s*ous* de vin.

It*em*, una carta d*e* .I. pargamin, facha, sc*r*icha e senhada p*er* Johan Aymeric, notari, l'an .MCCCLXXIX., a .VI. d*e* jun, contene*n*t[14] la clausula del testame*n*t de Girart Chapus, lo qual laysset al hospital d*e* Sa*n*t Spe*r*it de Mass*elha* .I. sieu hostal pauzat al Esp*er*on apres la mort d*e* sa molher e d*e* sa suegra Be*r*omieua Bocharda; e non remens fes heres lo dich hospital en totz los bens, quals avia adoncs en una nau p*er* coma*n*da, la qual nau e la coma*n*da si deu plus largame*n*s *con*tenir en lo testame*n*t; senhada p*er*: **B .XVIIII.**

L., N: /24/Giraut Chapus; *r., X:* /21/Giraud Chappus.

fol. 9v

It*em*, una carta d*e* .I. pargamin, facha e senhada p*er* la man de maistre Raymon Rogier, not*ari*, l'an .MCCCXXVIIII., a .XXIX. de septe*m*bre, contene*n*t lo testament d*e* s*en* Peyre de Berra, lo qual laysset cascun an pe*r*petualmens p*er* .IIII. pagas als dich hospital .XL. s*ols*; senhada: **B .XX.**

L., N: /4/P. de Berra; *r., X:* /1/Peyre d*e* Berra.

---

[12] *Fliegenfuß am linken Rand.*

[13] la *ist am Beginn der folgenden Zeile wiederholt.*

[14] *Ohne Kürzel.*

It*em*, una carta d*e* .I. pargamin, scricha e senhada[15] p*er* maistre[16] Peyre Ameli, not*ari*, l'an .MCCCXLIIII., lo davant derrier jorn d*e* mas, contenen*t* la clausula del testamen*t* d*e* s*en* Bernart Garnier, lo qual laisset al dich hospital cascun an p*er*petualme*ns* .XXIIII. s*ols* de censa am lur maior senhoria, quals s*er*via Raymo*n* de Tretz p*er* una t*er*ra d*e* .III. q*uartairadas* vel circa a-las Molieras; senhada p*er*: **B .XXI.**

L., N: /10/Bern*art* Garnier; *l., Y:* /12/nota:/13/Las Molieras; *r., X:* /7/Bernard Garnier;/11/24 *sous* de censse;/12/Mollieres.

It*em*, una carta presa, scricha e senhada p*er* Loys de Bonils, not*ari*, l'an .MCCCLXXVIII., a .VIII. d*e* febrier, contenen*t* lo testament de Antoni Bonet, pescador, lo qual fes heres lo d*i*ch hospital; senhada p*er*: **B .XXII.**

L., N: /16/A. Bonet; *r., X:* /15/Anthoni Bonet.

It*em*, una clausula del testamen*t* de Johan Urta, lo qual laisset al hospital de Sant Sperit d*e* Mass*elha* .XX. ll*ibras*; facha, scricha e senhada p*er* la man de Bertomieu Gayrart, not*ari*, l'an .MCCCXLVII., a .XXV. d*e* jenoyer; e senhada p*er*: **B .XXIII.**

L., N: /20/Jo*han* Urta; *r., X:* /19/Jehan Hurta:/20/20 ll.

It*em*, una carta facha, sc*ri*cha e senhada p*er* maistre Hugo Berenguier, not*ari*, l'an .MCCC^{mo}LXIX., a .XII. d*e* novembre, contenen*t* la remission facha al hospital d*e* Sant Sp*er*it p*er* Guilhem[17] Chardayre de .I. hostal pausat dava*n*t los can*n*ons d*e* Sant Laure*ns* d*e* Mass*elha*, lo qual hostal era estat p*re*mierame*ns* laissat al d*i*ch hospital p*er* Johan*n*eta Nicolaua[18]; senhada p*er*: **B .XXIIII.**

L., N: /26/de .I. ostal a *San* Lores,/27/remes a l'espital; *r., X:* /25/maison devant les/26/canons d*e* *Sain*t Laurens.

fol. 10

It*em*, una carta d*e* .I. pargamin, presa, sotz scricha e senhada p*er* la man de Johan Aymeric, notari, l'an .MCCCLXXII., a .I. d*e* jun, contenen*t* lo testamen*t* de Amielha Grassa, filha q*ue* fon de Folco Gras, la qual laisset apres la fin d*e* Alays, sorre sieua, al hospital[19] d*e* Sant Sp*er*it .I. hostal pausat

[15] *So geschrieben:* senhadada.
[16] S *(für Sen) durch* M *(von* Maistre*) überschrieben.*
[17] *Mit zusätzlichem Nasalkürzel.*
[18] *Das Testament der Johanneta stammt vom 14.III.1348 n.St. (cf. Urk. Z. 2).*
[19] *Korrektur des* i.

en la carriera d*e* Sant Martin; e no*n* remens fes heres d*e* totz sos bens lo d*i*t hospital; senhada p*er*: **B .XXV.**

L., N: /3/Amielja Grasa p*er*/4/1 ostal a Sant Ma*r*tin; *r., X:* /1/Amielha Grassa:/4/rue S*ain*t Martin.

It*em*, una carta d*e* .I. pargamin, facha en Napol, sc*ri*cha[20] e senhada p*er* la man d*e* notari Johan d*e* Mari, l'an .MCCC-XLII., a .IIII. d*e* mas, contene*n*t lo testame*n*t d*e* Pellegrin d*e* Conquas d*e* Mass*elha*, lo qual mori a Napol, e fes heres sa filha Sileta d*e* Conquas am certas autra[s] substitutio*ns*; senhada p*er*: **B .XXVI.**

L., N: /10/Pelegrin de Co*n*cas; *r., X:* /8/Pellegrin de Conques.

It*em*, una carta d*e* .I. p*ar*gamin, scricha e senhada p*er* la man d*e* Raymon Caderossa, not*ari*, l'an .MCCCXLVII., a .II. d*e* julh, contene*n*t lo testame*n*t vo la clausula d*e* Dousa, filha d*e* (fon de)[21] mosse*n* Peyre Garin, savi en drech, e molher del noble B*er*enguier Hugolen, la qual laysset al hospital d*e* Sant Sp*er*it .C. ll*ibras* p*er* comprar .C. s*ous* censals a-la rep*ar*ation dels lietz dels paures, retene*n*t a-sos heres la maior senhoria; senhada p*er*: **B .XXVII.**

L., N: /17/Dousa Garina,/18/mogle*r* de P. Ugolin; *r., X:*/15/Douce Garine:/17/.C. s*ous* censsuals.

It*em*, una carta scricha e senhada p*er* la man de maistre Peyre Giraut, notari, l'an .MCCCXLVII., a .XII. d*e* mas, contene*n*t la clausula del testame*n*t d*e* Garcens Borgonhona, molher que fon de Andrieu Borgonhon, m*er*cad*i*er, la qual laisset apres la fin d*e* son marit al hospital d*e* Sant Sperit .CC. libr*as*; et ordenet que lo d*i*ch hospital cascun an p*er*petualmens es tengut de far far un an*n*ive*r*sari a la gleysa d*e* Nostra Don*n*a de las Acohas lo jorn d*e* Sant Andrieu d*e* .X. s*ous* p*er* la sieua arma; senha p*er*: **B .XXVIII.**[22]

L., N: /24/Gases Borgongona;/25/es tot .I. a l'alt*re*/26/ no*m*bre .XVII.; *r., X:* /22/Garssens[23]/23/Borgnognone:/ 26/aniverssari aux/27/Acolles le jour St./28/André; *u., P:* es en aut*ra* part en car*ta* n° .XVII.[24].

---

[20] -a *von* scricha *aus dem folgenden* e *„und" verbessert (die Korrektur erfolgte vor Abschluß der Zeile, das heißt unmittelbar nach dem Fehler).*

[21] *Interferenz von* (filha) que fon de … *und* (filha) de …

[22] *Der Paragraph wurde (von* N *oder* P *?) gestrichen.*

[23] Borgnogna *am Ende der Zeile gestrichen.*

[24] *Am linken unteren Foliorand steht ein unleserliches Wort von einer Hand des 15./16. Jhs.*

fol. 10v

Item, una carta presa per la man de Raymon d'Auruol, notari, l'an .MCCCXLVII., a .XVIII. de febrier, e tracha per la man de maistre Raymon Audebert, notari, lo vielh, al qual foron comes sos cartolaris, contenent lo testament de Guilhem Lombart, lahorador, que estava en la carriera de Raymon Rascas, lo qual apres la fin de Bertrana Lombarda, conqua sieua, fes heres[25] l'espital de Sant Sperit; senhada: **B .XXVIIII.**

L., N: /4/G. Lombart; *r., X:* /2/Guilhem Lombard.

Item, una carta presa, scricha e senhada per la man de Peyre Mayn, notari, l'an .MCCCXXXVII., a .XIII. de mars, contenent lo testament de Jacme Grasset, filh de Peyre, lo qual fes heres de totz sos bens l'espital de Sant Sperit; senhada per: **B .XXX.**

L., N: /11/Jaume Gracet; *r., X:* /9/Jaume Grasset.

Item, una carta presa per maistre Raholin Albert, notari, l'an .MCCCXLVII., a .XXII. de febrier, scricha e senhada per la man de maistre Raymon Audebert lo vielh, notari, al qual los cartolaris eran comes, contenent lo testament de Steve Riquier de Masselha; senhada per: **B .XXXI.**

L., P: /17/non dis en que toca;/18/vol ci vezer; *r., X:* /14/Esteve Riquier.

Item, una carta de .II. pargamins, facha, escricha e senhada per la man de Johan Aymeric, notari, l'an .MCCCLXXIII., a .XIX. de novembre, contenent lo testament de donna Nicolaua Duranta alias Payroliera, la qual laisset a Sant Sperit apres la mort de donna Francesca Niella e-de Loys Niell, filh sieu, .II. hostals pausatz en la carriera de Sant Martin; e .I. autre hostal pausat en la carriera de la Pellissaria Strecha; senhada per: **B .XXXII.**

L., N: /23/Duranta Payroliera; *r., X:* /19/Nicollaua Durante/20/alias Peyrolliere:/23/2 maisons a-la rue/24/St. Martin;/25/maison a-la Pellissaria/26/estretto.

fol. 11

Item, una carta scricha e senhada per la man de Raymon de Gordon, notari, l'an .MCCCXLVI., a .II. de jun, contenent lo testament vo la clausula de dona Biatris

[25] *Vgl. Urk. zu § B 29v:* here.

d'Auruol, la qual laysset cascun an p*er*petualmens .XV. s*ols* al hospital d*e* Sant Sperit p*er* .I. pitansa als paures la festa d*e* la Magdalena; senhada p*er*: **B .XXXIII.**

L., N: /3/*donna* Bietris d'Auriol; *r., X:* /2/Beatrix d'Auriol: /4/15 *sous pour* une petansse aux/5/poures a la Madalene.

It*em*, una carta scricha e senhada p*er* la man d*e* Symon d'Alvernha, notari d*e* Mass*elha*, l'an .MCCCX. d*e* mars, contene*n*t la carta de-la donation, qual fes Galbos Duranta, molher d*e* Vincens Gassin, d*e* totz sos bens a sorre Receve*n*ta Cuyssarda, beguina, nessa sieua; senhada p*er*: **B .XXXIIII.**

L., N: /7/Galbos Dura*n*ta; *l., P:* /10/no*n* dis q*ue* a nos toq;/11/vol ci vezer.

It*em*, una carta scricha e senhada p*er* la man d*e* maistre Antoni Mayn, notari, l'an .MCCCXLVII., a .XIIII. d*e* mas, contene*n*t la clausula del testament d*e* Johanneta, molher d*e* Symon d*e* Ogier, jenoes, h*ab*itador d*e* Mass*elha*, la qual laisset apres la fin d'Alays Codon*n*a, sorre sieua, al hospital d*e* Sant Sp*er*it .I. hostal pausat en la carriera de Peyre Pons; senhada p*er*: **B .XXXV.**

L., N: /15/Joh*an*eta, molj*er* d*e* Cimo*n*/16/Ogier; *r., X:* /13/Janette, femne d*e* Simon/14/Ogier.

It*em*, una carta scricha e senhada p*er* la man d*e* Guibert Raymon, not*ari*, l'an .MCCLXX., d*e* julh, contenent lo testame*n*t d'Arnaut Vidal, marinier, lo qual laisset als malautes d*e* Sant Sperit .X. s*ols*; senhada p*er*: **B .XXXVI.**

L., N: /23/Ar*naut* Vidal layset .X. s*ols*/24/als malautes; *r., X:* /21/Arnaud Vidal:/22/.X. s*ous*.

fol. 11v **AB**

It*em*, una carta[26] presa en nota, sos escricha e senha[da] p*er* maist*re* Guilhem Baile, not*ari*, l'an mil.CCCLX.p*ri*mo, di .XIIII. de junn, contene*n*t la clausula del testame*n*t de sen Guilhe*m* Messier que laiset al dit hospital .V. gallinas e pan e vin otra las altras .V. gallinas que laiset de dona Guil*hel*m*e*ta Bo*n*vina, sa

---

[26] Contene*n*t la *nach* carta *gestrichen*.

conca; e fom heres Isnart Messier, son filh; senhada p*er*: **B .XXXVII.**

L., AB: /1/G. Messier; *r., X:* /1/Guilhe*m* Mercier:/3/5 gallines *et* pain *et*/4/vin; *u., AB:* vide test*amentum* Guilh*elm*ete Bonvine: *fol*io .VIIII.

[fol. 12 & fol. 12v sind unbeschrieben]

fol. 13 **AA**

En lo bassac senhat p*er* .C. son las cartas denfra designadas e senhadas p*er* nombre: **.C.**

P*ri*mo, una carta presa, scricha e senhada p*er* la man d*e* Peyre Fresquiera, not*ari*, l'an .MCCCLXXXIII., a .IIII. d*e* ahost, contene*n*t lo testame*n*t d*e* Mitre V*er*melh, lahorador d*e* Mass*elha*, lo qual laysset al hospital d*e* Sant Sp*er*it apres la fin de Magdalena, molher sieua, .I^a^. vinha e terra pausada a-la Gardia; senhada p*er*: **C .I.**

L., N: /6/Mitre V*er*mel apr*es* la/7/fin d*e* Madalena/8/avet .I. posesio*n* a-la Gar-/9/-dia; *l., O:* /4/a-la Gardia; *r., X:* /6/vigne e terre a-la/7/Gardie.

It*em*, una carta facha e senhada p*er* la man de Johan B*er*mon, notari, l'an .MCCCLXXIII., a .V. d*e* julh, contene*n*t la clausula del testame*n*t de dona Jacmeta Raynolsa, molher d*e* s*en* Folco Raynols, et filha d*e* s*en* Raymon d*e* Montels, la qual laisset al hospital d*e* Sant Sp*er*it tot son affar d*e* vinhas, t*er*ras e boscas, pausadas en lo t*er*rador de Sehonh, p*er* renovar cad'an los liechs e-los draps d*e* l'espital; senhada p*er*: **C .II.**
Apres la fin d'ella l'espital pres la layssa p*er* reformation del gran conselh; facha carta p*er* maistre Peyre Ameli, notari, l'an .MCCCLXXIII., a .IIII. de mas[1].

L., N: /12/Jacmeta Raynosa;/20/Raynosa; *l., O:* /14/en-Seon; *r., X:* /12/vignes, terres *e* bosques/13/d*e* Seon; *u., P:* /21/aqu*e*sta es finida.

Item, una carta presa p*er* la man d*e* Sicart d*e* Castell Fort, notari, e scricha e senhada p*er* la man d*e* Peyre Tenchurier, not*ari*, substitut sieu, l'an .MCCCLXXIII., a .XXIIII. d'ahost; conten lo testame*n*t d*e* Biatris Audeb*er*ta, molher d*e*[2] G.[3] Audebert, la qual laisset al d*i*ch hospital un hostal[4]

1 *Fliegenfuß am linken Rand.*
2 de *mit zusätzlichem Kürzel.*
3 Marin *gestrichen und darüber* G. *eingefügt (vgl. 15,9f:* Beatris/ Audeb*er*ta, molher q*ue* fon d*e* Guilhem Audebert).
4 *In Entsprechung zu § C 18 (15,13) ergänzt.*

sieu pausat en la carr*ier*a d*e* Negrell; senhada p*er*: **C .III.** E'l hospital es tengut d*e* far .I. aniv*er*sari d*e* .XX. s*ols* cascun an a-las Acolas.

L., *N:* /25/B. Audeberta; *r.*, *X:* /22/maison a la rue d*e* /23/Negrel;/27/aniverssari aux/28/Acolles d*e* 20 s*ous*.

Aquest aniv*er*sari finalmens G. Matieu e B*er*tran d*e* Jer*usal*em, rectos, fineron am l'abadessa e'l cove*nt* d*e* Sa*n*t Salvador e am lo vicari d*e* las Acohas, com apar ava*n*t p*er* carta en aq*ue*sta p*re*sent letra de .C. al nombre de .XVIII.[5].

U., *P:* /32/aq*ue*sta apar era finada.

fol. 13v

It*em*, una carta presa, scricha e senhada p*er* la man d*e* B*er*tran Martin, not*ari*, de-las Pen*n*as, l'an .MCCCLXVIII., a .V. de febrier, contene*n*t la clausula del testame*n*t d*e* Johan*n*eta Ponsina, femena falhida, la-qual laisset al hospital de Sant Sperit .I. hostal pausat en la carr*ier*a d'En Garrian; senhada p*er*: **C .IIII.**

L., *N:* /3/Joh*aneta* Ponsiva; *l.*, *O:* /2/la carr*iera* d'En Galrian[6]; *r.*, *X:* /2/maiso*n* a-la rue d*e* Negrol.

It*em*, una carta presa, escricha e senhada p*er* la man de Mon*n*et Blanc, not*ari* d*e* Tretz, h*ab*itador d*e* Mass*elha*, l'an[7] .MCCCLXXXXII., a .XVII. d*e* septembre, contene*n*t lo testame*n*t d*e* Pasqueta, molher q*ue* fon d*e* Giraut d*e* Mo*n*tolieu, la qual laisset al hospital d*e* Sant Sp*er*it .M. flor*ins*; senhada: **C .V.**

L., *N:* /9/Pascheta, molj*er* d*e*/10/Giraut d*e* Mo*n*tolio.

It*em*, una carta p*re*sa, scricha e senhada p*er* la man de Jacme dels Portz, not*ari*, l'an .MCCCLXX., a .XV. d'octobre, contene*n*t lo testame*n*t de Peyre Inart, lahorador, lo qual fes heres d*e* totz sos bens l'espital d*e* Sa*n*t Sp*er*it; senhada p*er*: **C .VI.**

L., *O:* /14/testame*n*t; *l.*, *N:* /15/Jac*me* Inart[8]; *r.*,*X:* /13/Peyre Isnard.

It*em*, una carta p*re*sa p*er* la man d*e* maistre Paul Giraut lo vielh, e tracha d*e* sos cartolaris, scricha e senhada apres sa fin p*er* la man d*e* Frances Marin, not*ari*; fon facha l'an .MCCCXLI., a .IIII. d*e* may; conten lo testame*n*t

---

[5] *Nachträglich – mit Fliegenfuß am Rande – angefügt; zitiert als § C 3'.*

[6] *Offenbar verbessert aus* de Negrel *unter Streichung des ersten* e *von* Negrel *und Anhängung von* -rian.

[7] l'ai *(mit unter die Zeile reichendem* i*) verbessert zu* l'an.

[8] *Name des Stifters und Vorname des Notars.*

vo la clausula d*e* Thomasa Milona q*ue* stava a-la Bella Taula; laisset a Sa*n*t Spe*r*it pe*r*petualme*ns* .X. s*ols*; senhada pe*r*: **C .VII.**
Hagron los bens Nicolau e Johan Novell, frayres[9].

L., N: /19/l'ostal de-la Bela/20/Taula: .X. s*ols* sus[10]/21/Nicolau e/22/Jo*han* Novel; *r., X:* /17/Thomasa Milhone: /19/.X. s*ous* pe*r*petuelz;/20/maiso*n* a Bello Taullo.

It*em*, una carta p*re*sa, escricha e senhada pe*r* la man de Peyre Mayn, notari, l'an .MCCCXXXI., a .VIII. de ahost; conten la clausula del testame*n*t d*e* Be*r*nart d*e* Brand*is*, lo qual laisset al hospital d*e* Sa*n*t Spe*r*it .X. s*ols* cascun an pe*r*petualme*ns*; senhada pe*r*: **C .VIII.**
Fes heres Johan*n*eta, molher sieua[9].

L., N: /28/Be*r*nart de Bra*n*dis; *l., O:* /29/testame*n*t; *r., X:* /25/Be*r*nard de Brandis:/26/.X. s*ous* pe*r*petuelz.

fol. 14

It*em*, una carta p*re*sa, scricha e senhada pe*r* la man d*e* Johan Guibert, not*ari*, l'an .MCCCVII., a .II. d*e* julh, contene*n*t la clausula del testame*n*t d*e* Dousa, filha de moss*en* Peyre Garin, savi en drech, molher e heres del noble Be*r*enguier Hugolen, la qual laisset al hospital de Sant Spe*r*it .C. ll*ibras* pe*r* comprar .C. s*ols* pe*r*petuals a rep*ar*ation dels[11] liechs dels paures, retenent la maior senhoria a-sos heres; fes heres Raymo*n* Garin, frayre sieu; senhada pe*r*: **C. VIIII.**

L., O: /3/clausula; *l., N:* /4/D. Garina: es en aut*ra* part; *r., X:* /2/Dousse Guerine:/5/.C. s*ous* pe*r*petuelz; *r., Y:* /3/No*ta*; *u., P:* /9'/aq*ue*sta es en aut*ra* part e*n* car*ta*[12] n° .XXVII. B, e-no*n* s'acorda d*e* not*ari*/9"/ne de tems.

It*em*, una carta p*re*sa, scricha e senhada pe*r* la man d*e* Guilhe*m* Tornayre, not*ari*, l'an .MCCCLIII., lo jorn dava*n*t red*ie*r d'abril, contenen*t* lo testame*n*t de Guilhe*m* d*e* Ryans, filh d*e* Be*r*tran d*e* Rians, lo qual fes heres de totz sos bens l'espital de Sant Sperit; senhada pe*r*: **C .X.**

L., O: /13/testame*n*t; *l., N:* /12/G. de Rians; *r., X:* /10/Guilhe*m* d*e* Rians.

---

[9] *Mit Fliegenfuß am linken Rand.*
[10] sus *ist am Anfang der folgenden Zeile wiederholt.*
[11] de *nach* dels *gestrichen.*
[12] *Nach* carta *ist eine Zahl gestrichen.*

It*em*, una carta presa, scricha e senhada p*er* la man d*e* Guilhe*m* Merle, not*ari*, l'an .MCCCXLVII., a .XXVIII. d*e* febrier, contene*n*t lo testame*n*t d*e* Marita Monega, molher de Ramon Monegue, lo[13] qual laisset al hospital de Sant Sperit .XL. ll*ibras* apres la fin de sos heres; e fes heres Guilhem e Peyre d*e* Bella Vila, frayres sieus, apres la fin de son marit; e pueys substitui apres sos frayres heres l'espital d*e* Sa*n*t Sp*er*it: **C .XI.**

L., N: /18/Marita Mo*n*ga; *l., O:* /19/testame*n*t; *r., Y:* /15/Nota; *r., X:* /17/Maritte Moneguo:/19/40 ll.

It*em*, una carta presa, escricha e senhada p*er* la man de Raymon Caderossa, not*ari*, l'an .MCCCXLV., a .XXVII. d*e* febrier, contene*n*t la[14] clausula del testame*n*t d*e* Jacme d*e* Mausac, laborador, lo qual laisset sobre totz sos bens als hospital de Sant Sp*er*it una emi*n*a d*e* annona bona e sufficie*n*t cascun an p*er*petualmens, de que obliguet totz sos bens; e fes heres Jacmon d*e* Mausac, filh sieu; senhada p*er*: **C .XII.**

L., O: /25/clausula; *l., N:* /28/Jac*me* de Mozac; *r., X:* /24/Jaume de Maussac:/26/.I. esmine annone[15]/27/perpetuelle.

fol. 14v

It*em*, una carta p*re*sa, scricha e senhada p*er* la man d*e* Symon de Miquel, not*ari*, l'an .MCCCXLVI., a .XVII. d*e* septemb*re*, contene*n*t la clausula del testame*n*t d'Andriol Jaufres de Nissa q*ue* estava en la Fusta*ri*a d*e* Mass*elha*[16], lo qual laysset al-hospital de Sant Sperit d*e* Mass*elha* .XXV. ll*ibras* p*er* las quals obliguet .I. sieu hostal pausat en la carr*ier*a dels Sabatiers d*e* Nissa; senhada p*er*: **C .XIII.**

L., N: /4/de Andrieu Jacfre/5/de Nisa; *l., O:* /6/la-car*iera* dels Sabatiers; *r., X:* /3/25 ll. p*er*petuelles sus/4/une maison a-la rue/5/des Sabatiers de/6/Nisse.

It*em*, una carta p*re*sa p*er* la man d*e* Johan Guibert, not*ari*, l'an .MCCCXXX., a .I. d*e* julh; scrich e senhat apres la fin del d*i*ch not*ari* d*e* sos cartolaris p*er* la man d*e* Raymon Caderossa, not*ari*, contene*n*t la clausula del testame*n*t de Johan Giraut, lahorador, lo qual laysset al hospital d*e* Sant Sperit p*er*petualme*n*s cascun an d*e* vindimias

---

[13] *Vgl. Urk. zu § C 11 v:* la qual.
[14] testa- *nach* la *gestrichen*.
[15] annone *über gestrichenem* carteraddes *eingesetzt*.
[16] *Urk. Z. 4f:* morans in carr*iera* Fustarie de/Nicia.

una milhayrola d*e* bon vin del fruc d*e* sas possessions; senhada p*er*: **C .XIIII.**

L., O: /11/testame*n*t; *l., N:* /12/Joh*an* Giraut; *r., X:* /8/Jehan Giraud:/10/une megerolle vin/11/a vindimis; *r., Y:* /13/No*t*a.

It*em*, una carta presa, scricha e senhada p*er* la man d*e* Raymon Caderossa, notari, l'an .MCCCL., a .V. d'ahost, contene*n*t lo testame*n*t d*e* Peyre d*e* Menresa, lo qual laisset al hospital d*e* Sant Sperit una emina d'an*n*ona bona e sufficie*n*t p*er* la qual obliguet totz sos bens; e paga si cascun an p*er*petualme*n*s; fes heres Antoni Raynoart, felene sieu; senhada p*er*: **C .XV.**

L., M: /17/no*n* si paga; *l., O:* /18/testame*n*t; *l., N:* /19/P. de Me*n*reza; *r., X:* /16/Peyro*n* d*e* Morose:/17/ une esmine an*n*one; *r., 16.Jh.:* /19/blat.

It*em*, una carta presa p*er* la man d*e* Johan Guibert lo vielh, not*ari*, l'an .MCCCXLIII., a .II. d'octobre e tracha, escricha e senhada d*e* sos cartolaris[17] p*er* la man d*e* Raymon Caderossa, not*ari*, contene*n*t la clausula del testame*n*t d*e* Marin Augier, lo qual laisset cascun an p*er*petualme*n*s .X. s*ols* al hospital d*e* Sant Sperit; senhada p*er*: **C .XVI.**
Ten los bens Marcheta S*er*vella[18].

L., O: /25/testame*n*t; *l., N:* /26/Mari*n* Augier; *r., X:* /23/Marin Augier;/24/.X. s*ous* p*er*petuelz; *r., Y:* /27/ No*t*a; *u., P:* aq*ue*sta ci pag*a* p*er* Martona.

fol. 15

It*em*, una carta p*res*a, scricha e senhada p*er* la man d*e* Peyre Mayn, notari, l'an .MCCCXXXII., a .XIX. d'ahost, contene*n*t la clausula[19] del testame*n*t d*e* Catharina Johan*n*a d'autrame*n*s d*e* Fellinas, filha q*ue* fon d*e* Hugo Johan, mercadier, la qual laisset p*er*petualme*n*s cascun an a Sant Johan Baptista .X. s*ols* al hospital d*e* Sant Sp*er*it; senhada p*er*: **C .XVII.**

L., O: /3/testame*n*t; *l., N:* /5/Ugo Joh*an*; *r., X:* /1/ Catherine Jane alias/2/d*e* Fellinas:/4/.X. s*ous* p*er*petuelz a St. Jehan/5/Baptiste.

It*em*, una carta presa p*er* la man d*e* maistre Antoni Mercad*i*er, not*ari*, de-la clausula del testame*n*t d*e* Beatris

[17] l'an *ist hinter* cartolaris *gestrichen*.
[18] *Mit Fliegenfuß am linken Rand*.
[19] T- *wurde durch* C- *überschrieben*.

Audebe*r*ta, molher q*ue* fon d*e* Guilhem Audebert, l'an .MCCCLXXIII., a .XXIIII. d'ahost, e tracha, scricha e senhada p*er* la man d*e* Sycart d*e* Castell Fort, not*ari*, la qual testayris laysset a-Sant Sp*er*it .I. hostal sieu, pausat en la carr*ier*a d*e* Negrell juxta l'ostal d*e* Johan Be*r*mon, am aytal carc q*ue* l'espital era tengut d*e* far cascun an p*er* la sieua a*r*ma en la gleya d*e* las Acohas .I. aniv*er*sari d*e* .XX. [sols]; emp*er*o l'espital donet a-la don*n*a abbadessa .X. florins; e ella quitet plenieram*en*s lo dich hospital del dich aniv*er*sari e rendet la clausula talhada; fes nota Laurens Aycart, not*ari* del d*i*ch hospital, com appar al dors de-la dicha clausula, l'an .MCCC-LXXXXIIII., d*i*m*er*cres a .X. d*e* febrier; senhada p*er*: **C .XVIII.**

L., *N:* /17/Bietr*is* Audeberta; *l.*, *Y:* /19/ha estat afra*n*–/20/-quit; vide *et*/21/lege infra; *r.*, *X:* /9/Beatrix Audiberta:/13/une maison/14/a-la rue de Negrel;/16/ung aniverssari aux/17/Acolles d*e* .XX. *sous*/18/aquitat a-la badessa; *r.*, *Y:* /13/Nota; *u.*, *P:* aqu*e*st ennversari ci deu metre e*n* lur taula p*er* far anualme*ns*[20].

It*em*, una carta presa, scricha e senhada p*er* la man de Hugo de Brianson, not*ari* d*e* Masse*lha*, l'an .MCCLXXVI., las .XIII. kalendas d*e* septe*m*bre, contene*n*t lo testame*n*t de Arnaut Fabre, cambiador, lo qual laisset a-la taula dels paures de Sant Sperit .IIII. *sols* censals sus una vinha pausada a Tribols del te*r*rador d*e* Masse*lha*, e .III. *sols*[21] censals d'autra part am tota lur maior senhoria, quals se*r*via Be*r*nart Agulhiet d*e* Masse*lha* per .Iª. vinha: **C .XVIIII.**

L., *N:* /27/A*rnaut* Fabre, ca*m*biador; *l.*, *O:* /28/testame*n*t de Ar-/29/-naut Fabre; *r.*, *X:* /24/Arnaud Fabre: /26/4 *sous* a la table des/27/poures sus une vigne/28/a Tribols/29/et 3 *sous* censsuaulx; *r.*, *Y:* /28/No*t*a.

fol. 15v

It*em*, una carta p*r*esa, scricha e senhada p*er* la man de Johan Baille, not*ari* d*e* Masse*lha*, l'an .MCCCXXXI., a .XXVIIII. d*e* may, contene*n*t lo testament de Huga Rostanhenca d*e* Masse*lha*, en lo qual substitui apres la fin d*e* sos heres l'ospital d*e* Sant

---

[20] *Ohne Kürzel.*

[21] *sols nachträglich von anderer Hand über dem Punkt von* .III. *eingefügt.*

Sp*er*it d*e* Masselha; senhada p*er*: **C .XX.**

L., O: /3/testame*n*t; *l., N:* /4/Huga Rostanha[22]; *r., X:* /1/Huguo Rostagno.

It*em*, una carta p*re*sa, sc*ri*cha e senhada p*er* la man d*e* maistre Guilhem Baylle, notari d*e* Mass*elha*, l'an .MCCCLXXIII., lo jorn .X. d*e* ahost, contene*n*t la clausula del testame*n*t d*e* s*en* Laugier de Solies, filh q*ue* fon d*e* s*en* Raymon d*e* Soliers, en lo qual testame*n*t lo dich s*en* Laugier laisset al hospital de Sant Sp*er*it d*e* Mass*elha* .L. fl*orins* pagados denfra .IIII. ans, a rason de .X. fl*orins* p*er* an; senhada p*er*: **C .XXI.**

L., O: /10/clausula; *l., N:* /11/Laugier de Solies.

AB

It*em*, una carta presa la nota p*er* la man [de] maist*re* Guilhe*m* Fenolh, not*ari* de Mass*elha*, e tracha e senhada p*er* maist*re* Antoni Raynaut, [a-q*ui* los cartolaris del dit maist*re* Guilhe*m* foron comes[23], sos l'an mil .CCCLXXXX., di .IIII. de mars, contene*n*t lo testame*n*t de Johan Benet, saentras, lo qual volc q*ue* apres la fin de dona Tomasa, sa molher, l'espital de Sant Esperit agues tos sos bens; e laisset certas causas a Loys Benet, son frayre, las quals veno*n* apres sa vida al dit hospital; senhada p*er*: **C .XXII.**

L., AB: /14/Johan Benet; *l., O:* /18/testame*n*t.

It*em*, una carta presa, scricha e senha[da] p*er* la man de maist*re* Thomas Sobransier, not*ari*, l'an mil .CCCLIIII., di .XIIII. de novembr*e*, contene*n*t la donation facha p*er* Johan Benet sus dit al monestier de Sa*nt*[24] Salvador de .CII. sol*s* censals p*er* sa sorre a sa vida tant solame*n*t, am las reconoycensas; las quals censas tornero*n* al dit Johan apres la mort de la dit sorre sieua; senhada p*er*: **C .XXIII.**

L., AB: /23/Johan Benet.

fol. 16

It*em*, una carta que conten que Johan Chautar, laorador, reconoc a Johan Benet sus dit tenir sos la sieua maior senhoria .VII. quart*airadas* de te*rr*a am .XXV. ame*n*dies, pausad*as* a-las Ors, a la censa d*e* .XVI. sol*s* pagados a-Sant Tomes apostol, presa en nota p*er* maist*re*

---

[22] -ha *wurde von späterer Hand ergänzt.*

[23] l'a *ist nach* comes *gestrichen.*

[24] *Ohne Kürzel.*

Guilhe*m* Fenolh, not*ari*, *e* tracha p*er* maist*re* Antoni Raynaut l'an .MCCCLXXXXIII.[25], di .XXIIII. de febr*ier*; e apres ella son las .III. reconoysensas q*ue* s'en sego*n*; senhada p*er*: **C .XXIIII.**

Ten o aras Felipa la Baila q*ue* esta en-la car*rier*a dels Foresties, pres la Fruicharia.

L., *AB:* /1/Johan Benet[26]; *r.*, *X:* /2/7 carteraddes terre/3/a-las Ours, a la censse/4/d*e* 16 *sous*.

It*em*, una[27] reconoysensa facha p*er* lo dit not*ari* l'an .MCCC-LXXIII., di .XXIIII. de febr*ier*, contene*n*t que Bertran Maxemi*n*, pescador, reconoc al dit Johan Benet tenir sos la sieua maior senhor*ia* .I. q*uartairada* de te*rr*a pausad*a* al Mal Passet, a-la censa de .XX. sol*s* a .1/2. ahost.

Ten o Bernat Maysemi*n*, son filh.

L., *O:* /14/a-Mal Paset; *r.*, *X:* /14/une cart*erad*de a Mal/15/Passet, a-la censse d*e* /16/.XX. *sous*.

It*em*, una reconoycensa presa p*er* lo dit maist*re* Guilhe*m* Fenolh, l'an .MCCCLXXII., di p*re*mier d*e* nove*m*br*e*, facha p*er* Arnos Matieu de alcunas luegas d'ostals en lo borc d*e* la carriera .... a-la censa .XVI. *sols*, .XVI. den*ies* a-Sant Miquel.

Ten o Bernart de Favas, drapier.

R., *X:* /20/places de maisons au/21/bourg de la rue ..... /22/a-la censse de .XVI. *sous*,/23/.XVI. d*eniers*; *r.*, *Y:* /23/No*ta*.

It*em*, una reconoycensa, presa la nota p*er* lo dit not*ari*, l'an mil .CCCLXVII., di .XXV. d*e* nove*m*br*e*, contene*n*t q*ue* Raymo*n* Garin reconoc a Johan Benet sobredit .II. q*uartairadas* d*e* vinha pausad*a* a Mal Passet, a-la censa de .XL. *sols* a Tos Sans.

L., *O:* /26/a-Mal Paset; *r.*, *X:* /25/2 cart*erad*des a Mal /26/Passet, a censse de/27/.XL. *sous*; *r.*, *Y:* /27/No*ta*.

E totas aquestas tres cartas son liadas ensens am alcunas papies *con*tene*ns* l'iventari dels bens del dit Johan Benet *e* altras esc*ri*pturas d'el e atresis[28] las doas

---

[25] AB *schreibt* .MCCCCLXXXXIII., *ein Datum, das nur auf einem Schreibfehler beruhen kann.*

[26] *Klammer von Z. 1 bis 28 (*AB*).*

[27] C *nach* una *gestrichen.*

[28] e atresis *bis* amb'ellas *wurde nachträglich von* AB *angefügt.*

cartas[29] q*ue* s'en segon[30], liada a*m*b'ellas.

R., Y: /31/No*t*a.

fol. 16v

It*em*, una carta presa en nota p*er* maist*re* Hugo Ber*en*guier, not*ari*, tracha *e*–senhada p*er* maist*re* Pons d'Escala[31], l'an mil .CCCLXIX., di .XII. d'octobre, contene*n*t q*ue* Guilhe*m* Gacha d*e* Mass*elha* en nom sieu *e* de Alaseta, molher sieua, reconoc al dit Johan Benet una possession de vinha *e* te*r*ra q*ue* si dis[i]a esse .IIII. qrt. o ci*r*ca a-las Molieras, la qual es de .II. qrt. *e*–quarta a-la censa de .XXXII. sol*s* a .1/2. ahost; senhada p*er*: **C .XXV.**
Ten o Antoni Germa*n* q*ue* reconoc en libre .A. f*oli*o 120.

L., AB: /1/Johan Benet; *l., O:* /6/a-las Molieras; *r., X:* /5/2 carterades 1/4[32] aux/6/Mollieres, a censse/7/de .XXXII. *sous*.

It*em*, una carta *con*tene*n*t .IIII. pargami*ns*, presa, sos escricha e en tres partidas senhada *e*–sos escricha p*er* maist*re* Pons d'Escala, not*ari*, a-l'acomensame*n*t l'an .MCCCCVIII., di .VIIII. d*e* may, contene*n*t lo comp*ro*mes an las s*enten*t*i*as, fach entre l'espital de Sant Sp*er*it (d)e dona Thomaseta, molher *e*–heres del dit Johan Benet; am la declaration de cerz dobtes; senhada p*er*: **C .XXVI.**

L., AB: /10/Joha*n* Benet.

It*em*, una carta[33] presa p*er* maist*re* Guilhe*m* Fenolh, not*ari*, l'an .MCCCLVI., di .XX. d'ahost, e tracha per maist*re* Antoni Raynaut, not*ari*, contene*n*t la devesion facha entre lo dit Johan Benet e-Loys, son frayre, dels bens de lur paire e de-lur mayre; senhada p*er*: **C .XXVII.**

L., AB: /17/Johan Benet.

AC

It*em*, una carta *con*tene*n*t que Jaume Estornel, camsor, aia mal fra*n*quit ung claus de terra et vinha assituat al terredor de Font Escura alias l'Escalhon que sun .XII. cartayrados, et l'a malfra*n*quida a mestre Phellip Gregori, notari, a-la se*n*sa de .X. ll*ibras*; nota p*re*za p*er* man d*e* mest*re* Guilhe*m* Bayle, notari, l'an mil

[29] *Das* -s *ist hochgestellt.*

[30] es *wurde nach* segon *gestrichen.*

[31] Con- *ist am Ende der Zeile gestrichen.*

[32] 4 *wurde vor* carteraddes *gestrichen, dafür* 2 *vor und* 1/2 *hinter* c. *eingefügt.*

[33] contenent *ist nach* carta *gestrichen.*

28 .III^{c} LVIIII°. et .XII. de dez*en*br*e*; senhat: **C .XXVIII.**

L., AC: /22/mal fra*n*quime*n*t: ll. .X./23/a Font Obscuer d*e*/24/12 cart*e*r*a*ddes.

29 Iten, dos intrume*ns* *con*tene*n*t que Anthonet Forbin
30 [que fon suegre de s*en* Joha*n* Lonbart es hobligat a l'espital][34]
31 et lo dit Forbin deu p*er* arayrage*s* et
32 p*er* trezens[35] fl*orins* .X. et p*er* ung *con*te sinat[36] anbe los rectors;
33 escrich p*er* man de m*estr*e Esteve Pin, notari, et estrach de las
34 escrituras de mestre Loys Dura*n*t; l'an 1457, 14 de may: **C .XXVIIII.**

fol. 17

1 Item, ung instrume*n*t contene*n*t come*n*t Joha*n* Palanquo
2 sy prez*en*tet p*er* estre mes en-possession als rectors s*en* Jaume
3 de Paulo et m*estr*e Anthony Begua p*er* dos faysos de te*rr*a que
4 lo dit Joha*n* Pala*n*quo a *con*prat que sun a Moncaut a s*ols* .I.;
5 nota p*rez*a p*er* man de mestre Rafel d'Ays, l'an mil
6 .IIII^{c} . e ung et .XVI. de mars: **C .XXX.**

L., AC: /1/Moncaut: s. .I.; *r., X:* /2/2 faisses terre a/3/Moncaut, a senssa/4/s. .I.

7 Item, ung istrume*n*t de reconoyse*n*sa p*er* l'espital, *con*tene*n*t
8 come*n*t messi*er* Folco Alionis[37], jurista, que lo dit, ten una
9 possession d*e* set caytayrados et carta, so es sinc et
10 carta d*e* vinha et dos de ame*n*dayreda et holivayreda,
11 en lo terrador de Mo*n*tolivet, a sensa de l*ibras* .VIII.;
12 escrich p*er* man de mestre Laure*n*s Aycart, l'an mil
13 .III^{c} LXXXXVIIII^{o}. et .XIII. de febr*ier*; senhat: **C .XXXI.**

L., AC: /7/a Mo*n*tolivet: l. .VIII.;/8/fon renu*n*siada/8'/al dit espital et/9/donad*a* a˙capte l'an/10/mil .IIII^{c} . e set, et[38]/11/la doneru*n* a˙capte/12/a Monet et Andrivet/12'/de Gap; nota per mestre/13/Ave*n*turu*n* Rodet; *r., X:* /8/7 carteraddes a/9/Montollivet, a sensse/10/d*e* 8 l.

14 Iten, ung instrume*n*t dit reconoyse*n*sa que
15 fa a-l'espital s*en* Bere*n*guier Martin p*er* ung
16 hostal pauzat sota lo Petit Mazel que
17 ten lo ca*n*ton costa s*en* Peyre de S*er*viera, a-se*n*sa
18 de .XX. ll*ibras*; nota p*reza* p*er* man de Laure*n*s Aycart,

---

34 *Die Zeile ist aus* T*HESAUR*-*B 19v20f* (AC) *übernommen; im* T*HESAUR liegt hier eine Inversion der Satzteile vor:* ... Forbin/30/es hobligat a l'espital que fon suegre de sen Joha*n*/31/Lonbart ...

35 *Mit zusätzlichem Kürzel.*

36 *So im TH-B 19v22* (AC)*; hier Kopierfehler:* per *con*te final anbe ...

37 *Kopierfehler; vgl.:* Ahonis (AC, *TH-B 65v14; Urk. zu § C 31 Z. 3).*

38 et *ist in der folgenden Zeile wiederholt.*

l'an mil .IIII^{c} . et lo jort .XXI. d'octobre: **C .XXXII.**

L., Y: /18/pres de petit/19/masel; *r., X:* /15/une maiso*n* soutz le petit/16/mazel, a senssa 20 l.

Item, lo testame*n*t de Bertra*n* de Rocafort, lo cal fes heres lo cove*n*t de Predicados de Marss*e*llha et l'espital de Sa*n*t Esperit p*er* egals pa*rs*; escrich p*er* man de mestre Hugo Antibol de Cannet, abitador d'Ieras; e fon fach en Hieras, l'an mil .IIII^{c} XXVI. et lo jort .XX. de jenovier: **C .XXXIII.**

Item, ung codesil del dit testador; escrich p*er* man de mestre Hugo Antibol[39], notari, en Yeras[40], l'an mil .IIII^{c} XXVII. et .XX. de jun: **C .XXXIIII.**

AC'

Iten, ung testame*n*t anbe una chauzulo d*e* Guilhe*m* Boyer; notari m*estr*e Guilhe*m* Fenolh, l'an 1377, 13 sete*n*b*re*[41]: **C .XXXV.**

It*em*, ung testame*n*t de Batrona Boyra; escrich p*er* man de m*estr*e Guilhe*m* Parat, l'an 1417 e .XV. d*e* may: **C .XXXVI.**

fol. 17v **AC"**

Item, ung instrume*n*t dit traszassion, facha entre lo cove*n*t de Sant Dom*enegue*[42] dit fre*res* Predicados[43] et l'espital de Sa*n*t Esperit p*er*toca*n*t alcuns aversaris (sic!) que l'espital fazia al dit cove*n*t, et sensas que lo dit cove*n*t fazia a-l'espital, et laysos et altras cauzos en la dicta conve*n*sion et tra*n*zassion facha, en lo dit estrume*n*t *con*te*n*guda; escricha p*er* man de mestre Bertra*n* Alphan, notari, l'an mil .IIII^{c}. nora*n*ta et sept, et des de julh: **C .XXXVII.**

L., X: /1/transaction entre/1'/le couvent des/2/freres precheurs *et*/3/l'hospital St. Sperit; *l., Y:* /6/sont estat afra*n*–/7/-quit les sud*is* a*niver*–/8/-sariis; vide *et* lege.

[fol. 18 & fol. 18v sind unbeschrieben]

[39] *Urk.:* Nicolao Aymerici.

[40] *Urk.:* actum in Massilia.

[41] *Datum der Urkunde: 25.VIII.1370 (Z. 1).*

[42] Domenegue *von anderer Hand über gestrichenes* Loys *geschrieben.*

[43] predicados *von anderer Hand über gestrichenes* menors *geschrieben.*

fol. 19 **AA**

Segon si d'aqui avant las cartas d*e* las compra[s], acaptes, quita*n*sas, excambis, recon*no*ysensas e d*e* div*er*sas autres contratz del d*i*ch hospital en lo bassac senhat p*er* .D.; e son senhadas p*er* nombre com dessus son las autras letras: **.D.**

P*ri*mo, una carta presa, escricha e senhada p*er* la man d*e* Hugo Berenguier, not*ari*, l'an .MCCCLXX., a .XI. d*e* julh, contene*n*t l'acapte[1] d*e* .X. q*uartairadas* e .XXII. destres d*e* vinha e d*e* t*er*ra pausadas a-las Molieras del t*er*rador d*e* Mass*elha*, luec q*ue* s'apella la Pellegrina, quals foron donadas p*er* l'espital a mess*en* Primarc Mirapeys, savi en drech, a acapte d*e* .II. gallinas e .XL. s*ols* d*e* censa p*er* q*uartairada*; e al pe del d*i*ch instrume*n*t es la reconoyssensa p*er* si a-part; senhada e scricha p*er* lo d*i*ch not*ari*: **D .I.**

L., O: /9/las Molieras; *l., N:* /12/acapte d*e* .X. qrt. /13/a-las Molieras; *r., X:* /7/novel bailh d*e*/8/carteraddes, 22 dextres/9/vigne *e* terre aux Molliere[s], /10/a .XL. s*ous* d*e* censse.

It*em*, una carta d*e* .II. p*ar*gamins o pauc mens, en que son tres instrume*n*s pres, escrichs e senhatz, cascun p*er* si, p*er* la man de maistre Peyre Ameli, not*ari*, l'an .MCCCXXXV. Lo premier al .XIIII. d*e* sept*embre*, contene*n*t co*m*si s*en* Nicolau Bonvin vendet al d*i*ch hospital .LX. s*ous* de censa am tota lur maior senhoria, dels quals s*er*via Guilhem Pascal, lahorador, .XXX. s*ous* p*er* una faissa de vinha a-la Cavallaria Soteyrana, e Hermessens Baudriga autres .XXX. s*ous* p*er* una faissa de vinha d*e* .III. q*uartairadas* vel ci*r*ca aqui meteys. La segon*na* carta es a .XVII. d'octobre, contene*n*t comsi Hugueta Baudriga, heres de la d*i*cha Hermessens e molher q*ue* fon d*e* Laurens Vidal, reconoc. E la tersa es a .XXV. d'octobre, contene*n*t comsi lo dich Guilhem Pascal sembla*n*tme*n*s reconoc; senhada p*er*: **D .II.**

L., N: /20/venda p*er* s*en* Nicolau/21/Bonvin de sens[2]; *l., O:* /22/la Cavalaria Soteyrana; *r., X:* /21/une faisse vigne a la/22/Cavallerie Soteyrane/23/a censse .XXX. s*ous*; /24/3 cart*eradd*es a censse/25/.XXX. s*ous* d*e* mesme lieu.

---

1 *So geschrieben:* la capte.

2 *Mit zusätzlichem Kürzel.*

Item, una carta presa, escricha e senhada per la man de Johan de Thama, notari, l'an .MCCCLXIIII., a .XXI. d'ahost, contenent l'escambi fach entre lo dich hospital de Sant Sperit e-lo monestier de Sant Salvador de Masselha, quar lo dich hospital servia al dich monestier .XXIII. sols e .X. deniers per las causas denfrascrichas: Primo, per .I. hostal que fon de Laurens Garin, que es en-lo cellier del dich hospital, e la tersa part del dich cellier: .XIIII. dr. Item, per .I. vergier del dich hospital que confronta am la dicha maison de Sant Sperit: .XVIII. dr. Item, per una maison que fon de Bernart de Brandis, confronta am la maison del dich hospital: .II. sols. Item, per .III. hostals que foron de Peyre de Jerusalem, confronta am la carriera de la Botaria e am la maison del dich hospital: .II. sols e .II. deniers. Item, per la dicha maison del dich hospital, ont es l'ostal principal del dich hospital, am alcun vergier ensemps tenent: .XV. sols. Item, e per una maison que fon de Amielha Alberta en la carriera del Perier: .II. sols. E aissins per totas aquestas censas que son .XXIII. sols e .X. deniers lo dich hospital donet en excambi al dich monestier que era abadessa madonna Hugueta Elie, so es saber aquellos .XX. sols de censa am tota lur maior senhoria, quals servia cascun an al dich hospital a .1/2. ahost Marim de Torrenes, lahorador, per una sieua vinha pausada a Sarturan. E la dicha madonna l'abadessa am tot son covent relaxet per via d'excambi al dich hospital totas las causas sobre dichas am-tota lur maior senhoria; e per tal totas las causas sobre dichas remangron francas al dich hospital: **D .III.**

L., O: /8/l'escambi de la mayson/9/de-l'espital; *l., N:* /12/escambi de sensa an/13/lo monestier/14/de San Salvador; *l., 16.Jh.:* /6/nota; *l., 16.Jh.:* /24/recort de cerquar ledit instrument; *r., X:* /1/exchange entre le /2/monastier St. Sauveur/3/e ledit hospital;/23/vigne a Sarturan/24/de Marin de Torrenes/25/serville; 20 sous sert a present/26/a St. Saulvadour.

Item, una carta presa, scricha e senhada per la man de Steve Aurienna, notari, l'an .MCCCXI. en los idus de julh, contenent comsi Bernart d'Albatut vendet a Arnaut dal On .C. sols de censa am tota lur maior senhoria, quals li servia lo dich Arnaut a .1/2. ahost per una sieua vinha pausada al Roylh; senhada per: **D .IIII.**

L., M: /30/non si paga; *l., O:* /32/a Roilh; *l., N:* /34/venda de sensa de/35/Bernart d'Albatut;/35'/Arnaut dal On; *r., X:* /32/vigne au Roilh: .C. *sous*.

fol. 20

Item, una carta en que son tres pargamins e quart, presa, scricha e senhada per la man de maistre Peyre Ameli, notari, l'an .MCCCXLII., a .XXIX. de novembre, contenent comsi Guilhem de Montolieu, filh e heres de Giraut de Montolieu de Masselha, vendet al hospital de Sant Sperit .II. vinhas francas, pausadas en Camas per pres de .VI^c XLII. llibras e .VII. *sols*; senhada per: **D .V.**

L., N: /4/venda per G. de Montolio:/5/.II. vinhas francas; *l., O:* /6/en Camas; *r., X:* /3/2 vignes franches/4/au Camas per Guilhem/5/de Montollieu.

Item, una carta presa, scricha e senhada per la man de maistre Raymon Aymes, l'an .MCCCLXXXVIII., a .XXVI. de octobre, contenent comsi sen Jaufres Ricau vendet a Bertomieu Novell e a Guilhem Folco, rectors de l'espital de Sant Sperit de Masselha, aquellos .X. *sols* de censa am tota lur maior senhoria, quals servia lo dich hospital cascun an a .1/2. ahost al dich Jaufres per una faissa de terra pausada a-las Molieras; e restet franca al dich hospital; senhada per: **D .VI.**

L., N: /11/venda de sensa per sen/12/Jacfre Ricau/13/a-l'e-spital; *l., O:* /14/las Molieras; *r., X:* /12/une faisse aux Mollieres:/13/.X. *sous* de censse.

Item, una carta presa, scricha e senhada per la man de Johan Jorge, notari, l'an .MCCCLXIIII., a .XVIII. de julh, contenent comsi donna Francesca de Noguet donet en paga al hospital de Sant Sperit per una laissa de .L. *sols*, qual fes al dich hospital Catharina, molher de Guilhem[3] Lumbart, cosina germana sieua, so es saber .XL. *sols* censals am tota lur maior senhoria, dels quals servia Sestarona, molher de Peyre Belloni, .XXV. *sols* per .V. qrt. de vinha e-terra a-Lorri, e Raymon Robaut .XIIII. *sols* e .X. deniers e mealha per .III. qrt. de terra al camin transversier; e la resta fin a .L. *sols* donet en moneda: **D .VII.**

L., N: /19/paga per dona Francesca/20/de Noguet: sensa/21/a-l'espital; *l., O:* /22/a-Lori;/24/lo camin traversier; *r., X:* /20/.V. carteraddes de vigne/21/e terre a

[3] *In der Urk.:* Hugo L.

Lhorri: 25 s.[4];/23/3 carteraddes au travercie[r]:/24/14 s., .X. dr. *e* mealhe.

It*em*, una carta p*res*a, sotz sc*r*icha e senhada p*er* maistre Steve Venayssin, not*ari*, l'an .MCCCLXIII., a .XVI. d*e* sept*embre*, *con*tenen*t* la *sentent*ia donada en la cort d*e* l'evesq*ue* de Mass*elha* p*er* lo d*i*ch hospital *contra* Be*r*nart del Batut q*ue* degues pagar los arrayrages[5] d*e* .C. s*ols*, quals se*r*via al hospital p*er* .Iª. poss*essi*on d*e* vinha e te*r*ra a Sant Tis: **D .VIII.**

L., M: /29/no*n* si paga; *l., N:* /30/sens*as* fas d*e* Be*rnart*/31/del Batut; *l., O:* /32/a-Sant Tis; *r., X:* /29/une vigne *e* terre a St. This/30/a censse .C. s*ous*; *u., M:* aq*ue*sta censa no*n* si troba p*er*que trobi fi.

fol. 20v

It*em*, una carta, en la qual son .II. pargamins e .II. instrumens pres, scrichs e senhatz p*er* la man d*e* maistre Guilhem Baille, not*ari*, l'an .MCCCLVIII., a .XVI. de jenohier. Lo p*re*mier *con*ten comsi Johan Syalha e Jacmeta, sa molher, venderon a Guilhe*m* Cayssier, notari, .XXVII. s*ols* d*e* censa am tota lur maior senhoria, los quals se*r*via l'eres d*e* Guilhem Naulon p*er* .Iª. qrt. (d)*e* .1/2. de te*r*ra en Antinhana a .1/2. ahost; it*em*, e autres .XXVII. s*ols* d*e* censa am tota lur maior senhoria, los quals se*r*via lo d*i*ch heres p*er* autra qrt. e .1/2. d*e* te*r*ra aqui meteys en la-dicha festa. Lo segon instrument *con*ten comsi lo d*i*ch heres, qual era Sileta, filha d*e* G. Naulo, vo Hugueta, mayre e tuayris d'ella, reconoc las d*i*chas censa al hospital: **D .VIIII.**

O., 16.Jh.: Clavota; *l., M:* /5/aysso ten huey/6/Catharina d*e* Cla-/7/-vot; *l., O:* /8/en Antinhana; *r., X:* /6/une cart*eradde* 1/2 terre/7/a Antignane a censse/8/27 s*ous*; /9/une altre carteradde 1/2 /10/d*e* mesme lieu: 27 s*ous*.

It*em*, una carta, en la qual son .II. pargamins e .VIII. reco*n*noyssensas, presas, scrichas e senhada[s] p*er* la man de Jacme Folquier, not*ari*, l'an .MCCCXLII., a .XVII. d*e* jenohier, las quals reconoyssensas son del claus pausat a-la Cavalleria Soteyrana; e soman totas las censas .XVI. ll*ibras*, s*ols* .X.: **D .XI.**

L., N: /17/reconoisenssas/18/del claus a-la/19/Cavalar*ia*; *l., O:* /20/la-Cavalaria Soteyrana; *r., X:* /16/ung claux a-la/17/Cavallerie Soteyrane:/18/16 ll., 10 s.

---

[4] 40 s. *gestrichen.*

[5] *Korrektur des letzteren* -r-.

Item, una carta presa, scricha e senhada per la man de Johan de Spinas, notari, l'an .MCCCXXXV., a .IIII. de desembre, contenent la division facha entre Guilhem e Laurens Vidal, frayres, de totz lurs bens; senhada per: **D .XI.**

L., N: /22/divizion de[6]/23/G. e Lores/24/Vidal.

Item, una carta presa, scricha e-senhada per la man de Bertran Pagan, notari, l'an .MCCCX., a .VIII. idus de febrier, contenent comsi Peyre de Jerusalem e Ginieya, molher sieua, venderon a Johan [Cayrellier][7] .III. censas am lur maior senhoria; primo .VIII. sols, quals servia Jacme Macell a .1/2. ahost per .Iª. terra a-la Mota; item, .IIII. sols, quals servia a .1/2. ahost Biatris Balba per .Iª. vinha a-Camp Cabasson; item, e .XIIII. sols, quals servia Girart Bacon, sabatier, per .Iª. fayssa de vinlha a Vall Barrella; e .II. reconoyssensas al pe, videlicet lo dich Giraut e la dicha Biatris: **D .XII.**

L., M: /27/aquestas censas non/28/si pagan, perque/29/ troben fi; *l., O:* /30/a la-Mota;/31/Camp Cabason;/32/Val Barella; *r., X:* /27/une terre a-la Motte:/28/.VIII. sous;/29/4 sous per une vigne a Camp/30/Cabasson;/31/14 sous; une faisse de vigne/32/a Val Barrella.

fol. 21

Item, una carta, en la qual son .VII. pargamins et .VIIII. instrumens, totz pres, scrichs e senhatz per la man de Guilhem Cayssier, notari; lo premier, l'an .MCCCXLVIIII., a .VIII. de novembre, contenent que Johan de Sant Jacme, lahorador, pres del hospital a acapte .II. fayssas de vinha e terra a-la Cavallaria Soteyrana, a censa de .IIII. llibras a .1/2. ahost, a rason de .XX. sols per qrt.; item, la segona carta es la reconnoyssensa; item, la tersa carta es una quitansa facha per mossen Johan de Quinsac al dich hospital; item, la quarta es que Johan d'Alest, lahorador, pres a acapte del dich hospital .Iª. vinha de .VII. qrt. e .CXXX. destres e .1/2., pausada a Peyre Menuda, a censa de .V. ll. e .XIX s. e .III. dr. a .1/2. ahost, a rason de .XV. sols per qrt.; e reconoc; item, la sinquena carta conten l'amermament de la censa de donna Galboeta Mayola per .VII. qrt. e .1/2. de vinha e terra, pausada a-Balma Laugier; e reconoc de nou la censa, qual es de .V. ll. a Sant Thomes; item, la seysena carta conten comsi Dousa Manoasca, molher de Johan Manoasca, forbidor, pres a acapte del dich hospital .III. fayssas de vinha

---

[6] de *ist in der folgenden Zeile wiederholt.*

[7] *Ergänzt aus der Urk. zu § D 12 (Z. 3).*

al camin tra*ns*ver*s*ier, a censa d*e* .LXX. *sols* a Sant Thomes; e reconoc; it*em*, la .VII^{na}. carta conten l'aquitiame*nt*[8] fach al d*i*ch hospital de-las laissas d*e* B*er*tomieua Eliera e d*e* Matheudeta d*e* Falhas e d*e* Sileta d*e* Sant Gili; it*em*, la .VIII^{na}. carta conten la desamp*er*ation, qual fes al hospital Biatris d*e* Sant Felis, molher q*ue* fon de Raholin d*e* Tortosa, d*e* una vinha d*e* .VIII. qrt., pausada a-Lorri, qual s*er*via .XII. ll. e .XVI. s. e .IIII. dr.; it*em*, e la .VIIII^{na}. carta conten l'aquitiame*nt* fach al hospital p*er* los frayres de Sant Agostin de la layssa d*e* Johan Rostanh: **D .XIII.**

L., N: /4/acat*e* pr*es* p*er* Joh*an*/5/de Sant Jac*me*; *l., O:* /6/la-Cavalaria Soteyr*a*na;/12/a-Peyra Menuda;/16/a-Balma Laugier;/20/lo-cami*n* Trav*er*sier;/27/a-Lorri;/29/a-Sant Agostin; *r., X:* /5/2 faisses vigne/6/d*e* Cavallerie Soteyrane/7/a censse 4 ll.;/10/novel bailh d*e* 7 cart*er*a*d*d[es]/11/130 dextres vigne a/12/Peyre Menude a/13/censse 5 ll., 19 s., 3 dr.;/14/7 cart*erad*des 1/2 vigne *e*/15/ terre a Baume Laugier/16/a censse 5 ll.;/18/novel bailh d*e* 3/19/faisses vigne au/20/chemin[9] travercier a/20'/censse d*e* 70 s.;/24/desampara*ti*on d*e*/25/8 quar*tera*des vigne a/26/Lhorri a censsa 12 ll.,/27/16 s., 4 dr.

It*em*, una carta, en la qual son .II. pargamins, p*re*sa, escricha e senhada p*er* la man d*e* maistre Peyre Ameli, not*ari*, l'an .MCCC-XLII., a .XIII. de desembre; conten las .XII. ll. e .XVI. s. e .VI. dr. d*e* censals am lur maior senho*ri*a, compradas p*er* lo bastart d*e* Thomas d*e* Sant Chamas de Guilhem Folco, m*er*cad*i*er, quals s*er*via la sobre d*i*cha Biatris d*e* Sant Felis p*er* .VIII. qrt. d*e* vinha a L-orri; en aq*ue*sta censa fon substituit l'espital apres la mort del dich bastart, mort sens enfans: **D .XIIII.**

L., N: /32/sens*as* acinadas/33/p*er* lo bastart/34/d*e* San Chamas; *l., O:* /36/a-Lori; *r., X:* /30/8 cart*e*radd*es* vigne/31/a Lhorri, a censse 12 ll., 16 s.,/32/6 dr.[10].

fol. 21v

It*em*, una carta, p*re*sa, escricha e senhada p*er* la man d*e* maistre Jacme Aycart, not*ari*, l'an .MCCCXLVIIII., a .XIIII. de mas, contene*nt* comsi Guilhem de Cues, blanquier, confesset de dever al d*i*ch hospital .LX. ll*ibras* p*er* l'acapte d*e* .VIII. q*uartairadas* d*e* vinha pausada a Lorri, p*er* ell p*re*sa a acapte del dich hospital, e a censa d*e* .XII. ll. e .XVI. s. e .VI. dr.;

---

[8] *So getrennt:* la quitiament.
[9] *So geschrieben:* chenin.
[10] Lhorry (X, 34r.) *gestrichen*.

senhada per: **D .XV.**

L., N: /3/deute de .LX. libras/4/contra G. de–Cues; *l., O:* /6/a-Lori; *r., X:* /4/Lhorri.

Item, una carta presa, scricha e senhada per la man de Guilhem Faraut, notari, l'an .MCCCXXXVIIII., a .VI. de mars, contenent comsi Ancelm de Sant Felis e Margarida de Sant Felis, mayre e tuayris de Ricaueta de Sant Felis, filha sieua e de Jacme de Sant Felis, doneron a acapte a Maiffren Palma, habitador de Masselha, .I. casal pausat en lo borc de Sant Agostin, a censa de .II. sols en la festa de Pascas: **D .XVI.**

L., M: /9/non si paga; *l., N:* /11/acapte per San Felis/12/a Mayfre Palma; *l., O:* /13/lo-borc de–Sant Agostin; *r., X:* /9/noveu bailh de ung/10/cazal au bourg St./11/Agostin a censse/17/2 sous; *u., P:* vol ci saber perque l'espital deu demandar aquesta censa.

Item, una petita carta presa, scricha e senhada per la man de Jacme Lautaut, notair, l'an .MCCLXXXX. nou, a .XIII. calennas d'ahost, comsi Domenegue Piolenc, lahorador de Masselha, reconoc al dich hospital .I. quartairada de vinha vel terra pausada en lo terrador de Sant Macell, apellat Tribols, a censa de .IIII. sols a .1/2. ahost: **D .XVII.**

L., N: /17/sensa a San Masel/18/contra Domenegue Piolenc; *l., O:* /19/a-Sant Masel; *r., X:* /18/une[11] carteradde a St./18'/Massel, lieu dist Thibors (sic!), /19/a censse de 4 sous.

Item, una carta presa, scricha e senhada per Hugo Baylle, notari, l'an .MCCCXI., a .XXIII. de febrier, contenent comsi Silia, molher que fon de Johan Bertomieu, e Laurens Bertomieu am sos frayres venderon a Raymon Rossinier de Masselha una vinha pausada en lo terrador de Masselha, luec apellat l'Entre-Fort de Ginhac juxta Arenh, la qual serv .XL. sols a diversas senhorias; senhada per: **D .XVIII.**

L., M: /22/en ayso demanda/23/monsen Gaet,/24/prior de Sant Laze[12]/25/.XX. sols e .Iª. emina/25'/d'annona perque si mostre esta carta; *l., O:* /27/l'Entre Fort d'En Ginhac; *r., X:* /23/une vigne a l'Entrefort/24/de Gignac pres d'Arenc/25/a censse 40 sols; *u., P:* aquesta me par fon finida;/28"/vol ci metre la sentencia/28'"/ en bon luoc.

fol. 22

Item, una carta presa, scricha e senhada per la man de Pascal Noe, notari, l'an .MCCCXXIIII., a .VIIII. de febrier, contenent

[11] une *aus* ung *verbessert.*

[12] demanda *ist zu Beginn der folgenden Zeile wiederholt.*

la donation facha al hospital d*e* Sant Sperit p*er* Macell Catalan e Peyre Blanquier de .XII. s*ols*[13] censals, quals s*er*via Jacme Rostanh, maistre d'ayssa, p*er* una vinha pausada a Montcau; senhada p*er*: **D .XVIIII.**

L., N: /3/sens*a* de .XII. *sols*/4/*con*tra Jac*me* Rost*an*h; *l., O:* /5/a-Mont Cau; *r., X:* /2/une vigne a Moncaut/3/a censse 12 s.

It*em*, una carta p*re*sa, scricha e senhada p*er* Giraut Amalric, l'an .MCCLXI., a .IX. k*alendaz* d*e* jenoyer, contene*n*t comsi Guilhem de-la Mota d*e* Mass*elha* vendet al hospital d*e* Sant Sp*er*it una vinha franca pausada al Colo*m*bier p*er* pres d*e* .XL. ll*ibras*; senhada p*er*: **D .XX.**

L., M: /7/no*n* la ten; *l., N:* /10/vinha fra*n*ca a-la Mota; *l., O:* /11/al-Colu*m*bier; *r., X:* /7/une vigne franche/8/au Collombier; *r., Y:* /8/No*ta*.

It*em*, una carta presa, scricha e senhada p*er* la man d*e* maistre Guilhem Baille, not*ari*, l'an .MCCCLXII., a .XX. de julh, contene*n*t comsi la molher d*e* Guilhem Cayssier, not*ari*[14], e maistre Johan Audebert, *con*tutor, doneron en excambi e en paga al hospital d*e* Sant Sp*er*it p*er* la mitat d*e* .I. hostal pausat en la carr*ier*a d'En Servenha, qual laisset al d*i*ch hospital lo d*i*ch maistre G*uilhem*, so es saber aq*ue*llos .LIIII. s*ols* censals, quals s*er*via a .1/2. ahost la molher d*e* Guilhem Naulon, p*er* .III. q*uartayradas* d*e* te*rr*a, pausadas en Anti*n*hana; senhada: **D .XXI.**[15]

L., N: /14/escam*b*i *en* .I. ostal/15/*en* car*iera* d'En Serv-/16/-enya; *l., O:* /18/Antinhana; *r., X:* /13/exchange;/ 17/3 cart*era*des terre a/18/Antignane[16]: 54 s.

It*em*, una carta presa, scricha e senhada p*er* la man d*e* Peyre de Sant Mayssimin, not*ari*, l'an .MCCXL., idus d*e* febrier, contene*n*t comsi Peyre Gibelin e Boneta, molher sieua, venderon al hospital una te*rr*a pausada sota los Arcs; e'l hospital o apella las Molieras; e s*er*via a Guilhe*m* Be*r*nart, lo qual semblantme*n*s vendet la dita ce*n*sa al d*i*ch hospital; senhada p*er*: **D .XXII.**

L., N: /24/vend*a* de .I^a^. te*r*ra[17]/25/als Arcs; *l., O:* /26/als Arcs; *r., X:* /24/une terre soutz les/25/Arcz d*i*st Mollieres.

---

[13] s*ols wurde nachträglich über der Zeile eingefügt.*

[14] *Hinter* notari *folgt ein Randverweis, der nirgends erfüllt wird.*

[15] *Vgl. den Rückseitenvermerk der Urkunde:* Aras o ten Catharina de Clavot (Z. 10).

[16] 51 s. *nach* Antignane *gestrichen.*

[17] tra *ohne Kürzel.*

fol. 22v

It*em*, una carta presa, scricha e senhada p*er* la man de Hugo Giraut, not*ari*, l'an .MCCCXL., a .XI. d*e* jenoyer, contene*n*t comsi don*n*a Mabilia de Conquas, molher q*ue* fon d'Aymar d'Estrelhas, e Raymon Monegue, senher en part de Ginhac, e Sausa, molher sieua, totz tres ense*m*ps ve*n*deron a Jacme Mayn, m*e*rcadier d*e* Mass*elha*, .VIIII. ll. e .X. s. d*e* censa am tota lur maior senhoria, quals servia B*er*tran Ricart, m*e*rcadier stant als Escas, p*er* .X. faissas d*e* vinha pausadas a Mo*n*tolivet; senhada p*er*: **D .XXIII.**

L., M: /2/non si paga; *l., N:* /6/vend*a* de sensas/7/de .VIIII. lb., .X. s.; *l., O:* /8/a Mo*n*tolivet; *r., X:* /2/.X. faisses vigne a/3/Montollivet a censse/4/9 ll., 10 s.

It*em*, una carta presa, scricha e senhada p*er* la man d*e* Guilhe*m* Durant, not*ari*, l'an .MCCLXV., a .VII. kl. d*e* desembre, contene*n*t comsi Guilhe*m* Sylha d*e* Mass*elha* vendet al hospital de Sant Sperit .II. d*enie*rs de censa am tota lur maior senhoria, quals s*er*via Raymon Cues p*er* una vinha pausada al Roylh; senhada: **D .XXIIII.**

L., M: /2/non si paga; *l., N:* /6/vend*a* de sensas;/7/de .VIIII. lb., .X. s.; *l., O:* /8/a Mo*n*tolivet; *r., X:* /2/ .X. faisses vigne a/3/Montollivet a censse/4/9 ll., 10 s.

It*em*, una carta presa, scricha e senhada p*er* la man de Guilhe*m* Peyre, not*ari*, l'an .MCCXLV., a .IIII. nonas de may, contene*n*t consi Marques Marin vendet al hospital de Sant Sperit una vinha franca a la Colla del Roylh p*er* pres d*e* .X. ll*ibras*: **D .XXV.**

L., M: /17/non la ten; *l., N:* /18/vend*a* de vinha al/19/Roylh fra[n]ca; *l., O:* /20/al Royl; *r., X:* /17/une vigne franche/18/a la Colle du Roilh.

It*em*, una carta presa, scricha e senhada p*er* la man d*e* Peyre Mayn, not*ari*, l'an .MCCCXXXI., a .XXI. d'octobre, en la qual ha .II. pargamins, e conten comsi Bondavin d*e* Draginhan, jusieu, vendet al hospital de Sant Sperit .III. qrt. d*e* vinha, pausadas al Roylh, la qual s*er*via al d*i*ch hospital .XXX. s*ols*; e-p*er* tal restet franqua al d*i*ch hospital. Aq*ue*sta carta es d*e* .II. p*a*rgamins ense*m*ps gludatz e *con*ten .I. autre instrument pres, scrich e senhat p*er* lo dich not*ari* l'an e·l jorn sus d*i*tz, comsi la don*n*a abbadessa d*e* Syon e son covent vendet al d*i*t hospital aq*ue*ls .XXX. s*ols* censals am tota lur maior senhor*i*a, quals lur s*er*via lo d*i*ch jusieu p*er* .I[a].

vinha de .IIII. qrt. vel circa, pausadas al Roylh; e lo dich jusieu reconoc: **D .XXVI.**

L., M: /23/non si paga; *l., N:* /24/venda e sensa al/25/Royl contra Bondavin; *l., O:* /27/al Royl; *r., X:* /24/3 carteraddes vigne/25/au Roilh a censse/26/30 s.;/30/4 carterades vigne au/31/Roilh: 30 s.

fol. 23

Item, una carta presa, scricha e senhada per la man de Peyre Elzias, notari, l'an .MCCCXI., a .VI. idus d'ahost; conten comsi Arnaut dal On, filh de Marques, vendet al-hospital de Sant Sperit una vinha de .III. qrt. e .1/2. e .III. destres francas, pausadas al Jarret del Roylh per pres de .CXL. llibras; senhada per: **D .XXVII.**

L., M: /1/non la tenc; *l., O:* /4/al Royl.

Item, una carta presa, scricha e senhada per la man de Bertomieu de la Salins, notari, l'an .MCCCXXXI., a .V. novembre, contenent comsi sen Bernart Garnier vendet al hospital de Sant Sperit de Masselha .XX. sols censals am tota lur maior senhoria, quals servia Marquesa, molher que fon de Albert Desdier, per una vinha e terra pausada a-las Molieras; e reconoc al pe d'aquesta carta, senhada per: **D .XXVIII.**

L., O: /10/las Molieras.

Item, una carta presa, scricha e senhada per la man de Bertomieu de la Salis, l'an .MCCCXXXI., a .V. de novembre, contenent comsi Peyre d'Argiliers, filh de Raymon d'Argiliers, et Nicolaua, molher sieua, venderon al-hospital de Sant Sperit una possession de vinha e-terra pausada a las Molieras del terrador de Masselha, franca de tota servitut per pres de .CXXV. llibras; senhada per: **D .XXVIIII.**

L., O: /17/las Molieras.

Item, una carteta facha, scricha e senhada per Guilhem Peyre, notari de Masselha, l'an .MCCXL., las nonas d'octobre; conten comsi Guilhem Berart vendet al hospital de Sant Sperit .IIII. deniers de censa am tota lur maior senhoria, quals servia Peyre Gibelin per una terra pausada a-las Molieras; senhada per: **D .XXX.**

L., M: /23/non si paga; *l., O:* /25/las Molieras.

fol. 23v

Item, una carta presa, scricha e senhada per la man de Bertomieu de la Salins, notari, l'an .MCCCXXXII., a .XXII. de jenoyer, contene*n*t comsi Albert Desd*i*er e Marquesa, molher sieua, venderon al hospital d*e* Sant Sperit una vinha e t*err*a, dotal de-la dicha Marquesa, pausada a-las Molieras, la-qual s*er*via al d*i*ch hospital .XX. s*ols*, p*er* pres d*e* .LXXXV. ll*ibras*; senhada p*er*: **D .XXXI.**

L., O: /5/las Molieras; *u., P:* /7'/apar aq*ue*sta e aq*ue*lla[18] n° .XXVIII. era .Iª. cauza.

It*em*, una carta presa, scricha e senhada p*er* la man d*e* Raymon de Gordon, notari, l'an .MCCCXLV., lo redier d*e* jenoyer, contene*n*t comsi Johan Girman, lahorador, reconoc al hospital de Sant Sperit una fayssa d*e* terra de .III. qrt. pausadas a-las Molieras, a-censa d*e* .XXIIII. s*ols* a .1/2. ahost; senhada: **D .XXXII.**

L., O: /12/las Molieras.

It*em*, una carta presa, scricha e senhada p*er* la man de Pascal Noe, not*ari*, l'an .MCCCXXXIIII., a .IX. d*e* febrier; conten comsi Jacme Rostanh, maistre d'ayssa, filh d*e* Raymon Rostanh, vendet al-hospital d*e* Sant Sp*er*it .XII. s*ols* cen-sals am tota lur maior senhoria sobre una sieua vinha franca pausada a-las Molieras, en la festa d*e* Sant Thomes; senhada p*er*: **D .XXXIII.**

L., O: /17/las Molieras.

It*em*, una carta de .II. p*ar*gamins e ters, p*re*sa, scricha e senha-da p*er* la man de maistre Peyre Ameli, not*ari*, l'an .MCCC-XXXV., a .XII. d'ahost, contene*n*t comsi Johan Florin et B*er*tran, filh sieu, venderon al hospital d*e* Sa*n*t Sp*er*it una vinha lur franca pausada a-las Molieras p*er* pres d*e* .CCXXVII. ll*ibras* e .X. s*ols*, a rason de .LXX. ll. p*er* qrt.; e .II. ratificatio*n*s seguens, de-las quals la una es p*er* si senhada: **D .XXXIIII.**

L., O: /25/las Molieras.

fol. 24

It*em*, una carta d*e* .II. p*ar*gamins e quart ense*m*ps gludatz, co*m*-p*re*sa, scricha e senhada p*er* la man d*e* maistre Johan Joli, not*ari*, l'an .MCCCLIIII., a .VII. d*e* desembre, contene*n*t comsi, considerada la pauretat del d*i*ch hospital e los mals te*m*ps, quals eran estatz, lo gran conselh gen*er*al reformet q*ue* los senhos rectors poguessan dar a acapte e a censa las poss*essi*ons francas del hospital e las s*er*vils

[18] aqsta *und* aqlla *ohne Kürzel.*

vendre e los porcs atressis, al miels q*ue* pogran, e-las monedas *conver*tir en las necessitatz del hospital e en substentation dels paures d*e* Crist.

E-p*er* virtut d*e* la dicha reformatio*n* los senhos rectors, que adoncs eran, doneron a acapte a s*en* Guilhe*m* Elies .I. claus d*e* vinha d*e* .XXV. qrt. e .1/2., e a censa de .LXIII. ll. e .XV. s. a .1/2. ahost am poder de defalcar entro .CII. s., a rason d*e* .IIII. s. p*er* qrt., paga*n*t .XX. s. p*er* s., e p*er* acapte d*e* .VI. gallinas, la qual censa tota es a rason d*e* .L. s. la qrt.; e es pausat lo d*i*ch claus al Roylh.

E abatet tantost d*e* la d*i*cha censa .XVI. ll*ibras* p*er* .CC. fl*orins* d*e* Flore*n*sa, los quals los d*i*tz senhors confesseron haver hagut e receuput, restant lo d*i*ch claus en censa de .XLVII. ll*ibras* e .XV. s*ols*: **D .XXXV.**

L., O: /16/al Roylh.

AB

It*em*, una carta de .I. pargami*n*, presa e-senhada[19] p*er* la man de mi, Ave*n*turon Rodet, not*ari*, l'an .MCCCCXI., die .XXII. octobr*e*, contene*n*t *comsi*[20] sen Isnart Messier vendet a-l'espital de Sant Esperit los .XVI. s., .VIII. dr. q*ue* serv Giraut Arquier p*er* la mitat de .I. faissa de vinha pausada a-la *Con*da*min*a. It*em*, los .VIII. s., .II. dr. que serv a-Sa*n*t Miq*ue*l Joha*n*neta Fresq*ui*era p*er* la mitat de .Ia. vinha al Cavi*n*sac[21]. It*em*, los .LIII. s., .VIII. den*ies* que serv Antoni d'Albanha p*er* la mitat de .I. vinha al Cavi*n*sac; et tot es p*er* indevis; e es senhat p*er*: **D .XXXVI.**

L., AB: /23/Isnart Messier; *l., O:* /24/a-la-*Con*damina; /28/a-Cavisat.

It*em*, una carta de .I. p*a*rgami*n* e .1/2., presa e senhada p*er* Ave*n*turo*n* Rodet, not*ari*, l'an .M.CCCCVII., di .VI. de desembr*e*, contene*n*t l'acapte[22] de .I. possession de vinha herma *e* te*r*ra de .V. quart*airadas*

fol. 24v

e quarta, *e* ame*n*daireda *e* olivaireda de .II. quart*airadas* tene*n*s, pausada a Mo*n*tolivet sobre lo Jarret de la Cavallaria, q*ue* es aras de Monet de Gap, a censa de .LXIIII. sol*s* a-Tos Sans, am la reconoysensa a-pe; senhada p*er*: **D .XXXVII.**

L., AB: /32/Monet de Gap.

---

[19] *Nach* senhada *wurde* p*er* Ave*n*turo*n* Rodet,/not*ari* *gestrichen*.

[20] *Kürzel für* quod.

[21] *Die Urkunde nennt als Ort des Weinbergs* Cannetum.

[22] *So getrennt:* la capte.

It*em*, una carta de .I. pargami*n*, presa e senhada p*er* Ave*n*turo*n* Rodet, not*ari*, l'an .M.CCCCX., di .XVI. de julh, contene*n*t la co*m*pra dels .XXXV. s., .VIII. den*ies*, .Iª. mealha censals, vendus al dit hospital p*er* sen Jacme Jaucen*n*a, q*ue* serv Matinet Vidal p*er*[23] la mitat de .Iª. vinha al Coronel, am la reconoisensa a-pe; senhada p*er*: **D .XXXVIII.**

L., AB: /5/Jacme Jaucen*n*a; *l., O:* /7/al-Coronel.

fol. 25 **AA**

En lo bassac senhat p*er* .E. son las cartas denfra designadas, senhadas p*er* nombre: **.E.**

P*rim*o, una carta d*e* .III. pargamins ense*m*ps gludatz, contene*n*t una compra de censas e .VI. reconoyse*n*sas presas p*er* Peyre Elzias, not*ari*, e trachas, scrichas e senhadas p*er* Bertomieu d*e* la Salins, not*ari*, l'an .MCCCXIIII., a tres d'ahost; senhada p*er*: **E .I.**

Los fachies son aq*ue*stos, quals adoncs eran:

Raholin, surgian, p*er* .Iª. fayssa d*e* vinha a Plu*m*bieras: .XXV. s.
Marin Tavernier p*er* .Iª. vinha a Plu*m*bieras: .XV. s.
Johan Cayrellier p*er* .Iª. vinha a Plu*m*bieras: .XX. s.
Guil*helm*a Barbiera p*er* .Iª. vinha a Font Escura: .XX. s.
Guigo Naulon p*er* .I. hostal a Sa*n*t Antoni: .VII. s.
Rixens Clavellas p*er* .Iª. vinha a Plumbieras: : .XXII. s., dr. .III.
Guilhelm Giraut p*er* .Iª. vinha a Plu*m*bieras: .XV. s.

Aq*ue*sta rediera reco*n*noyssensa es presa, scricha e senhada p*er* la man d*e* Raymon Rogier, not*ari*, l'an .MCCCXX., a .XVI. calenas d*e* febrier.

E-totas aq*ue*stas censas foron *com*prada (sic!) p*er* maistre Johan Blasin; e foron d*e* Jacme Macell.

L., O: /5/a-Plu*m*bieras: s. .XXV.;/6/ibid*em*: .XXII., dr. 4.or;/7/ ibid*em*: s. .XX.;/7'/altres de Plu*m*bieras: s. .XX.,/8/a-Font Escura[1]: s. .XX.;/8'/.I. hostal pres de Sant Antoni: s. .VII; *l., M:* /11/non si pagan.

Item, una carta d*e* .II. p*a*rgamins gludatz, p*re*sa, sc*ri*cha e senhada p*er* Pascal Noe, not*ari*, l'an .MCCCXXI., lo redier d*e* mars, contene*n*t *com*si Isnart B*er*oart, filh d*e* B*er*tran, vendet a maistre Johan Blasin .C. s*ols* sobre lo molin d*e* Caravella e sos

---

23 *Nach* per *wurde* .Iª. *gestrichen.*

1 *Im ms. steht* Estura, *doch* Font Scura *(26,21l. O) schließt einen Lesefehler von* O *an dieser Stelle aus.*

ap*ar*tenem*entz*, e sobre la te*rsa* p*art* dels frucs d*e* ce*rt*as poss*essi*ons aqui pausadas. E .III. reconoysensas apres: **E .II.** Aysso ten huey maistre Steve Ven*n*aysin, not*ari*, o sos heres.

L., O: /25/lo-molin de Caravella.

fol. 25v

It*em*, una carta presa, scricha e senhada p*er* la man d*e* Pascal Noe, not*ari*, l'an .MCCCXXV., a .XVIII. d'octobre, contenen*t* comsi Giraut del Batut, filh d*e* Be*rn*art, vendet a mess*en* Johan Blasin, mege, .VIII. s*ols* censals am tota lur maior senhoria, quals li se*r*via a .1/2. ahost Huga, molher d*e* Johan Aycart, p*er* una vinha pausada a Bona Vena. E es la reconoyssensa apres: **E .III.**

L., O: /5/a Bona Vena.

It*em*, una carta p*re*sa, scricha e senhada p*er* la man de Peyre[2] Baylle, not*ari*, l'an .MCCCXXVI., a .VII. d*e* julh. E son[3] .III. pargamins ensemps[4] cusaz, contenen*t* comsi Vinellas Marvan, jusieu d*e* Mass*elha*, vendet a messier Joha*n* Blasin, mege, .III. censas am tota lur maior senho*ri*a am .III. reconoyssensas apres: la .I^{a}. d*e* .LXV. s*ols* , quals [servian][5] Abram d*e* Be*rr*a e Mordacays Susurlot, jusieus, p*er* una vinha e te*rr*a ensemps tenen*tz*, pausadas al camin tra*n*sversier de Ribautz. La .II^{a}. d*e* .XXXII. s*ols* e .VI. d*enier*s quals se*r*via Isac Marvan, jusieu, p*er* .II. qrt. e .XVIII. destres d*e* vinlha e te*rr*a, pausadas aqui meteys. E la .III^{a}. d*e* .XXXII.s*ols* e .VI. d*eniers*, a-Sant Thomes[6], quals se*r*via Ysac de Ieras, jusieu, p*er* .II. qrt. e .XVIII. destres d*e* vinha e te*rr*a pausadas aqui meteys: **E .IIII.**

L., U: /10/no*n* si paga; *l., O:* /13/lo camin trave*r*sier.

It*em*, una carta presa, scricha e senhada p*er* Symon d*e* Miquel not*ari*, l'an .MCCCXXXI., a .III. d*e* julh, contenen*t* comsi Guilhem Fabre, m*e*rcadier, vendet a mess*en* Johan Blasin, mege, .XI. s*ols* censals am tota lur maior senho*ri*a sobre una sieua vinha franca d*e* una q*uartayrada*, pausada a Font Gata, la qual li malse*r*vi dels d*i*tz .XI. s*ols*: **E.V.**

L., U: /22/no*n* si paga; *l., O:* /24/a-Font Gata.

It*em*, una carta presa, sc*ri*cha e senhada p*er* Symon d*e* Miquel, not*ari*, l'an .MCCCXXVIIII., a .X. d*e* mars, contenen*t* comsi Ni-

---

[2] *Die Urkunde nennt* Pontius Baile *als Notar.*

[3] *Hinter* son *wurde* .IIII. *gestrichen.*

[4] ensemps *mit Nasalkürzel.*

[5] *Von mir ergänzt.*

[6] *Hinter* Thomes *wurde* per *gestrichen.*

colau de Servieras vendet a messen Johan Blasin, mege, certas censas sobre diversas possessions pausada en lo terrador de Servieras, las quals censas son al tot .VIII. ll*ibras*, .VI. s*ols* e .II. d*eniers*: **E .VI.**[7]

L., M: /31/non si pagan; *l., O:* /33/a-Servieras.

fol. 26

Item, una carta presa, scricha e senhada per Raymon Rogier, notari, l'a .MCCCXXVII., a .XXVI. d'octobre, contenent comsi Hugo de Valerna, lahorador de Massellha, reconoc a messen Johan Blasin, mege, una vinha sieua pausada a Caravella, per ell receupuda a acapte del dich messen Johan, la qual es de .VII. qrt. e. 1/2. e .XVIIII. destres, a censa de .XL. eminas d'annona vo de .VII. ll*ibras* e .X. s*ols*: **E .VII.**

L., O: /3/a-Caravella.

Item, una carta de .V. pargamins ensemps gludatz, pres, scritz et senhatz per la man de Guilhem Bermon, notari, l'an .MCCCXLII., a .XXVIII. d'octobre, contenent .X. reconoysensas de las-censas[8] que foron de messen Johan Blasin, mege, del qual fon heres l'espital per certas possessions pausadas a-Plumbieras, a-Bona Vena, al transversier e a Caravellas: **E .VIII.**

L., O: /11/a-Plumbieras;/12/a-Bona Vena.

Item, una carta presa, scricha e senhada per Symon de Miquel, notari, l'an .MCCCXLIII., a .XVII. d'ahost, contenent comsi sorre Laurensa, monega de Syon, am licencia de-l'abadessa remes al hospital de Sant Sperit alcunas censas, quals li eran estadas layssadas a sa vida tant solamens per messen Johan Blasin, mege, per certas possessions pausadas en los luecs davant ditz: **E .VIIII.**

L., O: /18/a-Plumbieras: s. .XXV.;/19/ibidem *videlicet* s. .XXII.;/20/a Font Gata: s. .XI.;/21/a Font Scura: s. .XX.

Item, una carta[9] de .III. pargamins ensemps gludatz, presa scricha e senhada per maistre Peyre Ameli, notari, l'an .MCCCXLV., al redier de may, contenent comsi los senhos prodomes del hospital de Sant Sperit doneron a acapte e a censa a .V. fachies .I. claus de .XIII. q*uartayradas* de vinha e de terra, pausat en Camas, a censa de .XXVIIII. ll*ibras* e .V. s*ols* , la qual censa si paga cascun

[7] *Am linken Rand (Z. 28–30) gezeichnete Hand als Verweis.*

[8] *Hinter* censas *wurde* de *gestrichen.*

[9] p *nach* carta *gestrichen.*

an en la festa d*e* Tossantz, a rason d*e* .XL. s*ols* la q*uartayrada*; et reconn*o*gron los d*i*tz fachies en*contenent*: **E .X.**

L., O: /26/en-Camas, pres lo/27/plan de sant Miquel.

fol. 26v

It*em*, una carta presa, scricha e senhada p*er* Guilhem Lort, nota*ri*, l'an .MCCLXXXIIII., a .XIIII. kl. d*e* julh, contenen*t* comsi Aycart d*e* Roquafort, filh d*e* Hugo, vendet a s*en* Raymon d'A-lans .II. s*ols* e .III. d*eniers*, quals lo d*i*ch Raymon li s*er*via p*er* .II. hostals pausatz en la carr*ier*a de-las Massas, e p*er* tal los d*i*tz .II. hostals li resteron francs e netz d*e* tota s*er*vitut: **E .XI.**

L., O: /4/la-carr*riera* de-las Masas.

It*em*, una carta presa, scricha e senhada per Pons Martin, not*ari*, l'an .MCCCIII., a .IIII. nonas madii, conten[en]t comsi Pueyric d*e* Riquas Novas donet a acapte a s*en* Raymon d'Alans .I. amendayreda pausada a Olpilhieras, a censa d*e* .II. s*ols* e .VI. d*eniers* a-Sant Thomes: **E .XII.**

L., O: /10/Orpilhieras.

It*em*, una carta presa, scricha e senhada p*er* lo d*i*t notari l'an .MCCCIIII., a .XVII. kl. d'ahost, contenen*t* comsi Pueyric d*e* Riquas Novas vendet a s*en* Raymon d'Alans .V. s*ols* d*e* censa am tota lur maior senhoria, quals lo d*i*ch Raymon li s*er*via p*er* .II. amendayredas ense*m*ps tene*n*tz, pausadas a Olpilhieras; e p*er* tal li resteron fra*n*cas: **E .XIII.**

L., O: /16/Orpilhieras.

It*em*, una carta presa, scricha e senhada p*er* la man d*e* maistre Peyre Ameli, not*ari*, l'a .MCCCXXXII., a .VI. d*e* nove*mbre*, contenen*t* comsi B*er*nart d'Albatut, filh d*e* B*er*nart, e Dousa, molher sieua, e Bernardet, filh lur, tos-tres ense*m*ps, venderon a Guilhe*m* d'Alans d*e* Mass*elha* .VIII. ll. d*e* rials censals am tota lur maior senho*r*ia, quals lur s*er*via Guilhem Gayraut, hostalier, p*er* .I. hostal pausat en la carr*ier*a dels Fabres; am una reconoysensa e una ratificatio*n* al pe: **E .XIIII.**

L., O: /22/la-c*arriera* dels Fabres.

It*em*, una carta p*re*sa, scricha e senhada p*er* la man d*e* maistre Peyre Noe, not*ari*, l'an .MCCCXLII., a .V. d*e* desembre, contenent comsi Peyre d'Argilies, filh d*e* Raymon, vendet a Guilhe*m* d'Alans aquella .XVna. part, qual havia en alcun hostal pausat en[10]

[10] en *ist in der folgenden Zeile wiederholt.*

la carr*ie*ra d*e* las Massas, lo qual fon d*e* Vivaut d*e* *Con*quas: **E .XV.**

L., O: /29/la-c*arr*i*e*ra de-las Masas.

fol. 27

It*em*, una carta, pres p*er* Johan Guibert, not*ari*, e tracha, scricha e senhada p*er* la man d*e* Raymon Caderossa, not*ari*, l'an .MCCC-XLVII., a .XV. d*e* jenoyer, contene*n*t comsi Oliviar Bo*m*par, lo jove filh de Guilhem, vendet a s*en* Raymon d'Alans[11] lo p*re*mier trezen d*e* .I. hostal pausa en la carr*ie*ra d'En Se-rvenha, lo qual tenia sotz la maior senho*ri*a del-dich Oliviert la filha e heres d*e* Be*r*nart Capion: **E .XVI.**

It*em*, una carta d*e* .IIII. p*ar*gamins ense*m*ps gludatz, presa, scricha e senhada p*er* la man d*e* maistre Peyre Lort, l'an .MCCCXLVII., a .XVIII. d*e* jenoyer, contene*n*t .VII. quitansas fachas a s*en* Guilhem d'Alans de c*er*tas laissas e tortzfatz, fachas e recon*n*egutz p*er* ell en son testame*n*t; senhada p*er*: **E .XVII.**

L., O: /10/quita*n*sa.

It*em*, una carta presa, scricha e senhada [per] lo dich notari, l'an .MCCCXLVIIII., a .XVIII. d*e* mas, contene*n*t comsi sen Guilhem d'Alans retenc una censa d*e* .LV. s*ols* censals, quals ell s*er*via a Hugo d*e* Jer*usa*lem, filh d*e* Vivaut, quals eran hagutz extimatz a Alaseta, molher d*e* maistre Jacme Gili, mege: **E .XVIII.**[12]

It*em*, una carta p*re*sa p*er* Johan Auquier, not*ari*, e tracha, scricha e se-nhada p*er* la man d*e* maistre Augier Aycart, not*ari*, l'an .MCCC-XXI., a .V. d*e* julh, contene*n*t comsi Nicolau del Dragon en nom d*e* Silia, molher sieua, lauset a-B*er*tran Cabrit, laho-rador, .II. faissas d*e* vinha, quals tenia sotz la sieua [senhoria][13], a ce*n*sa d*e* .XXV. s*ols*; e son .VIII. qrt. e .XXXI. destres e .1/2., pausadas a Aygas Bonas, las quals vendet Aycart Cayat p*er* pres d*e* .CCLXXXXV. ll*ibras*, .VII. s*ols* e .VI. d*eniers*: **E .XVIIII.**

L., O: /24/Aygas Bonas.

It*em*, una carta p*re*sa p*er* Johan Auquier, not*ari*, e tracha e senhada p*er* Guilhe*m* Auq*ue*rii, filiu*m* suu*m*, filh sieu, l'an .MCCCXXIII., a .XII.

---

11 Raymon *ist nach der Urkunde (Z. 5) zu korrigieren in* Guilhem; *auf dem Rückseitenvermerk der Urkunde wurde* Raymon *gestrichen und durch* Guilhem *ersetzt.*

12 *Das Obereigentum des hier beschriebenen Grundstückes ging nach dem Tod von Hugo de Jerusalem an Alaseta Gili über, die dessen Wert schätzen ließ und es dann Guilhem d'Alans verkaufte; vgl. Urk.*

13 senhoria *wurde nach dem Rückseitenvermerk der Urkunde ergänzt:* .II. faissas de vinhas,/quals tenia sotz la sieua senhoria *(Z. 2f)*.

d'octobre, contenent que Nicolau del Dragon donet a acapte a Antoni Garnier, lahorador, .II. quartayradas mens quarta de terra pausada a Aygas Bonas, a-censa de .XI. sols e .VI. dr. a-Sant Miquel, am pati de plantar: **E .XX.**

L., O: /30/Aygas Bonas.

fol. 27v

Item, una carta presa per Johan Auquier, notari, e tracha e senhada per Guilhem Auquier, filh sieu, notari, l'an .MCCCXXIII., a .XII. d'octobre, contenent que Nicolau del Dragon donet a acapte a Pons Revell, lahorador de Masselha, .II. qrt. de terra, pausadas a-Aygas Bonas, am pati de plantar, a censa de .VIIII. sols e .VI. deniers a-Sant Miquel: **E .XXI.**

L., O: /3/Aygas Bonas.

Item, una carta presa per lo dich Johan Auquier, notari, l'an .MCCCXX-III., a .XXIIII. d'octobre, e tracha e senhada per Guilhem Auquier, filh sieu, contenent comsi Nicolau del Dragon donet a acapte a Rostanh Julian, lahorador, .II. qrt. de terra, pausadas a Aygas Bonas, a censa de .IIII. sols a Sant Miquel, am pati de plantar: **E .XXII.**

L., O: /10/Aygas Bonas.

Item, una carta presa per lo dich Johan Auquier, notari, e tracha e-senhada per maistre Augier Aycart, notari, l'an .MCCCXXIII., lo redier d'octobre, contenent comsi Nicolau del Dragon com maior senhor retenc una terra pausada a Aygas Bonas, venduda per Aycart Cayat a-Bertran Cabrit, per pres de .XLV. llibras[14]; e li servia .X. sols: **E .XXIII.**

L., O: /15/Aygas Bonas.

Item, una carta presa, scricha e senhada per Guibert de Ganage, notari, l'an .MCCCXXVII., al davantredier jorn de julh; e son .II. pargamins ensemps gludatz, contenent comsi donna Sibilia de Jerusalem, filha de Paul de Jerusalem e molher de Guilhem del Dragon, donet en sout e en paga a Silia, nora sieua, molher que fon de Nicolau del Dragon, filh sieu, e tuayris dels enfantz e-heres del dich Nicholau, certas censas am tota lur maior senhoria, quals li servian diversas emphiteotas per alcunas possessions pausadas a Santa Martha, la qual donation en paga fes en recompensation de .CX. llibras, quals

---

[14] *Die Urkunde (Z. 10) gibt einen Preis von 55 Pfund an.*

devia al d*i*ch saentras Nicolau, filh sieu, per causa d*e* prest; senhada p*er*: **E .XXIIII.**

L., O: /25/a-San*t*a Marta.

It*em*, una carta presa, scricha e senhada p*er* la man d*e* Johan Guibert, notari, l'an .MCCCXLII., a .XXII. d*e* desembre, contene*nt* .III. reconoyssensas de censas, fachas per

fol. 28

Peyre Raholin, Johan Garin e Guilhem Botelhier, d*e* c*er*tas poss*essi*ons pausadas al Coronell[15]; lo premier ser .IIII. ll*ibras* e .VI. s*ols*, lo segon .VI. s*ols* el ters .XI. s*ols*: **E .XXV.**

L., O: /31/al-Coronel.

It*em*, una carta presa p*er* maistre Felip Gregori, not*ari*, e tracha, escricha e senhada p*er* la man d*e* Johan Aymeric, l'an .MCCCXLIII., a .XV. d*e* jun, contene*nt* l'assignation e-la reconoyssensa de-la v*er*quiera d*e* Hugueta d*e* Ners [toquant][16] l'ospital d*e* Sant Sp*er*it; senhada p*er*: **E .XXVI.**

It*em*, una carta, presa, scricha e senhada p*er* la man d*e* Peyre Giraut, not*ari*, l'an .MCCCXLIIII., a .XVIII. d*e* novembre, contene*nt* comsi Martin Crestin, lahorador d*e* Mass*elha*, reconn*o*c a dona Sileta del Dragon una faissa d*e* vinha d*e* .Ia. qrt. mens .IIII. destres, pausada al Peras, a ce*n*sa d*e* .VIII. s*ols* e .VIIII. d*enie*rs: **E .XXVII.**

L., O: /12/al-Peras.

It*em*, una carta p*r*esa, scricha e senhada p*er* la man d*e* Guilhem Cayssier, l'an .MCCCLIII., a .V. d*e* nove*m*bre, contene*nt* .II. reconoyssensas fachas al-hospital p*er* Raynaut Barnaut e Guilhem Berart, lahorados d*e* Mass*elha*, p*er* .II. vinhas e t*er*ra a-la colla d'En Aycart Sarrasina; la p*r*emiera serv .LXV. s*ols* e l'autra .XL. s*ols*: **E .XXVIII.**

L., O: /18/N'Aycarda Serayna.

It*em*, una carta presa p*er* la man d*e* B*er*tomieu de-la Salis, l'an .MCCCXXXVI., a .XXX. d*e* julh; e tracha, sc*ri*cha e senhada p*er* la man d*e* maistre Jacme Aycart, not*ari*, contenent comsi Folco d*e* Nes, filh d*e* B*er*tomieu, reconoc a Johan Martin de-la carri*er*a d*e* Jer*usa*lem .VIII. qrt. mens .XX. destres de .I. affar q*ue* fon de Peyre

[15] *Die Zinsanerkennung wurde für Silia del Dragon ausgestellt; vgl. die Urk.:* recogonovit d*omi*ne Cecilie de Dragone, uxori/Nicholay de Dragone *(I Z. 3f)*.

[16] *Vgl. den Rückseitenvermerk der Urkunde:* Toqua*n*t l'espital ...

d'Auruol, pausat al Jarret dels Vivautz, a censa de .VIIII. ll*ibras* a .1/2. ahost; senhada p*er*: **E .XXVIIII.**

L., M: /23/fom desamp*ara*da/24/a-l'espital com apar/25/en f*olio* n° .X.; *l., O:* /26/lo Jaret dels Vivaux.

fol. 28v

It*em*, una carta presa, scricha e senhada p*er* la man de Rostanh Chabert, notari, l'an .MCCCLXXXVII., a .XIII. d*e* desembre, contene*n*t la quita*n*sa facha p*er* los senhos con*n*onges de[17] la Maior a-lo[18] hospital d*e* Sant Sp*er*it d*e* .XXV. ll*ibras* p*er* .XXV. s*ols* laissatz als aniv*er*saris p*er* Johan Enguilran al*ia*s Porcho, del qual lo d*i*ch hospital fon heres p*er* la mitat; e senhada p*er*: **E .XXX.**

L., O: /3/la-quita*n*sa facha p*er*/4/la Maior.

It*em*, una carta p*re*sa p*er* Peyre d*e* Berra, not*ari*, l'an .MCCCLVIII., a .VII. d'octobre; e tracha, scricha e senhada d*e* la man de Johan de Thama, not*ari*, contene*n*t comsi Raymon d*e* Laurias vendet a don*n*a Antoneta d*e* B*er*ra, filha de Peyre d*e* B*er*ra e molher de Johan Elies, drapier, .LXVI. s*ols* e .X. d*eniers* censals am tota lur maior senhoria, quals s*er*via Johan Servella d*e* Mass*elha* p*er* c*er*tas posse*ssi*ons d*e* vinhas e avellanedas, pausadas a Aygaladas del t*er*rador d*e* Mass*elha*. E la recon*n*oyssensa a part; senhada: **E .XXXI.**

L., O: /11/Aygaladas.

It*em*, una carta de .III. p*ar*gamins ense*m*ps gludatz, p*re*sa, sc*ri*cha e senhada p*er* la man de maistre Peyre Rollan, not*ari*, l'an .MCCCLXII., a .XI. d'abril, contene*n*t comsi Guilhem Folco, filh d*e* Guilhem, donet a acapte a-mess*en* Johan de Qui*n*sac .I. hostal pausat en Carr*iera* Torta, a censa d*e* .XV. ll*ibras* am pati d*e* defalcar. E .III. defalcations seguidas, cascuna soleta p*er* si. E restet en censa d*e* .C. s*ols*; senhada: **E .XXXII.**

L., O: /20/la Car*riera* Torta.

It*em*, una carta p*re*sa, scricha e senhada p*er* la man d*e* Peyre Mayn, not*ari*, l'an .MCCCXXXIII., a .VIIII. d'ahost, contene*n*t comsi Jacmeta, molher q*ue* fon d*e* B*er*nart de Brand*is*, ayssins com heres del d*i*ch B*er*nart, marit sieu, e de Catharina, filha d*e* Hugo Johan, al*ia*s d*e* Fellins, p*er* .XL. s*ols* a*n*uals o p*er*petuals, laissatz p*er* lo d*i*ch marit sieu

[17] de *ist in der folgenden Zeile wiederholt.*

[18] al *wurde zu* alo *verbessert.*

[19] *Wiederholung von der vorangegangenen Seite.*

perpetualmens al-dich hospital, e per .X. sols anuals o perpetuals, semblantment laissatz al dich hospital per la dicha

fol. 29

Catharina (al dich hospital)[19] tostemps mays, donet en sout e en paga al dich hospital .II. hostals; l'un pausat en la carriera de la Cetiraria, que servia a donna Francesca de-la Mar .II. sols a Sant Thomes. E l'autre hostal en la carriera juxta la mayson de Sant Sperit, e servia (.II.) al monestier de Sant Salvador .II. sols en la dita festa: **E .XXXIII.**

L.o., 16.Jh.: Nota; *l., O:* /3/la Carataria;/4/pres de Sant Sperit.

Item, una carta presa, scricha e senhada per la man de mossen Antoni Segon, capellan[20], l'an .MCCCLXII., a .XXVII. de may, contenent comsi Berenguiera, molher de Johan Bernart e filha de Peyre Tapial, lahorador, assignet als aniversaris de la Maior .XX. sols censals am tota lur maior senhoria per .I. aniversari perpetual sobre totz sos bens. E specialmens sobre .I. sieu hostal pausat en la carriera de Marin de Not; de-la qual Berenquiera es heres l'espital de Sant Sperit mejansant la persona del dich Johan Bernart, marit e heres de la dicha Berenguiera: **E .XXXIIII.**

L., O: /15/la carriera de Sant Martin.

Item, una carta presa, scricha e senhada per la man de Johan Aymeric, notari[21], l'an .MCCCLXXVIIII., lo jorn .XXI. de may, contenent comsi lo dich hospital donet als dichs aniversaris de la Maior .XX. llibras. E fon quitat lo dich hospital com heres de la dicha Berenguiera Bernarda, com desus es dich, so es saber dels ditz .XX. sols per ella laissatz als ditz aniversaris: **E .XXXV.**

L., O: /20/a-la-Maior *e* los/21/aniversaris; *l., Y:* /22/ha estat afran-/23/-quit; vide *et* lege.

Item, una carta de .II. pargamins e .1/2., presa, scricha e senhada per la man de Peyre Rollan, notari, l'an .MCCCLXII., a .XIII. de jun, contenent comsi Guilhelma de Robert de Boc e Johan Benech, filh sieu, e Loyssa, molher del dich Johan, totz tres

[19] *Wiederholung von der vorangegangenen Seite.*
[20] capellan *über der Zeile.*
[21] notari *über der Zeile.*

ensemps, venderon a messen Johan de Quinsac, savi en drech, diversas lurs possessions franchas, pau-

fol. 29v

sadas a-la Trelha·. E-pueys tantost lo dich messen Johan las lur donet a acapte e a censa de .VII. libras a-Sant Thomes am pati de defalcar entro .V. sols per .LX. libras. E los dichs marit e molher reconogron; e del qual messen Johan de Quinsac son heres los hospitals de Sant Seperit e de Sant Jacme: **E .XXXVI.**

L., O: /3/a-la-Trelha.

Item, una carta facha en Masselha, presa, scricha e senhada per la man de maistre Johan Aymeric, notari, l'an .MCCCLXXIII., a .XVIIII. de novembre, contenent la clausula del testament de dona Nicolaua Payroliera, per la qual lo dit hospital de Sant Sperit com heres de-la dita dona Nicolaua era tengut de pagar cascun an .X. sols a-la luminaria de Sant Jacme de las Spasas de Masselha. E per so·bliguet .I. sieu hostal pausat en la Pellissaria Strecha. Aras empero l'an .MCCCCI.[22]: Folquet Ricau e Honorat Robert, priors de la dita luminaria e per negossis d'aquella, venderon e remeron la dita laissa e sos arrayrages e totz los dretz, quals havian *contra* lo dit hospital e en lo dit hostal, a sen Johan Bonvin e Blaquieras de Montolieu, rectors del dit hospital, lo qual conteron per cert pres; facha nota per mi, Laurens Aycart, notari. E per so restituiron la dita carta talhada per cautela del dit hospital, la qual metem en nombre d'aquesta letra; senhada per: **E .XXXVII.**

L., 16.Jh.: /10/La Pelisarie/11/Estrete; *l., O:* /12/Nicolaua Payroliera.

Item, una carta presa, sotz scricha e senhada per Antoni Raynaut, notari, habitador de Masselha, l'a .MCCCLXXXXVIIII., a .III. de desembre, contenent la transaction facha entre los hospitals de Sant Sperit e de Sant Jacme de Gallicia de Masselha de una part e los heres de Jordan Fermin, mognier saentras de Masselha, de l'autra part, per rason de la mitat dels bens del dit Jordan pertenent als ditz hospitals; senhada per: **E .XXXVIII.**

L., O: /27/transacion entre los/28/hospitals; *r., X:* /25/tranzaction/27/entre St. Sp[e]rit/28/*et* St. Jacques de/29/Gallice.

---

22 *S. u. § K 8* (AB).

fol. 30

It*em*, una carta presa, scricha e senhada p*er* la man de Hugo Ferrier, not*ari*, l'an .MCCLXXXIII., a .V. k*alendas* de desembre, contene*n*t certa concordia facha entre lo d*i*t hospital d*e* Sant Sp*er*it e Jaufres d*e* Meuna, masellier, sobre alcun debat, qual havian ense*m*ps p*er* rason de-las paretz comu*n*as del d*i*t hospital e del hostal del d*i*t Jaufres; senhada p*er*: **E .XXXIX.**

L., O: /3/l'acordi entres los/4/.II. hospitals.

It*em*, una carta p*r*esa, scricha e senhada p*er* la man de B*er*tomieu Audoart, not*ari* d*e* Mass*elha*, l'an .MCCLI., a .VIII. idus d*e* jun, contene*n*t comsi Johan*n*a, molher d*e* B*er*tran Rostanh[23], saentras, coma tuayris e admi*ni*strayris dels enfantz sieus e del dit marit sieu e heres d'aquell, vendet a Paul d*e* Jer*usa*lem d*e* Mass*elha* div*er*sas censas sobre diverses hostals pausatz en la-Vila Episcopal d*e* Mass*elha* e sobre .II. vinhas, pausadas la una al Canet, e-l'autra a-la Pineda del t*er*rador d*e* Mass*elha*; senhada p*er*: **E .XL.**

L., O: /14/sensas:/15/en-Cavalhon;/16/al-Canet;/17/a-la-Pineda; *r., X:* /12/Cavailhon:/13/maison;/14/au Canet;/15/a-la-Pinede.

It*em*, una carta p*r*esa, scricha e senhada p*er* la man de Peyre Colu*m*bier, not*ari* d*e* Mass*elha*, l'an .MCCCXIIII., a .IX. de may, contene*n*t comsi B*er*enguier Vivaut am certz autres p*er* lurs p*ar*tidas vende-ron a Maiffren d*e* Parma, panatier d*e* Mass*elha*, .I. casal pausat en lo borc d*e* Sant Augustin; senhada p*er*: **E .XLI.**

L., O: /23/en lo-borc de-Sant Agostin.

It*em*, una carteta contene*n*t .II. vidim*us* d*e* .II. bullas apostolicals, consentidas p*er* papa Innocent sobre alcuns debatz, quals eran entre lo d*i*t hospital e·l monestier d*e* Sant[24] Salvador; senhada p*er*: **E .XLII.** L'an mil .II^{c} XXXXVIIII^{o}.[25]

L., O: /28/una bula entre/29/Sant Salvador[26] *e* l'ospital[27].

---

23 Rostanh *mit Nasalkürzel.*

24 Speri *hinter* Sant *gestrichen.*

25 *Datum von* AC *nachgetragen.*

26 Salvava *verbessert zu* Salvador.

27 *Zwei Kreuze am rechten Rand.*

fol. 30 **AC**

Item, l'estrum*en*t de l'acapte[28] dels molins dels Vivaus; senhat p*er*: **e no .XXXXIII.**[29]

L., Y: /1/Les molins/1'/des Vivaulx.

It*em*, una clauzulla de testam*en*t de Alonso de Seres, senhada p*er* .e. n° .XXXXIIII., escricha p*er* man de m*estr*e Esperit Felissis, l'an mil .IIII^{c} LXIIII. et die .XV. sete*nbre*; *con*tene*n*t que laysava tos los ans fl*orin* ung a-l'espital de Sa*n*t Esperit, et flor*in* ung a-l'espital de Sant Jaume, fondat p*er* s*en* Bernart Garnier: 44 **E .XXXXIIII.**

L., Y: /5/Priam d'Olieres/6/a les escri-/7/-tur[es].

It*em*, ung estrum*en*t contene*n*t lo conpra de ll*ibras* quatre de mallafra*n*quim*en*t que a-fach lo noble s*en* Joha*n* Chaudel sobr*e* sun hostal anbe ung cazal, coma apar nota p*reza* p*er* ma*n* de m*estr*e Jaume Fontayna en l'an mil quatre sens sexanta ung, et a .VII. de jenovier, et escrich p*er* man de mestre Bertra*n* Alfan, notari, com es en las dictos escrituras en cayseta de .e.: **E .XXXXV.**

L., Y: /11/*Fran*cis Diodel; *l., 16.Jh.:* /13/ nota.

Item, ung istrum*en*t de canbis de sensos, fach p*er* l'espital de Sa*n*t Esperit et m*essi*er Jaco de Passy an l'espital que a-dat sobre Margarida Bella s*ous* .XVIII., et sobr*e* los heres de Miquel Folquier s*ous* .V., et sobre la molher de Joha*n* Albert, Margarida, s*ous* .X.; escrich l'an mil .IIII^{c} LXIIII. et .VIIII°. de febr*ier*:

E .XXXXVI.

fol. 31

It*em*, ung istrum*en*t *con*tene*n*t la remission d'alcuna liberation d'alcun hostal que fon de Jaume Robert, candelier, et fon p*er* arreyrag*es*, lo cal hostal fa senssa a-l'espital de Sa*n*t Jaume de las Espazos et a-Sant Esperit; et ung altre anbe aquel[30], tos-dos-ligas ensens, l'un es escrich p*er* man de m*estr*e Peyre Bla*n*cart l'an mil .IIII^{c} LIIII. et .VIIII°. de sept*enbre*[31], et l'autre p*er* man de m*estr*e Johan Jorgii alias d'Ollieras en l'an mil .IIII^{c} LX. et .XIIII. hoctob*re*; senhada: **E .XXXXVII.**

---

[28] *So getrennt:* la capte.

[29] *Die Urk. stammt von 1449.*

[30] a *vor* quel *über der Zeile eingefügt.*

[31] *Tag und Monat am Rande, rechts neben* et.

10 Item, ung testame*n*t, en lo cal sy conten que
11 Anthony Galissii laysa a l'espital fl*orins* .XX. pagados
12 p*er* sos heres nomas en lo dit testame*n*t;
13 p*er* man de m*estr*e Honorat Sarralhie, l'an mil .IIII^c LVI.
14 et .XVIIII. de maii: **E .XXXXVIII.**[32]

15 Ite*m*, ung instrume*n*t *con*tene*n*t la lieuration de-l'ostal
16 sobre nomat: **E .XLVIIII.**
17 Ite*m* l'estrume*n*t de-la donassition de tos los bens donas
18 p*er* lo noble Peyre Odo a-l'espital; escrich p*er* man de
19 m*estr*e Palamidel Vinatier, l'an mil .IIII^c XXXX. et .VIII. d'abrilh;
20 es en L 3[33].

21 Ite*m*, sun[34] dos instrume*n*t d'alcun debat[35] que
23 avie l'espital anbe los Morlans de alcuna se*n*te*n*ssia
24 donada a-la p*re*miera apellassions, donada en
25 favor de-l'espital *contr*a Guilhe*m* et Loy Morlan; escrich
26 l'un p*er* man de m*estr*e Joha*n* Jolian, l'an es estrassat, et
27 l'autre p*er* man de m*estr*e Anthony Hodol, l'an 1441 et 22 de mars: **E .L.**

28 Ite*m*, ung instrume*n*t d'alcuna se*n*te*n*ssia donada
29 a-la p*re*miera apellatio*n* de Marss*e*lha en favor de
30 l'espital *contr*a Guilhe*m* et Loys Morlan.

31 Ite*m*, ung altre intrume*n*t en la cauza sus dicha.

fol. 31v

1 Iten, ung instrume*n*t contene*n*t las sensos que
2 s*en* Peyre Mersier vendet a-l'espital, coma
3 apar p*er* nota p*er* man de mestre Raymon
4 Vidaudi, l'an mil .IIII^c . et trenta et set,
5 del mes de sete*n*br*e*; senhat p*er*: **E .LI.**
L., AC: /1/*con*pra de se*n*sos.

6 Item, ung instrume*n*t *con*tene*n*t coma la cort a
7 levat a-l'espital .XII. d*enie*rs, et fon levat a Jolian
8 de Cazals, et .i. faut ben avizar[36]; escrich p*er*
9 man de mestre Laures Aycart, l'an mil .III^c -
10 LXXXVII. et .VII. d'avost; la reconoyse*n*sa es de*n*tre: **E .LII.**

---

[32] *Nummer des Paragraphen neben Z. 12.*
[33] *Z. 17–19 sind gestrichen; die Urk. ist in § K 49 beschrieben.*
[34] su*n* dos *Korrektur für* ung; *das Plural-s von* instrument *wurde dabei vergessen.*
[35] *Ursprünglich:* alcun deute de fl*orins* .XX. que/22/devia Batista ...., cordier, .../23/; deute *zu* debat *verbessert, alles übrige, außer* que *gestrichen.*
[36] *Der Sinn des letzen Nebensatzes bleibt mir unklar.*

. Ite*m*, ung testame*n*t de Peyre Garre que fa eres l'espital; escrich p*er* man de mestre Pons d'Escalos, l'an mil .IIII^{c} XV. et .XX. d'avost: **E .LIII.**

Iten, ung instrume*n*t de senssos conprados p*er* Peyre Lhautaut et ve*n*dudos per Peyre Bonifay; et la nota escricha p*er* la man de mest*re* Pons d'Escalos, et estracha dels cartolaris de mestre Guilhe*m* Baile, notari, l'an mil .III^{c} LXXVI. et .XIIII. de maii; et las reconoyse*n*sos dentre: **E .LIIII.**

Ite*m*, ung testame*n*t de Peyre Garre que mori a-l'espital; esta facha et sota senhada p*er* man de mestre Pons d'Escalos, notari, l'an mil .IIII^{c} XV. et die .XX. d'avost: **E .LV.**

Mudam ava*n*t aquesta letra en cart*a* .LXXII.

fol. 72

Item, una carta de la conpra que fes Bertomieu Codonel, laborador, de una terra a-Bona Vena que fa de sensa gross*es* .VIIII°.; aras la ten B*e*rtra*n* Germa*n*, menestrier; nota p*er* man de mestre Loys Lonbart, notari, l'an mil .IIII^{c} . trenta et sinc et die sinc de mars: **E .LVI.**

L., AC: /3/Bona Vena.

Item, ung instrume*n*t, dit clauzulla del testame*n*t que fes m*estr*e Joha*n* Arcule, te*n*churie; contene*n*t come*n*t el donet una sieua vinha pauzada a-Sa*n*t Just del terrador de Mass*e*lha, la cal an vendut despueys a Jaume Alabart; escricha p*er* man de mestre Pala*m*ides Vinatyer, l'an mil .IIII^{c} LX. et .XIIII. hoctob*re*: **E .LVII.**

L., AC: /8/a Sa*n*t Just.

Ite*m*, una carta contene*n*t come*n*t mess*ie*r Hugo*n*en de Lamanon anet reconoyser ung sieu hostal pauzat dava*n*t lo portal de la-Fracho, et s*erv*e a Sa*n*t Esperit; aras lo ten s*en* Miquel Forbin, senhor de Gardana; escricha p*er* man de mestre Bertomieu d'Arneti, l'an mil .IIII^{c} LXV. et .XXVIII. de febrier: **E .LVIII.**

L., AC: /14/a la Fracho; *l., Y:* /18/no*n* tenet. Les/19/heretíes de/20/Cariollis d'Aix.

Item, una carta *con*tenen*t* la redussion[37] facha entre l'espital de Sa*n*t Esperit et lo cove*n*t de Frayremenos a-cauza dels aniversaris et leguas, laysas en la gleyza de Sa*n*t Loys de Marsselha, ta*n*t p*er* s*en* Joliani de Cazals coma p*er* altres; lo cal es *con*te*n*gut en lo dit estrume*n*t; l'an mil .IIII^{c} XXV. et a .VII. del mes d'abrilh; notari[38]: **E .LVIIII.**

L., Z: /21/ha estat/22/afra*n*quit,/23/vide *et* lege/24/infra[39].

fol. 72v

Item[40], ung instrume*n*t fach p*er* mestre Joha*n* Caradet alias Borgonho, contene*n*t l'esca*n*bi que fes l'espital anbe Rigon Bertra*n* de alcunos terras que lo dit Rigon avia p*re*s de la bastida de-l'espital, en que es la font de la dicta bastida, et l'espital li donet una terra a-Giru*n*da, s*er*ve*n*t a-Sant Victor; et fon l'an mil .IIII^{c} LXXX. et .XXX. maii; notari[38]: **E .LX.**

L., AC: /2/exca*n*bi de te*rr*as; *l., 16.Jh.:* /3/Colle d'Amboguia.

Item, una carta facha et senhada p*er* man de mestre Joha*n* Caradet alias Borgonha, *con*tene*n*t ung debat de ung hort sive prat, costa et tene*n*t anbe lo molin dels Vivaus; anbe la reconoyse*n*sa de Laure*n*s Gentil que lo dit prat es aras del dit Laure*n*s; fach lo jort mil .IIII^{c} LXXVIIIIo. et die .XXVI. febr*ier*: **E .LXI.**

L., AC: /13/nota; *l., 16.Jh.:* /14/Vivaus.

Item, una carta fach et senhada p*er* man de m*estr*e Jorgi Gilli, notari, que *con*te*n* ung esca*n*bi anbe la reconoysensa que fes dona Guilhemna Girmana anbe lo cove*n*t de Sa*n*t Loys sobre una te*rr*a et vinla de .XII. cartay*rados*, pauzada al-Canet; et fa de sensa .C. s*ous*; escricha l'an mil .IIII^{c} XXXXXVII. et .XVI. de nove*n*bre: **E .LXII.**

L., AC: /18/al Canet; esca*n*bi; *l. 16.Jh.:* /19/Canet.

---

[37] et clauzula de instrume*n*t *über der Zeile und gestrichen; darauf bezieht sich eine Bemerkung von* AC *am rechten Rand:* co*n*ten la Major.

[38] *Kein Name angegeben.*

[39] *Die Randbemerkung wurde von anderer Hand überschrieben.*

[40] Iten *verbessert zu* item.

Item, una carta facha p*er* man de m*estr*e Joha*n* d'Escalos et estrachos dels protocols[41] de mestre Palamidel Vinatier, notari, la cal fon escicha et p*re*za p*er* lo dit Vinatier, l'an mil .IIII^c^ XXXVIIIIo. et a .X. del mes de mars, *con*tene*n*t coma los nobles s*en* Loys Vivaut et dona Cata*ri*na, sa molher, venderu*n* a-l'espital de Sa*n*t Esperit s*ous* .IIII., d*eniers* .VII. et mealha de se*n*sa sobre ung hostal pauzat en la carriera de la Cordellaria; anbe la reconoyse*n*sa al pe: **E .LXIII.**

L., AC: /2/s. .IIII., dr. .VII. et/3/mealha; *l., Y:* /6/Boniffaci/7/*et* Cordellarie.

Item, dos cartas, l'una es facha p*er* man de m*estr*e Ferra*n*do Felisiis et estracha de-las escripturos de m*estr*e Anthony Lonbart, lo cal estrume*n*t fon p*re*s l'an mil 487[42] et lo jort 27 d'avost; et l'autra de mestre Peyre Gilli, las escrituras a mestre Jorgi, su*n* frayre, escricha en l'an mil.........., *con*tene*n*t coma l'espital donet p*er* sa p*ar*t a·capte et sensa, so es so que li toqua del mollin dels Griffens, lo cal tenu*n* los heres de moss*en* Vivaut Bonifassi; a·capte de eminos .LXX. de blat, et p*er* la p*ar*t de l'espital a el toca*n*t p*er* .XIII. sezе*n*s: **E .LXIIII.**

L., 16.Jh.: /12/mollin des Griffens; *l., Y:* Bomiffaci; *r., 16. Jh.:* /12/*con*tre Vivaut/13/Boniffassi.

Item, una carta *con*tene*n*t ung escanbi de sensos entre l'espital et mestre Guabriel de Na*n*tas[43], sabatier, et p*rimo* escanbiet anbe la Gra*n*t Gleyza que s*er*via lo dit m*estr*e Gabriel .X. s*ous* p*er* ung hostal en la carriera dels Gascons, et lo dit m*estr*e Gabriel donet s*ol* .I., d*eniers* .VI. que servis m*estr*e Guilhe*m* Caradet al*ia*s Borgonha p*er* una octavo p*ar*t de ung hostal pauzat en Carriera Dretta sus lo canton de mo*n*tar en carriera de Negrel, plus .I. s*ol* que servis Loys de Costa p*er* ung hostal p*er* endevis et p*er* la mitat d'aquel en la trav*er*sa costa l'espital de Sant Jaume, plus s*ous* .II. que servis Bertomieu Gare*n*t p*er* .IIII. cartayrados et mieia de vinlha pauzad*os* al cros de Sarturani, plus .VI. s*ous* et .VI. d*eniers* que

[41] *Ms.:* protacals.

[42] *Die Urk. trägt das Datum 1387 für den Erbpachtvertrag, das mit der Aktivzeit von A. Lombart nach Bautier/Sornay (Sources 2,1221) übereinstimmt (1368–1443); die Urkunde selbst wurde von F. Felissis (Bautier/Sornay, Sources 2,1230: 1480–post 1500) etwa hundert Jahre später ausgestellt.*

[43] a *über* o.

se*r*vis Jaume Calhol p*er* la mitat et p*er* endevis de ung prat a-la Mota; fach p*er* man de m*estre* Joha*n* d'Escalos, estrach de-las escrituros de m*estre* Pal*ami*del Vinatier; escrich l'an mil .IIII L. [et .XVII. de mars: **E .LXV.**

L., *Y:* /20/Eschange de/20'/directes entre /21/led*i*t hosp[i]tal et/21'/Gabriel de Nantes;/27/Sarturan.

fol. 73v

Item, ung vidim*us* extrach a-cauza de la-mutation del bordel ho d*e* la Bona Carriera, reduch en la Porcataria detras l'espital, en lo cal vidim*us* sun las reformations del *con*selh de la sieutat et las proprias sedullas horeginals, senhados p*er* las ma*n*s dels notaris del *con*selh; et lo dit vidim*us* es senhat p*er* tres nota*ris*, lo p*re*mier m*estre* Guilhe*m* Pagezi que a la nota del vidim*us*, et mestre Anthony Recubelli et m*estre* Jau*me*[44] Martin al*ia*s Malhorqin, sub senha*ns*, et estat fach et plubicat dava*n*t lo egregi m*essi*er Hugo Gontart, juge del taulier de Sa*n*t Loys; prezent lo honorable home s*en* Bertra*n* Boquier, ung dels rectors del dit espital, anbe testimonis, lo .XI. del mes de jenovier de la incarnatio*n* mil .IIII^{c} LXXXXV.: **E .LXVI.**

L., *Y:* /1/Acte de/1'/permuta*tion* du/2/bourdel.

Item, ung intrume*n*t de vendission de sensos, las cals *con*pret dona Alaona Emeriga, mayre et tuayris de Monet Emeric; et las *con*pret del noble domeyzel Guilhe*m* Vivaut et de dona Biatsa, mayre laysada del noble[45], et reconoyse*n*sos en aquel estrume*n*t *con*te*n*gut; et esc[r]ichos p*er* man de mestre Anthony Lort, notari, l'an mil .III^{c} LIII. et a .XX. de dezenbr*e*: **E .LXVII.**

L., *Y:* /18/note q*ue* sont/19/des plases q*ue*/20/sont audesus/21/ de l'espytau q*ue*/22/Jaq*ue*s Vivaut/23/vou ses eres.

Iten, ung instrume*n*t de la conpra de ung dels hostals de la Sovigaria, *con*prat de Felipon Martin, filh natural del santras Ellion Martin, coma apar

---

44 *Ms.:* Jame *mit Abkürkzungslinie.*

45 et de dona *bis* noble *ist eingerahmt.*

28 nota p*er* man de mestre Bertomieu d'Arneti, l'an mil
29 .IIII^c LXXXXVIII. et die .V. de julh: **E .LXVIII.**

L., Y: /25/note:/26/la Sauvigarye.

fol. 74

1 Item, dos intrume*ns* anbe las soplicassions a-cauza
2 de la mutassion del bordel et Bona Carriera,
3 l'un dintre l'autre; escrich p*er* man de mestre Anthony
4 Recubelli et Guilhe*m* Pagezi et m*estr*e Anthony Begue,
5 l'an mil .IIII^c LXXXXV. et .XI. de genovier, et l'aut*re*
6 a .XV. de jun; senha[da]: **E .LXVIIII.**

L., AC: /1/del bordel/2/o la Bona Carriera.

7 Item, [ung] intrume*n*t de inmissions de possession dels bens
8 anbe l'eve*n*tari dels bens de Bertran de Rocafort en
9 lo luoc et terrador d'Iera; fes heretier l'espital,
10 lo cal a escrich p*er* man de Jaume Boysiera[46], notari, en
11 lo luoc d'Ieras, l'an mil .IIII^c XXVIII., del mes d'avost;
12 et ung estrume*n*t de deute ligat: **E .LXX.**

fol. 32 **AA**

1 En lo bassac senhat p*er* .F. son
2 la cartas denfra designadas, senha-
3 das p*er* nombre: **.F.**

4 P*ri*mo, una carta d*e* .X. p*ar*gamins ense*m*ps gludatz, p*re*sas,
5 scrichas e sen[ha]das p*er* man d*e* maistre Peyre Ameli,
6 l'an .MCCCLII., a .XXXI. d'octobre, contene*n*t la tra*ns*-
7 action facha entre los heres d*e* s*en* Hugo de Jer*usal*em,
8 saentras, e·l hospital de Sant Sperit de Mass*elha* sobre
9 una laissa d*e* .L. l*i*br*as* censals am tota lur maior
10 senhoria, laissadas p*er* lo dich Hugo en sos codicils,
11 pres p*er* la man d*e* maistre Antoni Lort, notari, al d*i*ch
12 hospital, p*er* la qual tra*n*sactio*n* doneron e assigneron
13 al d*i*ch hospital .XXXV. ll*ibras* d*e* censas am lur ma-
14 ior senhoria. E l'ava*n*sa fon remesa p*er* lo d*i*ch hospi-
15 tal am volu*n*tat del conselh e p*er* c*er*tas rasons e co*n*-
16 siderations justas en la d*i*cha tra*n*sactio*n* *con*tengudas.
17 E .XII. reconoyssensas p*er* .XII. fachies: **F .I.**

L., O: /12/sensas.

18 It*em*, una carta p*re*sa, scricha e senhada p*er* la man d*e* Joha*n*
19 Jorge, not*ari*, l'an .MCCCLXIII., a .XXVI. d*e* septembre,

[46] *Nach* Boysiera *zwei Buchstaben gestrichen.*

contene*n*t comsi don*n*a Marita Massalla desamp*ar*et al hospital una vinha de .III. q*uar*t*ayradas* pausadas a Sarturan del te*rr*ador d*e* Mass*elha*: **F .II.** Aq*ue*sta vinha ten huey B*er*nart d'Isses al*ias* de Favas, a cens d*e* .VI. l*ibras* e .X. s*ols*.

L., O: /19/a-Sartura*n*.

It*em*, una carta sc*r*icha, p*re*sa e senhada p*er* maistre Peyre Aycart, not*ari*, l'an .M°CCCLIIII., a .XIII. d*e* febrier, contene*n*t comsi don*n*a Biatris Raholina, molher d*e* sen Raholin Vivaut et sen Guilhem Raholin al*ia*s Vivaut, filh sieu, amdos ensemps, venderon a don*n*a Nicolaua Payroliera .XLV. s*ols* de censa am tota

fol. 32v

lur maior senhoria, quals s*er*via en .1/2. ahost Ayglina Forniera p*er* .I. hostal pausat en la Pellissaria Strecha p*er* pres d*e* .XL. [libras][1]; la qual Ayglina e Peyre Fornier, marit sieu, recon*n*ogron: **F .III.** Lo d*i*ch hostal ten huey Antoni Tassil.

L., O: /27/la-Pelisaria Strecha.

It*em*, una carta d*e* .II. pessas d*e* p*ar*gamin gludatz, presas, scrichas e senhadas p*er* la man d*e* Peyre V*er*delhon, not*ari*, l'an .MCCCLVII., a .XXIIII. d'ahost, contenent comsi don*n*a Antoneta, molher d*e* s*en* Johan Elies, donet a acapte a Guilhe*m* Marcols, lahorador, .I. hostal pausat en la carriera d*e* la Blanca*r*ia, a ce*n*sa d*e* .L. s*ols* a Pascas; lo qual hostal ten huey Antoni Marcols, filh sieu: **F .IIII.**

L., O: /9/a la Blancaria; *l., Y:* /11/recovert/12/les instruna*n*t.

It*em*, una carta d*e* .II. p*ar*gamins ense*m*ps gludatz, p*re*sa, scricha e senhada p*er* la man d*e* Peyre Tremellat, l'a .M^{mo}CCCLXXXX^{mo}.[2], a .XXI. d*e* nove*m*bre; lo p*re*mier *conten* la remission facha al d*i*t hospital p*er* don*n*a Laureta d*e* Rabes, heres d*e* don*n*a Francesca Niella, del hostal pausat en la car*riera* d*e* las Massas, o de-la censa d'aq*ue*ll, qual es d*e* .C. s*ols* am tota lur maior senhoria; lo qual hostal ten huey don*n*a M*er*ceta d*e* Jer*usa*lem; e paga si la censa a Sant Thomes.
L'autre p*ar*gamin conten la tra*n*saction facha entre

---

1 *Von mir ergänzt.*
2 mo *jeweils nachträglich über der Zeile eingefügt.*

l'espital e la dicha don*na* Laureta sus lo fach del hostal; pausat en la Pellissaria Strecha, qual ten huey Antoni Tassil, peyssonier, a cens d*e* .XLV. s*ols*, a .1/2. ahost: **F .V.**

L., O: /19/la-ca*rriera* de-las Masas;/25/la-Pelisaria Strecha.

It*em*, una carta d*e* .II. p*ar*gamins ense*m*ps gludatz, p*re*sa p*er* la man d*e* Guilhem Cayssier, notari, l'an .MCCC-XLVIIII., a .I. d*e* mas, e tracha e senhada p*er* maistre

fol. 33

Johan Audebert, not*ari*, al-qual foron comes los cartolaris, contene*n*t una s*ente*n*ti*a *com*p*ro*missaria donada p*er* moss*en* Amalric Sahon, ufficial, e mess*en* Giraut Aymeric, *com*p*ro*missaris, e la division facha e-la quita*n*sa seguida dels bens q*ue* foron d*e* Steve Riquier, pestre: **F .VI.**
It*em*, una carta presa, scricha e senhada p*er* la man d*e* Hugo d*e* Ventabren, not*ari*, l'an .MCC.............[3], contene*n*t comsi Jacob Maurell, jusieu, desamp*ar*et al hospital d*e* Sant Sp*er*it una vinha pausada a-la Cavall*ar*ia Soteyrana p*er* los dans[4] donatz en aq*ue*lla: **F .VII.**

L., O: /8/la-Cavalaria Soteyrana.

It*em*, una carta p*re*sa, scricha e senhada p*er* Johan Guibert, not*ari*, l'an .MCCCII., a .XV. d'ahost, contene*n*t la reconoyssensa facha al hospital p*er* Laurens del Bossonet del molin d*e* Caravella am son p*er*teneme*n*t, lo qual serv .C. s*ols* a Sant Miquel: **F .VIII.**
Aisso ten l'eres d*e* maistre Steve Venayssin, not*ari*.

L., O: /14/lo molin de Caravella.

It*em*, una carta presa, scricha e senhada p*er* la-man d*e* Pons Baille, not*ari*, l'an .MCCCXLVIIII., a .XXII. d*e* novembre, contene*n*t consin Martin Blacha recon*n*oc al hospital de Sant Sp*er*it .III. fayssas d*e* vinha pausadas a S*an*ta Martha, a cens d*e* .LXXVIII. s*ols* a .1/2. ahost: **F .VIIII.**

L., O: /19/a-S*an*ta Martha.

Item, una carta presa, scricha e senhada p*er* la man de maistre Guilhem Cayssier, l'an .MCCCLII., a .I. d*e* jun, conte[nent]

---

[3] *Nach Mortreuil (BN, n.a.lat. 1328, S. 214) war der bei der Grundstücksaufgabe urteilende Richter Petro Ymberto 1278 Palastrichter.*

[4] *Vgl. Urk.:* Item dicit quod ... judeus ... male laboravit ... vineam, quod ... dampnificatum pro singulis annis in viginti solidos regalium et plus et sic damnum [S.S.] est in summa per totum ... tempum triginti quinqua libras.

comsi Folco d*e* Nes e Auruola, molher sieua, desampareron al-hospital d*e* Sant Sp*e*rit .I. t*er*ra d*e* .VIII. qrt. vo entorn aqui, pausada al Jarret del Pont Nou; senhada p*er*: **F .X.**

L., *M:* /24/fom davan*t* reco-/25/neguda co*m* apar/26/en E n° .XXIX.; *l.*, *O:* /27/lo Jaret d'E*n* Pujol.

fol. 33v

It*em*, una carta p*re*sa, sotz scricha e senhada p*er* la man de maistre Guilhem Baylle, l'an .MCCCLXIIII., a .XII. de septembre, contene*n*t comsi los rectors del hospital d*e* Sant Jacme d*e* Mass*elha* recon*n*ogron a Jacme Peyre[5] .X. can*n*as d*e* lonc e .V. d*e* prefons davers la frontiera del dich hospital, a censa d*e* .XLIIII. s*ols* e .VI. d*eniers* a-Sant Thomes: **F .XI.**
Aq*ue*sta censa assignet la molher del d*i*ch Jacme Peyre al hospital d*e* Sant Sp*e*rit[6].

It*em*, una carta presa p*er* la man d*e* Raymon Blanc, notari, e apres tracha, scricha e senhada p*er* la man d*e* Johan d*e* Thama, l'an .MCCCLXII., a .XVI. d*e* mas, contene*n*t comsi Peyre Catalan, peyssonier, recon*n*oc a don*n*a M*a*rita M*ar*tina una faissa d*e* vinha e d*e* t*er*ra, la qual fon de Hugo del Temple, paye d*e* la d*i*cha don*n*a Marita, pausada a Terras Blancas, a censa d*e* .VIII. ll*ibras*, .VI. s*ols*, .VIII. d*eniers* a .1/2. ahost: **F .XII**

L., *O:* /14/a-Terras Blancas.

It*em*, una carta p*re*sa, scricha e senhada p*er* la man d*e* Johan da-Mar d*e* Napol, not*ari*, l'an .MCCCXLII., a .V. d*e* mas, contene*n*t lo testame*n*t d*e* Pellegrin d*e* Conquas, fach en Napol, lo qual recon*n*oc a Dieudella, molher sieua, .V^{c} . ll*ibras* d*e* sa ve*r*quiera. E otra aisso li laisset .C. ll*ibras*: **F .XIII.**

L., *O:* /18/testame*n*t.

It*em*, una carta presa, scricha e senhada p*er* la man de maistre Guilhem Fenolh, not*ari*, l'an .MCCCLXXII., a .XXV. d'ahost, contenent la reconoyssensa facha al d*i*t hospital p*er* Guilhem d*e* Favas d*e* la mitat d*e* .V. q*uar*t*ayradas* e .1/2. d*e* vinha pausada a-la Cavallaria So-

---

[5] que/5/meta *gestrichen*.
[6] *Die Zinsübergabe fand 1367 statt; cf. § B 7; K 42.*

teyrana, a censa de .IIII. llibras en la festa de .1/2. ahost; senhada per: **F .XIIII.**

L., O: /27/la-Cavalaria Soteyrana.

fol. 34

Item, una carta presa, scricha e senhada per la man de Guilhem Laurens, notari, l'an .MCCCXXVIII., a .X. de febrier, contenent la verquiera de Huga, filha de Frances[7] Magenc de Vitrola e molher de Johan Davin de Sant Ginieys; senhada per: **F .XV.**

Item, una carta presa, scricha e senhada per la man de Bertran Elzias, notari, l'an .MCCLXXII., a .V. idus de febrier, contenent comsi Johan de Pavia, notari, fes donation de totz sos bens a Johan Canhol de Masselha; senhada per: **F .XVI.**

L., O: /9/donacion; *l.(im Anschluß), Y:* /9/que fet/9'/ Johan de Panse/10/a l'espitau.

Item, una carta presa, scricha e senhada per la man de Peyre de-la Garda, notari, l'an .MCCCI., a .XIII. kalendas d'octobre, contenent comsi Alaseta Marceta del Puey de Santa Reparada fes donation al hospital de Sant Sperit de Masselha de una terra, .I. hostal e .Iª. censa, qual havia en lo dich luec de Santa Reparada: **F .XVII.**

L., O: /13/en lo luec de Santa Reparada.

Item, una carta presa, scricha e senhada per la man de maistre Miquel Rahols, notari, l'an .MCCCLXX., a .XX. de novembre, contenent lo inventari dels bens de Gantelme Quatrelengas am licencia de vendre per pagar los carcs e·ls deutes de la hereditat: **F .XVIII.**

Item, una carta presa, scricha e senhada per la man de maistre Peyre Rollan, notari, l'an .MCCCLIIII., a .IIII. de novembre, contenent[8] la quitansa facha a Alaseta, molher de Marques Bausan, per Hugo Steve de tot lo pres de .I. hostal pausat en-la carriera de la Fustaria, per ell vendut al dich saentras Marques Bausan; e[9] senhada per: **F .XVIIII.**

L., O: /27/en la Fustaria.

---

7 *Urk.:* Augerium *(Z. 2).*

8 *Ohne Kürzel.*

9 se- *hinter* e *gestrichen.*

fol. 34v

It*em*, una carta presa, scricha e senhada p*er* la man d*e* Raymo*n* de-Bella Vila, not*ari*, l'an .MCCCXXXVIIII., a .XXIIII. d*e* abril, contene*n*t la recon*n*oyssensa de-la v*er*quiera de Johan*n*eta de-la Font: **F .XX.**

It*em*, una carta presa, scricha e senhada p*er* la man de Bertomieu d*e* la Salis, l'an .MCCCXXV., a .XVII.[10] d*e* jenoyer, contene*n*t la reconoyssensa d*e* la v*er*quiera d*e* Alasays, molher d*e* Marques Bausan: **F .XXI.**

It*em*, una carta presa, scricha e senhada p*er* la man de Johan d*e* Matas, not*ari*, l'an .MCCCXX., a .VII. k*alendas* de sept*embre*, contene*n*t una *sententi*a arbitraria, donada entre Peyre Monedier e Alays Rob*er*ta de Mass*elha*; e senhada p*er*: **F .XXII.**

It*em*, una carta p*r*esa, scricha e senhada p*er* Bertomieu d*e* las Salins, not*ari*, l'an .MCCCXXV., a .XV. d*e* desembre, contene*n*t l'assignatio*n* d*e* la verquiera d*e* Alasays, molher d*e* Marques Bausan d*e* Mass*elha*: **F .XXIII.**

It*em*, una carta presa, scricha e senhada p*er* la man de maistre Peyre Rollan, not*ari*, l'an .MCCCLIIII., a .XVII. d'octobre; conten la-quita*n*sa facha p*er* Be*r*nart Elies a Silia Miracla d*e* .XXV. fl*orins* p*er* l'acapte d*e* .I. hostal pausat en la Frucharia: **F .XXIIII.**

L., *O:* /20/en la Frucharia.

It*em*, una carta p*r*esa, scricha e senhada p*er* Peyre Rollan, not*ari*, l'an .MCCCXLVII., a .XII. d*e* nove*m*bre; e es d*e* .II. p*ar*gamins, contene*n*t la cura de Antonet Bausa, filh d*e* Marques, e los contes rendutz p*er* Alays Bausana, mayre e tuayris sieua, e la quita*n*sa subseguida: **F .XXV.**

fol. 35

It*em*, una carta presa[11] p*er* Raymon d*e* Bella Vila, not*ari*, l'an .MCCCXLVII., a .III. d*e* jenoyer, e tracha, scricha e senhada p*er* Guilhem d*e* Bella Vila, not*ari*, co*n*tene*n*t l'assignatio*n* d*e* la v*er*quiera d*e* Alasays B*er*tran*n*a, molher de Gantelme Quatrelengas: **F .XXVI.**

It*em*, una carta p*r*esa, scricha e senhada p*er* lo d*i*ch Guilhe*m* d*e* Bella Vila, not*ari*, l'an .MCCCXLIIII., a .XVII. de dese*m*-

[10] .VII. *über der Zeile eingefügt.*

[11] scricha e senha *nach* presa *gestrichen.*

bre, contene*n*t la recon*n*oyssensa d*e* la v*er*quiera d*e* Alaseta B*er*tran*n*a, molher d*e* Gantelma Quatrelengas; senhada p*er*: **F .XXVII.**

It*em*, una carta presa, scricha e senhada p*er* Hugo B*er*enguier, not*ari*, l'an .MCCCLXVIIII., a .XII. d*e* julh, contenent comsi B*er*tomieu Aymar e Johan*n*eta, sa molher, si ded*i*queron al s*er*visi del hospital d*e* Sant Sp*er*it, e doneron al d*i*ch hospital .I. lur hostal pausat en la Pellissaria Larga, q*ue* serv als heres d*e* s*en* Jacme d*e* Mo*n*tels .XXII. d*eniers*. It*em*, e .I[a]. vinha al plan de Sant Miquel q*ue* serv a don*n*a Thodora Grassa .III. mesalhas: **F .XXVIII.**

L., O: /15/la-Pelisaria Larga.

It*em*, una carta p*r*esa, scricha e senhada p*er* Hugo Giraut, not*ari*, l'an .MCCCXLVI., a .XXI. d*e* sept*em*bre, contene*n*t comsi Hugo Vivaut quitiet Johan*n*a Aymara, molher q*ue* fon de B*er*tomieu Aymar, d*e* .XX. ll. q*ue* devia p*er* lo pres d*e* .I. hostal pausat en la car*riera* del Tamaris: **F .XXVIIII.**

L., O: /22/la-car*riera* del Tamaris.

Item, una carta p*re*sa, sc*ri*cha e senhada p*er* Joha*n* Guibert, not*ari* de Mass*elha*, l'an .MCCLXXXXV., a .XXV. d*e* sept*em*bre, contenent comsi Giraut Lautart e Alays, molher sieua, recon*n*ogron si tenir sotz la maior senhoria d*e* dona Sibilia, filha d*e* s*en* Giraut d*e* Jer*usa*lem, una vinha al te*r*rador d*e* S*an*ta Marta; confron*ta* am la vinha d*e* Peyre Be*r*royer e am la-vinha d*e* Miquel Repelin e am la-vinha d*e* Matieua Repelina e am lo camin public al q*ua*rton; senhada p*er*: **F .XXX.**

fol. 35v

It*em*, una carta p*r*esa, scricha e senhada p*er* la man d*e* B*er*tran Elzias, notari, l'an .MCCLXXV., a .IX. d*e* febrier, contene*n*t comsi Arnaut Gasanhaben, masellier, recon*n*oc al d*i*ch hospital una vinha a-Font Cuberta; *con*fronta am la-vinha d*e* B*er*tran Sart d*e* doas partz e am la vinha de Sallon e am la car*riera* pub*li*ca, a sensa d*e* .XXI. s. d*e* rials a Sant Miquel; senhada p*er*: **F .XXXI.**

L., O: /3/a-Font Cuberta.

It*em*, una carta p*r*esa, esc*ri*cha e senhada p*er* la man d*e* B*er*enguier Messier, not*ari* de Mass*elha*, sotz l'an .MCCLIII., a .IX. cale*n*das d*e* sept*em*bre, contene*n*t *com*si Nicolau Aycart *con*fesset haver agut d*e* Gausbert d*e* Puey Brisan .VIIII. ll*ibras*, quals li devia del pres d*e* la d*i*cha vinha d*e* Font Cuberta, qual li havia vendut p*er* pres d*e* .XX. ll*ibras*, p*er*q*ue* lo qu*i*tet; senhada p*er*: **F .XXXII.**

L., O: /11/a Font Cuberta.

It*em*, una carta presa, sc*ri*cha e senhada p*er* la man d*e* Aycart Abert, not*ari* d*e* Mass*elha*, l'an .MCCLVIII., a .VI. idus de julh, contene*n*t comsi lo dava*n*t dich Gausbert d*e* Puey Brison donet a acapte la dicha vinha d*e* Fo*n*t Cuberta a Hugo Johan, a censa d*e* .XXI. s*ols* a Sa*n*t Miquel; senhada p*er*: **F .XXXIII.**

L., O: /17/a Font Cuberta.

It*em*, una carta p*re*sa, sc*ri*cha p*er* la man d*e* Johan d'Amirat, not*ari* d*e* Mass*elha*, l'an .MCCCXXVII.[12], a .XIIII. d*e* jun, contene*n*t co*m*si B*er*tran Guicelm vendet a Marques Oda al*ias* Liayre tres denies censals am tota lur maior senhoria, quals li s*er*via Biat*ri*s, molher del d*i*ch M*ar*ques, p*er* .II. qrt. vo entorn aqui d*e* vinha e-t*er*ra a-las Molieras: **F .XXXIIII.**

L., O: /21/las Molieras.

It*em*, una carta p*re*sa, scricha e senhada p*er* la man d*e* Guilhe*m* Tornayre, not*ari* d*e* Mass*elha*, l'an .MCCCLXVI., a .I. d*e* sept*embre*, contene*n*t comsi Joh*a*nneta Corsa, molher d*e* Guilhe*m* Corso e filha d*e* Raymo*n* Miq*ue*ll, donet a acapte a Johan Johan e B*er*nart d*e* Conquas, rectors del dit hospital d*e* Sant Sp*er*it d*e* Mass*elha*, .I. hostal dirruc, en lo qual son .II. stacas, pausat a-la montanha dels molins, sobre la car*rier*a

fol. 36

del P*er*ier; confro*n*ta am alcun pati e casal d*e* Johan Barruel, e detras am la montanha e am la car*rier*a pub*li*ca e amb'alcuna tra*n*sv*er*sa de la part dessot[13], a cens d*e* .IIII. s*ols* a .1/2. ahost e p*er* acapte d*e* una gallina.

Aras emp*er*o l'an .MCCCC.: Batrona, molher de Guilhe*m* Atanols, al*ias* Pellissana, pescador, q*ue* esta a la Pesca*r*ia, e filha q*ue* fon e-heres de la dita Joha*n*neta, vendet aq*ue*sta censa am sa maior senho*r*ia a s*en* Jacme Messier e M*ar*tin Blanc, rectors del dit hospital; facha carta p*er* mi, Laure*n*s Aycart, not*ari*;

---

[12] die *nach der Jahreszahl gestrichen.*

[13] a cens *nach* dessot *gestrichen.*

e *per* tal las dichas luegas q*ue* son aras[14] [tot una][15] hiera remanon franquas al d*i*t hospital, *per*que la dita vendeyris rendet la dita carta de-l'acapte als ditz rectors, e fon talhada e mesa en lo no*m*bre d'aq*ue*sta letra *per* cautela del dit hospital; e senhada *per*: **F .XXXV.**

L., O: /31/la-car*riera* del Perier;/10/*per* .I. hiera; *l., 16.*
Jh.: /2/No*ta*; *l., Y:* /4/pres de l'opetal.

It*em*, una carta p*re*sa, sc*ri*cha e senhada *per* la man de G*uilhem* Tornayre[16], not*ari* d*e* Mass*elha*, l'an .MCCCL., a .XXII. d*e* may, contene*n*t comsi Pellegrina Sparviera, molher d*e* Ricart d*e* Messina, donet a-Sant Sp*e*rit .I. hostal pausat en la car*riera* de Johan Peysson e .XX. ll*ibras*, quals li devia Marin d*e* Messina, filh sieu, cascun an a-sa-vida; senhada *per*: **F .XXXVI.**

L., O: /21/la car*riera* de Joha*n* Peyson.

It*em*, una carta, p*re*sa, scricha e senhada *per* la man d*e* Joha*n* d*e* Gompina, not*ari* d*e* Mass*elha*, l'an .MCCCXXVIII., a .X. *kalendas* de may, contene*n*t comsi Hugo Barnaut e Silia, molher sieua, venderon a frayre Steve Blanquet, donat del hospital d*e* Sant Sp*e*rit, .I. hostal am .I. pati e .I. pos, ense*m*ps tene*n*tz, pausatz en lo borc de Syon, en la car*rier*a apellada Jarret; senhada *per*: **F .XXXVII.**

L., O: /28/al-borc de-Sion.

It*em*, una carta p*re*sa, scricha e senhada *per* Thomas Sobra*n*sier, not*ari*, l'an .MCCCXXXII., a .III. d*e* julh, contene*n*t comsi Joha*n* Ricas Novas[17] fes donatio*n* d*e* totz sos bens e drechs p*re*sens e esdevenidos al hospital de Sant Sp*e*rit de Mass*elha*; senhada *per*: **F .XXXVIII.**

L., O: /35/donacion.

fol. 36v

It*em*, una carta p*re*sa, scricha e senhada *per* Alfant Boysiera, not*ari* d*e* Mass*elha*, l'a .MCCLXVI., a .XV. lk. dese*m*br*e*, contene*n*t comsi madona Mabilia d*e* Banduelh, aba-

[14] ier *nach* aras *gestrichen.*

[15] *Ergänzt nach der Beschreibung derselben Urkunde in § K 4(*AB*):* son aras tot una yera *(62v8);* ier- *(cf. Anm. 14) wurde von* AA *gestrichen, entweder, um das Wort mit* h- *zu beginnen, oder möglicherweise, um den unbestimmten Arktikel nachzutragen, der dann erneut vergessen wurde.*

[16] *Urk.:* Cayssier.

[17] don *nach* Novas *gestrichen.*

dessa del monestier d*e* S*an*ta Catharina d*e* Sorp del evescat d*e* Rietz, e totas las don*n*as d*e* son cove*n*t, am volu*n*tat d*e* mosse*n* l'evesq*ue* d*e* Rietz, venderon al hospital d*e* Sa*n*t Spe*r*it d*e* Mass*elha* .XXI. *sols* d*e* censa am tota lur maior senhoria, quals se*r*via a-Sa*n*t Miquel Hugo Johan, lahorador d*e* Mass*elha*, p*er* una vinha pausada a Fo*n*t Cub*er*ta; senhada p*er*: **F .XXXVIIII.**

L., O: /6/a-Font Cuberta.

It*em*, una carta p*r*esa, scricha e senhada p*er* Be*r*tran Pagan, not*ari* d*e* Mass*elha*, l'an .MCCLXXV., a .III. nonas d*e* febr*ier*, contene*n*t comsi los .XXI. s*ols* d*e* censa vendutz al hospital d*e* Sa*n*t Spe*r*it p*er* lo monestier susdich d*e* S*an*ta Catharina, los quals servia Hugo Johan d*e* Mass*elha* p*er* .I. vinha pausada a Font Cub*er*ta, foron *com*pratz d*e* la moneda laissada al hospital p*er* Be*r*nart Fra*n*c p*er* l'oli necessari a-la lampea q*ue* crema dava*n*t lo pilar d*e* la-cros facha p*er* ello[18]; senhada p*er*: **F .XL.**

L., O: /14/a-Font Cuberta.

It*em*, una carta p*r*esa, scricha e senhada p*er* Pons Marin, not*ari* d*e* Mass*elha*, l'an .MCCLXII.[19], a .VII. lk. septe*m*bre, contene*n*t comsi Hugo Andrieu donet a acapte a Hugo Baucet, pellissier, .I. hostal pausat en la Pellissa*r*ia Larga, sobre lo canton d*e* la Pescaria, a censa d*e* .LX. s*ols* a Sa*n*t Thomes; senhada p*er*: **F .XLI.**

L., 16.Jh.: /22/nota; *l.,O:* /23/la-Pelisaria Larg*a*; *l., Y:* /24/pres de la Pesqarie.

It*em*, una carta p*r*esa, scricha e senhada en Albanha[20] p*er* Guilhe*m* Peyre, not*ari*, l'an .MCCXL., a .I. *kalendas* d*e* desembre, contene*n*t comsi Guilhem Boquier e sa molher venderon al hospital d*e* Sa*n*t Spe*r*it .II. fayssas d*e* te*r*ra franca pausadas a Jarret; senhada p*er*: **F .XLII.**

L., O: /29/a Jaret.

It*em*, una carta presa e receupuda p*er* Hugo de la Font, not*ari*, e tracha d*e* sos cartolaris, scri-

fol. 37

cha e senhada p*er* la man d*e* Pascal Noe, not*ari* d*e* Mass*elha*, al-qual foron comeses los cartolaris apres la mort

[18] *Das Testament von Bernart Franc stammt vom 5.II.1265 (cf. Urk.).*

[19] *Datum der Urkunde: 1292.*

[20] en Albanha *nachträglich mit Auslassungszeichen hinter* per *eingefügt.*

del-d*i*t Hugo de-la Font; e fon p*re*sa l'an mil e .CCC. a .XV. lk. d*e* nove*m*bre, contene*n*t comsi Laurens d*e* Qui*n*sac, cambiador, compret d*e* Jacme Ferrier .I. hostal pausat en la car*rier*a de-la Payrola*r*ia, q*ue* serv a Sa*n*t Salvador .XVIII. d*enier*s; senhada p*er*: **F .XLIII.**

L., O: /4/la car*riera* de-la Payrolaria.

AC

Item, ung estrume*n*t d*e* tra*n*zatio*n* facha entre l'espital de Sa*n*t Esperit et l'espital de Sa*n*t Jaume de Galissia d'una part et s*en* Peyre Astre de Mass*elh*a, lo cal instrume*n*t es escrich p*er* man de mestre Joha*n* Jolhan, notari, l'an .mil .IIII^{c} VIII.[21] et die .XVIIII°. de janovier; et las se*n*sos dezmados: Anthony Aleg*re* a-Sartura*n* ll*ibros* .VI., plus Esteve Bilhu*n* dos hostals a-la Font Juzieua sive Peyra[22] que raia fl*orins* .III., plus Peyre Fermin una vinha et t*er*ra a-Sartura*n* .LXXXX. s*ous*, plus Guilhe*m* Arquier una vinha a-la Mota s*ous* .IIII.; senhat: **F .XXXXIIII.**

L., AC: /9/a-Sartura*n*: ll. .VI.;/10/a-Sartura*n*: s. .LXXXX.; /12/hostals dos a Peyra/13/que raia: fl. .III.;/15/a la Mota una vinha:/16/*sous* .IIII.

Iten, ung testame*n*t ho clauzula d'aquel de dona Dosseta Estaca, de la cal l'espital es eretier; escrich p*er* man de mestre Joha*n* Durant, notari, l'an mil .IIII - XXIII. et die .IIII. del mes de mars; senhat: **F .XXXXV.**

Item, ung cazenr (sic!) p*er* que es copia de testame*n*t, coma Miquel Borgno fes heres s*en* Jolian de Cazals, del cal su*n* eres los dos espitals; escrich p*er* man .... **F .XXXXVI.**

Iten, una conpra p*er* l'espital de .LXXV. s*ous*, ve*n*dus p*er* Peyre Odol et sa molher sobr*e* una possesion de vinha et avelaneta de .IIII. cartayrad*os*[23] et tre cars de cartayrada, a-Sa*n*t Bauzili; nota p*re*za p*er* man de mestre Ave*n*turu*n* Rodelh, l'an mil .IIII^{c} XXVII. et .X. no*ven*bre: **F .XXXXVII.**

L., AC: /26/a-Sa*n*t Bauzili: s. .LXXV.

---

[21] *Datum der Urkunde: 1458; die Zinsanerkennungen (*s. dezmados*) stammen vom 8.XII.1373.*

[22] e *von* Peyra *nachträglich eingefügt.*

[23] caytayrad*os zu* cartayrad*os verbessert.*

Item, una porrogassion de deute de flo*rins* 50 p*er* dono Batrona, molher[24] de *sen* Guilhe*m*[25] de Montoliu[26], coma apar nota p*er* man de m*estre* Jaume Albert, notari, et del luoc de-las Penos; escricha l'an mil .IIII^{c} . et .XI., et .XXII. de jun; senhat: **F .XXXXVIII.**

Item, una som*ma* albitral[27] facha entre l'espital de Sa*nt* Esperit et dona Dalfina Fransia p*er* hocazio*n* dels bens del noble Jaume Fra*n*sia; escrich p*er* man de mestre Ave*n*turu*n* Rodet[28], l'an mil .IIII^{c} XXVII. et die .X. del mes d'aprilh: **F .XXXXVIIII.**

Item, ung instrume*nt* de deute de flo*rins* .XXX., degus p*er* lo noble Gantier de Mazargas; escrich p*er* man d*e* mestre Nicolau Aymar, notari, l'an mil .IIII^{c} XXIII. et .VIIII°. de feb*rier*; senhat: **F .XXXXX.**[29]

Item, una clauzulla de testame*nt* de Anthony Folq*uo* de Albanha; escrich p*er* man de mestre Johan Dura*nt*, n*o*tari, l'an e˙l-jort mil .IIII^{c} . vint e nou et .XXX. avost: **F .LI.**

L., AC: /15/testame*nt* Anthony Folqu*o*.

Item, una clauzulla de testame*nt* de Miquel de Borgno, toca*nt* a Jolliani de Cazals; escrich p*er* man de Martin, filh laysat de Joha*n* Guiductii, cl*er*icus florentinus, ap*osto*lica et imp*er*iali auct*oritate* not*arius* pub*li*cus premissis; l'an mil .IIII^{c} . et ung et .XXIIII. de sept*enbre*: **F .LII.**

Item, ung instrume*nt* de flo*rins* .XV, degus p*er*[30] Hugo de Gordas a[31] l'espital; escrich p*er* man de m*estre* Joha*n* d'Escalos, l'an mil .IIII^{c} XXXII. et .VIIII°. d'avost; senhat: **F .LIII.**
Nota p*r*eza p*er* man de mest*r*e Joha*n*[32].

---

24 molher *mit Kürzel.*
25 *Urk.:* Guigo.
26 Mong *verbessert zu* Montoliu.
27 *Das Datum des Paragraphen ist vermutlich falsch, denn das Schiedsgerichtsurteil entspricht offenbar dem in § K 46 beschriebenen von 1407, das auch näher an den Lebensdaten von Jacme Fransa liegt.*
28 Rob *verbessert zu* Rodet.
29 *Die Urkunde gehört zu denen des Hospitals von der Verkündigung und wurde von* AC *falsch eingeordnet.*
30 de *verbessert zu* per.
31 per *verbessert zu* a.
32 Joha *ohne Nasalkürzel.*

fol. 38 **AA**

En lo bassac senhat p*er* .G. son las cartas denfra designadas, e senhadas p*er* nombre: **.G.**

P*rimo*, una carta d'escambi, presa, sotz scricha e senhada p*er* la man de mi, Laurens Aycart, not*ari*, l'an .MCCCLXXXXVI., dimars a .XXVI. d*e* sept*em*bre, entorn vespras, conten*en*t comsi l'espital donet a don*na* Douseta, molher q*ue* fon de Blaquieras d*e* Montolieu, aquels .XX. s*ols* ce*n*sals quals s*er*via al d*it* hospital Manoell Juffren, lahorador, p*er* .I. vinha pausada a Sa*n*t Tis. It*em*, e aq*ue*ls .XI. s*ols*, quals s*er*via lo dich Blaquieras al dit hospital p*er* .I. sieu hostal pausat a Sant M*ar*tin. E la dicha dona Douseta donet al dit hospital aq*ue*ls .XX. s*ols* d*e* censa, dotals d'ella, quals li s*er*via lo d*it* hospital p*er* .I^a. faissa d*e* vinha pausada a Plan Cosset. It*em*, e aquels .XVI. s*ols*, quals li s*er*via lo d*it* hospital p*er* .I^a. qrt. d*e* terra a-las Molieras. E p*er* tal rema*n*gron fra*n*cas al d*it* hospital; senhada p*er*: **G .I.**

L., *O:* /15/a-Plan Cosset;/19/a-las Molieras.

It*em*, una carta d*e* .I. p*ar*gamin e .1/2., p*r*esa, scrich e senhada p*er* la man de mi, lo dit Laurens Aycart, not*ari*, l'an .MCCCLXXXXVI., dimars a .II. d*e* may, conten*en*t comsi Antoni de la Sarda vendet al dit hospital .XV. s*ols* d*e* censa, quals li s*er*vian los heres d*e* Nicolau Niell p*er* la mitat indivisa d*e* .II. qrt. d*e* vinha pausada a Lorri denfra lo claus del dit Nicolau; e p*er* tal serv aras tot lo dit claus al d*it* hospital; senhada p*er*: **G II.**

L., *O:* /24/a Lorri.

fol. 38v

It*em*, una carta presa, sotz scricha e senhada p*er* la man d*e* Antoni Raynaut, not*ari*, l'an .MCCCLXXXXIII., a .XVI. d*e* ginoyer, conten*en*t comsi Antoni Nicolau, drapier, vendet al d*it* hospital la mitat del gran hostal pausat en la Pescaria, qual fon d*e* Johan Porcho q*ue* *con*fronta am l'ostal de Jacmeta Rayniera; e p*er* tal tot lo d*it* hostal es del d*it* hospital; senhada p*er*: **G .III.**

L., *O:* /4/a-la Pescaria.

It*em*, una carta presa, sotz scricha e senhada p*er* la man de mi, Laurens Aycart, not*ari*, l'an .MCCCLXXXXVI., a .XIX. de sept*em*bre, conten*en*t comsi Jaufres Aycart vendet al dit hospital .XXXII. [sols][1] de censa am tota lur maior senhoria en .1/2. ahost sobre .I. sieu hostal franc pausat en la carr*ier*a de B*er*nart de Favas, dava*n*t l'ort dels heres d*e* maistres Johan Audebert, not*ari*; senhada p*er*: **G .IIII.**
En son luec Peyre de Masalgas, frayrastre del dich Jaufres.

L., O: /11/la-carr*iera* de-Bernat de-Favas.

It*em*, una carta presa, sotz scricha e senhada p*er* mi, lo d*it* Laurens Aycart, not*ari*, l'an .MCCCLXXXXVI., dive*n*–dres a .I. de decembre, conten*en*t comsi de las censas comunas compradas d*e* Mathinet Bonvin p*er* los hospitals d*e* Sant Sp*er*it e de Sant Jacme, heres de s*en* Julian d*e* Casals, lo dit hospital de Sa*n*t Sperit hac a sa part: aquels .XXXII. s*ols*, quals serv Johan B*er*enguier p*er* .I. hostal pausat en la carr*ier*a de-l'Agudaria p*er* autres .XXXII. s*ols*, quals dava*n*t la division gen*er*al facha de totas las censa comunas havia pres l'espital d*e* Sa*n*t Jaume; et senhada p*er*: **G .V.**

L, O: /23/la-carr*iera* de-l'Agudaria; *r., X:* /19/St. Esprit/21/*et* St. Jacques d*e*/22/Gallice.

It*em*, una carta presa, sotz scricha e senhada p*er* la man de maistre Paul Giraut, not*ari*, l'an .MCCCLXXXIIII., a .V. d'abril, conten*en*t comsi B*er*tomieu Bocharda e Nicolaua, sa filha, molher que fon d*e* Girart

fol. 39

Chapus, compreron de Jacme Trelha .VII. ll*ibras* d*e* ce*n*sa, quals serv Raymon Guilhem, botier, p*er* .I. faissa de terra pausada a la Veyriera d*e* .III. q*uartayradas* vo entorn aqui, p*er* pres de .C. fl*orins*, los quals .C. fl*orins* lo d*it* Girart havia laissat al dich hospital; e apres en aquesta meteys carta, las d*ichas* don*n*as assigneron al dit hospital las d*itas* .VII. ll*ibras* d*e* censa am tota lur maior senhoria; senhada p*er*: **G .VI.**

L., O: /4/a-la Veyriera;/5/sensas.

---

[1] *Von mir ergänzt.*

Item, una carta presa, sotz scricha e senhada per mi, Laurens Aycart, notari, l'an .MCCCLXXXXVI., dijous a .XXV. de jenoyer, contenent l'escambi fach entre lo dit hospital de Sant Sperit e'l hospital de Sant Jacme per lo qual hac l'espital de Sant Jacme aquels .XLIIII. sols e-.VI. deniers, quals servia al hospital de Sant Sperit per la sala del dich hospital de Sant Jacme davers Sant Martin. E lo dich hospital de Sant Sperit hac aquels .L. sols de censa, quals servia al hospital de Sant Jacme Raymon Blanc d'autramens Borgal per la mitat indivisa de .I^{a}. fayssa de vinha, terra e avellaneda pausada en Camas d'autramens lo Jarret d'En Pujol; e l'autra mitat serv autres .L. sols al dit hospital de Sant Sperit; e per tal serv aras tota la dicha faissa al dit hospital de Sant Sperit .C. sols a Sant Miquel; senhada per: **G .VII.**

L, 15.Jh.: /10/l'espital de-Sant Jaume *e* de Sant Sperit; *l.*, *O:* /18/lo Jaret d'En Pujol; *l.*, *16.Jh.:* /20/vide.

Item, una carta de .II. pargamins e .1/2., presa, scricha e senhada per la man de maistre Antoni Raynaut, l'an .MCCCLXXXII., a .V. de novembre, contenent comsi maistre Paul Giraut e Steve, frayre sieu, remeron a Jacme[2] Novell, tuador de Urbanet Gamell, totz los dretz, quals havian en una terra del dit Urbanet, pausada al Cannet, la qual terra lo dit tuador donet pueys a acapte al dit maistre Paul, e a censa de .IIII. llibras per quartayrada am pati de defalcar. Item, e finalmens reconoc Jacme de Favas al dit tuador la dicha terra a ell donada per lo dit maistre Paul; senhada per: **G .VIII.**

L., O: /29/al-Canet.

fol. 39v

Item, una carta de .IIII. pargamins ensemps gludatz, presas, scrichas e senhada per la man de maistre Guilhem Baylle, notari, l'an .MCCCLXVII., a .XV. e a .XXI. de decembre, que son .III. compras: prima, comsi Antoni de la Sarda vendet al dit hospital aquellas .VIIII. libras, quals serv a .1/2. ahost[3] Juffet de Sant Pau, jusieu, per lo sieu hostal en lo qual esta; e la reconoyssensa al-pe.

---

2 Gira *hinter* Jacme *gestrichen.*

3 a .1/2. ahost *über der Zeile und mit Auslassungszeichen hinter* serv *eingefügt.*

La segon*n*a *con*ten comsi Joh*ann*eta, molher q*ue* fon de M*ar*tin de Vaquieras, e Johan de Vaquieras, filh sieu, venderon al dit hospital aquels .LXII. s*ols* e .VI. d*eniers*, quals serv en la d*i*cha festa d*e* .1/2. ahost Samuel d*e* Posquieras, jusieu, p*er* .I. faissa d*e* vinha pausada al Jarret de-la Cavallaria; e la reconoyssensa al pe.

La tersa conten comsi Hugo Candola e Joh*ann*eta, sa molher, venderon al d*i*t hospital de Sant Sp*er*it aquellas .IIII. l*i*br*as* d*e* censa, dotal de-la dicha Johan*n*eta, las quals serv en la dicha festa Steve de la Cella p*er* .I. fayssa de vinha pausada al Jarret de-la Cavallaria Soteyrana; e la reconoyssensa al pe; senhada p*er*: **G .VIIII.**

L., O: /12/lo Jaret de-la-Cavalaria;/18/lo Jaret de-la Cavalaria.

It*em*, una carta d*e* .II. p*ar*gamins ense*m*ps gludat, presa, scricha e senhada p*er* la man d*e* maistre Guilhe*m* Bayle, not*ari*, l'an .MCCCLXXXXII., a .XXV. de septembre, contene*nt*[4] l'acapte del molin dels Vivautz, qual fon donat a acapte a Bompar d*e* Mordels, mognier, p*er* don*n*a Sauseta Rodelha e p*er* s*en* Guilhe*m* Vivaut e p*er* Johan Bonvin, a censa d*e* .LXXX. emi*n*as d'an*n*ona, de-las quals en toqua lo d*i*t hospital com heres p*er* la mitat de Jacme M*ar*tin, frayre de-la dicha Sauseta, .XX. emi*n*as p*er* an; e es senhada p*er*: **G .X.**

L., O: /28/lo molin dels/29/Vivaux; *l., Y:*/31/N*ota*:/33/recovert/34/led*it* ins*trum*ent;/34'/Robert Yver.

fol. 40

It*em*, una carta de .I. p*ar*gamin e .1/2. p*re*sa, sotz scricha e senhada p*er* mi, Laure*n*s Aycart, not*ari*, l'an .MCCCLXXXXVI., dim*er*cres a .XV. d*e* novembre, contene*nt* comsi Jacme Baissan vendet al d*i*t hospital d*e* Sa*n*t Sp*er*it .VII. ll*ibras*, .X. s*ols* d*e* censa cascun an a .1/2. ahost sobre una fayssa d*e* vinha sieua d*e* .V. q*uartayradas* e te*r*sa, pausada al Scalhon d'Albanha al*ias* T*er*ras Blanquas; senhada p*er*: **G .XI.**
E-la reconoyssensa al pe.

L., O: /5/Scalho*n* d'Albanha; *r., Y:* /3/Baissan.

---

[4] comsi *nach* contene*nt* *gestrichen.*

It*em*, una carta d*e* .I. p*ar*gamin e .1/2., p*re*sa, scricha e senhada p*er* mi, Laurens Aycart, not*ari*, l'an .MCCCLXXXXVI., disapta a .XXIII. de sept*em*bre, contetent comsi lo dit Jacme Baissan vendet al d*it* hospital d*e* Sant Sp*er*it .C. s*ols* de censa, cascun an a .1/2. ahost, sobre una vinha d*e* .III. q*uartayradas* mens t*er*sa, pausada al Scalhon d'Albanha al*ias* T*er*ras Blancas; e la recon*n*oyssen*s*a al pe; senhada p*er*: **G .XII.**

L., O: /13/l'Escalhon d'Elbanha.

It*em*, una carta d*e* .II. p*ar*gamins ense*m*ps gludatz, p*re*sa[5], sotz scricha e senhada p*er* la man d*e* Johan Aymeric, not*ari*, l'an .MCCCLXXXXV., a .XXVII. d'octobre, contene*n*t comsi Jacme Stornell compret de Giraut Blanchart, brondador, .C. s*ols* d*e* se*n*sa am lur maior senhoria sobre una sieua vinha pausada al Jarret d'Entrevi*n*has al*ias* lo Colu*m*bier, la qual li fon laissada p*er* se*n* Julian d*e* Casals; et la recon*n*oyssensa al pe. Plus una autra carta en aq*ue*ls dos p*ar*gamins, presa, soscricha e senhada p*er* lo dit not*ari*, l'an susd*i*ch, a .XXIX. d'octobre, contene*n*t comsi lo dit Jacme Stornell remes la dicha censa al dit hospital de Sant Sp*er*it; senhada p*er*: **G .XIII.**

L., O: /22/lo Jaret d'E*n*trevinhas/23/al*ias* lo-Colu*m*bier.

fol.40v

It*em*, una carta presa, sotz scricha e senhada p*er* la man de mi, Laure*n*s Aycart, not*ari*, l'an .MCCCLXXXXIIII., a .XXIX. d*e* may, contene*n*t comsi lo d*it* hospital d*e* Sant Sp*er*it donet a-loguier d*e* .XXIX. ans a Rostanh Cellier, lahorador, .I. hostal del d*it* hospital q*ue* fon d*e* Biatris Audeberta, molher d*e* Guilhem Audebert, pausat en la carr*iera* d*e* Negrell, a-loguier d*e* .C. s*ols* p*er* an; senhada [p*er*][6]: **G .XIIII.**

L., 15./16.Jh.: /5/Calzol.

It*em*, una carta presa, scricha e senhada p*er* la man de maistre Guilhem[7] Baille, not*ari*, l'an .MCCCLXXI.,

5 scricha *nach* presa *gestrichen.*

6 *per in späterer Zeit überklebt.*

7 Guilhem *mit Nasalkürzel.*

a .XIIII. de febrier, contenent comsi Giraut de Montolieu e dona Nicolaua, molher sieua, venderon a messen Johan de Quinsac .C. sols de censa a-Sant Miquel sobre una lur faissa de vinha e terra de .IIII. quartayradas vel circa, pausada al Jarret del Pujol[8]; senhada per: G .XV.

Aquesta censa enfranqui maistre Raymon Aymes per reformation de conselh, pagant .L. florins.

L., O: /13/lo Jaret d'En Pugol.

Item, una carta de .I. pargamin, en lo qual son .II. cartas presas, soscrichas e senhada per mi, Laurens Aycart, notari; la una l'an .MCCCXCIIII., lo derrier jorn de julh, contenent comsi Guilhem Matieu e Bertran de Jerusalem, rectos del dich hospital [porrogaron][9] .I. deute de [.XL. florins, quals deu Bernart del Batut a-l'espital per l'acapte de .I. hostal pausat en la carriera d'En Servenha, (.LI. me on[10]) a pagas de .IIII. florins per an en la festa de calennas. Item, l'autra carta facha l'an susdich a .III. de jenoyer conten comsi Johan Domenegue, lahorador, lo qual ten lo dich hostal, e Antoni Barriera, peyrier, de[vedos][11] cascun per la mitat, si renderon principals paga[dos del deute a las] dichas pagas; e defalhent una paga [si pot demandar tota la] resta; empero lo dich hostal [reman continuamens obligat tro] que sia pagat: G .XVI.

L., O: /25/la-carriera d'En Servelha.

fol. 41

Item, una carta de .I. pargamin, presa, scricha e senhada per la man de Peyre Castellan, notari de Tretz, substitut de mi, Laurens Aycart, l'an .MCCCXCIIII., a .X. de desembre, contenent comsi Guilhem de Cava-

---

[8] *So getrennt:* pu Jol.

[9] *Ergänzt nach der Urk.; vgl. übernächste Anmerkung.*

[10] *Zwischen* me *und* on *ist ein Buchstabe gestrichen; die Bedeutung von* .LI. me on *ist mir nicht klar.*

[11] *Die linke untere Ecke des Paragraphen ist in Dreiecksform abgerissen; vgl. den Rückseitenvermerk der Urkunde:* Aquesta carta conten alcuna porrogation de un deute de .XL. florins,/2/ quals deu Bernart d'Albatut per l'acapte de .I. hostal sieu pausat/3/en la carriera d'En Servenha, lo qual hostal ten huey Johan/4/Domenegue, lahorador. Item, e apres si sec un autra/5/comsi lo dich Johan Domenegue e Antoni Barriera, peyrier,/6/si renderon principals pagados del dich deute a .IIII. florins per an/7/en la festa de calenas tro que sia tot pagat; e defalhent/8/.I^{a}. paga si pot demandar tota la resta; remanent empero/9/lo dich hosta continuamens obligat.

lhon vendet a Guilhem Matieu e a B*e*rtran d*e* Jer*usa*l*e*m, rectors del d*i*t hospital, .IIII. ll*ibras* d*e* censa am lur maior senhoria, quals s*er*vi ieu, lo d*i*ch Laure*n*s Aycart, p*er* la mitat d*e* .V. q*uartayradas* vel c*ir*ca d*e* vinha a Plu*m*bieras; senhada p*er*: **G .XVII.**

L., O: /6/a-Plu*m*bieras.

It*em*, una carta d*e* .II. pagamins, presa, sosc*ri*cha e senhada p*er* la man d*e* maistre Raymon Elies, not*ari* d*e* Mass*elha*, l'an .MCCCLXXV., a .XX. d'octobre, co*n*tene*n*t comsi Blaquieras d*e* Mo*n*tolieu e Guilhe*m* Elies, rectos del dit hospital, doneron a acapte a Pons Boyer .VI. q*uartayradas* e .1/2. d*e* te*rr*a pausadas al Roylh, a censa d*e* .XIII. ll*ibras* a .1/2. ahost, e a˙capte d*e* una gallina. It*em*, comsi lo d*i*ch Pons enco*n*tene*n*t defalquet .XXXII. s*ols* e .VI. d*eniers* p*er* .XXXII. ll*ibras* e .X. s., a rason d*e* .XX. s*ols* p*er* s*ol*, remane*n*t lo d*i*ch pati de defalquar a la dicha rason tro a .XX. s*ols* p*er* q*uartayrada*; e p*er* tal serv anquar la d*i*cha poss*essi*on .XI. ll*ibras* e .VII. s*ols* e .VI. d*eniers*, salva*n*t lo d*i*ch pati. It*em*, *con*ten la reconoyssensa facha p*er* lo d*i*ch Pons: **G .XVIII.**

L., O: /16/al Royl.

It*em*, una carta de .II. p*ar*gamins, facha, sosc*ri*cha e senhada p*er* lo d*i*ch Raymon Elies, l'an .MCCCLXXV., a .X. d*e* sept*e*mbre, contene*n*t comsi los dava*n*t d*i*tz rectors d*e* Sant Sp*er*it doneron a acapte a Peyre Hugo, lahorador, .X. q*uartayradas* e t*er*sa d*e* vinha e-terra al Roylh, e a˙capte d*e* .I. gallina, e a censa d*e* .XX. ll*ibras* e .XIII. s*ols* e .IIII. d*eniers* a .1/2. ahost am pati de defalcar, a rason d*e* ll*ibra* p*er* s*ol*; e la una part pot constrenher l'autra d*e* defalcar cascun an .XXX. s*ols* p*er* .XXX. ll*ibras*, fin a-ta*n*t q*ue* tota la poss*essi*on resti en .X. ll*ibras* e .VI. s*ols* e .VIII. d*eniers*, a rason d*e* .XX. s*ols* p*er* q*uartayrada*; e tantost lo d*i*ch Peyre defalq*ue*t .L. s*ols* p*er* .L. l*ibras*, las quals paguet aqui; e resta en censa d*e* .XVIII. ll. e .XIII. s*ols* e .IIII. dr., salva*n*t lo d*i*t pati; e reconn*o*c enco*n*tenent: **G .XVIIII.**

L., O: /28/al Royl.

fol. 41v

It*em*, una carta p*re*sa, sotz sc*ri*cha e senhada p*er* lo d*i*t Raymon Elies, notari, l'an .MCCCLXXV., a .XXIII. d*e* octobre, contene*n*t comsi los dava*n*td*i*tz senhos rectors doneron a acapte a Gantelme Bermon .VIIII. quart*ayradas* v*el* c*ir*ca d*e* te*r*ra, en las quals era .1/2. q*uar*t*ayrada* d*e* vinha e alcuna ame*n*dayreda, a acapte d*e* .I. gallina, e a censa d*e* .XVIII. ll*ibras* a .1/2. ahost, a rason d*e* .XL. s*ols* la quart*ayrada* am pati d*e* defalcar, a rason d*e* ll*ibra* p*er* s*ol*; e l'un pot *com*pellir l'autre d*e* defalcar cascun an .V. s*ols* p*er* .V. ll*ibras*: Emp*er*o si-lo d*i*ch *em*phiteota volia plus cascun an defalcar, aq*uo* puesca far p*er* son plaser tro ta*n*t q*ue* tota la poss*essi*on resti en .X. ll*ibras* p*er*petuals am lur maior senho*r*ia; e-paguet ta*n*tost .XLV. ll*ibras*, p*er* las quals defalquet .XLV. s*ols*; resta en censa d*e* .XV. ll*ibras* e .XV. s*ols*, salva*n*t lo d*i*t pati; e recon*n*oc: **G .XX.**

It*em*, una carta d*e* .II. p*ar*gamins, p*re*sa e-sotz scricha e senhada p*er* mi, Laurens Aycart, not*ari*, l'an .MCCCLXXXXIIII., a .XXI. d*e* jenoyer, contene*n*t comsi s*en* Be*r*nart d*e* Be*r*ra p*er* una censa d*e* .XL. s*ols* p*er*tene*n*t-al d*i*t hospital, venduda p*er* ell a s*en* Julian d*e* Casals, assignet a Guilhe*m* Matieu e Be*r*tran d*e* Jer*usal*em tres censas am lur maior senhoria; la una d*e* .XI. s*ols* e .IIII. d*eniers*, quals ser Raymo*n* Uffert, lahorador, a Sa*n*t Thomes p*er* .I. sieu hostal pausat en la carr*ie*ra d*e* Sa*n*t Martin. It*em*, .XVI. s*ols*, quals serv en la dita festa Catharina, filha d*e*[12] Blaquieras d*e* Mo*n*tolieu, p*er* .I. sieu hostal pausat aqui meteys. It*em*, e .XI. s*ols* e .VII. d*eniers*, quals serv Victoret Elesent p*er* .I. sieu hostal pausat aqui meteys en la d*i*ta festa; e reconogron los d*i*tz Victoret e Raymo*n*; la d*i*ch emp*er*o Catharina no*n* recon*n*oc quar exca*m*biet p*er* .I[a]. censa, qual li fasia lo d*i*t hospital p*er* una te*r*ra a-las Molieras e p*er* .I[a]. autra censa, qual li fasia lo d*i*t hospita p*er* una vinha a Plan Cosset; senhada p*er*: **G .XXI.**[13]

L., O: /25/la-carr*iera* de-Sant Martin.

It*em*, una carta p*re*sa, sotz sc*r*icha[14] e-senhada p*er* mi, Laurens Aycart, notari, l'an .MCCCLXXXXIIII., a .X. de

---

[12] Cat *gestrichen und durch* Blaquieras *ersetzt*.
[13] *Fliegenfuß als Absatzmarkierung vor Z. 32.*
[14] sotz *nachträglich eingefügt*.

febrier, contenent comsi Guilhem[15] Matieu e Bertran de Jerusalem, rectors del dit hospital, pagueron a-l'abadessa de Sant Salvador de Masselha .X. florins per .I. aniversari de .XX. sols, layssatz a-la gleya de-las Acolas per Biatris Audeberta, molher de Guilhem Audebert, sobre .I. sieu hostal pausat en la carriera de Negrell, juxta l'ostal de Johan Bermon, lo qual laisset al dit hospital; e quar lo dit hospital era obligat per lo dit aniversari, la dita donna abbadessa quitiet lo dit hospital e totz los bens de la dita Biatris; senhada: **G .XXII.**

L., O: /5/a-las Acolas.

Item, una carta presa, scricha e senhada per la man de Sicart de Castell Fort, notari, l'an .MCCCLXXXX., a .III. de may, contenent comsi lo prior e˙l cocent de Predicados de Masselha confesseron a Guilhem Matieu e a[16] Peyre Filholin, rectors de Sant Sperit, haver hagut tant per las mans de mossen Antoni Dieudell en moneda, quant en una censa de .C. sols, quals servia Bernart de Berra al dit hospital per .Iª. terra pausada als Arcs per .C. libras, so es saber per[17] aquels .CC. florins laissatz als Predicados per sen Guilhem d'Alans en son testament per far una capella, lo qual fes heres sa molher dona Hugueta. Item, d'autra part .L. florins, quals laisset als ditz Predicados la dicha donna Hugueta en son testament per complir la dicha capella. E de-tot aisso lo dit convent quitiet plenieramens lo dit hospital com heres de la-dicha dona Hugueta; senhada per: **G .XXIII.**

L., O: /15/de Predicadors.

Item, una carta presa, scricha e senhada per lo dich Sicart de Castell Fort, notari, l'an .MCCCLXXXXI., a .XXI. de desembre, contenent comsi Johan Ganarri de Noulas fes donation pleniera de certz hostals e-possessions, qual ha-en lo castell de Solies e en lo castell de Noulas, e generalmens de totz sos bens movables e stables,

---

[15] Guilhem *mit Nasalkürzel.*

[16] Bertran de Jerusalem *nach* a *gestrichen.*

[17] per *über der Zeile.*

p*re*sentz e esdevenidors; signada p*er*: **G .XXIIII.**

L., *O:* /32/de Solies *e* de Noulas.

fol. 42v

It*em*, una carta[18], sotz scricha e senhada p*er* Pons d*e* las Scalas, not*ari* de Mass*elha*, l'an .MCCCLXV., a .V. d'ahost, e trays la dels cartolaris de Hugo Berenguier, saentras not*ari*, a ell comeses, lo qual Hugo pres la nota, contene*n*t comsi Johan Vivaut de Cujas, filh d*e* Hugo Vivaut, vendet a Guilhem Giraut aq*ue*ls .XX. s*ols* censals am lur maior senhoria, quals s*er*via Sauseta Farauda p*er* .I. sieu hostal pausat en la Caysaria, dejosta l'ostal d*e* Loys d*e* Bonils, not*ari*, la qual censa retenc la dicha Sauseta p*er* lo pres d*e* .XX. ll*ibras*, quals paguet tantost; e lo d*i*t hostal li restet franc; senhada p*er*: **G .XXV.**

L., *O:* /6/en-la Caysaria.

It*em*, una carta p*re*sa, sotz scricha e senhada p*er* maistre Guilhem Bayḷle, not*ari*, l'an .MCCCLXXXXVIII., a .XXVII. de febrier, contene*n*t comsi don*n*a Guil*helm*eta Estornella, molher q*ue* fom d*e* s*en* Jacme Estornell e usufructuaria a-sa vida dels bens d'ell, p*ro*mes e juret e ferma*n*sas donet en judici als senhos rectors d*e* Sa*n*t Sp*er*it, de Sant Jacme e de-l'Anu*n*ciada, heres del dich s*en* Jacme Estornell, usar ben e lialme*n*s dels ditz bens movables e estables e, finit lo te*m*ps del usuffrucs, rendre e restituir los ditz bens p*er* entier als d*i*tz heres; senhada p*er*: **G .XXVI.**

It*em*, una carta de .I. p*a*rgamin e .1/2., p*re*sa, sotz scricha e senhada p*er* la man d*e* Antoni Raynaut, not*ari*, l'an .MCCCLXXXXIII., a .XXIIII. d*e* desembre, contene*n*t comsi Philippa d*e* Sa*n*t Can*n*at, molher q*ue* fon d*e* Hugo d*e* Sant Can*n*at, vendet al Guilhem d*e* Cavalhon e a-M*ar*ques Escrivan, rectors del dit hospital d*e* Sa*n*t Sp*er*it, .LXIIII. s*ols* d*e* censa, cascun an a Sant Thomes, am tota lur maior senhoria sobre .IIII. q*uartayradas* d*e* vinha jove vo plantier muscadell, pausadas a Aygas Bonas; et recon*n*oc tantost al pe d*e* la dicha carta; senhada p*er*: **G .XXVII.**

L., *O:* /29/Ayga Bonas.

---

[18] presa *nach* carta *gestrichen und expunktiert.*

fol. 43

It*em*, una carta p*re*sa, sotz scricha e senhada p*er* mi, Laurens Aycart, not*ari*, l'an .MCCCLXXXXIII., a .II. de sept*embre*, contene*n*t comsi don*n*a Laureta d*e* Rabes, heres d*e* don*n*a Francesca Niella remes a Guilhe*m* de Cavalhon e a Marques Scrivan, rectors del dit hospital, una censa de .XLV. s*ols* am tota lur maior senhoria, quals serv Antoni Tassil, peyssonier, p*er* .I. hostal pausat en la Pellissa*r*ia Strecha, de la qual censa lo d*i*t hospital es tengut d*e* pagar cascun an a-la gleysa d*e* Sant M*ar*tin .XX. s*ols* p*er* .I. aniv*er*sari laissat p*er* don*n*a Nicolaua Payroliera, e .X. s*ols* laissatz sembla*n*t me*n*s cascun an p*er* la d*i*cha don*n*a Nicolaua a-la lumi*n*aria d*e* Sant Jacme d*e* las Spasas d*e* Mass*elha*; e-lo d*i*t Antoni Tassil recon*n*oc lo d*i*t hostal als d*i*tz rectors en la fin de la dicha carta; senhada: **G .XXVIII.**

L., O: /9/Pelisaria Strecha.

It*em*, una carta p*re*sa, sotz scricha e senhada p*er* la man de Antoni Raynaut, not*ari*, l'an .MCCCLXXXXIII., a .VI. d*e* febrier, contene*n*t comsi Jacme Engles, broquier, e Catharina, sa molher, stantz a Font Jusieua, amdos emse*m*ps e cascun p*er* lo tot, venderon a Guilhem d*e* Cavalhon e a Marques Scrivan, rectors del d*i*ch hospital, quatre libr*as* d*e* censa am tota lur maior senhoria sobre una lur fayssa d*e* vinha d*e* .III. q*uartayradas* e t*er*sa, pausada a-Sant Just, cascun an a .1/2. ahost; e reconogron al pe de-la d*i*ta carta, la qual es senhada p*er*: **G .XXVIIII.**

L., O: /23/compra de sensas; *l., 16.Jh.:* /24/St. Just.

It*em*, una carta p*re*sa, scricha e senhada p*er* Pons d*e* las Scalas, not*ari*, l'an .MCCCLXXXVII., a .VIII. d'octobre, contene*n*t comsi Raholin Vivaut e-Baudoyna, sa molher, venderon a Jacme Jaucen*n*a e a Johan Audebert, rectors del dit hospital, .VIIII. ll*ibra*s de censa am tota lur maior senhoria, dotals d*e* la dita Baudoyna, quals serv Loyssa Johan*n*a, peysoniera,

fol. 43v

molher q*ue* fon de Peyre Johan, cascun an a .1/2. ahost, p*er* .VI. q*uartayradas* d*e* vinha am alcuns avellaniers, pausadas a-Balma Ynart; e la reconoyssensa al pe; senhada p*er*: En son luec Andrieu Clemens. **G .XXX.**

L., O: /31/ve*n*doa de sensas;/1/a Balma Ynart.

It*em*, una carta p*re*sa, scricha e senhada p*er* Steve Esteve, not*ari*, l'an .MCCCLXXXXVI., a .XXIX. d'ahost, contene*n*t comsi Jacomin Revelhon e Guil*he*lmeta, molher sieua, si doneron e dediqueron al s*er*visi del d*i*t hospital; senhada p*er*: **G .XXXI.**

It*em*, una carta p*re*sa, scricha e senhada p*er* Guilhem Moren*n*on, not*ari*, l'an .MCCCC., a .XV. d*e* sept*embre*, contene*n*t comsi Ancelma d*e* Sant Peyre fes cession e remission al d*i*t hospital d*e* .I. deute d*e* .XL. fl*orins*, quals li devia maistre Peyre Boysso*n*, sabatier d*e* Brinhola, p*er* .I. carta facha e p*re*sa p*er* la man d*e* maistre Peyre Jaufres del dit luec de Brinhola: **G .XXXII.**

It*em*, una carta p*re*sa, scricha e senhada p*er* Raymon de Gordon, l'an .MCCCXLIII., a .XIII. d*e* jenoyer, co*n*–tene*n*t comsi M*ar*tin d*e* Vaquieras recon*n*oc a Aymeric Vayrat e a Imbert d'Alba, rectors del d*i*t hospital, una faissa d*e* te*rr*a d*e* .III. *quartayradas* vel ci*r*ca a Mont Cau, a censa d*e* .XII. *sols* a Sant Thomes; senhada p*er*: **G .XXXIII.**

L., O: /21/a-Mont Cau.

It*em*, una carta p*re*sa, scricha e senhada p*er* la man d*e* B*er*tomieu de la Salis, not*ari*, l'an .MCCCXXXVIII., a[19] .I. d*e* nove*m*bre, contene*n*t comsi Hugo Esteve, fustier, vendet a M*ar*ques Bausan, fustier, filh d*e* Steve, .I. hostal pausat en la Fustaria, p*er* pres d*e* .LII. ll*ibras*; senhada p*er*: **G .XXXIIII.**

L., O: /28/a la-Fustaria.

fol. 44

It*em*, una carta p*re*sa, scricha e senhada p*er* Johan Agulhon, not*ari*, l'an .MCC^{mo}LXXXX^{mo}IIIIto., a .XX. d*e* may, contene*n*t la recon*n*oyssensa d*e* la v*er*quiera facha a Huga Martina p*er* Guilhem d*e* Masselha d*e* Jocas, marit sieu; senhada: **G .XXXV.**

---

[19] a *in der folgenden Zeile wiederholt.*

It*em*, una carta p*resa*, sotz scricha e senhada p*er* la man de Peyre Calvin, not*ari*, l'an .MCCCLXXXXVIII., a .XVIIII. d*e* jun, contene*nt* la quitansa facha al d*i*ch hospital p*er* la part d*e* Miquel d*e* Symon, merchant d'Avinhon; senhada p*er*: **G .XXXVI.**

It*em*, una carta presa, sotz scricha e senhada p*er* la man del d*i*t Peyre Calvin, l'an .MCCCC., a .XVIII. d*e* may, contene*nt* comsi Jacme Messier e M*ar*tin Blanc, rectors del d*i*t hospital, compreron d*e* Laurens Folco d*e* Mass*elha* .LXV. s*ols* e .VII. d*eniers* d*e* censa am tota lur maior senhoria, quals serv Johan*n*et Bonifasi, filh de Peyre Bonifasi, saentras, p*er* una sieua vinha d*e* .III. q*uartayradas* e .XL. destres e .V. palms e .1/2. vel c*ir*ca, pausadas a T*er*ras Blancas: **G .XXXVII.**

L., O: /13/compra de sensas; *l., Y:* /16/T*er*res Blanques;/18/recovert led*it*/19/instrumant;/20/Robert Yvert.

It*em*, una carta presa, sotz scricha e senhada p*er* la man d*e* Antoni Raynaut, not*ari*, l'an .MCCCLXXXXVIIII., a .III. d*e* desembre, contenent la tra*n*saction facha entre los hospitals d*e* Sant Sp*er*it e d*e* Sant Jacme d'una part e-los heres d*e* Jordan Fermin, mognier saentras d*e* Mass*elha*, de-l'autra part p*er* rason de la mitat dels bens del d*i*ch saentras Jordan als dichs hospitals pertene*n*tz; senhada p*er*: **G .XXXVIII.**

L., M: /21/deficit d*e* bas-/22/-saco; *l., L:* /23/aq*ue*sta carta fon ren-/23'/-duda a la p*ar*tida, quar/24/fon finat e pagat al/25/hospital tot so que/26/devia aver; e so fon/26'/en lo te*m*ps d*e* s*en* G. de Ca-/27/-valhon e d*e* Inart Ri-/28/-cau, rectors del d*i*ch/29/hospital, l'an .MCCC-/30/-LXXXXVIIII. Ideo canc*ell*ata[20].

fol. 44v

It*em*, una carta p*resa* e receupuda p*er* Johan Auquier, not*ari* d*e* Mass*elha*, l'an .MCCCXXIIII., a .VII. d*e* desembre, tracha, escricha e senhada p*er* la man d*e* Guilhe*m* Auquier, not*ari*, contene*nt*

[20] *Vgl.* THESAUR-B *zu § G 38 (fol. 44):* /20/non a ges, car la dicta carta que/21/aysi devia estre, senhada n° 38/22/fon renduda a-la p*ar*tida ca*n*t fon/23/acord*i*, coma apar a-l'autre libr*e*/24/de Trezor a-cartos .XXXXIII. *Die Urkunde befindet sich in dem Hospitalsarchiv, obwohl sie 1400 ausgegeben worden war und 1469 offenbar noch nicht zurückgekehrt war.*

comsi Raymon del Dragon, filh de Guilhem, vendet a Nicolau del Dragon .I. terra franca de .IIII. *quartayradas* e .XXV. destres, pausada al Camp del Coronell; senhada per: **G .XXXIX.**

L., O: /5/al camp del Coronel.

Item, una carta presa, scricha e senhada per la man de Hugo del Luc, notari de Masselha, l'an .MCCCXXIII., a .XXIII. d'octobre, contenent comsi Bertomieu Aymar reconnoc la verquiera a Johanna, molher sieua; senhada per: **G .XL.**

Item, una carta presa, scricha e senhada per Thomas Sobransier, notari de Masselha, l'an .MCCC-LVI., a .X. de jun, contenent comsi Bertomieu Aymar de mandament de juge paguet lo pres del hostal pausat en la Pellissaria Larga; senhada per: **G .XLI.**

Item, una carta presa, scricha e senhada per la man de Johan Andrieu, notari de Masselha, l'an .MCCC-LV., a .I. de jun, contenent .I. paga de .I. hostal pausat en la Pellissaria Larga, facha per Johanna Aymara a Raymon Bonifazi alias Bastier e a-sos frayres; senhada per: **G .XLII.**

Item, una carta presa, scricha e senhada per la man de Johan Guibert, notari de Masselha, l'an .MCCC-VII., a .XII. de may, contenent comsi Silia Miracla, molher de Vincens de la Font, compret l'ostal de la Frucharia sus lo canton de-la carriera dels Fabres; senhada per: **G .XLIII.**

fol. 45

Segon si las cartas del molin de Huveuna del dit hospital.

Item, una carta presa, scricha e senhada per la man de Guilhem Sart, notari, am lo sagell pendent de mossen l'evesque de Masselha, qual adoncs era, l'an .MCCXXXVI., a .IX. *kalendas* d'abril, contenent la donation facha per Durant de Jerusalem al hospital de Sant Sperit de Masselha de .I^{a}. vinha sieua de .IX. *quartayradas*, pausada a-la colla de Sant Just del terrador de Masselha. Item, del ters franc, qual servia cascun an Bonisac Cap de Pin, jusieu, per .I^{a}. vinha sieua pausada aqui meteys. Item, e de la quart part indivisa de la moutura de .II.

molins q*ue* foron de Guido Dalmas p*er* las .III. p*ar*tidas pausatz a Huveuna, las quals .III. p*ar*tidas indivisas son al jorn d'uey del hospital d*e* Sant Johan d*e* Masselha; senhada p*er*: **G .XLIIII.**

L., O: /5/del molin de/6/Uveuna; *l., 16.Jh.:* /12/No*ta*.

It*em*, una carta p*res*a, scricha e senhada p*er* la man de G*uilhem* B*er*tran, not*ari*, l'an .MCCLII., a .XVI. *kalendas* d*e* jenoyer, contene*n*t comsi-lo d*i*t hospital donet a acapte a Peyre Guilhe*m* d*e* Mass*elha* la dita q*ua*rta part indivisa dels ditz molins; senhada p*er*: **G .XLV.**

It*em*, una carta presa, scricha e senhada p*er* la man de Raymon Rogier, not*ari*, l'an .MCCCXXXII., a .XIII. d'octobre, contene*n*t la donation facha al d*i*t hospital d*e* Sant Sp*er*it p*er* Johan Guilhe*m*, filh del d*i*t Peyre Guilhe*m*, de-la q*ua*rta part indivisa dels dit molins, apellat lo molin del hospita[21]; senhada p*er*: **G .XLVI.** E al pe la inmission de-la possession, scricha e senhada p*er* la man del d*i*t not*ari*.

L., 16.Jh.: /26/no*ta*.

It*em*, una carta d*e* .I. pargamin, facha, presa, escricha e senhada p*er* Peyre Columbier, not*ari* de Mass*elha*, contene*n*t .II. cartas: una l'an .MCCC., a .XXV. d'ahost; conten

fol. 45v

la reconoyssensa facha p*er* Johan Guilhem, filh e heres p*er* la mitat d*e* Peyre Guilhem [lo jove], saentras [filh de Peyre, lo vielh][22] [regans, a s*en* Olivier de la Mar e Raymon B*er*tomieu, gardas del dit hospita, e a frayre Guilhem Chabert, baille del dit hospital, p*er* la mita indivisa de la q*ua*rta p*ar*t indivisa del d*i*t molin, la qual lo dit Peyre Guilhe*m*[23] [lo vielh][22] acaptet d*e* frayre Guilhem d'Otramar, frayre e a*m*inistrador del d*i*t hospital, a cens d*e* .XV. emi*n*as d'an*n*ona bona e recebe*n*t moutas, portadoyras al dit hospital, la festa d*e* Sa*n*t Miquel. E l'autra carta en aq*ue*ll m[e]teys[24] p*ar*gamin, facha p*er* la man del d*i*t not*ari*, l'an susdich, a .XII. d'octobre, conten la reconoyssensa de l'autra mitat indivisa de-la[25]

21 *Rückseitenvermerk der Urk.:* hospital.
22 *Ergänzungen in dem Paragraphen nach der Urk.:* Petri Guillelmi, fili Petri Guillelmi.
23 Guilhe *ohne Nasalkürzel.*
24 e *von mir ergänzt.*
25 la *in der folgenden Zeile wiederholt.*

dicha q*ua*rta part del molin, facha p*er* don*n*a Douselina Borgonhona, molher d*e* Hugo Borgonho*n*, cambiador, filha e[26] heres p*er* ssa p*ar*tida del dit-Peyre Guilhe*m*, p*er* causa dotal sieua, e Fra*n*cesca, filha sieua, molher d*e* Raymon d'Ayglemon p*er* l'autra mitat indivisa de la dicha q*ua*rta part indivisa del d*i*t molin[27]: **G .XLVII.**

L., M: /15/(*Fliegenfuß*) no*n* son mas .XLVI.,/16/quar lo falh la .XXX[ta]./17/uchena, qual fon/18/finada e cancella-/19/-da.

Lo qual molin co*m* d*i*ch es desus es pausat a Huveuna del t*e*rrador d*e* Mass*elha*, entre lo molin de Sant Tis e lo molin de B*e*rtran Dalmas, e *con*fronta am lo besal d'Uveuna e am la via pu*bli*ca e am la vinha d*e* Sant Johan; en lo qual molin l'espital d*e* Sant Johan ha las tres p*ar*tidas e lo dit hospital d*e* Sant Sperit ha la q*ua*rta p*ar*tida; la qual q*ua*rta p*ar*tida tota serv p*er* indivis .XV. emi*n*as annona p*er* moutura bona, neta e sufficie*n*t mouta, aportadas fra*n*cas de tot despens al d*i*ch hospital; lo qual[28] molin s'apella antiquame*n*s lo molin d*e* Sant Johan[29].

[fol. 46 & fol. 46v sind unbeschrieben]

fol. 47

En lo bassac senhat p*er* .H. son las cartas denfra senhadas, e designadas p*er* nombre: **.H.**
Toqua*n*t lo fach d'Albanha.

L., CA: /1/lo hospital d'Albanha.

Primo, una carta de .I. p*ar*gamin, facha en lo castell d'Albanha, e scricha, presa e senhada p*er* la man de Berenguier Matharon, not*ari*, l'an .MCCCXLIII., a .XXIII. del mes de jun, contene*n*t comsi Peyre Richau, lahorador del dich castell d'Albanha, e Astruga Richaua, molher sieua, doneron a sen Imbert d'Alba, adoncs rector del hospital de Sant Sp*e*rit e d'Albanha, recebent en nom del dit hospital, .I. hostal lur am totz sos dretz e ap*ar*tenem*e*ntz, pausat

[26] e *in der folgenden Zeile wiederholt.*
[27] *Francesca erhielt als Brautgabe die Hälfte des Achtels der Mutter, das heißt ein Sechzehntel der Mühle.*
[28] lo qual *zweimal hintereinander, getrennt durch gestrichenes und expunktiertes* ho.
[29] *Dieser Absatz wird im Kommentar als „G 47'" zitiert.*

en lo d*i*t castell, juxta l'ostal de Peyre Aycart e juxta l'ostal de Marin Pascal e jux*ta* la via pu*bli*ca. Item, e .II. vinhas am totz lurs dretzs e ap*ar*tenemen*t*z, pausadas en lo te*r*rador del dit castell, luec apellat Fenestrellas; la una *con*fronta am la vinha de Jacme Bernart e am la vinha dels heres de Jacme Gaujos, e-l'autra confro*n*ta am la dicha vinha e am la dita vinha dels he*r*es d*e* Jacme Gaujos; senhada p*er*: **H .I.**

L., O: /14/d'Albanha.

It*em*, una carteta de .1/2. p*ar*gamin, facha en la cort d'Albanha, presa, scricha e senhada p*er* la man de Dura*n*t Sartor, not*ari* de la dita cort, l'an .MCCCIII., lo jorn .IX. d'ahost, contene*n*t la conoyssensa donada p*er* mess*en* Bertra*n* B*er*oart, juge del d*i*t castell, *contra* mossen Romieu d'Albanha, cavallier, maior senhor d*e* .I. ort pausat a Beldinar del te*r*rador d'Albanha, *con*fro*n*ta am l'ort d*e* Joha*n* Raynaut e am l'ort de Raymon de Mordels e am lo camin public, a-sens de .X. s*ols*, lo qual ort havian vendut

fol. 47v

Augier Galbert e Rixens Framauda, e ell havia p*r*omes de-lausar, e tantost de fach retenc e-lo donet a acapte de fach a Johan Lombart d'Albanha e a Silia, molher sieua, p*erque* lo dit juge fes rompre l'acapte e rendre e restituir lo dich ort als d*i*tz vendedos; senhada p*er*: **H .II.**

L., O: /28/d'Albanha.

It*em*, una carta d*e* .I. p*ar*gamin, facha en Albanha, p*r*esa, scricha e senhada p*er* la man de Jacme Raynoart, not*ari*, l'an .MCCCXI., lo jorn .XIII. d'octobre, contene*n*t comsi Bonifasi Gantier d'Albanha vendet a Habram de Lunell, jusieu d'Albanha, una vinha sieua am una te*r*ra emse*m*ps tene*n*tz, pasadas[1] en lo te*r*rador d'Albanha, luec dich lo Gas; confro*n*tan am la vinha del hospital de Sant Spe*r*it d*e* Mass*elha* e-am la vinha de Biatris Capella e am la-te*r*ra d*e* Alexi Bermon e am la mayre d'Uveuna, sosmesa a-la maior senhoria del d*i*t hospital, a cens d*e* .I. denier de rial a .1/2. ahost; vendet la p*er* pres d*e* .XXXVI.

---

1 *Rückseitenvermerk der Urkunde:* pausadas.

l*libras* d*e* rials; senhada p*er*: **H .III.**

L., O: /12/d'Albanha.

It*em*, una carta de tres p*ar*gamins ense*m*ps gludatz, facha en Mass*elha*, presa, scricha e senhada p*er* la man de maistre Peyre Ameli, not*ari*, l'an .MCCCLVIIII., lo jorn .XI. de may, contene*n*t comsi Joha*n* Crota e B*er*tran Johan, rectors del hospital d*e* Sant Sp*er*it de Mass*elha*, am volu*n*tat e *con*sentime*n*t d*e* tot lo conselh d*e* Mass*elha*, doneron a acapte e a censa a Pons Raynaut de Seyna, h*ab*itador d*e* Roquavayra, motos e div*er*ses hostals, possessions e p*ropri*etatz del dich hospital, pausadas en lo castell d'Albanha e[2] en son destrech; senhada p*er*: **H .IIII.**

L., O: /24/d'Albanha.

It*em*, una carteta facha en Mass*elha*, p*re*sa, scricha e senhada p*er* la man de Guilhem Romieu, not*ari* d*e* Mass*elha*, l'an .MCCLXXVII., p*ridie* ydus d'ahost, contene*n*t la reconn*o*yssensa facha p*er* Guilhem e Pons Bonifazi, h*ab*itados de Cujas, fils de Bonifazi Gantier, a

fol. 48

frayre Bertran Scalona, luectene*n*t del coma*n*dayre del hospital de Sant Sp*er*it d*e* Mass*elha*, de una vinha d*e* .III. q*uartayradas* e .1/2., pausada en Camp Maior del t*er*rador d'Albanha; confronta am l'ayga d*e* Uveuna e am la vinha de Peyre Guigo e am lo gra*n*t camin q*ue* tenc al molin de moss*en* Flama, cavallier, a censa d*e* .I. denier a .1/2. ahost; senhada p*er*: **H .V.**

L., O: /3/d'Albanha.

It*em*, una carteta presa, scricha e senhada p*er* la man de Miquel Cabrol, not*ari*, l'an .MCCLVII., in-d*ie* p*ri*ma ydus martii, contene*n*t la venditio*n* d*e* una ferrage pausada en lo t*er*rador d'Albanha; confronta am las vinhas de Johan Ripert e de Bosqueta e am la t*er*ra de Raymon Teysseyre e am l'ort de Raymon Monnier e am l'ort de B*er*tran d*e* Vien*n*a e am lo camin public, lo qual tenc vers Liniieras; serv a don*n*a Girauda d*e* Mo*n*telhaymar, molher q*ue* fon de moss*en* Guilhem Ancelm, cavallier, a censa d*e* .VI. deniers de rials coronatz, la vi-

---

2 e *nachträglich eingefügt.*

gilia de calen*n*as, la qual ferrage venderon B*er*nart de Seyresca, not*ari*, filh de B*er*nart, e Sausa, molher sieua, a B*er*nart Ayraut, filh de *Guilhem* Barba; senhada p*er*: **H .VI.**

L., O: /13/d'Albanha.

It*em*, un cartilhon p*er* via de retulit fach en la cort d'Albanha, pres, scrich e senhat p*er* la man de B*e*renguier Matharon, not*ari* de-la dita cort, l'an .MCCCXXXVIII., a .XIII. d*e* jun, contenent comsi Jaufres Jaufres e B*er*tomieu Augier, atermenados del castell d'Albanha, a requesta d*e* Hugo Messier e d*e* Guilhem Blanc, rectors del hospital d*e* Sant Sp*er*it d*e* Mass*elha*, e de ma*n*dament del baylle at*er*meneron una possession del hospital pausada a-la palus d'Albanha, confro*n*ta am lo camin q*ue* tenc vers Gemenas; e conogron q*ue* una filhola, qual y es, resta e es p*ro*p*ri*a de-la d*i*ta posssession; senhada p*er*: **H .VII.**

L., O: /28/d'Albanha.

fol. 48v

It*em*, una carta de .I. p*ar*gamin, facha en Mass*elha*, presa, scricha e senhada p*er* la man de Johan d'Amirat, not*ari* d*e* Mass*elha*, l'a .MCCCXXXV., a .XVIII. d*e* sept*embre*, contene*n*t comsi Berenguier Hugo d'Albanha vendet a s*en* Peyre Elies e a Bonet Raynaut, rectors del hospital de Sant Sp*e*rit de Mass*elha*, quatre-soutz de rials censals am tota lur maior senhoria, quals li servia*n* cascun an a .1/2. ahost los heres de Guilhem Amalric, saentras d'Albanha, p*er* una fayssa d'ort pausat en lo t*e*rrador d'Albanha, apellat los Ortz; *con*fronta am l'ort del dit hospital e am l'ort d*e* Johan Hugo e am l'ort d*e* moss*enh*or lo comte e am la ferrage del hospital de Sant Johan, p*er* pres de .LXV. s*ols* d*e* rials; senhada p*er*: **H .VIII.**

L., O: /9/Albanha.

It*em*, una carteta facha en Albanha, presa, scricha e senhada p*er* la man de Antoni de Taman, not*ari*, l'an .MCCCXXXI., lo p*re*mier jorn d*e* mas, contene*n*t la cession facha p*er* Peyrona Raynoarda d*e* Vian*n*es a frayre Hugo Revell del hospital d*e* Sa*n*t Sp*er*it d'Albanha d'aq*ue*llos .C. s*ols*, quals li devia Raymon Gostian; senhada p*er*: **H .VIIII.**

L., *O:* /18/Albanha.

It*em*, una carteta facha en Mass*elha*, p*re*sa, scricha e senhada p*er* la man d*e* Hugo Baille, not*ari* d*e* Mass*elha*, l'an .MCCCXI., a .XVIII. d'octobre, contenent comsi Arnaut dal Om, rector del hospital d*e* Sant Sp*er*it d*e* Mass*elha*, lauset a Habram de Lunel, jusieu d'Albanha, o-a son p*ro*curador alcunas vinha e t*er*ras ense*m*ps tene*n*tz, a ell vendudas p*er* Bonifazi Gantier d'Albanha, pausadas al Gas del t*er*rador d'Albanha; *con*fronta am la vinha del d*it* hospital e am la vinha de Biatris Capella e am la t*er*ra de Alexa*n*dri B*er*mon e am la maire d'Uveuna, sosmesa a-la maior senho*r*ia del dit hospital, a censa d*e* .I. denier d*e* rial a .1/2. ahost; senhada p*er*: **H .X.**

L., *M:* /23/a-la Justicia; *l.*, *O:* /28/Albanha.

fol. 49

It*em*, una carta de .I. p*ar*gamin, facha en Mass*elha*, presa, scricha e senhada p*er* la man de Raymon Finarin, not*ari*, h*ab*itador de Masselha, l'an .MCCCLXXXIII., a .VII. d'octobre, contene*n*t lo loguier o arrendame*n*t de div*er*sas possessions e p*ro*p*r*ietatz del d*it* hospital de Sant Sperit, pausadas en lo castell d'Albanha e en son t*er*rador, donadas p*er* *sen* Johan Bonvin, rector del d*it* hospital, a renda a Bertran Gayran del d*it* castell d'Albanha; senhada p*er*: **H .XI.**

L., *O:* /6/Albanha.

It*em*, un cartilhon fach en Albanha, pres, escrich e senhat p*er* la man de Peyre Robaut, l'an .MCCCXL., a .XII. d*e* may, contene*n*t la reconoyssensa facha al d*it* hospital de Sant Sp*er*it o a son p*ro*curador p*er* Raymon Albin, h*ab*itador d'Albanha, de una t*er*ra pausada en lo t*er*rador d'Albanha, apellat la Canseta; confronta am la t*er*ra del[3] hospital de Sant Johan et am la t*er*ra de Hugo Ganarri, a censa d*e* .VI. s*ols* vo de .II. emi*n*as d'an*n*ona, a .1/2. ahost, la qual festa passada es en election del

[3] dit *nach* del *gestrichen und expunktiert.*

dit hospital; e era tengut d*e* plantar la de vinha; senhada: **H .XII.**

L., O: /15/Albanha.

It*em*, una carta d*e* .I. p*ar*gamin, facha en Albanha, presa, scricha e senhada p*er* la man de Johan Bompar, not*ari*, l'an .MCCCXXXII., a .XXIII. d*e* mars, contene*n*t la sente*n*tia donada p*er* moss*en* Hugo Turrell, juge d'Albanha, p*er* la qual sententia la vinha e terra pausada al Gas del t*err*ador d'Albanha, qual serv al d*it* hospital d*e* Sant Sp*er*it .I. d*enie*r, e la qual era casucha en comes, fon assignada al d*it* hospital; e lo d*it* hospital fon mes en possession vo sos rectors p*er* ell, los quals eran Guilhem Benezech e Bonet Raynaut; senhada p*er*: **H .XIII.**

L., O: /27/Albanha; *r., 15.Jh.:* /26/carta.

It*em*, una carteta facha en Albanha, p*r*esa, scricha e senhada p*er* la man de Hugo Lonc, not*ari*, l'an .MCCLXXXVIIII.,

fol. 49v

a .IIII. *kalendas* d*e* febrier, cont[en]ent la exti*m*a facha p*er* los exti*m*adors juratz d'Albanha a Mayer Profach, jusieu de Mass*elha*, d*e* una vinha del heres de Raymon e Huga Guigonessa d'Albanha p*er* .I. deute, qual devian al dit jusieu, pausada a Ca*m*p Maior del t*err*ador d'Albanha; *con*fronta am l'aiga d'Uveuna e am la t*err*a d*e* moss*en* Guilhe*m* Jaufres e am la vinha del hospital d*e* Sant Sp*er*it; senhada p*er*: **H .XIIII.**

L., O: /4/Albanha.

It*em*, una carteta facha en Albanha, p*r*esa, scricha e senhada p*er* la man d*e* Hugo Lonc, not*ari*, l'an .MCCLXXXVIII., p*r*idie ydus octobr*e*, contene*n*t la donatio*n* en paga facha a frayre Raymon Agulhon, coma*n*dayre del hospital de Sant Sp*er*it d*e* Mass*elha*, p*er* Raymon Guido, filh e heres de Peyre Guido, saentras, e-Huga, molher sieua, e p*er* Raymon*n*a Guigonessa, molher d*e* Guilhe*m* Isnart, d*e* .I. vinha de-la d*it*a Raymon*n*a, pausada al Gas del t*err*ador d'Albanha; *con*fro*n*ta am la vinha dels Bonifazis e am lo camin public e am la t*err*a d*e* moss*en* Raymo*n* Jaufres e am la-vinha de la dita Raymon*n*a, p*er* pres d*e* .LXXIIII. s*ols* p*er* alcuna laissa facha al dit hospital; e serv al d*it* hospital; e p*er* la resta d'aq*ue*lla vinha serv la dita Raymon*n*a al d*it* hospital .III. pogesas; senhada p*er*: **H .XV.**

L., O. /17/Albanha.

It*em*, una carta facha a Mass*elha*, p*re*sa, scricha e senhada p*er* la man de Guilhem de Valloria, not*ari*, l'an[4] .MCCLXXXVIIII., a .VII. k*alendas* d*e* mars, contenent la vendition facha a Guilhem Fabian e Aycart Dura*n*t, can*n*abassier, rectors del hospital d*e* Sant Sp*er*it de Mass*elha*, p*er* Mayer P*ro*fach[5], jusieu, d*e* una vinha s*er*vil al dit hospital, a censa d*e* .III. pogesas, a .1/2. ahost, pausada e'l t*er*rador d'Albanha, luec d*ich* Prop Camp Maior; confronta am l'aiga d'Uveuna e am la t*er*ra d*e* moss*en* Guilhem Jaufres, cavallier, e am alcuna vinha del d*it* hospital, p*er* pres de .VIII. ll*ibras*; e-p*er* tal resta franca al d*it* hospital; senhada p*er*: **H .XVI.**

L., O: /31/Albanha.

fol. 50

It*em*, una carta facha en Albanha, p*re*sa, scricha e senhada p*er* la man de Jacme Raynoart, not*ari*, l'an .MCCCXI., a .XV. d'ahost, contene*n*t comsi Bertran*n*a de la Sarda d'Albanha si rendet en sorre e donada del hospital d'Albanha e donet si al d*it* hospital e a frayre Johan Lombart, coma*n*dayre, governador e p*ro*curador del hospital d*e* Sant Sp*er*it d*e* Mass*elha*[6]; e-otra donet al dit hospital .I. sieu hostal pausat en lo dit luec d'Albanha am totz sos dretz e ap*ar*tenemen*t*z q*ue* serv a-la cort d'Albanha; e *con*fronta am l'ostal d*e* Guilhe*m* e d*e* Peyre Galbert, frayres, e am l'ostal del dit frayre Johan Lombart e am l'ostal d*e* Maiffren Parin; senhada p*er*: **H .XVII.**

L., O: /6/Albanha.

It*em*, una carta facha en Albanha, p*re*sa, scricha e senhada p*er* la man d*e* Peyre Vincens, not*ari*, l'an .MCCCXXXVIIII., a .III. d*e* nove*m*bre, contene*n*t la vendition facha p*er* Bertomieu Augier d'Albanha a Ber-

---

[4] *Ms.:* l'aj.

[5] *Der Name fehlt in der Urkunde.*

[6] *Urk.:* domus . . .S.S./castri de Albanea *(Z. 8f)*.

nart d*e* Favas e a-Bonet Raynaut, rectors del hospital d*e* Sa*n*t Sp*er*it d*e* Mass*elha*, d*e* una suelha vo casal pausat en lo castell d'Albanha; confro*n*ta am l'ostal del dit hospital e am l'ostal d*e* B*er*tran Rostanh e am l'ostal d*e* Hugo Bayon e am una tra*n*sv*er*sa, p*er* pres d*e* .XI. ll*ibras*; e serv al senhor d'Albanha .IIII. d*eniers* e mesalha a la festa d*e* calen*n*as; senhada p*er*: **H .XVIII.**

L., O: /20/Albanha; *r., 15.Jh.:* /20/carta.

It*em*, una carteta facha en Albanha, p*re*sa, scricha e senhada p*er* la man d*e* Guilhem Raymbueys, not*ari*, l'an .MCCCXXXVI., a .XXIII. d*e* jenoyer, contene*n*t .II. recon*n*oyssensas; la una comsi Peyre B*er*gays d'Albanha, ad*m*inistrador dels bens d*e* Stofanias Longa, filha e heres d*e* Jacme Lonc del dit luec e nora del d*it* Peyre, reconnoc a Guilhe*m* Benech e a Bonet Raynaut, rectors del hospital de Sa*n*t Sp*er*it d*e* Mass*elha*, una vinha de-la d*it*a Stofanias d*e* .I. q*uar*t*ayrada*, pausada a Bon Conselh al*ias* Longalansa del t*er*rador d'Albanha; *con*fronta am la vinha d'Alays Forniera e am la vinha dels heres d*e* Johan Fornier, a censa d*e* .III. pogesas a Sant Miquel.

fol. 50v

E-l'autra reconoysensa conten comsi Alays Forniera, molher d*e* Peyre Fornier, saentras d'Albanha, recon*n*oc als ditz rectors .Ia. vinha sieua d*e* .I^{a}. q*uar*t*ayrada*, pausada aqui meteys; confronta am la vinha sus dicha e am a vinha dels heres d*e* Johan Fornier e am la ferrage dels heres d*e* Hugo Gantelm, saentras, a cens d*e* .III. pogesas en la dita festa; senhada p*er*: **H .XVIIII.**

L., O: /32/Albanha.

It*em*, una carta facha en Albanha, p*re*sa, scricha e senhada p*er* la man de Antoni d*e* Caman, not*ari*, l'an .MCCCXXVIII., a .XXIIII. d*e* julh, contene*n*t la vendition facha p*er* Guilhe*m* Bermon d'Albanha a frayre Steve Blanc del hospital d'Albanha, compra*n*t de la moneda del d*it* hospital e d*e* ma*n*dame*n*t e volu*n*tat d*e* Hugo Messier e de Jacme Nicolau, rectors del hospital d*e* Sant Sp*er*it d*e* Mass*elha*, de .XII. s*ols* de rials censals am tota lur maior senhoria, lo quals servia lo dit hospital, e era tengut de servir al dit Guilhem Bermon cascun an en la festa de-l'Asumption de Nostra Donna, per .I. ort del dit hospital, pausat en lo terrador d'Albanha, luec dich a-la Font de donna Gassens Denra; confronta am l'ort de Sant Johan e am l'ort de Pons Barbier e am lo camin public, per pres de .XII. l*libras*; senhada per: **H .XX.**

L., *O:* /16/Albanha.

Item, una carta facha en Albanha, presa, scricha e senhada per la man de Antoni de Caman, not*ari*, l'an .MCCCXXVIII., a .XXIIII. de julh, contenent la vendition facha per Guilhem Bermon, sartre d'Albanha, a frayre Steve, spitalier del hospital d'Albanha, recebent en nom del dit hospital e de mandament e voluntat de Jacme Nicolau e de Hugo Messier, rectors del hospital de Sant Sperit de Mass*elha*; so es saber de .XII. *sols* de rials censals am tota lur maior senhoria, quals li servia lo dich frayre Steve cascun an a .1/2. ahost

fol. 51

per .I. ort del dit hospital, pausat en lo dit terrador d'Albanha, luec dich a-la Font de donna Garcens Denra, et confronta am l'ort del temple e am l'ort de Pons Barbier e[7]-am lo camin public, per pres de .XII. l*libras* de rials; e per tal resta lo dit ort franc al dit hospital; senhada per: **H .XXI.**

L., *O:* /31/Albanha.

Item, una carta facha en Albanha, presa, scricha e senhada per la man de Hugo Sart, not*ari* de Mass*elha*, l'an .MCCCI., a .XVI. d'octobre, contenent comsi[8] Girauda e Agnes de Invernas, filhas de frayre Hugo de Invernas, monegue del monestier de Sant Victor de Mass*elha*, venderon a Johan Lombart e a Silia de la Sarda, molher sieua, una ferrage pausada a Canudell del terrador d'Albanha; confronta am la vinha de Jaufres Jordan e am la terra de Symon Cabra e am la terra de Bertran Pascal e am la carriera publica, per pres de .L. *sols* de coronatz; e serv .I.

---

[7] a *verbessert zu* E.

[8] comsi *nachträglich über der Zeile und mit Verweis eingefügt.*

denier cascun an a calenas a-la cort d'Albanha; senhada: H .XXII.

L., O: /12/Albanha; *r., 15.Jh.:* /12/carta.

It*em*, una carta facha en la cort d'Albanha, p*re*sa, scricha e senhada p*er* la man de Antoni de Caman, l'an .MCCCXXXVI., a .XXIIII. d*e* jenoyer, contene*n*t comsi Guilhem Rostanh e Aycarda, molher sieua, d'Albanha, venderon a Guilhe*m* Benech e a Bonet Raynaut, rectors del hospital d*e* Sant Sp*er*it d*e* Mass*elha*, .I. suelha vo casal lur, pausat en lo luec d'Albanha q*ue* *con*fronta am la maison del d*i*t hospital e am l'ostal d*e* Hugo Bayon e am la granja d*e* Bertran Rostanh e serv a-la cort d'Albanha .III. d*eniers* e mesalha a calen*n*as, p*er* pres de .VIII. ll*ibras* d*e* rials; senhada: H XXIII.

L., O: /24/Albanha.

It*em*, una carteta facha en Albanha, p*re*sa, sc*r*icha e senhada p*er* la man de Peyre Robaut, l'an .MCCCXXXV., a .XXVIII. d'octobre, contene*n*t la recon*n*oyssensa facha a Bonet Raynaut, rector del hospital de Sa*n*t Sp*er*it d*e* Mass*elha*, p*er* Aycarda Amalriga d'Albanha,

fol. 51v

molher d*e* Guilhe*m* Amalric, en nom sieu e de sos enfantz, d*e* .I. ort pausat a-la Font de don*n*a Garcens Denra del te*r*rador d'Albanha; confronta am l'ort del d*i*t hospital e am l'ort de Johan Hugo e am la ferrage del hospital d*e* Sant Johan, a censa d*e* .IIII. s*ols* d*e* rials a .1/2. ahost; senhada p*er*: H .XXIIII.

L., O: /3/Albanha.

It*em*, una carteta facha en Mass*elha*, p*re*sa, scricha e senhada p*er* la man d*e* Hugo del Luc, not*ari*, d*e* Mass*elha*, l'an .MCCCXLVI., a .XVIII. d*e* jenoyer, contene*n*t comsi Prodome Guis, m*er*cha*n*t d*e* Mass*elha*, rector del hospital d*e* Sa*n*t Sp*er*it d*e* Mass*elha*, retenc ayssins com maior senhor en nom del d*i*t hospital .I. ort pausat en lo te*r*rador d'Albanha, luec d*i*ch a-la Font d*e* don*n*a Garcens Denra, confronta am l'ort del d*i*t hospital e am l'ort d*e* Johan Negre e am l'ort d*e* Johan B*e*renguier; e serv al d*i*t hospital .IIII. s*ols* a Sant Miq*ue*l; lo qual ort havia vendut Mo*n*-

net e Guilhem Amalric, frayres d'Albanha, a Antoni Lombart, banastonier de Masselha, babitador d'Albanha, per pres de .C. sols; e-per tal restet lo dit ort franc al dit hospital; senhada per: **H .XXV.**

L., 15.Jh.: /13/carta; *l., O:* /14/Albanha.

Item, una carteta facha en Albanha, presa, scricha e senhada per la man de Jaufres Cotaron, notari de Masselha, l'an .MCCXXXIII., pridie idus maii, contenent la donation facha al hospital de Sant Sperit de Masselha per Peyre Dossana de una terra sieua pausada a la Cansseta del terrador d'Albanha, confronta am la terra de-la maison del temple e am la-terra de Bersillon e am la terra de Guilhem Blanc. Item, .II. deniers censals am lur maior senhoria, quals servon Guigo e son frayre per .Iª. terra e vinha que son en Camp Maior; confrontan am la terra de Hugolen e am la terra de Redon. Item, e .III. mesalhas de rials censals am lur maior senhoria, quals servon Steve Archivier e Hugo Ricart per certas vinhas que son a Mal Conselh del terrador d'Albanha; senhada per: **H .XXVI.**

L., O: /28/Albanha.

fol. 52

Item, una carteta facha en Masselha, presa, scricha e senhada per la man de Hugo Baylle, notari, l'an .MCCCXI., .XVIII. d'octobre, contenent la reconoyssensa facha per Habram de Lunell, jusieu, vo per son procucurador a sen Arnaut dal On, rector del hospital de Sant Sperit de Masselha, de una vinha e terra pausada al Gas del terrador d'Albanha; confronta am la vinha del dit hospital e am la vinha de Beatris Capella[9] e am la terra d'Alexi Bermon e am la maire d'Uveuna e am lo camin public, a censa de .I. denier a .1/2. ahost; senhada per: **H .XXVII.**

L., O: /6/Albanha; *r., 15.Jh.:* /6/en son luoc es/7/Anthoni de-la-Bal/8/ma.

Item, una carta facha en Albanha, presa, scricha e senhada per la man de Antoni de Caman, notari, l'an .MCCCXLV., a .VIII. de jun, contenent comsi Bernart de Favas, rector del hospital de Sant Sperit de Masselha,

---

9 Capilla *verbessert zu* Capella.

donet a acapte a Bertran Borgonhon d'Albanha una terra del dit hospital, pausada a Roylh enqua del terrador d'Albanha; confronta am la terra de Antoni Audin e am la terra de Johan Negre, per acapte de .VI. sols e a censa de .XII. deniers de rials a .1/2. ahost; senhada per: **H .XXVIII.**

L., O: /16/Albanha.

Item, una carta presa e receupuda per Johan Auquier, notari, l'an .MCCCXXIIII., a .VII. de decembre, extrach, scrich e senhat per la man de Guilhem Auquier, notari, contenent comsi Raymon del Dragon, filh de Guilhem, vendet a Nicolau del Dragon .I. terra franca de .IIII. *quartayradas* e .XXV. destres, pausada al Camp del Coronell; senhada per: **H .XXVIIII.**[10]

L., L: /22/Aquestos .III. ca-/23/-pitols seguens/24/non son del fach/25/d'Albanha perque/25'/son cancellatz e/26/mudatz en la/27/fin de-la letra de/28/.G. davant aquesta.

Item, una carta presa, scricha e senhada per la man de Hugo del Luc, notari de *Masselha*, l'an .MCCCXXIII., a d'octobre contenent comsi Bertomieu Aymar reconnoc la verquiera a Johanna, molher sieua; senhada per: **H .XXX.**[11]

fol. 52v

Item, una carta presa, scricha e senhada per Tomas Sobransier, notari de *Masselha*, l'an .MCCCLVI., a .X. de jun, contenent comsi Bertomieu Aymar paguet de mandament de juge lo pres del hostal pausat en la Pellissaria Larga[12].

Item, una carta presa, scricha e senhada per Jacme Bermon, notari de *Masselha*, l'an .MCCCIII., a .XX. d'octobre, contenent la vendition facha per Peyre Pascha, habitador d'Albanha, a Johan Lombart, habitador del dit castell, d'alcun hostal de Hugo de la Sarda, pausat en lo dit castell; confronta am l'ostal de Alays Mayfrena e am .I. hostal de Bertran de la Sarda, per pres de .VI. llibras; e serv .XVIII. deniers a-la cort d'Albanha; senhada per: **H .XXIX.**

L., O: /10/Albanha.

---

[10] *Der Paragraph wurde (von* L *?) gestrichen; im Kommentar zitiert als „H 29' ".*

[11] *Paragraph gestrichen; zitiert als „H 30' ".*

[12] *Paragraph nicht numeriert und gestrichen; zitiert als „H 31' ".*

It*em*, una carta p*re*sa, scricha e senhada p*er* Hugo Sart, not*ari* d*e* Masse*lha*, l'an .MCCXCVIIII., a .XXVIII. d'ahost; conten comsi Sausa Porquiera, h*ab*itayris d'Albanha, donet a Johan Lombart, h*ab*itador d'Albanha, .II. q*uartayradas* de una te*rr*a sieua pausada en lo te*rr*ador d'Albanha q*ue* s'apella Gallegas, q*ue* confronta am lo camin public e am la te*rr*a d*e* mosse*n* Guilhem Jaufres, cavallier, e am la te*rr*a d*e* Folco d*e* Rosset e am lo remane*n*t d*e* la dicha te*rr*a, la qual era tengut d*e* plantar d*e* vinha, a acapte d*e* .II. s*ols* e a censa d*e* .II. s*ols* e .VI. d*eniers* vo d*e* .I. emi*n*a d'an*n*ona; senhada p*er*: **H .XXX.**

L., O: /19/Albanha.

It*em*, una carta p*re*sa, sc*ri*cha e senhada p*er* la man[13] de Pons Marin, not*ari*, l'an .M°CC^{mo}LXXXX^{mo}IIII^{to}., .IIII^{to}. nonas nove*m*br*e*, contene*n*t la reconoyssensa fa[cha] a Steve Ferrier e Guilhe*m* Motet, rectors del hospital d*e* Sant Spe*ri*t, p*er* Hugo de Se*r*vieras e Raymon*n*a Plantada, molher sieua, d*e* una lur vinha d*e* .III. q*uartayradas* antigas, pausadas en lo te*rr*ador d*e* Sant

fol. 53

Macell, luec dich lo Cap de-la Vielha; *con*fronta am una te*rr*a d*e* Be*r*tomieu Giraut e am .I. te*rr*a e pla*n*tier de Aycart Aycart, filh d*e* Steve Aycart, e am .I. plantier que si ten sotz la maior senho*ri*a de Johan Granell, e am lo camin public que va vers Vall Barrella, a censa d*e* .III. s*ols* d*e* rials a .1/2. ahost; senhada p*er*: **H .XXXI.**

L., AA: /26/de Sant Macell.

It*em*, una carta p*re*sa, scricha e senhada p*er* la man de Peyre Mayn, not*ari* d*e* Masse*lha*, l'an .M°CC°LXXXX^{mo}VI., .XVII. k*alenda*s maii, contene*n*t comsi Hugo Bla*n*c, lahorador, recon*n*oc a mosse*n* Peyre Serena, comandayre e rector del hospital de Sa*n*t Spe*ri*t d*e* Masse*lha*, una fayssa de vinha d*e* .I^{a}. q*uartayrada* pausada a Tribols del te*rr*ador d*e* Sant Macell; *con*fronta am la vinha d*e* Raymon Ronjer e am la vinha d*e* Bonjuhan e am la vinha del dit

---

[13] p*er* la man *zweimal hintereinander:* p*er* la man p*er* la/28/man.

Hugo Blanc e am .I. vallat, a censa d*e* .IIII. *sols* a .1/2. ahost; senhada p*er*: **H .XXXII.**

L., O: /13/de Sant Masel: Tribols.

It*em*, una carta p*re*sa, scricha e senhada p*er* la man de Peyre Robaut, not*ari*, l'an .MCCCXXXV., a .VII. del mes d*e* jun, contene*n*t la reconoyssensa facha p*er* Pellegrin Ronjer d*e* Sant Macell a s*en* Peyre Elies e a Bonet Raynaut, rectors del hospital d*e* Sant Sp*er*it d*e* Mass*elha*: una t*er*ra del d*i*t hospital, pausada en lo t*er*rador d*e* Sant Macell, luec que s'apella la Veruna; confronta am la t*er*ra de Raymon de Sant Macell e am la terra de Peyre Aycart e am la terra del dit Peregrin, a censa de .L. s*ols* de rials en la festa de .1/2. ahost; senhada p*er*: **H .XXXIII.**

L., O: /24/de Sant Masel.

fol. 53v

It*em*, una carta p*re*sa, scricha e senhada p*er* la man de B*er*tomieu de la Salis, not*ari* d*e* Mass*elha*, l'an .MCCXL. a .V. d*e* novembre; conten la reconoyssensa facha a Guilhem Benech e a Guilh*em* Blanc, rectors del hospital de Sant Sp*er*it d*e* Mass*elha* e d'Albanha, p*er* Peyre e Raymon Bonhome[14], frayres, d*e* Sant Macell, de .I^{a}. vinha pausada en lo t*er*rador de Sant Macell, luec q*ue* s'apella Vall Barrella; confronta am la vinha d*e* Aycart Maurin e am lo camin public e am la vinha d*e* Peyre d*e* Seyresta, a censa d*e* .XVIII. d*enier*s a .1/2. ahost; senhada p*er*: **H .XXXIIII.**

L., O: /6/a-Sant Masel.

AC

Item, una carta escricha p*er* man de mestre Laure*ns* Aycart, l'an mil .IIII^{c}. et ung et .IIII. de feb*rier*, *con*tene*n*t que lo noble Blaquieras de Montolieu, filh de s*en* Guilh*em* de Montolieu, lise*n*siat, et s*en* Joha*n* Bonvin, rectors, an dat a·capte et sensa a Guilh*em* Abelha, peysonier, una t*er*ra de p*r*opri[15]

---

14 *So getrennt:* Bon Home.

15 *Thesaur-B (41,36):* terra del propri/espital (AC).

espital de sept carta*yrados* et carta en la Val d'Are*nc*, lo luoc dich la-Font del Leon, que antigame*n*t era hort, et fon laysada a-l'espital p*er* mosse*n* Joha*n* Atulphi, et sy rete*n*gron ll*ibros* sept et s*ous* .V. de sensa, a s*ous* .XX. p*er* cartarada: **H .XXXV.**

L., AC: /14/a-la-Font del Leon.

[fol. 54 bis fol. 56v sind unbeschrieben]

fol. 57 **AA**

En lo bassac senha p*er* .I. son las cartas, letras e bullas enfra scrichas **.I.**

P*r*imo, una carteta facha l'an .MCLXXXVIII. del mes de desembre, contene*n*t lo comensame*n*t del hospital de Sant Sp*er*it d*e* Masselha, comsi alcun appellat Hospinell donet la luega en c*er*tas mesuras p*er* far e fondar lo dich hospital am consentim*e*nt de-la don*na* abbadessa de Sa*n*t Salvador e de son covent; e-la donacion facha p*er* mossen Barral del Baus, senhor adoncs e vesconte de Masselha; senhada p*er*: **I .I.**

L., Y: /3'/Le primer fondaimen/3''/de l'espitau Sant/3'''/Esperit; *u., 15.Jh.:* /13'/Av*em* trobat en ung petit libr*e* de p*ar*gamin antic/13''/.XI. cart*as* *per* que mestre B. del Portal fes la nota l'an/13'''/sus dich.

Ite*m*, una carta p*r*esa, scricha e senhada p*er* la man de Raymon d'Agrimont, not*ari* d*e* Mass*elha*, sotz l'an .MCCXLIIII., a .XV. k*alendas* d*e* julh, contenent una sente*n*tia donada en la cort episcopal de Mass*elha* cont*ra* lo capitol e la gleya de-la Maior que l'espital de-Sant Sp*er*it pogues sebelir en lo seme*n*teri del hospital sota la crota las gentz q*ue* moriran en lo dich hospital vo s*er*ia q*ue* si laissessan allons; senhada p*er*: **I. II.**

L., 16.Jh.: /15/Iten, una carta, *con*tenen*t*/16/*com*si la-font q*ue* es dava*n*/16'/l'espital fon dada al-dit/17/hospital; senhada p*er*: I n° .II.[1]

---

[1] *Im Kommentar als „I 2' " zitiert.*

Ite*m*, una carta p*re*sa, scricha e senhada p*er* la man del d*i*ch notari l'an .MCCXLVI., a .XIII. k*alendas* d*e* novembre, contene*n*t lo vidim*us* vo tra*n*slat

fol. 57v

de una bulla apostolica, consentida p*er* moss*en* Innoce*nt*, papa de bona memoria, al hospital de Sant Sp*er*it d*e* Mass*elha*, p*er* la qual ma*n*dava[2] a moss*enh*or l'evesque d*e* Mass*elha* q*ue* si li fos avis autreies al dich hospital capella, capella*n* e seme*n*teri en lo d*i*ch hospital; senhada p*er*: **I .III.**

L., 16.Jh.: /5/Notta.

Item, una letra en p*a*rgamin, consentida p*er* moss*enh*or lo vesque de Tholon, l'an .MCCCXXII., lo q*ua*rt jorn del mes d'ahost, sotz son sagell pendent, contene*n*t comsi ell ma*n*dava e coma*n*dava a totz los curatz d*e* son evescat que deguessan amonestar en lurs gleyas lo pobol a far ben al dit hospital, donant p*er* so a cascun q*ue* ben y faria .XL. jorns d*e* p*er*don; senhada p*er*: **I .IIII.**

Item, una carta d*e* .I. gran p*ar*gamin, p*re*sa, scricha e senhada p*er* la man de Raymon Robin, not*ari* d*e* Mass*elha*, sotz l'an .MCCXLVIIII., .XVIII[a]. k*alendas* novembr*e*, contene*n*t la compositio*n*, tra*n*saction e acordi p*er* via d'arbitres, facha e aguda entre l'espital d*e* Sa*n*t Sp*er*it d*e* Mass*elha* e lo monestier de Sant Salvador d'autra part; senhada p*er*: **I .V.**

L., 16.Jh.: /16/Nota car/17/es bono; *l., 16.Jh.:* /18/n*o*ta.

Item, una letra en p*a*rgamin, data en lo castell de Fos, l'an .MCXCIIII. del mes d*e* febrier, contene*n*t comsi lo senhor rey d'Aragon, marques d*e* Prohensa, pres en sa p*ro*tectio*n* e salvagarda la maison e l'espital del po*n*t de Sant Ginieys: **I .VI.**

L., Z: /26/Notta:/27/l'hopital du/28/pont St. Ginier.

---

[2] ma*n*dam *verbessert zu* ma*n*dava.

fol. 58

Item, una letra en p*ar*gamin, donada a Ieras p*er* moss*en* Pons, evesque de Tholon[3], l'an .MCCCXVI., a .VI. d'ahost, contene*n*t comsi ell exorta e amonesta un cascun de subvenir e far ben al hospital de Sant Sp*er*it d*e* Mass*elha*, dona*n*t p*er* so .XL. jorns d*e* p*er*don; senhada p*er*: **I .VII.**

Item, una carta de .I. gran p*ar*gamin, p*re*sa, scricha e senhada p*er* la man de Guilhem Sart, not*ari* d*e* Mass*elha*, l'an .MCCXXXV., a .XVII. k*alendas* de desembre, contene*n*t las provas fachas comsi l'espital d*e* Sant Sp*er*it d*e* Mass*elha* havia soterrat o sebelit, e costumat d*e* sebelir motos frayres e sorres del d*i*ch hospital en lo seme*n*teri del hospital sota la crota a l'intrari d*e*l dich hospital; senhada p*er*: **I .VIII.**

L., 16.Jh.: /20/nota.

Item, una letra en p*ar*gamin, dada a Mass*elha* p*er* moss*en* l'evesque de Mass*elha*, l'an .MCCLV., a .VI. k*alendas* d*e* sept*embre*, exortant un cascun de subvenir e far ben al hospital d*e* Sa*n*t Sp*er*it d*e* Mass*elha*, dona*n*t p*er* so .X. jorns de p*er*don; senhada p*er*: **I .VIIII.**

Item, una carta p*re*sa, scricha e sagellada del sagell d*e* la confrayria de Sa*n*t Sp*er*it d*e* Mass*elha*, l'an .MCCXIII^{a}., a .VIII. idus m*ar*tii, contene*n*t una confession facha p*er* los rectors de-la d*i*ch confrayria, qual era adoncs; senhada p*er*: **I .X.**

L., 16.Jh.: /24/nota.

fol. 58v

Item, una carteta p*re*sa, scricha e senhada p*er* la man de Guilhem Charel, not[ari][4] d*e* moss*en* Hugo del Baus, adoncs vesconte e senhor d*e* Mass*elha*, garnida de sa-bulla de plomb en pendent, l'an .MCCXI., a .XIIII. k*alendas* d*e* januyer, contene*n*t comsi lo d*i*ch moss*en* Hugo del Baus pres en

---

[3] contene*n*t *nach* Tholon *gestrichen*.
[4] *Nach* not *sind einige Buchstaben verwischt.*

[sa p*ro*tectio*n* e salvagarda] l'espital d*e* [Sant Sp*er*it d*e* Mass*elha* e d*e* Sant] Ginieys; senhada p*er*: **I .XI.**[5]

L., Z: /3/l'hospital St./4/Giniers.

Item, una letra en pargamin de moss*en* l'evesque d*e* Mass*elha* am son sagell pendent, contene*n*t comsi ell donet .III. jorns d*e* p*er*don a-totz aquels q*ue* ben farian al hospital del pont de-Sant Ginieys; senhada p*er*: **I .XII.**

L., Z: /11/St. Giniers.

Item, una letra en p*ar*gamin del luectene*n*t d*e* moss*en* l'evesque d'Avinhon am son sagell pendent, dada a Avinhon, l'an .MCCLV., p*r*id*i*e idus d'octobre, exorta*n*t un cascun d*e* far almorna al hospital dels paures d*e* Crist d*e* Sant Sp*er*it d*e* Mass*elha*; senhada p*er*: **I .XIII.**

Item, una letra en p*ar*gamin de moss*en* l'evesque d'Aycs e sagellada de son sagell pendent, dada a Aycs, l'an .MCCXII., a .VI. idus d'ahost; conten comsi l'espital d*e* Sant Sp*er*it d*e* Mass*elha* comenset lo pont, la gleya e l'espital de Sant Ginieys; e p*er* so donava .V. jorns d*e* p*er*don a-tota p*er*sona que ben li feses; senhada: **I .XIIII.**

L., 16.Jh.: /22/Nota istu*m* cap*itu*l*um*.

fol. 59

Item, una bulla en p*ar*gamin d*e* papa Innoce*n*t quart am sa bulla de plomb en pendent, dada a Lyon, a .II. k*alendas* d'ahost, d*e* son pontificat l'an quart[6], contene*n*t comsi ell prenia e recebia en sa p*ro*tection l'espital d*e* Sa*n*t Sp*er*it d*e* Mass*elha* e totz sos bens p*r*esentz e esdevenidos, aquels specialmens *con*ferma*n*t; senhada p*er*: **I .XV.**

L., 16.Jh.: /6/not*a* un*a* aut*ra*/7/bulla.

Item, una bulla en p*ar*gamin d*e* papa Honori ters am sa bulla d*e* plomb en pende*n*t, dada a Lateran, a .VI. id*us* d*e* jenoyer e d*e* son po*n*tificat l'an .VII.[7], contene*n*t

---

[5] pres *bis* Mass*elha* e de Sant *sowie* I .XI. gestrichen und zum Teil ausgekratzt.
[6] *31.VII.1246.*
[7] e de son po*n*tificat l'an .VII. *durch Verweis auf das Ende des Paragraphen eingefügt; 7.I.1223 n.St.*

11 con ell pres e receub en la p*ro*tectio*n* d*e* Sa*n*t
12 Peyre e sieua l'espital d*e* Sa*n*t Steve d*e*
13 l'Illa e las p*er*sonas e los bens d'aquell, pre-
14 sentz e esdevenidos; senhada p*er*: **I .XVI.**

15 Item, una bulla en p*ar*gamin d*e* papa Gregori noven,
16 bullada d*e* plomb en pendent, dada a Reat*e*, .XVII. *kalendas* d*e*
[may, d*e* son pontificat l'an .VI.[8], contene*n*t comsi
17 el pres sotz la p*ro*tectiom d*e* Sant Peyre e sieua
18 l'espital de Sa*n*t Sp*er*it d*e* Mass*elha* e-las p*er*sonas e-los
19 bens d'aquell, p*re*sentz e esdevenidos; senhada p*er*: **I .XVII.**
L., 16.Jh.: /18/nota una *autra*/19/bulla.

20 Item, una letra en p*ar*gamin am sagell pendent d*e* mosse*n*
22 l'evesq*ue* d'Uses, legat apostolical, exorta*n*t un cas-
23 cun d*e* subvenir e far almorna a-l'obra d*e* la gleya,
24 del pont e del hospital de Sant Ginieys, qual
25 es del hospital de Sa*n*t Sp*er*it d*e* Mass*elha*; senhada p*er*: **I .XVIII.**

fol. 59v

1 Item, una carta presa[9] la nota p*er* la
2 man d*e* Pascal Noe, not*ari* d*e* Mass*elha*, l'an .MCCC-
3 XXIIII., a .XV. del mes d*e* julh, e tracha scri-
4 cha e senhada p*er* la man d*e* Peyre Noe, not*ari*
5 d*e* Mass*elha*, contene*n*t l'orde e-la forma, quals
6 los pescados d*e* Mass*elha* q*ue* pescan am los mosclals[10]
7 et am folmes devon tenir en lur pescar, e-la
8 pena, a-la qual son sosmes e obligatz e de
9 perdre lo peys, de-la qual pena l'espital de
10 Sant Sp*er*it d*e* Mass*elha* deu haver lo ters e-la
11 cort rial l'autre ters e lurs consols
12 l'autre ters; senhada p*er*: **I .XVIIII.**[11]

13 Item, una carta presa, scricha e senhada p*er* la man
14 de Mathieu Martin, not*ari* d*e* Mass*elha*, l'an .M-
15 CCLXXXIIII., a .IIII. idus d'abril, contene*n*t
16 l'orde e la maniera, quals los pescados de
17 Mass*elha* de l'art de-l'eyssanega devon tenir en
18 lur pescar sotz certa pena e d*e* p*er*dre lo
19 peys, qual sia del hospital d*e* Sant Sp*er*it

---

[8] dada *bis* l'an .VI. *durch Verweis auf das Ende des Paragraphen eingefügt; 15.IV.1232.*
[9] scricha e senhada *nach* presa *gestrichen.*
[10] *Rückseitenvermerk der Urkunde (Z. 3):* mosclalhs.
[11] *Links über dem Paragraphen ist ein Fisch gezeichnet.*

d*e* Masselha; e d'aysso son totz obligatz; senhada p*er*: **I .XX.**[11]

Item, una carta presa e receupuda p*er* la man d*e* Symon d'Alvernha, not*ari* d*e* Mass*elha*, l'an .MCCCVIIII., p*ridie* nonas d*e*[12] jenoyer; e fon tracha e senhada p*er* Johan d*e* Cavalhon, not*ari*, en carta publica, de la qual fon finalme*ns* facha aq*ue*sta carta p*er* forma de vidim*us* p*er* la man d*e* Jacme Noe, not*ari* public d*e* Mass*elha*, fach dava*n*t mess*en* Albert d*e* Tisons, juge de-la cort d*e* Mass*elha*, l'an .MCCCXXVII., a .VI. d*e* may e senhada p*er*: **I .XXI.**[11]

fol. 60 **AC**

Iten, ung instrume*n*t de una donassion que fes s*en* Ferrando de Andrallo, mariner, (fes) a-l'espital de una possession dit terra; e es a-Sant Just; la-cal carta a fach m*estr*e Joliani de Pena, notari, l'an mil .IIII^{c} LXXXXV., et .XV. de julh: **I .XXII.**

L., AC: /1/donassion;/4/a Sanct Just.

Iten, ung estrume*n*t de mal afra*n*quime*n*t que *con*ten coma Folquet Quare*n*tena, pescador, a malfra*n*quit lo desos de ung hostal, et sa molher Felipa; costa la dicta nota, p*re*za p*er* man de mestre Joha*n* Caradet al*ia*s Borgonha, l'an mil .IIIII^{c}. et tres, die (1503)[13], et lo-dit hostal es en la carriera de la Lansaria ante, et detras an la carriera de la-Botaria, a-la se*n*sa de s*ous* .XXXII. tos los ans: **I .XXIII.**

L., AC: /11/*sous* .XXXII.; *r., X:* /7/maison a-la Lansserie.

Iten, ung petit instrume*n*t *con*tene*n*t que l'espital fes estimar una terra pauzada a la Pineda, la cal era de Joha*n* Candolo, et fon estimada p*er* p*re*s de ll*ibras* .XVII., s*ous*, la cal terra fon donado ho vendudo a Astre[14] Sicart, notari, p*er* lo sobr*e* escrich del dich estrume*n*t, lo cal dis: fa de sensa .XII. s*ous* a-l'espital; l'estrume*n*t fes Guilhe*m* Bayle,

---

[11] *Links über dem Paragraphen ist ein Fisch gezeichnet.*
[12] de *nachträglich über der Zeile eingefügt.*
[13] *Jahr zum zweitenmal statt des Tages angegeben.*
[14] *Rückseitenvermerk der Urkunde:* maistre Sicart ...

l'an mil .IIII^{c} . p*ri*mo et a .VII. de maii; senhat: **I .XXIIII.**
R., X: /18/une terre a-la Pinedde[15].

Iten, ung instrume*n*t *con*tene*n*t de una possetio*n*
donada a˙capte et sensa en lo terrador de
Moncau a Anthony Rocavayre, laborador,
la-cal terra fon deza*n*parado p*er* Joha*n* Patam,
totam a sensa tos los ans: *sous* .V.; senhat: **I .XXV.**
L'acte a-fach mestre Ave*n*turu*n* Rodelh, notari,
et foru*n* las escripturos[16] en-man de mestre
Loys Dura*n*t, et ap*res* a estrach lo dit instrume*n*t
m*estre* Peyre Gilli, l'an mil .IIII^{c} XXVII. et .XVI. de febrier.
L., AC: /24/a Moncau: s. .V.

fol. 60v

Iten, ung petit instrume*n*t *con*tene*n*t come*n*t
ung prat pauzat a-Lenze et *con*fronta*n*t
anbe lo prat unt es la Font de Lenza fon
lieurat p*er* arrayrages a-l'espital; lo cal
prat era de Honorat Bayle; nota p*re*za p*er* ma*n*
de messtre Matieu Aichatrt[17], notari, l'an mil
.IIII^{c} . et .VII., et die .III. de nove*n*bre;
senhat p*er* .XXVIII.: **I .XXVIII.**[18]

Item, dos instrume*ns*, l'ung dintre l'autre,
*con*tene*n*t aquel que es senhat p*er* no .XXVI. que
Joha*n* Guiton tenia et possezia una terra
de .IIII. cart*ayrados* me*ns* .VI. dest*res*, sita en-lo terrador de
Sa*n*t Just que fazia ll*ibras* .IIII. a s*en* Guilhe*m* de Favos,
et p*er* la destrussion de la sieutat-fon reducha p*er* lo
dit Guilhe*m* de Favas a s*ous* .XXXII.; nota preza p*er* m*estre*
Anthony Lonbart, notari, l'an mil .IIII^{c} XXIIII. et
die .III. del mes de mars: **.XXVI.**[19]
Et l'autra es ca*n*t Bertran Guiton l'a-conprat a-la
se*n*sa de ll*ibras* .IIII. que fon l'an mil .III^{c} LXXXXIIII.[20] et
die .XXVII. de febri*er*; senha[da]: **I .XXVII.**
L., 16./17.Jh.: /11/a Sanct/12/Just.

---

[15] La (X) *in Z. 17l. gestrichen.*
[16] *Ms.:* escrupturos.
[17] *Erstes* -t- *von* Aichatrt *durch graphische Metathese entstanden.*
[18] *Die letzen beiden* I *von* XXVIII *wurden gestrichen; im Kommentar als „I 28" zitiert.*
[19] *Nummer des Paragraphen hinter z. 12/13.*
[20] *Datum der Urkunde: 1396; Notar: Antoni Lumbardi.*

Item, ung instrume*nt* *con*tene*nt* que los rectors de l'espital venderu*n* a sen Berenguier Vivaut una faysa de vinha a-Font Cuberta que fon de la hereditat de s*en* Martin Blanc que fes heres l'espital, et la venderu*n* al-dit s*en* Bere*n*guier, et sy rete*n*gru*n* de sensa de .XIIII. s*ous*; l'an mil .IIII^{c} XXXI., et .XVIII. de julh; notari mestre Matieu Jorgii al*ias* d'Olieras; estrachos dels protocols de m*estr*e Ave*n*turu*n* Rodelh: **I .XXVIIII.**

fol. 61

Item, ung instrume*nt* *con*tene*nt* que los rectos doneru*n* a˙capte e-sensa a-Guilhe*m* Giraut, laborador, ung cazal en la Bla*n*caria a servissi p*er* l'espital de Sant Esperit s*ous* .XVI. tos los ans, coma costa nota p*er* ma*n* de Piero[21] d'Escalos, notari, et estrach dels protocols de mestre Pallamidel Vinatier, l'an mil .IIII^{c} XXXXIII. et .XXI. d'avost; senhat: **I .XXX.**

L., 16.Jh.: /1/nota; *l., 16./17.Jh.:* /2/a la Bla*n*carie; *l., AC:* /3/s. .XVI.; *l., 16.Jh.:* /4/a Bla*n*carie.

Item, ung instrume*nt* *con*tene*nt* que los rectors an dat a˙capte et sensa dos cartayrado en lo terradar[22] de las Mollieras, donados a Anthony Luet, coma esta nota p*reza* p*er* ma*n* de mestre Laure*ns* Aycart, notari, l'an mil .III^{c} LXXXXVIII. et .XVIII. de septe*n*br*e*; senhat: **I .XXXI.**

L., AC: /8/s. .XXXX.; *l., Y:* /9/a-las Molieras.

Item, ung instrume*nt* *con*tene*nt* que dona Jaum*e*ta Colla fes donation de tot lo sieu a moss*en* Anthony Dalmas, capelan; escrich p*er* man de mestre Sicart de Roquafort, notari, l'an mil .III^{c} LXXXXVIIII^{o}. et die .X. de sete*n*br*e*; et sus lo dos del dit instrume*nt* dis: lo dit moss*en* Anthony remes la-dicta donation a-l'espital; et dit: a-fach la nota mestre Laure*ns* Aycart, notari: **I .XXXII.**

L., Y: /14/donation de/15/Jaumete Colle.

[fol. 61v ist unbeschrieben]

---

[21] *Urk.:* Johan.

[22] terrada *ergänzt zu* terradar.

fol. 62 **AB**

En lo bassac senhat p*er* son diversas cartas, contenens compras e acaptes *e* reconoycensas *e* diverses altres contras. **.K.**

Primo, una carta presa, sos escricha e senhada e presa en nota *per* lo-honorable home maist*re* Laurens Aycart, not*ari* de Mass*elha*, l'an mil .CCCC., di .XXVII. d'octobre, contene*n*t que dona Borgonhona, molher de sen Berenguier Martin, noble, ambe autoritat del dit marit sieu, vendet[1] al hospital de Sant Sperit[2] los .LX. sol*s* censas am la maior senhor*ia* que serv Dolsa, molher de Monet Durant, p*er* .I. hostal pausat en la Curataria; senhada p*er*: **K .I.** E la reconoicensa es al pe de-la dita carta.

L., AB: /6/dona Borgonhona/7/Martina; *l., O:* /13/en la Curataria.

It*em*, una carta presa, sos escricha *e* senha[da] *e* publicada p*er* lo dit maist*re* Laure*n*s Aycart, not*ari*, l'an .MCCCC. p*ri*mo, di .XXIIII. de mai, contene*n*t l'acapte dat a Guilhe*m* Abelha p*er* los rectos del dit hospital de una t*er*ra ambe .I. testolier de huech q*uartairadas e* destres, pausad*a* as Arenh a-l'Entreforn de Ginhac, a censa de .LX. sol*s* pagados a Tossans; senhada p*er*: **K .II.**

L., AB: /15/l'acapte de G./16/Abelha; *l., O:* /20/Arenc, a l'E*n*trefort d'E*n* Ginhac.

It*em*, una carta presa en nota, sos escricha e senhada p*er* lo dit maist*re* Laurens Aycart, l'an .MCCCC., di set de novembre, contene*n*t q*ue* los rectos del dit hospital dero*n* as acapte a Petre Rasso .I. hostal pausat en la car*riera* de Jacmet Mo*n*tanha, a censa de .XL. sol*s* a .1/2. ahost; e pot diffalcar fin a .V. sol*s*, a-rason de .XX. sol*s* lo sout. It*em*, *con*tene*n*t [lo] loguier de una cambra detras lo dit hostal; senhada p*er*: **K .III.** E reconoc G. Rasso com apar en libr*e* A f*oli*o 128.

L., AB: /22/l'acapte de P./23/Rasso; *l., O:* /26/la car*riera* de Jaume Mo*n*ta*n*ha.

---

[1] e sol a *gestrichen und zum Teil durch* vendet *überschrieben*.

[2] p*er* via de malaffranquime*n*t *im folgenden gestrichen*.

fol. 62v

It*em*, una carta presa, escricha e senhada p*er* lo dit maist*re* Laurens Aycart, not*ari*, l'an mil .CCCC., di .XV. d'octobr*e*, conten*en*t que Beatris, molher de Guilhe*m* Atanos, al*ias* logos Pellisana, vendet al dit hospital los .IIIIor. *sols* censas que li servia lo dit hospital p*er* .II. luegas d'ostal pausad*as* al molin d'Espi*n*gayre que *con*fron*ta* ambe una yera del dit hospital. E son aras tot una yera, la-qual es de-sen Martin Blanc que serv .XII. [sols][3] a .1/2. ahost: **K .IIII.**

L., 16.Jh.: /1/nota; *l., AB:* /1'/Beatris Atanossa.

It*em*, una carta presa[4] en nota p*er* maist*re* Paul Giraut, not*ari*, sos escricha e senhada p*er* Laurens Aycart, not*ari*, l'an mil .CCCLXXXIIII., di .XI. de may, conten*en*t la compra de .XVIII. ll., .III. s., .IIII. dr. ce*n*sals vendudas p*er* s*en* Bernat de Berra al dit hospital, compra*n*t de-la pequ*n*ia de-le-heretat de maist*re* Hugo Ameli, not*ari*, del qual l'espital fom heres; e la qual carta son .X. reconoycensas en .X. fieus; las quas censas foro*n* assignadas a la[5] capellania de Sant Miquel, laysad*a* p*er* lo dit maist*re* Hugo, fondada en la gleisa de-las Acoas, de-las qual es rector moss*en* Antoni Dalmas al*ias* Ratella; e de las ditas censa pren lausimes e t*re*zen la lumenaria dels not*aris* en la dita gleisa; senhada p*er*: **K .V.**[6]

L., AB: /20/Bernat de Berra; *l., O:* /15/de la capella de Sant Miquel en/16/la-gleysa de las Acolas.

It*em*, una carta presa, sos escricha e senhada p*er* maist*re* Laurens Aycart, not*ari*, l'an .MCCCLXXXXVII., di .II. de mars, conten*en*t l'escambi fach entre la gleisa de Sant Johan e l'espital de Sant Sperit de la censa de .XXXVIII. sol*s* que s*er*via lo dit hospital p*er* una vinha pausada al petit Cannet al*ias* Gamort p*er* la censa de .XL. *sols* q*ue* servia Guilhe*m* Cort p*er* una faissa de vinha pausada al Jarret de la Cavallaria; senhada p*er*: **K .VI.**
E aquesta possessio*n* del dit Guilhe*m* fom dada as acapte a Frances[7] Dodon l'an 1395, di 28 de jenoyer;

---

[3] *Von mir ergänzt.*
[4] sos escricha *nach* presa *gestrichen.*
[5] lumen *nach* la *gestrichen.*
[6] *Hinweisende Hand am linken Rand (Z. 17).*
[7] Frances *mit Kürzel.*

fes la cart*a* Johan Andrieu, not*ari*; senhada p*er*: **K .VI.**[8]

L., AB: /23/Sant Johan.

fol. 63

It*em*, una carta presa, sos escricha e senha[da] p*er* maist*re* Laurens Aycart, not*ari*, contene*n*t la desamparation de una te*rr*a pausada a la Veiriera al*ias* las Petitas Plo*m*bieras, desamparad*a* al dit hospital p*er* Raymo*n* Guilhe*m*, botier, l'an mil .CCCCII., di .XXV. de jenoyer. It*em*, *con*ten q*ue* los rectos de Sant Sp*er*it la fero*n* destrar; e es de .II. q*uartairadas* .1/2. e .XXII. destres; e dero*n* la as acapte al dit Raymo*n* Guilhem, a censa de .C. sol*s* pagados a-Sant Thomes; e pot deffalcar fin a .XX. sol*s* a-rason de .XX. s*ols* p*er* solt[9]; fes la carta lo-dit not*ari*, l'an[10] e'l jorn sobre dit; senhada p*er*: **K .VII.**[11]

L., AB: /1/Raymo*n* Guilhe*m*; *l., O:* /4/a-la-Veyriera al*ias* Plu*m*bieras.

It*em*, una carta presa p*er* maist*re* Laurens Aycart, not*ari*, l'an mil .CCCC. p*ri*mo, di .XII. d'abril, contenent la quitansa facha p*er* la lumenaria de Sant Jacme de-Spas*as* al dit hospital de Sant Sp*er*it, heres de dona Nicolaua Pairoliera, de .X. sol*s* laissas a-la dit lumenaria p*er* ella; senhada p*er*: **K .VIII.**

L., AB: /13/Sant Jac*me* de Spassas.

It*em*, una carta presa e senhada p*er* maist*re* Miquel Folq*ui*er, l'an mil .CCCCVI., di .XV. de novembr*e*, contene*n*t l'acapte donat p*er* los rectos de Sant Sp*er*it a Jacme Arnaut, labor*ador*, de .I^{a}. vinha *e* avellaneda de .III. q*uartairadas* pausad*a* a Balma Aynart, a censa de .IIII^{or}. libr*as* a Tos Sans; e fon de pati q*ue* lo dit Jacme es tengut diffalcar enfra .X. ans .XX. s*ols* p*er* .XX. ll*ibras* *e*—p*er* sos obliguet sos bens. It*em*, que el pot *con*strenher l'espital a diffalcar .XL. s*ols* p*er* .XL. ll*ibras*. It*em*, que si lo dit Jacme desamparava enfra

---

8 *Zitiert als „K 6' "; vgl. den Rückseitenvermerk von* AB*:* /1/Aquesta carta conten q*ue* los rectos d'este espital/2/deron ad acapte a Frances Dodon, me*r*cant, .I^{a}./3/faissa de vinha e terra pausada a la Cava-/4/-laria Soteyrana, a ce*nsa* de .XL. s*ols* paga*n*ts a/5/ miech ahost./6/Ten la aras Guilhem Corp, ortolan, e serv a Sant/7/Johan per .I. escambi co*m* se co*n*ten en libre Tesaur/8/ f° .LXII. en letra .K. n° .V. (sic!).

9 senhada p*er* *nach* solt *gestrichen*.

10 fes *nach* an *gestrichen*.

11 *Fliegenfuß als Hinweis auf Z. 9 am linken Rand.*

los dis .X. ans, q*ue* el pague p*er* pena .XX. ll*ibras*; senhada p*er*: **K .VIIII.**[12]

L., AB: /19/Jacme Arnaut; *l., O:* /23/a-Balma Ynart.

fol. 63v

It*em*, una carta presa, sos escricha e senhada p*er* maist*re* Pons d'Escalas, not*ari*, l'an .MCCCCVIII., di .XXIX. de setembr*e*, contene*n*t q*ue*[13] sen Laurens Folco en nom de sa molher donet en paga a-l'espital de Sant Sp*er*it las censas sos escricha que soma*n* .XVII. ll., .XVIII. s. p*er* .CCXXX. flo*rins*, .VIIII. g*rosses* que ella devia al dit hospital p*er* l'eretat de Johan Benet; e foron fas div*erses* patis en la dita cart*a* *con*tengus; e entre los altres que ella pogues resemer p*er* lo dit pres d'aqui a .1/2. ahost; senhada p*er*: **K .X.**

P*ri*mo, Marin Raynaut a Tos Sans p*er* .I. plantier al Jaret de Camas: 7 ll*ibras*, 4 s*ols*; en .A., f*oli*o 129.

It*em*, Jacme Serra p*er* .I. faiss*a* de vinha a-Seonh: .XIIII. s*ols*; en .A., f*oli*o 139.

It*em*, Jacme Davi*n* de-las Penas: .XXVI. s*ols*, .VIII. dr; en .A., f*oli*o 136.

It*em*, Antoni Simo*n*del Belier: .XIIII. s*ols*; en .A., f*oli*o 123.

It*em*, Antonet Nicolin en luec de Raymo*n* Bedovin: .XXXV. s*ols*; en .A., f*oli*o 137.

It*em*, Antoni Maisemi*n* p*er* .I. faissa de vinha a-Bona Vena: .XXII. s*ols*, .IIII. dr.; e desamparet; fes la nota yeu, Ave*n*turon Rodet, not*ari*, l'an 1410.

It*em*, Peiret de Jer*usal*em p*er* .I. hostal: .I. ll.; in .A., f° 118.

It*em*, Guilhe*m* Forbin, pellissier: .XL. s*ols*; retenc la ce*n*sa.

It*em*, Peiret Folcart: .X. s*ols*; retenc.

L., AB: /1/Ermeliona Folq*ue*ssa.

It*em*, una carta presa, sos escricha e senhada p*er* maist*re* Pons d'Escala, not*ari*, l'an .CCCCX., di .XI. de juin, co*n*tene*n*t q*ue* la dita dona Ermeliona renu*n*ciet as alcuns patis *con*tengus en la dita carta; senhada p*er*: **K .XI.**

fol. 64

It*em*, una carta presa, escricha e senhada p*er* maist*re* Laurens Aycart, not*ari*, l'an mil .CCCLXXXXVII., di .XIII.

---

12 *Fliegenfuß als Hinweis auf Z. 24 am linken Rand.*

13 don *nach* que *gestrichen.*

de juin, conten*en*t que Jacmo*n* Johan vendet a-sen Julian de Casals .I. hostal franc pausat en l'Especiaria p*er* pres de .CC. flo*rins*; e es costa l'osta q*ue* era de Crespinet del Degre, lo qual hostal (det) lo dit sen Johan det as acapte[14] al dit Jacmo*n*, a censa de .VI. ll., .XII. s. pagados a .1/2. ahost; senhada p*er*[15]: **K .XI.**[16]
Ten lo aras dona Laurensa, molher de s*en* Jac*me* Ma*r*tin.

L., AB: /1/Jacmo*n* Johan; *l., O:* /5/en l'Espesiaria.

Iten, una carta presa, sos escricha e senhada p*er* mi, Ave*n*turo*n* Rodet, not*ari*, l'an mil .CCCCVIII., di .V. de julh, contene*n*t q*ue* Gabriel de-la Sarda, filh s*en* Ant*oni*, malafra*n*qui a-l'espital de Sant Esp*e*rit .I. hostal pausat en la Frucharia, a censa de .X. ll*ibras* a Pascas; et de pati es q*ue* deu deffalcar .C. s*ols* p*er* .C. ll*ibras* del Sa*n*t Miquel en .I. an.
E aras lo dit hostal [es] de Margarida Gombeita al*ias* Bompara q*ue* diffalquet los dis .C. sol*s*; fes la nota yeu, Ave*n*turo*n* sus dit, l'an .MCCCCX., di .XXIII. de julh, en lo qual jorn reconoc com apar en .A., f*oli*o 130.
It*em*, conten la dita carta que dona Marita de Mo*n*tels vendet a-l'espital sobredit los .XX. s*ols* q*ue* serv Ant*oni* Johan, platier, p*er* .III. qrt. de vinha pausad*as* a-Font Cub*e*rta, a .1/2 ahost; e reconoc al-pe de-la dita carta. It*em*, las .IIII^or^. ll*ibras* censals que serv Jacmet Rodelh p*er* .V. qrt. de avellaneda al Canet; *e* serv a Sant Tomes; e la dita carta de compra a pres *e* sos escrich yeu[17], lo dit Ave*n*turo*n* Rodet, not*ari*, l'an m*i*l .CCCCVIIII., di .IIII^or^. de julh; senhada p*er*: **K .XII.**[18]
Com apar en .A., f*oli*o 139 e f*oli*o 131.

L., AB: /10/Gabriel de-la Sarda;/22/Jac*met* Rodelh; *l., O:* /14/en la Frucharia;/23/a Font Cuberta;/26/al Canet.

Iten, una carta presa, sos escricha e senhada p*er* mi, dit Ave*n*turon Rodet, not*ari*, l'an .MCCCCVIII., di .XXIIII. de nove*m*bre,

fol. 64v

q*ue* conten que lo dit Jacme Rodelh vendet al dit hospital .XX. s*ols* de cens*as* *e* p*er* sobrecensa sus la*s* ditas .V. qrt. de

[14] *Hinter* sen Johan *wurde über der Zeile* det as acapte *eingefügt.*
[15] le *nach* per *gestrichen.*
[16] *Im Kommentar als „K 11' " zitiert.*
[17] *Satz von Rodet in der 3. Pers. Sg. begonnen und dann erst auf sich bezogen.*
[18] *Fliegenfuß am linken Rand als Hinweis auf Z. 14; K 12 und K 13 sind durch eine Klammer verbunden.*

avellaneda, ratifficant lo malaffranquiment fach de .IIII. ll*ibras* sus la dita avellaneda p*er* Ysoarda, sa molher; e p*er* so en serv aras .V. ll*ibras* a-Sant Thomes, e deu de pati diffalcar los dis .XX. s*ols* p*er* pres de .XX. flo*rins* infra dos ans, a rason de .I. flo*rin* per solt, com apar en .A., f° .CXXXI.; la-qual carta es senhad*a* p*er*: **K .XIII.**

L., AB: /31/Jac*me* Rodelh.

It*em*, una carta presa, sos escricha e senhada p*er* maist*re* Lau-rens Aycart, not*ari*, l'an mil .CCCXCV., di .XXVII. de jenoyer, contene*n*t que lo noble Bere*n*gon Martin vendet p*er* via de mal afranquime*n*t al dit hospital .XX. lib*as* censals am la maior senhoria [per .I. hostal][19] pausat en la car*riera* sos lo masel de-las Acoas; *con*fron*ta* am l'ostal de mosse*n* Peire de S*er*vieras[20] q*ue* fom de-sen Jacme de Galbert, am l'altre hostal de dit mosse*n* Peire *e* am la car*riera* q*ue* va a-l'ostal del dit mosse*n* Peire *e*—am l'ostal dotal de don*n*a Sauseta, molher de sen Guigo de Mo*n*to-lieu, *e* am la car*riera* pu*bli*ca; e apres es la reconoycensa facha p*er* lo dit Berenguier e la ratiffication facha p*er* dona Borgonhona, molher sieua[21], lo dit an, di .XII. de febr*ier*; senhada p*er*: **K .XIIII.**[22] En la qual carta es plegada .I^a^. altra reconoicensa del-dit hostal.

L., AB: /9/Bere*n*guier Martin; *l., O:* /11/sotas lo-masel de-las Acolas.

It*em*, una carta presa, sos escricha e senhada p*er* maist*re* Peire[23] Tremellat, not*ari*, l'an .MCCCC. t*er*tio, die .XXII. de febr*ier*, contene*n*t la sentencia donada p*er* messe*n* Antoni Botarit en la question qu'era p*er* la dita censa del-dit hostal del dit sen Berengon Martin, ligada am la dava*n*tdita carta; e es senhada p*er*: **K .XV.**

L., AB: /25/Bere*n*guier M*ar*tin.

It*em*, una carta presa p*er* maist*re* Peire Fresquiera, not*ari*, l'an .M-CCCCVII., di .XXVIII. de julh, contenent que los rec-tos del dit hospital de Sant Sp*er*it aytant qua*n*t lur poder

---

[19] *Von mir ergänzt.*

[20] *e* am lo *nach* Servieras *gestrichen.*

[21] senha *nach* sieua *gestrichen.*

[22] *§ K 14 und K 15 sind durch eine Klammer verbunden.*

[23] *Ms.:* Peite.

s'estent, no*n* pr*e*judicant al dret de l'espital, relaxeron a-la p*ri*ore de Sancta Paula certas censas que foron de-l'eretat de moss*en* Johan Atols, de-las quals fom quitat lo dit hospital; senhada p*er*: **K .XVI.**

L., AB: /31/S*an*ta Paula.

Item, una carta[24] presa e[25] senhada per maistr*e* Antoni Raynaut, not*ari*, l'an mil .CCCXCVIII., di .XVII. de juin, contenent que Matinet Bonvin assignet al dit hospital de Sant Sp*er*it .LXXV. sol*s* censals que serv a .1/2. ahost Peire Mayn, labor*ador*, p*er* una vinha pausada al Peiro*n* d'Arenh; senhada p*er*: **K .XVII.**

L., AB: /5/Matinet Bo*n*vin; *l., 16.Jh.*: /7/Notta:/9/Bonvin; *l., O:* /10/al Peyro*n* d'Arenc.

It*em*, una carta presa, escricha e senhada p*er* maistr*e* Laure*n*s Aycart, not*ari*, l'an .MCCCLXXXV., di .VIIII. de mas, contene*n*t que moss*en* Peire Alaman, cavalier, vendet a[26] sen Jolian[27] de Casals, merca*n*t de Mass*elha*, las censas sos escrichas p*er* pres de .CCCIII. flo*rins e* .VI. sol*s*[28], los quals *con*fesset aver agut; senhada p*er*: **K .XVIII.**

P*ri*mo, las .VIII. libr*as*, .X. *sols*, .VIII. dr. que serv Aycart Catalan p*er* .I. hostal *e*-patil tene*n*s pausas en la car*riera* desos lo Masel Antic; e del dit hostal si son fach*as* .II. pars, de-las quals l'un es de Laure*n*s Bernat, m*e*rca*n*t, e serv a-l'espital de Sa*n*t Jacme p*er* la devesio*n* de-las cen*sas* del dit sen Jolian; e l'altre ten Antoneta Atanossa, filha del dit Aicart, com apar en libre .A.

It*em*, las .IIII. ll., .V. s., .IIII. dr. q*ue* serv P*eire* Beguier, pescador, p*er* .I. hostal pausat en la dita car*riera*, lo qual es devesit en .II. pars; e-l'una ten Bernat Beguier, son filh, *e* l'altra sos neps, fils de Victor, son frayre, co*m* apar en .A., *fo*l*i*o .CXXI.

It*em*, las .VII. ll*ibras* q*ue* servia lo dit s*en* Jolia*n* p*er* .I. hostal pausat en l'Especiaria, lo qual el laiset a-Girart Blanchart franc, lo qual es aras de Floret Calsatier.

---

[24] q*ue* conten *nach* carta *gestrichen*.

[25] p *durch* e *überschrieben*.

[26] -l dit hospital de Sant Sperit *nach* vendet a- *gestrichen*.

[27] Johan *zu* Jolian *verbessert*.

[28] senhad *nach* sol*s* *gestrichen*.

E las reconoycensas de-las ditas censas son al pe de-la dita compra.

L., AB: /12/moss*en* P. Alama*n*; *l., O:* /21/lo-Masel Vielh.

fol. 65v

It*em*, una carta presa *e* senha[da] p*er* maist*re* Antoni Raynaut, not*ari*, l'an mil .CCCCV., di .XV. de mas, contene*nt* c*omsi* maist*re* Gilet de Mo*n*tison, sabatier, estant en l'Especiaria, reconoc al dit-hospital p*er* una t*err*a *e*-vinha tenens de .II. quart*airadas* o c*ir*ca q*ue* fom de-Pons Gassin, pausada al Coronel; e serv a .1/2. ahost .XXX. s*ols*; senhada p*er*: **K .XVIIII.**

L., AB: /1/Gilet de Mo*n*tison; *l., O:* /6/al-Coronel.

It*em*, una carta presa, scricha e senhada p*er* maist*re* Laure*ns* Aycart, not*ari*, l'an mil .CCCLXXXVII., di .XXX. d'ahost, contene*nt* q*ue* Honorat e Thomas de Clavot, frayres, venderon a s*en* Jolian de Casals las censas aisi escrichas p*er* .CX. flo*rins*, los quals los dis vendedos *con*fesseron aver agus del dit sen Jolian; senhada p*er*: **K .XX.**

Et p*ri*mo, los .LXXIII. sol*s*, .VIII. den*ies* censals que serv Pascal Audebert, labor*ador*, p*er* una vinha pausada a Sant Tis, confro*n*ta ambe una altra vinha dels dis vendedos *e*-am (a) la vinha de Antoni Cleme*n*t e am la vinha de P*eire* Blanc e de cap ambe alcuna pineda (p*er* testa), e am los altres *con*frons si n'i-a negun.

It*em*, .Iª. mealha q*ue* serv lo dit Pascal p*er* las .II. pars indevisa de .Iª. pineda pausada aqui meteis.

E ten o aras[29] Johan Silve esta*n*t en la Botaria, com apar en .A., f°, lo qual a pati de diffalcar fin a .XL. s*ols*, p*er* .XX. s*ols* lo sol*t*, *e*-l'espital lo pot forsar de abatre .XX. s. denfra .VIII. ans, a-come*n*sas l'an 1411, di 23 febr*ier*.

It*em*, los .LXXIII. s*ols*, .VIII. den*ies* censals que serv[30] lo dit Pascal Audebert p*er* una vinha *e*-t*err*a[31] pausada a-Sa*n*t Tis, *con*fron*ta* am la vinha de Peire Blanc *e*-*per* testa am la pineda de s*en* Guilhe*m* Vivaut *e*-am lo brol, lo vallat en miech, *e*-am sos altres *con*frons.

Ten o aras Bertomieu V*er*delho*n* en la forma q*ue* ten lo dit

---

[29] b *nach* aras *gestrichen.*

[30] Peire Bla*n*c *nach* serv *gestrichen.*

[31] *e*—t*err*a *nachträglich über der Zeile eingefügt.*

Joha*n* Silve, com apar en .A.

Ite*m*, los .LXXIII. s., .VIII. dr. censals q*ue* serv Peire Blanc p*er* alcuna

fol. 66

possession de vinha pausada en lo dit te*rr*ador, *con*fron*ta* a .II. pars am las faiss*as* de vinha de Pascal Audebert e am la pineda q*ue* s'en sec, *e*-ambe .I. brol en miech, *e*-am sos altres *con*frons.

Ite*m*, .I[a]. mealha p*er* la quarta part endevisa de .I. pineda pausada aquimeteys[32], de-la qual l'altra quarta part tenia a-loguier Antoni Clem*en*s, a-loguier dels dis vendedos.

To o aras lo dit Bertomieu Verdelhon en la forma sobre dicha, com apar en .A.

L., AB: /8/Honorat *e* Thomas de Clavot; *l., O:* /16/a-Sant Tis; /18/a-Sant Tis.

Ite*m*, una carta presa *e* escricha e senhada p*er* maist*re* Vinc*en*s Riquet, not*ari*, l'an mil .CCCC., di .XXIII. d'ahost, contene*n*t q*ue* don*n*a Sebilia Peirona donet si e sos bens a-l'espital de-Sant Sp*er*it; e p*er* ella ague*m* .I. hostal, lo q*ua*l s*er*via a-l'espital, *e* puey fom franc, pausat a-l'Esp*er*on; lo ten Andrivet Olevier q*ue* serv .C. s*ols*, com apar en[33] cart*a* .CXI., senhada p*er*: **K .XXI.**

L., AB: /11/Sebelia Peirona; *l., O:* /16/a-l'Esper*on*.

Ite*m*, una carta presa e senhada p*er* maist*re* Johan Berm*on*, not*ari*, l'an mil .CCCLXVII., di .XVII. de mas, contenent[34] q*ue* sen Guilhem Fabre, boticari, vendet a sen Jolian de Casals los .LXX. sol*s* censals q*ue* serv Bertran Bompar p*er* .I. hostal pausat en la car*rie*ra de .II. Fors, lo qual reconoc al pe de-la dita carta. E ten lo aras Loy Bompar, son filh, com apar en libre .A. .....; senhada p*er*: **K .XXII.**

L., AB: /18/Loys Bompar; *l., O:* /13/la car*riera* de-Dos Fors.

Ite*m*, una carta presa p*er* mi, Ave*n*turo*n* Rodet, not*ari*, l'an mil .CCCCXI., di .XVI. de julh, *con*tene*n*t que sen Jacme Jaucen*n*a a vendut p*er* via de mal afranquime*n*t al dit hospital .VIII. ll. censals p*er* .VI. qrt. de vinha[35], pausad*a* a Sarturan, a Pascas, e *con*fron*ta* ambe se n aut*ra* crota, et

---

[32] *confronta nach* meteys *gestrichen.*

[33] en *in der folgenden Zeile zweimal wiederholt.*

[34] la *nach* contenent *gestrichen.*

[35] -s *von* vinhas *wurde gestrichen.*

am pati q*u*'el[36] es tengut enfra .IIII. ans diffalcar .IIII^or^. ll. [p*er* .L. fl., e per las[37] .IIII. ll. q*ue* restan pot assignar altras .IIII. ll. en sembla*n*t sieu: **K .XXIII.**

L., AB: /25/Jac*me* Jaucen*na*; *l., O:* /30/a-Sarturan.

fol. 66v

It*em*, una carta contene*n*t c*om*si sorre Ressens Berarda al*ia*s de Mayrona, morga de Sancta Clara e aras morga de Sant Salvador, avent poysansa de son paire e de sa maire en lurs testame*ns* e de sos maios, esta*n*t ella morga de Sancta Clara, vendet al dit hospital las censas sos escrichas[38], com apar p*er* carta presa e senhada p*er* mi, Ave*n*turon Rodet, not*ari*, l'an mil .CCCCXI., di .III. de may; e en la dita carta si *con*tenen los testame*ns* sobre dis e-las ditas letras e alqun p*ro*ces apostolical *con*ferma*n*t las vendoas fachas p*er* la dita sorre Ressens; senhada p*er*: **K .XXIIII.**

Segon si las ditas censas q*ue* son en libre .A.:

+ P*ri*mo, serv Matieu de Paulo p*er* .I. hostal pausat en la car*riera* de s*en* Jacme Martin .X. ll*ibras*; retenc la censa p*er* son pres.

+ Servia lo dit hospital p*er* .I. hostal pausat en la car*riera* de Negrel, q*ue* fom de Beatris Audeberta, .XXV. s*ols*.

+ Servia Jacme Raynaut p*er* .I. hostal pausat en la car*riera* de Sant Martin .VIII. s., .V. dr.; e retenc la censa p*er* son pres.

+ Serv maist*re* Vince*ns* Riquet, not*ari*, p*er* .III. qrt. de vinha a-las Petitas Plombieras.

+ Servo*n* los heres de Jacme de Puey Lobier p*er* .I. faissa de vinha de .III. qrt. .1/2., pausad*a* a-Tres Fraires, .XXX. s.

+ Serv Domenegue de l'Escala p*er* .I. te*rr*a al Cannet .XII. s*ols*; e retenc la censa p*er* son pres.

+ Serv Blaquieras de Mo*n*tolieu, filh de mess*en* Guilhe*m*, p*er* .VI. qrt. de vinha als Escalies .XX. s*ols*.

+ Serv Hugo de Rosset p*er* .I. hostal tras los Bans de las Blancarias .XXX. s*ols*.

+ Serv Johan*n*eta Crestina p*er* .I. quart*airada* d'ort a Manhevellas .XII. s., .VI. dr.; ten o aras[39] Jacmet Chais.

---

[36] pot *gestrichen und* es tengut enfra .IIII. ans *durch Randverweis eingefügt.*
[37] los *zu* las *verbessert.*
[38] si *nach* escrichas *gestrichen.*
[39] Johanet *nach* aras *gestrichen.*

+ Serv Jacme Chabas p*er* .I. vinha al cros dels Marti*ns* ves Mo*n*tolivet .XXX. s*ols*.

+ Serv Jacme Trelha p*er* .II. qrt. .1/2. de plantier[40] q*ue* fom de Antoni Bompar als Griffens .L. s*ols*; ten o don*n*a Aycardeta, sa molher.

L., AB: /1/sorre Ressens de/2/Maironas.

fol. 67

Ite*m*, una carta presa e senhada p*er* mi, Ave*n*turo*n* Rodet, not*ari*[41], l'an .MCCCCXII., di .IIII. de nove*m*bre, *con*tene*n*t q*ue* Johan e Antoni de Jer*usal*em, fraires, venderon a-l'espital .VIII. ll., .VI. s., .III. den*ies* ce*n*sals p*er* .III. qrt. .1/2. de vinha e una faissa de t*err*a a-Bella de May, que serv Guilhe*m* Raynaut, labor*ador*, a-Sant Miquel; e es tengut de diffalcar la dita ce*n*sa; e si no*n* o fasia, los dis fraires son te*n*gus far la dita diffalcation, com apar pl*us* a plen en la dita carta; senhada p*er*: **K .XXV.**

L., AB: /2/*Johan e* Ant*oni* de Jer*usal*em; *l., O:* /6/a-Bella de Mai.

Ite*m*, una carta presa e senhada p*er* mi, Ave*n*turon Rodet, not*ari*, l'an .MIIII XIIII., di .XXX. d'abril, contene*n*t q*ue* sen Jacme Jaucena vendet al dit hospital las .IIII. libr*as*, .XV. s*ols* censals am la maior senhor*ia* q*ue* serv a-Sa*n*t Miquel Archangel B*er*nat Alart, ortolan, p*er* la mitat indivisa de .I[a]. possession de vinha *e*-t*err*a de .V. q*uartairadas* o c*ir*ca, pausada al Coronel[42]; reconoc lo dit B*er*nat; senhada p*er*: **K .XXVI.**

L., AB: /11/*sen* Jac*me* Jauce*n*na; *l., O:* /19/al-Coronel.

Ite*m*, una carta presa e senhada p*er* mi, Ave*n*turon Rodet, not*ari*, l'an mil .CCCCXIII., di .XXIII. d'ahost, contene*n*t q*ue* dona Alaman*n*a, molher de s*en* Antoni de Jer*usal*em, vendet al dit hospital los .LX. s*ols*, .VIII. dr. q*ue* servia lo present hospital p*er* la t*er*sa part indevisa de .I. hostal pausat en la Frenaria en que esta Arnolet Sarralhier: **K .XXVII.**

L., AB: /21/dona Alaman*n*a de Jer*usal*em; *l., O:* /26/en-la Frenaria.

---

40 q *nach* plantier *gestrichen*.

41 *contene nach* not*ari gestrichen*.

42 pausada al Coronel *zweimal hintereinander*.

It*em*, una carta presa e senhada p*er* m*aistre* Paul Giraut, not*ari*, l'an .MCCCLXXXII., die .XVIII. de may, contenent l'afranquime*n*t del claus *que* fom de sen Jacme Stornel, pausat als Escalies; senhada p*er*: **K .XXVIII.** Lo qual claus era s*er*vil a maistr*e*[43] Felip Gregori, a cen*sa* de .X. ll., com apar p*er* .I. carta senhad*a* p*er* m*aistre* Guilhe*m* Baile, not*ari*, l'an .MCCCLVIIII., di .XII. de decembr*e*, la qual es olopada en la dita carta sobre senhada[44].

L., AB: /28/lo claus de s*en* Jac*me* Stornel; *l., O:* /30/als Staliers (sic!).

fol. 67v

It*em*, una carta presa, sos escricha e senhada p*er* m*aistre* Peire Fresquiera, not*ari* public, l'an .MCCCLXXXXIIII., di .VIII. d'abril, contene*n*t la copia o vidim*us* de una carta de-la transaction, facha entre lo dit hospital e Bertran del Batut p*er* occasion de .I. hostal pausat en la car*riera* d'En Servelha*n*: **K .XXVIIII.**

L., AB: /1/transactio: hospit*alis*/2/*et* B*er*trandi de Batuto.

It*em*, una carta presa p*er* maistre Guilhe*m* Baile, not*ari*, e tracha e senhada p*er* maist*re* Pons de-las Escalas, not*ari*, l'an .MCCCLXXIII., di .XXI. de julh, *con*tenen*t* lo testame*n*t de messe*n* Johan de Qui*n*sac[45]: **K .XXX.**

L., AB: /7/mosse*n* Joh*an* de Qui*n*sac.

It*em*, una carta presa e sos escricha e senhada p*er* m*aistre* Antoni Raynaut, not*ari*, an[46] .M.IIII^{c} . e tres, di .VIIII. d'ahost, contene*n*t *que* Johan*n*et Austria vendet a sen Antoni de-la Sarda certas censas, esp*res*same*n*t lo[47] .V. sols que s*er*vian lo dit hospital e l'espital de Sant Jacme p*er* una avellaneda pausada als Vivaus, la qual censa fom retenguda p*er* la part dels dis hospitals: **K .XXXI.**

L., AB: /12/reten*ti*o cens*us* avella-/13/-nete de Vivaudis; *l., O:* /17/als Vivaux.

It*em*, una carta presa e sos escricha p*er* maistr*e*[48] Peire Calvi*n*, not*ari*, l'an mil .CCC. nora*n*taset, di v*in*t

[43] Paul G *nach* maistre *gestrichen.*

[44] *Die Urkunde wurde von* AC *als C 28 aufgenommen.*

[45] *Ohne Nasalkürzel.*

[46] *Ms.:* am.

[47] en *vor* lo *gestrichen.*

[48] Anto *nach* maistr*e* *gestrichen.*

e-siey de julh, contenent q*ue* lo conselh de Masse*lha* con*fesset* haver hagut dels hospitals de Sant Sperit e de Sant Jacme de-la dita cieutat mil flor*ins*, los quals ordenet q*ue* los hospitals aguessan recobrat sus la reva del blat; la quala obliguecio*n*: **K .XXXII.**

L., AB: /19/de .M. *florins que* deu-la/20/vila.

Ite*m*, una carta contene*n*t lo testame*n*t de Dolsa Boyera q*ue* fes heres Peire Boier, son filh, lo qual donet puey tos sos bens al present hospital ont mori; presa[49] p*er* maist*re* Hugo Bonacros e senhada p*er* mi, Ave*n*turo*n* Rodet, not*ari*, al-qual los sieus cartolaris foron comes p*er* lo *con*selh; fos l'an .MCCCCVIIII°., di .XXVIIII. d'abril: **K .XXXIII.**

L., AB: /26/test*amentu*m Dulcie Boherie.

fol. 68

Item, una carta contene*n*t lo testame*n*t de s*en* Jacme Estornel, lo qual fes[50] (dona e) usufructuaris de tot son heretat dona Guilhelmeta, sa molher, a sa vida, e apres fes heres unive*r*sals los hospitals de Sant Sp*er*it e de Sant Jacme Garnier e de la Anu*n*ciada Aymeric; pres e senhat p*er* maist*re* Antoni Raynaut, not*ari*, l'an mil .CCC. nora*n*ta huech, di vint e-huech de setembr*e*: **K .XXXIIII.**

L., AB: /1/test*amentu*m Jac*obi* Stornelli.

Item, una carta contene*n*t lo codecil del testame*n*t de sen Julia*n* de Casals, lo qual fez herez unive*r*sal de tos sos[51] bens lo p*re*sent hospital e'l hospital de Sant Jacme dotat[52] p*er* sen Bernat Garnier; presa e senhada p*er* maist*re* Laurens Aycart, not*ari* de Masse*lha*, l'an mil .CCC. noranta quatre, di .XXX. de jenovier: **K .XXXV.**

L., AB: /8/test*amentu*m Juliani de Casa-/9/-libus[53].

Item, una carta contene*n*t lo testame*n*t de Johan Porcho, lo qual apres la mort de sos enfanz fez heres lo present hospital; presa e senhada p*er* maist*re* Guilhe*m* Baile, not*ari*, l'an mil .CCC. setanta tres, di .XXIIII. de mas: **K .XXXVI.**

L., AB: /14/ test*amentu*m Joh*ann*is Porcho.

---

[49] e senhada *in der folgenden Zeile* gestrichen.

[50] h *nach* fes *gestrichen; cf. Z. 3:* e apres fes heres.

[51] t- *verbessert zu* s- *von* sos.

[52] *Erstes* -t- *von* dotat *aus anderem Buchstaben verbessert.*

[53] *Von anderer Hand – oder später von* AB *– wurden hinter* Casa- *(Z. 8) die beiden Buchstaben* -ls *angefügt* (Casals).

Ite*m*, una carta *con*tene*n*t *que* Simo*n* Marques, peirier, a-vendut p*er* via de malafranquime*n*t al dit hospital .X. s*ols* censals am la maior senhoria en lausimes e t*re*sens sus la mitat indevisa de vinha pausada al Jarret de-la Cavallaria; *con*fronta am lo cami*n* de Mo*n*tolivet *e* am l'altra vinha del dit Simo*n*, s*er*vil a una cap*el*la de la Maior; de la qual vinha l'altra mitat serv al dit hospital .L. s*ols* a .1/2. ahost; p*er* pres de .XII. l*ibras*; senhada e presa e scricha p*er* mi, Aventuron Rodet, not*ari*, l'an .MCCCCXX. e dos, di vint d'ahost:

K .XXXVII.

L., AB: /18/Simo*n* lo peirier/19/vendet .X. s*ols* de cen*sals*; *l., O:* /21/lo Jaret de la Cavalaria.

Ite*m*, una carta contene*n*t que los rectos del present hospital donero*n* p*er* excambi a sen B*er*tran de Rocafort los cent sol*s*

fol. 68v

q*ue* el coma marit de don*na* Tiona, sa molher, servia a .1/2. host p*er* una vinha e t*er*ra dotal de la dita dona; e·l dit s*en* Bertran donet p*er* lo dit excambi al dit hospital .XL. s*ols* que serv a Tos Sanz Rostanha Blanca p*er* .III. qrt. de vinha e t*er*ra pausada a Gibas; *con*fron*ta* am l'altra vinha del dit s*en* Bertra*n*, vallat en miey, e am la vinha e t*er*ra de P*eire* Mersier. Item, .LX. s*ols* que serv a-Tos Sans Antoni Martin p*er* certa part indevisa de .I. hostal pausat en la car*rie*ra de-la Blancaria; *con*fron*ta* cu*m* alio hospicio d*icti* Ant*oni* *et* cu*m* hospicio Mateudis Ale-[54]xander, am la maior domi*n*ion e senhoria de-las ditas censas; presa, escricha e senhada p*er* mi, Ave*n*turo*n* Rodet, not*ari*, l'an mil .IIII^{c} XVII., die quat*re* de may:

K .XXXVIII.

L., AB: /26/excambi de cens*as* de/27/*sen* B*er*tran de Rocafort; *l., O:* /5/a Gibas;/9/la car*riera* de la Blancari*a*.

Ite*m*, una carta contene*n*t que Nicolau Rastesin, pescador, vendet al dit hospital de Sant Sp*er*it p*er* via de malafra*n*quime*n*t .C. sol*s* censals pagados quascun an a-Pascas, sus la mitat de alqun claus de vinha, t*er*ra e ame*n*daireda de .X. qrt. o c*ir*ca, en que es una granega, pausat[55] a Gibas; *con*fronta am la vinha de s*en* Rostanh d'Esparro*n* *e* am l'altra mitat del dit claus q*ue* es de Jacmet, son filh, *e* am lo cami*n* de Manhevella *e* am la t*er*ra de Monet Carbonel, la qual mitat era franca del dit Nicolau; p*er* pres de cent libr*as*, que-lo dit Nicolau *con*fesset haver hagut del dit hospital p*er* ma*n* de s*en* B*er*nat Helie e-de s*en* Marti*n* Blanc, rectos del dit hospital;

---

[54] *Kürzel bei* Ale- *gestrichen.*

[55] pausat *mit Kürzel.*

scricha e-senhada e-presa p*er* mi, Ave*n*turo*n* Rodet, not*ari*, l'an .M°CCCC. quatorse, di vinteset d'abril; en la qual quarta dona Alaeta, sa molher, am sa autoritat ratiffiquet la d*i*ta vendoa e p*ro*mes jamay p*er* sa v*er*quiera o p*er* altra quala que sia causa non far question ni dema*n*da en los dis cent sol*s* censals: **K .XXXVIIII.**[56]

L., AB: /14/Nicolau Rastesin/15/vendet .C. s*ols* de cen-/16/sa a l'espital p*resent*; *l., O:* /17/a Gibas.

Ite*m*, una carta contene*n*t la donation de-la dita mitat del dit claus, facha ent*re* vieus p*er* lo dit Jacmet al-dit Nicolau Rastin, son paire; presa, sos escricha e-senhada p*er* maist*re* Sicart de Castel Fort, not*ari*, l'an .M°IIII^{c} XII., di set de nove*m*bre; senhada p*er*: **K .XL.**

fol. 69

Item, una carta contene*n*t que maist*re* Antoni Gombert, not*ari*[57], e dona Polheta, sa molher, am sa autoritat vendero*n* a s*en* B*er*nat Helies e sen Martin Blanc, rectos del dit hospital .XVI. s*ols* censals am la maior senhoria que serv quascun an a Nostra Dona de setembr*e* Bertomieu Raymon, pescador, p*er* .I. hostal pausat en la car*rie*ra del Mal Coynat (en la car*riera* de Sant Laure*n*s); *con*fron*ta* am lo v*er*gier dels heres de maist*re* B*er*tran de Bras, mosclalhier, *e* am ostal de Hugueta e am l'ostal de B*er*nat Laugier, peirier, *e* am la car*rie*ra, p*er* pres de dose flor*ins*, los quals *con*fesset haver agut dels dis rectos; presa, sos escricha e senhada p*er* mi, Ave*n*turo*n* Rodet, not*ari*, l'an .M.IIII^{c} . quatorse, di des de may: **K .XLI.**

L., AB: /1/compra de .XVI. s. ce*nsals*/2/*que* vendero*n* maistre/3/Ant*oni* Gombert e Polheta,/4/sa molher; *l., O:* /5/la car*riera* del Malcosinat (de)[58].

Item, una carta contene*n*t la transaction e quita*n*sa facha e*n*tre la molher que fom de Jacme Peire e'l present hospital de Sa*n*t Sp*e*rit[59], tracha, sos escricha e senhada p*er* maist*re* Guilhe*m* Baile, not*ari*, l'an mil .CCC. seisanta set, di .XI. de novembre: **K .XLII.**

L., AB: /13/quita*n*sa facha p*er* la/14/molher de Jac*me* Pei-/15/-re.

Item, una carta co*n*tene*n*t q*ue* Beatris, molher de Guilhe*m* Audebert, [laiset en son testament, del qual aquesta carta es la clausula, .I.

---

56 *§ K 39 und K 40 sind mit einer Klammer verbunden.*

57 vendet *in der folgenden Zeile gestrichen.*

58 *In der folgenden Zeile* Sant Laurens *gestrichen.*

59 Esp*e*rit *zu* Sp*e*rit *verbessert.*

hostal pausat en la car*rier*a de Negrel, *con*fron*ta* am l'ostal de maist*re* Johan Bermu*n* *e* am l'ostal dels heres de Johan Balma; e que l'espital sia tengut far quascun an un ca*n*tar en la gleisa de las Acoas e pagar .XX. s.; presa, escricha e-senhada p*er* m*aistr*e Sicart de Castel Fort, not*ari*, l'an .MCCC. setanta tres, di .XXIIII. d'ahost, a l'ora entorn vespras: **K .XLIII.**

L., *AB:* /18/fom affranquit, com/19/apar atras f° .LXVI.

It*em*, una carta contene*n*t q*ue* dona Borgonhona q*ue* fom molher de s*en* Bere*n*gon Martin, donet en paga p*er* .XXX. fl. p*er* abateme*n*t de maior soma de redairages de .XX. ll. de censa q*ue* serv p*er* son hostal pausat sota lo masel de-las Acoas, tres pal*s* e-quart e-la mitat de .I. pouse de .I. hostal q*ue* fon de Ant*oni* Aydos q*ue* fom puey de

fol. 69v

sen Guilhe*m* Bonifasi q*ue* es aras de s*ens* Guilhe*m* e Lois de Sa*n*t Gili, fraires, sos heres, pausat en la car*rier*a de P*eire* Spes al*ias* lo Mal Coynat [del Lauret[60]; presa, escricha e-senhada p*er* mi, Ave*n*turo*n* Rodet, not*ari*, l'an .M.IIII^{c} XVIII., di redier de may: **K .XLIIII.**[61]

L., *AB:* /25/donatio*n* en paga q*ue*/26/fes don*na* Borgo*n*hona/27/M*ar*tina.

Item, una carta contene*n*t l'estima dels dis .III. pals e q*ua*rt e miech pouse, facha al dit sen Bere*n*guier Marti*n*; sos esc*ri*cha e senhada p*er* maist*re* Raymo*n* Aymes, not*ari* del taulier de moss*en* lo veguier, l'an .MCCCXC., di .3. de novembre: **K .XLV.**

AB'

Iten, una carta contene*n*t la sente*n*cia comp*ro*messar*i*a sus l'eretat de s*en* Jacme Fransa am certas quita*n*sas; presa e senhada p*er* maist*re* Ave*n*turo*n* Rodet, not*ari* de Mass*elha*[62], sotz l'an mil .CCCC. set, di des de abril; senhada per .K. e nombrada p*er*: **K .XLVI.**

Ite*n*, una carta contene*n*t lo[63] testame*n*t de s*en* Martin Blanc[64], mercant de Mass*elha*; pres e senhat p*er* maist*re* Ave*n*turon Rodet, not*ari* de Mass*elha*, l'an .M.IIII^{c} XXVIIII°., die .VIII. de juin; nombrada p*er*: **K .XLVII.**

L., *Y:* /14/testamen de/15/Martin Blanc.

---

60 pausat *bis* Lauret *durch Randverweis eingefügt.*

61 *§ K 44 und K 45 sind mit einer Klammer verbunden.*

62 senh *nach* Mass*elha* gestrichen.

63 sente*n*tia comp*ro*missaria sus le *nach* contene*n*t la *gestrichen und* la *zu* lo *(vor* testame*n*t*) verbessert.*

64 not*ari* *nach* Blanc *gestrichen.*

Ite*n*, una carta co*n*tene*n*t q*ue* Raynauda, filha de Bertra*n* Johan, speciaire, q*ue* fom[65] molher de Guilhe*m* Folco, fes donacion de tos sos bens a nobla dona Laurensa Martina q*ue* fom molher de s*en* Jacme Martin; presa en nota per maist*re* Laurens[66] Aicart, not*ari*, tracha e senhada per el, l'an mil .CCC. nora*n*ta hun, di vint e-nou de febr*ier*, a l'ora de miey jorn; e penduda en son [cartolari][67] .G. n° .CXXIII.; senhada p*er*: **K .XLVIII.**

L., *Y:* /19/Reinaude, filhe/20/de Jeha*n* Savayre.

fol. 70 **AB''**

Item, una carta contenent la donatiom de tos los bens de sen Peyre d'Oda; e entre los autres patis expressas si retem que l'espital no*n* puesca vendre, engaiar nî alianar lo sieu clau; en quas que si fassa que tot sie caz e-nul, a al dich spital si retorni p*ro* p*ro*fiech e utilitat d'aquel; de la qual fes la nota maistre Palamides Vinatier, notari de Mass*elha*, sus l'an mil .IIII^{c} XL^{mo}., lo jort .VIII. del mes d'abril, sota la letra de .K., nu*mer*o: **K .XLVIIII.**

L., *Y:* /2/donation de tous/3/les bens de/5/Peire Ode.

AB'''

Item, la transatiom am *com*pra de censsa p*er* l'espital de Sant Sp*er*it de Mass*elha* contra lo noble Johan Dieudel, de la cal fes la nota lo dich Palamides Vinatier, notari, l'an mil .IIII^{c} - XLII°., lo jort .XXIII. de mars, circa mieia tersia: **K .L.**

L., *Y:* /11/transation en[tre]/12/l'ospitau St./13/Esperit et noble/14/Johan Deudel.

Item, la compra de censa p*er* lo dich hespital contra Carbonel de Sant Marssel *e* d*omi*nam Jaumona, sa-molher, de la cal pres la nota lo dich notari, l'an mil .CCCCXLII., a .XXIII. de mars: **K .LI.**

[fol. 70v ist unbeschrieben; fol. 71 fehlt im Ms.; fol. 72 bis 74 wurden im Anschluß an fol. 31v transkribiert (Kapitel E); fol. 74v unbeschrieben; die Numerierung des Originals (und die der Edition) fährt auf dem folgenden fol. mit 94 fort; fol. 94 bis 96v sind unbeschrieben; fol. 97 fehlt im Ms.]

---

[65] fon *zu* fom *verbessert.*

[66] Ay- *nach* Laurens *gestrichen.*

[67] *Von mir ergänzt.*

fol. 98 **AC**

Lo cartel dels dos caysu*ns* de l'archieu de Sa*n*t Sperit, senha[da]s p*er* .A. et p*er* .B.[1] et escris [per][2] l'Ano*n*siada[3] que su*n* las escripturas de l'espital que era en l'Anonaria[4] Sobeyrano sobre la colla que fon fondat per moss*en* Giraut Eymeric; escrich p*er* my, Joha*n* de Mort*ies*.

[fol. 98v ist unbeschrieben]

fol. 99

P*ri*mo, en lo caysu*n* senhat p*er* .A.: lo testame*n*t de mess*ie*r Giraut Emeric, fondador de l'espital de l'Anonsiada; escrich p*er* man de mestre Esteve Venassin, fach l'an mil .III^c LXXII. et .XXIII. d'octob*re*; senhat p*er*: **A .I.** Et copia en papia[5] del patis *con*vengus a-cauza de la capella de Sa*n*t Bertomieu p*er* lo dit fondado*r*.

L., AC: /2/testame*n*t.

Item, lo codessil[6] del sus dich mess*ier* Emeric, fach p*er* man de m*est*re Esteve Venaysin, l'an mil .III^c - LXXIII. et .XVIII. d'avost; senhat p*er*: **A .II.**

L., AC: /8/codessil.

Item, ung instrume*n*t *con*tene*n*t la conpra de l'ostal et patis, lo cas es aras l'espital, et alcunos protestassions p*er* [l'espital][7] *con*tra l'avescat et s*er*tas reconoysensos et la *con*pra de div*er*sos sensos *con*prados p*er* la part de l'espital de s*en* Bertra*n* *Con*selh[8] an las reconoysensos; escrich p*er* man de mestre Esteve Venaysin, l'an mil .III^c LXXIII. et .XXII. d'avost; senhat p*er*: **A .III.**

L., Y: /11/Aches de/11'/sanses et patis/12/au pres de l'espitau/13/Sant Esperit.

Iten, ung instrume*n*t *con*tene*n*t la quita*n*sa de s*en* Guilhe*m* Eymeric, nebot[9] de mess*ie*r Giraut,

1 *Die beiden Kapitel A und B mit Urkunden des Verkündigungshospitales werden im Kommentar als „A'" und „B'" zitiert.*

2 *Von mir ergänzt.*

3 AC *trennt das Wort in allen Fällen* la Nonsiada.

4 AC *trennt das Wort in allen Fällen* la Nonaria.

5 *THESAUR-B (fol. 1, Z. 30):* papier (BA).

6 *Ms.:* cadessil.

7 *Ergänzt aus THESAUR-B (1,36;* BA*).*

8 *THESAUR-B (1,38):* Conseus.

9 *Urk.:* germano.

de fl*orins* .C. que li laysset en son testame*n*t; escrich p*er* man de mestre Guilhe*m* Bayle, l'an mil .III[c] LXXV. et .X. de jenovier: **A .IIII.**

L., AC: /19/quita*n*sa.

Item, ung instrume*nt* *con*tene*n*t la quita*n*ssa de la layssa facha p*er* m*essi*er Giraut a Gilleta, filha de Laure*n*s Eymeric; escricha p*er* man de m*estre* Peyre Fresquiera, l'an mil .III[c] LXXIII.[10] et .XVIII. de may: **A .V.**

fol. 99v

Item, la carta de la ve*n*dission que fes a mess*ie*r Giraut Eymeric dona Silleta de Laurias et s*en* Raymon de Laurias, filh sieu, de .L. s*ous* se*n*sals que aras serv Katarina de Clavot p*er* dos fayssos de terra en Antynhana; nota p*er* man de mestre Guilhe*m* Bayle, l'an mil .III[c] LXIII. et .XXI. deze*n*bre: **A .VI.**

L., AC: /1/de-Lauria; *con*prad*os*:/2/Antynhana; *l., Y:* /3/Antignane.

Item, l'estrume*nt* de la conpra del claus de Vivaus, facha p*er* mess*ie*r Giraut Eymeric de Peyre Martin et de Catarina, molher sieua; nota p*re*za p*er* man de m*estr*e Joha*n* Andrieu, l'an mil .III[c] LII. et .XXXI. de may: **A .VII.**

L., AC: /7/del claus dels Vivaus.

Item, ung instrume*nt* de dos reconoysensos d'un hostal et d'un hort pauza[da]s en Marss*e*lha, et dos cartayrados[11] de te*rr*a pauzados a Monthollivet; escrich p*er* man de mestre P*ri*oret Laydet de Seyresta, aras abitador de Marss*elha*, l'an mil .III[c] LXXXIIII. et .VII. de febr*ier*: **A .VIII.**

L.,. AC: /12/ung hostal e hort;/14/te*rr*a a Mo*n*thollivet.

Item, ung instrume*nt* *con*tene*n*t la conpra de .LXXVIII. s*ous* sensals, *con*pras de s*en* Joha*n* Bonvin, lo quals se*r*via s*en* Joha*n* Balonquo[12]; aras los serv m*estr*e Raymon Elias, notari; escrich p*er* man de mestre Hugo Bere*n*guier, notari, l'an mil .III[c] LXXVII., et .XVI. deze*n*bre: **A .VIIII.**

L., AC: /18/se*n*sos.

---

[10] *Datum der Urk.: 28.V.1383.*

[11] caytayrad*os* *zu* cartayrad*os* *verbessert.*

[12] *Thesaur-B (1v31):* Balonqua.

Item, una *con*pra de sensos *con*prados *per* mess*ier* Giraut Eymeric en la Val d'Arenc; escrich *per* lo notari m*estre* Guilhe*m* Bayle, l'an mil .III^{c} - LVIII. et .VI. de jun: **A .X.**

L., AC: /24/Arenc[13].

fol. 100

Item, ung instrume*nt con*tene*nt* la conpra de .LXVI. s*ous* et dos denies et mealha, *con*prad*os* *per* mess*ier* Giraut Eymeric de Bausan Bausan sobre una terra a la Condamina que es aras de Cregat[14] Profach; escrich *per* man de m*estre* Guilhe*m* Bayle, l'an mil .III^{c} LXVI. et .VIII. de mars: **A .XI.**

L., Y: /1/la Condamine.

Item, ung instrume*nt con*tene*nt* la conpra de .IIII. ll*ibros* et .XV. s*ous* et .VII. deniers que serv Laureta Romano, molher que fon de Joha*n* Roman, ortolan, et .VII. ll*ibros* et .XVI. s*ous* que serv Honorada Porta, filha de Folquo Porta, molher que fon de Folquo[15] Roman, *con*pradas *per messi*er Giraut Eymeric et conprados de Peyre Carbonel et de Dolseta, sa molher, de tres cartayrad*os* et .XXVII. destres d'una vinha pauzada a-Sa*n*t Genieys, et *per* .V. cartay*rados* de vinha et te*r*ra pauzados en altras[16] vinhas que serv Guilhe*m* de Porrieras; anbe tres reconoyse*n*sos; notari mestre Guilhe*m* Bayle, l'an mil .III^{c} LVIII. et .IIII. de febr*ier*: **A .XII.**

L., AC: /14/a Sa*n*t Genieys.

Item, ung intrume*nt con*tene*nt* que lo noble Melchion de Vaquieras vendet als rector de Nostra Dama, dit l'Anonsiada[17], ho l'espital d'aquella una se*n*sa que fazia Guilhe*m* Bermon, laborador, *per* quatre cartayrad*os* de te*r*ra, las cals su*n* a Plu*m*bieras; nota p*reza* *per* man de mestre Ave*n*turu*n* Rodet, l'an mil

---

[13] *So getrennt:* a Renc.
[14] *Thesaur-B (2,8):* Cregut.
[15] *Urk.:* Bartholomeus Romani, laborator.
[16] C *nach* altras *gestrichen*.
[17] *Thesaur-B (2,30):* de-la Nu*n*siada.

29 .IIII^{c} . et .XXIIII.[18] et die ultima mensis febr*uarii*: **A .XIIII.**

L., AC: /22/a Plu*m*bieras al*ias*[19]/23/Val de Serra.

30 Item, ung instrume*n*t de la *con*pra de .LX. s*ous* sensals
31 *con*pras p*er* l'espital de Peyre Bonifassi, filh de Ber-
32 nart, que serv Gantelme Morre p*er* una vinha
33 pauzada a las Mollieras; notari m*estr*e Loys
34 de Bonils, l'an mil .III^{c} LXXVII. et .XIIII. d'avost: **A .XIII.**

L., AC: /30/las Mollieras.

fol. 100v

1 Item, ung instrume*n*t de *con*pras de se*n*sos,
2 *con*prados p*er* l'espital de Laure*n*s Folquo de .LIII.
3 s*ous* et quatre denie*rs* que serv Laurens Cardon
4 p*er* dos cartayrad*os* et dos[20] ters d'una fayso
5 de vinha et t*er*ra a Gat Mort[21]; nota p*er* man de
6 m*estr*e Anthony Bonieus, l'an mil .IIII^{c} LII[22], et .XIIII.
[febr*ier*: **A .XV.**

L., AC: /1/a Gat Mort;/2/la reconoyse*n*sa es al/3/libre f^{o} .LV.

7 Item, hun instrume*n*t de *con*pra de .C. s*ous*, *con*pras
8 p*er* messie*r* Giraut Heymeric de Johan*n*eta, molher
9 de Guilhe*m* Martin, los cals serv Anthony de Sant
10 Tomas, apoticari, autrame*n*s Simonin p*er* una
11 faysa de vinha de .V. cartayrad*os* et mieia pau-
12 zada al Canet; nota p*er* man de mestre Guilhe*m*
13 Bayle, l'an mil .III^{c} LXVII. et .XIIII. de mars: **A .XVI.**

L., AC: /10/al Canet.

14 Item, ung instrume*n*t de *con*pra de sensos *con*prad*os*
15 p*er* messi*er* Giraut Heymeric de sent sous, *con*pras
16 de dona Hugona[23] Rodelha, los cals serv s*en* Jaume
17 Trelha[24] p*er* una vinha et t*er*ra de set cartay*rados*
18 pauzados als Vivaus sive a Sorbiera; escrich
19 p*er* man de mest*re* Guilhe*m* Bayle, l'an mil .III^{c} LXII.
20 et .XXII. de mars: **A .XVII.**

L., AC: /14/als Vivaus;/15/la reconoyse*n*sa dintre/14/l'e-strume*n*t.

---

18 *Datum der Urk.: 1414.*
19 Val de Ses *in der folgenden Zeile gestrichen.*
20 destres *nach* dos *gestrichen.*
21 *THESAUR-B (2v5):* Gamort.
22 *Datum der Urk.: 1402.*
23 *THESAUR-B (2v18):* Huga.
24 *Urk.:* Johannis de Scerionis, mercator (Z. 10).

Item, la conpra de sent *sous conpras per* mess*ier* Giraut Eymeric de Vivaut de Jh*erusa*lem, los-cals serv Laure*ns* Bernart p*er* una vinha pauzad*a* al Jarret Bauma Laugier; notari m*estr*e Joha*n* Andrieu, l'an mil .III^c^ LV. et .XV. de julh: **A .XVIII.**

L., AC: /21/lo Jarret Bauma Laugier;/22/la reconoyse*n*sa dintre.

Item, la *con*pra de sensos *con*prad*os per* l'espital del noble Hugo de Rocafort et dona Sibilia, sa molher: P*rim*o, .XXXVII. sous et .VI. denies que serv Raymon de Siexfors p*er* una vinha de una cartayrada et carta, pauzada a-Sartura*n*. Item, .XXXVII. [sous] et .VI. d*enies* que serv lo dit Raymon p*er* una altra cartayrad*a* et carta aquy memes pauzada; notari mestre Hugo Bonecrussis, l'an mil .III^c^ LXXVI. et .XII. de feb*rier*: **A .XVIIII.** Iten, .XXXVII. s*ous* et .VI. d*enies* serv Guilhe*m* Jaufre p*er* .I^a^. car*tayrada* et cart*a* vinha quy metes. Ite*m*, .XXXVII. s*ous*, .VI. d. serv Hugo Novel p*er* una cart*ayrada* et *.1/2.* vinha aqui meteys; en lo dit instrume*n*t *con*te*n*gut.

L., AC: /27/a-Sartura*n*;/30/a-Sartura*n*;/31/dintre las reconoys*e*nsos;/35/a-Sartura*n* et reconoys*ensos*.

fol. 101

Item, l'estrume*n*t de l'acapte donat p*er* m*essi*er Giraut Eymeric a Peyre Desideri d'una bastida an son afar de vinha de .XXVIIII°. carta*yrados* pauzad*os* a Terras Blancos, a sensa de .X. ll*ibros*, an la reconoysensa; nota p*r*eza p*er* man m*estr*e Guilhe*m* Bayle, l'an mil .III^c^ LXV. et .XXVIII. nove*n*bre: **A .XX.**

L., AC: /2/a Te*rr*as Bla*n*cos: ll. .X.

Item, ung instrume*n*t *con*tene*n*t la quita*n*ssa de[25] fes s*en* Inb*er*t de Lamanon[26] a Bella, judea, de Draguinhan[27]: **A .XXI.**

Iten, ung instrume*n*t de *con*pra de sensos p*er* l'espital de ll*ibros*[28] .XV. *con*prados de Marquet et Pons Escriva*n*, frayres et heretyes de Jaumeta, filha de Nicolau Grisaut que serv Joha*n* Simon p*er* ung hostal en la carriera de Sa*n*t Martin, et la reconoyse*n*sa;

---

[25] de *statt* que
[26] *THESAUR-B (3,14):* Imbert d'Alamanon.
[27] *Datum der Urk.: 2.VII.1348.*
[28] ll*ibros falsch für* sols?

notari Guilhe*m* Bayle, l'an mil .III^{c} LXXVII., et .XXVII. del mes d'octobr*e*: **A .XXII.**

L., AC: /9/Sa*n*t Martin.

Item, ung instrume*n*t de *con*pra de .LXX. sous p*er* m*essi*er Giraut Eymeric, *con*pras de Guilhe*m* Folquo, los-cals serv s*en* Jaume Trelha[29] p*er* una vinha et t*e*rra de .V. cartayrad*o*s pauzadas al Vivaus; escrich p*er* man de mestre Guilhe*m* Bayle, l'an mil .III^{c} - LVIIII. et .XXI. d'octobr*e*: **A .XXIII.**

L., AC: /15/als Vivaus;/17/et la recon*oysen*sa.

Item, una *con*pra de sensos *con*prad*o*s p*er* m*essi*er Giraut Eymeric de Joha*n* Viadier: P*rimo*, .XX. sous que serv Joha*n* Martin p*er* dos cartayrad*o*s vinha et t*e*rra pauzadas a la Colla d'Anboquier. Item, s*ous* .XXVIII. que serv Peyre Senhoret p*er* dos cartayrad*o*s vinha et t*e*rra pauzada a la dicta Colla d'A*n*boquier; et las recon*oysen*sos; escrich p*er* man de mestr*e* Guilhe*m* Bayle, l'an mil .III^{c} - LIIII. et .VI. de mars: **A .XXIIII.**

L., AC: /21/a la Colla d'A*n*boquier;/22/et las reconoyse*n*-sos.

Iten, ung instrume*n*t de sensos *con*prad*o*s p*er* l'espital[30] de Pons de Jh*erusal*em: P*ri*mo, .XXXXV. s*ous* que serv Joha*n* German p*er* dos cart*ayrados* e cart*a* pauzad*o*s a-las Mollieras. Item, .XXXX. s*ous* que serv Guilhe*m* de Gemenos p*er* dos cart*ayrados* de terra pauzad*o*s a-Giru*n*da. Ite*m*, p*er* .XXXX. s*ous* que serv Raynaut Grossolen[31] p*er* dos cartayrad*o*s de t*e*rra pauzados a-Giru*n*da; nota p*er* man de mestre Guilhe*m* Bayle, l'an mil .III^{c} LVI. et .XIII. de jenovier: **A .XXV.**

L., AC: /29/a las Mollieras;/33/a Giru*n*da;/34/a Giru*n*da;/36/et recono*ysen*sos.

fol. 101v

Item, ung instrume*n*t *con*tene*n*t la *con*pra de ll*ibros* .IIII. de sensos *con*prad*o*s p*er* l'espital de dona Gilleta Jaufrea que serv dona Jaumeta de Sa*n*t Massel et Raynaudo [Abelha][32], sa filha, p*er* quatre cartayrados de vinha pauzados

---

[29] *Nach der Urkunde war* Bausan Bausan, *Sohn des* Guilhem, *Pächter.*

[30] *Entweder war der Käufer Giraut Aymeric oder das Datum des Paragraphen (1357 n.St.) ist falsch, da das Hospital noch nicht existierte.*

[31] *THESAUR-B (3v15):* Gossolen.

[32] *Aus der Urkunde ergänzt.*

al camp de Sa*n*t Just; nota p*er* man de mestre Hugo Bonecrussis, l'an mil .III^c LXXVI. et .VIIII. de jun: **A .XXVI.**

L., AC: /1/a Sa*n*t Just.

Item, la *con*pra de ll*ibros* .IIII. sensals *con*prad*os*[33] p*er* mess*ie*r Giraut Eymeric del noble Raymon de Lauria que serv Peyre Materon p*er* una t*er*ra pauzada en Antinhana. Item, .XXVIII. s*ous* et .VIII. deniers que serv Esteve Chabas p*er* una vinha et t*er*ra pauzada a Puech Pichun; nota p*er* man de mestre Guilhe*m* Bayle, l'an mil .III^c LXII. et .XXI. de febr*ier*: **A .XXVII.**

L., AC: /7/Antinhana;/12/a Puech Pichun;/13/las reconoyse*n*sos di*ntre*.

Item, ung instrume*n*t de *con*pra de .XXX. s*ous* et .VIII. de*nies*, facha p*er* l'espital de Folco Jorgi, que serv Jaume Gantelme[34] p*er* ung hostal pauzat en la carriera de los Gavotos. Item, .XXXX. s*ous* que serv Anthony Martin[35] p*er* una cartayrada de vinha a-Sarturan; nota p*er* man de m*estre* Joha*n* Eymeric, l'an mil .III^c - LXXXVIIII°. et .XX. de nove*n*b*re*: **A .XXVIII.**

L., AC: /14/la carr*ie*ra de las Gavot*os*;/15/a Sartura*n*;/17/ las reconoyse*n*sos.

Item, ung intrume*n*t *con*tene*n*t la *con*pra de .XXXII. s*ous* de se*n*sos *con*prados p*er* l'espital de mosse*n* Guilhe*m* Bonot, clergue benefficat de la Maior, que serv Joha*n* Bonet et sa molher p*er* .V. cartayrados de t*er*ra pauzados a Servieras al*ias*[36] Caneton[37]; nota p*er* man de mestre Hugo Bonacros, l'an mil .III^c LXXVI. et .XIIII. de febr*ier*: **A .XXVIIII.**

L., AC: /22/a Servieras al*ias* Caneton[37];/25/et reconoyse*n*sos.

Item, ung intrume*n*t de .VII. ll*ibros* et tres s*ous* de se*n*sos *con*prados p*er* mess*ie*r Giraut Eymeric, *con*prad*os* de Giraut[38] de Jh*erusal*em, que serv Peyre Martin p*er* una vinha de .VI. cart*ayrados* et dextres, pauzada al Jarret d'Albanha; nota p*er* man de mestre Joha*n* Andrieu,

---

[33] de *vor per gestrichen.*

[34] *Die Urkunde nennt als Pächter in der* carriera Gavotarum *den* Stephanus Cellarii, marinarius *(Z. 9).*

[35] *Urk.:* A. Maurini.

[36] al*ias über der Zeile.*

[37] *Ms.:* Cameton.

[38] *Urk. (Z. 3):* Vivaudus de J.

l'an mil .III^{c} LIII.[39] et .XXVIIII. d'abrilh: **A .XXX.**

L., AC: /28/Jarret d'Albanha;/30/reconoys*en*sa dintre.

fol. 102

Item, ung intrum*en*t de *con*pra de .VIIII°. ll*ibros*, .XVII. s*ous* et .VII. deniers, *con*prad*os* p*er* mess*ie*r Giraut Eymeric, *con*prad*os* de dona Bertrana, molher de s*en* Bernart de la Sepeta, de s*er*tas possessions pauzad*os* a T*er*ras Blancos; notari m*estr*e Guilhe*m* Bayle, l'an mil .III^{c} - LXVIIII°., et .VII. septe*nbre*: **A .XXXI.**

L., AC: /1/a T*er*ras Bla*n*cos.

Item, dos instrume*n*s ligas ensens, *con*tene*n*t [la] *con*pra de sensos *con*prados p*er* m*essie*r Giraut Eymeric de Guilhe*m* de Favas et Nicolaua, sa molher, anbe la rateficassion. P*rimo*, serv Peyre Jusnart[40] ll*ibros* .VI. p*er* una vinha pauzada a-las Amigas. Item, .X. sous que serv Jaume Gavot[41] p*er* una faysa de terra pauzada aquy meteys. Item, .XXX. s*ous* que serv Peyre Niga p*er* .VI. cart*ayrados* de vinha en la Val de Cobra*n*. Ite*m*, .LXXVI. s*ous* que serv Inart Bonnavia[42] p*er* dos hostals pauzas en la carriera de S*an*ta Marta. Item, .XXV. s*ous* que serv Joha*n* Esteve p*er* ung hostal et pati ho vergier empsens tene*n*t. Item, .XXX. s*ous* q*ue* serv Dura*n*t Bermon p*er* ung hostal et patil pauzat a l'Anonaria Sobeyrano. Item, .XX. s*ous*, quals serv Joha*n* Conte p*er* ung hostal pauzat a l'Anonaria Sobeyrana. Item, .IIII. ll*ibros* que serv Anthony de Rotanova[43] p*er* ung hostal et ung fort pauzat en la carriera de-la Correiaria. Ite*m*, ll*ibros* .VI., quals serv sen[44] Peyre Dalmas, laborador, per .IIII. cartayrad*os* vinha et terra pauzados a las Amigas. Item, et .XXX. s*ous*, quals serve Esteve Balaron, fabre, p*er* .VII. cart*ayrados* vinha *et* te*r*ra pauzados a Montholivet: **A .XXXII.**[45]

L., AC: /7/a las Amigos;/8/aqui meteys;/13/la Val de Cobran;/15/a Sancta Marta;/18/aqui meteys;/19/a

[39] *Datum der Urk.: 1356.*

[40] *THESAUR-B (4,22):* Inar.

[41] *THESAUR-B (4,24):* da-Not.

[42] *THESAUR-B (4,27):* Bonome.

[43] *THESAUR-B (4v2):* Rocanova.

[44] senen *gleichzeitig abgekürzt und ausgeschrieben.*

[45] *Datum der Urk.: 7.I.1367.*

l'Anonaria Sobeyrano[46]; /25/a las Amigas;/28/a Mo*n*tholivet;/29/dintre sum las reconoy*ssen*sas.

Item, dos instrume*ns* ligas ensens; l'un *con*ten [la] *con*pra de sensos *con*prados p*er* l'espital de Baudoyna Vale*n*tina de .XXV. ll. et .V. s., .IX. dr. P*rim*o, .XL. s*ous* que serv Raymo*n* Verdon p*er* ung jornal de t*er*ra pauzat a Sartura*n* sota la bastida de Peyre Amielh, notari. Ite*m*, ll. .VIII., s. .VII., cals serv Raymo*n* Giraut de Sa*n*t Massel p*er* una vinha et terra pauzad*os* al Coronel, que li ven .XL. s*ous* la cartayrad*a*. Ite*m*, .VII. ll. et .X. s*ous*, quals serv Johan Borrel p*er* una vinha et t*er*ra pauzada al Coronel, a s*ous* .XL. la cart*ayrada*. Item, l'autre instrume*n*t *con*tem l'acapte de una vinha et t*er*ra pauzas al Coronel; notari m*estr*e Guilhe*m* Bayle, l'an mil .III^{c} LXXIIII., et .XXVII. setenbr*e*: **A .XXXIII.**

L., AC: /30/a Sarturan;/33/al Coronel;/36/al Coronel;/39/ al Coronel;/41/e-las reconoyssenssos.

fol. 102v

Item, ung instrume*n*t *con*tene*n*t [la] *con*pra de .L. s*ous* de se*n*sos, *con*pras p*er* l'espital de la nobla Hugona Alamana. P*rim*o, serv Hugo Banier p*er* dos petis hostal ensens tenens, pauzas en la carriera de las Massos s*ous* .XL. Ite*m*, .X. s*ous* que serv Anthony de Trienas p*er* ung hostal pauzat en l'Anonaria; anbe ung instrume*n*t d'una sente*n*ssia definitiva contra Anthoneta de Deua. Ite*m*, ung altre instrume*n*t de sente*n*sia. Item, l'estrume*n*t de[47] taxat*i*on de despe*n*sos et una sustitution de procura cu*m* quod*am* ma*n*dame*n*to infra p*rimum* instrume*ntum* susten*tum* signatu*m*; l'estrume*n*t es escrich p*er* man de mestre Joha*n* Emeric, notari, l'an mil .III^{c} LXXXXIIII. et .XX. de nove*n*br*e*: **A .XXXIIII.**

L., AC: /1/carri*e*ra de las Massos;/6/l'Anonaria.

Item, ung [instrument][48] *con*tene*n*t la conpra de .LXXVIII. s. et dr. .VIII., *con*pras p*er* l'espital de Nicolau d'Argeliers, cals serv Anthony Morlan, filh de Andrieu, p*er* una possession pauzada al Trulhat; notari m*estr*e Hugo Bere*n*guier, l'an mil .III^{c} LXXVII. et .XXIII. de jun: **A .XXXV.**

L., AC: /15/a Trulhat; *l., Y:* /14/note qui ten.

---

[46] -o *über* s *von* serv *(Anfang Z. 19) geschrieben, dann hochgestellt wiederholt.*

[47] tra*n*zassion *nach* de *gestrichen.*

[48] *Ergänzt aus* THESAUR-B *(5,1).*

Item, ung instrum*en*t *con*tenen*t* la conpra de senso *con*prados p*er* l'espital de dona Hermeliona Folquessa, molher de s*en* Laure*n*s Folquo de ll*ibros* .V. et den*ies* .VIII. P*rim*o, .XL. s*ous*, quals serv Anthony Malet, drapier, p*er* quatre cart*ayrados* de vinha pauzad*os* al Jarret del Pujol, et s*ous* .XXIIII., cals serv moss*en* Giraut Girman p*er* una vinha pauzad*a* a-Terras Bla*n*cos. Item, .XX. s*ous* que servon los heres de Innart[49] Mersier p*er* ung hostal pauzat al pe de la plassa dels Vivaus en la carriera apellad*a* l'Agudaria ho la Payrolaria. Ite*m*, s*ous* .XVIII., d*enies* .VIII. que serv Peyre de Sa*n*t Tomas al*ia*s Simonin p*er* una vinha pauzada a la Granega: **A .XXXVI.**[50]

L., AC: /19/a Jarret de Pu[j]ol;/22/a Terras Bla*n*cos;/26/a la plassa dels Vivaus/27/en car*rie*ra de l'Agutaria/28/ho Payrolaria; /29/a la Granega.

Item, ung instrum*en*t *con*tenen*t* la conpra de .XLII. s*ous*, *con*pras p*er* moss*en* Guilhe*m* Bonet, clergue benefissiat, de Jaume Jordan alias Perrot, cal serv Guilhemu*n* Cayrat alias Retol, laborador, p*er* una te*rr*a de .V. cart*ayrados* pauzada a S*er*vieras alias lo Ca*n*neton[51]; notari m*estr*e Esteve Venaysin, l'an mil .III^c LXV. et .XX. d'octobr*e*: **A .XXXVII.**

L., AC: /34/a S*er*vieras al*ia*s lo Ca*n*neton[51].

fol. 103

Item, ung instrum*en*t de plach de una senssa de vinha, la cal fa .XX. *sous per* cartayrad*a*, et su*n* dos cartayr*ados*, et la possezis[52] Anthony Sabatier segu*en*t que dis la se*n*tenssia; la qual senssa fon *con*prada de Blaq*ui*eras de Montolieu, et fon declarat que lo dit Anthony Sabatier et sa molher reconegesson las dos cartayrad*os* a las Molieras a s*ous* .XL.; escricha p*er* man de mestre Miquel Folquier[53], notari del tribunal, l'an los ras l'an ma*n*iat[54]: **A .XXXVIII.**

L., AC: /5/a las Molieras.

---

[49] *THESAUR-B (5,13):* d'Inart.

[50] *Datum der Urk.: 31.VII.1416.*

[51] *Ms.:* Cam*m*eton.

[52] -s *aus anderem Buchstaben korrigiert.*

[53] l'an *nach* Folquier *gestrichen.*

[54] *THESAUR-B (5,34):* l'an los ras an ma*n*iat (AC).

Item, dos instrume*n*s enssens ligas et ratas que su*n* vendissions de senssos a Guilhe*m* de Favos, et ap*res* foron ve*n*dudos a l'espital; escrich p*er* man de mest*re* Peyre Amielh, l'an mil .III^{c} LXI, et .XIIII. de nove*n*b*re*; et l'autre p*er* man de m*estre* Raymon Audebert, l'an .M°III^{c} LXI. et .XVIII. d'avost; dis lo sob*re* escrich sob*re* l'estrume*n*t que foron ve*n*dud*os* a l'espital: **A .XXXVIIII.**

[fol. 103v ist unbeschrieben]

fol. 104

La caysa de .B. sum las cartas escrichas sos de l'Anonsiada dit l'espital.

P*rimo*, ung instrume*n*t *con*tene*n*t la conpra de .XL. s*ous*, cals *con*pret l'espital de Laure*n*s Bernart que el serv sobre ung hostal en la carriera de S*an*ta Marta; nota p*re*za p*er* man de m*estre* Aventuru*n* Rodet sus l'an mil .IIII^{c} XIII. et .III. de julh: **B .I.**

L., AC: /3/carri*era* S*an*ta Marto.

Item, ung istrume*n*t *con*tene*n*t la *con*pra de .XXXII. s*ous* *con*pras p*er* l'espital de Guilhe*m* Cayrelier, cal sev Johan Avinhon p*er* ung hostal pauzat en la carriera de las Massos; nota p*er* man de m*estre* Ave*n*turu*n* Rodet, l'an mil .IIII^{c} VII. et .XIIII. de may: **B .II.**

L., AC: /8/la ca*rriera* de las Massos.

Item, ung instrume*n*t de *con*pra p*er* via de mal afra*n*-quime*n*t de .XXIIII. s*ous*, *con*pras p*er* l'espital de Joha*n* Lonbart, fustier, sobre la mitat d'un hostal pauzat sus lo canton de la carriera de l'A-morna, escrich p*er* man de mest*re* Ave*n*turu*n* Rodet, l'an mil .IIII^{c} . et .XIII., et .XXI. de julh: **B .III.**

L., Y: /13/note qui ten; *l., AC:* /13'/sus lo canto*n* de l'Amorno[1].

Item, ung instrume*n*t de *con*pra de .L. s*ous* de sensa *con*prad*a* p*er* l'espital de mestre Johan Montanhac et de dona Guilheuma, sa molher, sobre una *ter*ra pauzada a Camp de Mantel; nota p*er* man de mest*re* Ave*n*turu*n* Rodet, l'an mil .IIII^{c} . et .XII., et .XIII. febr*ier*: **B .IIII.**

L., AC: /20/a Camp de Ma*n*tel.

---

[1] *So getrennt:* la Morno.

Item, ung instrume*nt con*tene*nt* la *con*pra de .IIII. ll*ibros* de sensos *con*prad*os* p*er* l'espital del noble Johan et Anthony de Jh*erusal*em, frayres, cals servo*n* los dis Joha*n* et Anthony de Jh*erus*alem p*er* .IIII. cartay*rados* de t*er*ra pauzad*a* a Antinhana; nota p*er* m*estr*e Aventuru*n* Rodet, l'an mil .IIII^c XIII. et .XIII. de mars: **B .V.**

L., AC: /24/Antinhana.

Item, huna reconoyssensa facha p*er* Hugo Conte a l'espital de una faysa de vinha et t*er*ra de dos cartayrados a la Colla d'Anboquies, et serv s*ous* .XXVIII.; nota preza p*er* man de mestre Peyre Fresquiera, l'an mil .III^c LXXXIIII. et .XIIII. d'abrilh: **B .VI.**

L., AC: /30/a la Colla d'A*n*boquies;/32/la ten s*en* J*aum*e Chabas; /34/*et* idem Paul d*e* Lauret.

fol. 104v

Item, ung instrume*nt con*tene*nt* la conpra de .LX. s*ous* de senssa, *con*prad*os* p*er* l'espital de Joha*n* Garnier lo vielh, quals s*er*vit no*bi*lis Bertra*ndus* Vassalhi p*er* una t*er*ra pauzad*a* al Camas; nota p*re*za p*er* man de mestre Anthony Espinas de Sinha, abitador de Marss*elha*, l'an mil .III^c LXXVIII. et .XVIII. de febrier: **B .VII.**

L., AC: /2/al Camas.

Item, ung instrume*nt con*tene*nt* la s*um*ma de .L. florins que devia a l'espital Joha*n* Brechet p*er* la *con*pra d'un hostal que fon de Peyre de Sant [Jueri][2], senhor de Gemenos; notari mestre Joha*n* Bermon, l'an mil .III^c LXXVIII. e dos deze*n*bre: **B .VIII.**

Item, ung instrume*nt* [contenent] la *con*ssinassion[3] facha a l'espital de .L. fflorins p*er* Peyre de Sant [Jueri][4] *con*tra Peyro*n*[5] Brachis; nota p*re*za p*er* man de mestre Jaume d'Olieras de l'avescat d'Ays; l'an mil .III^c LXXVI. et .XI. d'avost: **B .VIIII.**

Item, ung instrume*nt con*tene*nt* la *con*pra de .VIII. ll*ibros* de senssas *con*prados p*er* l'espital[6] de s*en* Raymon de Laurias et de dona Raymona, sa molher: P*rim*o, .LX. s*ous* que serv s*en* Peyre Folcart p*er* una t*er*ra

---

[2] de Sa*n*t Joha*n* *gestrichen und durch Randverweis* de Sant *eingefügt; THESAUR-B (6v13):* San Jueri.

[3] *THESAUR-B (6v17):* assignation.

[4] *THESAUR-B (6v19):* San Jueri.

[5] *Urk.:* Johannes Bracheti *(Z. 12).*

[6] *Entweder ist das Datum des Paragraphen falsch, oder der Käufer war Giraut Eymeric.*

de .IIII. cartayrados pauzado en Camas. Ite*m*, .C. *sous* que serv *sen* Bernart de Berra *per* .V. cartayrad*os* de vinhas pauzados a-las Molieras; notari m*estr*e Guilhe*m* Bayle, l'an mil .III^{c} LXII. et .XXXVIIII. (sic!) de jenovier: **B .X.**

L., AC: /16/de Laurias;/19/en Camas;/21/a las Molieras;/22/an dos (las) reconoyse*n*ssos.

Iten, la *con*pra de sent *sous* senssals *con*pras *per* Joha*n* de Sant Jaume de *sen* Bernart de Berra, los cals serv lo dit Bernart p*er* una vinha de .V. cartay*rados* pauzadas a-las Molieras, quals lo dit Bernart a malafra*n*quit; nota prezo p*er* man de m*estr*e Anthony Lort, l'an mil .III^{c} LVIII. et .XVII. d'abrilh: **B .XI.**

L., AC: /27/a las Molieras.

fol. 105

Item, hun instrume*n*t *con*tene*n*t la conpra de un hostal so es se*n*ssos, *con*prados p*er* mess*i*er Giraut Eymeric, *con*prad*os* de Guilhe*m* Liautaut; et p*rimo*, ung hostal franc *con*prat, pauzat en la carriera de m*essi*er Tomas Luques, chivaler. Item, .XXX. *sous* sensals, quals serv Anthony de Cujos, cordier[7], p*er* una vinha pauzada a-Val de Miquel; notari mestre Guilhe*m* Bayle, l'an mil .III^{c} LII. et die .XV. de jenovier: **B .XII.**

L., AC: /1/la car*rie*ra de m*ess*ier Tomas/2/Luqin, chivalier[8]; /7/la Val de Miquel.

Item, ung instrume*n*t *con*tene*n*t la *con*pra de dos *sous* censsols *con*pras p*er* Marques Gayran de Peyre et[9] Guilhe*m* de Jh*erusale*m, frayres, cals s*ervo*n los dis fr*ay*res p*er* ung hostal pauzat en la carriera de l'Aurifebraria, lo cal hostal fon pueys del dit Ma*rque*s, et lo mal fra*n*quy a mess*i*er Giraut Eymeric, coma apar nota p*er* man de mestre Rostanh[10] Colonbet, l'an mil .III^{c} XXXXVI. e .XXVII. febr*ier*: **B .XIII.**

L., AC: /10/l'Aurifevaria.

Item[11], ung instrume*n*t *con*tene*n*t la *con*pra de ung hostal pauzat en la Frenaria, *con*prat p*er* sen*i*er

---

[7] *Ms.:* tordier; *Urk.:* corderius.
[8] *THESAUR-B (7,4):* Luques, chavalier.
[9] et *vor Zeilenbeginn ergänzt.*
[10] l'an/16/l'art *nach* Rostanh *gestrichen.*
[11] Iten *verbessert zu* Item.

Giraut Eymeric, et puey lo donet a'capte a mestre[12] Guilhem de Bellavilla a senssa de .L. sous; notari mestre Guilhem Bayle, l'an mil .III^c LVII. et .XXVI. jenovier: **B .XIIII.**

L., AC: /18/a la Frenaria.

Item, la quarta de la conpra d'un hostal pauzat en la carriera dels En Guarrians alias la Bona Cariera que conpret Catarina de Deva[13], fema falhida, et en apres lo layset a l'espital; nota preza per man de mestre Loys Amielh, l'an mil .III^c LXXX. et .XXI. de mars: **B .XV.**

L., AC: /22/la carriera dels/23/Guarrians ho/24/la Bona Carriera; /26/aras es la Roqueta; *l., Y:* /22/*nota*; *r., Y:* /23/nota: aras ten/24/Jehan Eguesier.

Item, ung instrument contenent la conpra de certos sensos conprados per messier Giraut Eymeric de dona Borgo, melher de sen Berenguier de Roquafort, a la cal lo dit messier Eymeric va remetre la vendoia exsetat[14] lo .XXX. sous que serv mestre Johan d'Espera[15] per tres cartayrados de vinha pauzados al Jarret del Pujol; notari mestre Anthony Mayn, l'an mil .III^c LXVI. et .VIIII°. de jun: **B .XVI.**

L., AC: /28/al Jarret del Pujol.

fol. 105v

Item, ung instrument de ratiffication facha per Jaumet Martin a mossenier Giraut Eymeric de sent sous rials sensals vendus per Bertran Auruol[16]; nota per man de mestre Esteve Venayssin, l'an mil .III^c LVII. et .XXVIIII°. de julh: **B .XVII.**

L., AC: /3/ratefication de sensos.

Item, ung libre en pargamis de reconoysenssos de senssos de messier Giraut Eymeric: **B .XVIII.**

L., AC: /6/libre de reconoysensos; *l., Y:* /6/note.

Item, la conpra de .X. ll. et .(X)VI. s. conprados per l'espital de mestre Aventurun Rodet, de las cals servis .V. llibros et .X. sous Jaume Vassalh, laborador, per .VI. cartayrados vinha et terra en lo terrador de Gat Mort. Item, .IIII. llibros et .XVI. sous que serv Johan Lavanha et Ponoctus Vellaven, eius

[12] mestre *vor Zeilenbeginn ergänzt.*
[13] *THESAUR-B (7,24):* Catharina Didona; *Urk.:* Dydone.
[14] *THESAUR-B (7v4):* exceptat.
[15] *Urk.:* de Spena.
[16] *THESAUR-B (7v10):* Auriol.

primog*e*n*it*us, p*er* ung hostal en la carriera de Bernart Gast; nota p*reza* p*er* man de mest*re* Miquel Folquier, l'an mil .IIII^{c} XVII. et .XXVII. avost: **B .XVIIII.**

L., AC: /8/a Gat Mort;/12/carriera B*e*rnart Gast.

Item, ung instrume*n*t de reconoysenssa facha p*er* Peyre Dalmas, agricol[17], a moss*enie*r Giraut Eymeric de una cartayrad*a* de t*er*ra que serv .X. s*ous* en lo t*er*rados de las Amigas al*ia*s Lorri; escrich p*er* man de mest*re* Paul Giraut, l'an mil .III^{c} LXVIIII°. et .X^{a}. avost: **B .XX.**

L., AC: /17/a las Amigas al*ia*s Lorri.

Item, ung intrume*n*t que *con*ten la signassion de la capella que fondet moss*en* Giraut Emeric a-las Acolos, dit la gleyza, et en la capella de Sa*n*t Bertomieu; escrich p*er* man de mestre Ave*n*turu*n* Rodet, l'an mil .IIII^{c} VI. et .III. deze*n*br*e*: **B .XXI.**

L., Y: /21/p*ou*r une chapelle/22/fondade a las A-/22'/-qolles[18] a Sant Bertomieu.

Item, ung instrume*n*t *con*tene*n*t la quita*n*ssa de dos legas fach p*er* mess*ier* Giraut Emeric a Laete, molhe*r* laysada de Giraut Emeric, merca*n*t, et [Laurens, son cozin jerman][19], de fflori*n*s sent d'or p*er* cascuna; *con*fesseru*n* aver agut et resauput dels gayes de m*essi*er Giraut Emeric, et quiteru*n* p*er* man de m*estr*e Guilhe*m* Bayle, l'a*n* mil .III^{c} LXXIIII. e .IIII. [d'avost: **B .XXII.**

[fol. 106 fehlt im Ms.; fol. 107 bis 110v sind unbeschrieben; fol. 111–114: Register von Thouraudi; fol. 114v bis 123 sind unbeschrieben.]

fol. 123v[20]

[............][21] instrume*n*s, conpras de se*n*sos, [reco-] noysensos, las cals son en los dos caysons de l'Anonsiada ho l'espital d'aquella, fondat p*er* mes*si*er Giraut Heymeric, jurista que donet lo sieu p*er* far lo dit espital, et mori ho rendet l'arma a Dieu l'an mil .III^{c} LXXIII. e .XXII. d'avost.

L'Anonssiada.

[17] agricol *über der Zeile.*

[18] *pour nach* Aqolles *gestrichen.*

[19] *Ms.:* Laurensa,/30/sa cozina jermana; *Korrektur nach der Urk.*

[20] *Der Absatz beginnt, auf dem Kopf stehend, am Fuß der Seite.*

[21] *Die ersten Wörter sind verwischt.*

II. Historischer Teil

Das Hospital im späten Mittelalter

Das mittelalterliche Hospital trat in seiner konsequenten Entfaltung erst als Produkt städtischer Blüte im ausgehenden 12. Jahrhundert hervor. Einer seiner Vorläufer war das schon spätantike Xenodochium, eine Fremden- und Pilgerherberge, die sich im Abendland seit etwa 500 ausbreitete, und rhôneaufwärts in das Frankenreich gelangte[1]. Seit dem 9. Jahrhundert setzte sich der Begriff des *hospitale* – Hospital, Spital oder Spittel – gegenüber dem des lange Zeit mit ihm rivalisierenden Xenodochium durch[2]. Viele Bedürftigen gewidmete Häuser entstanden unter Aufsicht und Leitung der Bischöfe. Neben diesen waren es in erster Linie die Klöster, die den späteren Hospitälern als Vorbild dienten, und zwar mit dem Typ des *hospitale pauperum*, das der St. Galler Plan eines Idealklosters für Arme und Pilger vorsah, weniger mit dem des *hospitium* für reiche Pilger oder des *Infirmarium* für kranke Mönche[3]. Unmittelbare Abkömmlinge der Hospitäler der Mönche waren etwa die durch neue Notwendigkeiten der Kreuzzugszeit hervorgerufenen „karitativen Gründungen der Ritterorden"[4], insbesondere der Johanniter, weniger der Deutsch-Ordensritter und nur in seltenen Ausnahmen der Templer. Die Hospitäler des Früh- und Hochmittelalters, die in Bauweise und Zielsetzung keineswegs einheitlich waren, oft aber einen herbergsähnlichen Charakter besassen, blieben bis zum 12. Jahrhundert in ihrer Zahl begrenzt[5].

Mit dem Anwachsen der städtischen Bevölkerung stieg auch die absolute, vielleicht auch die relative Zahl der Armen, Schwachen, vom Wagen des wirtschaftlichen Aufschwunges Herabgefallenen. Nicht mehr nur die Pilger und namenlosen Armen, sondern auch Teile der ortsansässigen Bevölkerung mußten von der Fürsorge bedacht werden. Das von Kloster und Stift nebenbei betriebene Spital konnte deren Masse nicht mehr auffangen oder ihrer völligen Verelendung entgegentreten[6], um so eine funktionierende Gesellschaftsordnung

---

1 Jetter, Grundzüge 9; Imbert, France 20–22.
2 Imbert, ib. 26; Grmek, Médecin 33; cf. Lindgren, Europas Armut 410[51].
3 Cf. Jetter, Grundzüge 9.
4 Jetter, Hospital 43.
5 Grmek, Médecin 33; cf. Jetter, Grundzüge 12.
6 Lindgren, Bedürftigkeit 175; Reicke, Spital 48; Imbert, France 35.

zu bewahren. Gleichzeitig konkretisierten sich Gedanken der Unabhängigkeit von Kirche und Bischof in den Hospitälern, die von Laien oder von den neuen Hospitalsorden gegründet wurden[7]. Auch die Städte wurden in ihrer Entwicklung zur machtbegabten politischen Körperschaft zu Hospitalsherren[8]. Schließlich fällt die Erneuerung und Expansion der Hospitäler in die bereits ausgehende ,Revolution der Fürsorge' im 11. und 12. Jahrhundert[9], in die sich spätestens seit dem 12. Jahrhundert zunehmend häretisches Gedankengut mischte[10], und die von dem Einzelnen spirituelle Eigeninitiative, persönliche Wohltaten und die Verwirklichung neutestamentarischer Barmherzigkeit zu verlangen begann. Das Hospital des ausgehenden 12., des 13. und noch des 14. Jahrhunderts, das sich wie eine „Sturmflut"[11] ausbreitete, war ein Werk christlicher Fürsorge, eine Gestaltwerdung der Spiritualität seiner Epoche[12].

Als Nachfolger der *domus peregrinorum et pauperum* und des *hospitale pauperum* behielt das Hospital auch deren Charakter als „Unterkunfts- und Verköstigungshaus" bei[13]. Allerdings mußte der im Hospital Versorgte nach der Johanniterregel vor seiner Aufnahme beichten und das Abendmahl empfangen[14], eine Bestimmung, die von den meisten Spitalsregeln übernommen wurde, wie die Hospitalsbewegung insgesamt wesentliche Impulse den Johannitern zu verdanken hat. Der Aufnahmeritus diente der Reinigung und der so vorbereiteten Errettung der Seele, nicht wie in den späteren Krankenhäusern der Desinfektion des Körpers[15]. Die einzelnen hospitalitären Aufgaben der geistigen und körperlichen Pflege beschreiben die sieben Werke der Barmherzigkeit: Hungernde speisen, Dürstenden zu trinken geben, Fremde beherbergen, Nackte bekleiden, Kranken beistehen, Gefangene besuchen – nach evangelischem Zeugnis (Mt. 25,35f) – und Tote bestatten – als Ergänzung in frühmittelalterlicher Zeit[16]. Trotz der Spezialhospitäler für Lepröse, Pilger oder Geisteskranke blieb die Armenfürsorge die „umfangreichste Spital-Aufgabe"[17]. Die Begriffsvermischung von ,arm' und ,krank', der eine wechselseitige Abhängigkeit von Armut und Krankheit oder Verstümmelung zugrunde liegt, ist allgegenwärtig. Bettler fielen nicht in diese Kategorie der ,Armen' und durften nicht in Spitäler aufgenommen werden[18].

---

[7] Cf. Imbert, France 49.
[8] Reicke, Spital 196; cf. Lindgren, Bedürftigkeit 173.
[9] Imbert, France 35; 49.
[10] Mundy, Hospitals 188.
[11] Jetter, Grundzüge 12.
[12] Mollat, Assistance 22f; Imbert, France 36.
[13] Sudhoff, Krankenhauswesen 194f; ders., Wendepunkt 246.
[14] *Cum venerit ibi infirmus, ita recipiatur: primum peccata sua presbitero confessus, religiose communicetur, et postea ad lectum deportetur* (Probst, Hospitalwesen 250; Sudhoff, Krankenhauswesen 198f).
[15] So Grmek (Médecin 27): «autrefois, on y purifiait l'âme; dans les temps modernes, on y soigne le corps».
[16] Probst, Hospitalwesen 250; Jetter, Hospital 85; Moritz, Hospital 36.
[17] Borst, Alltagsleben 481; cf. Jetter, Grundzüge 18–21 zu den Spezialhospitälern.
[18] Cf. Pourrière, Hôpitaux 157 (insbesondere zur Nichtaufnahme von Bettlern); Moritz, Hospital 33f; Probst, Krankenhauswesen 252; das Heilig-Geist-Spital wurde zumeist

Eine ideelle Wurzel des Hospitalgedankens, auf der sich die gesellschaftliche und persönliche Pflicht des Wohlhabenden zur Wohltätigkeit gründete, ist die Gleichsetzung des leidenden Menschen mit Christus. Den *pauperes Christi*, die im Hochmittelalter als Mönche mit der Armut den besseren, gottgefälligeren Teil des Lebens erwählt hatten, und die durch ihre Gebete die Anderen miterlösen konnten, wurden die unfreiwilligen, oft als solche geborenen Armen zur Seite gestellt; «la pauvreté exclut le pauvre de l'état profane et l'appelle au niveau de ceux qui prient en souffrant»[19]. Der Arme wurde so zu einem «substitut du Sauveur», einem «co-redempteur»[20]. Nicht „ausgleichende Gerechtigkeit" wurde konzipiert, sondern eine „milde Gabe, die [dem Armen] um ‚Gottes Willen' für Lohn in einer anderen Welt gespendet werden sollte"[21]. Die Unterstützung Bedürftiger diente dem Helfenden in erster Linie zur eigenen Errettung, was Jetter, m.E. etwas überzeichnend, folgendermaßen formuliert: „Niemand sage mehr, mittelalterliche Hospitäler seien ‚soziale Einrichtungen' und primär für die Armen errichtet worden! Nicht das Wohl anderer, sondern das Heil des Stifters war entscheidend"[22].

Die weiteren Entwicklungen des europäischen Hospitales seit dem 15. und 16. Jahrhundert hin zu Großhospitälern, zu Instrumenten der Konzentration und dadurch Eliminierung gesellschaftlicher Außenseiter[23], zu Spezialhospitälern oder auch hin zum modernen Krankenhaus, entfernen sich von dem spätmittelalterlichen Wesen dieser Einrichtung. Der von Luther formulierte Gedanke von der ‚Torheit der Guten Werke' oder auch die protestantische Arbeitsethik, bei der zwischen unverschuldeten, arbeitsamen und schuld- und damit unehrenhaften Armen geschieden wird, entzogen ihr wesentliche Grundlagen[24].

Essentielle Funktionen des mittelalterlichen Hospitals, entstanden in einer Zeit geistigen, politischen und wirtschaftlichen Aufbruches, waren die Bewahrung einer Gesellschaftsordnung, die seelische und körperliche Unterstützung Bedürftiger und die Seelenrettung seiner Träger. Vieles fließt hier zusammen,

---

hospital dels paures de Crist (THESAUR 1,4f)/*hospitalis pauperum (Christi)* genannt, seine Pfleglinge *paures* (§ A 14, B 4, 12, 27, 33, C 19) oder *malautes* (§ B 36); die Statuten der Bruderschaft des Heiligen Geistes von 1212 zitieren die *pauperes hospitali Sancti Spiritus sani* et *infirmi* (Mortreuil, St.-Esprit 164[1]).

19 Mollat, Assistance 24.

20 Ders., Cahiers Fanjeaux 13,391; Krankheit und Leid behielten dabei einen zwiespältigen Charakter; dem „Bild der Krankheit als göttlicher Prüfung, als Gnade und Auszeichnung" stand die „Auffassung von der Krankheit als Folge der Sünde, als Strafe" entgegen (Probst, Hospitalwesen 249). In der Bergpredigt preist Jesus die Armen, Hungernden, Wehklagenden und Verstoßenen selig und verdammt die Reichen, Satten, Lachenden und Geehrten (Lk. 6,20–26); bei Paulus aber ist Leiden gleichzeitig Satanswerk und Gnade Gottes (2. Kor. 12,7–10; sog. Paulinische Paradoxie; Probst, ib.).

21 Jetter, Hospital 38.

22 Ib. 67.

23 Cf. Mollat, Assistance 23.

24 Cf. Jetter, Hospital 83; Lindgren, Bedürftigkeit 180f.

und viele Interpretationsansätze eines solchen konstitutiven, in seiner Bedeutung oft nicht hinreichend gewürdigten Bestandteiles der spätmittelalterlichen Stadt verdienten weitere Vertiefung.

In dem vorliegenden Abriß soll nur versucht werden, den THESAUR für die Geschichte des Heilig-Geist-Spitals von Marseille dienstbar zu machen. Die Auswertung des Urkundeninventars bringt notwendigerweise eine Betrachtung der „Anstalten von oben, aus der Sicht des Schenkers und des Verwalters (Pflegers)" mit sich, nicht eine aus der „der Betroffenen, denen die Unterstützung galt"[25], wird sich also den Vorwurf einer archaisierenden Historiographie gefallen lassen müssen. Der THESAUR erlaubt die Beschreibung einiger Aspekte des Heilig-Geist-Spitals als Element der städtischen Gemeinschaft, seiner Stellung im Kräftefeld religiöser und profaner, traditioneller und städtischer Mächte, der Zusammensetzung und des Verhaltens seiner Stifter und Rektoren, als zweier seiner wesentlichen Träger, und verschiedener Bereiche seiner Verwaltung und Besitzpolitik. Als Ergänzung und Kontrast sind die Angaben des Urkundeninventars zu dem jüngeren und kleineren Hospital der Verkündigung dienlich.

Marseiller Hospitäler des 12.–15. Jahrhunderts

Die Marseiller Hospitalsgeschichte ist noch weitgehend unerforscht, obwohl sie verschiedene Probleme in der Entwicklung der Hospitäler in Südfrankreich und in Gesellschafts- und Mentalitätsgeschichte von Marseille hätte erhellen können. Im Hinblick auf eine neu zu schreibende «Histoire des hôpitaux de Marseille» sollen im folgenden die Aussagen des THESAUR zum Heilig-Geist-Spital, seinen Tochtergründungen und zum Hospital der Verkündigung zusammengestellt werden. Eine spätere Hospitalsgeschichte müßte für das Heilig-Geist-Spital zusätzlich die Rechnungsbücher und Güterinventare auswerten und für die übrigen Hospitäler eine Neubearbeitung aller Quellen vornehmen; die hier zusammengefaßten Grundlinien über ihre Entwicklung beruhen noch auf der Arbeit von Fabre aus den Jahren 1854/55.

Die Geschichte der Hospitäler als weitgehend eigenständiger Einrichtungen öffentlicher Fürsorge setzte in Marseille um die Wende des 12. zum 13. Jahrhunderts ein, als die Aumônerie von St. Victor und die bischöfliche Herberge den Notwendigkeiten der Zeit und den Anforderungen der städtischen Bevölkerung nicht mehr genügen konnten. Innerhalb von etwa fünfzig Jahren entstanden gleichsam aus dem Nichts dreizehn Hospitäler, sieht man von den fortbestehenden Einrichtungen der Fürsorge von St. Victor, St. Sauveur und der Kathedrale ab, die eng an die sie tragenden Kirchen angelehnt waren. Die 1170 ge-

[25] Lindgren, Bedürftigkeit 4f.

gründete Niederlassung des Johanniterordens diente in Marseille vorwiegend militärischen Zwecken und soll deswegen hier nicht behandelt werden[26].

Mehr als die Hälfte dieser oft kleinen Hospitäler erlebte das Ende des 13. Jahrhunderts nicht oder reichte nur um ein Weniges in das 14. Jahrhundert hinein; so das sogenannte Hospital von *Bertran Baussan*, das 1260 bezeugt ist[27], die Spitäler von *Saint-Benoît* (1260; 1302[28]), *Saint-Cannat* (1204[29]), *Saint-Martin* (1260[30]) und *Saint-Vincent* (1230[31]), das Hospital *de Paradiso* (1260[32]) und das von *Saint-Michel*. Letzteres war 1214 von einem Angehörigen der Familie der Rocafort gestiftet worden, diente aber nicht einmal dreißig Jahre lang seiner Bestimmung als Herberge für Reisende, in der auch die ersten Dominikaner von Marseille aufgenommen wurden, als es 1342 der Äbtissin von St. Pons bei Gemenos, ebenfalls einer Rocafort, zur Einrichtung einer Zisterzienserinnengemeinschaft übergeben wurde[33].

Nur sechs der in der ersten Gründungswelle entstandenen Hospitäler lebten im 14. Jahrhundert fort und existierten in unterschiedlicher Vitalität bis in die Neuzeit. Die früheste Gründung, das *Heilig-Geist-Spital* (*1188), war im Spätmittelalter das größte und wichtigste Hospital in Marseille und besteht unter dem Namen Hôtel-Dieu als einziges am Ort seiner Gründung bis heute fort. Das Heilig-Geist-Spital stand zwar schon in seiner Frühzeit unter städtischem Einfluß, aber die wichtigsten Kräfte bei den ersten Hospitalsgründungen gingen in Marseille wie andernorts von Orden aus.

Das *Antoniterhospital* hing von dem in dem später so genannten Saint-Antoine(-en-Viennois) entstandenen Orden ab, der aus einem Benediktinerpriorat in Montmajour hervorgegangen war[34]. Der Orden, dessen Aufgabe die Betreuung der am Antonius-, Höllen- oder Heiligen Feuer (*ignis sacer*) erkrankten Pilger war, das durch Mutterkornvergiftungen hervorgerufen wird, fand seine Verbreitung in ganz Mitteleuropa, insbesondere in Deutschland[35]. Das Ordenshaus in Marseille wurde schon gegen Ende des 12. Jahrhunderts eingerichtet[36], sank aber, mit dem beginnenden Niedergang des Ordens, in der Mitte des 14. Jahrhunderts zur Bedeutungslosigkeit herab und versorgte verschiedentlich eine größere Zahl von Brüdern als von Kranken[37].

---

26 Baratier/Reynaud, Diocèse 85; cf. Amargier, Situation 240; Bourrilly, Essai 34[2].
27 Amargier, Situation 239.
28 Amargier, ib.; Fabre, Hôpitaux 1,28.
29 Fabre, ib. 1,24; Ruffi, Marseille 2,111.
30 Amargier, Situation 239.
31 Fabre, Hôpitaux 1,28; BN, n.a.l. 1329, fol. 192v.
32 Amargier, Situation 239.
33 Amargier, ib.; Fabre, Hôpitaux 1,24f.
34 LMA 1,734f.
35 Jetter, Hospitalgeschichte 13.
36 Fabre, Hôpitaux 1,26f.
37 Baratier/Reynaud (Diocèse 86) erwähnen neben dem Spitalmeister vier oder fünf Brüder und nur drei Kranke; cf. Amargier, Situation 239; Fabre, Hôpitaux 1,28; Ruffi, Marseille 2,111f.

Für Pilger und auch für heimkehrende Kreuzfahrer war das Spittel von *Saint-Jacques-de-l'Epée* (*Sant-Jacme-de-las-Spasas*) bestimmt, dessen Gründung sich an den gleichnamigen kastilischen Ritterorden (*1160/70) anlehnte, der Santiago-Pilger unterstützte, aber wahrscheinlich nicht von diesem ausging[38]. Spätestens seit dem 14. Jahrhundert wurde es von einer ebenfalls gleichnamigen Bruderschaft geleitet, die Männer und Frauen erfaßte, und die auch nach der nominellen Übernahme der Leitung durch städtische Rektoren 1577 für das Hospital bestimmend blieb. Um 1400 erweist sich auch diese Einrichtung als stark geschwächt[39]. Mit der Unterdrückung des Ritterordens durch Ludwig XIV. 1672 verlor das Hospital seine Eigenständigkeit und 1696 wurden seine Güter und seine Aufgaben von dem Hôtel-Dieu übernommen[40].

Die Gründung des Hospitals der *Heiligen Martha* vor 1219 geht auf Augustinermönche von Sisteron zurück. Schon Ende des 13. Jahrhunderts wurde das Spital an Privatpersonen verpachtet, und die Pachteinnahmen sollten der Reparatur der Kirche der Heiligen Martha dienen[41]. Über das Hospital von *Saint-Sépulcre*, 1204 von den gleichnamigen Brüdern gegründet, ist wenig bekannt[42].

Ein Hospital unter bischöflicher Aufsicht war hingegen das Leprösenhaus des *Heiligen Lazarus*, das wie alle Aussätzigenhäuser unweit außerhalb der Stadt an einer Straße lag[43]. 1415 wurde dieses Siechenheim von Johanna de Favas zum Universalerben eingesetzt, die ihre Stiftung mit der Auflage einer städtischen Leitung verband[44]. Mit dem „allmählichen Rückgang" der Lepra, deren Entfaltung ihren Höhepunkt im 13. Jahrhundert erreicht hatte, seit dem 14. Jahrhundert[45], bedingt unter anderem durch die sie substituierende Pest und, ein Jahrhundert später, die Syphilis, die die Lepra „als ‚neue Seuche' (...) abzulösen" schien[46], wird die Bedeutung des Lazarushospitales geschwunden sein. 1672 löste Ludwig XIV. die Leproserien des Ordens Notre-Dame-du-Mont und Saint-Lazare-de-Jérusalem auf, und so verlor das Marseiller Siechenhaus seinen Besitz[47].

Um 1340 bestanden in Marseille folglich sechs Hospitäler, ein städtisches, ein bischöfliches und vier Häuser in enger oder lockerer Verbindung zu ver-

---

38 Villard, Hôpitaux 102; anders noch Fabre, ib. 2,107–9; cf. Baratier/Reynaud, ib. 86; Amargier, ib. 239.

39 Fabre (ib. 2,111) bezeugt für 1399 elf Betten für Männer und drei für Frauen; die Gesamtausgaben des Rechnungsjahres 1399/1400 sollen 57 Pfund betragen haben, ein Zwanzigstel derer des Heilig-Geist-Spitales zur gleichen Zeit.

40 Villard, Hôpitaux 102; Fabre, Hôpitaux 2,138f; 144.

41 Baratier/Reynaud, Diocèse 86; Amargier, Situation 239; Fabre, ib. 24; Février, Développement 122.

42 Ib.

43 An der Straße nach Aix; erstmals 1210 bezeugt; cf. Fabre, ib. 2,31f; Baratier/Reynaud, ib; Amargier, ib; Jetter, Hospital 74f; Busse, Siechkobel 18–20; Moritz, Hospital 35.

44 Fabre, Hôpitaux 2,33ff; Villard, Hôpitaux 99.

45 Busse, Siechkobel 12.

46 Ib. 20.

47 Villard, Hôpitaux 100; cf. Fabre, Hôpitaux 2,45.

schiedenen Orden. In der Mitte des 14. Jahrhunderts setzte eine zweite Gründungswelle ein, die allerdings fast ausnahmslos von Privatpersonen getragen wurde. Fünf Hospitäler entstanden von 1344 bis 1385 durch testamentarische Stiftungen. Will man diese nicht allein als weitreichenden Ausdruck des zunehmenden Totenkultes und Begräbnispompes einer stiftungsfreudigen Zeit interpretieren, der ja auch zu zahlreichen Kapellengründungen geführt hat, muß angenommen werden, daß die Armen- und Altersversorgung der schon in der zweiten Hälfte des 14. Jahrhunderts wirtschaftlich am Boden liegenden Stadt[48] als unzureichend empfunden wurde.

Bei den im 14. Jahrhundert gegründeten Hospitälern wird sich in noch stärkerem Maße als bei ihren Vorgängern erweisen, wie schwierig die langfristige Erhaltung einer solchen Einrichtung war. Lediglich das Hospital von *Sant-Jacme-de-Galicia*, das 1344 von dem reichen Bernart Garnier gestiftet wurde, anfänglich ausgestattet mit jährlich 50 Pfund Pachtrechten[49], gedieh bis in die Neuzeit hinein. Sein Fortbestehen ist m.E. auf die anhaltenden Schenkungen nach seiner Gründung zurückzuführen, die 1365 sogar den Gedanken eines Neubaues entstehen ließen[50], und nicht zuletzt auf die umfangreiche Stiftung von Julien de Casals 1395, die das Hospital im Urteil der Zeitgenossen als reicher dotiert gelten ließ als selbst das Heilig-Geist-Spital[51].

Die anderen Privatgründungen brachen 1423 mit der Plünderung der Stadt durch die Katalanen zusammen, nachdem sie 40 bis 60 Jahre existiert hatten. *Unsere Liebe Frau von der Demut* war 1360 von Isnart Eyguesier in seinem Wohnhaus eingerichtet worden[52], *Unsere Liebe Frau von der Verkündigung* 1373 von dem Juristen Giraut Aymeric, *Unsere Liebe Frau von der Hoffnung* 1385 von G. Lhautaut[53] und ein *Johannshospital*, über dessen weitere Entwicklung nichts bekannt ist, im selben Jahre 1385 von Raimon Franquier, der es für arme Seeleute bestimmte[54]; diese Hospitäler entstanden in normalen Bürgerhäusern.

Durch die zweite Gründungswelle verfügte Marseille um 1400 wieder über elf Spitäler[55], von denen 1424 nur noch sieben übrig blieben. Die Güter der Institutionen von der Verkündigung und von der Hoffnung gingen an das Heilig-Geist- und das Jakobsspital von Garnier über, die, in städtischer Hand, offenbar das größte Ansehen in der Bürgerschaft genossen.

Auch für das 15. Jahrhundert sind mehrere kleine Hospitalsgründungen bezeugt, 1420 das des *Heiligen Stephan*[56], 1469 ein *Witwenasyl*, gestiftet von

---

48 Baratier, Commerce 39–52; 304–316.
49 Fabre, Hôpitaux 1,124; Lesage, Marseille 168[139].
50 Amargier, Situation 253–9.
51 Baratier/Reynaud, Diocèse 86.
52 Fabre, Hôpitaux 1,28; Ruffi, Marseille 2,112.
53 Fabre, ib. 1,31f.
54 BN, n.a.l. 1320, fol. 193.
55 Es scheint zudem seit etwa 1371 ein städtisches Waisenasyl bestanden zu haben (BN, n.a.l. 1320, fol. 193).
56 Fabre, Hôpitaux 1,28; 32.

Dousa Folquiera[57], und die Hospitäler des *Heiligen Maurus* (* 1471[58]) und des Erzengels *Rafael* für ‚vom Grind Befallene'. Letzteres fiel 1491 zusammen, konnte aber durch eine Stiftung wiederaufgebaut werden[59].

Die Geschichte der Hospitäler von Marseille im Mittelalter wird also zum einen bestimmt von einem halben Dutzend früher Gründungen (1188–ca.1230), die zusammen mit dem jüngeren Jakobsspital eine gewisse Kontinuität sicherten; zum andern von einer etwa doppelt so großen Zahl kleinerer Hospitäler, die nur kurzfristig, ihre Anfangsreserven rasch aufbrauchend, existierten. Die Gesamtkapazität dieser Hospitäler schätzt Villard[60] für das 14. Jahrhundert – m.E. zu vorsichtig – auf höchstens 150 Betten.

Die Chronologie der Hospitalsgründungen und -entwicklung ist in den einzelnen Städten des Mittelmeerraumes oder auch nur Südfrankreichs keineswegs gleich[61]. In Narbonne etwa fand der «réveil hospitalier» schon Ende des 11./Anfang des 12. Jahrhunderts statt, und eine zweite Hospitalsgeneration entstand bereits im 13. Jahrhundert[62]. In Arles lassen sich, nach dem Johanniterspital 1116/9, etwa zwanzig Hospitäler im letzten Viertel des 12. Jahrhunderts nachweisen[63], von denen um 1300 noch zwölf und im 15. Jahrhundert noch vier durchgehend betrieben wurden[64]. In Aix schließlich zeigten sich die ersten Gründungen später noch als in Marseille, im zweiten Viertel des 13. Jahrhunderts[65], wobei das erste sichere Zeugnis von 1223 stammt[66]. Die Zerstörung der außerhalb der Stadt gelegenen Siechenhäuser und damit ein erstes Zurückschreiten des Hospitalwesens erfolgte gleichfalls ein halbes Jahrhundert später als in Marseille, nämlich in der zweiten Hälfte des 14. Jahrhunderts[67]. Zu Beginn des 15. Jahrhunderts bestanden in Aix noch fünf Hospitäler.

Die mittelalterliche Hospitalsgeschichte fand in Marseille unter der Diktatur von Charles de Casaulx ihren Abschluß[69]. Das Heilig-Geist-Spital und das Jakobsspital von Garnier wurden am 23.VII.1593 an der Stelle des ersten zusammengelegt, um das neue Hôtel-Dieu zu bilden[70]. Der neue Name setzte sich nur langsam durch; noch auf dem Plan von Maretz[71] erscheint die Bezeich-

---

57 Fabre, ib. 1,32; Ruffi, Marseille 2,112.
58 Fabre, ib.
59 Fabre, ib.; Ruffi, ib. 2,113.
60 Question 6.
61 Cf. Lindgren, Bedürftigkeit 173.
62 Caille, Hôpitaux 43; 45.
63 Giordanengo, Hôpitaux 192.
64 Ib. 202f.
65 Pourrière, Hôpitaux 15–21.
66 Coulet, Hôpitaux 221.
67 Pourrière, Hôpitaux 24–27.
68 Ib. 34.
69 Villard, Question 8.
70 Villard, Hôpitaux 93.
71 Nach 1644; Ramière de Fortanier, Illustration Nr. 10; cf. Abb. III.

nung «Saint-Esprit», und auch die Wendung «l'hôpital du Saint-Esprit et Saint-Jacques-de-Galice» ist belegt[72].

Mit der Auflösung des Lazarushospitals und der Verbindung des Hospitals St.-Jacques-des-Epées mit dem Hôtel-Dieu 1696 verschwanden auch diese Zeugen aus der Geburtsepoche der Hospitäler in Marseille.

Das Heilig-Geist-Spital

Leitbilder und -faktoren des Hospitals

Gründung und Anfangsphase (1188–1250) des Heilig-Geist-Spitales stellen eines der meistdiskutierten Kapitel der mittelalterlichen Marseiller Stadtgeschichte dar[1]. Das Hospital wurde von den Patrizierfamilien getragen, die für eine städtische Selbstbestimmung eintraten, die sich in einer gleichnamigen Bruderschaft sammelten (1212–1220) und deren Bestrebungen einige wenige Jahrzehnte lang Erfolg beschieden war (1212–1246). Die Annahme, das Heilig-Geist-Spital habe in dem Machtkampf um bürgerliche Autonomie eine Rolle gespielt, hat etwas Bestechendes, und sie erklärt wahrscheinlich neben der Bedeutung des Hospitals in der späteren Stadtgeschichte die zahlreichen Stellungnahmen zu seiner Entstehung, die im umgekehrten Verhältnis zur Menge der Quellen aus dieser Zeit stehen[2].

---

72 Villard, Hôpitaux 95.

1 Nicht nur Fabre (Hôpitaux) und Mortreuil (St.-Esprit) beschäftigte diese Zeit, sondern auch – für die politische Geschichte – Portal (République), Bourrilly (Essai), Baratier (Marseille), Amargier (Situation; Mouvements) etc., für die Ordensgeschichte Tousart (Diplomata) und Brune (St.-Esprit) und schließlich indirekt, über die Bruderschaft des Heiligen Geistes, auch allgemeine Arbeiten über Südfrankreich (vgl. etwa Le Goff, France Urbaine II, 279).

2 Die chronologisch geordneten Quellen zur frühen Geschichte des Hospitals werden im folgenden nach ihrer laufenden Nummer in der nachstehenden Zusammenstellung zitiert; diese erschien notwendig angesichts der geringen Zahl der Quellen und der weiterhin lebhaft geführten Diskussion um ihre Aussagen:
1. (XII.1188) Hospinel stiftet mit Einverständnis des Erlöserklosters einen Baugrund zur Einrichtung und Gründung (*far e fondar*) des Hospitals (§ I 1, 1. Satz; TH. zit. Bourrilly, Essai 46[2]).
2. (I.1189) Privileg von Barral (im THESAUR *B. del Baus*!), Vicomte und Stadtherr von Marseille, für Bertran Sart, Hospinel, Guilhem de Nicia, Guirald de Garrigis und Bertran Botario, Mitglieder der Bruderschaft und Leiter des Hospitals vom Heiligen Geist (*fratribus confrairie, procuratoribus ospitalis Sancti Spiritus*) für die abgabenfreie Verwendung der Straße vor dem Spittel; enthält einen Hinweis auf einen nicht datierten Erbpachts- oder Kaufvertrag zwischen Erlöserkloster und den genannten Leitern (*domum ospitalis, quam vos fratres acaptavistis a abbatisse et sancti monialium Sancti Salvatoris XL sol., sicut instrumento acapti continetur*) (§ I 2, 2. Satz; publ. Teissier, Marseille 90; Portal, République 330 (p.j. IV); zit. Bourrilly, Essai 47[1]; kp. BN, n.a.l. 1328,357f).

Das Heilig-Geist-Spital wurde durch eine Vereinigung von zumindest fünf Marseiller Großbürgerklanen im Dezember 1188 gegründet und auch von dieser geleitet. Die Häupter stifteten aus eigenem Besitz oder nach Erwerb das Gelände, auf dem das Hospital stehen sollte, und errichteten oder vergrößerten das spätere Hospitalsgebäude[3]. Sie stellten die leitenden Mitglieder einer Bruderschaft des Heiligen Geistes (*fratres confratrie*); ihre Titel *procuratores* dienten später für die Vertreter der Rektoren oder des Spitalmeisters, seltener für die Rektoren selbst (cf. Tab. XII), deren Stellung zum Hospital in der zweiten Hälfte des 13. Jahrhunderts jener der Bruderschaftsmitglieder zur Gründungszeit allerdings näher kommt als die eines Prokurators.

Ebenfalls bei der Gründung beteiligt waren mehrere Spitalsbrüder. Bruderschaftsmitglieder und Brüder und Schwestern mit einem selbstgewählten Spitalmeister an der Spitze sind aufgrund ihrer Herkunft und ihrer Funktion voneinander zu trennen[4]. Erstere entstammen zumeist, wie später die Rektoren, der

---

3. (XI.1189) Erbpachtvertrag zwischen Barral und Guirald Garrigis, verbunden mit der Erlaubnis für Guirald, vor seinem Haus in der Montée-du-St.-Esprit (?) auf Pfahlwerk bis zu 6 m (drei *cannas*) Tiefe einen Anbau und eine Treppe zu errichten (Intragium 10 Sous, Zins 2 Denare) (publ. Portal, République 330f (p.j. V); zit. Bourrilly, Essai 47[2]; Amargier, Situation 242).

4. (XI.1235: Aussagen zur Gründungszeit; s.u. Anm. 56, Qu. 11) Zeugenaussage von Giborga Lamberta, Spitalschwester und Tochter von Peyre Giraut (*Petrus Giraudi fondavit primo dictam domum cum Petro Assaudo, socio, et in dicta domo stetit frater dictus Petrus Giraudi pro comandatore per viginti annos et plus*; kp. BN, n.a.l. 1328,265; zit. Bourrilly, Essai 47[4]), und von der Spitalschwester Guilhelma, daß Bernart Boterius, Spitalbruder, auf dem Friedhof des Hospitals begraben liege (kp. BN, ib.).

5. (II.1195) Schutzherrschaftserklärung über die Heilig-Geist-Spitäler von Marseille und Saint-Geniès durch Alfons II., König von Aragon und Markgrafen der Provence (§ I 6).

6. (23.IV.1189) Brief Innozenz III. an Guido von Montpellier, der die Subordination des Hospitales von Marseille unter den Heilig-Geist-Orden erwähnt (*domum, quam habetis in Massilia, cum omnibus suis pertenentiis*; Hageneder/Haidacher, Register I,142, Z. 12f (Nr. 97). In der Empfängerüberlieferung nach Tousart (Diplomata 1,3) und, in seiner Folge, Brune (St.-Esprit 420–422; p.j. III) fehlt der Satz über Marseille (diese Fassung verwendete auch Steynitz (Hospitäler 76)); es dürfte jedoch ein einfacher Fehler bei der Drucklegung von Tousart vorliegen, der von Brune übernommen wurde; denn beide Autoren zitieren im Kommentar die Bulle als Beleg der Zugehörigkeit von Marseille zu dem Orden (Tousart, ib. 2, 426; Brune, ib. 37)).

7. (18.XII.1211) Inschutznahme des Hospitals durch Hugo von Baux (*recipimus in (...) protectione nostra omnes fratres et confratres et nuncios dicte domus Sancti Spiritus Massilie et domus pontis Sancti Genesii*; § I 11; kp. BN, n.a.l. 1328,259f).

8. (8.III.1214) *Confession* der Rektoren der Bruderschaft des Heiligen Geistes (Inhalt unbekannt; § I 10).

Vgl. auch die Quellen zum Friedhofsstreit (s.u. Anm. 56).

[3] Qu. 1–3; zu den genannten Personen vgl. Rektorenverzeichnis und Personenregister. In dem Namen *Hospinell* zeigen sich Mythos und historische Wirklichkeit verwoben; der Träger verdankte seinen (Über-) Namen sicher der Gründung des Hospitals.

[4] Vgl. das Privileg von Hugo (Qu. 7), das *fratres*, *confratres* und *nuncii* (= Dienstboten) unterscheidet.

städtischen Oberschicht und stehen von außen mit dem Hospital in Verbindung, letztere setzen sich vielfach aus der Unterschicht oder einer unteren Mittelschicht zusammen und nehmen, unterstützt von Dienstboten, die eigentlichen Betreuungsaufgaben wahr. Funktionsüberschneidungen, etwa zwischen Rektoren und Spitalmeister im ausgehenden 13. Jahrhundert[5], und auch personelle Identität zwischen einem Bruderschaftsmitglied und einem Spitalbruder[6] sind nachweisbar.

Hinsichtlich ihrer Beweggründe dürften sich Bruderschaftler und Brüder wenig unterschieden haben; beide waren in ihrem Eintreten für das Heilig-Geist-Spital Vertreter der gleichen Zeitströmung, des gleichen ethisch-religiösen Gedankengutes. Um das Hospital in einer facettenhaften ‚Architektur' beschreiben zu können, muß versucht werden, die Leitbilder und Leitfaktoren zu fassen, die auf die das Spital betreibenden Personen wirkten, mit Idealen und Überzeugungen verbundene Kräfte, als deren Träger die Menschen in und um das Heilig-Geist-Spital zu sehen sind und sich vielleicht auch selbst sahen.

Der Heilig-Geist-Orden

Der Orden des heiligen Geistes[7] war der wichtigste Hospitalsorden neben den Lazaritern und den Antonitern. Wie diese gründete er sich auf die Augustinerregel, allerdings in starker Anlehnung an deren Ausformung bei dem Johanniterorden.

In den letzten Jahrzehnten des 12. Jahrhunderts wurde der Orden durch Guido von Montpellier (ca. 1160–1208) gegründet, der Überlieferung nach vierter Sohn des Stadtherrn von Montpellier, Guilhem VII († 1172[8]). Das Gründungsdatum ist ungewiß[9]; das erste Zeugnis des Ordens stammt aus einem Kaufvertrag vom Juni 1197. Der Heilig-Geist-Orden war ursprünglich ein reiner Laien-, dann ein gemischter Orden, in den seit 1204 zunehmend Weltgeistliche eintraten. Sein Signum war zu Beginn das doppelte lothringische Kreuz[10], später ein zwölfzackiges Kreuz[11].

Innozenz III. stellte 1198 den Heilig-Geist-Orden unter seinen Schutz[12] und berief wenig später (19.IV.1204) dessen Gründer von Montpellier nach Rom, wo er das von Grund auf restaurierte Hospiz Santa-Maria-in-Sassia dem Orden

---

5 S.u. Leitung des Hospitals.

6 So z.B. Bertran Botario (= Botier), der 1189 als *procurator* auftritt (Qu. 2), und später Spitalbruder wurde (Qu. 4); der Vorname Bernart in Qu. 4 – oder zuvor Bertran – dürfte auf einer Verwechslung beruhen; cf. Bourrilly 47[4].

7 Vgl. zu dem Orden insbesondere Brune, St.-Esprit; Hostie, Vie 111; Steynitz, Hospitäler 74–103; La Cava, Liber; De Angelis, Regula.

8 Brune, St.-Esprit 29.

9 Cf. Steynitz, Hospitäler 75.

10 Brune, St.-Esprit 134f; vgl. die dort abgebildeten Siegel auf Tafel VII & VIII, S. 160f; 176f.

11 Mortreuil, St.-Esprit 160.

12 Brune, ib. 32; vgl. die Diskussion zu Qu. 6.

angliederte; seither unterstand der Ordensmeister direkt dem Papst. 1208 erklärte Innozenz III. das genannte Hospiz zum Haupthaus des Ordens[13], was jedoch eine Polarisierung hin zu zwei Zweigen begünstigte, den römischen und den von Montpellier, die schließlich völlig geschwächt 1625 auch noch auseinanderfielen.

1198 gehörten zum Haupthaus in Montpellier acht Anstalten in Südfrankreich, darunter Marseille, und zwei weitere in Rom; ein knappes Jahrhundert später zählt eine Bulle von Nikolaus IV. vom 21.XI.1291 99 abhängige Häuser auf, die meisten in Italien (60), Südfrankreich (12) und Burgund (11), drei in Lothringen, in Deutschland sieben, in Spanien fünf und in England eines. Die Zahl von 900 geographisch ähnlich verteilten Hospitälern im 14. Jahrhundert bei Brune[14] ist bestimmt übertrieben, läßt jedoch ein fast explosives Anwachsen vermuten. Nach dieser starken Expansion begann der Niedergang des Ordens, der nach der Reformation zur Bedeutungslosigkeit absank. Mit der französischen Revolution wurde der französische Zweig ganz aufgelöst; 1854 folgte ihm der italienische nach.

Der Heilig-Geist-Orden war im Gegensatz zu den Ritterorden eine bürgerliche Ordensgemeinschaft, „eine Übersetzung des Johanniterordens ins Bürgerliche, mit Beseitigung der Ritterpflichten"[15]. Seine Mitglieder unterwarfen sich einer Regel und widmeten sich *in den Städten* karitativen Aufgaben. Die überraschende Expansionskraft des Ordens zu seiner Gründungszeit und in den folgenden zwei Jahrhunderten läßt auf ein bürgerlich-urbanes Bedürfnis nach Verwirklichung tätigen Christentums schließen, das sich ähnlich wie der Aufschwung des Hospitalwesens u.a. auch wirtschaftlich durch zunehmenden Pauperismus in den bevölkerungsreicheren Städten erklären läßt. Der theologische Aspekt wäre – wie schon gesagt – als Gleichsetzung des gesellschaftlich Benachteiligten mit Christus zu deuten; hinzu kam die stets gegenwärtige Angst vor einem kurz bevorstehenden Jüngsten Gericht. Die rasche Verbreitung des Ordens ist jedoch sicher auch nicht zu trennen von einer unleugbar starken Bedeutung der dritten Person der Trinität in der Spiritualität des beginnenden 13. Jahrhunderts, auch wenn über deren Konzeption noch viel Ungewißheit herrscht (s.u. Bruderschaft).

Die den Orden von Montpellier und Rom tragenden Zeitumstände waren seine Ursache, nicht seine Folge, und die Heilig-Geist-Spitäler und -bruderschaften, die im 13. und 14. Jahrhundert in weiten Landstrichen Europas auftraten, entstanden vielfach neben dem Orden, nicht wegen oder durch ihn, inspiriert von ähnlichem Gedankengut[16]. In diesen selbständigen Orden lebten

---

[13] Steynitz, Hospitäler 76f.

[14] Brune, St.-Esprit 228ff.

[15] Steynitz, Hospitäler 74.

[16] Lallemand, Charité 134; Imbert (France 54) nimmt das Vorbild des Ordens als entscheidendes Moment an, und für Steynitz (Hospitäler 102f), ist dem Orden „die Erweckung gleichartiger karitativer Gesinnung bei Tausenden Menschen, die nun ihrerseits darangingen, Spitäler zu bauen" zu verdanken.

ebenfalls Laienbrüder, verschiedentlich zusammen mit Geistlichen, nach einer ordensähnlichen Regel, trugen zeitweise ein gemeinsames Gewand und gelobten Gehorsam und Armut[17].

Die wenigen Indizien, die für eine Verbindung des Marseiller Hospitals mit dem gleichnamigen Orden sprechen, stammen aus der Gründungszeit des Hauses: die Bulle Innozenz' III. (23.IV.1198; Qu. 6) und das lothringische Kreuz als Ordenszeichen, das ja auch auf den THESAUR gemalt wurde. Spätere enge Verbindungen zwischen Montpellier bzw. Rom und Marseille können ausgeschlossen werden[18]. Als einleuchtende Forschungsmeinung zeichnet sich die Annahme einer anfänglichen Abhängigkeit Marseilles von Montpellier ab, die sich rasch verloren haben wird[19]. Zu unterscheiden ist die Vermutung, es habe eine theoretische Schirm- oder Oberherrschaft vorgelegen[20], von einer weiteren, die Spitalbrüder seien vom Hauptordenshaus entsandt worden[21], oder von der Verknüpfung beider Hypothesen[22]. Nur Mortreuil[23] leugnet eine Verbindung von Marseille zu Montpellier, indem er die Aussage der Papstbulle von 1198 als «erreur involontaire» erklärt, bedingt durch eine Begriffsverwechslung

---

17 Baratier/Reynaud, Diocèse 85.

18 Von den bei Tousart (Diplomata) abgedruckten Bullen erwähnen drei Marseille als Ordenshaus, die zitierte Bulle von Innozenz III., eine Bulle von Gregor XI. (12.VIII.1372; Constit. I; Tousart, ib. 1,65: «*Domum conventualem et hospitale civitatis Massilie in Provincia*») und eine von Urban VIII (9.V. 1625; Constit. II; ib. 1,154: «*Domum conventualem cum hospitali Massiliensi, in provincia Provinciae*»). Weiterhin erscheint das Marseiller Spital als Ordenshaus in der Visite des Ordensmeisters Johan Monette (1288) und in zwei Entscheidungen aus seiner Zeit von 1312 (Tousart ib. 2,377) und 1319 (ib. 2,379), Angaben, die von Brune (ib. 370f) übernommen wurden. Delisle (rc. Brune) hat die Urkunden aus der Zeit von J. Monette als Fälschungen nachgewiesen (ib. 313–320), und ebenso die Bulle von Gregor XI., die hundert Jahre vor der Erfindung des Buchdruckes die Klausel enthält: «*coeterum, quia difficile foret litteris (...) deferri, volumus praesentium transumptis, etiam* impressis, *(...)*» (ib. 322); die Fälschungen gehen laut Delisle auf den Ordensmeister Olivier de la Terrade (um 1624) zurück, was auch zu der Bulle von Urban VIII. chronologisch paßt (vgl. zu 16. und 17. Jh.: Mortreuil, St.-Esprit 147–149).
Marseille erscheint nicht als Ordenshaus in den Bullen von Honorius III. (13.V.1217; Tousart, ib. 1,12ff), Alexander IV. (12. VI.1256; ib. 1,22–26), Nicolaus IV (22.VI.1291; ib. 1,34–39), Bonifaz VIII (18.VIII.1294; ib. 1,40–43) und Clemens VI. (4.VII. 1343; ib. 1,55–58) etc. (vgl. Mortreuil (ib. 146) für die Bullen des 14. Jahrhunderts).

19 Für eine länger andauernde Abhängigkeit treten Tousart und Brune ein (s. Qu. 6), aber auch noch Revel (Rayonnement 348) und Imbert (France 55).

20 Bourrilly (Essai 49): «maison (...) sous l'autorité de Guy»; «lien de dépendance (...) assez lâche»; Amargier (Mouvements 309): «groupe de citoyens marseillais sous le patronage d'une création montpellérienne».

21 Baratier; Reynaud (Diocèse 86): «fondé par des frères de l'ordre de ce nom»; Amargier (Situation 241): «fondé par des frères du St.-Esprit»; Villard (Question 6): «a l'origine desservie par des frères de l'hôpital montpellérien»; so auch Brune (St.-Esprit 370), der für die *confrères* eine äußere Leitung («direction matérielle») annimmt, die die Befugnisse von Spitalmeister und Ordensbrüdern nicht berührte («tout en laissant les recteurs (= Spitalmeister) maîtres de leur communauté»).

22 So etwa Amargier s.o.

23 St.-Esprit 142; 146; 149.

von *fraternitas* (Orden) und *confraternitas* (Bruderschaft). Das erklärt zwar nicht die Konkordanz der Ordenszeichen, untermauert jedoch die Frage, warum Guidos Name in keiner Quelle aus Marseille genannt ist, und warum auch die Hospitalsbrüder nie in eine direkte Verbindung mit dem Orden gestellt werden.

Die Annahme einer Gründung des Heilig-Geist-Spitales in Marseille von Montpellier aus, sei es durch Weisung von Guido oder durch die Entsendung von Ordensbrüdern, ist m.E. weder durch die Quellenlage noch durch den Zeitgeist hinreichend zu stützen. Unmittelbar bestimmend war der Orden ohnehin nie für das Marseiller Hospital. Vorstellbar sind hingegen eine teilweise Nachahmung des Ordens durch die Brüder und Bruderschaftler in Marseille[24] (lothringisches Kreuz) und auch eine zeitweise Inanspruchnahme der Schutzherrschaft des Ordens (Bulle von 1198). Der Orden schuf und leitete das Hospital nicht, aber er gab ihm, zumindest in der Anfangszeit, einen gewissen geistigen Rahmen.

Die Bruderschaft des Heiligen Geistes

Bruderschaften vom Heiligen Geist[25] traten im 13. Jahrhundert in verschiedenen Gegenden Frankreichs auf, insbesondere im Lyonnais, Forez, Anjou, Languedoc, im Dauphiné und in der angrenzenden Schweiz, um Turin und in der Provence[26]. Im 14. und 15. Jahrhundert vervielfachten sie sich, ebenso wie andere Bruderschaften, die wie sie größtenteils von Laien getragen wurden[27] und sehr begütert sein konnten, um ihre größte Verbreitung in der Provence zwischen 1350 und 1450 zu erreichen[28].

Die Mitglieder der Bruderschaften des Heiligen Geistes waren unterschiedlicher gesellschaftlicher Herkunft. Sie veranstalteten einmal jährlich zu Pfingsten ein manchmal mehrtägiges Essen, zu dem ursprünglich alle Bewohner eines Ortes geladen waren. Aus diesen Essen gingen die Armenbankette hervor, die in den Heilig-Geist-Spitälern an Pfingsten stattfanden und von den Bruderschaften getragen wurden[29]. Das rituelle Pfingstmahl vereinte symbolisch eine Gemeinde, in Solidarisierung von Arm und Reich. Die Bruderschaften «constituent une structure fondamentale de sociabilité, apparue tres tôt, et s'identifiant à la communauté des habitants»[30]. Die Gemeinschaft erstreckte

---

24 Es stellt sich allerdings die chronologische Schwierigkeit, daß der Orden erst 1197, also neun Jahre nach der Gründung des Marseiller Hospitals, bezeugt ist.

25 Vgl. zu der Bruderschaft des Heiligen Geistes in der Provence: Chiffoleau, Confréries; Coulet, Confréries; id., Jalons; Stouff, Confréries und auch Cornaaert, Corporations.

26 Chiffoleau, Charité 76.

27 Ders., Confréries 786; 799.

28 Coulet, Confréries 210. 1380–1450 bedachten in Aix 193 von 1700 überlieferten Testatoren eine Bruderschaft, also knapp 11% (Coulet, Jalons 227).

29 Stouff, Confréries 387.

30 Coulet, Confréries 206.

sich ebensosehr auf die Toten wie auf die Lebenden. Jährliche Gedenkmessen für verstorbene Mitbrüder und die Vorbereitung und Begleitung ihres Grabzuges waren daher besonders grundlegende Aufgaben der Bruderschaft und sind äußere Zeichen des «caractère funéraire de toutes les confréries provençales»[31]. Die karitativen Bestrebungen der Bruderschaft erklären sich aus der Sorge für die Gemeinschaft und für das Seelenheil der verstorbenen Mitbrüder, das ja mit Messen und frommen Werken erkauft werden mußte. Die soziale Funktion, als Folge der religiösen[32], äußert sich insbesondere in Verbindung mit den Spitälern, die in vielen Fällen von Bruderschaften unterstützt, seltener von ihnen geleitet wurden[33].

Der Schutz- und Namenspatron einer Bruderschaft ist nach Froeschle-Chopart «révélateur de leur specifité»[34]. Die Eigenschaften des Heiligen Geistes oder Schöpfergeistes sind jedoch schwierig zu fassen, und möglicherweise erlauben die Bruderschaften eher Rückschlüsse auf ihren Schutzpatron als umgekehrt[35]. Eine deutlich zunehmende Beachtung wurde dem dritten Element der Trinität in Südfrankreich seit dem ausgehenden 11. Jahrhundert geschenkt. Die Identifikationen des Heiligen Geistes verknüpften sich, soweit das zu erkennen ist, mit denen der *vita apostolica*, und insbesondere mit denen einer *vita communis* nach dem Vorbild der Apostel[36]. Es zeichnet sich eine «théologie spirituelle encore très fruste» ab[37], basierend auf dem Gemeinschaftsgedanken. Es ist stets auch eine Verbindung des Heiligen Geistes mit Barmherzigkeitsidealen festzustellen, die sich eben u.a. in den hospitalitären Tätigkeiten äußerten[38]. Schließlich liegen in einer spirituellen Konzeption evangelisch-apostolischer Prägung Ansätze zum Widerstand gegen eine verweltlichte Kirche[39]. Solches führte nach Duby zu der spirituellen Blütezeit und Herrschaft des Heiligen Geistes im 14. Jahrhundert[40]. Der Geist, nicht wie heute Bruder-Jesus, war für die Begarden und Brüder des Heiligen Geistes Führer auf dem Weg zur unmittelbaren Vereinigung mit Gott, und die dabei übergangene Kirche verfolgte seine Anhänger als Häretiker.

Als im 14. Jahrhundert die Bruderschaften des Heiligen Geistes an Zahl und Bedeutung zunahmen, erfuhren sie auch eine immer stärkere Laizisie-

---

31 Stouff, Confréries 382.

32 Coulet (Jalons 221–227) stellt drei essentielle Funktionen der Bruderschaften heraus: die Begleitung des Grabzuges eines Mitbruders, eine glanzvolle Gestaltung der (Seelen-) Messen und die Ausrichtung einer Prozession an dem Feste ihres Schutzpatrons; alle drei sind sie religiös motiviert.

33 Stouff, Confréries 388.

34 Confréries 121.

35 Coulet, Confréries 215f.

36 Delaruelle, Piété 152f; 154.

37 Chiffoleau, Confréries 802.

38 Coulet, Confréries 215f.

39 Amargier, Mouvements 311.

40 «Son règne rend désormais inutiles les intermédiaires ecclésiastiques, puisque toute la communauté des fidèles se trouve directement baignée par l'Esprit – cet esprit que précisément trahit l'Eglise romaine» (Duby, Temps 266).

rung[41]. Teilweise bedingt durch die Erscheinung des Schwarzen Todes als immer drohendere Gewalt, verstärkte sich ihre gemeinschaftliche Funktion der Einbettung und Stützung des Einzelnen in einem familienähnlichen Rahmen[42]. Zur Zeit der Hospitalsgründung waren die Bruderschaften seltener, und ihre Zielsetzungen anders ausgerichtet, offenbar unter stärkerer Betonung der sozial-aktiven und in der Extremform politischen, aber auch der religiösen Züge als der gemeinschaftlichen. So könnte sich die „frühreife" Bruderschaft des Heiligen Geistes[43] erklären, die 1212 in Marseille mit überwiegend politischen Absichten gegründet wurde, und auch deren Verbindung zu einem religiös und sozialhelferisch motivierten Hospital. Sie wird jedoch auch von manchen Historikern einfach als Ausnahmeerscheinung in der Bruderschaftsbewegung gesehen, die die Schirmherrschaft des Heiligen Geistes als „utopischen" Überbau einer Autonomiebewegung verwendete[44].

In Verbindung mit dem Heilig-Geist-Spital treten nacheinander zwei Bruderschaften auf[45]. Über die erste ist wenig mehr bekannt, als daß einige ihrer wohlhabenden Mitglieder das Hospital in Marseille und vielleicht auch seinen Ableger in Saint-Geniès gründeten. Man weiß nicht, ob die Bruderschaft schon zuvor bestand, oder ob sie sich konstituierte, um das Hospital einzurichten. Wahrscheinlich waren es die Bruderschaftsmitglieder, nicht die Hospitalsbrüder und ihr Meister, die Alfons II. (1195; Qu. 5) und Hugo von Baux (1211; Qu. 7) um die Übernahme einer Schirmherrschaft angingen, wie sie es schon zuvor bei Barral getan hatten (1189; Qu. 2). Diese erste Bruderschaft erscheint somit als eine in erster Linie karitativ auftretende, um das Hospital bemühte Vereinigung von Patriziern, die nur indirekt, etwa durch die Ausdehnung nach Saint-Geniès, auch wirtschaftspolitische Interessen der Stadt verfolgten.

1212 konstituierte sich eine zweite Bruderschaft des Heiligen Geistes, deren Statuten wahrscheinlich unter anderem aus Nützlichkeitserwägungen heraus (cf. Anm. 48) unter päpstlicher Schutzherrschaft abgefaßt wurden. Diese Bruderschaft übernahm nicht nur die Leitung des Hospitals, sondern auch diejenige der ganzen Stadt. Ihre intensive Expansionspolitik mit Aufkauf gräflicher Rechte in und um Marseille sowie ihre antiklerikalen Auswüchse führten rasch zu ihrer nominellen Auflösung durch einen Legaten von Honorius III. (1220).

Das Verhältnis der beiden Bruderschaften zueinander ist umstritten. Weitgehende Einigkeit herrscht darüber, daß die erste ein Vorläufer und Wegbereiter der zweiten war[46]. Die Statuten von 1212 werden zumeist als Bestätigung und

---

41 Coulet, Jalons 231f.

42 Chiffoleau, Confréries 819.

43 Coulet, Confréries 210.

44 Cf. Amargier, Mouvements; Chiffoleau, Confréries 788; die Bruderschaften etwa, die in Arles, Avignon und Nizza für eine städtische Autonomie eintraten, verzichteten auf einen Schutzpatron (Coulet, Confréries 211f).

45 Vgl. zu den beiden Bruderschaften: Amargier, Mouvements; Baratier, Marseille 70–72; Baratier/Amargier, Diocèse; Baudot, Confrérie; Bourrilly, Essai 29–80; Busquet, Marseille 91–104; Portal, République.

46 Baratier, Marseille 71.

Erweiterung der bereits existierenden Verbindung gesehen[47]. Für eine Kontinuität spricht neben vereinzelter personeller Überschneidung die fortgeführte Oberaufsicht über das Hospital. Allerdings entwickelte die Bruderschaft nach 1212, in Umkehrung der vorangegangenen Verhältnisse, politische Dimensionen, die die karitativen Aspekte immer mehr in den Hintergrund schoben[48]. Während die Bruderschaft, die das Hospital gründete, trotz des frühen Zeitpunktes und der Ungewißheit über ihre gesellschaftliche Zusammensetzung, durchaus im Rahmen der übrigen Bruderschaften des Heiligen Geistes gesehen werden kann, trennen die üblichen Bruderschaften grundlegende Elemente von der Vereinigung von 1212. Diese wurde praktisch nur von Patriziern und wohlhabenden Bürgern getragen, was an und für sich dem ursprünglichen Gemeinschaftsgedanken der Heilig-Geist-Bruderschaften widersprach. Die Armenspeisung an Pfingsten und die Hospitalsaufsicht waren die einzigen spirituell begründeten Elemente, die an jene erinnerten.

Die Gründung des Marseiller Hospitals durch eine Bruderschaft des Heiligen Geistes stellt eine klare Verbindung zwischen beiden her. Das charakteristische Gedankengut der Bruderschaften kommt jedoch erst mehr als ein Jahrhundert später wirklich zum Tragen. Wie bei dem Orden kann auch bei den Bruderschaften des Heiligen Geistes nur eine teilweise Konkordanz mit der Bewegung festgestellt werden, aus der heraus das Heilig-Geist-Spital entstand.

Die Kirche von Marseille

Das Heilig-Geist-Spital war schon durch seine Gründer ein bürgerliches Hospital. Mit der Kommunalisierung und Säkularisierung der Hospitäler veränderten sich auch ihre Leitung und die Ausgestaltung ihres inneren Lebens. Ihr von Kloster- und Bischofshospiz her ererbtes Wesen allerdings dauerte fort: „Das Spital bleibt infolge der engen Verbindung von seelsorgerischer und kirchlicher Fürsorge Gotteshaus, kirchliche Anstalt, Kirchengut im weitesten Sinne. Ein Spital ohne gottesdienstliche Einrichtung war dem Mittelalter unbekannt (...).“[49]. Die Verbindung eines Hospitals zur Kirche offenbart sich in sakralen Elementen wie in Kapelle oder Altar, in einem Friedhof oder einer geweihten

---

47 Mortreuil, St.-Esprit 143; Busquet, Marseille 100; Zarb, Privilèges 54.

48 Bourrilly (Essai 50) nimmt bei der Bruderschaft von 1188 eine rein wohltätige Einrichtung an; 1212 wurde nach ihm (ib. 51) eine neue Bruderschaft gegründet; Baudot (Confrérie 243) stellt die Hypothese einer bürgerlichen Bruderschaft von 1188 auf, die gräfliche Rechte aufgekauft hätte und 1218/20 verboten worden sei, neben der 1212 eine kirchlich gegründete Gegenbruderschaft entstanden sei. Diese Spekulation wird durch die politische Geschichte von Marseille widerlegt; nach Roncelins Wiedereintritt in das Kloster St. Victor 1211 mußte sich das Patriziat in einer Weise konstituieren, die ihm die Leitung der Stadt erlaubte (daher die Statuten 1212), mußte aber auch eine vorläufige Einigung mit der Kirche herbeiführen, um die hohen Schuldrechte der wohlhabenden Bürger gegenüber Roncelin nicht aufgeben zu müssen (daher die Schutzherrschaft des Legaten).

49 Reicke, Spital 1,198.

Glocke. Für Imbert verweist solches Zubehör auf eine wenigstens zum Teil religiöse Gründung, die der kirchlichen Jurisdiktion unterstand, auch wenn sie von einer Bruderschaft, Bürgergruppe oder Privatperson getragen wurde, und nur sein Fehlen erlaubt möglicherweise den Schluß auf eine rein profane, private Gründung[50]. Denn während ein Hospital ohne Zustimmung des Bischofs errichtet werden konnte, und in den Städten auch oft errichtet wurde, bedurfte die Einrichtung einer Kapelle oder eines Altars seiner Einwilligung[51]. Das Privileg eines Friedhofes war in den Städten mit dem einer Kapelle verknüpft und wurde oft gemeinsam mit diesem erteilt[52]. In der Praxis traten häufig Kompetenzstreitigkeiten zwischen einem Hospital mit Kapellen- und Friedhofsprivileg und der zuständigen Pfarrkirche auf. Das Begräbnisrecht unterlag grundsätzlich dem Pfarrzwang, und „die Exemtion sowie die Einräumung eigener Gottesdienste bildete einen Eingriff in das Pfarrecht und damit auch einen materiellen Nachteil, einen Entzug von nutzbaren Rechten für die Pfarrei"[53]. Entweder zahlte das Hospital eine Entschädigung an die Pfarrei, oder es setzte seine Toten auf einem gesonderten Teil des Gemeindefriedhofes bei[54] und nahm für die Erteilung der Sakramente die Dienste der Pfarrei in Anspruch[55].

Diese Problematik liegt einem ‚Friedhofsstreit' zugrunde, der bald nach der Gründung des Heilig-Geist-Spitales entstand[56]. Spätestens seit 1203 (Qu. 9) be-

---

50 Imbert, Droit 71.

51 Ib. 68.

52 Ib. 52.

53 Reicke, Spital 144; cf. Imbert, Droit 92.

54 Imbert, Droit 95.

55 Reicke, Spital 147.

56 Folgende Quellen berühren den Friedhofsstreit (vgl. auch Portal, République 31–36):

9. (12.XI.1203) Schiedsgerichtsentscheid, der dem Spital ein Begräbnisrecht auf einem eigenen Friedhof einräumt, die Erteilung der Sakramente aber weiterhin nur der Kirche der Accoules zugesteht (zit. Mortreuil, St.-Esprit 162f; kp. BN, n.a.l. 1328,258–260).

10. (12.X.1216) Bulle Honorius III., die dem Erlöserkloster die Direkte über das Heilig-Geist-Spital bestätigt (zit. Mortreuil ib. 140; 164).

11. (15.XI.1235) Gerichtsbefragung über den Friedhof, bei dem die Beisetzung mehrerer Brüder und Schwestern des Hospitals auf eigenem Friedhof festgestellt wird, beginnend mit dem ersten Spitalsmeister Peyre Giraut ca. 1210 (?) (§ I 8; kp. BN, n.a.l. 1328, 263–273; s.o. Anm. 2, Qu. 4).

12. (17.VI.1244) Urteil des bischöflichen Gerichtes gegen die Kanoniker des Domkapitels, das dem Hospital die Beisetzung der in ihm Verstorbenen auf dem eigenen Friedhof erlaubt (§ I 2).

13. (30.VIII.1246 (?); § E 42: 1249 (Schreiber *AC*); or. (A.D. B.-d.-R., A.H. I B 44/2) & kp. (BN, n.a.l. 1328,186f; 311): 3. Kal. Sept. des 4. Pontifikatsjahres Innozenz IV.) Bulle Innozenz' IV., inhaltlich offenbar identisch mit der von Mortreuil (St.Esprit 166) auf den 3.XI.1246 datierten Bulle desselben Papstes, die den Prior von Manosque anweist, die Zinsansprüche des Erlöserklosters gegenüber dem Hospital zu vertreten.

14. (20.X.1246) Bulle Innozenz' IV. (Mortreuil (1866,163): Inn. III.) an den Bischof von Marseille, der dem Spital nach eigenem Gutdünken Kapelle, Kaplan und Friedhof zugestehen solle (§ I 3; zit. Mortreuil ib. 163[1]).

diente sich das Hospital eines eigenen Friedhofes, auf dem es seine verstorbenen Brüder und Schwestern, wahrscheinlich auch die in ihm verstorbenen Alten und Kranken (Qu. 12), begrub. Es ist nicht festzustellen, ob zuvor der Friedhof der angrenzenden Kirche der Accoules verwendet worden war, denn der erste neben dem Spital beigesetzte Tote, der Spitalmeister und -mitgründer Peire Giraut (Qu. 11), kann auch der erste in dem Hospital verstorbene Bruder gewesen sein. Das von dem Spittel bis 1249 in Anspruch genommene Friedhofsrecht machten ihm die Priester der Accoules[57] streitig, die wahrscheinlich nicht hinreichend entschädigt worden waren, unterstützt von dem Benediktinerinnenkloster des Erlösers, dem die Kirche der Accoules seit 1060 unterstellt war[58]; zeitweise beteiligten sich an der Auseinandersetzung auch die Kanoniker des Domkapitels (Qu. 12). Eine eigene Kapelle, einen Altar oder auch einen eigentlichen Spitalspriester scheint es im Heilig-Geist-Spital nie gegeben zu haben, obwohl einige seiner Brüder Weltgeistliche waren; die Sakramente wurden, offenbar unabhängig von dem Friedhofsdisput, von den Priestern der Accoules erteilt, in der das Hospital eine Seitenkapelle besaß[59].

In den Friedhofsstreit mischten sich Meinungsverschiedenheiten um die jährlichen Zinsleistungen zwischen dem Hospital und dem Erlöserkloster, als seinem Pachtherrn[60]. Vielleicht spielte zudem eine Art grundherrschaftlichen Anspruches von seiten des Klosters eine Rolle, das sich eine gewisse Verfügungsgewalt über das Hospital anmaßte; Grund- und Pachtherrschaft waren um 1200 noch ineinander verwoben.

Ein Schiedsgerichtsurteil von 1249 (Qu. 15) entschied schließlich den beinahe fünfzigjährigen Streit gegen die Interessen des Hospitals. Die Priester der Accoules übernahmen seither alle religiösen Pflichten, und die Zinszahlungen an das Erlöserkloster mußten bis zu ihrer Ablösung durch einen Pachtzinstausch 1366 (§ D 3) geleistet werden[61].

Bei dem Streit dürften materielle Erwägungen im Mittelpunkt gestanden haben, nicht die Frage nach sakralem oder profanem Charakter des Hospitals. Denn die bischöfliche und päpstliche Autorisierung von Friedhof (Qu. 12) und auch Kapelle (Qu. 14) ist offenbar. Zeitweise betreute ein Priester der Bischofsstadt den Friedhof des Hospitals, wenn die Priester der Accoules ihre Unter-

---

15. (15.X.1249) Schiedsrichterlicher Vergleich zwischen Erlöserkloster und Heilig-Geist-Spital, nach dem die sterblichen Überreste der auf dem Friedhof des Hospitals Begrabenen exhumiert und auf dem Friedhof der Accoules beigesetzt werden sollen, die Priester der Accoules künftig die geistliche Betreuung des Hospitals übernehmen und dessen Tote begraben sollen, und das Spital weiterhin einer jährlichen Zinsabgabe von fünfzehn Sous an das Erlöserkloster unterworfen ist, verbunden mit einer symbolischen Schlüsselübergabe der Äbtissin an jeden neueingesetzten Spitalmeister (§ I 5; kp. BN, n.a.l. 1328,189–197; cf. Mortreuil, St.-Esprit 167f).

[57] Cf. Mortreuil, St.-Esprit 165.
[58] Baratier/Reynaut, Diocèse 87.
[59] Amargier, Situation 243.
[60] Qu. 10; 13; 15; Mortreuil, St.-Esprit 166f.
[61] Cf. Mortreuil, St.-Esprit 168[1].

stützung verweigerten[62]. Die im THESAUR erwähnten Papstbullen und Briefe[63] verschiedener Diözesanoberhäupter, die vorwiegend in der ersten Hälfte des 13. Jahrhunderts entstanden und zur Stützung der Ansprüche des Hospitals verfaßt wurden, bestätigen den Rückhalt des Heilig-Geist-Spitals in gewichtigen Instanzen der Kirchenhierarchie.

Die Stadt

Nur in den ersten Jahren des Hospitals entstammten seine Rektoren, wie erwähnt, einer eigenständigen Bruderschaft (1188–1211)[64]. Seitdem die neu formierte Bruderschaft nach dem Rückzug des letzten Vicomtes und nominellen Stadtherrn von Marseille, Roncelin, Stadt- und Hospitalsregiment übernommen hatte (1212), fiel das Heilig-Geist-Spital unter die Verwaltung der Stadt. Damit klärte sich die anfängliche Unsicherheit über die oberste Leitung des Spitals, die wahrscheinlich zu den Schirmherrschaftserklärungen der weltlichen Fürsten Barral, Alfons II., Hugo von Baux (Qu. 2,5,7) einerseits und des Heilig-Geist-Ordens (Qu. 6) andererseits geführt hatte.

Die Verfügungsgewalt der Stadt über das Hospital äußerte sich vor der Mitte des 14. Jahrhunderts in erster Linie durch die Wahl der Rektoren. Die bis zu zwölf (!) jährlich gewählten Rektoren der Bruderschaft von 1212 waren alle gleichzeitig auch Rektoren des Spitals[65]. Sie wurden bei der Stadtverwaltung von einem Rat unterstützt, zu dem, zeitgemäß, seit 1218 auch Vertreter der Zünfte (*chefs de métiers*) gehörten[66]. Der Umfang dieses Allgemeinen Rates der Stadt schwankte; 1257 werden z.B. 100 Zunftmeister und 83 weitere Ratsmitglieder genannt. Nach der Auflösung der Bruderschaft wurden die zwölf Rektoren durch einen auswärtigen, ebenfalls auf ein Jahr gewählten *podestà* ersetzt, dem zwei städtische Bürgermeister (*syndics*) zur Seite standen (1221–1229); der Allgemeine Rat blieb unverändert. Seither wurden jährlich *zwei* Ratsmitglieder zu Rektoren des Heilig-Geist-Spitales gewählt. 1230 ersetzte der Statthalter des Grafen Raimond VII. von Toulouse den *podestà*; dieser *viguier* hatte allerdings bis zum Tode von Raimond (1249) nur geringe Machtbefugnisse. 1243 bis 1257 befand sich Marseille in einer Periode des Um-

[62] Mortreuil, St.-Esprit 165.

[63] Der THESAUR erwähnt Schirmherrschaftserklärungen (*protections*) der Päpste Honorius III. (7.I.1223; für St.-Etienne; §I 16), Gregor IX. (15.IV.1232; §I 17) und Innozenz IV. (31.VII.1246; §I 15) und Stiftungsaufforderungen (*exortations*), zum Teil verbunden mit Gewährung von Ablässen, der Bischöfe von Aix (8.VIII.1212; fünf Tage Ablaß für St. Geniès; §I 14), Uzès (1212(?); für St.-Geniès; §I 18), Marseille (27.VIII.1240; zehn Tage Ablaß; §I 9; id.: s.d.; drei Tage Ablaß; §I 12), Avignon (14.X.1240; §I 13) und Toulon (6.VIII.1316; 40 Tage Ablaß; §I 7; id.: 4.VIII.1322; 40 Tage Ablaß; §I 4).

[64] Die Zahl der Rektoren war wahrscheinlich variabel; das Privileg von 1189 (Qu. 2) nennt fünf Rektoren.

[65] Mortreuil, St.-Esprit 157f; Portal, République 29f.

[66] Die folgende Zusammenfassung der Entwicklung der leitenden Stadtverwaltung gründet sich auf: Baratier, Marseille 60–63; 68–74; 84f; 91–95; 106f; Bourrilly, Essai; Droguet, Administration 11–13; Lesage, Marseille 66–69 & passim.

bruchs; es mußte Raimond-Berengar V. als Souverän anerkennen (1243–1245) und, nach dessen Tod, die städtischen Ansprüche auf Selbstbestimmung gegen dessen Nachfolger Karl I. von Anjou verteidigen. Nach erfolglosem Widerstand mußte sich Marseille dem Grafen der Provence unterwerfen, der der Stadt 1257 mit den *Chapitres de la Paix* auch eine neue Verwaltung aufoktroyierte. Der gräfliche Statthalter stand an der Spitze der Stadt, ernannte sechs *prud'hommes* (Schöffen) als Berater und berief den Stadtrat ein, aus dem die Zunftvertreter jetzt verbannt waren, und der so nur noch 83 Mitglieder umfaßte; neben dem Allgemeinen Rat stand ein Geheimer Rat; die Interessen der Stadt wurden insbesondere durch zwei, später drei *syndics* vertreten. Die Entscheidung über die Wahl der Rektoren des Heilig-Geist-Spitals lag bei dem Statthalter und seinen sechs Beratern[67], allerdings fand die Wahl in Anwesenheit und unter Anhörung des Stadtrates statt[68]. Nach der Entfernung der Zunftmeister verblieben im Stadtrat vorwiegend Vertreter des Patriziats und der gehobenen Mittelschicht, also die Gruppen, die trotz der veränderten politischen Lage das wirtschaftliche Geschick der Stadt im 13. und 14. Jahrhundert in Händen hielten und so in vielen Bereichen die bestimmende Macht der Hafenstadt blieben.

Die gewaltigen Erschütterungen in der Mitte des 14. Jahrhunderts und die Schwächung der Anjou in Marseille unter Johanna I. führten zu einem zunehmenden Gewicht der Vertreter des Großbürgertums auch in der Stadtverwaltung. 1349 wurden zwölf Sonderbeauftragte für Sicherheitsfragen (*super facto guerre ordinati*) gewählt, deren Zahl 1358 halbiert wurde. Zu Beginn des 15. Jahrhunderts erhielten diese *Six de Guerre* und die inzwischen ebenfalls sechs Bürgermeister (*consiliarii officii sindacatus civitatis Massilie*) von dem Allgemeinen Rat u.a. völlige Freiheit im Finanzgebaren. Auch das Rektorat des Heilig-Geist-Spitals wurde natürlich von den Wirrungen von 1348 betroffen. 1349/50 treten ausnahmsweise drei Rektoren auf[69] und, während bis kurz vor der Pest die Wahl der Rektoren am Fest des Apostels Andreas (30.XI.) erfolgt war[70], fand sie nun Mitte März, also kurz vor dem Jahreswechsel, statt[71].

---

67 Vgl. die Urkundenbelege zur Rektorenwahl: *constitutis a curia Massilie ad custodendum et protegendum (...)* (1266; Urk. zu § F 40, Z. 9–11); *a curia ville vicecomitalis Massilie constitutis* (1290; U. § H 16,6); *per nobilem virum Franciscum Raymundi, (.../...) cum consilio sex proborum virorum ipsius civitatis* (1342, U. § D 5,7f); *electi per dominum vicarium et sex probos* (1345; U. § E 10,2).

68 Vgl.: *electis hoc anno a curia et consilio generali* (1299; U. § D 17,5); *per curiam et sex probos in generali consilio civitatis vicecomitalis/electo* (1335; U. § D 34,8f); *electis per dominum vicarium et consilium generalem* (1343, U. § E 9,21); *deputatorum et ordinatorum per curiam et consilium dicte civitatis Massilie* (1352/64; U. § I 29u.).

69 Vgl. die Zusammenstellung der Rektoren. 1396/7 scheinen – bei richtiger Datierung der Urkunden – zweimal je zwei Rektoren mit der Leitung des Hospitales betraut gewesen zu sein.

70 Sicher ist das Datum noch für Guilhem Blanc und Aymeric Vayrat 1345/6, wahrscheinlich für den Prodome Guis 1346/7.

71 Das genaue Datum verschob sich; die drei Rektoren Imbert d'Alba, Pell. Bompar und G. Martel etwa amtierten bis wenigstens zum 14.III.1350; Jacme Jaucenna und Bertran de Rocafort aber müssen vor dem 9.III.1397 gewählt worden sein.

Die Befugnisse der Rektoren, und damit die Bedeutung der Stadt in der Verwaltung des Heilig-Geist-Spitals, waren vor Ende des 13. Jahrhunderts gering, erstreckten sich danach aber auf alle wichtigen Elemente des Regiments[72]. Seit der Mitte des 14. Jahrhunderts nahm der Rat selbst unmittelbar Einfluß auf das Hospital. So behielt er sich die Entscheidung über wichtige finanzielle Transaktionen vor, insbesondere über den Verkauf von hospitalseigenen Grundstükken. 1354 erlaubte der Rat den Rektoren, Allodialgut zu verpachten, Zinspflichtiges zu verkaufen, ebenso die Mastschweine des Hospitals, und etwelche Geldreserven zum Unterhalt der Armen zu verwenden (§ D 25); Grund dieser drastischen Entscheidung war der Zusammenbruch von Wirtschaft und Bevölkerung, der sich in der ersten Hälfte des 14. Jahrhunderts in Marseille anbahnte und mit der Pest einen ersten Tiefpunkt fand (*los mals temps, quals eran estatz*), und der auch das Hospital schwer getroffen hatte (*la pauretat del dich hospital*). Wahrscheinlich hatte sich durch die vermehrten Stiftungen der Pestzeit eine größere Zahl von Grundstücken angesammelt, die es sich lohnte zu verkaufen oder zu verpachten. In der Folge der Ratsentscheidung wurde z.B. ein größerer Weinberg in Pacht gegeben. Eine weitere umfangreiche Pachtvergabe erfolgte wieder mit Zustimmung des Rates 1359: das Tochterhospital von Aubagne wurde einem Pächter zu Betreuung und Nutzung übergeben (§ H 4). 1372 erlaubte der Rat einen Hausverkauf, 1401 die Befreiung zinspflichtiger Grundstücke von ihrer Belastung oder deren Tausch, 1410 mehrere Zinsverkäufe[73] etc.

Auch bei Erbschaftsstreitigkeiten griff der Rat ein. 1352 verlangt er von dem Hospital, auf ein knappes Drittel eines umfangreichen Legates zu verzichten (15 von 50 Pfund Zinsrechten), möglicherweise weil die betroffenen Erben des Hugo de Jerusalem ähnliche finanzielle Rückschläge erlitten hatten wie das Hospital selbst (§ F 1). 1374 erscheint der Rat als Entscheidungsträger bei einer, auf eine Erbschaft zurückgehenden Vermögensfrage (§ C 2).

Ein weiteres Indiz für die Interessengemeinschaft von Heilig-Geist-Spital und Stadtregiment sind die wechselseitigen Anleihen. 1372 lieh der Stadtrat dem Hospital 40 Pfund in zwei Raten zu je 25 Florentinern, die ihm von der Weinsteuer zufielen[74]. Eine mit 1000 Florentinern äußerst bedeutende Anleihe nahm die Stadt 1397 bei Heilig-Geist- und Jakobsspital gleichzeitig auf (§ K 32). Die Umstände dieses tiefen Eingriffes in die Finanzen der beiden städtischen Hospitäler können nur erschlossen werden: die Stadt befand sich gegen Ende des 14. Jahrhunderts in arger Finanznot, bedingt u.a. durch hohe Militärausgaben[75] und Schwierigkeiten bei der Versorgung mit Weizen[76]. In den letzten zwei

---

72 S.u. Leitung des Hospitals.

73 Fabre, Hôpitaux 1,63²; 64–67; 67f.

74 Fabre, Hôpitaux 1,64.

75 Von November 1384 bis März 1385, im Krieg gegen die *Union d'Aix*, machten die Militärausgaben 89% der städtischen Finanzen aus und immer noch 50% bis zum Ende des Jahrhunderts (Droguet, Dépenses 208).

76 Droguet, Dépenses 173; 208f.

Jahrzehnten des Jahrhunderts ‚lieh' sie verschiedentlich größere Summen von wohlhabenden Bürgern, so 1550 Florentiner von Johan Montels und dessen Neffen Honorat (12.VIII.1396). Solche Zwangsanleihen scheinen sogar zurückgezahlt worden zu sein; die beiden Montels erhielten innerhalb von vier Jahren insgesamt 2030 Florentiner zurück[77], und Jacme Jaucenna und Antoni de Jerusalem, die 1385 einen durch die Ölsteuer gedeckten Weizenimport nach Marseille durchführten, konnten ihre Auslagen noch im gleichen Jahr der Steuer entnehmen[78]. Nachdem 1395 dem Heilig-Geist- und dem Jakobsspital die Erbschaft von Julian de Casals und damit mehrere tausend Florentiner in bar zugefallen waren, erstaunt es nicht, daß die Stadt 1397 besagte hohe Anleihe bei den beiden Hospitälern vornehmen konnte. Die Deckung der Schuld durch die Weizensteuer läßt vermuten, daß 1397/98 ein Großteil dieser Steuer zur Abzahlung der Summe verwendet wurde; eine Zwangsanleihe ohne spätere Rückzahlung ist allerdings auch nicht auszuschließen.

Der Stadtrat zog 1348 vom Grünen Saal des gräflichen Palastes in den ersten Stock des gegenüberliegenden Hospitals um. Seither versammelten sich die *Six de Guerre* und der Rat der Stadt regelmäßig bis 1480 im Heilig-Geist-Spital. Frühere Sitzungen des Rates im Hospitalsgebäude sind sporadisch für 1252 und 1259 bezeugt[79].

Das Heilig-Geist-Spital, das durch einen Zusammenschluß von Bürgern gestiftet worden war und von, an ordensähnliche Regeln gebundenem, ebenfalls bürgerlichem Personal betreut wurde, fand in den ersten Jahrzehnten seiner Existenz ideellen Rückhalt im Gedankengut der Hospitalsbewegung und -orden, in der Bruderschaft des Heiligen Geistes und in der kirchlichen Hierarchie. Im 13. und 14. Jahrhundert verstärkte sich sein städtisch-profaner Charakter gegenüber dem kirchlich-religiösen, wie sich an dem schrittweisen Zunehmen der Bedeutung des Stadtrates für das Spittel ablesen läßt. Seit 1212 stellte die Stadt die Rektoren des Hospitals – die Schirmherrschaftserklärung des Ordens und auch jene weltlicher Würdenträger liegen früher. Die Aufgabe des Friedhofes 1249 schloß ein Verzicht auf kirchliche Kompetenzen ein; seither sind auch Schutz- oder Hilfsbeteuerungen von kirchlichen Autoritäten nur noch seitens des Bischofes von Toulon belegt, und bereits wenige Jahre danach (1252) versammelte sich der Rat erstmals in dem Spitalsgebäude. Seit dem beginnenden 14. Jahrhundert oblag den stättischen Rektoren die eigentliche Leitung der Einrichtung, in die der Stadtrat seit der Mitte des Jahrhunderts regelmäßig und grundlegend eingriff.

---

77 Ib. 174^{15}.

78 Ib. 189; 191^{136}.

79 Mortreuil, St.-Esprit $147f^{2}$; Fabre, Hôpitaux 1,76f; Droguet, Dépenses 178.

Träger des Hospitals

Stifter

Alle Einnahmen des Hospitals stammten letztendlich aus Schenkungen, denn Aufnahme und Versorgung waren unentgeltlich. Eine glückliche Besitzpolitik und -verwaltung konnte die Einnahmen sichern und vergrößern, war jedoch ohne vorherige Spenden von Geld und Gut unmöglich. Ein Hospital entstand und lebte aufgrund der Eigeninitiative von Stiftern, die zu seinem Unterhalt beitrugen, und ohne die kein mittelalterliches und frühneuzeitliches Hospital denkbar gewesen wäre.

Sicher verbanden sich Donationen, die in den allermeisten Fällen erst im Testament erfolgten, wie erwähnt mit klaren transzendentalen Zielvorstellungen der Testatoren. Das Testament war ja in der Provence aus der *donatio pro remedio anime* hervorgegangen[1]. Die hochmittelalterliche Stiftermentalität, bei der ein Kaufmann, Handwerker oder Patrizier die Sorge für sein Seelenheil der Kirche oder einem Kloster übertrug, erfuhr vielleicht schon mit dem Aufkommen des persönlichen Testaments eine allmähliche Wandlung, die sich im 14. Jahrhundert besonders deutlich offenbarte. Ein sich langsam ausbildender Individualismus verstärkte die Vorstellung einer persönlichen Schuld, das Gefühl, sich selbst der größte Feind zu sein; das Verhältnis von Schuld und Vergebung verschob sich hin zu einem immer mächtigeren Druck der Eigenverantwortlichkeit[2]. Die drängende Angst vor dem Jüngsten Gericht wurde, wieder aufgrund des grübelnden Individualismus, begleitet von einer Distanzierung des Einzelnen von der Kirche als einziger Mittlerin zwischen dem Menschen der *vita activa* und Gott[3]. Die Laizisierung der abendländischen Kultur löste den Menschen aus seiner Eingebundenheit in die ‚Gemeinschaft der Heiligen', ließ ihn mit seiner Angst vereinsamen und deshalb versuchen, sich durch neue Gemeinschaften wie durch die Bruderschaften zu schützen. In diesem Wandel veränderten sich auch die Formen frommer Vermächtnisse; auf die eine oder auf die andere Weise, vom 12. bis zum 16. Jahrhundert, war eine Stiftung immer ein Versuch, eigene Schuld gegenüber Gott abzulösen.

---

1 S.u. lex.Teil s.v. *testament*.

2 «Or, jamais une civilisation n'avait accordé autant de poids – et de prix – à la culpabilité et à la honte que ne l'a fait l'Occident des XIIIe – XVIIIe siècles (...)» (Delumeau, Péché 9f).

3 «Le christianisme du XIVe siècle – et c'est pour cela qu'il peut se vulgariser si largement, s'ouvrir en plein aux faibles, aux ignorants, aux petits gens, aux femmes – se veut mystique. Beaucoup plus personnelle, beaucoup moins communautaire, cette religion se dégage de la sorte de son clergé. En effet, puisque l'acte religieux fondamental paraît s'établir (...) dans l'espoir d'une fusion, d'une union, de ‹noces› entre la part plus intime de l'âme individuelle (...) et la substance divine, puisqu'il consiste en tout cas en un dialogue secret, quel peut être le rôle du prêtre?» (Duby, Temps 251).

Nicht jede Gesellschaftsschicht testierte in gleichem Maße; das nuncupative Testament erfaßte bei seinem Aufkommen Ende des 12. Jahrhunderts zuerst die Oberschicht, die Grundherren und Großkaufleute, und breitete sich dann von oben nach unten in der ständischen Gesellschaft aus. In den Städten verlief dieser Prozeß deutlich schneller als auf dem Lande, wo er erst im 15. Jahrhundert weitgehend abgeschlossen war. In Marseille hatte die Gewohnheit zu testieren gegen 1160/70 auch kleinere Handwerker und Landwirte erfaßt, aber die Oberschicht wird sicher weiterhin am häufigsten Testamente abgefaßt haben[4] und ist somit im THESAUR überrepräsentiert. Die ‚besitzlosen' Bevölkerungsschichten, die oft doch kleinere Wertgegenstände und Summen zu hinterlassen hatten, testierten zu dieser Zeit praktisch nie; die wenigen Beispiele für Testamente von Unbehausten und Bettlern sind von anekdotischem Interesse[5].

Im THESAUR sind mehrere Legate erwähnt, für die kein Testament vorhanden ist, und deren Inhalt das Inventarbuch nicht erwähnt, so die *layssas* von Bertomieua Eliera, Matheudeta de Falhas, Sileta de Sant Gili und Johan Rostanh (§D 13; ante XI.1348); entweder ging das Testament verloren, oder es war aufgrund der geringen Höhe des Legates überhaupt kein Testamentsauszug (*clausula*) für das Hospital angefertigt worden; bei Schenkung geringer Bargeldsummen oder von Hausrat dürfte das häufig vorgekommen sein.

Für das Ehepaar Gantelme Quatrelengas und Alasays Bertrana führt der THESAUR nicht nur Zuweisung und Anerkennung der Brautgabe (§F 26f; 1344/48) auf, sondern auch ein Güterinventar (§F 18; 1370); es wäre naheliegend, ein Vermächtnis der Alasays an das Hospital zu vermuten, doch auch hier fehlt ein Testament. Ebenfalls unklar ist es, inwieweit die Zuweisung der Brautgabe von Hugueta de Ners, laut §E 26 «*toquant a Sant Sperit*», das Hospital betraf. Ähnlich verständnislos wie der moderne Leser reagierte der Schreiber *P*, der zu dem Kodizill von Steve Riquier (§B 31) bemerkte: *non dis en que toca* (das Hospital). Insgesamt erwähnt der THESAUR etwa fünfzehn Fälle, bei denen eine Stiftung zu vermuten, nicht aber zu belegen ist[6].

Ohne Berücksichtigung der unklaren und der vereinzelten nicht datierbaren Paragraphen beschreibt der THESAUR 94 Stiftungen an das Heilig-Geist-Spital

---

4 Chiffoleau, Comptabilité 41; 54.

5 Chiffoleau (Comptabilité 65[92]) zitiert das Testament einer *vagabonde* (Apt 1463) und eines *pauvre mendiant* (Avignon 1451), allerdings beide aus dem 15. Jahrhundert; grundsätzlich ist es durchaus vorstellbar, daß jene, die fast nichts besassen oder nur über ein Weniges verfügten, dieses Wenige, insbesondere *in articulo mortis*, mit ihren Standesgenossen, für die das Hospital bestimmt war, teilten.

6 Unklarheiten bestanden außer in den zitierten Fällen bei: Alaseta Bausana, Guilhem Boyer/Batrona Boyra, Mathinet Bonvin, Guilhem Cayrellier, Pellegrin de Concas, Receventa Cuyssarda, Huga Davina und Antoni Dieudell. Die Schenkung von dem Landwirt Peyre Ricau und seiner Frau Astruga (23.VI.1343) umfaßte ein Haus und zwei Weinberge mit allen Rechten; der für einen Landwirt auffallende Umfang der Stiftung und das Auftreten als Ehepaar läßt bei beiden Schenkern Donatenzugehörigkeit vermuten.

(1188–1500; Tab. V–VIII). Die chronologische Verteilung der Stiftungen[7] erlaubt es, zwei Zeiträume aus dem quantitativ sinnvoll erfaßbaren Untersuchungsbereich auszuschließen:

Von 1230 bis 1325 sind nur sieben Stiftungen belegt; zuvor fehlt jeder Hinweis auf Schenkungen oder Testamente, sieht man von der Gründung des Hospitals selbst ab. Allerdings haben die jährlichen Einnahmen des Hospitals zwischen 1340 und 1400 zumindest nach den Verrechnungsgeldangaben der Bücher nur wenig zugenommen[8], und auch die Bettenzahl blieb im 14. Jahrhundert weitgehend unverändert. Nur die Zahl der zinspflichtigen Besitzungen des Hospitals vervielfachte sich nach den Pestgängen[9], da oft mit dem Erblasser auch seine Nachkommen starben, und das Gebot, Grundbesitz nur innerhalb der Familie zu tradieren und für fromme Legate Geldsummen oder bewegliches Gut einzusetzen, keine Anwendung finden konnte. Es besteht kein Anhaltspunkt dafür, daß mit den 1325 in größerer Zahl einsetzenden Stiftungsurkunden eine zunehmend intensivere Spendenfreudigkeit, bedingt etwa durch wachsende seelische Verängstigung einherging, die sich in einem anhaltend steigenden Einkommen und Erweiterungen des Hospitals hätte niederschlagen müssen. Der Mangel an frühen Urkunden bezeugt nur, daß die ersten 140 Jahre der Hospitalsgeschichte (1188–1320) von einer sporadischen Buchführung begleitet waren, wie sich ja das 13. Jahrhundert nachweisbar der Schriftlichkeit weit weniger verhaftet zeigte als das nachfolgende.

Nach 1400 nimmt die Stiftungsdichte laut THESAUR rapide ab; es erscheinen noch fünf Stiftungen zwischen 1410 und 1430 und weitere fünf Stiftungen zwischen 1430 und 1511[10], Zahlen, die durch die Menge der Stiftungsurkunden im Archiv des Heilig-Geist-Spitals aus der Zeit nach 1430 klar widerlegt werden. Der THESAUR wurde nach der Abfassung durch Aycart von seinen Zeitgenossen als abgeschlossen angesehen, und Rodet rundete ihn durch seine Ergänzungen nur ab. Spätere Eintragungen von de Morties erfolgten in unsystematischer Weise, sieht man von dem Register der *Annonsiada* ab.

---

7 Als Datum einer Stiftung wurde das Datum des Testaments oder, wenn vorhanden, das des letzten Kodizills angenommen, als faßbarer Moment der Entscheidung des Testators. Zwischen Testament und Ableben des Testators konnten wie bei Giraut Aymeric Monate oder wie bei Johan Blasi Jahre liegen, wie deren Kodizille beweisen. 1348 entstanden beispielsweise elf Testamente zwischen dem 18.II. und dem 27.III., d.h. beim Aufkommen der Pandemie, nicht unbedingt nach schon erfolgter Erkrankung oder kurz vor dem Tod der Testatoren. Eine Betrachtung der Rechnungsführung des Hospitals müßte das Übergabedatum einer Stiftung zugrunde legen, das etwa bei Substitutionen Jahre oder Jahrzehnte nach der Erblassung liegen konnte.

8 1340/41 sind Einnahmen von 886 Pfund bezeugt, 1403/4 von 1042 Pfund (Fabre, Hôpitaux 1,110f); die Auswirkungen der Inflation können hier nicht untersucht werden.

9 1341 verfügte das Hospital nach Fabre (ib. 1,90–92) über fünf ländliche Besitzungen und vier Stadthäuser, 1363 über achtzehn ländliche Besitzungen und elf Stadthäuser.

10 Letztere werden im folgenden wegen der oft ungenauen und unzuverlässigen Angaben de Morties' nicht berücksichtigt; diese Stiftungen stammen von Peyre Odol, noble (1440); Antoni Galissi aus Bessano (1456); Johan Arcule, tenchurier (1460); Alonso de Seres (1464) und von dem Seemann Ferrando de Andrallo (1495).

Der THESAUR erhellt also das Verhalten der Spender des Heilig-Geist-Spitales in der Zeit von 1325 bis 1400, ohne Aussagen über Änderungen in der Stiftermentalität zu Beginn oder am Ende dieses quelleninhärent begrenzten Abschnittes zu enthalten. Die 77 Stiftungen zwischen 1325 und 1401 verteilen sich chronologisch einigermaßen regelmäßig (Tab. VIII); nur in zwei Fällen folgen mehr als drei Jahre ohne eine Stiftung aufeinander (1333–38; 1383–91), und nur in drei Fällen treten mehr als drei Stiftungen in einem Jahr auf[11].

1348 und 1361 zeigt sich – wie schon angedeutet – in der erhöhten Stifterzahl eine Auswirkung der Pestgänge[12]. Mit der Pest[13], begleitet von einem verstärkten wirtschaftlichen Niedergang und einer Aufgabe von Kulturland[14], von Hungersnöten und Plünderungen durch soldatische Banden[15] nahm die Bevölkerung der Provence beinahe überall um die Hälfte ab. In Marseille begann der wirtschaftliche und demographische Niedergang allerdings schon ein halbes Jahrhundert früher als in der Inner-Provence. Eine Stadtratssitzung von 1342, die sich der wirtschaftlichen Lage der Stadt widmete, stellte schon zu dieser Zeit eine umfassende Verarmung der Marseiller fest: «*(...) et exceptis certis patronis galearum omnes alii homines dicte civitatis quasi reducti sunt ad paupertatem*»[16]. Nach vorsichtigen Schätzungen bewohnten zur Blütezeit von Marseille im 13. Jahrhundert etwa 10–15.000 Menschen die Stadt[17], ein Drittel weniger gegen Ende des 14. Jahrhunderts[18], und höchstens die Hälfte der Bevölkerung des 13. Jahrhunderts, vielleicht auch nur ein Viertel oder ein Fünftel[19] lebte 1423 bei der Plünderung der

---

11 Insgesamt liegen 23 Jahrgänge mit einer Stiftung vor, elf Jahrgänge mit zwei und drei Jahrgänge mit drei Stiftungen.

12 Vgl. Baratier, Démographie 86; id., Commerce 68; nicht erklärlich ist mir die Zahl von sechs Stiftungen 1373; Chiffoleau (Comptabilité 442) erwähnt einen Pestgang («peste générale») 1372/3 im Comtat und in Avignon, nicht aber in Marseille.

13 Nach dem Zeugnis des THESAUR müßte die Pest in Marseille schon im Februar 1348 ausgebrochen sein. Die Testamente dieses Jahres stammen vom 25.I., vom 18. (2x), 25. und 28.II. und vom 5., 12., 14. (2x), 22., 25. und 27.III.; cf. Février, Développement 142 mit ersten Belegen aus Notarsregistern erst im März.

14 Der THESAUR erwähnt zum Beispiel ein Stadtgrundstück (*luega*) in der Nähe des Heilig-Geist-Spitals mit einem 1366 schon eingefallenen Wohnhaus (*hostal dirruc*), das 1400 als *hiera*, i.a. „Dreschplatz, Tenne“ (Lv 2,324), bezeichnet wird; das Ruinengrundstück war also im 14. Jahrhundert derart verfallen, daß es nur noch als Abstellplatz, Betätigungsfeld oder Spielgelände für Kinder diente (§ F 35); auch Terrassen und Felder mit nicht erstklassigem Boden oder geringer Bewässerungsmöglichkeit wurden aufgegeben und verwilderten; vgl. *lo luoc dich la Font de Leon que antigament era hort* (1402; § H 35).

15 Baratier, Démographie 83.

16 So der Reeder Montolieu de Montolieu; publ. Lesage, Marseille 184–186 (p.j. VII); Hauck, Blasi 316f (Anh. XVI); cf. Baratier, Commerce 39f.

17 Baratier (Démographie 66[1]) nimmt zu Beginn des 14. Jahrhunderts 20–25.000 Einwohner in Marseille und Umgebung an, d.h. für die Stadt selbst 15–18.000 Einwohner; Fevrier (Développement 206) kommt jedoch, gestützt auf Baratier (!), auf eine Zahl von 11–16.500 Personen gegen 1315, und Hauck (Blasi,186) vermutet 8–10.000 Einwohner; nach Villard (Question 9) hatte Marseille vom 12. Jahrhundert bis 1524 nie mehr als höchstens 15.000 Einwohner.

18 Baratier (ib.): 11.000; Hauck (ib. 188) für 1330: 5–7.000.

19 Baratier, Commerce 315.

Stadt durch die Aragonesen noch in Marseille[20]. Vielleicht fingen die hohen Stifterzahlen vor, während und nach den Pestgängen von 1348 und 1361[21] zum Teil die Verluste des Hospitals auf, die bei dem wirtschaftlichen Zusammenbruch der Stadt unter Robert II. und Johanna I. nicht ausbleiben konnte.

Trotz der unterschiedlichen Repräsentation der verschiedenen Gesellschaftsschichten in den Testamenten, dem Fehlen von Testamentsauszügen für kleinere Legate in dem Hospitalsarchiv des 14. Jahrhunderts und der früh verlorengegangenen Urkunden dürfte der THESAUR den weitaus größten Teil der Stiftungen an das Hospital in den letzten drei Vierteln des 14. Jahrhunderts erfaßt haben, die entweder mit Zinsrechten verbunden oder hinreichend umfangreich waren, daß sie den Kauf von Zinsrechten ermöglichten. Es muß immer präsent bleiben, daß der THESAUR kein Rechnungsbuch darstellte, das für das jeweilige laufende oder abgelaufene Jahr diente, sondern ein Hilfsmittel für die Verwaltung langfristiger Einnahmen, eben aus Pachtverträgen.

Typologie der Stiftungen[22]

Legat

Das Legat ist der Stiftungstyp, durch den am häufigsten Vermögensgegenstände dem Hospital vermacht wurden. Denn Legate für barmherzige Werke waren ein gewohnheitsmäßiger Bestandteil der Testamente, deren Höhe mit vielleicht einem Zehntel des Erbgutes ähnlich formalisiert war wie ihr Vorhandensein. Die langen Legatslisten vieler Testamente bedachten nicht selten jede einzelne wohltätige Einrichtung einer Stadt mit einer kleinen Summe oder mit Gebrauchsgegenständen[23].

Bei der folgenden Zusammenstellung der Legate lag die Terminologie des THESAUR zugrunde; *X laysset a Sant Sperit* wurde interpretiert als „X vermachte dem Hospital ein Legat über ...“, im Gegensatz zu *X fes heres l'espital*. Ein weiteres Indiz dafür, daß ein Legat und nicht eine Erbschaft erfolgt war, liegt vor, wenn der THESAUR nur eine Testamentsklausel, nicht das eigentliche Testament erwähnt[24]; Klauseln wurden eben im allgemeinen für Nebenerben angefertigt; der Haupt- oder Universalerbe verfügte zumeist über eine vollständige Testamentsabschrift.

---

[20] Die Bevölkerungszahlen stagnierten dann wahrscheinlich bis um 1450/70 (Baratier, ib. 85), um 1524 wieder 15.000 und 1554 30.000 Personen zu erreichen (ib. 66[1]); vgl. das ‚Modell der Bevölkerungsentwicklung in Europa, von 500 bis 1500‘ (Tabelle) von Grupe (Umwelt 27).

[21] 21 der 80 Stiftungen fanden in den vier Jahren 1346–1350 statt, neun weitere 1361–1363.

[22] Vgl. zur Terminologie die Artikel über ‚Übriges Erbrecht‘ (onomasiol. Ordnung III.c) und ‚Hinterbliebenenrecht‘ (III.b) im lexikalischen Teil.

[23] Zu solchen Listen von Minimallegaten vgl. die Beispiele in: J. Huizinga, Der Herbst des Mittelalters, Kap. XVII (Ausg. Kröner 1965, S. 338 & Anm. 28).

[24] So wurde die Stiftung von Garcens Borgonhona über 200 Pfund trotz ihrer Höhe zu den Legaten gestellt, weil sie in einer Klausel enthalten war.

Der THESAUR verweist, unter offenbarem Verzicht auf alle kleineren Legate, auf 35 Stiftungen dieses Typs, der so mehr als ein Drittel aller Vermächtnisse im Urkundeninventar umfaßt. Von den 35 Legaten enthalten 20 einen Pachtzins und vier eine jährlich zu leistende Nahrungsmittelabgabe; fünf weitere Legate betreffen ein Untereigentum, das Viertel einer Mühle, die zuvor dem Spital zinspflichtig war, von Johan Guilhem, die Wohnhäuser der Prostituierten Johaneta Ponsina, der Johaneta Nicolaua und der Johaneta de Ogier und ein Grundstück des Mitre Vermelh. Nur fünf Legate enthalten Geldsummen: zum einen die ungeheuere Stiftung über 1.000 Florentiner von Pasqueta de Montolieu und die immer noch bemerkenswerte über 200 Pfund von Garcens Borgonhona, zum andern drei kleinere Stiftungen über 20 bis 50 Pfund. Die 50 Florins von Laugier de Solies sollten dabei in vier Jahren abgezahlt werden, und die 25 Pfund des Andriol Jaufres waren durch ein Wohnhaus in Nizza hypothekarisch gedeckt; in beiden Fällen bestand für das Hospital bis zur vollständigen Auszahlung des Legates ein mittelfristiges Interesse an einem Testamentsauszug. Nur bei der Hinterlassenschaft von 20 Pfund durch Johan Urta scheint mir die Testamentsklausel weder durch außergewöhnliche Höhe des Legates, noch durch längere Laufzeit begründet.
Die Höhe der Legate setzt sich folgendermaßen zusammen[25]:

1–10 Pfund: 11 Legate (3 Frauen)[26]
11–20 Pfund: 6 Legate (2 Frauen)[27]
21–55 Pfund: 13 Legate (6 Frauen)[28]
56–99 Pfund: kein Legat
> 100 Pfund: 5 Legate (4 Frauen)[29]

---

[25] Nach den in Marseille im Spätmittelalter geltenden Regeln wurde ein Pfund Pachtzins mit einem Wert von 20 Pfund angegeben.

[26] Hier wurden die vier Nahrungsmittelabgaben (1 Milhayrola Wein oder 1 Hemine Getreide) mitgerechnet, die die Landwirte Johan Giraut, Jacme de Mausac und Peyre de Menresa und der Kaufmann Guilhem Messier hinterließen. Neben diesen Landwirten und dem Seemann Arnaut Vidal, bei denen man vermuten kann, daß das Legat für sie einen Großteil des Erbes ausmachte, treten bei den Stiftern der kleineren Legate auch der Wechsler Arnaut Fabre, die Kaufmannswitwe Catherina Johanna, der Schiffszimmermann Marin Augier und Bernart de Brandis (Kaufmann ?) auf, sowie Silia Boyssiera und Thomasa Milona.

[27] Vorwiegend Patrizier: Biatris d'Auruol, Guilhem d'Alans (*camsor*), Johan Bernart (*drapier*), sowie Bernart Franc, Zunftmeister, Johan Urta und Guilhelma Bonvina.

[28] Erfaßt wurden hier auch die Stiftungen einer Viertel Mühle, belastet mit 15 Heminen Getreide im Jahr, von einem Weinberg und einigen Grundstücken, von mehreren Wohnhäusern und von 50 Florentinern; Patrizier: Bernart Garnier (*pebrier*), Peyre de Berra (Kaufmann), Laugier de Solies (*noble*), Jacmeta Raynolsa (Frau eines *drapier*); Notar: Guilhem Cayssier; Handwerker: Andriol Jaufres(?); Müller: Johan Guilhem; Landwirt: Mitre Vermelh; Seemannsfrau: Caterina Lombarda; Prostituierte: Johaneta Ponsina (bei den letzten vier Stiftern wurde die Annahme eines Legates durch die Terminologie des THESAUR nahegelegt, es dürfte aber eine Erbschaft vorgelegen haben), sowie Biatris Audeberta; Johaneta Nicolaua; Johaneta de Ogier.

[29] Eine Stiftung über 100 Pfund von Dousa Hugolena (Ehemann: *domeyzel*) blieb dem Hospital nur zum Nießbrauch; die 200 Pfund der Garcens Borgonhona gingen erst

Naturgemäß ist die Höhe der Legate nach oben klarer abgegrenzt als die von Totalerbschaften; ein Legat scheint die Summe von 55 Pfund in der Regel nicht überschritten zu haben; die Frequenz der Legate nimmt auch mit ihrer Höhe regelmäßig ab. Die Unterschiede in den Berufsgruppen etwa bei den Legaten von 1 bis 10 und von 21 bis 55 Pfund sind erstaunlich gering. Nur bei den sehr großen Stiftungen steht das städtische Patriziat allein da.

Mitre Vermelh und Garcens Borgonhona behielten ihrem Ehepartner einen lebenslangen Nießbrauch über das Legat vor, Johaneta de Ogier ihrer Schwester und Johaneta Nicolaua einem nicht näher beschriebenen Erben. Nicolaua Payroliera bestimmte sogar zwei Vorerben vor dem Hospital, ihre Tochter und ihren Enkel.

Die 15 Frauen heben sich in ihrem Verhalten gegenüber den stiftenden Männern kaum ab, höchstens durch eine häufigere Einsetzung von Vorerben und vielleicht durch eine Tendenz zu besonders umfangreichen Legaten.

Auflagen in Verbindung mit Legaten

Knapp die Hälfte der im THESAUR bezeugten Legate (15 von 35), aber nur eine Erbschaft, verbindet sich mit einer klaren Zweckbestimmung. Die Stifter wollten ihre Spende nicht dem Gutdünken der Rektoren anheimstellen, sondern ihre eigenen Vorstellungen über die Verwirklichung des Barmherzigkeitsgedankens in die Tat umgesetzt sehen. Bei fast allen Auflagen steht die Versorgung der Hilfsbedürftigen an erster Stelle. Zu bestimmten Festtagen sollten Armenbankette stattfinden, an Weihnachten (*un dinar als paures del hospital a calenas* (19 Sous), Guilhem d'Alans; *una pitansa als paures a calenas* (5 Sous), Silia Boyssiera) oder am Fest der Heiligen Maria Magdalena (22.VII.), die der Legende des 11. bis 13. Jahrhunderts nach mit Lazarus und Martha bei Marseille gelandet war, um in der Einöde der Sainte-Baume zu leben, und die in der Provence eine innige Verehrung erfuhr (*una pitansa als paures* (15 Sous), Biatris d'Auriol), oder auch mehrmals im Jahr, an Weihnachten, Ostern, Pfingsten, in der Bittgangwoche vor Himmelfahrt und an Allerheiligen (insgesamt 50 Sous für Brot an den fünf Festen, Catherina Lombarda). Solche Mahlzeiten, wie sie dem Hospital nach dem Zeugnis des THESAUR vorwiegend von Oberschichtsangehörigen zukamen, wurden aus dem Erlös von Zinsrechten finanziert. Landwirte hingegen hinterließen in der Regel Nahrungsmittel, die nach der Ernte geliefert wurden, etwa eine Hemine Getreide (Jacme de Mausac, Peyre de Menresa) oder eine Milhayrola ‚guten Weines' (Johan Giraut), also keine ‚piquette', und die ebenfalls für die Armen bestimmt waren. Typische Almosengaben nennt die Hinterlassenschaft der Guilhelma Bonvina und auch die ihres Neffen Guilhem Messier: 10 Hühner, Brot und Wein für jeweils 10 Sous; erstaunlicherweise findet sich bei keiner Spende ein Hinweis auf Olivenöl, das

nach dem Tode ihres Mannes, des Kaufmannes Andrieu, an das Hospital über; die Höhe der Stiftung des *cavallier* Johan Atols steht nicht eindeutig fest (Fabre, Hôpitaux 1,95f gibt sie mit einem jährlichen Zins von 50 Pfund an, was einem Wert von 1.000 Pfund entspräche!); 1.000 Florentiner von Pasqueta de Montolieu.

gleichfalls wie heute noch in vielen Mittelmeerländern zu den unabdingbaren Grundnahrungsmitteln gehört.

Während das Legat von Arnaut Fabre *per la taula dels paures* (7 Sous) ebenfalls für Speisen bestimmt war, erlauben die Wendungen *X sols als malautes per almorna* (Arnaut Vidal; Johan Atols) und *per far ausols als paures* (16 Pfund, 10 Sous (!), Johan Martin) keine genauen Aussagen; der Pachtzins könnte ebensogut für Kleidung, Schuhwerk o.ä. verwendet worden sein.

An die Lagerstätten des Hospitals wurde von zwei Stiftern gedacht[30]: *per renovar los liechs e los draps cad'an* (Jacmeta Raynolsa); *per reparation dels lietz* (Urk. *linteamina* „Leintücher") *dels paures* (5 l. (!), Dousa Hugolena). Die Betten sollten also „wiederhergestellt" (*reparation*) – das Holz geleimt, die Decken geflickt und die Leintücher gewaschen – und durch Nachkauf „erneuert" (*renovar*) werden. Beide Stifterinnen betonen die Unterhaltung der Leintücher, die bei bettlägerigen Alten und Kranken einer stärkeren Abnutzung ausgesetzt waren als die wertvollen Decken (*lodices/flassada*), die oft „über mehrere Generationen im Gebrauch" waren[31], oder die (Woll-) Matratzen (*mathalacia*), und die auch teurer waren als die Stroh- oder Laubsäcke, die unter den Matratzen lagen, wenn solche vorhanden waren, und sonst als einzige Schlafunterlage dienten[32].

Die Höhe solcher Almosen erscheint gering, sieht man von der Stiftung des Johan Martin ab, die zu einer Erbschaft gehörte. Andererseits konnte damals mit fünf bis zwanzig Sous eine Mahlzeit für einige Dutzend bis über hundert Personen – je nach Gehalt – bereitet werden. Die Wirksamkeit der Legate lag in ihrer Zweckbestimmung, die verhindern sollte, daß die Verwaltung des Spittels sich über Gebühr aufblähen konnte, und die mit vergleichsweise geringem Einsatz eine spürbare Wirkung der Spende erlaubte. Es spricht alles dafür, daß die Wünsche der Stifter gewissenhaft befolgt wurden, wie ja auch die Legate der Spender an andere Empfänger getreu eingelöst wurden (s.u.); von dem von Bernart Franc hinterlassenen Geld etwa wurde wenig später ein Zinsrecht erworben, das für den Unterhalt einer Öllampe („Ewiges Licht") im Hospital bestimmt war[33].

Neun der auflagengebundenen Legate stammten aus Patrizierhäusern, fünf aus Landwirts- oder Seemannshaushalten und eines von einem Handwerker; dabei entstand die Hälfte von ihnen vor 1348, keines nach 1377[34]. Der Stiftungs-

---

30 Bettenstiftungen waren in Hospitälern nicht ungewöhnlich; Fabre (Hôpitaux 1,89[2]) zitiert die Stiftung des Schmiedes Johan del Castelet von 48 Florins für Betten (1306) und das Legat von jeweils einem Bett durch den Notar Hugo Noe (1341) und durch Antoni Claus (id.).

31 Boockmann, Leben 200.

32 Fabre, Hôpitaux 1,74[3]; cf. Lindgren, Bedürftigkeit 43.

33 Ein anderes Legat, das für den seelsorgerischen Dienst der Armen (*ad honorem domini Jhesu Christi et ad servicium pauperum*, Test. Bernart Franc) bestimmt war, stammte von Bernart Garnier, der 24 Sous für die *luminaria* des Hospitals spendete.

34 Drei der Legate entstanden 1266–1276, sechs 1330–1347, drei 1348–1352 und vier 1361–1377.

typ tritt schon deutlich vor den Umbrüchen des 14. Jahrhunderts auf und scheint aus einer archaischen Schicht von Unterstützungen zu stammen, die das Hospital erhielt. Möglicherweise waren überhaupt im 13. Jahrhundert Naturalspenden die häufigste Form von Zuwendungen.

Der Wunsch, sein Vermögen wirksam in den Dienst der Schwachen zu stellen, und es nicht einer gesichtslosen Institution oder der reichen Kirche zu hinterlassen, ist offenbar nicht gruppen-, sondern zeitspezifisch. Man vermeint im ‚distant mirror', den uns das Spätmittelalter nach der expliziten Meinung Barbara Tuchmans und auch nach Umberto Ecos Darstellung im *Nome della rosa* vorhält, heutiges, ebenso zeitgebundenes und vielleicht schon wieder abklingendes Interesse an ‚Sozialem' zu erkennen.

Erbschaft und Substitution

Die größte Gruppe der im THESAUR erwähnten Spender setzte das Hospital zum Teil- oder Universalerben ihres Eigentums ein. Eine teilweise Erbschaft, die nur ein Drittel oder ein Viertel einer Gesamterbschaft ausmachte, könnte auch als größeres Legat gesehen werden; die Einteilung folgt wieder dem Wortlaut des THESAUR: *X fes heres de totz sos bens/de la mitat de sos bens Sant Sperit.*

Eine Erbschaft konnte wie ein Legat auf zwei Wegen an das Hospital gelangen: unmittelbar nach dem Tode des Erblassers oder nach dem Tode eines Vorerben, der den lebenslangen Nießbrauch der Erbschaft hatte. Während Fälle von Nießbrauch bei Legaten aber selten sind (5 von 35), häufen sie sich bei den Erbschaften an das Heilig-Geist-Spital, die ein engeres Band um Erblasser und Erbe schlingen, und die einen Bruch des Einzelnen mit dem Prinzip der Familie darstellen; denn eigentliches Ziel des Testaments war die *posteritas*, die Kontinuität und «reproduction» der Blutsverwandtschaft[35].

Unmittelbare Erbschaft

Das Heilig-Geist-Spital wurde von 19 Personen zum unmittelbaren Erben eingesetzt. Über den Inhalt von Erbschaften enthält der THESAUR weniger Angaben als über den von Legaten; nur Zinsverpflichtungen sind häufig erwähnt oder lassen sich aus den ebenfalls im THESAUR aufgenommenen Pachtverträgen rekonstruieren, die der Erblasser oder später das Hospital aus seiner Hinterlassenschaft abschlossen. Die Höhe solcher Zinsrechte konnte deutlich unter der der gesamten Erbschaft liegen wie bei Julian de Casals, aus dessen Gut Zinsrechte im Wert von höchstens 500 Pfund im THESAUR erwähnt sind, dessen Eigentum jedoch, als er starb, 8.000 Florentiner in bar und Korallen, die für 3.500 Florins verkauft wurden, umfaßte, von denen dem Hospital die Hälfte zustand[36]. Bei dem wohlhabenden Johan Blasi überstieg der Wert der Zinsrechte sein Bargeld; der THESAUR erwähnt von ihm Zinsrechte im Wert von wenigstens 600 Pfund, während sich nach Hauck[37] 1341 die „Summe des

---

[35] Chiffoleau, Comptabilité 68; cf. Petitjean, Substitutions 69.
[36] Baratier, Commerce 84.
[37] Blasi 171f.

flüssigen Kapitals auf 411 Pfund" belief. Der Landwirt Peyre Isnart schließlich hatte neben seinen Grundstücken sicher kaum Bargeld zu vermachen.

In neun Fällen sind Angaben über den Mindestwert einer Erbschaft möglich:

- 14 Pfund (Martin Blanc)
- 50 Florins (Hugueta d'Alans)
- 1 Haus (Amielha Grassa)
- mit 6 Pfund Zins belastete Utile (Peyre Isnart)
- 120 Florins (Guilhem Chalens)
- 116 Pfund (Antoneta de Berra)
- 400 Pfund (Tomas de St. Chamas)
- 1000 Pfund (Johan Blasi)
- 5000 Pfund (Julian de Casals)

Diese Summen, die anders als bei den Legaten oft nur einen Teil der Erbschaft erfassen, übersteigen deren Höhe dennoch deutlich. Das rechtfertigt die Einteilung in Legate und Erbschaften nicht nur im Hinblick auf den Spender, der dem Hospital einen bestimmten Platz in der eigenen Werteskala zuordnete, sondern auch im Hinblick auf den Empfänger, der als Teil- oder Alleinerbe höhere Einnahmen hatte; eine Erbschaft von 200 Pfund deckte rein rechnerisch – die Pachtzinsen zahlten sich ja nur langsam aus – über zwei Monate grosso modo alle anfallenden Kosten des Hospitals, ein Legat von 30 Pfund keine zwei Wochen[38].

Die wenigsten Erblasser hatten, im Augenblick ihres Todes, Kinder; nur Raymon dal On und Hugo Ameli hinterließen eine Tochter, die bei ersterem die Hälfte des Gutes erhielt. Der Familienstand der meisten männlichen Stifter ist unbekannt (s.u. Stifterinnen); Johan Blasis Frau überlebte ihren Mann um viele Jahre und wurde nur mit einer kleinen Rente bedacht[39]; Julian de Casals war schon Witwer, als er starb[40].

Bei den Berufen zeigt sich ein relatives Übergewicht von fünf Patriziern und Großkaufleuten (Martin Blanc, *drapier*; Julian de Casals, *mercant*; Bertran de Rocafort, *mercant*; Hugueta d'Alans, Frau eines Tuchhändlers; Antoneta de Berra, Frau eines Wechslers) gegenüber einem Arzt (Johan Blasi), zwei Notaren (Peyre Ameli, Johan Peyriat), einem Gerber (Bertran de Pontremols), der Frau eines Steinmetzen (Dosseta Estaca), einem Landwirt (Peyre Isnart) und einem Fischer (A. Bonet)[41].

Mehr als die Hälfte der unmittelbaren Erbschaften[42] entstand nach 1379[43], während von den Stiftungen insgesamt weniger als ein Viertel auf diese Jahre

[38] Bei der Berechnung der Durchschnittswerte wurde auf die wahrscheinlich zu niedrige Zahl von 14 fl. (Erbschaft von Martin Blanc) verzichtet, wie auch auf die beiden Extremwerte bei Julian de Casals und Pasqueta de Montolieu.

[39] Hauck, Blasi 170.

[40] Baratier, Commerce 84.

[41] Berufsangaben fehlen für Guilhem Chalens, Peyre Garre, Amielha Grassa, Jacme Grasset, Raymon dal On, Guilhem de Rians und Thomas de Sant Chamas.

[42] Ohne Berücksichtigung von Hugueta d'Alans, deren Todesdatum nicht feststeht, und von Thomas de Sant Chamas, bei dem zum Teil eine Substitution vorliegt.

[43] Drei Stiftungen entstanden 1327–1341, fünf 1353–1372, fünf 1379–1395 und vier 1415–1429.

entfällt (22/89), und die überwiegende Menge auf die Zeit zwischen 1340 und 1380 zurückgeht (54/89).

Erbschaft mit Einsetzung eines Nießbrauchers

Fast ebenso häufig wie ein Einsetzen des Hospitals zum unmittelbaren Erben tritt im THESAUR eine Nachfolgeregelung auf, bei der das ganze Eigentum des Erblassers, oder ein Teil davon, lebenslang einem Verwandten zum Nießbrauch überlassen wird, ehe es an das Spital übergeht; dieser Vorgang kann erbtechnisch auch als ‚bedingungslose' oder ‚unbedingte Substitution' bezeichnet werden.

Wie bei der unmittelbaren Erbschaft wurden nur wenige Erblasser von ihren Kindern überlebt, so Johan Enguilran und Jacme Fransa. Der Gedanke eines Fortlebens des Einzelnen in seinen Nachkommen zeigt auch hier als *argumentum ex silentio* seine Wirksamkeit[44]. Als Vorerben treten neben den beiden erwähnten Kindern in erster Linie die Ehepartner der Testatoren auf (achtmal), wobei die Witwe des Johan Benet sich den Nießbrauch mit seinen Geschwistern teilen mußte, und die des Giraut Chapus dessen Güter zusammen mit ihrer eigenen Mutter übernahm. Marita Monega setzt als einzige nach ihrem Ehemann noch weitere Vorerben, nämlich ihre Brüder, vor dem Hospital ein[45]. In je einem Fall wird die Schwester des Erblassers (Jacme Martin), ein Neffe (Dousa Martina), eine Nichte (Aycart del Dragon), ein Vetter (Sileta Bonenfant) und eine Tante (Guilhem Lombart) als Nießbraucher eingesetzt. In drei Fällen spezifiziert der THESAUR die Erben nicht näher; es sind aber auch hier Blutsverwandte zu erwarten.

In der (Mindest-) Höhe unterscheiden sich unmittelbare Erbschaft und Erbschaft nach Nießbrauch kaum:

- 1 Haus abzügl. 20 Sous Zins (Berenguiera Bernarda)
- 40 Pfund (Marita Monega)
- 50 Pfund (Jacme Martin)
- 140 Pfund (Giraut Chapus)
- 160 Pfund (die drei Geschwister Dragon zus.)
- 240 Pfund (Johan Benet)
- 300 Pfund (Jacme Estornel)
- 500 Pfund (Johan Martin)

Bei der unbedingten Substitution sind die Fernhändler, Reeder, Wechsler und Kleinadeligen mit neun Vertretern (Dieudella Dieudella, Augier & Loys del Dragon und Sibilia de Mausac, Jacme Estornel, Jacme Fransa, Jacme & Johan Martin und Dousa Martina) gegenüber zwei Landwirten (Berenguiera Bernarda, Guilhem Lombart) und sieben nicht zu bestimmenden Personen[46] überrepräsentiert.

---

[44] Vgl. Chiffoleau, Comptabilité 71: «En fait, le choix de l'héritier dépend étroitement de la situation démographique de chaque famille».

[45] Ebenfalls ihren Ehepartner setzten Jacme Estornel, Jacme Fransa, Johan Martin, Berenguiera Bernarda und Antoneta Blasin zum Vorerben ein.

[46] Antoneta Blasin, Sileta Bonenfant, Marita Monega, Huga Rostanha und die sicher wohlhabenden Johan Benet, Giraut Chapus und Johan Enguilran.

Wie die auflagengebundenen Legate sich in der Schichtenzugehörigkeit nicht von den anderen absetzten, gleicht sich auch die Herkunft der Stifter bei unmittelbarer und mittelbarer Erbschaft. Beide Typen der Erbschaft zeichnet weiterhin die Abwesenheit direkter Nachkommen aus. Unterschiede zeigen sich bei der Verteilung von Männern und Frauen (s.u. Stifterinnen) und bei der chronologischen Struktur. Zeitlich entspricht die Abfolge der Erbschaften nach Nießbrauch eher dem Gesamtbild der Stiftungen an das Spital als die der unmittelbaren Erbschaften, die gegen Ende des 14. Jahrhunderts proportional zunehmen. Vierzehn von achtzehn Stiftungen mit Nießbrauchern erfolgten vor 1378, davon acht 1348/9, und nur vier danach[47].

Beide Typen der Erbschaft sahen, anders als eine Substitution, vor, daß das Hospital zwangsläufig in den Besitz des Erbgutes gelangte, wenn auch mit einer gewissen zeitlichen Verzögerung. Der Familienklan, der den Erblasser zu seinen Lebzeiten geschützt und unterstützt hatte, bewahrte bei der Einsetzung eines Nießbrauchers eine privilegierte Stellung. Der Erblasser verfügte wie bei einer Substitution zunächst nach den Regeln der Familienzugehörigkeit und wohl auch nach persönlicher Sympathie über sein Eigentum. Erst in zweiter Linie, nach einem ihm nahestehenden Verwandten, aber noch vor dessen Nachkommen, stand das Hospital.

Substitution

Sehr viel seltener als Stiftungen durch Legat oder unmittelbare oder mittelbare Erbschaften finden sich im THESAUR Zeugnisse für die bedingte Substitution, die nur drei- oder viermal auftritt. Bei dieser Sonderform der Erbschaft sind allerdings nur die Fälle bekannt, bei denen tatsächlich kein Nachfolger des Erblassers überlebte, nicht jene, die in gleicher Intention und Form entstanden, bei denen der Erbfall an das Heilig-Geist-Spital aber nicht eintrat. Die geringe Zahl der Erbschaften durch Substitution erlaubt das makabre Rechenspiel, daß mit der Zahl der potentiellen Erben, die sich zwischen einen Sterbenden und das Hospital stellten, dessen Einnahmen sanken.

Die Bedingungen in den Testamenten von Loys Austria, Nicolau Dieudell und Jacme Peyre (alle 1361–1373) stimmen überein: das Heilig-Geist-Spital wird Universal- oder Teilerbe, wenn die Kinder ohne leibliche Erben sterben. Jacme Peyre überließ dem Spittel auch in diesem Fall nur ein Viertel seines Gutes, wahrscheinlich im Hinblick auf seine Witwe. Thomas de Sant Chamas setzte zwar das Hospital als Erben ein, sah aber für seinen illegitimen Sohn Bertran ein Legat von 400 Pfund vor, die erst nach dessen kinderlosem Tod an das Spital fielen; angesichts der Höhe des Legates bietet sich ein Vergleich mit einer üblichen Substitution an.

Erbschaften von im Hospital Verstorbenen und von Ortsfremden

Die Zahl von vier im Hospital verstorbenen Spendern, die im THESAUR erwähnt sind, ist gering, bedenkt man, daß das Spital das Recht in Anspruch

[47] Eine Stiftung erfolgte 1331, acht 1348/49, drei 1361/62, zwei 1371/77 und vier 1379/98.

nehmen konnte, Kranke, die kinderlos in ihm verstarben, zu beerben[48]. Alle Fälle im THESAUR stammen aus dem ausgehenden 14. und beginnenden 15. Jahrhundert (1379, 1380, 1415, 1417), aus einer Zeit also, in der Lindgren für Barcelona eine Tendenz zur „allmählichen Abkehr von dem Prinzip der unentgeltlichen Aufnahme" festzustellen vermeint[49].

Die Landwirtswitwe Gantelma Boneta vererbte auf diese Weise dem Hospital ihr eigenes und das von ihrem Mann ererbte Gut. Der Flickschuster Peyre Boyer wurde offenbar schon halbtot ins Hospital eingeliefert und schenkte gleich bei der Ankunft sein weniges Gut dem Spital, in das er sich als Donat aufnehmen ließ (*lo qual si donet a l'espital*[50]).

Andere Gründe als die beiden alleinstehenden Marseiller, im Heilig-Geist-Spital unter seelsorgerischer Aufsicht und bei gewisser Pflege zu sterben, hatten Peyre Garre aus der Diözese Gap und Giraut Chalens aus Valencia, die sich entweder auf der Durchreise befanden oder erst kurze Zeit in Marseille lebten.

Sie wären nicht die einzigen Stifter gewesen, die als Zugereiste in Marseille mit oder ohne Bürgerrecht wohnten: Johan Ganarri hinterließ dem Spital seine Besitzungen in Solies und Noulas (1381), Andriol Jaufres ein Haus in Nizza (1376) und Alaseta Marceta eines in Puey Santa Reparada (1301). Ebenfalls in der ersten Generation in Marseille lebten Johan Blasi aus Montpellier (1341), Johaneta de Ogier, deren Ehemann als Bürger von Genua in Marseille wohnte (1348), Thomas de Sant Chamas (1342), dessen Vater noch in Sant Chamas lebte, und Bertran de Rocafort aus Hyères (1427).

Vermächtnisse von zugereisten Stadtbewohnern waren nicht ungewöhnlich[51], denn oft befand sich der größte Teil ihrer Verwandtschaft an ihrem Geburtsort, was zu einem Nachlassen der Verbindungen führen konnte; und nach den leiblichen Erben waren Blutsverwandte die nächsten ‚natürlichen Gegner' des Hospitals bei der Abfassung eines Testaments.

Schenkung

Die im THESAUR auftretenden Schenkungen – *donations*, auch bei dieser Einteilung liegt die Terminologie des Urkundeninventars zugrunde – haben verschiedene Gestalt. Zum einen treten Schenkungen *inter vivos* auf, etwa das Zinsrecht über 12 Sous, das Peyre Blanquier und Marcel Catalan 1325 erst erwarben und später dem Hospital schenkten; hier könnte es sich um eine Danksagung für die Pflege eines gemeinsamen Verwandten oder Freundes handeln. Eine Sonderform der Schenkungen unter Lebenden bilden Schuldabtretungen an das Heilig-Geist-Spital. Pellegrina Sparviera überließ dem Spittel zusammen mit ihrem Haus einen jährlichen Zahlungsanspruch gegenüber ihrem Sohn, der ihr auf Lebenszeit zustand (1350), und Ancelma de Sant Peyre gab einen

48 Lindgren, Bedürftigkeit 128.
49 Ib. 105.
50 Fabre, Hôpitaux 57[3].
51 Chiffoleau, Comptabilité 66f; 67[95].

Schuldanspruch über 40 Florentiner an das Spital weiter (1400). Auch dem Hospital von der Verkündigung wurde 1378 von Peyre de Sant Joerio eine Schuld über 50 Florins überschrieben. Eine Schuldabtretung *mortis causa* ist nur einmal im THESAUR bezeugt und zwar im Testament von Giraut Chalens aus Valencia; aber mit einer Erbschaft fielen selbstverständlich auch alle Außenstände an den Erben.

Im letzten Drittel des 13. und dann wieder gegen Ende des 14. Jahrhunderts treten drei Schenkungen auf, bei denen der Geber eine Erbschaft oder ein Legat, das er erhalten hatte, an das Heilig-Geist-Spital weiterleitete. Über Johan Canhol gelangte die Erbschaft des Notars Johan de Pavia (1273) an das Hospital und über den Kaplan Antoni Dalmas die von Jacmeta Colla (1399). Jacme Stornell, der mehr als ein Jahrzehnt später selber zu einem Stifter des Heilig-Geist-Spitals wurde, überließ diesem schon zuvor ein ihm von Julian de Casals vermachtes Legat unmittelbar nach Erhalt (1385). Ähnlich wie bei der Übertragung eines Schuldanspruches führte bei diesen Schenkungen ein Geber ein noch nicht oder augenblicklich nicht zur Verfügung stehendes Recht einer karitativen Bestimmung zu.

Schließlich erscheinen im THESAUR auch Schenkungen, die der alten *donatio pro remedio anime* entsprechen, und die aus einer Zeit stammen, zu der das Testament offenbar noch keinen Allgemeingültigkeitsanspruch für Besitzübertragungen *mortis causa* beanspruchen konnte. Peyre Dossana etwa räumte 1233 bei der Schenkung eines Grundstückes und zweier kleinerer Zinsrechte seiner Frau einen lebenslangen Nießbrauch über diese Güter ein, ehe er sie an das Hospital vermachte; hier liegt ein Vorläufer einer unbedingten Substitution vor. Auch die Schenkung eines Weinberges und zweier Abgaben von Durant de Jerusalem 1237 ist inhaltlich als Legat aufzufassen.

Zur Zeit der Schenkung der Alaseta Marceta (1301) von einem Haus und einem Zinsrecht hatte sich das Testament jedoch in der Provence schon weitgehend durchgesetzt, und die Schenkung erklärt sich schwerlich als archaische Form eines Legates. Ebenfalls überraschend sind die Schenkungen allen Gutes durch Johan Ricasnovas 1332 und Johan Ganarri 1391, die die „gegenwärtigen und die zukünftigen" Besitztümer einschlossen. Lag eine *donatio pro remedio anime inter vivos* vor, bei der sich der Spender einen lebenslangen Nießbrauch einräumte? Dieser Stiftungstyp, der formal auch der Substitution zugrundelag, war allerdings schon über ein Jahrhundert nicht mehr gebräuchlich. Offensichtlich blieben, wenigstens in der Terminologie, Relikte aus der Zeit vor der Renaissance des Römischen Rechtes in der Provence noch im 14. Jahrhundert lebendig.

Umstände und Nachspiele der Stiftungen

Fortsetzung einer Stiftung

Verschiedentlich erklärt sich die Motivation einer Stiftung an das Hospital zumindest teilweise aus der Nachahmung eines Vorbildes heraus. Hugueta d'Alans zum Beispiel setzte das Heilig-Geist-Spital zum Universalerben ein, nachdem ihr verstorbener Mann diesem ein Legat vermacht hatte. Auch Dousa Martina hinterließ ihr persönliches Besitztum nach dem Tod ihres Neffen dem Hospital, offenbar in Nachfolge ihres Mannes, der sie zur Vorerbin und das Spital zum Nacherben bestimmt hatte. In ähnlicher Weise verdoppelte der Kaufmann Guilhem Messier in seinem Testament jene Hälfte des Legates seiner Tante, die er selbst als ihr Teilerbe jährlich aufbringen mußte. Nicht eindeutig ist das Verhalten des Juristen Johan de Quinsac, Neffe und Vorerbe der erwähnten Dousa Martina, von dem im THESAUR nur das Vorhandensein seines Testamentes erwähnt ist (die Urkunde ging verloren); entweder enthielt dieses die Weitergabe des Erbgutes seiner Tante oder, was wahrscheinlicher ist, eine zusätzliche Stiftung des obengenannten Johan. Der Müller Jordan Fermin erhielt als Vorerbe seiner Base Sileta Bonenfant ihr Eigentum zum Nießbrauch (§ B 3), bevor es zur Hälfte an Heilig-Geist- bzw. Jakobsspital fallen sollte; in seinem Testament vermachte er den beiden Hospitälern ebenfalls jeweils die Hälfte seines Gutes; auch hier fand eine Erweiterung der Erbschaft statt. Trotz der geringen Zahl der im THESAUR nachgewiesenen Stiftungen in der Nachfolge von Verwandten, scheint bei diesen nicht Zufall, sondern Imitation die Hauptrolle gespielt zu haben.

Gemeinsam mit dem Heilig-Geist-Spital bedachte fromme Institutionen

Über Legate an andere Empfänger als das Heilig-Geist-Spital enthält der THESAUR nur dann Angaben, wenn diese das Hospital, etwa als Universalerben und damit oft als Testamentsvollstrecker, unmittelbar betrafen. Am häufigsten sind Seelenmessen erwähnt, die jährlich zwischen 10 und 20 Sous kosten und in verschiedenen Kirchen abgehalten werden sollten, in der Kathedralkirche (Berenguiera Bernarda 1362; Johan Enguilran 1374), in den Accoules (Garcens Borgonhona 1348; Biatris Audeberta 1373), in St. Martin und in St.-Jacme-de-las-Spasas (Nicolaua Payroliera 1373). Bernart Garnier, der Gründer des Jakobsspitals, hinterließ umgekehrt 24 Sous jährlich für einen Meßdienst oder ein Ewiges Licht (*luminaria*) im Heilig-Geist-Spital. Wie Johan Blasi[52] bedachten viele Stifter neben einem Hospital oder Orden als Haupterben auch noch andere Spitäler und Kirchen mit Legaten, welche für Seelenmessen zugunsten des Testators dienen sollten.

In einigen Fällen mußte das Heilig-Geist-Spital von einer Erbschaft sogar die Einrichtung einer Kapelle im Auftrag des Verstorbenen oder für ihn bezahlen, so für die Bruderschaft der Notare (Hugo Ameli 1382), einmal für Guilhem und Hugueta d'Alans in der Kirche der Dominikaner (1352), und wahrscheinlich auch einmal für Julian de Casals in der Franziskanerkirche St. Louis (1399[53]). Eine hundertpfündige Wachsstatue, die Johan Blasi den Minderbrüdern von Montpellier hinterließ[54], ging vermutlich ebenso auf die Rechnung des Hospitals (§ A 4).

---

52 Hauck, Blasi 171.
53 Cf. Baratier, Commerce 84.
54 Hauck, Blasi 171.

Es war nicht unüblich, daß wohlhabende Erblasser ihren Besitz unter mehreren Spitälern aufteilten; Lois Austria (1373) und Julian de Casals (1395) setzten wie die bereits erwähnten Sileta Bonenfant und Jordan Fermin das Heilig-Geist- und das Jakobsspital gemeinsam zu Erben ein, und Jacme Stornel (1399) verteilte sein Gut gleichmäßig auf die genannten Spitäler und auf das Hospital der Verkündigung; das Heilig-Geist- und das Jakobsspital wurden schon lange vor ihrer Vereinigung im 16. Jahrhundert als vergleichbare Institutionen angesehen. In jeweils einem Fall teilte das Hospital eine Erbschaft mit den Franziskanern (Bertran de Rocafort 1427) und mit der Kathedralkirche (Raymon dal On 1361).

Erbstreitigkeiten

Es blieb nicht aus, daß es in einigen Fällen zu Erbstreitigkeiten zwischen dem Hospital und anderen Erben oder auch Vorerben kam. Das einprägsamste Zeugnis legt der THESAUR über den Streit zwischen dem Heilig-Geist-Spital und dem Domkapitel einerseits und der Tochter von Raymon dal On andererseits ab. Offenbar erhob die Tochter Einspruch gegen die ihr unbillig erscheinende Einsetzung von Hospital und Kapitel zu Haupterben unter Vernachlässigung ihrer eigenen gewohnheitsmäßigen Rechte; vielleicht konnte sie sich auch auf Erbschaftsversprechen ihres Vaters ihr gegenüber stützen. Ein Schiedsgerichtsentscheid sprach der Tochter dann auch die Hälfte der Erbschaft zu und dem Spital und den Kapitelsherren jeweils ein Viertel (§ A 9); die Güteraufteilung erfolgte allerdings erst vier Jahre nach dem Urteil (1361; § A 10)[55].

Ein Schiedsgerichtsurteil mußte auch zwischen dem Spital und der Ehefrau von Johan Benet als Nießbraucherin seiner Güter Frieden stiften (§ C 26) und zwischen dem Hospital und der Schwiegertochter des Jacme Fransa, der nach dem Tode seines Sohnes das Heilig-Geist-Spital als Erben der Hälfte seines Eigentumes eingesetzt hatte (§ F 49; K 46). Bis vor den Palastrichter wurde der Streit um das Erbe von Jacme Martin getragen (§ A 30).

In zwei Fällen erwähnt der THESAUR eine Einigung (*transaction*), bei der sich ebenfalls ein Verdacht auf Differenzen erhebt; einmal zwischen der Tochter von Hugo Ameli und dem Hospital, das zwei Jahre zuvor (1382) zum Universalerben eingesetzt worden war (§ A 28), ein anderes Mal zwischen diesem und den Erben des Jordan Fermin, wobei jedem die Hälfte von dessen Gütern zustand; hier kann auch eine Einigung über die Güterteilung stattgefunden haben.

Das Hospital war als Erbe keineswegs durch seine Position oder Funktion gegen gängigen Streit gefeit, und seine Stellung erweist sich als durchaus angreifbar, insbesondere, wenn noch direkte Nachkommen des Erblassers lebten.

---

[55] Fabre (Hôpitaux 95f; 96[1]) beschreibt einen Streit um das Legat von J. Atols (1348) an das Hospital (nach Fabre 50 l. Zins), das dessen Sohn aufgrund seiner Armut 1365 (?) für sich in Anspruch nahm. Der Fall wurde auf Geheiß des Papstes durch den Bischof von Avignon entschieden; der Sohn erhielt die Güter für sechs Jahre zum Nießbrauch, ehe sie wieder an das Hospital fielen.

Stifterinnen

Gut ein Drittel der auftretenden Stifter waren Frauen (32/89). Chiffoleau[56] stellte für das Comtat Venaissin und Avignon unter den Erblassern ebenfalls ein Drittel Frauen fest, die bekanntlich seltener als Männer voll geschäftsfähig (*sui juris*) waren und deswegen auch seltener testierten[57].

	Erbschaft		Legat[58]	
Familienstand	(insges.)	(mit Vorerben)	(insges.)	(m.V.)
Witwe	8	6	5	2
verheiratet	3	3	1	1
ledig	1	/	/	/
?	2	/	9	/

Die überwiegende Zahl der Stifterinnen waren, soweit sich ihr Familienstand feststellen läßt, Witwen (13), dazu eine Ledige und eine Prostituierte, die ebenfalls zu einer dieser beiden Gruppen zu zählen ist; nur vier Stifterinnen wurden sicher von ihrem Ehemann überlebt. Letztere konnten in ihrem Testament praktisch nur ihre Brautgabe hinterlassen. Die noch verheirateten Frauen entstammten verschiedenen Gesellschaftsschichten; Garcens Borgonhona, die dem Hospital ein Legat von 200 Pfund zudachte, war die Frau eines Kaufmannes, Berenguiera Bernarda hingegen die eines kleinen Landwirtes[59].

Von den vierzehn Frauen, die das Hospital als Haupt- oder Nebenerben einsetzten, sahen etwa zwei Drittel (9) einen Vorerben vor, dabei die drei verheirateten ihren Ehemann. Nur eine dieser vierzehn Frauen hatte nachweislich ein Kind, Nicolaua Payroliera alias Duranta, die allerdings nicht nur ihre Tochter zum Vorerben, sondern auch ihren Enkel zum ersten Nacherben vor dem Hospital bestimmte. In den anderen fünf Testamenten, die einen Vorerben vorsehen, treten eine Schwester (Johaneta de Ogier), ein Vetter (Sileta Bonenfant), ein Neffe (Dousa Martina) auf, zweimal auch ein nicht näher bestimmter Erbe (Dieudella Dieudella; Silia de Mausac), was die Existenz von Kindern unwahrscheinlich macht.

Während Frauen bei der unmittelbaren Erbschaft mit nur einem Viertel der Erblasser[60] unterrepräsentiert sind, treten neben den neun Frauen bei der Erbschaft nach Nießbrauch nur zehn Männer auf; rechnet man zu diesen die vierzehn Männer und fünf Frauen der unmittelbaren Erbschaft hinzu, so ergibt sich ein Geschlechterverhältnis von 24:14, das dem allgemeinen Mann-Frau-Verhältnis der Testamente ungefähr entspricht.

---

56 Comptabilité 49.

57 Vgl. zum Bürgerrecht der Frau in der mittelalterlichen Stadt Ennen, Frau 38–40 und passim.

58 Sowie drei Schenkungen (Pellegrina Sparviera; Alaseta Marceta; Ancelma de Sant Peyre).

59 Ungewißheit besteht bei Alaseta Blasin und Marita Monega.

60 Folgende fünf Frauen setzten das Spittel zum direkten Erben ein: Hugueta d'Alans; Antoneta de Berra; Gantelma Boneta; Dosseta Estaca; Amielha Grassa.

Nimmt man eine Übertragbarkeit der Zahlen von Avignon auf Marseille an, hinterließen durchschnittlich ebensoviele testierende Frauen dem Heilig-Geist-Spital Teile ihres Eigentums wie Männer, und zwar auch in demselben Umfang[61]; auch was die gesellschafliche Herkunft betrifft, wichen offenbar männliche und weibliche Stifter nicht voneinander ab. Ein fundamentaler Unterschied im Verhalten der beiden Geschlechter besteht jedoch in ihrer Einstellung zur nahen Familie, die sich insbesondere bei der unmittelbaren und der mittelbaren Erbschaft äußert: die Familienbande fielen bei Frauen eindeutig stärker ins Gewicht als bei Männern. Es ist vielleicht kein Zufall, daß die beiden einzigen Fälle von unbedingter Substitution mit zwei Vorerben bei Frauen, Nicolaua Payroliera und Marita Monega, auftreten, und daß Beispiele für bedingte Substitutionen bei Frauen fehlen. Auch ist im THESAUR kein einziger Fall bezeugt, bei dem eine noch verheiratete Frau nicht ihren Mann zum Vorerben vor dem Hospital eingesetzt hätte; Männer wählten zwar häufig ihre Frau zur Nießbraucherin (fünfmal), keineswegs aber immer, wie das Beispiel von Johan Blasi zeigt.

Gesellschaftliche Herkunft der Stifter

Etwa zwei Drittel der Stifter konnten durch die Angaben des THESAUR, der zugrundeliegenden Urkunden und der Arbeiten von Baratier, Blancard, Hauck u.a. gefaßt werden, wobei für Frauen im allgemeinen nur Beruf und Stellung von Vater oder Ehemann als Anhaltspunkt ihres sozialen Ranges dienen konnte.

Die Marseiller Oberschicht, die gerne als ‚Wirtschafts-Oligarchie' gekennzeichnet wird[62], umfaßte in erster Linie Fernhändler, Reeder und Wechsler, wobei praktisch jeder Reeder und Devisenhändler auch als Fernhändler Geschäfte abschloß, und viele Großhändler zeitweise Schiffe oder Schiffsanteile besaßen. Einige Händler spezialisierten sich auf Tuche oder Gewürze, handelten aber weiterhin auch mit Getreide, Salz, Korallen u.a., andere betrieben vorwiegend Handel mit einer bestimmten Gegend, etwa Kleinasien, was sie nicht von anderen Zielen fernhielt. Grundsätzlich gehen die Tätigkeitsmerkmale bei Angehörigen aller Schichten durcheinander; Johan Blasi etwa war Arzt, Händler, Mit-Reeder etc., Giraut Aymeric Jurist und Kaufmann, Bertran Cabrit Landwirt und Fischer. Die hier versuchte Typologie der Stifter hat also keineswegs Ausschließlichkeitscharakter, sondern läßt sich wie die der Stiftungen von der Terminologie des THESAUR leiten.

Die ländlichen Großgrundbesitzer oder Stadtherren, Vassallen des Bischofs, Vicomtes oder Grafen, und auch der städtische Kleinadel, der sich ebenfalls auf Grundbesitz stützte, spielten in Marseille eine viel geringere Rolle als in

61 Chiffoleau, Comptabilité 220.
62 Baratier, Marseille 84; 98; Lesage, Marseille 36; Giordanengo, Hôpitaux 192; etc.

den Städten der inneren Provence wie Aix und Arles oder auch in Avignon[63]. Den Titel *noble*, der ursprünglich dem Kleinadel – Knappen (*domeyzel*) und Ritter (*cavallier/miles*) – vorbehalten war, trugen oft auch Vertreter des Großbürgertums[64].

Dem städtischen Patriziat entstammt mehr als die Hälfte der faßbaren Stifter (35/66[65]), eine Überrepräsentation[66], die zum einen durch die Quellenlage bedingt ist[67], und die sich zum andern aus der bekannten Angst der christlich geprägten Reichen in Mittelalter und Neuzeit erklärt, die ihre grundsätzliche Verdammnis wegen ihrer Güter stets vor Augen haben mußten[68].

Geistliche konnten zusammen mit den Mönchen, Nonnen, Laienbrüdern und -schwestern einer Stadt bis zu einem Zehntel der Bevölkerung ausmachen[69], wobei Ordensangehörige und Donaten nie testierten; trotzdem überrascht es, nur einem Weltgeistlichen (Antoni Dalmas) – und diesem nur als Übermittler der Erbschaft eines andern – zu begegnen. Hier spiegelt sich möglicherweise der weitgehend laizistische Charakter des Hospitals im 14. Jahrhundert wider.

Weniger umfangreich war in den Städten die Zahl der gelernten Juristen und Notare, und relativ gering jene der Ärzte, Barbiere und Spezereihändler; beide Gruppen stellen zusammen etwa ein Zehntel der Stifter des Heilig-Geist-Spitals[70].

---

63 Lesage, Marseille 37; Bourrilly, Essai 25.

64 Chiffoleau, Comptabilité 48.

65 Händler: Peyre de Berra; Bernart de Brandis (?); Julian de Casals; Giraut Chapus; Nicolau Dieudell; Loys & Augier del Dragon; Guilhem Messier; in den Urkunden als Tuchhändler Johan Bernart und Bertran de Rocafort bezeichnet, als Wechsler Guilhem d'Alans, Arnaut Fabre und Johan Martin, als Reeder Johan Atols und Jacme Stornel und als Gewürzhändler Bernart Garnier; Händler waren auch die Ehemänner von Hugueta d'Alans, Antoneta de Berra, Garcens Borgonhona, Dieudella Dieudella, Dousa Martina und Jacmeta Raynolsa, die Väter von Loys Austria, Martin Blanc, Catharina Johanna, Sibilia de Mausac und Raymon dal On und der Neffe von Guilhelma Bonvina. Adelige: Jacme Fransa; Durant de Jerusalem; Jacme Martin; Pasqueta de Montolieu; Laugier de Solies, sowie der Vater von Biatris d'Auriol und der Neffe von Thomasa Milona.

66 Für die Provence des 14. Jahrhunderts können im Höchstfall zwei bis drei Prozent Adelige angenommen werden; Baratier (Démographie 68) schätzt 3.000 Feuerstellen von Adeligen auf insgesamt 63.000 Feuerstellen in der Provence (ib. 66); der Haushalt eines Adeligen dürfte ebensoviele oder mehr Nicht-Adelige (Dienstboten etc.) eingeschlossen haben wie Adelige.

67 S.o. Quellenwert des THESAUR; es liegt nahe, daß mehr Aussagen über die Oberschicht überliefert sind als über Landwirte oder Seeleute, die in ihrem Leben wenig mehr Urkunden aufsetzen ließen als ihr Testament und einen oder zwei Pacht- oder Mietverträge.

68 Cf. Mk. 10, 23–25; Lk. 6,24–26.

69 Cf. Le Goff, France Urbaine II, 338–340.

70 Juristen waren Johan de Quinsac und der Vater von Dousa Hugolena, Notare Hugo Ameli, Guilhem Cayssier und Johan Peyriat und Spezereihändler Peyre Blanquier; der Arzt Johan Blasi war zeitweise auch als Händler tätig.

Die beiden größten Gruppen des Bürgertums[71] stellten die Handwerker und die kleinen Landwirte und Winzer dar. Zu den Handwerkern, die auch als Einzelhändler tätig waren, kam eine Schicht von Lokal-Kaufleuten, Krämern und ambulanten Händlern. In Marseille blühten das Seehandwerk, mit Schiffszimmerleuten, Kalfaterern, Seilern, Segelmachern und auch Schmieden, und den Zulieferern der Handelswelt, Gerbern, Tuchmachern, Korallenschleifern – ein Privileg der Judenschaft – etc. Die einzelnen Zünfte wohnten oft in einer oder in wenigen zusammenliegenden Straßen, und zwar nicht nur die Gerber in der *carriera Negrel*, ihres übelriechenden, wasserverbrauchenden Gewerbes wegen[72], sondern auch zum Beispiel die Schiffszimmerleute (*fustiers*); in der *Fustaria* standen 1405 64 Häuser, in denen 42 Schiffszimmerleute, vier Kleinbauern, drei Händler, und je ein Schmied, ein Anstreicher, ein Seemann, ein Gerber und ein Wechsler samt ihren Angehörigen lebten[73]. Die Ackerbürger[74] bebauten in Marseille oft als Pächter Kleinstparzellen in der näheren Umgebung der Stadt oder in der Stadt selbst[75], oder sie besaßen Allodialgut. Sie sind nicht zu verwechseln mit den besitzlosen Tagelöhnern und den auf wenige Monate in der Landwirtschaft tätigen Saisonarbeitern. Zu ergänzen sind in der Mittelschicht Verwaltungsangestellte, Transporteure, Gastwirte, z.T. auch bestimmte Kategorien von Seeleuten, etc. Die gesellschaftlich-hierarchischen Unterschiede innerhalb dieser Gruppen, etwa zwischen einem Tuchherrn und einem Flickschuster, einem Handelsnotar und einem Substitut offenbaren sich bei dieser Einteilung allerdings nicht[76].

Die vielen Stiftungen des Patriziats müssen die Prozentzahlen der übrigen Schichten, auch im Vergleich mit der Zahl ihrer Testamente, als geringfügig erscheinen lassen. Die Handwerker etwa stellen mit 10 von 66 nur ein Siebtel der Stifter[77], während Chiffoleau[78] für das 15. Jahrhundert in Avignon mehr als 40% Handwerker unter den Testatoren feststellte. Der nach dem Zeugnis des

---

71 Der THESAUR trennt klar zwischen Bürgern und Bewohnern von Marseille. Bei nur kurzfristig in Marseille lebenden Personen gibt er ihren üblichen Wohnsitz an (*XY, habitador de Valensa* 8v7), bei Zugereisten erwähnt er die Herkunft (*XY, jenoes, habitador de Masselha* 11,17; *XY, notari de Tretz, habitador de Masselha* 13v8); Bürger werden ohne nähere Erläuterung aufgeführt. Die Vergabe des Bürgerrechtes war in der sich stetig bevölkerungsmäßig erneuernden Hafenstadt Marseille keine unüberwindliche Hürde (Hauck, Blasi 178f).

72 Cf. Dupanloup, Cuiratiers.

73 Février, Développement 166.

74 Cf. Behre, Ernährung 82.

75 Lesage, Marseille 37.

76 Dupanloup (Cuiratiers 209) zeigt etwa, daß Ehen zwischen reichen Gerber- und Notarsfamilien nicht selten waren, was auf eine Vergleichbarkeit der gesellschaftlichen Stellung hindeutet.

77 Marin Augier war Schiffszimmermann, Bertomieu de Pontremols Gerber, Peyre Boyer Schuster, Jordan Fermin (?) und Johan Guilhem Müller, Johan Benet Fischer und Bernart Franc Zunftmeister seines Handwerks; Kalfaterer war der Ehemann von Pellegrina Sparviera und Steinmetz der Vater von Dosseta Estaca.

78 Comptabilité 60.

THESAUR ebenso hohe Anteil der Landwirte[79] entspricht mit 15,2% den Zahlen für Avignon (16,8%; ib.); sie sind damit stärker repräsentiert als die Handwerker. Landwirte konnten als Eigentum Pacht- oder Zinsrechte hinterlassen, Handwerker eher Lagerbestände oder auch Schuldrechte, die in den THESAUR selten aufgenommen wurden. Die quelleninhärente Überrepräsentation von Landwirten läßt vermuten, daß eine Quelle, die Stiftungen von Geldsummen, Wert- und Gebrauchsgegenständen verzeichnet hätte, aber keine Bodenrechte, einen überhöhten Prozentsatz von Handwerkern und eine geringe Zahl von Ackerbürgern ergeben hätte.

Die Marseiller Judenschaft war zwar in zwei Ghettos, eines in der Ober- und eines in der Unterstadt, konzentriert, hatte aber Bürgerrechte mit wenigen Sonderstatuten und war weitgehend in die Gesellschaft integriert[80]; ihr Fehlen unter den Stiftern ist bei einem christlichen Hospital nicht erstaunlich.

Wenige Angaben besitzen wir über die Nicht-Steuerzahler und Pfahlbürger, über Tagelöhner, Docker, Ruderer, Dienstboten, Sklaven, Bedürftige, und ebensowenige über gesellschaftliche Außenseiter, Huren, Scharfrichter oder auch Lepröse[81], die insgesamt vielleicht ein Viertel, ein Drittel oder gar die Hälfte der Bevölkerung ausmachten, je nach Wirtschaftssituation einer bestimmten Epoche. Aufgrund der üblichen Armut dieser Gruppe tritt auch im THESAUR nur eine Prostituierte (Johaneta Ponsina) als Stifterin auf, sowie ein Seemann (Arnaut Vidal) und eine Seemannswitwe (Catharina Lombarda), die aber wohl eher zur unteren Mittelschicht gerechnet werden müssen.

Trotz der geringen prozentualen Vertretung der Mittelschicht und dem fast völligen Fehlen der Unterschicht im THESAUR, die sich beide aus dem Charakter des Urkundeninventars erklären lassen, scheint das Heilig-Geist-Spital als profan-städtisches Hospital in allen Schichten der Bevölkerung verhaftet gewesen zu sein. Die Wertschätzung des Hospitals in der städtischen Gesellschaft erlaubte es Patriziern, dessen Unterstützung als den Menschen und Gott wohlgefällig anzusehen.

Die Rektoren

In anderer Weise als die Stifter waren die Rektoren mit dem Hospital verbunden. Sie wurden gewählt, was neben ihrem eigenen Wunsch, das Hospital zu leiten, auch einen Konsens in der Stadtverwaltung – und indirekt auch in der Bürgerschaft – voraussetzt. Sie nahmen ein Ehrenamt wahr, das wohl tatsächlich mit Ehren, aber auch mit Ärger und finanziellem Risiko verbunden war. Es fragt sich also, wer Rektor werden konnte, und warum er es werden wollte.

---

79 Landwirte und Winzer: Peyre Dossana (?); Johan Giraut; Peyre Isnart; Guilhem Lombart; Jacme de Mausac; Peyre de Menresa; Mitre Vermelh, sowie der Ehemann der Gantelma Boneta und der Vater von Berenguiera Bernarda und von Alaseta Blasin (?).

80 Hauck, Blasi 202f; Lesage, Marseille 39.

81 Lesage, Marseille 36–38.

Aus den Jahren zwischen 1221 bis 1327 sind nur in Ausnahmefällen Rektoren des Heilig-Geist-Spitales bekannt (Tab. IX/X). 20 Rektoren aus elf Jahrgängen sind in diesem Zeitraum belegt, die ersten 1248/9, der letzte 1311. Der Beruf von zehn dieser Rektoren ist bezeugt[82]; sieben von ihnen waren Lokal- oder Fernhändler (Steve Botier; Marcel Catalan; Guilhem Fabian (2x)), unter diesen ein Tuchhändler (Steve Ferrier), ein Wechsler (Olivier de la Mar), der Sohn eines Wechslers (Arnaut dal On) und ein Reeder (Steve de St. Paul); ein Adeliger mit Grundbesitz außerhalb von Marseille tritt auf (Hugo Audoart), ein Seiler (Aycart Durant) und ein Wachszieher (Pons Durant (2x)). Soweit dieses lückenhafte Bild überhaupt Folgerungen zuläßt, zeigt sich ein deutliches Übergewicht des Handelspatriziats unter Einbeziehung des Kleinadels, wie es der Zusammensetzung des Stadtrates entsprochen haben dürfte. Immerhin treten auch zwei Handwerker auf, von denen einer im Abstand von einigen Jahren zweimal zum Rektor gewählt wurde.

Ab 1327 sind die Aussagen der Quellen über die Rektoren vollständiger. Von den 80 Jahrgängen 1327–1406 sind für 57 beide oder einer der beiden Rektoren bekannt[83]. Der Beruf von 54 der 66 Bürger, die in diesen Jahren das Amt oft mehrfach inne hatten, ergibt sich ebenfalls aus den Quellen; das bedeutet, daß für die letzten drei Viertel des 14. Jahrhunderts knapp 70% der Rektoren namentlich und immer noch mehr als die Hälfte (57%) mit ihrem Beruf bekannt sind. Die Berufe verteilen sich folgendermaßen:

– 40 Kaufleute, davon – soweit hier eine Trennung möglich ist – neun Tuchhändler[84], zwei Gewürzhändler (Bonet Raynaut; Jacme Vidal), zwei Wechsler (Bertomieu & Urban Johan), zwei Reeder (Guilhem de Cavalhon; Peyre Filholin) und 25 nicht näher beschriebene oder nicht spezialisierte Kaufherren[85];

– 10 Adelige, davon wenigstens zwei mit außerhalb der Stadt liegendem Großgrundbesitz (Peyre Alaman; Bertomieu de Rocafort)[86];

– 2 Spezereihändler (Peyre Blanquier 1329; Bertran Johan 1359; Hugo Messier 1327/37);

– 1 Kürschner (Guilhem Benet).

---

82 Die drei zuerst belegten Rektoren 1248/49 werden in U. § I 5 als *officiales* bezeichnet (s.u. S. 236 Anm. 46).

83 113 Besetzungen von 163 möglichen sind bezeugt (in einem Jahrgang treten drei, in einem anderen vier Rektoren auf (s.o.)).

84 Simon de Apt, Johan Bernat (?), Guilhem & Peyre Elies, Bernart & Guilhem de Favas, Antoni Nicolau, Folco Raynols, Jacme Trelha.

85 Imbert d'Alba; Johan de Astruc; Bernart de Berra, Guilhem Blanc, Martin Blanc (Vater: *drapier*), Pellegrin Bompar, Johan Bonacrus, Pellegrin Cristoli, Johan Crota, Marques Escrivan (?), Jacme Estornel (*noble*), Guilhem Fabian(2), Guilhem Folco(1) & (2), Prodome Guis, Jacme Jaucenna (*noble*), Peyre de Jerusalem, Guilhem Martel, Guilhem Mathieu, Guilhem & Jacme Messier, Jacme Nicolau, Bertomieu Novel, Laurens Thomas, Aymeric Vayrat.

86 Die andern acht waren: Johan Bonvin, Blaquieras Candole, Antoni Dieudel, Bernart Martin, Blaquieras de Montolieu(1) & (2), Guilhem de Sant Gili, Jaufres Ricau.

In der ersten Hälfte des 14. Jahrhunderts treten praktisch ausschließlich Vertreter der städtischen Oberschicht auf, unter ihnen einige der reichsten Bürger der Stadt, etwa Guilhem de Favas oder Jacme Stornel. Die berufliche Verteilung überrascht durch ihre Eindeutigkeit; in Aix etwa waren Notare im 15. Jahrhundert häufig als Rektoren von städtischen Hospitälern tätig, aber auch Barbiere und Landwirte traten auf[87]. Rektor des Marseiller Heilig-Geist-Spitals konnte in der zweiten Hälfte des 14. Jahrhunderts kein Notar oder Advokat, kein wohlhabender Handwerker und kein Arzt mehr werden, ganz zu schweigen von Landwirten. Entweder wurde die Bedeutung des Hospitals seit der großen Krise so hoch eingeschätzt, daß nur die angesehensten Bürger seine Leitung übernehmen durften; oder es konnten sich, ebenfalls aufgrund der Krise, nur noch die Reichsten leisten, eine ehrenamtliche Tätigkeit zu übernehmen, bei der zudem Defizite aus eigener Tasche zu erlegen waren.

Einige Bürger strebten häufig das Rektorat von Hospitälern an, wie es Pourrière[88] auch in Aix beobachten konnte. 1330–1346 etwa war Bonet Raynaut fünfmal Rektor des Heilig-Geist-Spitals, in der gleichen Zeit Guilhem Benet, Guilhem Blanc und Aymeric Vayrat jeweils viermal, und 1340–1360 Imbert d'Alba sogar sechsmal. Es bestand wohl dabei nicht unbedingt eine Vorliebe für ein bestimmtes Hospital; Jacme Jaucenna etwa war in den letzten beiden Jahrzehnten des 14. Jahrhunderts viermal Rektor des Heilig-Geist-Spitals, einmal des Hospitals der Verkündigung und einmal (1403) des Jakobsspitals[89].

Die Motivationen der Rektoren, dieses Amt zu übernehmen, manchmal mehrmals und über viele Jahre hinweg, mögen vielfältig gewesen sein, auch wenn von zeitlos gültigen Kräften wie Geltungsbedürfnis und Ehrgeiz oder Pflichtgefühl abgesehen wird. Die Familientradition spielte sicher verschiedentlich eine Rolle; nachdem Bernart de Favas, der Ahnherr der im 14. Jahrhundert groß gewordenen Tuchhändlerfamilie, 1338 und 1344 zum Rektor gewählt worden war, folgte ihm sein Sohn Guilhem ein halbes Jahrhundert später 1392 nach; beide standen zum Zeitpunkt ihrer Wahl in hohem Alter. Eine enge Verbindung dürfte zwischen der Wahl des Apothekers Hugo Messier 1327 (dann wieder 1337) und der seines Bruders Guilhem 1328 bestanden haben.

Über das ganze 14. Jahrhundert hinweg (1305; 1328; 1329; 1330/39; 1362; 1364; 1378; 1383; 1396) ziehen sich Ernennungen von Rektoren, die als Stifter des Hospitals bezeugt sind. Diese stellen mit mehr als einem Zehntel (9/74) der Rektoren 1306–1406 eine auffallende Gruppe dar, die allerdings keineswegs einheitlich war. Als Universalerben setzten nur Johan Benet (Rektor 1378; Testament 1391) und Jacme Stornel (R. 1383; 1395–97; T. 1398) das Hospital ein, beide nach Vorbehalt eines lebenslangen Nießbrauches für ihre Ehefrauen; Bertran de Rocafort (R. 1396–98; T. 1427) vermachte dem Heilig-Geist-Spital die

[87] Pourrière, Hôpitaux 89.

[88] Ib. 88.

[89] Weiterhin waren Martin Blanc (1400–1423) und Jacme Messier (1377–1406) viermal Rektoren des Heilig-Geist-Spitals, ersterer zusätzlich auch einmal Rektor des Hospitals der Verkündigung.

eine Hälfte seines Gutes, den Dominikanern die andere. Alle drei Stifter lebten gegen Ende des untersuchten Zeitraumes.

In der Mitte des 14. Jahrhunderts hinterließ Johan Bernart (R. 1350/51; T. 1357) ein Legat von etwa 20 Pfund dem Spital, und noch einige Jahre zuvor (1325) treten Peyre Blanquier und Marcel Catalan, der eine Rektor 1329, der andere 1305, gemeinsam in einer Schenkung auf (12 Pfund in Zinsrechten). Ebenfalls eine Schenkung ist für Bonet Raynaut bezeugt, der 1338 bei seiner Ernennung zehn Heminen Weizen im Wert von 4 Pfund 10 Sous stiftete[90]. In nur indirekter Verbindung mit dem Hospital stand Guilhem Messier (R. 1329), dessen Sohn Guilhem 1361 eine Stiftung seiner Tante Guilhelma Bonvina, offenbar eine Schwester seines Vaters, erweiterte, und ebenso Folco Raynols (R. 1364), dessen Frau Jacmeta 1373 ein größeres Legat für die Instandhaltung der Spitalsbetten vorsah.

Es zeichnet sich mit der Entwicklung von Schenkungen und Legaten in der Mitte des Jahrhunderts hin zu Erbschaften an dessen Ende eine quantitative Zunahme der Stiftungen durch Rektoren ab. Wahrscheinlich galt das Rektorat nicht nur als Ehrenamt vor den Menschen, sondern auch vor Gott, und ähnliche Gründe, wie sie für Stiftungen bestimmend waren, spielten auch hier eine Rolle.

Gebäude, Hierarchie und inneres Leben

Lage des Hospitals

Die Lage des Heilig-Geist-Spitals hat sich seit seiner Gründung bis heute kaum verändert. Es befindet sich auf einem von vier Straßen begrenzten Gelände am Südhang eines der Hügel, die die Marseiller Altstadt überragen, und auf denen im Altertum möglicherweise die Tempel der griechischen Akropolis gestanden haben. Im Westen stößt das Gelände auf die in Treppen gewunden ansteigende sogenannte *Montée-du-Saint-Esprit*, im Süden schloß es im Mittelalter mit der *Carriera Bendiers* ab, heute, nach der Erweiterung des Platzes zwischen Accoules, Grafenpalast und Heilig-Geist-Spital, trifft es auf die *Grand'Rue/Rue Caisserie*; im Osten fand es eine Grenze mit der später so genannten *Rue de la Roquette*[1], die heute jedoch nicht mehr existiert, und im Norden mit einer quer über die Hügelkuppe verlaufenden Straße, ähnlich oder vielleicht identisch der *Rue des Belles Ecuelles*, genannt *Carriera Pugate Sancti Spiritus*[2]. Während

---

90 Fabre, Hôpitaux 1,59[3].

1 Bis zur Verlegung des Hurenviertels 1496 hieß sie entweder *Carriera Prostibuli/Bona Carriera* (Urk. 1490, Mortreuil, St.-Esprit 176[2]; Plan von Teissier und Belege ib.) oder *Carriera Boccarie macelli antiqui* (so Mortreuil. ib. 178; cf. TH § D 3); vgl. Straßenverzeichnis *car. En Garrian.*

2 Mortreuil, St.-Esprit 177; cf. ib. 172.

heute fast das ganze Gelände zum Hôtel-Dieu gehört, besaß das Heilig-Geist-Spital bei seiner Gründung nur ein kleines Grundstück angrenzend an den Westteil, vermutlich auf halber Höhe des Hügels, welches zunehmend erweitert wurde[3]; sein Zugang erfolgte, nach verschiedenen Stadtplänen zu schliessen, bis ins frühe 18. Jahrhundert nicht wie heute von Süden her, sondern über die *Montée-du-St.-Esprit*, die daher ihren Namen trägt[4].

Hospitalsgebäude

Die Entwicklung von Bautypen der spätmittelalterlichen Hospitäler verlief in den meisten Gegenden Europas, sowohl in romanischen als auch in germanischen Ländern, ähnlich. Das europäische Bürgerspital, und als ein solches muß – wie dargelegt wurde – das Heilig-Geist-Spital von Marseille gesehen werden, geht im Grundriß auf Kanoniker- und Ritterordensspitäler zurück[5], deren Ursprünge wiederum auch baulich im Klosterspital liegen. Ein früh- und hochmittelalterlicher Sakralbau hat so Modell gestanden für einen spätmittelalterlichen Profanbau, und aus dieser Herkunft erklärt sich die Mischung aus sakralen und profanen Bauelementen bei vielen Spitälern[6]. Das wichtigste sakrale Element des Hospitals war der Altar oder die Kapelle, auf die hin das Gebäude ausgerichtet war. Die Verwirklichung eines ursprünglich klösterlichen Gemeinschaftsgedankens wirkte ebenfalls bestimmend auf den Hospitalbau. So ist der Grundtyp des mittelalterlichen Hospitals ein Hallenbau, ein kirchenähnliches Gebäude, gewöhnlich eingeschossig, ein- oder mehrschiffig, mit ungeteiltem Innenraum, abgeschlossen durch einen Altar. Die Lagerstätten waren anfangs parallel, später rechtwinkelig zu den Außenwänden der Halle angeordnet, in welcher sich das Hospitalsleben abspielte[7].

Auch die ersten städtischen Hospitäler, in denen nicht mehr zwangsläufig ein Altar das Zentrum bildete, waren Hallenbauten, oft mit niederem Obergeschoß für die Räume des Betreuungspersonals oder später für die Kammern der Pfründner[8]. Während Männer und Frauen bis zum 13. Jahrhundert über-

---

3 Mortreuil (ib. 173) nimmt eine Erweiterung von Süden nach Norden an; näherliegend erscheint mir eine gleichzeitige Erweiterung nach Süden, also hangabwärts, und nach Norden, wo das Spital allerdings im Laufe der Jahrhunderte einen größeren Geländeteil hinzugewann als im Süden. Der Baugeschichtler stößt bei diesem exemplarischen Fall auf die gleichen Schwierigkeiten wie der Demograph bei der Betrachtung der Siedlungsdichte von Marseille: «Il y a toute une histoire de la densité du peuplement urbain qu'il est encore pratiquement impossible d'écrire faute de textes et peut-être aussi de fouilles» (Février, Développement 123).

4 Vgl. Mortreuil (ib. 174f); seine Annahme, daß vor dem Heilig-Geist-Spital eine Straße verlief, auf die das Privileg von Barral 1189 (Qu. 2) einen Hinweis geben könnte (*in illa via que transire debet ante domum hospitalis*), wird durch kein weiteres Zeugnis gestützt und ist deswegen nicht haltbar.

5 Craemer, Hospital 55.

6 Ib. 97.

7 Leistikow, Hospitalbauten 25.

8 Ib. 52; Craemer, Hospital 55.

wiegend im gleichen Saal untergebracht waren, getrennt nur durch den Mittelkorridor, führte man im 14. Jahrhundert bisweilen eine Geschlechtertrennung nach Stockwerken ein, die Männer im Erdgeschoß, die Frauen im meist kleineren Obergeschoß, oder noch später eine nach Flügeln[9]. Mit zunehmender Profanisierung des Hospitals im 14. Jahrhundert, einhergehend mit Laizisierungserscheinungen auch in anderen Lebensbereichen, entstanden neuartige Bürgerspitäler „in den Bauformen des gleichzeitigen Profanbaues, von den Bürgerhäusern der Städte oft nur durch die Größe zu unterscheiden"[10].

In der Baugeschichte des Heilig-Geist-Spitales von Marseille müssen mehrere Phasen unterschieden werden; das ursprüngliche Gebäude von 1188/89, das im 14. Jahrhundert möglicherweise erweitert wurde, war seit 1593 in fortlaufenden Umbau- und Erweiterungsarbeiten befindlich, und entsprach seit etwa der Mitte des 18. Jahrhunderts in groben Zügen dem heutigen Hôtel-Dieu. Das Aussehen des mittelalterlichen Bauwerkes kann nur erschlossen werden, denn es sind keine baulichen Reste mehr vorhanden, und auch verläßliche alte Pläne liegen nicht vor.

Aus der Gründungsphase sind drei Momente bekannt, die das Spitalsgebäude betreffen: Die Übernahme in Erbpacht eines Hauses mit angrenzendem Gemüsegarten an der *Montée-du-St.-Esprit* vom Erlöserkloster, wahrscheinlich gegen das Jahresende 1188[11]; die Schenkung eines Baugrundes (*luega*) an das Spital durch dessen Mitgründer Hospinel, *per far e fondar lo dich hospital*, ebenfalls gegen Jahresende 1188, unter Zustimmung des Erlöserklosters[12]; die Erlaubnis für einen weiteren Mitbegründer, Guirald de Garrigis, im November 1189, sein eigenes Haus in der *Montée-du-St.-Esprit* an der Stirnseite durch eine Pfostenkonstruktion um sechs Meter zu erweitern, was den Ausbau eines senkrecht zum Hang ausgerichteten Gebäudes nach Süden, also hangabwärts, vermuten läßt (s.o. Qu. 3). Die Zustimmung des Erlöserklosters als gleichzeitigem Spittels-Pachtherrn zu Hospinels Schenkung war nur vonnöten, wenn man annimmt, daß Hospinel etwa die Utile eines Grundstückes besaß und zur Verfügung stellte, was der Erlaubnis des Pachtherrn bedurfte, und daß der Erbschaftsvertrag mit dem Kloster nichts anderes als die Anerkennung von dessen Obereigentum über dasselbe Gelände war. Das an das Kloster gezahlte Intragium von 40 Sous kann keinesfalls als Kaufsumme aufgefaßt werden. Obwohl unklar bleibt, warum der THESAUR nur von einem geschenkten Baugrund, nicht von einem Haus spricht (§I 1), und auch, ob Guirald eine Bauerlaubnis für sein Privathaus oder, als Vertreter des Hospitals, für dessen Erweiterung erhielt, liegt es nahe zu vermuten, daß die Hospitalsgründer dem Heilig-Geist-Spital Ende 1188 ein bereits vorhandenes Gebäude mit Garten zur Verfügung stellten, möglicherweise mit angrenzendem unbebautem Gelände, und daß

[9] Craemer, ib. 59; 98.

[10] Leistikow, Hospitalbauten 53.

[11] Vgl. *la dicha maison del dich hospital ont es l'ostal principal del dich hospital, am alcun vergier ensemps tenent* (§D 3); s.o. S. 189 Anm. 2, Qu. 2.

[12] S.o. S. 189 Anm. 2, Qu. 1.

dieses von Norden nach Süden ausgerichtete Gebäude im folgenden Jahr von Grund auf umgebaut und erweitert wurde.

Vor dem Gebäude lag ein Brunnen, der dem Spital zu einem nicht bestimmbaren Zeitpunkt geschenkt wurde (§I 2'), und ohne den eine Gründung an dieser Stelle nie hätte erfolgen können. Mittelalterliche Hospitäler benötigten Wasser für viele Zwecke und wurden deswegen auch oft an Gewässern errichtet[13].

Das Hospital besaß wahrscheinlich – trotz gegenteiliger Vermutungen – zu keiner Zeit eine eigene Kapelle, dafür in der ersten Hälfte des 13. Jahrhunderts einen Friedhof vor seinem Eingang[14], der sich unter einer *crota* (<*crypta*)[15] oder *testitudo* „Gewölbe"[14] befand. *Crypta/crota* ist bauhistorisch eine vieldeutige Bezeichnung[16], die einen künstlich oder natürlich überdeckten Raum in- oder außerhalb eines Gebäudes bezeichnen kann. Mortreuils Annahme eines überwölbten Vorbaues vor dem Hospital im Stile eines griechischen Peristyl[17] geht mangels architektonischer Analogien jede Überzeugungskraft ab. Am einleuchtendsten ist die Vorstellung eines von außen zugänglichen Unterbaues, vielleicht in Form einer Grabkrypta[18], der bei dem vertikal zum Hang stehenden Hospital leicht unter dem südlichen Teil des Hauses Platz finden konnte.

Das Hospitalsgebäude des 14. Jahrhunderts ist wesentlich besser bekannt als das des 12. und 13., ohne daß bisher geklärt werden könnte, ob es sich dabei um einen Neubau oder noch um das erste, erweiterte Spital handelte. Nach Mortreuil[19] soll das alte Gebäude zu Beginn des 14. Jahrhunderts überaltert und baufällig gewesen und deswegen um- oder neugebaut worden sein, eine Annahme, zu deren Stützung m.E. zu wenige Anhaltspunkte vorliegen[20].

Der Eingang zum Spital lag im Westen oder Süden und war von der *Montée-du-St.-Esprit* herkommend über eine steinerne Treppe zu erreichen[21]. Aus den

---

13 Dirlmeier (Trinkwasserversorgung 153) schätzt, daß „auf knapp 300 Einwohner [in Nürnberg] ein öffentlicher Grundwasserbrunnen" kam; bedenkt man allein die Zahl der im Hospital mit Wasser zu versorgenden Personen, war ein eigener Brunnen eine Notwendigkeit.

14 Vgl. §I 8; für die Lage des Friedhofes *vor* dem Hospital: *super defunctis qui sunt sepulti* ante *domum dicti hospitalis* (1203; kp. BN, n.a.l. 1328,258); *aliqua corpora in dicto loco qui est* ante *dictum hospitalem sub* testitudine *dicti hospitalis* (Urk. zu § I 5; kp. ib. 193).

15 Vgl. §I 2; Urk. zu §I 8: *in cimiterio scilicet sub* crota *dicti hospitalis*.

16 Vgl. DC 2,627b/c; 2,639a-c; Lv 1,419.

17 St.-Esprit 173f.

18 Amargier, Situation 242.

19 St.-Esprit 175f.

20 U.a. soll der Eingang des Hospitals von Westen oder Süden, zur *Montée-du-St.-Esprit* weisend, nach Osten, auf den inneren Platz hin, verlegt worden sein; in der Baugeschichte des europäischen Hospitals spricht nichts gegen zwei Eingänge eines Spittels.

21 *Supra gredaria lapidea quibus ascenditur ad hospitale predictum* (Urk. v. 22.V.1350 (G. Cayssier); Mortreuil, St.-Esprit 174); *in superiori descendenti Sancti Spiritus* (Tauschurk. zwischen Augustinern und Johannitern v. 7.III.1379 (P. Giraut); ib.; mit dem ansteigenden Weg könnte auch die *Montée-du-St.-Esprit* gemeint sein).

Güterinventaren läßt sich schließen, daß das Gebäude zweigeschossig war. Im Erdgeschoß befanden sich die beiden Krankensäle für Männer[22] und Frauen[23], der eine mit etwa 60, der andere mit etwa 20 Betten, und ein Archivraum zur Aufbewahrung der Urkunden und Schriftstücke des Heilig-Geist-Spitals[24], im ersten Stock ein Skriptorium für Verwaltung und Rechnungsführung[25], ein weiterer Saal, der seit 1348 für die Tagungen des Stadtrates diente, und mehrere Einzelzimmer[26], die für den Verwalter und die Schwestern des Hospitales bestimmt waren, vielleicht später auch für Donaten, die möglicherweise als Pfründner im Spittel lebten. Vor einem anzunehmenden zweiten, östlichen Eingang des Hospitals erstreckte sich ein Platz, der sich nach dem Zeugnis aller späteren Pläne im Innern des beschriebenen Straßenvierecks befand[27].

Das Gebäude des Heilig-Geist-Spitals im 14. Jahrhundert kann nicht aus dem oben erwähnten Rahmen anderer Hospitalbauten herausgefallen sein; „formalistische Willkür" ist kein Zug mittelalterlichen Bauwesens[28]. Es scheint rein architektonisch eher dem (sakralen) Hallentyp als dem (profanen) Bürgerhaus nahegekommen zu sein. Der Versammlungssaal im Obergeschoß, der vermutlich schon bei der Einrichtung des Hospitals als öffentlicher Saal vorgese-

---

22 *Lo grant espital en que jasson los homes* (Fabre, Hôpitaux 1, 74[1]), mit 60 Betten nach Aussage des Inventars von 1341, 63 1350 und 61 1365 (ib. 1,74).

23 *L'espital de las donas* (ib. 1,74[2]), mit 24 Betten 1341, 27 1350 und 17 1365 (ib. 1,74); der Saal lag unter dem Ratssaal: *l'espital de las donas que es desos la sala en que si fa lo quonsell* (1363/4; ib. 1,79).

24 *Actum in camera thesaurarie supra archivum* (12.I.1396 (Laurens Aycart); Mortreuil, ib. 171[1]; 177); vgl. TH *dos cayssuns de l'archieu de Sant Sperit AC* (98,1), wenn damit nicht die „Archivbestände" gemeint sind.

25 Mortreuil (ib. 177) unterscheidet ein Skriptorium bzw. einen Buchhaltungsraum (*cambra on si fa la razon*) und eine Schatzkammer (*cambra de la tresauraria*; bei Fabre, ib. 1,73[3]), während Fabre (ib.) vielleicht zu Recht nur einen einzigen Raum für die Hospitalsleitung und alle Verwaltungsangelegenheiten annimmt; cf. *actum in camera* scriptorii proborum *sita juxta aulam consilii* (12.III.1380; Mortreuil, ib. 177[1]). Die Inventare von 1341–1365 erwähnen als Einrichtung des Skriptoriums drei Tische, drei Bänke, eine Kiste und ein Kistchen mit Privilegien und Besitztiteln des Hospitals (Fabre, ib. 1,73); hier wurde wohl eine Auswahl der wichtigsten Urkunden aufbewahrt, etwa in Entsprechung des Kapitels I des THESAUR, während die übrigen Urkunden und die Rechnungsbücher im Erdgeschoß lagerten. Diese Aufteilung ist ein weiteres Indiz für die Nützlichkeit eines Urkundeninventars wie des THESAUR, der im Skriptorium deponiert gewesen sein wird.

26 Der Ratssaal mußte, bei 83 Mitgliedern des Allgemeinen Stadtrates, wahrscheinlich bis zu 100 Personen aufnehmen, für die 1349/50 fünfzehn Bänke zur Verfügung standen (Fabre, ib. 79f). Der Saal wurde zwar, wie erwähnt, schon im 13. Jahrhundert sporadisch für Ratsversammlungen verwendet, diente aber vorwiegend von 1348 bis 1480 für diesen Zweck; 1348 wurde er deswegen vermutlich auf Kosten einiger Einzelzimmer erweitert, die wahrscheinlich nur durch einfache Holzwände voneinander abgetrennt waren. 1341 werden sieben Einzelzimmer, davon zwei mit zwei Betten, erwähnt, 1350 nur noch fünf und 1365 vier, davon eines für den Verwalter und drei für Schwestern (Fabre, ib. 1,74).

27 *Platea ante januam hospitalis Sancti Spiritus*, belegt im letzten Jahrzehnt des 14. Jahrhunderts (Mortreuil, ib. 176[1]).

28 Craemer, Hospital 7.

hen war, wenn er auch später erweitert wurde, ist ein profanes Bauelement, jedoch nur durch seine Zweckbestimmung, nicht in seiner Bauform. Mit dem Hallentyp hat das Heilig-Geist-Spital die Aufteilung des Gebäudes in ein Erdgeschoß gemein, das den Bedürftigen diente, und ein Obergeschoß, das für die Pfleger da war. Ein langgestreckter, wenngleich zweigeteilter Raum könnte im Erdgeschoß die etwa 80 Betten in zwei Reihen, mit den Kopfenden zur Außenwand, aufgenommen haben. Die Geschlechtertrennung in zwei Säle findet u.U. eine Parallele im Archiospedale di Santo Spirito in Sassia in Rom[29].

Aus alten Stadtbildern von Marseille ist für diese Frage weitere Klärung zu gewinnen. Denn für ein hallenähnliches Gebäude sprechen auch die Darstellungen des Hospitals, die ein Holzschnitt von Marseille aus den siebziger Jahren des 16. Jahrhunderts[30] und eine Zeichnung von etwa 1591[31] zeigen. Eine Gravur aus der Mitte des 17. Jahrhunderts[32], die bei dem Spitalsbau, mit Erdgeschoß, erstem Stock und Dachgeschoß, ein Stockwerk mehr vermuten läßt als der ältere Holzschnitt und die, im Gegensatz zu diesem, an der Schmalseite weder Tür noch Fenster aufweist, zeigt zwar eine Art übergroßes Bürgerhaus, bei dem aber ebenfalls die Langseite dominiert.

Das beschriebene Gebäude war nur das Haupthaus des Heilig-Geist-Spitals; der Gesamtkomplex bestand aus einer „Addition mehrerer selbständiger Baukörper", wie sie bei großen Hospitälern nicht ungewöhnlich war[33]. Mehrere Wirtschaftsgebäude verbanden sich mit dem Pflege- und Verwaltungsbau, welche einen Schweine- und einen Saumtierstall, die Küche und mehrere Räume für die Nahrungsspeicherung (*carnaria*; kleiner *cellier*) sowie die Aufbewahrung von Gebrauchsgegenständen aufwiesen[34]. Lokalisierbar ist ein größe-

---

29 Der Pflegebereich des um 1470 entstandenen Archiospedale bestand aus einem längeren und einem kürzeren Saal, die, auf beiden Seiten einer Mittelkapelle, in einer Längsachse angeordnet waren (Craemer, Hospital 69; 34f (Abb.)).

30 Cf. Abb. I; Holzschnitt (32,5 × 36 cm) aus G. Braun; F. Hogenberg: Civitates orbis terrarum, 6 Bde., Köln 1572–1618, repr. Kassel/Basel 1965; Bd. 2 (1575), Plan 12; cf. Ramière de Fortanier, Illustration Nr. 4: Vue cavalière de Marseille; auch in: Daumas, Essai 4.

31 Diese Zeichnung eines in savoyardischem Dienste stehenden Architekten, der vor allem Wert auf die Verteidigungsanlagen der Stadt legte, ist in unserem Zusammenhang ansonsten wenig ergiebig; an der Stelle des Heilig-Geist-Spitals zeigt sie ein Gebäude mit zwei winkelförmig aufeinanderstoßenden Flügeln, einer in Nord-Süd-Richtung, der andere an der Nordecke nach Westen (!) anschließend, mit einem teilweise ummauerten größeren Platz im Osten des ersten Flügels (abgebildet bei Ramière de Fortanier, ib. 6 und Baratier, Marseille Tafel VIII: ca. 1591).

32 Cf. Abb. II & III, sowie: Ramière de Fortanier, ib. 10: Vue de Marseille; milieu XVIIe siècle; après 1644: Maretz deliniavit (nicht: delimavit), Cundier generavit, Maretty sculpsit (30 × 40 cm); vergrößerter Abdruck des Heilig-Geist-Spitals aus dem Plan auch in: Villard, Hôpitaux 94. Zu den Plänen und Abbildungen von Hospital und Grundstück aus dem 18. Jahrhundert, also nach Abschluß der Umbauarbeiten, vgl. Ramière de Fortanier, ib. 27; Février, Développement Fig. 43 und insbesondere Daumas, Essai 7–9.

33 Craemer, Hospital 98.

34 Fabre, Hôpitaux 1,75.

rer Weinkeller (*cellier*[35]), der im Osten des Haupthauses gegen die *Rue de la Roquette* zu gelegen war, und der auch dem Verkauf und Ausschank des selbsterwirtschafteten überschüssigen Weines diente[36]. Dieses Gebäude schloß eine Wohnung ein, deren Bewohner, zusammen mit einem Drittel des *cellier* selbst, bis 1364 dem Erlöserkloster zinspflichtig waren (§ D 3). Die Bestrebungen des Hospitals, seine Liegenschaften auszudehnen, offenbaren sich in einem hinzu erworbenen zweiten Gemüsegarten neben dem ersten des 12. Jahrhunderts und im Erwerb von vier an den Hospitalgrund angrenzenden Häusern bei einem Zinstausch von 1364 (ib.[37]).

Die gesamte Anlage wird schon im ausgehenden 14. Jahrhundert ähnlich ausgesehen haben, wie sie die erwähnte Stadtansicht aus den siebziger Jahren des 16. Jahrhunderts zeigt: drei in Hufeisenform um einen nach Süden offenen Platz gruppierte Gebäude, im Westen des Platzes das von Norden nach Süden ausgerichtete Haupthaus, im Osten das eingeschossige große Schankhaus und zwischen den beiden ein ebenso hohes Wirtschaftsgebäude. Auch der Maretz-Plan[32] zeigt neben einer erst 1601 errichteten Kirche[38] ein Spital mit einem Haupt- und zwei Nebengebäuden, die allerdings fälschlich in West-Ost-Richtung voreinander angeordnet sind.

Nach der Vereinigung des Heilig-Geist-Spitales mit dem Jakobsspital 1593 mußte das alte Gebäude wieder renoviert und erweitert werden. Die Grundsteinlegung zu diesem Erneuerungsbau erfolgte am 8.IX.1593[39], aber die 1593–1628 ausgeführten und vielleicht nie abgeschlossenen Arbeiten wurden als ungenügend empfunden. Eine Bau-Wiederaufnahme fand 99 Jahre nach der ersten am 17.IX.1692 statt; die begonnene Rekonstruktion zog sich bis in die Mitte des 18. Jahrhunderts hin und wurde bis kurz vor der französischen Revolution noch ergänzt. Aus jener Zeit stammt der heute sichtbare Baukörper des Hôtel-Dieu, das mit dem Heilig-Geist-Spital des Spätmittelalters zwar, wie eingangs erwähnt, noch die ungefähre Lage gemein hat, außer dieser allerdings sonst nichts mehr. Gebäude und Name, aber auch Zielsetzung, Finanzierung und Organisation, hatten sich gewandelt.

Leitung des Hospitals

Die Vertretung des Hospitales nach außen und die Leitung seines inneren Lebens lagen in der Kompetenz von Rektoren und Spitalmeistern, deren gegenseitige Gewichtung sich in den ersten 150 Jahren der Hospitalsgeschichte verschob.

Die Spitalmeister des 13. Jahrhunderts wurden aus der Reihe der Hospitalbrüder auf Lebenszeit gewählt; ihnen oblag die Leitung sowohl der äußeren als auch der inneren Angelegenheiten des Hospitals. Wenigstens namentlich lassen sie

[35] Cf. DC 2,251b.
[36] Mortreuil, St.-Esprit 179.
[37] Mortreuil, ib. 177–179.
[38] Villard, Hôpitaux 95.
[39] Villard, ib. 93.

sich zum größten Teil fassen (Tab. XI). Wahrscheinlich war der bei der Gründung beteiligte Peyre Giraut in den ersten Jahren auch Spitalmeister[40]. 1203 wurde er – nach seinem Tod (?) – von dem Priester Radulphus abgelöst[41], Radulphus dann 1215 von Peyre[42]. Ihm folgte Bruder Durant[43], der wie Peyre Giraut auch *pater* genannt wurde (Urk. § I 8), und diesem Guilhem d'Otramar[44]. Zwischen 1261 und 1277 ist Bruder Hugo als Spitalsmeister bezeugt[45]. Sein Nachfolger, Bertran Scalona, war 1277 sein Stellvertreter, und dessen Nachfolger, Raymon Agulhon (1288), ist schon Jahre vor seiner Wahl als Laienbruder belegt (1278). Der letzte Spitalmeister des 13. Jahrhunderts war Bruder Peyre Serena (1294–99).

Über die aus den Reihen des Stadtrates gewählten Rektoren des 13. Jahrhunderts sind weniger Nachrichten überliefert als über die Spitalmeister. Nach den Hospitalsgründern und später den Rektoren der Bruderschaft von 1212–1220 treten erstmals 1249 eigene Rektoren des Hospitals in den Quellen auf: drei Verwaltungsbeamte der Stadt, die ehrenamtlich das Hospital beaufsichtigen sollten[46]. Sie erscheinen jedoch nur als Zeugen in einem Schiedsgerichtsvergleich, bei dem der Vertreter des Spitalmeisters, Peyre de Firmidrio, die Interessen des Hospitals wahrnimmt[47]. Bis in das letzte Jahrzehnt des 13. Jahrhunderts hinein können der Spitalmeister und sein Vertreter eigenständig Verträge abschließen oder Zinsanerkennungen entgegennehmen[48], während die Rektoren nur in verschiedenen Fällen, oft zusammen mit Brüdern und Schwestern des Hospitals, als zusätzliche Vertreter des Hospitals oder als Zeugen neben dem Spitalmeister auftreten[49].

---

40 So die Zeugenaussage seiner Tochter Giborga in der Befragung 1235 (Qu. 4; 11); auch die folgende Zeugin, Schwester Guilhelma, bezeichnet Peyre Giraut als *comandator* und gibt sein Todesdatum in der Zeit des Bischofs Rainier an (1192–1215, cf. Bourrilly, Essai 43; IX; Palanque, Diocèse); die Angabe der Giborga (Tod nach 1208) widerspricht der Wahl von Radulphus 1203. Mortreuil (St.-Esprit 162) bestreitet die Spitalmeisterschaft von Giraut.

41 *Radulfum, presbiterum hospitalis Sancti Spiritus, preceptor ex aliam* (4.XI.1203; BN, n.a.l. 1328, 258).

42 Mortreuil, St.-Esprit 164.

43 Bezeugt 1235 (Urk. zu § I 8), 1240 (U. § F 42, Z. 4) und 1245 (U. § D 25, Z. 3).

44 1252 bezeugt (U. § G 45, Z. 2).

45 Cf. Mortreuil (ib. 169); möglicherweise sind Hugo (1261–1277) und Hugo Durant (1278; Urk. § F 7, Z. 2) identisch.

46 *Petro Bernardo, cancellerio, Petro Martino, Abilia [= Rn. Abilia ?], officialibus communis Massilie, qui custodiam dicti hospitalis et domus et rerum eiusdem habent* (Urk. zu § I 5; BN, n.a. lat. 1328,191; Mortreuil ib. 158[1]).

47 Mortreuil, St.-Esprit 189f.

48 So der Spitalmeister Hugo 1262 (Urk. zu § D 20, Z. 5) und – unter dem vollen Namen Hugo Durant (?) – 1278 (U. § F 7, 2), sein Stellvertreter Steve Nicolau 1266 (U. § F 39,12; U. § F 40,12), Bertran Scalona 1277 (§ H 5) als dessen Nachfolger und wenig später als Spitalmeister (U. § F 7,15), der Spitalmeister Raymon Agulhon 1288 (§ H 15 & U.) und zuletzt sein Nachfolger Peyre Serena 1296 (§ H 32 & U.).

49 So 1252 die Rektoren Steve Botier und Ricart Caminal neben dem Spitalmeister Guilhem d'Otramar (U. § G 45,2–4), 1276 Hugo Chabas neben Hugo (U. § F 31,4) und, in demselben Jahr, Hugo Chabas und Hugo de Fagis wieder neben Hugo, allerdings *consentientes*, nicht nur *presentes* (U. § F 40,9).

Seit 1294 zeigen sich Rektoren und Spitalsmeister gemeinsam und dem Wortlaut nach gleichberechtigt in den Urkunden[50]. Wie lange dieser Übergangszustand dauerte, ist ungewiß. Für 1311 nennt der THESAUR den *rector* Arnaut dal On als alleinigen Vertreter des Hospitals (§H 10/27), doch fehlen die entsprechenden Original-Urkunden. Seit spätestens 1328 jedoch können die Rektoren als die bestimmenden Vertreter des Hospitals bei allen Rechtsgeschäften gelten. Zu dieser Zeit beginnen auch die regelmäßigen Aufzeichnungen über Stiftungen an das Hospital nach dem Zeugnis des THESAUR. Es ist vorstellbar, daß eine neue Verwaltungsstruktur seit den zwanziger Jahren des 14. Jahrhunderts im Heilig-Geist-Spital wirksam wurde, die auch eine Intensivierung der Buchführung mit sich brachte. Nicht auszuschließen ist natürlich, daß die beiden Veränderungen unabhängig voneinander, oder wenigstens mit zeitlichem Abstand, stattfanden, und daß die Rektoren schon etwa 1310 die Spitalmeister in ihrer Vertretung des Hospitals nach außen abgelöst hatten.

Im 14. Jahrhundert verschwinden die von den Brüdern gewählten Spitalmeister ganz. Ihre Funktionen bei der Leitung des inneren Lebens wurden von Prokuratoren wahrgenommen, die, wie etwa in Aix oder in Barcelona[51] von den Rektoren ein- und auch abgesetzt wurden, Lohn erhielten und nicht mehr notwendigerweise der Gemeinschaft der Spitalbrüder angehörten; Peyre Rollan wird allerdings noch als *frayre* bezeichnet, und Syffred Palhol war wie später Guilhem Thouraudi Priester. Verschiedentlich vertraten die Prokuratoren auch die Rektoren bei Vertragsabschlüssen[52].

Die Bezeichnungen für Rektoren und Spitalmeister sind vor der Neuregelung zu Beginn des 14. Jahrhunderts vielfältig und auf den ersten Blick verwirrend, stützen aber die eben beschriebene Entwicklung ihres Verhältnisses zueinander (Tab. XII). Vor 1329 zeigen die Urkunden Unsicherheit in der Benennung der Rektoren. Zweimal tritt *custos* auf (1252; 1300) und je einmal *administrator* (1290) und *probus* (1299); dreimal wird der Begriff des Rektors mit Tätigkeitsmerkmalen umschrieben:

– *officialibus communi Massilie qui custodia dicti hospitalis et domus et rerum eiusdem dicebant habere* (1249; Urk. §I 5);

– *constitutis (...) ad custodendum et protegendum bona dicti hospitalis* (1276; Urk. §F 40, Z. 9);

---

50 1294: *recognovimus vobis, Stephano/Ferrarii et G.o Moteti, constitutos (...) hoc anno ad recipiendos redditus (...),/et fratri Petro Serene, comendatori* (U. §H 31,4–6); 1299 treten die *probi electi* Pons Durant und Andrieu Papayran mit dem genannten Peyre Serena zusammen auf (U. §D 17,3–5) und 1300 die *custodes* Raymon Bertomieu und Olivier de la Mar mit dem *preceptor* Guilhem Chabert (§G 48 & U.).

51 Pourrière, Hôpitaux 99; Lindgren, Bedürftigkeit 95.

52 Als Vertreter des Hospitals erscheinen die Prokuratoren Peyre Rollan (1340; U. §H 12,4f), Nicolau Andrieu (1349; U. §D 8,5: *procurator et nomine procuratione rectorum*), Johan de Ysia (1394; U. §K 29,3) und, offenbar mit größeren Vollmachten, der Priester Syffred Palhol (1401; U. §I 24,6: *ad requisitionem Syffredi Palholi, presbiteri, procuratori S.S.*).

– *constitutis (...) hoc anno ad recipiendos redditus, intratos* (1294; Urk. § H 31, Z. 5).

Ganz offensichtlich war die Institution der Rektoren im 13. Jahrhundert nicht gefestigt, und ihr Aufgabengebiet wurde von den Verfassern der Urkunden nicht als bekannt vorausgesetzt und deswegen paraphrasiert.

Seit 1329 wird beinahe jede Erwähnung eines Rektors in den Urkunden des Hospitals von der Bezeichnung *rector* begleitet; synonym dazu erscheinen bis 1380 noch sechs weitere Termini, zumeist in Doppelung mit *rector*: *gubernator* (in 7 Jahren 1332–49; 1369; 1375), *custos* (in 6 Jahren 1335–46; 1369; 1377), *administrator* (in 5 Jahren 1332–44; 1358), *probus* (1299; 1345), *preceptor* (1380ca.) und das zweideutige *procurator* (1342; 1352ca.; s.u.). Nach 1380 tritt neben *rector* nur noch *administrator* verschiedentlich auf (1395–1397).

Der THESAUR verwendet, mit zwei Ausnahmen, immer *rector*, auch wenn in den zugrundeliegenden Urkunden andere, synonyme Bezeichnungen auftauchen, etwa *administrator* (Urk. von 1290, § H 16; U. 1344, § G 33), *custos* (U. 1335, § D 34), *gubernator* (U. 1344, § G 33; U. 1375, § G 18), oder wenn darin der Begriff umschrieben wurde (U. 1294; § H 31). Nur *custos* (U. 1300) übersetzt Aycart einmal mit *garda* (§ G 47) und *probus* (U. 1345) mit *prodome* (§ E 10). Die Schreiber des THESAUR folgen hier also der Terminologie ihrer Zeit, zum Teil im Widerspruch zu den Urkunden.

Für den Spitalmeister verwenden die Urkunden des 13. Jahrhunderts *comandator* (1235; 1278; 1294), *administrator* (1252; 1300), *preceptor* (1277; 1288; 1296; 1299), *rector* (1296) und *baiulus* (1300). Der THESAUR bezeichnet den Spitalmeister vorwiegend mit *comandayre* (§ H 5 zu 1277), und zwar auch als Übersetzung von *preceptor* (§ H 15; U. 1288), und jeweils einmal, in Anlehnung an die Urkunden, mit *(comandayre e) rector* (§ H 32; lt. *(preceptor et) rector*, U. 1296) und mit *baille* (§ G 47, lt. *baiulus et administrator*, U. 1300).

Der Prokurator, dessen Funktionen im 14. Jahrhundert denen des früheren Spitalmeisters am ehesten ähnelten, wird immer *procurator* genannt (1340; 1349; 1394; 1401), das heißt „Vertreter des Rektors", wie zuvor *procurator (preceptori)* „Vertreter des Spitalmeisters" bedeutete (1266); für diesen erscheint auch die Synonymenreihe *syndicus, actor seu procurator* (1249) und – im THESAUR – die Wendung *luectenent del comandayre* (§ H 5; U. 1277).

Der Leiter des Tochterhauses des Heilig-Geist-Spitals in Aubagne wird dreimal erwähnt, einmal als *preceptor* (1233; U. H 26,6), einmal, in unklarer Begriffskumulation, als *preceptor, rector et gubernator, procurator* (1311; U. H 17,7f) – im THESAUR übersetzt *comandayre, governador e procurador* (§ H 17) – und einmal, im THESAUR, als *spitalier* (§ H 20f zu U. von 1328).

Gewisse Unklarheiten beinhaltet die Bezeichnung *procurator*, die im 12. Jahrhundert für die Gründer des Hospitals (*procuratores confratrie*) auftritt, im 13. Jahrhundert den Vertreter des Spitalmeisters bezeichnet, und im 14. Jahrhundert, neben der Verwendung für den Prokurator, auch zweimal für die Rektoren steht.

Um 1300 tritt eine Bedeutungsverschiebung verschiedener Wörter auf. *Rector* konnte 1296 noch für den Spitalmeister verwendet werden, seit 1329 war es ausschließlich für den Rektor bestimmt. Ebenso steht *administrator* 1252 und 1300 für „Spitalmeister" und seit 1332 für „Rektor". Die beschriebene Übergangsphase um 1300 deutet die Verwendung von *administrator* für „Rektor" 1290 (U. § H 16) an. *Preceptor*, das ebenfalls im 13. Jahrhundert sonst nur die Spitalmeister bezeichnete, erscheint vereinzelt gegen 1380 für die Rektoren. Mit der Funktion der Spitalmeister wurden von den Rektoren auch deren Namen usurpiert.

Die Terminologie der Hospitalsleiter erlebt zu Beginn des 14. Jahrhunderts eine beträchtliche Rationalisierung; der Spitalmeister verschwindet in seiner alten Form, und der Begriff des Rektors wird inhaltlich klarer gefaßt. Diese Entwicklung fügt sich in das oben entworfene Bild einer Bedeutungsveränderung der beiden Ämter zu dieser Zeit und paßt auch zu der zunehmend effizienteren Buchführung seit etwa 1330.

Die Tätigkeit der Rektoren umfaßte im 14. Jahrhundert neben repräsentativen Funktionen, über deren Art wenige Informationen vorliegen, die juristische Vertretung des Hospitals und seine Güterverwaltung. Vor Gericht oder bei Schiedsgerichtsurteilen erschienen sie, das Hospital vertretend, wie zuvor die Spitalmeister (§D 8, E 39 etc.). Sie wirkten als Testamentsvollstrecker, etwa wenn das Hospital als Universalerbe eingesetzt worden war, und die Legate des Testators ausgezahlt werden mußten. Die Güterverwaltung umfaßte zum einen eine jährliche Bilanzvorlage im Stadtrat, wobei Defizite, wie sie gegen Ende des Jahrhunderts auftraten, von den Rektoren ausgeglichen werden mußten; das jeweilige Rechnungsbuch wurde allerdings von den Prokuratoren geführt. Zum andern erschienen die Rektoren bei allen eigentumsrechtlichen Verträgen, insbesondere bei der Vergabe von Grundstücken in Erbpacht (§D 1,13,15, 35–38,E 10,G 18–20,G 45,H 35,K 2f,6',9) oder von Häusern in Miete (§G 14), bei der damit oft verbundenen Entgegennahme von Zinsanerkennungen (§C 31f,D 10,17,32f,F 8f,14,G 33,47,H 13–34,K 19) oder auch bei deren Leistung (§F 11), bei Zinskäufen (§D 2,4,24, 28,30,E 40,G 2,4,9,11f,17,27,29f,37,I 23f,K 1,12–14,23–27,37,39, 41) und Zinstausch (§D 3,21,G 1,K 6,38), bei der Besitzeinsetzung eines neuen Erbpächters (§C 30,H 10), bei der Entgegennahme von Schuldverpflichtungen (§C 29,D 15,G 16), Quittungen (§D 13,G 36, K 8), Grundstücken (§D 13,F 2,7,10,K 7) oder Zinsrechten (§K 17). Hinzu kamen andere Funktionen wie die Aufsicht des Weinverkaufes etc.[53].

Bei der Aufsicht über das Hospital können im 13. Jahrhundert drei Instanzen gefaßt werden: Erstens eine spirituelle Schutzherrschaft, für die zu verschiedenen Momenten verschiedene Personen oder Institutionen in Anspruch genommen wurden oder Ansprüche anmeldeten, so der Heilig-Geist-Orden, die Kirche, vertreten durch ihre Bischöfe, und weltliche Lehnsherren. Die Schutzherren hatten geringen Einfluß auf Leitung und Leben des Hospitals, und sie verschwanden etwa in der Mitte des 13. Jahrhunderts, in ihrer Funktion abgelöst durch den Stadtrat. Zweitens eine obere Leitung, vertreten durch stät-

[53] Mortreuil, St.-Esprit 154; Pourrière, Hôpitaux 91f; Lindgren, Bedürftigkeit 76.

tische Rektoren, denen der Schutz der Güter und Rechte des Hospitals oblag, wie aus den Umschreibungen ihrer Aufgaben und ihrem Titel *custodes* hervorgeht; auch ihre praktische Bedeutung war gering. Drittens die faktische Leitung des Hospitals in juristischer und wirtschaftlicher Hinsicht und die Leitung des inneren Lebens; sie lag in den Händen der Spitalmeister.

Im 14. Jahrhundert kann nicht mehr von spiritueller Schutzherrschaft gesprochen werden; die obere Leitung durch Rektoren hatte die juristischen und wirtschaftlichen Belange des Hospitals übernommen und wirkte auch als oberste Instanz bei Fragen des inneren Lebens; seit der Mitte des Jahrhunderts wurde ein Teil dieser oberen Leitung vom Stadtrat übernommen; die Führung des inneren Lebens verblieb beim Prokurator, der als Nachfolger des Spitalmeisters gesehen werden kann, auch wenn er durch die Rektoren eingesetzt und bezahlt und nicht von den Brüdern gewählt wurde. Bei den Veränderungen in der Leitung des Hospitals zeigt sich der Wandel eines teilweise eigenständigen Organismus zu einem Instrument der Stadtverwaltung.

Personal

Neben dem Prokurator erscheinen im 14. Jahrhundert als bezahlte Funktionsträger des Hospitals ein Schatzmeister[54] und ein Schreiber[55]; im weiteren Sinne könnten auch die Spitalnotare zu diesen gezählt werden, die aber wie die Bader, Ärzte und Ammen nur nebenberuflich für das Hospital tätig waren; auch die von den Accoules entsandten Priester stellen in diesem Sinne einen Teil des Personals dar.

Die Versorgung der pflegebedürftigen Armen, Alten und Kranken, die Aufrechterhaltung der Hauswirtschaft und auch der Verkauf der vom Hospital selbst erwirtschafteten Güter waren Aufgabe der Brüder und Schwestern, unterstützt von Dienstboten und den Spitalinsassen selbst[56].

Brüder und Schwestern und männliche und weibliche Donaten unterschieden sich in ihrem Status; im Johanniterorden etwa nahmen die Donaten in der Hierarchie eine Stellung unterhalb der Ritterbrüder, Geistlichen und Dienenden Brüder ein[57]. Donaten waren Personen, die einem Dritten, einer Kirche, einem Orden, einem Hospital oder auch einer Privatperson vertraglich sich selbst und einen Teil oder die Gesamtheit ihrer Güter übergaben (vgl. *donet si e sos bens*; § K 21), und die dafür lebenslang Kost, Logis und Versorgung, aber keine Bezahlung, zugesichert bekamen. Ihre Zielsetzung war spiritueller, nicht materieller Natur; im Bedürfnis, Vergebung für ihre und ihrer Verwandten Sünden zu erhalten, weihten sie sich einer frommen Aufgabe (*si (doneron e) dediqueron al servisi del hospital*; § F 28; G 31). Ihre Schenkungen sind nicht zu

[54] 1306; Mortreuil, St.-Esprit 170.
[55] 1348/49; Fabre, Hôpitaux 44[1].
[56] Cf. Mischlewski, Alltag 170f.
[57] Hildesheimer, Donats 95.

verwechseln mit den Brautgaben, die bei dem Eintritt in einen Orden üblich waren; auch von den Oblaten, die als Kinder von ihren Eltern einer Institution geweiht wurden, sind die Donaten zu unterscheiden[58].

Die Donaten des Heilig-Geist-Spitals legten gegenüber dem Spitalmeister oder Rektor ein lebenslanges Gelübde der Armut – daher die Güteraufgabe – und des Gehorsams – insbesondere der Subordination unter die Hospitalspflichten – ab. Keuschheit hingegen gelobten sie nicht; verschiedentlich treten Ehepaare gemeinsam als Donaten in den Dienst des Hospitals, und auch Ehen zwischen Donaten scheinen möglich gewesen zu sein[59]. 1369 traten der Fischer Bertomieu Johan und seine Frau Aymara in das Hospital ein (§F 28), 1396 Jacomin und Guilhelmeta Revelhon (§G 31). Erstere standen nach 45 Jahren Ehe – die Anerkennung der Brautgabe stammt von 1323 (§G 40) – an ihrem Lebensende, als sie in das Hospital eintraten. Es könnte sich bei verschiedenen Donaten auch um eine Art Pfründner gehandelt haben, die ihren Lebensabend im Hospital gesichert verbringen wollten, und die sich mit ihrem Eigentum eine Rente erkauften.

Die Brüder und Schwestern des Hospitals waren zumeist Laien, obwohl auch Geistliche nachzuweisen sind. Sie lassen sich in der Praxis nur schwer von den Donaten trennen; ein Keuschheitsgelübde und weniger umfassende Schenkungen als bei Donaten können nur beim Eintritt in das Hospital erfaßt werden, nicht in späteren Quellenerwähnungen der Brüder beziehungsweise Donaten[60]. Auch waren beide Gruppen zumindest gegen Ende des 14. Jahrhunderts, wahrscheinlich schon zuvor, der gleichen Hospitalsregel unterworfen. Eine solche Regel, die dem Inventar von 1349 zufolge auf ein Holzbrett genagelt im Zimmer des Prokurators hing, ist nicht überliefert[61]. Fabre[62] zitiert hingegen eine solche Regel, die nach seiner Transkription von 1399 (15.VII.) stammte und von den Rektoren Johan Ricau und Antoni Crota – sicher in Nachahmung oder Kompilation anderer solcher Regeln – erstellt worden sein müßte. Aufgrund der Widersprüchlichkeiten in der Datierung[63] ist auch der Inhalt der auf Provenzalisch verfaßten Regel mit Vorbehalten auszuwerten. Die Verwendung der Volkssprache – damals so ‚modern' wie heute der Gebrauch der Dialekte – bestätigt ein Mal mehr die eingeschränkte Bedeutung des (als wenig ‚progressiv' eingeschätzten höheren) Klerus in städtischen Institutionen[64]. Brüder, Schwestern und Donaten, wie auch die Dienstboten des Hauses, durften, bei Androhung eines dreitätigen Fastens, das Hospital nicht ohne Er-

---

58 Hildesheimer, ib. 89f; Pourrière, Hôpitaux 102.

59 Mortreuil, St.-Esprit 161.

60 Vgl. die Aufnahmeregeln von 1306 bei Ruffi (Marseille 2,92).

61 Amargier, Situation 245.

62 Hôpitaux 1,69f.

63 Isnart, nicht Johan Ricau war 1399/1400 Rektor, zusammen mit Guilhem Cavalhon, und Johan, nicht Antoni Crota 1359/60, zusammen mit Bertran Johan. Die Quelle konnte bisher nicht überprüft werden; vgl. Fabre (Hôpitaux 1,70): «Archives de la ville de Marseille, chartier (sic!)».

64 Amargier, Situation 246.

laubnis des Prokurators oder Rektors verlassen[65] und hatten bei den Mahlzeiten, die durch ein Gebet abgeschlossen wurden, Silentium zu halten. Beide Verbote entstammen der klösterlichen Klausur, die hier in das innere Leben des Hospitals hineinwirkte. Mitgliedern des Hospitals mußte das letzte Geleit gegeben werden; das Hospital diente eben stets den Lebenden *und* den Toten. Eher praktische Verbote waren das der Annahme von Patenkindern, welche traditionell mit Geschenken und langer Verantwortlichkeit verbunden war, und das, Verwandte im Hospital zu empfangen; hier standen finanzielle Überlegungen im Vordergrund, denn bei einem Verzicht auf Geschenke durften Patenkinder in Ausnahmefällen doch von Donaten oder Brüdern getauft werden, und als Kranke oder bei Verzicht auf Verköstigung durften auch Verwandte der Brüder in das Spittel kommen.

Die Zahl der Brüder, Schwestern und Donaten läßt sich nur erschließen. Um 1200 können neben dem Spitalmeister Peyre Giraut fünf männliche und zwei weibliche Laien sowie zwei Kleriker gefaßt werden[66]. Zwischen 1230 und etwa 1240 lassen sich aus verschiedenen Urkunden (§I 8, D 22, F 42) sechs männliche und zwei weibliche Laien und ein Kaplan belegen, die jedoch nicht alle gleichzeitig tätig waren; 1249 (Urk. zu §I 5) werden fünf Brüder, eine Schwester, die allerdings nach Aussage der Urkunde nicht die einzige war, und ein Priester genannt; 1252 (Urk. zu §G 45) drei Brüder und vier Schwestern – ohne Berücksichtigung der Betreuer von Aubagne – und ebensoviele 1278; 1306 erscheinen in einem Inventar elf Männer und fünf Frauen[68], 1330 neun Männer und vier Frauen, davon zwei Paare[69], und schließlich 1341 sieben Männer[70]. Eine Zusammenstellung dieser Zahlen in einer Graphik (Tab. XIII) legt bestimmte Ungenauigkeiten dar; Schwestern werden häufig weniger vollständig erfaßt als Brüder; auf Anhieb kann ja auch jeder sardische Hirt die genaue Zahl seiner Söhne nennen; bei den Töchtern hingegen wird er die Finger zum Aufzählen hernehmen müssen. Der Brüderschwund zwischen 1248–1252 erklärt sich leichter durch die prekäre Quellenlage als durch ein Wegsterben der Hälfte der Brüder in der Pestzeit, und die große Zahl von Brüdern 1306 ist vielleicht eher auf das ordentlich erstellte Inventar zurückzuführen als auf eine kurzzeitige Personalzunahme. Es scheint sich jedoch im 13. Jahrhundert eine Durchschnittszahl von insgesamt sieben bis zehn Brüdern, Schwestern, Donaten und Geistlichen abzuzeichnen, die in der ersten Hälfte des 14. Jahrhunderts um die Hälfte auf zehn bis fünfzehn stieg.

Die Dienstboten lebten ebenfalls im Hospital. Sie hatten kein Gelübde abgelegt, auch wenn sie Teile der Hospitalsregel befolgen mußten, und wurden

65 Gleiches galt in Aix (Pourrière, Hôpitaux 104^{57-59}).
66 Mortreuil, St.-Esprit 162.
67 Bei Mortreuil, ib. 169; BN, n.a.l. 1328,213.
68 Mortreuil, St-Esprit 170f; Brune (St.-Esprit 370) erwähnt für dasselbe Jahr 12 Brüder und 6 Schwestern.
69 Amargier, Situation 244; Fabre, Hôpitaux 52f.
70 Fabre, ib. 54.

auf Zeit gegen Bezahlung eingestellt. Sie entstammten wie Diener und Dienerinnen in Privathäusern der Unterschicht[71]. Die Aufgabenbereiche der *nuntii* oder *mesages* hingegen lagen meist außerhalb des Hauses und waren klar umrissen. Das Register von 1306 nennt zwei Brotbettler (*quistiers*), einen Schweinehirten (*porcier*), einen Maultiertreiber (*mulatier*) und einen Wasserträger (*aigadier*). Die Gesamtzahl der Dienstboten war etwas geringer als die der Brüder und Schwestern; 1306 sind sieben, 1330 acht Diener bezeugt[72].

Das medizinische Personal

Das medizinische Personal war im 13. und 14. Jahrhundert – im Gegensatz zum spirituellen Personal – kein konstitutiver Bestandteil eines Hospitals[73], da es – wie erwähnt – für sozial Hilflose und Hinfällige bestimmt war, nicht spezifisch für Kranke. Eine „konsequente" Aufnahme von „Kranken zum Zwecke ihrer Heilung" erscheint erst in den Krankenhäusern des 18. Jahrhunderts[74]. Das bedeutet nicht, daß auf Krankenpflege verzichtet wurde und daß keine Heilungen zu verzeichnen waren; Armut ging oft mit Krankheit einher, und es ist überhaupt schwierig, sich einen mittelalterlichen Menschen ohne ‚Krankheit' oder Verletzung vorzustellen, das heißt ohne physische Fehlfunktionen – wie diese empfunden wurden, ist eine völlig andere Frage –, bei den vom Steinmehl der Mühlsteine im Brot frühzeitig abgemahlenen, oft vereiterten Zähnen, schlecht verheilten Knochenbrüchen[75] und Wunden etc.

Die gelehrte Heilkunde, wie sie etwa in Montpellier unterrichtet wurde, verblieb vielfach im Umkreis der Universitäten. Studierte Ärzte wurden wie Johan Blasi Leibärzte von weltlichen oder kirchlichen Würdenträgern[76], spielten aber sonst in der praktischen Pflege von Kranken eine eingeschränkte Rolle. Blasi etwa gab, nachdem er einige Jahre als Leibarzt König Roberts (1310; 1324) tätig gewesen war, den Arztberuf ganz auf und widmete sich in Marseille immer mehr kaufmännischen Unternehmungen[77], statt in die medizinische Versorgung der Stadtbevölkerung einzugreifen. „Die eigentliche Krankenversorgung des Mittelalters lag daher (...) in den Händen der Pfleger, sowie derjenigen Heilpersonen, die im Volk oder nahe am Volk tätig waren, der Chirurgen, Bader, Kräuterkundigen oder einfach der Menschen untereinander"[78]. Dabei hatte sich der Apotheker, nicht zuletzt wegen der Apothekerverordnung Friedrichs II. von Sizilien „als eigenständiger Berufsstand im Verlauf des 13. Jahrhunderts von der allgemeinen Heilkunde" abgespalten[79]. Angesichts der «impuissance

71 Mortreuil, St.-Esprit 162.
72 Ib. 171.
73 Grmek, Médecin 29.
74 Seidler, Pflege 66.
75 Moritz, Hospital 49–54.
76 Hauck, Blasi 175.
77 Hauck, ib. 176.
78 Seidler, Pflege 97.
79 Zimmermann, Sozial- und Arbeitsmedizin 143.

thérapeutique de la médecine de jadis» hatte für Grmek[80] die An- oder Abwesenheit von Ärzten keinen wesentlichen Einfluß auf Wohlbefinden oder Heilung von ‚hospitalisierten' Kranken.

Im Heilig-Geist-Spital treten beide Gruppen von heilkundigen Pflegern auf, oft in nur lockerer Verbindung mit dem Hospital. Terminologisch ist die Trennung zwischen studiertem Arzt und angelerntem Bader nicht immer eindeutig (Tab. XIV); für ersteren wird zumeist *medicus/mege* oder *physicus/fisician* verwendet[81]. Während *barbier* die Bezeichnung für den Bader im allgemeinen war, dürfte *cyrurgicus* in erster Linie für den in der Knochenbehandlung erfahrenen Bader oder Feldscher verwendet worden sein, was eine Verbindung wie *barbier surgian* erklärt. *Surgian* ist zwar auch bei Ärzten nicht unüblich[82], doch scheint *medicus chirurgicus* eher einen Feldscher zu bezeichnen[83]. Auch die Doppelung *barbier e mege* scheint eher auf einen Barbier als auf einen angelernten, nicht studierten Arzt zu verweisen, wie sie äußerst selten bezeugt sind[84]. Lindgren stellte für das Hospital d'En Colon (1229–1401) von Barcelona „fast keine sachlichen Differenzierungen (...) im Betätigungsfeld von Barbier und *mestre*" (= *mege*) fest; „Aderlässe machten meistens die Barbiere, Urinproben die Magister, aber sowohl Geschwüre als auch Verletzungen wurden von beiden behandelt. Ein Chirurg tritt als einziger mit einer Amputation in Verbindung"[85].

Im Heilig-Geist-Spital ist eigentliches Heilpersonal mit den ersten umfangreicheren Quellen um 1330 bezeugt, was frühere Anstellungen nicht ausschließt, aber zeitlich zu der ganz allmählichen Einführung ärztlicher Betreuung in den Hospitälern im 14. Jahrhundert paßt[86]. Die Belegdichte ist allerdings für das 14. Jahrhundert gering (cf. Tab. XIV), und es ist nicht gewiß, ob das Hospital jedes Jahr Verträge mit medizinischen Helfern abschloß. In dem zweiten Drittel des 14. Jahrhunderts erscheint die Verteilung von Ärzten, chirurgisch erfahrenen Ärzten, Chirurgen (Ärzte oder Feldscherer), chirurgisch erfahrenen Barbieren oder Badern willkürlich. Wahrscheinlich lag bei ihrer Bestellung durch die Rektoren kein klares Konzept vor. Im letzten Drittel des 14. Jahrhunderts treten nur gelernte Ärzte auf, und zu Beginn des 15. Jahrhunderts zeigt sich schließlich eine mit heutigen Augen gesehen rationale Verteilung des Personals: ein Arzt, ein Chirurg, ein oder zwei Barbiere und auch ein Apotheker. Der überwiegende Teil der Ärzte des Hospitals waren Juden, was bei der Bedeutung des Judentums für die Medizin und seiner Integration in der Marseiller Gesellschaft nicht erstaunt. Die Ärzte waren nach dem Statut der Stadt verpflichtet,

---

80 Médecin 29.

81 Grmek, Médecin 41.

82 Vgl. Hauck, Blasi 164, Urk. § E 1,5 – ebenfalls zu Blasi – und Lindgren, Bedürftigkeit 102. Für das Hospital General unterscheidet Lindgren (1401–1500) Ärzte (*maester/bachiller/lic. en medicina/fisico/medico*), Barbiere (*barber*) und Chirurgen (*cirujia*); cf. ib. 100–103; Tab. XXXI.

83 Grmek, Médecin 42.

84 Lindgren, Bedürftigkeit 29[35].

85 Ib. 29.

86 Grmek, Médecin 50f.

zweimal täglich die Kranken zu besuchen[87], nach einem Abkommen des Hospitals mit Guilhem Lonc mußte dieser ein- oder zweimal täglich kommen oder, bei Abwesenheit, einen Vertreter entsenden[88].

Angesichts der allgemein geringen Bedeutung der Ärzte in den mittelalterlichen Hospitälern sind die Zeugnisse für das Heilig-Geist-Spital bemerkenswert. Sie genügen jedoch nicht, um Ärzten und Barbieren mehr als nur eine Sekundärrolle neben den Brüdern und Schwestern, den Geistlichen oder auch den Dienern im Hospitalsleben zuzuerkennen. Heilpersonal war präsent, jedoch nicht als bestimmende oder gar tragende Kraft.

Wirtschaftliche Lage des Hospitals

Die Einnahmen des Hospitals gehen zwar letztendlich alle auf Spenden zurück, aber schon mit der ersten wirtschaftlichen Ausstattung bei seiner Gründung bildete sich ein komplexes System von Einnahmequellen heraus, das eine eigene Wirtschaftsführung und Besitzverwaltung nötig machte. Die Einnahmen aus den Spenden waren vielfältig. Ererbtes Gut wurde von dem Hospital für seine Finanzverwaltung nutzbar gemacht, entweder durch die Vervollständigung von geschenkten Rechten, bei der es zum Beispiel eine Zinsbelastung, die auf einem Gut lastete, durch Tausch ablöste[89], die Rechte anderer Erben auf einen gemeinsam erhaltenen Besitz aufkaufte[90] oder die Utile zu einer Direkte übernahm[91]; oder durch Abstoßen der ererbten Rechte, die dann etwa bei einem Tausch zur Befreiung von eigenem belastetem Gut von Zinsverpflichtungen dienen konnte[92]. Größere Bargeldsummen wandelte das Hospital gerne in Zinsrechte um, wie es mit Teilen der Hinterlassenschaft von Julian de Casals geschah (§ G 5), oder überließ diese geschäftliche Transaktion dem Stifter selbst; so kauften Marcel Catalan und Peyre Blanquier 1325 ein Zinsrecht, eigens, um es dem Hospital zu schenken (§ D 19), und das gleiche tat Jacme Stornel 1395 (§ G 13); kleinere Summen wurden wohl unmittelbar verwendet. Ererbte Pachtrechte und Allodialgrundstücke konnten von dem Spital am einfachsten in seine übliche Besitzverwaltung übernommen werden; so gab das Spital 1402 einen 1348 von Johan Atols geerbten Allodialgrund in Erbpacht (§ H 35) und schloß mit Pächtern von Grundstücken aus der Erbschaft von Julian de Casals 1411 neue Verträge ab (§ K 20).

---

87 Pernoud, Statut 108; cf. Amargier, Situation 245.

88 Fabre, Hôpitaux 1,189[4].

89 Das Haus von Bernart Brandis (†1331) wurde 1364 von 2 Sous Zins befreit (§ D 3).

90 Das Haus von Johan Enguilran, das 1373 zur Hälfte an das Spital, zur Hälfte an A. Nicolau gefallen war, ging durch den Aufkauf von dessen Anteil 1394 ganz an das Hospital über (§ G 3).

91 Die Utile eines Pachtgrundes von Johan Martin (†1348) fiel 1352 an das Hospital (§ E 29).

92 Ein Zinstausch mit Gütern von Julian de Casals enthob 1395 das Hospital von einer Zinszahlung (§ G 21).

Bei der Auszahlung von Legaten, die mit einer Erbschaft an das Heilig-Geist-Spital verbunden waren, zeigt sich deutlich das Bemühen des Hospitals, jährlich zu zahlende Summen, insbesondere für Seelenmessen, durch eine grössere Barzahlung abzulösen (ein Pfund für einen Sou jährliche Belastung, wie bei Zinsrechten). Eine solche Zahlung erfolgte verständlicherweise oft schon bald nach dem Erbfall[93], manchmal wartete das Hospital aber auch bis zu zwanzig Jahre, wahrscheinlich bis es eine genügend hohe Summe leicht entbehren konnte[94].

Das Sammel- und Bettelprivileg, über das eine karitative Einrichtung verfügte, wurde durch bestimmte Diener des Hospitals, die *quistiers* „Almosenbitter", wahrgenommen, die jeden Tag durch die Stadt zogen[95]. Almosen wurden mit Metallbecken (*basins*) erbettelt, oft in der Kirche oder auch bei Begräbnissen[96]. Ebenfalls für Almosen befand sich ein Opferstock im Hospital[97]. Wahrscheinlich wurde für das Heilig-Geist-Spital in Marseille wie für seine Niederlassung in Aubagne[98] täglich Brot gesammelt, wie es allgemein in Südfrankreich und Katalonien üblich war[99]. Andere Naturalspenden gingen z.B. aufgrund von Fischereigesetzgebungen an das Spittel. Ein Gesetz von 1284 über das an bestimmten Tagen verbotene Fischen mit Netzen (*arts*) in den auch als Fischfanggrund genutzten Salinen (*eyssanegas*, cf. Glossar), bestrafte jede Zuwiderhandlung mit Beschlagnahmung des Fanggutes, das an das Heilig-Geist-Spital abgeliefert werden mußte (§ I 20), und eine Regel für Fischer mit ebenfalls zur Vermeidung einer Überfischung periodisch verbotenen *mosclalhs* (Doppelangeln) und *folmes* (Dreizack oder Harpune) bestimmte 1324 ein Drittel der beschlagnahmten Fische für das Hospital (§ I 19). Ein offenbar freiwilliges Gelöbnis von sechs Fischern (Urk. 1310; TH falsch 1327) beinhaltete, daß aller an bestimmten Feiertagen gefangener Fisch (Weihnachten, Ostern, Pfingsten, Feste der Jungfrau Maria) dem Spittel geschenkt werden sollte (§ I 21 & Urk.). Diese Regel läßt vermuten, daß auch bei anderen Gelegenheiten Naturalspenden in das Hospital gebracht wurden, etwa nach der Ernte oder nach

---

93 So bei dem 1382 verstorbenen Hugo Ameli, für dessen Kapellendienst das Hospital 1384 der Kirche der Accoules ein größeres, kurz zuvor erst erworbenes Zinsrecht (18 l.) überließ, bei Johan Enguilran, dessen Erben das Spital 1383 auszahlten, und für dessen Seelenmesse in der Kathedralskirche 1387 eine Ablösesumme (25 Pfund für 25 Sous) gezahlt wurde (§ E 30), oder bei Nicolaua Payroliera, deren Erbe 1393 teilweise übergeben (§ G 28), und von dessen Belastung 1401 ein Teil ausgelöst wurde (§ K 8).

94 Die Seelenmesse der Biatris Audeberta (†1373) in den Accoules etwa löste das Hospital erst 1395 ab (§ G 22), die der Berenguiera Bernarda (†1362ca.) in der Kathedralkirche 1379 (§ E 35).

95 Lindgren (Bedürftigkeit 44f) beschreibt mit Privilegien zum Almosensammeln ausgestattete *quaestores*, die im 15. Jahrhundert oft auch ehrenamtlich für Hospitäler tätig waren.

96 Cf. Fabre (Hôpitaux 99[2]): *deniers de la quista/dels basins/dels basins e de las sebouturas/e del sementeri* (1304; 1330).

97 Fabre, Hôpitaux 1,100; Amargier, Situation 249f.

98 *1 caissa a tenir lo pan de la quista* (1349/50; Fabre, ib. 51).

99 Lindgren, Bedürftigkeit 45.

einem Fischzug. Schließlich kann auch der Verkauf von Altkleidern und beweglichem Gut der im Hospital ohne Nachkommen Verstorbenen zu den Spendeneinnahmen gezählt werden[100].

Die Eigenwirtschaft des Spittels betraf in erster Linie die Bearbeitung von Weinbergen und Feldern durch Tagelöhner und Diener, dann aber auch die Schweinemast, die Geflügelaufzucht und den Gartenbau in den an das Hospital angrenzenden Gärten. Die Maultiere für Trag- und Feldarbeiten wurden auch gegen Entgelt verliehen[101]. Ein Großteil der erwirtschafteten Erträge dürfte im Spittel verblieben sein, aber der Verkauf von Überschüssen ist etwa bei Wein bezeugt[102].

Pacht- und Mieteinnahmen schließlich stellten eine Einnahmequelle dar, die, vom Eintreiben oft beträchtlicher rückständiger Zinsen abgesehen, mit geringem Aufwand verbunden war.

Die Bewertung der drei Typen von Einnahmequellen und ihrer Bedeutung für das Hospital muß deren unterschiedliche Quellenlage und auch Veränderungen in ihrer Gewichtung berücksichtigen. Die Spendeneinnahmen, bei denen eine gewisse Unregelmäßigkeit vermutet werden könnte, erwiesen sich in Barcelona in der Krisenzeit des ausgehenden 14. Jahrhunderts als von „hoher Stabilität" und „ebenso (...) gesichert wie Grundbesitz"[103]. Ähnliches läßt sich aus der regelmäßigen Abfolge von Erbschaften und Legaten an das Heilig-Geist-Spital 1330–1400 ablesen.

Nach Lindgrens Beschreibung des Hospital d'En Colon in Barcelona im letzten Drittel des 14. Jahrhunderts[104] lassen sich bei diesem etwa 50% der Einnahmen auf Pachtzins, 30% auf Spenden und vielleicht 20% auf den Verkauf eigener Produkte zurückführen, wobei der hoch zu veranschlagende Anteil an Selbstversorgung im Gesamthaushalt allerdings nicht berücksichtigt ist. Die Rechnungsbücher des Heilig-Geist-Spitales von 1399/1400 (AH I E 21) und 1402/03 (AH I 102) geben sogar 70–80% aller Einnahmen als Zins- und Mieteinnahmen an (Tab. XV), und solche Prozentzahlen sprechen gegen sich selbst; die Bücher berücksichtigen zwangsläufig die über die Verwaltung eingehenden Pachteinnahmen stärker als Naturalspenden oder selbst erwirtschaftete Lebensmittel. Dennoch ist das Gewicht der Pachtzinsen als Einnahmequelle des Heilig-Geist-Spitals unleugbar.

Eine Erklärung dieses Phänomens ergibt sich nach dem Zeugnis des THESAUR aus der Besitzpolitik des Hospitals. Bis zur Mitte des 14. Jahrhunderts

---

[100] Fabre, ib. 100–104; s.o. Erbschaften von im Hospital Verstorbenen; Lindgren (Bedürftigkeit 108) schreibt dieser Praxis einen Bezahlungs- eher als einen Spendencharakter zu.

[101] Fabre, Hôpitaux 104; Lindgren, Bedürftigkeit 37–40; vgl. die erwähnten zwei *vergiers* auf dem Hospitalsgelände sowie den *porcier* und den *mulatier* unter den Dienern.

[102] Mortreuil, St.-Esprit 179.

[103] Lindgren, Bedürftigkeit 175.

[104] Ib. 51f; ib. Tab. XXIII.

belegt das Urkundeninventar mehrere Versuche des Hospitals, Allodialgut für Eigenbearbeitung zu erwerben. Wenn Direkte und Utile in einer Hand waren, bereitete ein solcher Kauf keine Schwierigkeiten (§D 5,20,25,27,29,34,F 42). In einigen Fällen mußten beide von verschiedenen Personen erworben werden, entweder gleichzeitig (§D 26) oder im Abstand von einigen Monaten (§ D 22/30) oder von mehr als einem Jahr (§D 28/31)[105]. Auch der Kauf einer Utile zu einer schon früher an das Hospital gefallenen Direkte dient der Vergrößerung des Allodialgutes (§H 16). Die ersten Verträge dieser Art entstanden in der Frühzeit des Spitals 1240–45 (§F 42,D 22/30,25), dann vereinzelt 1262 (§D 20), 1290 (§H 16) und 1311 (§D 27) und konzentriert 1331–1335 (§D 29,28/31,34)[106]; der letzte Vertrag stammt von 1351 (§D 5). Für die zweite Hälfte des 14. Jahrhunderts fehlen Zeugnisse ähnlich gearteter Bestrebungen im THESAUR, was eine Veränderung in der Besitzpolitik des Hospitals vermuten läßt. Im 13. und beginnenden 14. Jahrhundert zielte diese offenbar eher auf Eigenwirtschaft auf Grundstücken in verschiedenen Gebieten in und um Marseille (Camas, Cavaleria, Jarret, Molieras, Roylh), danach scheint eine Umgewichtung hin zu verstärkter Pachtwirtschaft erfolgt zu sein. Ein solcher „Übergang der Finanzierung von der Eigenwirtschaft zur Verpachtung und Verleihung" wird von Lindgren in Barcelona festgestellt und als möglicher „Motor der ganzen Rationalisierung" des Hospitalwesens in dieser Stadt durch das Hospital General (* 1401) gewertet[107]. Vielleicht offenbaren sich hier bei dem Heilig-Geist-Spital frühe Anzeichen einer später verallgemeinerten Tendenz.

Die Bilanz des Hospitalbudgets dürfte sich mit größerer Sicherheit als seine verschiedenen Einnahmen und deren Verteilung aus den Rechnungsbüchern ergeben[108]. Denn die Bücher dienten der Rechtfertigung der Rektoren gegenüber dem Stadtrat, und ein Defizit mußte von ihnen vorgestreckt oder ausgeglichen werden[109]. 1340/41 berechnet Fabre[110] mit 886 ‚eingenommenen' gegenüber 869 ‚ausgegebenen' Pfund einen geringen Überschuß, 1349/50 hingegen ein leichtes Defizit von 6 Pfund (942 Pfund gegen 948 Pfund), was in der Pestzeit nicht erstaunt und sicher nicht zu der Verkaufserlaubnis von 1354 durch den Stadtrat (§D 35) geführt hat, wie Amargier[111] vermutet. 1399/1400 gibt der

105 Bei einem Grundstück in der Nähe des Hospitals wartete man sogar von dem Kauf der Utile (§F 35) bis zu dem der Direkte (§K 4) über 30 Jahre (1366–1400); hier ging es aber um die Vergrößerung des an das Hospital angrenzenden Geländes auf lange Sicht, also um eine andere Zielvorstellung als bei den erwähnten Käufen.

106 Mit diesen Fällen sind die Versuche, ererbte zinspflichtige Grundstücke von ihrer Belastung zu befreien, nicht zu vergleichen. Hier war ein unfreiwilliger Zwang entstanden, der den Finanzgrundsätzen des Hospitals widersprach, das von regelmäßigen, langfristigen Zahlungen lebte, nicht sie leistete. Solche Fälle treten im THESAUR durchgehend erst gegen Ende des 14. Jahrhunderts auf: 1382 (§K 28), 1388 (§D 6), 1396 (§G 1), 1403 (§K 31).

107 Ib. 177.

108 Ib. 49.

109 Fabre, Hôpitaux 1,111[1].

110 Ib. 1,190.

111 Situation 249.

Schreiber des Rechnungsbuches 1180 Pfund als Einnahmen an – aus der Addition der Einzelsummen ergeben sich nur die 1158 Pfund, die Fabre zitiert[112] –, gegenüber 1148 Pfund als Ausgaben (Tab. XV), und 1402/03 sind 29 Pfund Haben zu verzeichnen (991 Pfund gegen 962 Pfund). Es kann ein einigermaßen ausgeglichenes Budget[113] ohne grundlegende Veränderungen der Gesamtsumme für die zweite Hälfte des 14. Jahrhunderts angenommen werden. Gewinn lag nicht in der Absicht einer gemeinnützigen Einrichtung, und Verluste wurden zwangsläufig durch Verringerung von Armenspenden oder Aufschub von Instandhaltungsarbeiten vermieden.

Die Ausgaben des Hospitals wurden für das Personal und die Instandhaltung des Hauses verwendet, für die häusliche und ländliche Bewirtschaftung, die Ernährung von Insassen und Armen und für verschiedene sonstige Armenhilfen. Die Lohnkosten waren der weitaus größte Posten in dem Haushalt, so wie ihn die Bücher schildern, insbesondere dann, wenn die Bezahlung der Tagelöhner für die Feldarbeit und der Handwerker für die Instandsetzungen hinzugerechnet werden[114]. Im Hospital selbst waren zu entlohnen: die Angestellten (Prokurator, Schatzmeister, Schreiber), die Geistlichen der Accoules, das medizinische Personal (Ärzte, Barbiere, Apotheker), die Ammen[115] und Dienstboten. Für Land-, Garten- und Hauswirtschaft war Saatgut erforderlich, das aber wohl zum größten Teil aus der jeweiligen Vorjahresernte stammte; Saumtiere mußten als ausgesprochene Zuchtprodukte – im Gegensatz etwa zu Schweinen und Geflügel – gekauft werden; Bettzeug (Leintücher, Decken, Matratzen) war zu ersetzen etc. Hinzu kamen Steuerbelastungen für Ernte oder Backen. Die offensichtlich geringsten in den Büchern spürbaren Ausgaben verursachten die Verpflegung der Armen und Kranken[116], Arzneien, Begräbnisse, Speise und Kleidung der Brüder und Armenhilfen (Kleidung, Schuhe, Decken). Das Ein- und Ausgabenregister von 1445 (AH I E 123), *lo libre B*, führt, in anderer Reihenfolge, folgende *capitols*, also Posten, auf: Löhne für *escrituras*, *barbies/megis/boticaris*, *baylas*, *servidos*; *obras de vinha* und *vendemias*; *reparacions d'ostals e de selies* (=*celliers*); *revas e fornaias*; *tellas e drabs*; *taula dels malautes (lechas, sal, oli, candelas; blas e vins compras)* und – getrennt von dieser ! – *taula dels poures (estre ordenari; l'ausols e flasadas)*.

Ein vollständiges Studium der Rechnungsbücher von 1330 bis zu Beginn des 14. Jahrhunderts – begleitet von Untersuchungen über die Kaufkraft des Geldes im Marseille einer Inflationszeit – könnte diese noch stückwerkhaften

---

112 Fabre, Hôpitaux 1,116 (1399, nicht 1498); da dem Rechnungsführer in erster Linie die Bilanz wichtig war, sind seine Endsummen zu vergleichen, nicht die zusammengezählten Einzelsummen von Einnahmen und Ausgaben.

113 Die Abrechnung für 1403/1404 bei Fabre (ib. 1,111), die mit 1042 Pfund Einnahmen und 1094 Pfund Ausgaben ein Defizit von 51 Pfund ergibt, ist zu überprüfen.

114 Cf. Lindgren, Bedürftigkeit 52.

115 Cf. folgende Kapitel.

116 Den 36 Pfund, die nach Amargier (Situation 250) 1330 für Nahrung ausgegeben wurden, stehen (nach Fabre, Hôpitaux 1,109) schon 1340/41 131 Pfund gegenüber.

und in Analogie zu bei anderen Hospitälern Erarbeitetem[117] entstandenen Bemerkungen zur Wirtschaftsführung des Großhaushaltes, den das Heilig-Geist-Spital darstellte, deutlich vertiefen. Es sei allerdings wiederholt, daß die von einem Spital selbst erwirtschafteten und die ihm gespendeten Nahrungsmittel nur sehr unvollständig in den Büchern deklariert werden, obwohl sie – sollte eine Schätzung gewagt werden – vielleicht mehr als die Hälfte der benötigten Menge abdeckten.

Empfänger der Fürsorge

Neben der Aufnahme von Hilfsbedürftigen – immer zu trennen von den nicht geduldeten Bettlern – verfolgte das Hospital, gemäß seinem Auftrag, noch verschiedene andere Aufgaben. Zum einen sorgte es für ein christliches Begräbnis der im Hospital Verstorbenen, in Begleitung von allen Hospitalsbrüdern, wie es in der oben zitierten Regel ausdrücklich festgehalten ist. Den Besuch von Gefangenen machte zum Beispiel Julian de Casals in seinem Testament zur Auflage: *Per l'aumorna que l'espital fay cascun vendres als paures de la carser rial, cal layset sen Jollian de Cazals* (16.II.1420[118]). Die verschiedenen Armenbankette, die insbesondere an Weihnachten, Ostern und Pfingsten stattfanden, und die in mehreren Legaten bezeugt sind, waren nicht nur für die Hospitalsinsassen, sondern auch für auswärtige Arme bestimmt. Solche ‚offene' Fürsorge konnte auch „sogenannten ‚verschämten Hausarmen' [dienen], die sich nicht öffentlich bloßstellen wollten"[119]. Wahrscheinlich erklärt sich durch Speisungen von Auswärtigen auch die Trennung in *taula dels malautes* und *taula dels poures* in dem erwähnten Ausgabenregister von 1445. Die dort zitierten *ausols* und *flasadas* für die *poures*, die nicht aufgenommenen Armen, wären dann also Almosen und Decken, die das Hospital zusammen mit Kleidern oder Schuhen an Bittsteller ausgeteilt hätte.

Zu den eigentlichen Sieben Werken der Barmherzigkeit kam im Heilig-Geist-Spital die Versorgung von Findlingen durch Ammen hinzu. Sie ist erst im 14. und 15. Jahrhundert durchgehend belegt, offensichtlich mit einer deutlichen Intensitätssteigerung im zweiten Jahrzehnt des 15. Jahrhunderts[120]. Das Hospital bezahlte in der ersten Hälfte des 14. Jahrhunderts Ammen für mehr als 10 Säuglinge[121]. Auch die Adoption eines Kindes durch seine Amme ist für 1396 bezeugt[122].

---

[117] Pourrière, Hôpitaux 107–113; Lindgren, Bedürftigkeit 52–67.
[118] Mortreuil, St.-Esprit 186; cf. Fabre, Hôpitaux 2,253.
[119] Moritz, Hospital 93.
[120] 1408–1423; Mortreuil, St.-Esprit 188.
[121] Amargier (Situation 251): 1306 dreizehn Findelkinder, 1338 elf und 1342 fünfzehn; ein zweijähriges Mädchen, das 1341 am Todestag von Johan Blasin beim Hospital ausgesetzt wurde – und bald darauf im Spittel starb –, erhielt den Namen Blazina (cf. HauckBlasi 314, Anhang XII).
[122] Mortreuil, ib. 189.

Mortreuil erwähnt weiterhin drei Fälle von Geldleihe bei Pfandhinterlegung (Kleider) im Heilig-Geist-Spital (1300; 1301; 1306), die zu Prozessen führten[123].

Vermutungen über die Zahl der im Hospital und von dem Hospital versorgten Personen, als wesentlicher Gradmesser seiner Wirksamkeit, beruhen auf Anhaltspunkten wie der Bettenzahl, dem Umfang des Personals, der finanziellen Lage des Hospitals und der Bedürftigkeit der Bevölkerung; die genaue Größe des Haupthauses ist leider unbekannt.

Im Erdgeschoß des Hauptgebäudes standen wie erwähnt im 14. Jahrhundert etwa 60 Betten für Männer und 20 für Frauen, im oberen Stock weitere vier bis acht Betten für Verwalter und Schwestern. Die etwa fünfzehn männlichen Brüder und Donaten und auf jeden Fall die Dienstboten schliefen vermutlich nicht in Betten, sondern auf Strohsäcken und Matratzen auf dem Boden. Bei einer einfachen Belegung der Betten hätten so bis zu 80 Bedürftige gleichzeitig versorgt werden können, entsprechend bis zu 160 bei einer doppelten Belegung, wie sie „eine Fülle von Abbildungen aus der Zeit beweist"[124]. Wie lange die Insassen in dem Haus verblieben ist ungewiß; sie konnten wohl ebensogut bald nach ihrem Eintreffen sterben, wie mehrere Jahre dort verbleiben, gemäß der verschiedenen Funktionen, die ein Hospital zu erfüllen hatte; eine „mittlere Aufenthaltsdauer" von sieben Wochen und einen „Rotationsrhythmus" zugrundezulegen, wie es Lindgren[125] für das Hospital d'En Colon getan hat, trifft solche Unterschiede nicht.

Als Verhältnis von ‚Pflegern' zu ‚Gepflegten' errechnet Lindgren, nach der in der zweiten Hälfte des 14. Jahrhunderts in ganz Barcelona 50–55 Erwachsene und 8–10 Kinder von 18–20 Angestellten ständig betreut wurden, eine Zahl von 1:3,2[126], Pourrière hingegen vermutet zur gleichen Zeit in den Hospitälern von Aix ein Verhältnis von 1:6[127]. Die angenommenen Zahlen für das Heilig-Geist-Spital von ca. 20 ‚Pflegern' und 80–160 ‚Gepflegten', das heißt ein Verhältnis von 1:4 bis 1:8, lassen sich mit denen von Aix gut in Einklang bringen.

Mit seinen 80 Betten war das Heilig-Geist-Spital dabei ein außergewöhnlich großes Hospital des 14. Jahrhunderts, denn die meisten Hospitäler in Paris hatten zur gleichen Zeit 20–25 Betten, in der Provinz nur 6–15[128]; in Aix besaß das größte Hospital, St.Jacques, 20–30 Betten[129], und im Hospital d'En Colon in Barcelona sollen 4–18 Bettlägerige pro Tag betreut worden sein[130].

Der aus Bettenzahl und Personalbestand berechneten Zahl von wenigstens 120 Versorgten widersprechen in krasser Weise die Angaben der Rechnungsbü-

---

123 Vgl. auch *sobrecensa* im lex. Teil.
124 Mischlewski, Alltag 162f & Anm. 94.
125 Bedürftigkeit 28.
126 Ib. 176.
127 Pourrière, Hôpitaux 71[33].
128 Mollat, Assistance 21.
129 Pourrière, Hôpitaux 70; 168; cf. 68–76.
130 1375–1398; Lindgren, Bedürftigkeit 25; ib. Tab. Vf.

cher bei Fabre, der hier wahrscheinlich nicht als zuverlässige Quelle dienen kann. Verschiedentlich nennen diese nur einen einzigen Schwerkranken[131]; die durchschnittliche Zahl der Aufgenommenen sei (1501) 10–12 gewesen. Tatsächlich dürften die 7 Sous 1340 (131 Pfund/Jahr, s.o.) und die 9 1/2–16 1/2 Sous 1398/9[132], die täglich für Mahlzeiten zur Verfügung standen, für wenig mehr Personen als für das Personal genügt haben, rechnet man einige Denare pro Tag und Person. Die schon oben formulierte Annahme, das Hospital habe bis zu drei Vierteln der Nahrung nicht kaufen müssen, könnte allerdings Bettenzahl und Nahrungsmittelausgaben in Einklang bringen; es wäre auch im Geist der Zeit nicht erstaunlich, wenn die Schreiber der Rechnungsbücher die Mitglieder der untersten sozialen Gruppen, obwohl – oder gerade weil – das Hospital in erster Linie für diese bestimmt war, oft gar nicht gesondert aufführten, sondern nur die wenigen erwähnenswerten ‚Leute besserer Kreise'.

Die Zahl der Bedürftigen war im 14. Jahrhundert sehr hoch. Nach Mollat[133] waren 25–50% der Bevölkerung einer spätmittelalterlichen Stadt aufgrund fehlenden oder mangelnden Einkommens von Steuern befreit und somit auf zeitweilige Unterstützung durch Andere angewiesen. Nimmt man in Marseille im 14. Jahrhundert eine abnehmende Einwohnerschaft von 5–10.000 Personen an[134], so erreichte das Potential von Hilfsbedürftigen einige Tausend Menschen. Das Heilig-Geist-Spital war das größte Hospital von Marseille, und zudem in erster Linie für die Einwohner der Stadt, nicht für Fremde, bestimmt. Auf es entfiel prozentual wahrscheinlich eine vierstellige Zahl potentiell Bedürftiger.

Über den Umfang der Hilfstätigkeit des Hospitals zeichnen sich zwei Annahmen ab, von denen m.E. bei der augenblicklichen Forschungslage je nach den Vorstellungen des Betrachters von der mittelalterlichen Welt die eine oder die andere bevorzugt werden wird, unter notwendiger Berufung auf jene Art ‚Instinkt' für historische Gegebenheiten, ohne den jede Faktenauswertung bruchstückhaften Quellenmaterials zu Skelettergebnissen führen muß[135]. Läßt man die Zahl von etwa 15 Versorgten, die Fabre, nur auf die Buchführung des Hospitals gestützt, annimmt, als – bei 80 Betten – absurd beiseite, so können

---

[131] So 1389: *lo luns XIIII del dich mes de julh paguiey per pan blan (sic!) per* lo malaute *IIII denies* „Schwerkranker (nicht normal Bettlägriger)" (Fabre, Hôpitaux 1,110[1]), oder auch an bestimmten Tagen 1501/2 (ib. 1,129).

[132] Fabre, Hôpitaux 1,121.

[133] Mollat, Assistance 19.

[134] S.o. Quellenwert des THESAUR.

[135] Die Anstöße, die die Mediävistik aus der Ethnologie erhalten hat und noch erhalten kann – auch Martí Aurell hat sie jüngst in seiner Einleitung zur Familiengeschichte der Porcelets (S. 13f) als wegweisend hervorgehoben –, sind gerade für solche intuitive Interpretation historischer Gegebenheiten gewinnbringend. Ethnologische Erfahrung in Ländern, deren Entwicklungsstufe in vielem dem europäischen Spätmittelalter ähnelt, etwa in Marokko, wo ich in engstem Kontakt mit Untertanen «de sa majesté le roi» in deren Welt eindringen konnte, erlauben es methodisch oft, Anachronismen zu minimieren, und sie kommen zweifellos immer der Bildhaftigkeit beim Lesen mittelalterlicher Dokumente zugute.

nach den Verhältniszahlen von Lindgren[136] etwa 60 Versorgte angenommen werden, was auch im Rahmen der von Mollat und Pourrière zitierten Spitäler liegen würde; eine etwa doppelt so hohe Zahl würde allerdings der Bettenzahl und der Personalstärke eher gerecht, könnte durch die Annahme einer hohen Selbstversorgung des Hospitals auch aus wirtschaftlicher Sicht vertreten werden und würde dem Spital eine spürbare Wirkung als Instrument zum Auffangen sozial Schwacher zugestehen[137].

Die Tochtergründungen des Heilig-Geist-Spitals

Aubagne

Das Heilig-Geist-Spital von Marseille hatte im 13. und 14. Jahrhundert als Annex ein Tochterhaus in Aubagne, über dessen Gründung und Schließung leider nichts bekannt ist. Das erste Zeugnis für das Haus stammt aus einer Schenkungsurkunde von 1233, in der Bruder Hugo vom Heilig-Geist-Spital in Marseille als *preceptor* des Heilig-Geist-Spitales von Aubagne bezeichnet wird[1], seine letzte Erwähnung findet sich nach Fabre[2] in einer Zahlung, die eine Spitalschwester von Aubagne an den Prokurator Palhol weiterleitete (1398/99, nicht 1498/99).

30 Urkunden des Tochterhospitals faßte Aycart im Kapitel H des THESAUR zusammen; aus ihnen stammen die meisten Informationen, die wir über das Haus besitzen. Die Aufsicht über dieses Spittel lag, wie die in Marseille aufbewahrten Urkunden vermuten lassen, beim Mutterhaus; beinahe alle Verträge über Grundstücke in Aubagne wurden durch die Marseiller Rektoren abgeschlossen[3], obwohl hier ein eigener Spitalmeister eingesetzt war. Nur der Spitalmeister Steve Blanc kaufte 1328 persönlich einen Pachtzins auf, den das Hospital zu leisten hatte, allerdings *de mandament e voluntat* der Rektoren in Marseille (§H 20/21), und Hugo Revel nahm einige Jahre später eine Schenkung über fünf Pfund entgegen (§H 9). 1331 ist auch eine Visite des Tochterhauses durch den Rektor Pellegrin Cristoli bezeugt[4].

---

136 Stützt man sich auf ein Verhältnis von einem Pfleger zu 3,2 Gepflegten und zudem auf die Vermutung (Lindgren, Bedürftigkeit 43 & Anm. 96), Betten seien als gern gespendete Gegenstände in Spitälern eher zuviele als zuwenige vorhanden gewesen und deswegen nicht unbedingt belegt worden.

137 Cf. Seidler, Pflege 66.

1 *Hugoni, fratri eiusdem domus, et preceptori domus Sancti Spiritus/castri Albanee, nomine dicte domus Sancti Spiritus Massilie* (Urk. §H 26, Z. 6f).

2 Hôpitaux 51[3].

3 So die Verträge 1277 (§H 5), 1288 (§H 15), 1290n.St. (§H 16), 1311 (§H 3/10/27), 1333n.St. (§H 13), 1335 (§H 24), 1337n.St. (§H 19/23), 1338 (§H 7), 1339 (§H 18), 1343 (§H 1: *adoncs rector del hospital de Sant Sperit e d'Albanha*), 1345 (§H 28), 1347n.St. (§H 25).

4 Fabre, Hôpitaux 50.

Der Hospitalmeister von Aubagne spielte die Rolle eines untergeordneten Verwalters, auch finanziell von Marseille abhängig, obwohl die Synonymenhäufung in dem Titel des Johan Lombart anderes vermuten lassen könnte: *fratri J. Lombardi, preceptori, rec/tori et gubernatori, procuratori domus (...) S.S./ castri de Albanea*[5]. Er scheint oft allein oder nur mit einer Hilfskraft das Tochterhaus betreut zu haben; allerdings werden Dienstboten in den Quellen oft nicht eigens erwähnt.

Es treten drei Typen von Hospitalmeistern in Aubagne auf. Zum einen Brüder des Haupthauses, die ins Tochterhaus entsandt wurden; so ein Bruder Hugo (1233; Urk. § H 28) und Bruder Hugo Revell, der 1332 wahrscheinlich Leiter des Hospitals von Aubagne war (§ H 9), und der 1330 und 1341 in den Registern des Heilig-Geist-Spitals als Bruder geführt wurde (§ F 31). Zum zweiten machten zweimal Ehepaare von Donaten zur Bedingung für die Schenkung ihrer Güter, daß ihnen die Betreuung des Tochterhauses übertragen werde. Bruder Johan Lombart erscheint 1306 mit seiner Frau Silia in dieser Stellung[6]; beide lebten schon zuvor in Aubagne, wie frühere Verträge des Ehepaares bezeugen (1299, § H 30; 1301, § H 22). Johan nahm 1311 Bertranna de la Sarda als Donatin auf, die ein Haus neben dem seinen besaß (§ H 17) und wahrscheinlich eine nahe Verwandte seiner Frau Silia, geborene de la Sarda, war. In gleicher Weise übernahmen 1328 die Donaten Steve und Alazais Blanc/Blanquier das Haus (§ F 37, H 20f[7]); Steve starb zwei Jahre später[8].

Ein auf den ersten Blick völlig anderes Prinzip, das aber im Grunde nur eine Weiterentwicklung der Verträge von Lombart und Blanc darstellte, fand in der zweiten Hälfte des 14. Jahrhunderts Anwendung. Die Rektoren des Heilig-Geist-Spitales von Marseille übergaben mit Erlaubnis des Stadtrates das Tochterspital 1359 einem gewissen Pons Raynaut zur Nutzung und Leitung in Erbpacht[9] und 1382 dem Bertran Gayran in Miete[10]. Diese waren verpflichtet, das Haus instand zu halten und sechs Bedürftige zu versorgen und durften dafür die Güter des Hospitals in Aubagne nutzen.

Das Hospitalsgebäude unterschied sich wahrscheinlich in nichts von den übrigen Bürgerhäusern in Aubagne; es umschloß zwei Räume, einen hohen und einen niedrigen, eine Küche und einen Vorratsraum (*cellier*). Ein angrenzendes unbebautes Grundstück (*suelha vo casal*) wurde 1337 und 1339 für insgesamt 19 Pfund hinzuerworben (§ H 18, 23). In dem Haus fanden in der Pestzeit 1349/50 siebzehn Betten Platz, jedes mit einem Strohsack, zwei Leintüchern und zwei

---

5 S.o.; Urk. § H 17, Z. 7–9; übersetzt: *comandayre, governador e procurador* (§ H 17); die Fortsetzung *del hospital de Sant Sperit de Masselha* beruht auf einem Fehler bei der Lektüre der Urkunde oder bei der Niederschrift des Paragraphen.

6 Mortreuil, St.-Esprit 181.

7 Amargier, Situation 244.

8 Fabre, Hôpitaux 1,53[2].

9 § H 4: *a acapte e censa*; cf. Fabre (Hôpitaux 1,50[3]); Pourrière, Hôpitaux 71[33], unter Verweis auf L. Barthélemy, Histoire d'Aubagne; Marseille 1889; S. 2,158.

10 § H 11: *a loguier o arrendament*; Urk.: *dedit (...) ad loquerium sive rendam/Bertrando Gayrardi castri Albanee (.../...) hospitalem* [*S.S. Albanee*] (Z. 4–6).

Decken, aber ohne Matratze[11]. Die Verringerung der Bettenzahl auf sechs nach dem Abklingen der ersten Pandemiewelle 1359[12], in Verbindung mit der Pachtvergabe, läßt verschiedene Interpretationen zu: eine rückläufige Bevölkerungsentwicklung in Aubagne nach 1348 oder auch eine finanziell drückende Belastung des Haupthauses durch die Dependenz von Aubagne in den Krisenjahren.

Das Heilig-Geist-Spital erhielt verschiedentlich größere Spenden aus Aubagne, die für das ortsansässige Hospital bestimmt waren; so ein Grundstück 1233 (§H 26), ein Haus und zwei Weinberge von dem Landwirt Peyre Ricau und seiner Frau Astruga 1343 (§H 1; Donaten ?) und ein Schuldrecht über fünf Pfund, das 1332 von Peyrona Raynoarda dem Hospital übertragen wurde (§H 9).

Der THESAUR bezeugt einen Grundstücksstreit 1313 um einen Garten, den der Spitalmeister Johan Lombart unter Umgehung der üblichen rechtlichen Bestimmungen (s.u. *acapte*) in Erbpacht genommen hatte, und den er wieder an den ursprünglichen Pächter zurückgeben mußte (§H 2).

Die Gründung eines Tochterhauses im ersten Drittel des 13. Jahrhunderts ist ein Indiz für die Expansionskraft des Heilig-Geist-Spitales zu Marseille in seiner Frühphase. Möglicherweise ging sie auf Anfrage und Bitte der Einwohner von Aubagne zurück, das zwar kein kleiner Ort war[13], in dem sich aber offensichtlich keine eigene Hospitalsgründung abzeichnen wollte. Die Einnahmen des Hauses aus Pachtzins, Eigenwirtschaft, Kollekten und Legaten wie auch die Versorgung von Bedürftigen unterschieden sich sicher nicht grundlegend von denen des Haupthauses, sieht man von den Folgen des Abhängigkeitsverhältnisses als solchem und dem Größenunterschied ab.

Der Übergang schon zu Beginn des 14. Jahrhunderts zu einer teilweise eigenständigen, dann in der Mitte des Jahrhunderts zu einer fast kommerziellen Bewirtschaftung des Tochterhauses, verbunden mit Verringerung der Bettenzahl, scheint auf eine immer mehr abnehmende Bedeutung des Hauses hinzuweisen. Die zu vermutende Schließung des Tochterhospitals zu Beginn des 15. Jahrhunderts wäre ein folgerichtiger Abschluß dieser Entwicklung gewesen.

Saint-Geniès

Ein jüngeres und früher als in Aubagne aufgegebenes Tochterhaus besaß das Heilig-Geist-Spital von Marseille auf der Ile-de-St.Geniès(-les-Martigues) am Ausfluß des Etang de Berre in den Etang de Caronte. Auf der Insel befand sich im Mittelalter eine der drei Städte, die, zusammen mit Ferrières und Jonquiè-

---

11 Fabre, Hôpitaux 1,50f.

12 Erst 1338 waren elf Betten von Marseille nach Aubagne gesandt worden (Fabre, ib. 1,48²).

13 Baratier (Démographie 137⁵) stellt für 1275 350 Nichtadelige und neun Adelige in Aubagne fest und für 1300 291 Familienoberhäupter (ib. 66²).

res, 1581 zu dem heutigen Martigues zusammengefaßt wurden[14]. Eine erste Gründung eines *castrum* auf der Insel (1078) scheint bald aufgegeben worden zu sein, aber Ende des 12. Jahrhunderts fand eine Neugründung statt[15].

In die erste Zeit der neuen Besiedelung fiel die Gründung des Heilig-Geist-Spitals, die von 1195 bis 1212 als Dependenz von Marseille bezeugt ist[16]. Die aus Marseille entsandten oder von dort her unterstützten Brüder errichteten gleichzeitig mit dem Spittel eine Kirche und eine Brücke (§ I 14; 18) und machten zwei Viehweiden (*ferrages*) urbar, die sie bewirtschafteten. Grund- und Schutzherr der Kirche war nach der Diözesanzugehörigkeit der Erzbischof von Arles, dem der beträchtliche jährliche Zins von einem Pfund Pfeffer zustand[17]. Über das Hospital selbst, seine Größe, Bruderzahl, Leitung oder Bestimmung, ist aus dieser Zeit nichts Näheres bekannt; auch über die Art der Abhängigkeit des Tochterhauses von Marseille wissen wir nichts.

Für sozialgeschichtliche Rückschlüsse auf das Heilig-Geist-Spital von Marseille ergibt diese Tochtergründung deswegen wenig, wohl aber für die Beurteilung der politischen Kräfte, die es bewegten. Die Gründung erfolgte, als die Unabhängigkeits- und Expansionsbestrebungen der Marseiller Kaufmannsoligarchie zum Teil in den Versuch mündeten, Handelsstützpunkte an der provenzalischen Küste zu schaffen. Zur Stützung einer jungen Allianz zwischen Marseille und Arles verkaufte Bertran Porcelet gegen 1216/17 den Rektoren der Bruderschaft für 550 Pfund die Rechte auf mehrere Orte am Etang de Berre, und so auch auf St.-Geniès[18], das 1207 von Graf Alfons II. an Bertrans Vater Guilhem vergeben worden war[19]. Die Verbindung zwischen Hospital und Patriziat ist, nach der überzeugenden Argumentation von Baratier, naheliegend.

Wahrscheinlich gingen die anzunehmenden Rechte des Mutterhauses auf das Tochterspital gegen 1230 verloren, zusammen mit den Ansprüchen von Marseille auf St.-Geniès und die Insel von St.-Caronte, die, nach dem Widerruf des erwähnten Kaufvertrages durch Bertran Porcelet im Juli 1227 und nach den folgenden Kampfhandlungen zwischen der Allianz Raymon Berengars mit den Porcelets und der Stadt, aufgegeben werden mußten[20]. Das Hospital, das 1332

---

14 Baratier, St.-Geniès 26.

15 Baratier, ib. 29f.

16 § I 6 (II.1295: Patronat von *maison* und *espital* durch Alfons II. von Aragon; s.o. S. 189, Anm. 2, Qu. 5); § I 11 (19.XII.1211: Inschutznahme des Heilig-Geist-Spitales von Marseille und von St.-Geniès durch Hugo von den Baux, nominell Vicomte von Marseille; s.o. ib. Qu. 7); § I 14 (2.VIII.1212: Gewährung von Ablaß für die Unterstützung von Brücke, Kirche und Hospital von St.-Geniès durch Guido von Fos, Bischof von Aix; cf. Grava, Assistance 397); § I 18 (1212 ?: Aufforderung zur Unterstützung von Kirchen-, Brücken- und Hospitalsbau durch den Bischof von Uzès); eine weitere Erwähnung des Hospitals, die allerdings keine Verbindung nach Marseille herstellt, findet sich in einem Einigungsvertrag zwischen dem Grafen der Provence und dem Erzbischof von Arles 1226 (Grava, ib. 395).

17 Baratier, St.-Geniès 33 & Anm. 16; Grava, Assistance 397 & Anm. 10.

18 Aurell, Porcelets 99f; Bourrilly, Essai 67 & Anm. 3.

19 Baratier, St.-Geniès 30–32.

20 Aurell, Porcelets 103; Baratier, ib. 35.

zwischen der Kirche der Heiligen Magdalena und dem Friedhof bezeugt ist, bestand allerdings weiter und dürfte der Vorläufer des heutigen Krankenhauses auf der Insel gewesen sein[21].

Das Heilig-Geist-Spital läßt sich schon vor der Gründung der Bruderschaft von 1212 nicht aus dem Interessenkreis des reichen Marseiller Bürgertums herauslösen, wie der fragmentarische Abriß über die Geschichte des Tochterhauses von St.-Geniès zu zeigen scheint. Vielleicht stellte die Gründung in Aubagne wie die in St.-Geniès einen Versuch dar, durch ein Hospital in ländlichem Umkreis unter städtischem Einfluß[22] die Machtpositionen der Stadt in ihrem Umland zu stärken.

Saint-Etienne-de-l'Ile

Unklarheit herrscht über ein Hospital auf einer der drei Marseille vorgelagerten Inseln, *Sant Steve de l'Illa* (*Insula Sancti Stephani*), der heutigen Ile Ratonneau, auf der sich im Spätmittelalter ein Hafen (Frioul) befand[23]. Der THESAUR erwähnt eine Schutzerklärung für das Haus durch Honorius III. (I. 1223; § I 16[24]). Es ist möglich, daß hier ein weiteres Heilig-Geist-Spital entstand, vielleicht ebenfalls eine von Marseille aus zu Beginn des 13. Jahrhunderts erfolgte Gründung, die sich in das Bild der beiden anderen Tochterhäuser einfügen würde, und daß auch dieses Spital, nur in lockerer Verbindung mit Marseille, bald aufgegeben wurde oder verschwand. Bisher kann diese Hypothese jedoch nicht durch weitere Quellen gestützt werden.

Das Hospital von der Verkündigung

Das Hospital Unserer Lieben Frau von der Verkündigung (*espital de l'Annonsiada*) wurde 1373 durch Giraut Aymeric gegründet und bei der Plünderung von Marseille 1423 zerstört. Es war eines der Spitäler, die im 14. Jahrhundert in der Stadt von wohlhabenden Bürgern in ihren Testamenten gestiftet wurden, und die nur eine kurze Zeitspanne überdauerten. Die heute noch bekanntesten Privatgründungen sind die großen Adelshospitäler, etwa in Tonnerre oder in Beaune[25]; aber dieses waren keineswegs die einzigen Versuche, sich durch ein Hospital, in ähnlicher Weise wie durch eine große Kapelle, ein Weiterleben nach dem Tode sowohl auf Erden als auch im Paradies zu sichern[26]. So erschienen in den spätmittelalterlichen Städten viele von wohlhabenden Kaufherren,

21 Grava, Assistance 397 & Anm. 12.
22 Grava, ib. 395.
23 Baratier, Commerce 731f.
24 Mortreuil, St.-Esprit 181; Brune, St.-Esprit 171.
25 Cf. Jetter, Hospital 67 zur Motivation des Spitalgründers von Beaune, Nicolas Rolin.
26 Imbert, Droit 65; cf. Jetter, Grundzüge 16.

Bankiers, Juristen etc. gestiftete Klein- und Kleinstspitäler, oft mit wenigen Pflegern und Betten, über die aus den Quellen vielfach kaum mehr als der Name hervorgeht, und die nach einem halben oder einem Jahrhundert wegen mangelnder Finanzkraft geschlossen werden mußten.

Auch aus der fünfzigjährigen Geschichte des Verkündigungsspitales sind wenige Quellen überliefert, und die Angaben des THESAUR in den Kapiteln A′ und B′ erlauben nur eine fragmentarische Betrachtung. Über Herkunft, Familie[27] oder wirtschaftliche Aktivitäten[28] des Gründers etwa ist fast nichts bekannt. Giraut Aymeric war gelernter Jurist[29]; 1350 erscheint er in einem Prozeß als Schiedsrichter, zusammen mit dem bischöflichen Richter Amalric Sahon (§ F 6). Der Titel *nobilis* erscheint nur sporadisch in den Urkunden, zudem nur einmal zu seinen Lebzeiten (1359; Urk. § A' 23, Z. 6) und zweimal nach seinem Tode (U. § A' 5, 2; B' 9,3); dies war wahrscheinlich eine einfache Ehrenbezeugung gegenüber einem wohlhabenden und angesehenen Bürger und stellt keinen Hinweis auf seine Zugehörigkeit zum städtischen Patriziat dar. Auch der Titel des *archidiaconus ecclesie sedis civitatis Massilie*, der Giraut in der Einweihungsurkunde der von ihm gestifteten Bartholomäuskapelle zuerkannt wird (U. § B' 21, Z. 2), dürfte ein reiner Ehrentitel gewesen sein. Das Diakonat setzte, als zweite der höheren Weihen nach dem Subdiakonat, im Regelfall ein klerikales Leben mit oder ohne Zölibat voraus[30], und der Archidiakon konnte im 13. und 14. Jahrhundert als erster oder dritter „Dignitär des Dom- und Stiftskapitels“[31] ein Rivale des Bischofes sein, was beides für Giraut natürlich nicht zutrifft.

In einer Urkunde von 1374 tritt der verstorbene Giraut als *mercator* auf (TH: *mercant*; § B' 22 & Urk.). Über echte Handelsgeschäfte liegen uns keine Quellen vor – auch die Histoire du Commerce de Marseille von Baratier erwähnt keine –, aber der THESAUR beschreibt eine Serie von 22 Zinskäufen, die 1352 beginnt und 1369 ihren Abschluß zu finden scheint (Tab. XVI); in diesen Jahren erwarb Aymeric in halb- bis zweijährigen Abständen Zins- oder Mietrechte auf insgesamt sieben Häuser und mehr als zwanzig verstreut liegende Grundstücke in und um Marseille, wahrscheinlich die Anlagen seiner jeweiligen Kapitalien. Die Zinsrechte beliefen sich 1369 insgesamt auf mehr als 125 Pfund im Jahr. Von 1369 bis zu seinem Tode am 22. August 1373 tritt er nicht mehr als Käufer in Erscheinung.

---

27 Das im Archivinventar von Marseille 1872 (André, Inventaire) noch aufgeführte Testament ging dem Departementalsarchiv offenbar verloren.

28 Baratier (Commerce 209) erwähnt einen Giraut Aymeric als Zeugen in einem Prozeß (1326), in dem jener aussagt, er habe die Aktivitäten eines Händlers über 20 Jahre hinweg verfolgt. Dieser Giraut muß folglich Ende des 13. Jahrhunderts geboren worden sein und kann kaum dem 1373 gestorbenen und erst 1350 in seinem Beruf bezeugten Hospitalsgründer entsprochen haben.

29 Aymeric wird in den Urkunden zu folgenden Paragraphen als *jurisperitus* bezeichnet: A'5, Z. 2; 19, Z. 8; 23, Z. 6; F 6, Z. 5; die Präambel zu den Kapiteln A' & B' nennt ihn als *jurista*.

30 LMA 3,942.

31 Ib. 1,896f.

Aymeric hinterließ seiner Ehefrau Laeta (§ B' 22) und seinen Vettern Guilhem und Laurens Aymeric (§ A' 4; B' 22) ein Legat von jeweils 100 Florentinern und ein weiteres Legat in unbekannter Höhe der Tochter von Laurens, Gileta (§ A' 5); er starb also offenbar kinderlos, ohne Geschwister oder Geschwisterkinder zu hinterlassen, die sonst wahrscheinlich mit Legaten bedacht worden wären. Ein weiteres, umfangreiches Legat wurde für die Einrichtung einer Seitenkapelle zu Ehren des Heiligen Bartholomäus in der Kirche der Accoules verwendet (§ A' 1), die 1406 geweiht wurde (§ B' 21). In seinen Testamentsbestimmungen fällt Aymeric nur wenig aus den Regeln seiner Zeit heraus; die fromme Stiftung für das Hospital entstand vielleicht auch deswegen, weil ihm direkte Nachkommen fehlten.

Schon unmittelbar nach Aymerics Tod wurde begonnen, sein Testament in die Tat umzusetzen[32]. Im südlichen Teil der *Annonaria Sobeyrana* (= *Grands-Carmes*), an der Ecke zur *carriera Santa Marta*, wurde ein Bürgerhaus erworben, um das Spittel einzurichten, dessen Bettenzahl beträchtlich war. Ein Güterinventar von 1384 zählt für Männer und Frauen insgesamt 26 Betten, für jedes zweite eine echte Matratze und jedes mit drei Leintüchern versehen; fünf Jahre später wurden noch mehr Matratzen und ein weiterer Satz Leintücher hinzugekauft[33]. Nach den beim Heilig-Geist-Spital vermuteten Verhältnissen wären somit etwa sieben Pfleger und mindestens dreißig, vielleicht auch vierzig Dauerpfleglinge zu erwarten. Ein von den Rektoren ernannter Verwalter und Rechnungsführer leitete die inneren Angelegenheiten des Hospitals und erhielt dafür neben seinem Lohn Kost, Logis und Kleidung. Ähnlich wie bei dem Heilig-Geist-Spital in Aubagne ist auch ein Verwalter bezeugt, der von seiner Ehefrau unterstützt wurde[34].

Das Hospital der Verkündigung diente, ähnlich wie das Heilig-Geist-Spital, der Aufnahme von Bedürftigen und darüber hinaus der Unterstützung von Armen, Alten und Kranken, die nicht im Spittel untergebracht werden konnten[35]. Fabre zitiert dazu einen Fall, bei dem das Hospital einer Frau einen Kranken zur bezahlten Pflege überließ, und einen anderen, bei dem es einem Armen ein Almosen von acht Sous gab, um zu vermeiden, daß er in das Hospital gebracht werden mußte[36]. Will man nicht annehmen, daß die Institution personell unterbesetzt war, und deswegen ihre Betten leerstanden, kann aus diesen Beispielen im Gegenteil abgelesen werden, daß das Spital zumindest in diesem Jahre 1389 ausgelastet war und Bittsteller nicht aufgenommen werden konnten.

---

32 Das letzte Kodizill von Aymeric stammt vom 18.VIII.1373 (§ A' 2), der Kauf des Hospitalsgebäudes fand, offenbar schon am Tage des Ablebens des Stifters (cf. fol. 123v6 *AC*), am 22. desselben Monats, statt.

33 Fabre, Hôpitaux 29³; 30¹ᶠ.

34 Johan Breton, 1389/90; Fabre, ib. 30f.

35 Villard (Fonds 269) spricht von «mendiants und pélerins»; ein Hinweis auf Pilger ist mir bisher nicht bekannt, auch wenn er nicht überraschend wäre; Bettler wurden jedoch sicher nicht aufgenommen.

36 Fabre, Hôpitaux 31²ᶠ.

Die Leitung des Hospitals lag wie bei dem viel größeren Heilig-Geist-Spital in der Hand zweier jährlich im März vom Stadtrat gewählten Rektoren. Von den 50 Jahrgängen der Hospitalsgeschichte sind für zehn die Rektoren bezeugt (19 von 100 Besetzungen; Tab. XVIII). Insgesamt sind sechzehn Rektoren namentlich bekannt, von denen drei zweimal amtierten (Tab. XVII); für dreizehn der Rektoren (15% aller Amtsträger) liegen auch Berufsangaben vor. Von 1373 bis 1395 sind die Rektoren jedes dritten Jahrganges bekannt. Sie entstammen der gleichen Schicht, die auch bei dem Heilig-Geist-Spital die Rektoren stellte, nämlich dem städtischen Patriziat: fünf Fernhändler (Guilhem Folco (2), Jacme Jaucenna, Guilhem Lhautaut, Johan Bonvin (*noble*), Bertran Vassalh (id.)), und jeweils ein Tuchhändler (Jacme Trelha), Reeder (Martin Elies) und Adeliger (Nicolau Fransa). Tatsächlich sind Johan Bonvin und Jacme Jaucenna auch einige Jahre nach ihrer Tätigkeit für das Hospital der Verkündigung als Rektoren des Heilig-Geist-Spitals bezeugt. Guilhem Lhautaut stiftete 1385 selbst ein Spittel, Unsere Liebe Frau von der Hoffnung.

Das Bild der Rektoren ändert sich in der Folge; aus den letzten 28 Jahren der Hospitalsgeschichte sind nur noch drei Rektorenpaare bekannt, bedingt durch die geringere Urkundendichte, und das kann auch bedeuten, bedingt durch eine geringere Aktivität des Hospitals. Von den fünf bezeugten Rektoren des 15. Jahrhunderts gehörte einer sicher dem städtischen Patriziat an, der Tuchhändler Martin Blanc, der das Hospital in seinem letzten Jahr 1422/23 leitete und zuvor schon viermal Rektor des Heilig-Geist-Spitales war. Lazar Raynoart war Herbergswirt und Makler[37], Hugo Baron und Johan Cambarelli Spezereihändler[38] und Loys Odol Kürschner, alle drei gutsituierte Bürger.

Die zeitliche Abfolge der im THESAUR erwähnten Kaufverträge (Tab. XIX) für insgesamt knapp 53 Pfund Zinsrechte in den Jahren von 1374 bis 1417 läßt zwei Schwerpunkte erkennen; wie zu erwarten, fällt mehr als die Hälfte von ihnen in die erste Zeit nach der Hospitalsgründung, als die Rektoren sich bemühen mußten, von Aymeric hinterlassenes Bargeld oder in Bargeld umwandelbares Gut für den Erwerb langfristig nutzbringender Zinsrechte zu verwenden. Nach 1380 ging die Kauftätigkeit zurück; eine zweite Phase konzentrierter Zinskäufe zwischen 1413 und 1417 läßt vermuten, daß das Hospital kurz zuvor in einem größeren Legat Summen erhielt, die ihm die seine Finanzkraft sicher übersteigende Ausgabe von etwa 500 Pfund ermöglichten. Vielleicht stammte dieses Geld aus der Erbschaft von Jacme Stornel, der 1399 dem Hospital der Verkündigung wie dem Heilig-Geist- und dem Jakobsspital ein Drittel seiner Güter hinterließ und seiner Ehefrau einen lebenslangen Nießbrauch einräumte (§ G 26).

Die Einnahmen des Hospitals erreichten nach dem Zeugnis der Bücher 1389 mehr als ein Drittel derer des Heilig-Geist-Spitals (365 Pfund[39]), was in Anbe-

---

37 Reynaud, Commerce 853.
38 Cf. Baratier, Commerce 199[3].
39 Fabre, ib. 1,30[3].

tracht seiner geringeren Größe als günstig erscheinen muß. Neben den Einnahmen aus Zinsrechten bezeugt der THESAUR einige wenige Stiftungen; 1376 überließ Peyre de Sant Joeri, Herr von Gemenos, dem Hospital ein Schuldrecht über 50 Florentiner (§B' 9), das zwei Jahre später ausgelöst wurde (§B' 8), und 1381 schenkte ihm die Prostituierte Catherina Didona ein Haus; hinzu kam die schon erwähnte umfassende Stiftung von Jacme Stornel.

Die ersten beiden Jahrzehnte des 15. Jahrhunderts führten Marseille auf den Tiefpunkt eines über hundertjährigen Niederganges, und erst ein halbes Jahrhundert später begann wieder eine Konsolidierung[40]. 1423 wurde das Hospital wie die meisten Häuser der Stadt von den Katalanen ausgeplündert[41] und zudem – wie erwähnt – zerstört. Das möglicherweise bereits geschwächte Hospital konnte aus eigener Kraft nicht mehr aufgebaut werden und wurde aufgelöst. Seine verbliebenen Güter wurden am 26.VII.1424 zusammen mit denen des Hospitals Unserer Lieben Frau von der Hoffnung zwischen Heilig-Geist- und Jakobsspital aufgeteilt[42], die so einen Teil der bei der Plünderung erlittenen eigenen Verluste ausgleichen konnten; nach dem Umfang der Urkunden der Annonsiada im THESAUR zu schließen, scheint das Heilig-Geist-Spital dabei in erster Linie die Rechte und Besitztümer dieses Spittels erhalten zu haben, das Jakobsspital jene des Hospitals von der Hoffnung.

[40] Baratier, Commerce 315f.

[41] Auch das Heilig-Geist-Spital wurde ausgeraubt: *Disapta a XX de novembre 1423 son intrats los Cathalans en aquesta ciutat a I hora de nuech; (...) an raubat tot aquest hostal* (Fabre, Hôpitaux 1,86[1]); sogar die tägliche Essensausgabe war dessen Verwalter zeitweise nicht mehr möglich: *Hay cess de dar ordenari a tota gent, malauts e sans* (ib. 86[3]).

[42] Fabre, Hôpitaux 88.

III. Sprachwissenschaftlicher Teil

A. Skripta

Die Untersuchung der Skripta des THESAUR versucht, die regionalen Besonderheiten in der Schreibart von Laurens Aycart (*AA*), Aventuron Rodet (*AB*) und Johan de Morties (*AC*) herauszuarbeiten, und geht deswegen selektiv, nicht erschöpfend vor; die Personen- und Ortsnamen wurden dabei zur Klärung oder Ergänzung herangezogen.

Vokalismus (§ 1–13)

§ 1. *y*

(Grafström, Graphie § 4; HauckBlasi 360f)

In Diphthongen tritt *y* bei *AA* und *AC* häufig an die Stelle des halbvokalischen /j/, wenn dieses das zweite Element des Diphthongs darstellt[1]:

AA: *amendayreda* 3, *arrayrages* 2, *comandayre* 4, *confrayria* 1, *conoyssensa* 1, *eyssanega* 1, *frayre* >3, *layssa* >3 (*laissar* >3) etc. (s.u. *-atrix* § 15.3);

AC: *arrayrages* 2, *arreyrages* 1, *caysa* etc. >3, *domeyzel* 1, *faysa* >3, *frayre* >3, *laysa* 1, *laysar* >3 (*laisar* 1) etc.

Seltener ist *y* in diesem Falle bei *AB*: *frayre* 3, *layssar* 2 (*laissar* >3; cf. *paire*, *redairages* etc.).

Als erstes Element eines inlautenden Diphthongs erscheint /j/ als *i*: *heretier* 2 *AC*, *hereties* 1 *AC* etc.

In bestimmten Fällen wird anlautendes *i* durch *y* oder *hi* wiedergegeben: *y* 2 *AA*/*hi* 1 *AA* (<IBI), *ydus* >3 *AA* neben häufigerem *idus* >3 *AA* und auch in den Diphthongen *yera* 2 *AB*/*Yeras* 1 *AC*, *hiera* 1 *AA*/ *Hieras* 1 *AC* neben *Iera(s)* 1 *AA*/3 *AC*, *yeu* >3 *AB* neben *ieu* 2 *AA*.

Nur in Ausnahmen tritt *y* im In- oder Auslaut für einen palatalisierten Laut /tš/ oder /dž/ ein, etwa in *miey* 1 *AB*/1 *AB'* neben *miech* 3 *AB* und *mieia* 2 *AC* oder in *gayes* 1 *AC* neben *engaiar* 1 *AB"*. Ebenso zeigen die Briefe von Ponset de Scala *miey* 1 neben *mieg* (FinazziAgròLettere 186) (s.u. § 25.1).

[1] Ebenso im Chansonnier *f* (Zufferey, Recherches 210f) und in den Berichten der Etats de Provence (Gouiran, Roi 8), aber auch zum Beispiel im Chansonnier *C* (Narbonne, unter katalanischem Einfluß; cf. Zufferey, ib. 151f; 138; Monfrin, Chansonnier 299).

§2. Wandel von zwischentonigem *ai* zu *a*

(Grafström, Graphie §5.2; Pfister, Grammatik §2; HauckBlasi 334f)

Die Reduktion von zwischentonigem *ai* zu *a* zeigt sich wie bei Blasi nur bei *cartarada* 1 *AC* neben üblichem *cartayrada*.

§3. *ai, ei, e, ie, ia*

3.1. Zwischentoniges *ai* > *ei*

(Grafström, Graphie §6.1)

Vor- oder zwischentoniges *ei* < *ai* ist im THESAUR nicht üblich[2]. Die auch außerhalb der Provence belegte Form *ar(r)ayrages* 2 *AA*, 2 *AC* (cf. FEW 24,182b) neben einmaligem *arreyrages AC* (< *AD RETRO & -ATICU) ist auf Assimilation zurückzuführen. Gleiches gilt für die Form mit Präfixwechsel *redairages* 1 *AB* (*red-* < *redier* für *ar-* < AD RETRO, wobei das *r-* von *retro* als Teil des Präfixes aufgefaßt wurde).

3.2. -ARIU/-ARIA

(Grafström, Graphie §6.5; HauckBlasi 327–9; Wehowski, Doucelina § 10.1)

Das volkstümliche Ergebnis von -ARIU/-ARIA ist bei allen Schreibern *-ier/-iera*[3]:

AA: *avellaniers* 1, *cellier* 2, *denie(r)s* 2, *fachies* 4, *febrier* >3, *loguier* 3, *monestier* >3, *plantier* 3, *premier* >3, *vergier* 2; *frontiera* 1, *hiera* 1, *maniera* 1, *pleniera* 1, *premiera* 1 etc.;

AB: *amendier* 1, *febrier* >3, *jenoyer* >3, *loguier* 1, *monestier* 1, *plantier* 2, *premier* 1, *taulier* 1, *testolier* 1, *vergier* 1 etc.;

AC: *denies* >3, *febrier* >3, *jenovier* etc. >3, *premier* 1, *taulier* 1, *testolier* 1; *premiera* 2 etc.

Vgl. die Berufsbezeichnungen auf -ARIUS:

AA: *bastonier* 1, *blanquier* 1, *botier* 2, *broquier* 2, *cannabassier* 1, *cavallier* 5, *curassier* 2, *drapier* 3, *fustier* 2, *masselier* 2, *mercadier* 7, *mognier* 3, *hostalier* 1, *panatier* 1, *peyrier* 1, *peyssonier* 3, *peysoniera* 1, *pellissier* 1, *sabatier* 3, *spitalier* 1;

AB: *cavalier* 1, *drapier* 1, *mosclalhier* 1, *peirier* 2, *pellissier* 1, *veguier* 1;

---

[2] Allerdings erscheint vortoniges *ei-* in *Eymeric* 26 *AC*/*Eymeriga* 2 *AC*, *Heymeric* 3 *AC* für *Aymeric* 8 *AA*; *AC* verwendet auch *Emeric* 9/*Emeriga* 1 mit Hinweis auf zusätzliche Monophthongierung von *ei-* > *e-*; s.u. §3.3; Ronjat 1 §173. Betontes *ai* > *ei* tritt auf in mlt. *Blayni* > *Bleyni*, s.u. § 15.2.

[3] Unter üblichen Bedingungen erscheint diphthongiertes *e* als *ie*, z.B. *profiech* 1 *AC*" (vor Palatal), *siey* 1 *AB* (vor *i*); cf. HauckBlasi 329f; Wehowski, Doucelina §10; zu -ARIU/-ARIA vgl. auch Zufferey, Recherches 209.

AC: *cordelier* 1, *drapier* 1, *fustier* 1, *menestrier* 1, *peysonier* 1, *sabatier* 1, *tordier* 1.

Nur das vom frz. entlehnte *chivaler* 1 *AC* (neben *chivalier* 1) sowie *mariner* 1 *AC* zeigen *-er*; zum Schwund von *-r* (*tenchurie* 1 *AC*) cf. § 30.

Papia 1 *AC* ist von *papier* im THESAUR-B abgeschrieben, erklärt sich aber sicher nicht als Kopierfehler (cf. alang. *papia* 1436/7, CClavMontVidal, RLR 49/50). *AA* verwendet einmal *febriar* für *febrier*, wobei möglicherweise eine Anlehnung an *februarius* mitspielt[4]. Die Formen könnten als Hinweis auf den Wandel *ie(r)* > *ia(r)* gelten, der im 14. Jahrhundert in der östlichen Provence häufig war und im 15. auch die westliche Provence (Aix/Marseille) in Ansätzen erreichte[5].

Die gelehrten Suffixe *-ari* und *-aria* sind nicht selten:

AA: *cartolari* >3, *compromissari* m. 1, *necessari* 1, *notari* >3, *vicari* 1; *compromissaria* Adj. 1, *luminaria* 3, *usufructuaria* 1;

AB: *boticari* 1, *cartolari* 2, *notari* >3; *lumenaria* 3; *compromissaria* Adj.f. 1 *AB*;

AC: *apoticari* 1, *cartolari* 2, *notari* >3.

Die Form *usufructuaris* f.Sg. 1 *AB* entstand vermutlich in Analogie zu den Ableitungen auf -ATRIX (*administrayris* etc.; s.u. § 22.2).

3.3. *maistre* > *mestre*; *meteys* > *metes*

(Grafström, Graphie § 28)

AA und *AB* verwenden durchgängig die Form *maistre*. Bis wenigstens zur Mitte des 15. Jahrhunderts ist *maistre* in der Provence üblich[6]. *AC* hingegen zeigt die moderne Mundartform *mestre* (cf. M s.v.; auch schon 1356, Pans.; vgl. vortoniges *e* in *mestressa* 1450 ib.). Die Monophthongierung ist auf nordfranzösischen Einfluß zurückzuführen; vgl. «apr. (...) *maistre*, (...) *mestre* (<fr., Karch 59)» (FEW 6/1,34a).

---

4 Vgl. *Oliviar Bompar* 1 *AA* neben *Oliviert B.* 1 *AA*.

5 Der Wandel *-ie(r)* > *-ia(r)* erscheint – wenngleich nicht in allen Texten durchgehend – in der Provence:
– 1331/2, Forcalquier, MeyerTeralh 134 («fréquentes dans la plus grande partie des Basses-Alpes, principalement à l'ouest du département (...)»);
– Mitte 14. Jh., Provence, SuweSHon. LXIIIf (Ms. G);
– 1381, Embrun, SuweSHon. XXXVI (Ms. T);
– 14. Jh., Provence, ChabaneauPsaume 108 S. 243;
– 1390–1438, Aix, Gouiran, Roi 11;
– 1473, Marseille, HauckTextes 58.
Heute tritt die Erscheinung im Aveyron und in der Lozère auf (SuweSHon LXIIIf); cf. Ronjat (Grammaire 1 § 114, S. 200): «*-iar/-ia* < *-ier* ne sont pas rares en gév. à partir du milieu du XVe siècle».

6 Apr. *maistre* (1210, Pans.; Manosque 41; 77; 123; HauckBlasi 20v4; 22,1; 27,1 etc.; 1449, Digne, MeyerDoc. 273).

Bei *metes* 1 *AC* neben *meteys*[7] >3 *AC* tritt eine Vereinfachung von *ei* (< *eu*) zu *e* ein (s.o. §3.1. Anm.); vgl. apr. *medes* G. Faidit, Rn 3,99, *metessa* 1160, Gard, Pfister, -PS- 81 (cf. ib. 100–111 zu *eu* > *ei* > *e*)[8].

§4. *a* und *e*

4.1. Wandel von *-ia* zu *-ie*

(Grafström, Graphie §35; HauckBlasi 337)

Die Form *die* für *dia* ist bei den drei Hauptschreibern das einzige Beispiel für den Wandel von auslautendem *-ia* zu *-ie*, der bei Blasi «schon fast durchgängig (S. 337)» auftritt[9]: Bei *AC* ist *die* die einzige Form für „Tag", bei *AB* konkurriert *die* 4 mit sonst üblichem *di*. Von den zwei Belegen für *die* bei *AA* ist einer als lateinischer Ablativ zu erklären: *in die prima ydus martii*. *AB"* verwendet zudem einmal *sie* für *sia* (3 *AA*, 2 *AB*).

4.2. Wechsel von *-a* und *-e*/*-a-* und *-e-*

(Grafström, Graphie §8.6; Pfister, Grammatik §11)

Bei dem mir im aokz. sonst nicht bekannten *priore* f. 1 *AB* (cf. Glossar) ist ein Schreibfehler – etwa für *prioresa* – nicht naheliegend. Eher wäre an eine Entwicklung aus **priora* (zu *prior*) mit dem Wandel *-a* > *-e* zu denken, der unter nordfranzösischem Einfluß sporadisch auch in der Provence belegt ist (Pfister, Grammatik 314). Allerdings müßten zur Stützung dieser Erklärung Belege für *priora* vorliegen. Es könnte auch eine unmittelbare Verbindung zu mfr. *prieure* f. (seit 1390, FEW 9,394a) vorliegen. Sicher nordfranzösisch ist *-e* für *-a* in *acte* m. 1 *P*/1 *AC* für aokz. *acta* f., das sich an afr. *acte* (cf. FEW 24,113b) anlehnt (cf. lex. Teil). Eine Abschwächung von *-a* > *-e*, möglicherweise verstärkt durch dissimilatorische Tendenz, liegt wahrscheinlich auch in *ferrage* >3 *AA* zu *ferragia* vor (cf. Glossar).

Disapta f. 1 *AA* – statt im aokz. üblichem *disapte* m. (< SABBATUM) – gehört zu dem in der Provence relikthaft erhaltenen Typ SABBATA (cf. FEW 11,3b & Glossar).

Zwischentoniges *-a-* > *-e-* zeigt *obliguecion* 1 *AB*; zwischentoniges *-a-* müßte allerdings in der Provence erhalten bleiben (Ronjat 1 §162; Wehowski, Doucelina §50; HauckBlasi 333f.), und auch Pfister (Grammatik §10) bringt keine Belege aus der Provence für diese Erscheinung, die für ihn in Gebieten möglich ist, «die einem starken nordfranzösischen Einfluß ausgesetzt sind (S. 307)». Bei *terredor* 1 *AC* (*terrador* > 3 *AC*) liegt eine Assimilation vor wie etwa

7 Cf. zu *meteys* (< *METTIPSE) Pfister, Scripta litt. 169f.

8 Ansonsten erscheint *ps* als *is*: *caysa* 1 *AA*, *cayseta* 1 *AA*, *cays(s)on*/*-un* 3 *AC* etc.

9 Auch Chabaneau (Paraphrase 210) hält die Form *sie* für *sia* im 14. Jh. für «très commun» in Provence und Languedoc; cf. Gouiran, Roi 13; HauckTextes 57f. Im Chansonnier *f* sind aber wie im THESAUR Beispiele für *-ia* > *-ie* selten (Zufferey, Recherches 210).

bei *connonges* 1 *AA* (< CANONICUS). Zwischentoniges *-e-* > *-a-*, ebenfalls bedingt durch Assimilation, tritt bei *alianar* auf (Grafström, Graphie § 8.2)[10].

4.3. *evesque/avesque*

(Grafström, Graphie § 8.1.c)

EPISCOPUS/EPISCOPATUS erscheint bei *AA* gewöhnlich als *evesque* 4/ *evescat* 2; daneben steht apokopiertes *vesque* 1. *AC* hingegen schreibt *avescat* 2; vgl. *avesque* HauckBlasi 57v8; 1366, Pans.; sowie Ronjat 2 § 328 ß.

Das Verhältnis von *evesque* zu *avesque* darf nach den entsprechenden Artikeln in Pfister, Girart (S. 278; 457f; sowie 293f s.v. *bisbe*) als geklärt gelten. Afr. *evesque* drang in «zwei Einbruchszonen» über eine «Ostachse und eine Westachse» ins aokz., die «voneinander durch ein *avesque*-Gebiet getrennt (S. 458)» waren. *Evesque* umfaßte «mit sprungweisen Ausstrahlungen die Provence (ib.)», während *avesque* erst nachträglich in die Provence gelangt sein kann.

Der THESAUR zeigt das Nebeneinander beider Formen. Einen Hinweis auf Unsicherheit bei dem anlautenden Vokal könnte die Apokope in *vesque* geben.

§ 5. Wandel von *-a* zu *-o*

Bei *AC* zeichnet sich der Wandel von auslautendem *-a* > *-o* ab. Er ist zumindest im Plural fortgeschritten, wo mehr als 50 Fälle von *-os* neben 14 von *-as* stehen: *conpradas* 1, *escrichas* 1, *escri(p)turas* 4, *pauzadas* 2, *senssas* 1, *sertas* 2, *terras* 1, *vinhas* 2 (dazu *senha(da)s* 1 für *senhados* ?). Möglicherweise stellt *patis expressas* m.Pl. *AB"* eine hyperkorrekte Form dar.

Im Singular ist jedoch die übliche Form *-a*; *-o* ist in sechs Fällen belegt: *dono*, *fayso*, *pauzado*, *prezo*, *octavo*, *vendudo* (je einmal); sowie *chauzulo* 1 *AC'*[11].

Der Wandel *-a* > *-o*, der in der Provence schon im 13. Jahrhundert in Ansätzen faßbar ist[12], und der heute in den Bouches-du-Rhône wie im größten Teil Südfrankreichs abgeschlossen ist (Ronjat 1 § 119γ), war zu Beginn des 16. Jahrhunderts in Marseille bei Pluralformen weit fortgeschritten und machte sich bei Singularformen in Ansätzen bemerkbar[13].

---

10 Vgl. die Assimilation *e-a* > *a-a* in *A. Sarralhier* 1 *AB*, *H. Sarralhie* 1 *AC* zu mlt. *H. Serralherii* (1456), die offenbar bei diesem Wort typisch für Marseille ist: *serraire, sarraire* (mars.) Mistral 2,884.

11 Vgl. *J. Candolo* 1 *AC* neben *H. Candola* 1 *AA*, *G. Caradet alias Borgonho* 1 *AC* neben *Borgonha* 3 *AC*.

12 So in wenigen Beispielen der Recettes Provençales (*escuro*; BrunelRecProv. 148).

13 Auch im Ms. A der VidaSHon (15. Jh.) stehen *-a* und *-o* «côté à côté» (SuweSHon. XLVII).

§ 6. Vortoniges *e* und *i*

(Grafström, Graphie § 9)

6.1. Schließung des vortonigen *e* zu *i*

(Pfister, Grammatik § 12; HauckBlasi 336)

Vor Palatal wurde *e* zu *i* in *ligar* 1 *AB*/4 *AC* > *liar* 2 *AB* (Grafström, Graphie § 9.1.a), nach Palatal in *ginoyer* 1 *AA*[14] und im Hiat bei *lialmens* 1 *AA* und *rial* >3 *AA*/1 *AC* (ib. § 9.2.b)[15].

Aus einer Analogie zu *vin* erklärt sich *vindimias* 1 *AA* (ib. § 9.2.a). Eine Schließung zeigt auch *dirruc* 1 *AA* für *derruc*/*deroc*.

6.2. Graphie *i* für *e* (< lat. *ĭ*)

Latinismen sind bei lat. *ĭ* häufig. Vortoniges lat. *i* bleibt in folgenden Fällen erhalten:

AA: *codicil* >3, *compromissari* 2, *division* 4, *hereditat* 2, *esdevenidor* >3, *indivis* >3, *substituir* 3, *substitut* 1, *substitution* 1, *virtut* 1, *assignar* >3, *luminaria* 3;

AB: *assignar* 2;

AC: *hereditat* 1, *substitution* 1;

AB': *compromissari* 1; *N*: *divizion* 1; *P*: *divizir* 1.

Bei denselben Wörtern erscheint es als *e*:

AA: *codecil* 1;

AB: *codecil* 1, *devesion* 2, *devesir* 1, *indevis* >3, *endevis* 1, *substetuir* 1, *lumenaria* 3;

AC: *codes(s)il* 3, *endevis* 2.

Der einzige Latinismus dieser Art bei *AB* – *assignar* – ist im aokz. allgemein üblich (Rn 5,228; FinazziAgròLettere 183). Ansonsten folgt *AB* in noch stärkerem Maße als *AC* der okzitanischen Lautform. Nur *AA* lehnt sich in vielen Fällen an die lateinische Graphie an.

6.3. *en* und *in*

Eine Varianz zwischen *e(n)*- und *in*- tritt bei wenigen und beinahe ausschließlich gelehrten Wörtern auf[16]:

AA: *indivis* >3, *inmission* 1, *instrument* >3, *inventari* >3;

AB: *indevis* >3, *instrument* >3; sowie *infra* 1 (*enfra* >3);

AC: *incarnation* 1, *inmission* 1, *intrument* >3.

---

14 Cf. *A.*, *J. Girman* 2 *AA* neben *German* 1 *AB*, 3 *AC*.

15 Ebenso in *Biatris* >3 *AA*/*Bietris* 1 *N* neben *Beatris* 2 *AA*/4 *AB*.

16 Zu *dintre* > 3 *AC* neben satzrhythmisch betontem *dentre* (*la reconoysensa es dentre*) 2 *AA* vgl. Grafström, Graphie § 9.2.

Nur *AA* zeigt eine Form mit *en-*, *encarnation*, während bei den anderen beiden Schreibern assimilierte Formen auftreten: *AB*: *eventari* 1; *AC*: *estrument* >3, *eventari* 1 (s.u. § 21.2/3).

In den erwähnten Fällen bewahrt *AA* im allgemeinen das lateinische *in-*; *AB* und *AC* wechseln zwischen lateinischer und okzitanischer Form ab. Von ihrem Zögern zeugen die Graphien *iventari* 1 *AB* und *istrument* 1 *AC*, die als Interferenz von lat. *in-* und okz. *e-* erklärt werden könnten[17].

Die Graphie *santras* 1 *AC* für *saentras* >3*AA*/1 *AB* hatte sicher keinen Lautwert (vgl. npr. *saentras* M, *çai en tras* M s.v. *tras*).

§ 7. Wandel von vortonigem *eu* zu *au*

(Pfister, Grammatik § 16)

Für den vortonigen Wandel *eu* > *au* führt Pfister (s.o.) Belege aus der Provence schon aus dem 11. und 12. Jahrhundert an. Im THESAUR findet sich dafür nur ein Beispiel: *resauput* 1 *AC* gegenüber *receuput* >3 *AA*.

§ 8. Wandel von *iu* zu *ieu*

(Grafström, Graphie § 14; Pfister, Grammatik § 18; HauckBlasi 330)

Bei vor- und haupttonigem *iu* wird regelmäßig von allen Schreibern ein Gleitvokal eingeschoben:

AA: *cieutat* 2, *escrieure* 1 (dazu die diphthongierten Formen *dieu* 1, *ieu* 2, *sieu* >3);

AB: *cieutat* 1, *vieus* Pl. 1 (sowie *yeu* >3, *sieu* >3);

AC: *archieu* 1, *lieurar* 1, *lieuration* 1 (neben *liberation* 1), *sieutat* 2 (sowie *dieu* 1).

Der Wandel war im 13. Jahrhundert in der Provence fortgeschritten[18], aber zumindest graphisch noch im 14. Jahrhundert nicht verallgemeinert, wie Belege ohne Gleitvokal zeigen[19]. Auch das Kartular von Manosque bezeugt zwar die Formen *grieus* (S. 71), *ieu* (S. 127), *mieu* (S. 7; 121) und *sieu* (passim), die auf Umlaut oder bedingte Diphthongierung zurückgehen (ę + ų; Pfister, Harmonisierungserscheinungen 64), und die auch bei Blasi (s.o.) auftreten, nicht aber

---

17 Ein Schreibfehler (vergessenes Kürzel) ist nicht auszuschließen; vgl. aber zu *istrument* aprov. *istar* (1103 ca., Brunel 9,9); dazu Grafström: «il semble donc que *e* prétonique ait une tendance à devenir *i* devant *st*» (Graphie § 9.c).

18 Im Opuscule de Piété tritt beinahe regelmäßig der Einschub auf (Ausnahme: *escriu*; FrankOpuscule 36 § 4); der Erstbeleg des Wandels für Südfrkr. stammt von 1175 (Zufferey, Recherches 76 & Anm. 153).

19 Wehowski, Doucelina § 24: Formen mit und ohne Gleitvokal; SuweSHon. XXVII (Ms. R, 14. Jh., A.-M.): häufig epenthetisches *e* (cf. Kley, SHon. 6[1]); ChabaneauPénitence 211: teilweise Einschub von *e*; cf. Zufferey, Recherches 209; Meyer, Troubadours 21; Wunderli, Bibelübersetzungen 50–52 & Karte.

den Einschub von *e* bei *i* (< *ī*) & *u* (*liuron* ib. S. 121, *viura* 9; 91)[20]. Um 1400 darf der Wandel in Marseille als beendet und in der Skripta weitgehend verwurzelt gelten, denn auch in den Briefen der Gebrüder Miquel erscheint durchgehend der Gleitvokal: *scrieure* (1398, DonatiLettere PB 2,87r), *vieures* (1394, ib. S 4,4)[21].

§ 9. Wandel von *o* zu *e*

9.1. *hospital* und *espital*

(Grafström, Graphie § 15.2; Pfister, Grammatik § 19)

Die Formen *hospital* und *espital*[22] treten bei *AA*, *AB* (jeweils >3) und *O* (*ho-* 2, *e-* 1) nebeneinander auf. Als Varianten finden sich bei diesen Schreibern *ospital* 1 *AA*/1 *O* und *hespital* 1 *AB*. Die übrigen Schreiber kennen nur *espital*: >3 *AC*, 1 *M*, 3 *N*, 2 *P*, 1 *AB"* und *hespital* 1 *AB'"*; in einem Fall tritt *lo dich spital AB"* auf.

9.2. *-o-* > *-e-*

(Grafström, Graphie § 15.3; Pfister, Grammatik § 20)

Eine Assimilation von nachtonigem *o* an *e* liegt in der ehemaligen Rektusform *senher* 1 *AA* neben dem ehemaligen Obliquus *senhor* 10 *AA*/ 2 *AC* vor; *senher* ist im aokz. häufig belegt (Lv 7,579–82; Rn 5, 201; Pfister, Girart 110; vgl. FinazziAgròLettere 187f).

Vortoniges *o* erscheint als *e* in *melher* 1 *AC* neben *molher* >3 *AC* und in *messen* >3 *AA* neben *mossen* >>3 *AA*. In beiden Fällen dürfte ebenfalls eine Assimilation vorliegen. Bei *AC* wäre in Anbetracht seiner Schreibgewohnheiten (s.u. § 39) auch an eine reine Graphie zu denken.

Einen Wandel von zwischentonigem *o* > *e* zeigen *reconnegutz* 1 *AA* und *reconegesson* 1 *AC*, während die Formen desselben Wortes mit betontem *o* bei *AA* und *AB* unverändert bleiben: *recon(n)oc* >3 *AA*/> 3 *AB*, *recon(n)ogron* >3 *AA*.

§ 10. Wandel von *-on* zu *-un*

(Grafström, Graphie § 16.1; HauckBlasi 333)

Während bei *AA* und *AB* unbetontes *u* für *o* vor Nasal nur bei eindeutigen Latinismen wie *voluntat* >3 *AA* auftritt, sind bei *AC* Formen auf *-un* bei Verben in der 6. Pers. Praes./Perf. häufig:

---

[20] Vgl. Manosque S. LXXI; Ronjat 1 § 209–212; nach Pfister (Grammatik § 18) ist der Einschub beschränkt auf nîm., Tarn (Vaour), Rouergue und Auvergne, nach Kalman (Graphie § 14 & Anm. 1) ist er innerhalb des Languedoc typisch für Rouergue und Gévaudan.

[21] In Aix hingegen ist «la graphie ordinaire» der Schreiber der Etats de Provence *iu* (1390–1480; Gouiran, Roi 12).

[22] Zum Ursprung von *espital* < *(lo) spital* < *l'ospital* vgl. Pfister, Grammatik § 19 (ergänzt in Pfister, Lexikologie 296), Grafström, Graphie § 15.2. und Monfrin, rc. Grafström 343.

6.Pers.Praes.: *tenun* 1 neben *servon* 2;
6.Pers.Perf.: *confesserun* 1, *donerun* 2, *quiterun* 1, *retengrun* 1, *venderun* >3 neben *retengron* 1;
in Proklise: *sun* Poss.pron. 2.

Es liegt bei *AC* nicht nahe, einen Latinismus (< -UNT) zu vermuten. Entweder handelt es sich in diesen Fällen um eine «Graphie für nasaliertes *o*», wie sie Hauck (s.o.) bei betontem *tuallún* 1 neben *tuallon* 2 vermutet[23]; diese Deutung würden die modernen Marseiller Verbalformen der 6. Pers. Perf. auf *-èron* zulassen. Oder *-un* steht für ein gesprochenes *u* (vgl. die Beispiele bei Grafström s.o.)[24], das de Morties zwar nicht aus dem Marseiller Dialekt hätte übernehmen können, bei dem es sich aber um eine provenzalische Koineform handeln könnte[25].

In einzelnen Fällen tritt bei *AC* betontes *-un* < *-on* (< *-one*) auf, etwa bei *cays(s)un* 2 (*cayson* 1)[26], zu denen *unt* 1 zu stellen ist. Auch diese Graphien könnten als Hinweis auf einen Wandel in der Vokalaussprache gewertet werden.

Zu *ufficial* 1 *AA* statt üblichem *official* (cf. Rn, Lv s.v.) vgl. *ufici* Wehowski, Doucelina 37, *uficial* 1330, Pans. (sowie Gouiran, Roi 8); *uchena* ist durch Schließung des vortonigen *o* zu *u* vor Palatal entstanden (Grafström, rc. Hauck 276; cf. HauckBlasi 337; Rn, Lv s.v.); vgl. *uchaizon* Chansonnier *f* (Zufferey, Recherches 209).

§11. Wandel von *ue* zu *uo* (zu *yo*)

(HauckBlasi 331f)

Die Diphthongierung von *o* verläuft insgesamt wie bei Blasi:
AA: *luega* 2, *suegra* 1, *suelha* 2;
AC: *despueys* 1, *suegre* 1, *huelh* 3.
Die Form *luec* bei *AA* >3/*AB* 1/*O* 1 steht neben *luoc* bei *AC* >3/*M* 1 und *P* 1. Der Diphthong *uo* (< *ue*), der üblicherweise nur «en milieu labial et vélaire» entsteht (Zufferey, Recherches 209) findet sich außer im Chansonnier *f* (ib.) in

---

23 Eine Nasalierung von *u* von *n* liegt bei *AC* vor in *ung* „(Grundzahl) eins" >3 (das Substantiv „Einer" erscheint immer als *un*).

24 Hinweise auf einen Wandel [*om*] > [*um*] außerhalb der Verbalmorphologie sind in Marseille die Formen *Lumbart* 1 *AA*, mlt. *Lumbard(us)* (1348; 1387; 1425, cf. PNenverz.) neben *Lombart*/*-da* 9 *AA*, *Lonbart*/*-da* 5 *AC*, mlt. *Lombard(us)* (1299; 1301; 1363; 1436, ib.); Belege für [*o*] >[*u*] vor Nasal zeigen schon die Urkunden von Brunel (Grafström, Graphie §16.1; Kalman, ib.). – Auch vor Palatal dürfte [*o*] spätestens im 15. Jh. ähnlich wie [*u*] gesprochen worden sein, wie die hyperkorrekte Form *Jolian (de Casals)* 4 *AB*, 4 *AC* neben *Julian* 3 *AA*, 1 *AB* vermuten läßt (cf. mars. *Jourian* Mistral 2,168c).

25 *-èron* ist außerhalb von Marseille auch im Osten der Bouches-du-Rhône verbreitet, im Var und im Süden der Basses-Alpes; *-èroun* tritt in der Provence in Apt, Forcalquier und auch in Cannes auf (Ronjat 3 §599; vgl. HauckBlasi 381f; Wehowski, Doucelina 101).

26 Sowie in *Aventurun* >3, *Guilhemun* 1 neben *Avinhon*, *Balaron* etc.

der Vida SDoucelina (*luoc*, *fuoc*, *huols*; Wehowski, Doucelina §25), bei Blasi (*gruoc*; s.o.) und in Kaufmannsbriefen aus Marseille (*luoc* 1398, DonatiLettere 129) und ist im 14. Jahrhundert auch in der westlichen Provence (Arles), im 15. in Aix und Toulon bezeugt[27]. Möglicherweise sind diese Formen aus dem Languedoc eingedrungen; spätestens seit dem 17. Jahrhundert sind sie dem Dialekt von Marseille fremd (HauckBlasi; Wehowski, Doucelina s.o.). Der THESAUR erlaubt es, den *terminus ad quem* des Diphthonges *uo* in Marseille bis zum Anfang des 16. Jahrhunderts zu sichern.

Sicher in Verbindung mit dem östlichen Languedoc steht die Form *fieus* Pl. 1 *AA*, bei der folgende Entwicklung anzunehmen ist:

foliu- > *fuelh* > *fuolh*, Pl. *fuous* (mit Entpalatalisierung und Velarisierung von *-lh* vor flexivischem *-s*, s.u. §27) > *fious* (mit [*üo*] > [yo]) > *fieus*;

der weiterentwickelte Diphthong findet sich auch in den modernen Sg.-Formen «Nîmes *fieul*, etc.» (< FOLIU-, FEW 3,682a) in der Bedeutung des THESAUR „Blatt Papier", wie auch in fem. Bildungen des vorwiegend im östlichen Languedoc verhafteten Typs ⌜*fieio*⌝ „Blatt einer Pflanze" (< FOLIA, ib. 677b; Ronjat 1, S. 175f).

§12. Prothetisches *e*

(Grafström, Graphie §21)

Das *s*–impurum tritt bei *AA* verschiedentlich ohne prothetisches *e-* auf:

scrich >3, *denfra scrich* 1, *sobre scrich* >3, *spitalier* 1 (*Steve, sp-*), *stable* 1 (*bens movables e st-*; neben *bens movables e estables* 1), *stacas* 1 (*son .II. st-*), *star* 3, *(Pelissaria) strecha* 5.

Daneben stehen: *escrich* >3, *espazi* 1, *espital* >3, *estar* 3 etc.

AB verwendet dreimal *scrich* (*presa, scricha e senhada*; *presa e scricha*) neben *escricha* >3.

Das Fehlen des Vorschlagvokals kann nur in wenigen Fällen auf eine Verschmelzung eines vorangehenden *-s* mit dem anlautenden *s-* impurum zurückgeführt werden, etwa bei *sotz scrich* >3 *AA*, *soscrich* 3 *AA* oder möglicherweise auch bei dem oben erwähnten *.II. stacas*, bei dem der Schreiber an *dos stacas* gedacht haben könnte. Auch folgt das *s*-impurum ohne prothetisches *e-* nicht immer auf einen Vokal: ... *hospital; scrich e senhat* ... (1,23; 1v9; 1v14 etc.; vgl. 1v4); bei *Steve, spitalier AA* und *presa, scricha* ... *AB* liegt ein Stimmabsatz nach dem voraufgehenden Vokal vor. In den Fällen, die sich nicht durch eine dieser beiden von Grafström (s.o.) angeführten Begründungen erklären lassen, liegt entweder ein Latinismus oder aber ein graphischer Einfluß der östlichen Provence vor[28].

---

27 So im Chansonnier *f* (Zufferey, Recherches 209: *truop*, *luocs* etc.), in Texten der Etats de Provence (1438; 1469; Gouiran, Roi 10) und in ChabaneauParaphrase (211: *luoc*).

28 Die Aphärese des prothetischen *e-* tritt heute in verschiedenen Gegenden Südfrankreichs auf und ist in alten Dokumenten der östlichen Provence (Digne, Apt) bezeugt, wo sie vermutlich in der Aussprache auftrat; so Wunderli (Bibelübersetzungen 52–54

§ 13. Synkope

In einigen Fällen zeigt der THESAUR ein verschieden zu begründendes Nebeneinander von synkopierten und nichtsynkopierten ehemaligen Proparoxytona. Eine regionale Differenzierung unterscheidet im aokz. *monega* 1 *AA*, als typische Form im Osten des Rhône, und *morga* 1 *AB*, das vorwiegend im alang. verbreitet war, heute aber auch in Marseille (*mourgo*) gebräuchlich ist (Seifert, Proparoxytona 61f; FEW 6/2,67a).

Nicht synkopiertes *granega* 1 *AB* ist mir nur aus der Provence bekannt (cf. FEW 4,226b; Seifert, ib. 43), während die augenscheinlich schon früh aus Nordfrankreich nach Süden gelangte Form *granja* 1 *AA* in weiten Teilen Südfrankreichs üblich ist (FEW 4, 225b)[29].

Keine regionale Begrenzung auf die Provence gilt für die nichtsynkopierten Formen *lampea* 1 *AA* (FEW 5,143b; Seifert, ib. 71; Glossar) und *femena* 1 *AA* (s.u. § 21.4). Bei synkopiertem *fema* 1 *AC* könnte zwar ein Regionalismus (Rhônedelta) vermutet werden, wahrscheinlicher ist jedoch die Annahme einer afr. beeinflußten Form (s.u. ib.).

Konsonantismus (§ 14–37)

§ 14. *b* und *p*

14.1. Nexus *ms/mps*

(Grafström, Graphie § 40.4; HauckBlasi 341)

Der Nexus *mps* ist erhalten in *assumpcion* 1 *AA* und *temps* 2 *AA*/1 *M* und geschwunden in *tems* 1 *P*; bei Blasi findet sich die Form *tems* (HauckBlasi 362), bei Steve Miquel *tens* (1393, DonatiLettere S 3,5).

AA schreibt unetymologisches *-p-* in dem Wort *ensemps*[30], bei dem es auch in den Vidas SDoucelina (Wehowski, Doucelina § 69) und SHonorat (Mss. G und R (14. Jh., A.-M.); SuweSHon. LXXI; XXVIII) auftritt, im Chansonnier

---

& Karte 2), Zufferey (Recherches 210: «Cette aphérèse de *e*-, qui caractérise sporadiquement certains parlers modernes, semble avoir connu une extension qui dépasse la zone d'influence directe de l'italien») und Pfister (Ancien Vaudois 24); Vorbehalte meldet Wehr (rc. Nüesch 166) an, nach der fehlendes prothetisches *e*- in vielen Fällen ein „rein graphisches Problem" sein kann; der Chansonnier *f* (Zufferey, ib. 210) und ChabaneauSMadelaine (25,106[3]) zeigen graphischen Schwund von *e*- vor *s*-impurum. Die Formen des THESAUR ohne *e*- sind jedoch zu selten, um in Marseille, ähnlich wie in der östlichen Provence, mehr als nur ein graphisches Phänomen vermuten zu können.

29 Ebenfalls eine fehlende Synkope zeigt *Eyssanega* (< *EXSALICARE) 1 *AA*, für das mir Parallelbelege aus dem aokz. fehlen.

30 Zu *ensems*/*ensemps* < INSIMUL cf. Pfister, Urkundensprache 4.

f (Zufferey, Recherches 218) und in den Texten der Etats de Provence (1432; Gouiran, Roi 5). *AB* zeigt hingegen den Ausfall des *-p-* in *ensens* 1, ebenso *AC* in *ensens* >3, *enssens* 1. Blasi schreibt *ensems* (fol. 26, 2), ein Schreiber der Etats *ensens* (1469; Gouiran, ib.); «ein nichtetymologisches p zwischen m und s» findet sich bei Blasi nicht (HauckBlasi 341).

Es ist anzunehmen, daß *-p-* in Marseille noch im 13. Jahrhundert zwischen *m* und *s* eingeschoben wurde, und dann seit dem 14. Jahrhundert von neuem schwand. Aycart zeigt sich bei dieser Erscheinung konservativer als Blasi. Die neuerliche Vereinfachung *mps* > *ms* (> *ns*) dürfte um 1500 weitgehend abgeschlossen gewesen sein, wie aus der Form *empsens* 1 *AC* abzulesen ist, die durch einen Zusammenfall der Konsonantengruppen *-ns-* und *-mps-* in der Aussprache möglich wurde.

14.2. *-pt-/-bt-*, *-pr-/-br-*, *-bs-*

(Grafström, Graphie § 40.2/3; HauckBlasi 341f)

Lateinisches *-pt-* bleibt in Ausnahmen erhalten: *AA*: *septembre* >3; *AB*: *escripturas* 1; *AC*: *escripturas/-os* 3, *sept* 2.
Bei denselben Wörtern ist es geschwunden:
AB: *set* >3, *setanta* 1, *setembre* >3;
AC: *escrituras/-os* 4, *exsetat* 1, *set* >3, *setenbre* >3.

Hingegen bewahren alle Schreiber *-p't-* in *acapte/acaptar*. Der Schreiber des THESAUR-B verwendet *acate*, das allerdings de Morties in einem Fall (TH-B fol. 3,7) durch Einfügung eines *p* zu *acapte* verbessert. Umgekehrt findet sich im THESAUR-B *exceptat* (7v4), das *AC* bei der Kopie als *exsetat* (s. o.) wiedergegeben wird (§ B' 16).

Bei *-b't-* stehen vokalisierte Formen wie *deute* >3 *AA*/>3 *AC* (cf. Ronjat 1, S. 265) und *malaute* (ib. 2 § 309) neben *debte* 1 *AB* mit wie bei diesem Wort im aokz. allgemein erhaltenem Labial (ib. 1, S. 267).

Lat. *-bb't-* wird zu *-pt-* verhärtet in *disapta* 1 *AA* (cf. ib. 2 § 309; HauckBlasi s.o.).

Primäres oder sekundäres *-pr-* wird im THESAUR lautgerecht zu *-br-* (cf. *abril*, *recobrar*, *sobre* etc.). Es tritt jedoch eine latinisierende Form *aprilh* bei *AC* neben üblichem *abrilh* >3 *AC* auf. Geschwunden ist *-p(r)-* in *paure* >3 *AA* (cf. Zufferey, Recherches 219), heute «forme de la plupart de nos parlers» (Ronjat 2, S. 224).

Primäres *-br-* bleibt im allgemeinen erhalten (*fabre*, *febrier*, *libra*, *libre*, *octobre* etc.) – eine Erscheinung, die Ronjat «surtout en prov.» (II § 345) feststellt –, während sekundäres *-b'r-* vokalisiert wird: *escrieure* 1 *AA*, *lieurar* 1 *AC*, *lieuration* 2 *AC* (cf. HauckBlasi s.o.).

Ebenfalls eine Vokalisierung von *-b-* zeigt *ausols* 1 *AA*, eine mir im aokz. sonst nicht bekannte Form (cf. Glossar; Pfister, -PS- 42f s.v. ABSOLVERE), die aber Parallelen etwa in *aus* < ABSUS (Pfister, ib. 31) oder *ausen* < ABSINTIUM (ib. 37–42) findet. – Zu *cors* < *corps* s.u. § 34.

§ 15. *c*, *qu*, *q*, *ch* und *k* /k/ in Wort- und Silbenanlaut
(Grafström, Graphie § 43.2; HauckBlasi 357)

Die Graphie *qu-* /k/ im Wort- oder Silbenanlaut vor *a/o/u* tritt bei *AA* und *AB* neben wesentlich häufigerem *c* vorwiegend in Latinismen auf:
AA: *antiqua* 1, *antiquamens* 1 (*antigas* 1), *qual* >3, *quant* 2, *quar* 3, *quart* >3, *quaratayrada* 1, *quarton* 1, *quatre* 1;
AB: *qual* >3, *quart* 3, *quatorse* 2, *quatre* 2.
Nicht etymologisches *qu* ist seltener:
AA: *anquar* 1, *conqua* 1, *franqua* 2 (*franca* >3), *toquant* 1;
AB: *defalquar* 1 (*defalcar* >3), *quarta* 1 (*carta* >3), *quascun* 3.

Daneben findet sich bei *AB* die Graphie *q-* /k/ vor *u*: *alqun* 1 (*alcun* 3), *pequnia* 1. Selten sind Fälle wie *kalendas* 1 *AA* (*calendas* >3) – wieder ein Latinismus[31] – und *franchas* 1 *AA* mit *-ch-* für /k/. Angesichts der Schreiberverteilung von *mercant* 3 *AB*, 1 *AB*", 1 *AC* dürfte *merchant* 2 *AA* wohl um 1400 in Marseille noch mit /k/ gelesen worden sein, und *-ch-* ist als rein graphische Anlehnung an afr. *marchant* zu werten (s.u. § 16.1); *archieu* 1 *AC* (cf. *Steve Archivier* 1 *AA* zu mlt. *Stephanus Archiverius* 1233) hingegen ist wahrscheinlich palatal zu lesen und geht auf das mlt. zurück (vgl. aber auch *archa* Wehowski, Doucelina § 101.2.c)[32].

Bei *AC* ist nur in geringem Maße eine Verbindung zwischen den lateinischen Graphien *qu-/c-* eines Wortes und den okzitanischen Graphien *qu-/c-* festzustellen; etymologisches *qu-* steht in *qual* 4 (*cal* >>3) und *quatre* >3, unetymologisches in *quarta* 1 (*carta* >3), *quas* 1 (< CASU-), *toqua* 1. Ein ähnliches Verhalten wie de Morties zeigt auch schon Blasi (HauckBlasi s.o.).

§ 16. *d*, *t* und *s(i)*

16.1. Lateinisches intervokalisches *-t-*

Intervokalisches lat. *-t-*, das volkstümlich als *-d-* erscheint (*considerada* 1 *AA*, *mudar* 1 *AC* etc.), bleibt in gelehrten Wörtern verschiedentlich erhalten: *AA*: *etat* 1 (< AETAS), *necessitatz* 1, *servitut* 2; *AB*: *autoritat* 1; *AC*: *mutation/mutassion* 2; hinzu kommen die Formen von *hospital/espital* etc. bei allen Schreibern (cf. Glossar).

Das Suffix -ATORIU- erscheint in fast allen Fällen als *-ador*:
AA: *habitador* >3, *aministrador* 2, *atermenador* 1, *brondador* 1, *cambiador* 4, *extimadors* 1, *forbidor* 1, *lahorador* 30, *laborador* 4, *pagados* 1, *pescador* 4, *procurador* 4, *tuador* 3, *vendedor* 1;
AB: *laorador* 2, *pagador* >3, *pescador* 4, *vendedor* >3;
AC: *habitador* 3, *laborador* >3, *pagador* 1, *pescador* 1, *testador* 1.
Die ehemalige Rektusform *comandayre* 4 *AA* steht allein da.

---

31 Cf. *kalenda* und auch *kariera* im Chansonnier *f* (Zufferey, Recherches 211).
32 Vgl. *archieu* 1411, Seyne, MeyerDoc. 213,165, *archieus* 1453, Pans., *archius* 1498 ib.

Das Kollektivsuffix *-eta* wird fast immer in sonorisierter Form wiedergegeben:
AA: *amendayreda* 3, *avellaneda* 2;
AB: *amendayreda* 2, *avellaneda* >3, *olivaireda* 1, *pineda* 1;
AC: *amendayreda* 1, *holivayreda* 1.
AC zeigt einmal in der Endung gelehrtes *avelaneta*.

Der Schwund von intervokalischem *-d-* (< lat. *-t-*) in *mercant* 3 *AB*, 1 *AB*", 1 *AC* (< *mercadant* < *MERCATARE, cf. FEW 6/2,6b) erfolgte zweifellos unter Einfluß der afr. Formen *marcheant*, *marchant*, *mercheant* etc. (mfr. *merchant* erst 1485, cf. FEW ib.; Karch, Elemente 75), wofür die Graphie *merchant* 2 *AA* (s.o. § 15) als stützender Beleg gewertet werden kann (vgl. auch Lv 5,274f).

In der im aokz. gebräuchlichen Form *tuador* (cf. lex. Teil) < TUTATOR (FEW 13/2,449b/450a) ist möglicherweise eine Dissimilation auf der Stufe **tudador* von *d-d* > *ø-d* anzunehmen. *Cazern* (im THESAUR metathetisch *cazenr*) 1 *AC* ist im aokz. ebenfalls üblich (cf. FEW 2/2,1437b) und geht vermutlich auf lat. *QUADERNI < QUATERNI («wohl unter dem einfluss von QUADRUM» ib. 1438b) zurück (vgl. auch Ronjat 2, S. 83).

16.2. Intervokalisches lat. *-d-* und *-s(i)-*

(Grafström, Graphie § 47.4; 68; Pfister, Grammatik § 37; HauckBlasi 347f)

Intervokalisches lat. *-d-* erscheint regelhaft als /z/, graphisch *s* bei *AA*/*AB* (*jusieu* >3 *AA*, *lausimes* 2 *AB* etc., s.u. § 23.2); in verschiedenen gelehrten Wörtern bleibt das *d* erhalten: *AA*: *judici* 1, *prodomes* 1; *AB*: *prejudicant* 1.

Geschwunden ist lat. *-d-* in *mealha* 1 *AA*/2 *AB*/3 *AC* (*mesalha* 4 *AA*, vgl. *mealla* HauckBlasi s.o.) und in *lampea* 1 *AA* < *lampeza* (s.o. § 13) < LAMPADA (FEW 5,143b; 145a; Ronjat 1, S. 233)[33].

Der Schwund von /z/ in *i̯s* (< lat. *si̯*), wie er bei *gleya* 6 *AA* (neben *gleysa* >3 *AA*) auftritt, ist vorwiegend westlich des Rhône und im Kernland des Languedoc (Quercy, rouerg., alb., toul.) belegt, von wo er seit dem 12. Jh. ausstrahlte[34]. Von betontem *i* «absorbiert» (Zufferey, Recherches 117) wurde das /z/ in *Blayn* (4 *N* < *Blasín* >3 *AA*)[35] und in dem Flurnamen *(colla) N'Aycarda Serayna* 1 *O* < *En Aycart Sarrasina* 1 *AA*.

[33] Vgl. auch *Benech* 4 *AA*, *Benet* 15 *AB* neben *Benezech* 1 *AA* (< *Benedictus*); Formen mit geschwundenem *-d-* sind schon im 11./12. Jh. aus dem Bas-Quercy belegt: *Beneg*, *Beneeg* (Grafström, Graphie § 47.4).

[34] So Zufferey, Recherches 117; 178 (zum Schwund von /z/ bei *i* in der Provence, cf. ib. 215; Pfister, Scripta litt. 264f); vgl. auch ChabaneauParaphrase 213 und zu *gleya*, das im THESAUR wohl mit halbvokalischem /j/, nicht mit palatalisiertem /ǧ/, zu lesen ist, Wunderli, Bibelübersetzungen 58; zu *-d-* > *ø* vgl. die bibliographische Zusammenstellung bei NüeschBibelübersetzung II,86, und zu *-d-* > *ø* > hiatustilgendem *-v-* in lim./ périg. und auv./dauph./wald. vgl. Pfister, Girart 274–276 s.v. *auvir*.

[35] Der Schwund von *-s-* in *Blasín* 14 *AA* – mit hyperkorrektem prov. *n*–mobile aus *Blasi* (< *Blasius*; zum Akzent cf. Dauzat, Dictionnaire 46a) – > *Blayn* 3 *N* zeigt sich auch in mlt. *Bleyni* (1314, Urk. § E 1,5), zu dem eine nach dem Vorbild von *Blasin* rekonstruierte Form *Blesino* (1325, Urk. § E 3,6) belegt ist.

16.3. Assimilation von *-nd-* > *-nn-* > *-n-*

(HauckBlasi 348)

Eine Assimiliation von *-nd-* > *-nn-* und nachfolgende Vereinfachung zu *-n-* (s.u. §35.) zeigt *AA*:

– *segonna* 2; *segona* 1 (< SECUNDA);

– *kalendas* 1, *calendas* 1; *calennas* 4; *calenas* 4; die assimilierten Formen werden für „Weihnachten" und „Kalenden" verwendet, die nicht assimilierten nur in letzterer Bedeutung. „Kalenden" ist ein Begriff der Kanzleisprache, „Weihnachten" hingegen findet Verwendung in der Allgemeinsprache; Aycart gebraucht wesentlich häufiger lateinische Graphien bei fachsprachlichen Wörtern als bei anderen, so daß *ka-/calendas* mit großer Sicherheit reine Latinismen darstellen und keine Aussage über die Aussprache des Nexus *-nd-* enthalten.

Bei Blasi tritt *calenas* auf, in der VidaSDoucelina *calenna* – weitere Belege mit geminiertem *-nn-* fehlen mir für das Wort im aokz.[36] –, und die Form *calenas* findet sich heute in Marseille und in der Provence (cf. HauckBlasi s.o.; Wehowski, Doucelina §95.c; Mistral; FEW 2/1, 81).

§17. Anlautendes *g* und *gu* vor *a/o/u*

(Grafström, Graphie §50.2.a; HauckBlasi 343)

Die Graphie *gu-* in Wort- und Silbenanlaut tritt im THESAUR nur einmal vor *a/o/u* für /g/ auf: *leguas* 1 *AC* (*legas* 1). Auch germ. *w-* wird immer als *g* wiedergegeben: *AA*: *gardas* 1, *garnir* 1, *salvagarda* 2. In diesem Falle schreibt Blasi häufig *gu* (zu *g/gu* vor *e* cf. §25).

§18. Anlautendes *h* und *v*

(Grafström §51.1; 3)

Anlautendes lat. *h-* findet sich häufig bei allen Schreibern, mit nur geringem Übergewicht bei *AA*:

AA: *habitador* > 3, *haver* > 3, *heres* > 3, *hereditat* 2, *home* 1, *hospital* > 3, *hostal* > 3, *huey* > 3 (neben: *aver* 2, *eres* 2, *ort* > 3, *ospital* 1, *ostal* > 3);

AB: *haver* 3, *heres* > 3, *heretat* 2, *home* 2, *hospital* > 3, *hostal* > 3, *huey* 2 (neben: *aver* > 3, *eretat* 2, *ora* 1, *ort* 1, *ostal* > 3);

AC: *heres* > 3, *hereditat* 1, *heretier* 2, *home* 1, *hort* 3, *hostal* > 3 (neben: *abitador* 3, *aver* > 3, *eres* 2, *eretier* 1, *ostal* 2).

Unetymologisches *h-* tritt vorwiegend bei *AC* und bei diesem ausschließlich vor labialem Vokal auf: *ho* (< AUT) > 3, *hobligat* 1, *hocazion* 1, *hoctobre* 2, *holivayreda* 1, *horeginals* 1, *hun* 2 (neben *o* 1, *obligat* 2, *octobre* > 3, *un* > 3). *AA*

[36] Die Assimilation *-nd-* > *-nn-* ist jedoch auch in ChabaneauPénitence belegt: *reprennas* (S. 212); vgl. auch Remacle, Différenciation 15[5].

schreibt unetymologisches *h-* in *herma* 1, *hiera* 1 (cf. fol. 36,12 & Anm.) und in *hi* 1 (*y* 2), bei dem es wahrscheinlich – wie vielleicht bei erwähntem *ho* – wegen der Kürze des Wortes als graphische Stütze diente (s.o. § 1; cf. FinazziAgròLettere 180).

Vielleicht markiert *h-* bei *AC* auch einen beginnenden Stimmabsatz vor labialem Vokal (cf. ChabaneauPénitence 211), der in den modernen Dialekten der Provence zu prothetischem *v-* führte (Ronjat 2 § 460.α.2). Im THESAUR erscheint dieses prothetische *v-* nur in *vo*, und zwar intervokalisch (*facha vo receupuda* 4v18 *AA*; cf. 26,7; 50,20 etc. *AA*) und auch postkonsonantisch (*testament vo la clausula* 10,16 *AA*)[37]. Umgekehrt schwindet *v-* in *olopada* 1 *AB*[38].

§ 19. *h* und *v* zwischen Vokalen im Hiat

(Grafström, Graphie § 49.2; 51.1;3)

Bei *aost*, *liar* (< LIGARE) und *laorador* treten in Marseille im 13./14. Jahrhundert Vokale im Hiat auf: *aost* > 3 HauckBlasi, *liat* 2 *AB*, *liada* 1 Wehowski, Doucelina 60; 1395, FinazziAgròLettere 1,10v, *laorador* 1 *AB*.

Eine Hiatustilgung (cf. Ronjat 1 § 195δ) erfolgt im THESAUR durch:

- *h*: *ahost* > 3 *AA*, *lahorador* 31 *AA*; *ahost* > 3 *AB*; mit Apokope: *host* 1 *AB* (cf. Grafström s.o.; id., rc. Hauck 276; Kalman s.o.); das *h* steht möglicherweise für einen Stimmabsatz und zeugt so von einer beginnenden Hiatustilgung.
- *v*[39]: *avost* >3 *AC*; cf. Blasi: *avost* 1, *lavorador* 1[40].

Schließlich kann eine halbgelehrte Form eintreten, die keinen Hiatus mehr enthält: *laborador* 4 *AB*/6 *AC*, *ligar* 1 *AB*/4 *AC* [41]. Auch *jenoier*, bei dem der Halbvokal /j/ die Funktion eines Hiatustilgers erfüllen könnte, folgt dieser Entwicklung:

---

[37] *V-* vor labialem Vokal tritt auch im Testament marseillais auf (RaynautTestament Z. 10: *vo*), sowie in: FrankOpuscule 37 § 9 (*vuchen*, *vo*), Zufferey, Recherches 219 & Anm. 49f (Chansonnier *f*: *vo*, *von* (< UNDE), *vueilhs*; cf. Meyer, Troubadours 20f), SuweSHon XXVIII (Ms. R (14. Jh., A.-M.): *vo*), ChabaneauPénitence 211, Gouiran, Roi 13 (1432, Texte der Etats: *vo*).

[38] Vgl. apr. *olopet* FrankOpuscule 37 § 9, *olopat* KleySHon. 6^1; cf. SuweSHon. XXVIII (Ms. R), *id.* Wehowski, Doucelina S. 41 (neben: *volopar* SHon, Rn 5,566, *avolopar* 1422, Digne, MeyerDoc 285, *envolopat* HauckBlasi 4v10).

[39] Inlautendes *-v-* ist i.a. erhalten: *favor* 1 *AC*, *levat* 1 *AC*, *movable* 2 *AA*.

[40] Heute sind in der Provence in ähnlichem Umfang und ohne klare regionale Trennung ⌜*avu(st)*⌝ und ⌜*aus*⌝ verbreitet (ALF 47; ALP 114; M s.v. *avoust*); selten ist ⌜*agus*⌝ (Mallemort-de-Provence (B.-du-R.), ALP 154).

[41] Achard gibt als Mundartform von Marseille *ligar* neben *liar* (cf. FEW 5,319a; ib. 330a Anm. 1); im ALP erscheint ⌜*ligá*⌝ nur noch im Westen der Bouches-du-Rhône und im Osten der Alpes-Maritimes; der übrige Teil der Provence verwendet ⌜*liá*⌝. Das gelehrte *laboraire* (A, FEW 5,105b)/⌜*laburayre*⌝ (Gardanne (B.-du-R.), ALF 1838, p. 883) steht in der Provence neben üblichem ⌜*laurayre*⌝ (cf. ALF 1838, p. 878, 884–6, 894f, 891) und seltenem ⌜*lavurayre*⌝ (ib. 853, 865).

- ohne Tilgung: *AA*: *jenoyer* >3, *ginoyer* 1; halbgelehrt: *januyer* 1; *AB*: *jenoyer* >3; cf. Blasi: *jenoier* >3.
- mit *h*: *AA*: *jenohier* 2;
- mit *v*: *AB*: *jenovier* 1; *AC*: *jenovier* >3, *janovier* 1, *genovier* 1[42].

Es ist im THESAUR eine Tendenz zu zunehmender Tilgung erkennbar. Das möglicherweise nur graphische oder einen Stimmabsatz markierende *-h-* überwiegt bei *AA*, *-v-* bei *AC*. *Jenoyer* ist bei *AA* und *AB* in den meisten Fällen ohne Hiatusmarkierung wiedergegeben, bei *AC* hingegen durchgehend mit hiatustilgendem *-v-*.

§20. *l* und *u*

(Grafström, Graphie §52.1; HauckBlasi 366f)

Vor Dental wird *l* häufig vokalisiert:
AA: *autre* >3, *mouta* 1, *moutas* 1, *sout* 3;
AB: *moutura* 2, *sout* 1;
AC: *autre* >3 (nur in der Verbindung: *un* ..., *autre* ... „einer..., (ein/der) andere(r) ...“), *sout* >3 (Pl. *sous* >3).

Bei *AB* überwiegen Graphien mit erhaltenem l: *altre* >3 und *solt* 3 (Pl. *sols* >3). *Altre* >3 bei *AC* ist auf attributive Verwendung beschränkt; bei ihm scheint eine grammatische Differenzierung zwischen *autre* S. und *altre* Adj. stattgefunden zu haben.

Nach dem velaren Vokal *o* schwindet *l* verschiedentlich, möglicherweise über eine Monophthongierung *ou* > *o*, vielleicht aber auch (so Ronjat II §333) unmittelbar und unabhängig von der Entwicklung *l* > *u*: *mot* 2 *AA*, *otra* (< ULTRA) 2 *AA*/1 *AB* [43]. Ein Schwund von *l* durch Assimilation dürfte in *mognier* 3 *AA* vorliegen, wie die mlt. Formen des Wortes nahelegen: *molnerius* (1367, Urk. zu §G 9 III, Z. 10) > *monnerius* (1399, U. §G 38, Z. 2)[44].

Ein metathetisches *l* findet sich in *plubicada* 1 *AB*, *plubicat* 1 *AC* neben *publicar* 2 *AA*/1 *AB* (s.u. §42; zu *ll* s.u. § 36).

§21. *m* und *n*

21.1. Schwanken zwischen vorkons. und ausl. *m* und *n*

(Grafström, Graphie §53.3; Kalman, Graphie ib.; HauckBlasi 362)

Auslautendes *-m* in *item* >3 *AA*/>3 *AB*/>3 *AC* erscheint als *-n* (*iten*) bei *AB*(2), *AB'*(1) und bei *AC* (>3); in einem Fall verbessert *AC* *iten* zu *item*. Neben übli-

---

[42] Die modernen Dialektformen der Provence gehören überwiegend dem französisch beeinflußten Typ /djävyé/ an; cf. ALF 711; ALP 107; M 2,154a.

[43] Grafström, Graphie §18; HauckBlasi 367; Wehowski, Doucelina S. 67; cf. FinazziAgròLettere 185 (*mot*, *atresi*), SuweSHon LXXIIIf, ZuffereyRecherches 217 (Chansonnier *f*: *mot*, *otra*); 122, Gouiran, Roi 10f.

[44] Vgl. den Personennamen *R. Monnier* 1 *AA* (= mlt. *R. Monnerii* 1258n.St., U. §H 6, Z. 8f); *gn* in *mognier* ist wohl reine Graphie für palatalisiertes *n* (s.u. §28).

chem *com* verwendet *AA* zweimal *con*. *AC'* und *AC"* geben jedes auslautende -*n* graphisch durch -*m* wieder: *donatiom* 1 *AC'*, *retem* 1 *AC'*, *transatiom* 1 *AC"*. Bei *AA* tritt einmal *protectiom* und bei *AC* einmal *contem* auf[45].

Vor Dental wird *m* zu *n* in *consi* 1 *AA*, *consin* 1 *AA* (*comsi* >3), *(ayssins) con (son testamens)* 1 *AA* (*com* >3) und in *ensens* 1 *AB*/>3 *AC* (cf. FrankOpuscule § 19).

AC schreibt in allen Fällen *n* für *m* vor labialem Verschlußlaut: *conpra* 72,1; 73v25, *escanbi* 73,20, *anbe* 74,1 etc. *An* für *am* könnte bei *AC* auf eine Analogie zu *anbe* zurückzuführen sein. Das gleiche Phänomen tritt in seltenen Fällen auch bei Blasi (*enprecion*, HauckBlasi 362) und in der VidaSDoucelina auf (*enpressat*, Wehowski, Doucelina § 109b) und regelmäßig bei Ponset de Scala (*anbe* etc., FinazziAgròLettere 180); bei Rascas stehen *conplit* (HauckTextes fol. 67v) und *conpayre* (ib. fol. 67v) neben *ambe* (ib. fol. 66; 66v)[46].

Im nokz. wird ein Nasal – *m* oder *n* – im allgemeinen im Auslaut zu /ŋ/ nasaliert und im Inlaut vor Dental als /n/, vor Labial als /m/ ausgesprochen (Ronjat 2 § 387γ). Die Graphien *ns* bei *AA* sind so von der modernen Aussprache her leicht erklärlich. Die Graphien *nb*/*np* hingegen widersprechen dieser, und -*m* für -*n* sind nicht durch nachfolgende Dentale motiviert. Wahrscheinlich sind alle Phänomene des Wechsels von *m* und *n* bei *AC*, *AC'* und *AC"* auf den Zusammenfall der beiden Nasale in der Aussprache zurückzuführen, durch den sich in der Graphie Unsicherheiten ergaben[47].

21.2. Vorkonsonantisches *n*

(Wehowski, Doucelina § 111b)

Geschwunden ist *n* in *covent* >3 *AA*/3 *AC* (cf. SuweSHon. LXXVII) und in *costa* 1 *AC* für *consta* (s.o. § 6.3: *eventari*, *estrument*), wenn nicht in beiden Fällen das Fehlen eines Nasalstriches angenommen werden will (cf. Grafström, Graphie § 53.4).

21.3. Dissimilation

Im Anlaut zu *n* dissimiliertes *m* ist in *nembrar* 1 *L* «caractéristique de la Provence propre» (SuweSHon. LXXVI)[48]. Ebenfalls typisch für das östliche Okz.

---

45 Der graphische Wechsel von -*m* > -*n* erscheint verschiedentlich in FrankOpuscule (§ 20: *parlen*) und in ChabaneauPénitence (212: *an* für *am*, *non* für *nom*); der umgekehrte Austausch -*n* > -*m* ist bei dem Marseiller Rascas belegt (1473; HauckTextes 58) und im Ms. D der VidaSHon. (15. Jh.; SuweSHon. XLVIII).

46 Im Opuscule de piété «devant labiale, la nasale est notée soit *m* soit *n*» (FrankOpuscule § 18), in der VidaSHonorat sind Formen wie *canpana*, *desanparar* etc. häufig (Ms. G; SuweSHon. LXXVI), und sie treten auch oft im Chansonnier *f* auf, in dem *m* und *n* vielfach vertauscht werden (Zufferey, Recherches 215).

47 In ähnlicher Weise nimmt Kalman (Graphie § 53.3) die Assimilation von -*n* > -*m* vor Labialen (*em Molenas*, *mom paire* etc.) als Ursache der Graphie *(des)anparar* neben *(des)amparar* an: «Nous expliquons cette hésitation par la prononciation de la nasale devant labiale»; cf. Grafström § 53.3).

48 Cf. Zufferey, Recherches 304[47]; Wehowski, Doucelina § 107; Ronjat 2, S. 377.

ist die Dissimilation *n-n* > *r-n* in *noranta* 1 *AA*/3 *AB*, das sich mit den gleichlautenden awald. Formen (NüeschBibelübersetzung 2, 24[90]; FEW 7,187a[49]) an Nordwestitalien anlehnt (FEW 7,187b; Ronjat 2, S. 377).

Nicht assimiliertes *inmission* 1 *AA*/1 *AC* ist ein Latinismus.

21.4. Nexus *-m'n-*

(Grafström, Graphie § 27; Kalman ib.; HauckBlasi 362; Wehowski, Doucelina § 109b)

Lautgerecht entwickelt sind die Formen *dono* 1 *AC* <*dona* 2 *AA*/ >3 *AB*/>3 *AC* < *domna* HauckBlasi 362. Da in der Provence, insbesondere im rhôd., neben dieser üblichen Assimilation auch die Entwicklung *m'n* > *m* belegt ist (Ronjat 2, S. 214f), könnte *fema* 1 *AC* auch als rhôd. Nebenform zu amars. *femna*, *fenna* (HauckBlasi ib.) interpretiert werden[50]; wahrscheinlicher ist jedoch – zumal angesichts des Schreibers (s.u. § 40) – eine Anlehnung an das Französische (cf. *fema* 1452, Pans.; FEW 3,449a; Karch, Elemente 52). *Femena* 1 *AA* ist eine auch im Osten des aokz. nicht ungewöhnliche Form neben *femna*[51].

Sicher französisch beeinflußt sind *(Nostra) Dama* 1 *AC* (FEW 3,126b[2]; Karch, ib. 29f) und *domeyzel* 1 *AC* (cf. Glossar).

Nomar (< NOMINARE, FEW 7,179a) stellt eine von *nom* beeinflußte Bildung dar (cf. Ronjat 2 § 337, S. 215).

§ 22 *r*

Eine Dissimilation zeigt *albitral* 1 *AC* (neben *arbitres* 1 *AA*).

22.1. Gleitlaut bei *-m'r-*/*-n'r-*

(HauckBlasi 342; 362; 364; Wehowski, Doucelina § 109b; 111b)

Bei *-m'r-* erscheint regelhaft ein Gleitkonsonant *b* in *nombre* >3 *AA*, *nombrar* 2 *AB*, *cambra* 1 *AB* und in *nembrar* (< MEMORARE) 1 *L* (cf. Suwe,SHon. LXXXII; Ronjat 2 § 348).

Hingegen überrascht der Gleitlaut in *divendres* 1 *AA*, der zwar in der Provence seit dem 17. Jh. vorliegt (Ronjat, ib.; Wehowski s.o.), aber noch in der VitaSDoucelina (*engenrara*, *venres* etc.) und bei Blasi fehlt (*ginre*, *divenres*, HauckBlasi 364); hier könnte französischer Einfluß mitgespielt haben.

---

49 Awald. *noranta* sollte im FEW (187a, Z. 6) zu den übrigen Formen mit *r-n* (Z. 18–23) gestellt werden.

50 Cf. *femo* selten neben *fremo* in Provence/östl. Languedoc (Seifert, Proparoxytona 100); letztere Form ist heute üblich in Marseille (FEW 3,449b).

51 Cf. Grafström, Graphie § 27; Kalman, ib.; Ronjat 1 § 139; Seifert, Proparoxytona 100.

22.2. Nexus *-tr-/-t'r-*

(HauckBlasi 345)

Primäres und sekundäres *-t(')r-* erscheinen lautgerecht als *yr* (zu *y* s.o. §1):
AA: *habitayris* 1, *administrayris* 1, *arrayrages* 2, *confrayriá* 1, *testayris* 1, *tuayris* >3, *vendeyris* 1;
AB : *paire* 3, *redairages* 1;
AC: *arreyrages* 3, *tuayris* 1.
Bei der Form *paye* 1 *AA* spricht wenig für einen phonetischen Schwund des *-r-* (cf. Ronjat 2 §346; 351), so daß wohl an einen Schreibfehler zu glauben ist.

§23. *s*, *ss*, *ci*, *ti* und *z*

(Grafström, Graphie §41; 56; HauckBlasi 359f)

23.1. Graphien des stimmlosen *s*

Stimmloses intervokalisches /s/ in dem gelehrten Suffix *-tio* wird von *AA* und *AB* durchgehend durch *-t-* oder *-c-* wiedergegeben (cf. SuweSHon. LXXXVIIf), soweit sich die beiden Buchstaben bei diesen Schreibern unterscheiden lassen (s.o. ‚Zur Transkription'):
AA: *assignation* >3, *composition* 1, *considerations* 1, *desamparation* 1, *donation* >3, *encarnation* 1, *ratif(f)ication* 2, *recompensation* 1, *reformation* 3, *reparation*, *restitution* 1, *substitution* 1, *vendition* >3;
AB: *declaration* 1, *desamparation* 1, *donation* 2, *obliguetion* 1, *ratiffication* 1.
Bei *AC* überwiegt hingegen die Graphie *-ss-*: *apellassion* 1, *consinassion* 1, *donassion* 1, *mutassion* 1, *porrogassion* 1, *protestassion* 1, *rateficassion* 1, *signassion* 1, *soplicassion* 1, *vendission* 3. Die gelehrte Form ist selten: *apellation* 1, *mutation* 1, *ratiffication* 1, *ratefication* 1, *taxation*; eine Interferenz beider Schreibweisen zeigt die Diplographie *donassition* 1.

Folgt das Suffix *-tio* auf einen palatalen Verschlußlaut (Suffix -ACTIO etc.), so bleibt die lateinische Graphie *-ctio* bei *AA* und *AB* erhalten: *election* 1 *AA*, *protection* 4 *AA*, *transaction* >3 *AA*/2 *AB*. *AC* verhält sich in diesem Falle ebenso wie bei dem nachvokalischen Suffix: *destrussion* 1, *redussion* 1, *tranzassion* 1; *tranzation* 1; cf. *AC"*: *tranzatiom* 1; *O*: *transacion* 1[52].

Stimmloses /s/ < lat. *c* (*e*/*i*) erscheint bei *AA* im Anlaut und intervokalisch in den meisten Fällen als *c*: *codicil* 1, *codecil* 1, *cens(s)a* >3, *cert* >3, *cession* 2, *decembre* 3, *judici* 1, *necessari* 1, *necessitat* 1, *recebre* >3. Selten ist *s*: *desembre* >3, *sens* 1. Ein ähnliches Verhältnis von *c* zu *s* zeigt *AB*: *cens(s)a* >3, *cert* 4, *codecil* 1, *decembre* 1 neben *desembre* 1, *sens* 1. *AC* hingegen verwendet vorwie-

[52] In der VidaSDoucelina wird der Nexus *ctj* erbwörtlich zu *iss* (*esdreissada*), in gelehrten Wörtern erscheint er in der Graphie *cci* (*coreccion* etc., Wehowski, Doucelina §89.c).

gend *s*, daneben aber auch *c*, *ss* und *z*: *codesil* 1, *senssa* >3, *sertas* 2; *cens(s)a* 1, *cert* 1; *codessil* 2; *dezenbre* 3, wenn bei dieser Form, die auch Blasi verwendet, nicht /z/ zu lesen ist (cf. ALP 1,118: /dezẹ̄bre/ als Nebenform in Fuveau/B.-du-R.).

Nachkonsonantisches /s/ (< *tį/s*) nach *n* geben *AA* und *AB* zumeist durch *-s-* wieder:

AA: *avansa* 1, *censa* >3, *censal* >3, *ensemps* >3, *fermansa* 1, *pitansa* 1, *quitansa* >3;

AB: *ensens* 1, *censa* >3, *sensa* 3, *censal* >3, *quitansa* 3 (vgl. auch *forsar* 1).

Erhaltenes *ti/ci* nach Nasal tritt in Lehnwörtern auf: *licentia* 1 *AA*, *renunciet* 1 *AB*, *sententia* >3 *AA*/2 *AB* (eb. Wehowski, Doucelina § 89.c). Bei *AC* halten sich die Graphien *-ss-* und *-s-* bei nachkonsonantischem /s/ die Waage: *ensens* >3, *despensos* 1, *sensa* >3, *sensals* >3, *quitansa* 2; sowie *sentensia* 1, *renunsiada* 1; neben: *enssens* 1, *senssa* >3, *sensse* 1, *senssals* 1, *quitanssa* 3, *recon(n)oys-(s)ensa* 3; sowie *sentenssia* >3.

In allen übrigen Fällen von intervokalischem stimmlosem *s* überwiegt *-ss-* bei allen Schreibern gegenüber *-s-*. Ausnahmen sind: *espazi* 1 *AA*, *reconoycensa* 1 *AB*, *possetion* 1 *AC*.

Auslautendes /s/ erscheint zumeist als *-s*, bei *AB* verschiedentlich als *z*: *cerz* 1, *enfanz* 1, *fez* 2 und *herez* Pl. 1; vgl. *AA*: *cusaz* 1. Ponset de Scala verwendet *z* im Inlaut für /z/, im Auslaut für /s/ (FinazziAgròLettere 181) und ähnlich verhalten sich die Schreiber einiger Berichte der Etats de Provence im 15. Jahrhundert (Gouiran, Roi 9).

23.2. Graphien des stimmhaften *s*

Stimmhaftes intervokalisches /z/ wird von *AA* und *AB* in beinahe allen Fällen mit *-s-* wiedergegeben:

AA: *clausula* >3, *cusat* 1, *division* 4, *lausat* 3, *pausar* >3, *plaser* 1, *presa* >3, *present* >3, *rason* >3 etc.;

AB: *clausula* >3, *devesion* 2, *lausimes* 2, *occasion* 1, *pausar* >3, *presa* >3, *rason* >3, *tresens* 1 etc.;

-z- ist selten: *pauzar* 1 *AA*, *trezen* 1 *AB*. Bei *AC* ist das Verhältnis von *s* zu *z* umgekehrt:

cauza 1, *clauzul(l)a* >3, *dezanparado* 1, *hocazion* 1, *pauzar* >3, *preza* >3, *prezent* 1, *trezen* 1 etc. (neben *causa* >3); vgl. *N*: *divizion* 1; *O*: *clausula* >3, *maisson* 1; *P*: *divizida* 2; *AC'*: *chauzulo* 1; *AC"*: *cauzos* 1 (zum Schwund von intervokalischem /z/ s.o. § 16.2).

§ 24. *x*

(Grafström, Graphie § 61; Gouiran, Roi 4)

Das Präfix *ex-* erhält sich in latinisierender Graphie mit dem Lautwert /es-/ vor Plosiven:

AA: *excambi* >3 (*escambi* >3); hyperkorrekt: *extimal-arl-ador* 3;
AB: *excambi* 3 (*escambi* 1);
AC: *extrach* 2 (*estrach* >3), *excanbi* 1 (*escanbi* >3); cfr. *expressar* 1 *AC*".
Im Wortinnern ist *x* für /s/ nur bei *AC* belegt, bei dem im aokz. weit verbreiteten *taxation* (cfr. Rn, Lv s.v.; cf. apr. *tassassion* 1379 (?), Pans., npr. *tassacioun* M) und in *dextres* 1 (*destres* >3 < DEXTANS).

Ebenfalls eine lateinische Graphie des Präfixes *ex-* liegt in *exortar* 4 *AA* und *exsetat* 1 *AB* vor; hier ist allerdings /is-/ zu lesen (Ronjat II §317; cf. npr. *eisourta* M, *eicetat* Mistral; FEW 3,272b); im Wortinnern steht *x* für /is/ in *relaxet* 2 *AA*/*relaxeron* 1 *AB* und in *sexanta* 1 *AC*[53]. *X* für /ks/ wie bei *adonx* 1 HauckBlasi 350, *adonxs* 2 ib. oder bei *franx* etc. (Chansonnier *f*; Zufferey, Recherches 212) erscheint nicht im THESAUR.

Palatale Konsonanten

§25. *g* und *j*

25.1. *g-* und *j-* im Wortanlaut vor *e/i*

(Grafström, Graphie §66f; HauckBlasi 360)

Für palatalisiertes *j* /dž/ oder abgeschwächtes /dj/ ist bei allen Schreibern im Wortanlaut die übliche Graphie *i/j*. In seltenen Fällen wird *j* im Anlaut durch *g* ersetzt; die Varianten *ginoyer* 1 *AA* (*jenoyer* >3) und *genovier* 1 *AC* (*jenovier* >3) finden sich auch bei Blasi (s.o.).

Umgekehrt tritt *j* auch nur in einem Fall für palatalisiertes *g* ein: *cozina jermana* 1 *AC* gegenüber *cosina germana* 1 *AA*. Bei Blasi ist *g* für anlautendes palatalisiertes *j* mehrfach belegt (*ginoier* >3, *genoier* 1 etc.); vgl. *genoyer* 1 (*jenoyer* 1) FinazziAgròLettere 181.

25.2. *g* und *j* im Silbenanlaut vor *e/i* (lat. *t'c*, *d'c*)

(Grafström, Graphie §70; Pfister, Grammatik §38; HauckBlasi 354f; Wehowski, Doucelina §89.b)

Lat. *t'c*, *d'c* treten bei *AA*/*AC* in der aus Nordfrankreich eingedrungenen palatalisierten Form auf. Die übliche Graphie der Form ist im THESAUR *-ge* – niemals *-gi* –, während Blasi *-tge*/*-tgi* verwendet (s.o.; Gossen, rc. Hauck 172)[54]:
AA: *juge* >3, *mege* >3; vgl. *ferrage* >3;
AC: *juge* 1.

---

[53] Ebenso in *R. de Siexfors* 2 *AC* (< mlt. *R. de Sexfurnis*).
[54] In den Vidas SDoucelina und SHonorat findet sich meist *j* (Wehowski, Doucelina §89.b)

Bei *reconegesson* 1 *AC* «*g* est certainement une variante graphique de *gu* [g]»[55]; cf. § 17. Die Graphie *jugue* 1 *AA* /dž/ stellt wahrscheinlich einen Austausch von *g* und *gu* in umgekehrter Richtung wie bei *reconeguesson* > *reconegesson* dar, wenn nicht eine graphische Anlehnung an die ursprüngliche südfranzösische Form *jutgue* vorliegt.

§ 26. FACTU/FACTA

(Grafström, Graphie § 72.1/3; HauckBlasi 356)

Die Typen FACTU und FACTA treten bei allen Schreibern in der Form *fach/facha* auf[56]:
AA: *destrech* 1, *dich* etc. >3, *drech* 1, *(e)scrich* etc. >3, *extrach* 1, *fach* >3;
AB: *fach* 2, *sos escrich* >3;
AC: *dich* 2, *escrich* etc. >3, *extrach* 1, *estrach* >3, *fach* >3;
AA: *dicha* >3, *(e)scricha* >3, *facha* >3, *tracha* >3 (cf. *fachies* 4);
AB: *escricha* 3, *facha* >3, *tracha* >3;
AC: *escricha* >3, *estracha* 4, *facha* >3, *reducha* 1, *tracha* 1.
Ausnahmen sind der Latinismus *dit* >3 etc. *AA/AB/AC*, *dita(s)* >3 *AA/AB*, *dicta* >3 *AC* und *dret* 1 *AB*, *dretta* 1 *AC*[57].

Die Provence gehört, mit Ausnahme der Hautes-Alpes, zu dem «provencisch-longuedocischen» *cauza/fach*-Gebiet (Suchier, Grundriß 597). Spätestens seit dem ausgehenden 13. Jahrhundert dürfte das anfängliche /yt/ (< *ct*) in der ganzen Provence zu /tš/ übergegangen sein[58], wobei graphische Relikte der früheren Aussprache /yt/ verschiedentlich fortbestanden[59]. Der Graphie *-ch* des THESAUR könnte schon eine abgeschwächte Stufe /tɕ / des Palatals entsprochen haben (cf. HauckBlasi s.o.); in den heutigen Mundarten ist /-tš/ in der westlichen Provence wie die übrigen Auslautkonsonanten geschwunden und in der östlichen abgeschwächt als /tɕ/ oder als /ts/ erhalten[60].

[55] Grafström, rc. Hauck 277; cf. *logier/loguier* etc. HauckBlasi 361; ebenso SuweSHon. XXXV (Ms. T; 1381, Embrun): «*g* dur devant *e* et *i* est souvent noté par *g* simple»: *ages*, *poges*, *degesson* etc. (daneben steht *g* für /ǧ/ in *gardin/miega*); cf. Grafström, Graphie § 50.2.c.

[56] Es fehlt im THESAUR die in Marseille und Provence häufige Graphie *-g* (Marseille: Wehowski, Doucelina 110 (*fag* selten neben *fach*); ConstansStatut (ausschließlich *-g*: *fag* (Z. 19), *dig* (Z. 27), *constreg* (Z. 30) etc.); übrige Provence: Manosque LXXIIf (*-ch* überwiegt gegenüber *-g*); Chansonnier *f* (Zufferey, Recherches 211f); SuweSHon. XCV[25] (Ms. G)) oder auch Formen wie *fah/faih* (JeanroySAgnès XIX).

[57] *Benet* 15 *AB* statt *Benech* 4 *AA* (< *Benedictus*) zeigt frz. Einfluß.

[58] Pfister (Scripta litt. 258–261 & Karte 1, S. 280) stellt /tš/ im 12. Jh. nur im Languedoc und in der östlichen Provence fest; Ringenson (Etude 52) zeigt, daß im 12. Jh. auch in Lérins (A.-M.) *ch* und *it* graphisch noch nebeneinanderstanden. In der Vida SDoucelina (Wehowski, Doucelina 59; 110) und in dem Kartular von Manosque (LXXIIf) – beide entstanden um 1300 – ist *ch* die übliche Schreibung des Palatals.

[59] So 12x *dreita* – neben 2x *drecha* – in SuweSHon. (XCV: Ms. G), das vielleicht *dret/dretta* im Thesaur zugrundeliegt (cf. Grafström, Graphie S. 197), oder *plait* für *plach* im Kartular von Manosque (S. 65).

[60] Cf. Ringenson, Etude 69f & Karte 3; Bouvier, Occitan 58; 61; ALP 1,71 (*nuit*).

⌜FACTU⌝ & flexivisches *-s* wird von *AB* und *AC* als *fas* wiedergegeben: *dis* >3 *AB*/2 *AC*, *escris* 1 *AC*, *fas* 1 *AB*. Das entspricht den Graphien *-tz*/*-ts*, die in Marseille seit dem 13. Jahrhundert für diesen Typ auftreten: *fatz* Wehowski, Doucelina 110; ConstansStatut Z. 5; 130; 142 etc. (zu Sg. *fag* s. o. Anm. 56), *dits* etc. HauckBlasi 370[61]. Die Aussprache dieser Graphien *-tz*/*-ts* war vermutlich schon in der ersten Hälfte des 14. Jahrhunderts nicht mehr /ts/, sondern /s/ (HauckBlasi s.o.; s.u. §32). Eine palatale Aussprache, ähnlich wie im Singular, ist m.E. auszuschließen. Die Assimilation des Palatals /tš/ oder /tɕ/ an das flexivische *-s*[62] war vermutlich schon im 13. Jahrhundert erfolgt. Deswegen erstaunt es, daß bei *AA* sich die Graphien *fatz* und *fachs* die Waage halten:
-tz: *ditz* etc. >3, *dretz* 3, *scritz* 2, *lietz* 1, *tortfatz* 1;
-chs: *dichs* 1, *drechs* 1, *escrichs* 4, *fachs* 1, *liechs* 2, *torfachs* 1.
In ähnlicher Weise verwendet Ponset de Scala die palatale Graphie *digz* Pl. (1395, FinazziAgròLettere 1,18v) neben der Singularform *dig* (vgl. ib. S. 185; s.o. Anm. 56). Die Formen *-chs* bei *AA* sind entweder als graphische Archaismen zu interpretieren – im Rückgriff auf einen Sprach- und Skriptazustand des 13. Jahrhunderts – oder als graphische Analogie zum Singular *-ch*, wie offenbar *digz* zu *dig* bei Ponset.

Die Formen *fruc*, *frucs* und *usuffrucs* (alle 1 *AA*) gehen wohl auf *FRUGU-, nicht auf FRUCTU-, zurück und sind in Provence und Dauphiné und im wald. verbreitet[63].

§27. Palatalisiertes *l*

(Grafström, Graphie §74; HauckBlasi 367; Zufferey, Recherches 216f)

Das palatalisierte *l* wird von *AA*, *AB* und *AC* durch *lh* wiedergegeben:
AA: *cartilhon* 2, *conselh* 3, *filh* >3, *julh* >3, *milhayrola* 1, *molher* >3, *suelha* 2, *talhada* 3, *vielh* >3;
AB: *conselh* 2, *filh* >3, *julh* >3, *molher* >3;
AC: *conselh* 2, *filh* >3, *julh* >3, *molher* >3, *vielh* 1.
In der Provence des 13. bis 15. Jahrhunderts zeigen nur wenige Texte ein ähnlich einheitliches Verhalten[64]; oft herrscht große Vielfalt bei den Graphien von palatalisiertem *l* oder *n*[65]. Die Konsequenz in der Verwendung von *lh* für alle

---

61 Cf. FrankOpuscule S. 38, §21 (*fats* etc.); Manosque LXXIII; SuweSHon. XCV (*fatz* etc.).

62 Cf. Zufferey, Recherches 124: [-ǧz] > [-*tz*] [*ts-s*] > [*ts*].

63 Cf. M. Roy Harris, *Occitan* fruc *'fruit': étude étymologique d'un régionalisme*, in: R 103, 1982, 145–69; Zufferey, Recherches 304; Lv 3,608f.

64 So etwa ChabaneauPénitence (/ł/ immer *lh*, /ñ/ immer *nh*) oder verschiedenen Mss. der Vida SHonorat (Ms. M (Mitte 14. Jh.): durchgehend *lh* für /ł/ und *nh* für /ñ/ (SuweSHon. XXXVIII); Ms. B (1441/2, Toulon): gewöhnlich *lh* für /ł/ und *nh* für /ñ/ (ib. XXXI); Ms. D (15. Jh.): meistens *lh*/*nh* (ib. XLVIII)); Blasi verwendet im allgemeinen *ll*, einmal auch *l* in *pala* (< PALEA) (HauckBlasi 367).

65 Vida SDoucelina: im Inlaut *ll* und *l*, im Auslaut *ll*, *lh*, *llh* und *l* (Wehowski, Doucelina §113; 114.a);
Statuts de Marseille: *ll*, *lli*, *ill*, *hl*, *hli*, *ihl*, *ihli* (ConstansStatut 653);

Fälle, bei denen mit großer Sicherheit ein palatales *l* vorlag, ist bei den drei Hauptschreibern des THESAUR auffallend. Deswegen müssen andere Graphien – *ll* oder *l* – wahrscheinlich als nichtpalatalisierte Formen gedeutet werden.

Ll – vermutlich ohne palatalen Charakter – tritt auf in *baille* (cf. Grafström, Graphie § 74) und in den Pronomen *aquell/-al-os* >3 *AA*, *aquella* 2 *AC*, *ell* >3 *AA*, *ello* 1 *AA*, *ella* >3 *AB*[66]. Hingegen ist sicher palatal *allons* (< ALIUNDE) 1 *AA* (cf. Zufferey, Recherches 217 & Anm. 38; Glossar).

Über die Aussprache von *lh* enthält möglicherweise das Wort *milhayrola* einen Hinweis, das im Languedoc und insbesondere in der Provence im 13. und 14. Jh. gut bezeugt ist (cf. Glossar); mit FEW 6/1,625a ist es zu MEDIU- zu stellen (cf. it. *mezzaruola* etc., ib. 631b[77]; mlt. *mezarola* etc., Novum Glossarium Mediae Latinitatis 1,464); die anzunehmende Substitution von *g/j* durch *lh* erklärt sich wohl z.T. durch eine beginnende Abschwächung von [ɫ] > [j] (cf. Ronjat 1 § 53, S. 96), auch wenn wahrscheinlich die Gewichtsbezeichnungen *miliare*, *miliaria*, *miliarium* (Novum Gloss. 1,487–490) und deren Entsprechungen in den romanischen Sprachen hier die bestimmende Rolle gespielt haben. Gestützt wird die Hypothese einer bereits im 13./14. Jh. abgeschwächten Aussprache von *lh* durch die im mlt. belegte Form *J. d'Estrilha* (1364, Urk. zu §. 3, Z. 16; cf. PNenverz.), die auf mlt. *d'Estregiis*, *de Astrigiis* etc. (cf. PNenverz. s.v. *Estrelhas*) zurückgeht; *lh* steht hier für ursprüngliches [dž].

Für eine Entpalatalisierung von /ɫ/ im Auslaut sprechen *brol* 2 *AB*, *al miels* Adv. 1 *AA* (eb. Ponset de Scala, cf. FinazziAgròLettere), sowie *mosclals* Pl. 1 *AA* und *fils* Pl. 1 *AA*/1 *AB*. Im Plural erscheint in keinem Fall eine Graphie *-lhs*. Die Belege im THESAUR lassen vermuten, daß schon um 1400 eine Entpalatalisierung von auslautendem /ɫ/ vor flexivischem *-s* weit fortgeschritten war. Dies deckt sich mit der Feststellung von Ronjat: « [Les] pluriels [étaient] déjà accommodés en *-ls* à date assez ancienne (2 § 400α)». Es findet sich auch schon die für die Provence typische Weiterentwicklung von (*-lhs* >) *-ls* > *-us* in *fieus* 1 *AA*; s.o. § 11 (cf. Ronjat 2, S. 320).

Im absoluten Anlaut ist eine Entpalatalisierung jedoch bei *AA* nicht und bei *AB* nur in erwähntem *brol* festzustellen. Die Formen *abrilh* >3 *AC* und *aprilh* 1 *AC* (neben *abril* > 3 *AA*/*AB*) könnten zwar – in einer Zeit beginnender Ent-

---

Recettes Provençales: «on note en particulier l'absence de la lettre *h* dans les symboles de *l* et de *n* palatalisés» (BrunelRecProv. 147 & Anm. 2);
Chansonnier *f*: «[l'] est noté par *-ilh-* (*-lh-*) plus souvent que par *-ill-* (*-ll-*)/*-il-*(*-l-*)» (Zufferey, Recherches 216f).
Jeu de Ste. Agnès: «*l* et *n* mouillés ne sont jamais notés par *lh*, *nh*», sondern durch *ll*, selten *il(l)*, *in(n)*, *yn(n)*, *n* und *gn* (JeanroySAgnès XVIIIf).
SHonorat, Ms. O (Mitte 14. Jh.): «*l* mouillé s'écrit *lh*, *ilh*, *ill*, *l* ou *h* et *n* mouillé *nh*, *hn*, *ncn*, *gn*, *ng*, *ign* ou *yn*» (SuweSHon. XL);
SHonorat, Ms. A (15. Jh.): /ɫ/: *lh*, *ll*, *hl*, *h*, *y*; /ñ/: *nh*, *nhn*, *ng*, *ygn*, *h*, *ni*, *ngn*, *n* (ib. XLVI).

66 Cf. Grafström, Graphie § 52.2; eine Palatalisierung von *ll* > *lh* umfaßt im aokz. «une zone qui va de Millau à Narbonne» (Pfister, Scripta litt. 271) und ist im THESAUR nicht zu erwarten; cf. Ringenson, Etude 59.

palatalisierung von *-lh* – als hyperkorrekt aufgefaßt werden; überzeugender scheint jedoch ein Einfluß des nordfranzösischen Typs ⌜APRILIU-⌝ (FEW 24,60a).

§28. Palatalisiertes *n*

(Grafström, Graphie §75; HauckBlasi 365f)

Palatalisiertes *n* (< *n* & *i* oder < *gn*) wird von allen Schreibern in den meisten Fällen durch *nh* wiedergegeben (s.o. Anm. 64f):
AA: *constrenher* 1, *montanha* 1, *senhar* >3 etc.;
AB: *constrenher* 1, *senhar* >3, *senhoria* etc.;
AC: *senhar* >3, *senher* 2 etc..
Ausnahmen sind *juin* 2 *AB*/1 *AB'*, das 1432 auch in den Texten der Etats de Provence belegt ist (Gouiran, Roi 9), die im aokz. ungewöhnliche Form *mognier* für *monier* (cf. Glossar; s.o. §20) und die üblichen latinisierenden Graphien bei *signar* etc.:
AA: *assignar* >3, *assignation* >3 (cf. Rn, LvP s.v.), *designadas* >3, *signada* 1;
AB: *assignar* 2; *AC*: *signassion* 1.
Für einen Schwund der Palatalisierung im Auslaut kann für den Plural nur *bans* 1 *AA* statt *banhs*, für den Singular nur *jun* >3 *AA*/>3 *AC* als Beispiel angeführt werden (cf. HauckBlasi s.o.), das allerdings im aokz. nicht allein dasteht (cf. Lv s.v. *junh*). *AC* verwendet einfaches *n* verschiedentlich im Inlaut für /ñ/: *consinassion* 1, *sinat* 1 (im THESAUR-B); cf. *acinadas* 1 *N*. Möglicherweise ist *jun* deswegen noch zu Beginn des 16. Jahrhunderts mit palatalisiertem *n* zu lesen.

Bei der Graphie *vinlha* 2 *AA*/1 *AC*, auf die vermutlich *vinla* 1 *AC* zurückgeht, scheint eine Interferenz der beiden Palatale vorzuliegen, bei der *lh* als Palatalisierungsmerkmal verwendet wurde[67].

Konsonanten im Auslaut

§29 Auslautendes *-n* nach Vokal und *r* (*jorn*/*jort*)

Für eine Abschwächung des nach Vokal auslautenden *-n* fehlen überzeugende Anhaltspunkte im THESAUR; geschwunden ist es nur in *pargamis* 1 *AC* vor flexivischem *-s* (neben *reformations* 1 *AC*, *soplicassions* 1 *AC*, *bens* >3 *AC*, *mans* 1 *AC*). Bei *a* (< ANNU-) >3 *AA* ist mit Hauck (Blasi 364) an einen Schreibfehler zu denken; vgl. die Korrektur von *AB*: *sos l'a* zu *sos l'an* 15v16.

Das *n-mobile* ist bei allen Schreibern durchgehend erhalten:
AA: *camin* 1, *canton* 2, *fin* >3; *bens* >3, *rasons* 1 etc.;

67 Eine (graphische oder lautliche ?) Substitution der Palatale tritt ein bei *En Servelha(n)* 1 *AB*/1 *O* für *En Servenha* 3 *AA*, das auch in der *AB* zugrundeliegenden Urkunde (1394) steht.

AB: *canton* 2, *fin* 1, *pan* 1; *bens* etc.;
AC: *man* >3 *AC*; *bens* >3, *mans* 1, *reformations* 1 etc.
Eine Ausnahme stellt hier nur *M* dar: *fi* 2 (< FINE).

Nach *r* auslautendes *-n* erscheint allerdings bei *AC* als *-t* in *jort* und *fort*; die Graphie der übrigen Schreiber (*AA*, *AB*, *AB'*) ist *jorn* und *forn* wie auch in der Vida SDoucelina (Wehowski, Doucelina § 111.c).

In der östlichen und alpinen Provence stellte Ronjat noch heute den wohl auf einer Entnasalisierung von *-n* beruhenden Wandel *-rn* > *-rt* fest: «On a, au moins pour certains mots, une finale différenciée, ex. *hibernu*, *diurnu* >*uvert*, *jourt* en brianç.embr.gap.barc. (...)» (2 § 393); auch Mistral gibt *fourt* als alpine Form an. Vgl. die alten Belege:

Basses-Alpes: *jort* Manosque 39; 49; 73 (*jorn* 7; 95; 111; 133); 1495, Forcalquier, MeyerDoc. 349.
fort Manosque 79, *fortz* ib. 99 (*forn* 99, *forntz* 125 mit graph. Interferenz ?); 1425ca., Digne, MeyerDoc. 292; 1495, Forcalquier, ib. 348.
Alpes-Mar.: *jort* 1570, Vence, MeyerDoc. 527.
fort 1570, Vence, MeyerDoc. 527.
Cf. dauph. *jort* 1507 SEust., Lv 4,267.

In fast allen anderen Gegenden Südfrankreichs ist nach *r* auslautendes *-n* heute geschwunden (vgl. ALF 602 *four*, 727 *jour*). Wenn *jort* und *fort* bei *AC* in Verbindung mit den Dialekten der östlichen Provence stünden, könnte erneut die Frage nach der Herkunft dieses Schreibers gestellt werden, die uns nicht bekannt ist.

Gegen einen Lokalisierungshinweis durch *jort*/*fort* spricht jedoch die Verwendung von *jort* durch *AB'''*. Auch Levi (4,267) verzeichnet diese Form für das 14. und 15. Jahrhundert aus anderen südfranzösischen Gegenden:
jort Ariège (Tarascon): 1454, Rec.Anc.Textes;
Hérault (Agde): 13./14. Jh., TreMiracoli;
Drôme (St.-Paul-Trois-Châteaux): 1461, Droits év.SPaul;
B.-du-R. (Arles): 1482/83, Ouvr.Arles.
In den Texten der Etats de Provence aus Aix erscheint ebenfalls *jort* als übliche Form 1390, 1401 und 1412[68]. In diesen Fällen ist *-rt* entweder als rein graphische Unsicherheit in einer Phase zunehmender Abschwächung des *-n* aufzufassen oder vielleicht eher als phonetisch zutreffende Markierung einer entnasalisierten Form *-rt* (< *-rn*) und Übergangsstufe zu modernem *-r*; tatsächlich nahm schon Ronjat, gestützt auf Beispiele dreier Texte aus der Provence des 16. Jhs., an: «il se peut que ces différenciations [*-rt* < *-rn*] aient existé ailleurs [als in den Alpen] comme stade antérieur à l'amuïssement». Die Verbreitung der Übergangsform reichte geographisch westlich über die Provence hinaus und chronologisch vom 16. bis ins 14. Jh. hinauf; *jort* und *fort* bei *AC* sind somit wahr-

68 Daneben auch *cart* für *carn* (1469) und *casert* für *casern* (1390; Gouiran, Roi 6f); vgl. auch *jourt* (HauckTextes 55, fol. 66v).

scheinlich als Hinweise auf ein phonetisches Übergangsstadium zwischen *-rn* und *-r*[69], nicht als Lokalisierungshinweis für den Schreiber aufzufassen.

§ 30. Auslautendes *-r*; Wandel von *-rs* zu *-s*

(Grafström, Graphie § 54.1; 3; Pfister, Grammatik § 42; HauckBlasi 368f; Zufferey, Recherches 28)

Auslautendes *-r* wird von *AA* und *AB* immer, von *AC* in den meisten Fällen in Nachton- und Tonsilben bewahrt:
AA: *cantar* 1, *cellier* 2, *denier* 3, *dinar* 2, *febrier* >3, *jenoyer* >3 etc.;
AB: *cantar* 1, *febrier* >3, *jenoyer* >3, *molher* >3, *monestier* 1, *plantier* 2 etc.;
AC: *febrier* >3, *jenovier* >3, *molher* >3, *terrador* >3, *vergier* 1 etc.
Die Formen *tenchurie* 1 *AC*, *papia* 1 *AC* und *H. Sarralhie* 1 *AC* verweisen jedoch auf Schwund von *-r* in der Aussprache (s.o. § 3.2).

Vor flexivischem *-s* ist es jedoch bei *AB* und *AC* üblicherweise geschwunden:
AB: *amendies* 1, *maios* 1, *pagados* >3, *rectos* >3, *vendedos* >3;
AC: *denies* 2, *heretyes* 1, *pagados* 1, *rectos* 1, *sub senhados* 1, *terrados* 1; neben: *deniers* 4, *rectors* >3 (*rector* Pl. 1).
Weniger ausgeprägt und nur bei *AB* zeigt sich der Schwund von *r* in okz. *-rs*: *AB*: *mas* >3, *ves* 1 neben *mars* 2 *AB*/>3 *AC*. *AA* bewahrt *-rs* häufig: *avellaniers* 1, *deniers* 1, *esdevenidors* 1, *extimadors* 1, *priors* 1, *rectors* >>3 (*rector* Pl. 2), *senhors* 1; *dors* >3, *mars* >>3, *vers* 2; neben: *denies* 1, *esdevenidos* 2, *fachies* 4, *pagados* 1, *rectos* >3, *senhos* 1, *vendedos* 1; *dos* 1, *mas* >3[70].

Während in der Vida SDoucelina auslautendes *-r* «noch durchaus erhalten» bleibt (Wehowski, Doucelina § 118), zeigt Blasi bereits deutliche Anzeichen seines Schwundes[71]. Heute ist der Schwund von *-r* in Nachtonsilben allgemein in Südfrankreich durchgeführt; in Tonsilben fand seine Abschwächung später als in den Nachtonsilben statt und erfaßte u.a. nicht die provenzalischen Alpen und die Rhônemündung (Ronjat 2 § 390f; Grafström, Graphie 54.3). Das Verhalten von *AC* – Schwund in Tonsilben in nur wenigen Fällen – zeigt im Vergleich zu dem bei Blasi bereits ähnlichen, daß bei dem Schwund von *-r* zwischen erstem Auftreten und Generalisierung des Phänomens wenigstens zwei Jahrhunderte lagen.

Vor flexivischem *-s* war *-r* bei Blasi «völlig verstummt» und die «Kontaktassimilation von prov. *rs* zu *-ss-* bzw. zu *-s*» dürfte zu seiner Zeit abgeschlossen ge-

---

69 Nach *r* auslautendes *-t* ist schon bei *AA* von beginnendem Schwund betroffen; es ist erhalten in *ports* 1 und *tortfatz* 1, fehlt aber in *torfachs* 1; auch die hyperkorrekte Form *Oliviert Bompar* 1 *AA* (statt *Olivier*) zeugt von dieser Entwicklung.

70 Cf. *R. de Cues* 2 *AA* (für *Cuers*) zu mlt. *de Coreo*; cf. Urk. 1350: *Guillelmo de Cues*; *de Coreo*; 1365: *Cuess*.

71 Eb. in den Texten der Etats de Provence (1390–1469) in Nachtonsilben, außer bei *-r* mit grammatischer Funktion (Infinitiv; Gouiran, Roi 5f); vgl. Mushacke, Montpellier § 36: Verstummen seit der ersten Hälfte des 14. Jhs.; cf. HauckTextes 57.

wesen sein (HauckBlasi s.o.)[72]; Pfister (Grammatik s.o.) zitiert für diesen Wandel Belege des 11. Jahrhunderts aus der Provence. Auch *AB* und *AC* bezeugen *-rs* > *-s* in den weitaus meisten Fällen; *AA* behält in etwa der Hälfte der Formen die archaisierende Graphie *-rs* bei.

§31. Schwund von auslautendem und vorkonsonantischem *s*

(Grafström, Graphie §78.5.c; Pfister, Grammatik §45; HauckBlasi 349ff)

Ein Flexions-s fehlt in folgenden Pluralformen:
AA: *compra, acaptes ..., foron comprada per ..., .XXXI. destre e .1/2., rector* Pl. 2; mögliche Schreibfehler sind: *dels dit molins* (neben *dels ditz molins* 45,20) und *gludat*;
AB: *las censas sos escricha que soman*;
AC: *lo quals, dos petis hostal ensens tenens, als rector de Nostra Dona, tre cars, al Vivaus* (101,18; *als Vivaus* 3);
AC": *dos cartayrado en ....*
Diese Formen könnten bei *AA* – in Anbetracht der Länge des hier untersuchten Textes von seiner Hand – und auch bei *AB* Ausnahmeerscheinungen sein, häufen sich jedoch bei *AC*.

Blasi läßt häufig ein auslautendes *-s* weg, und Hauck interpretiert diese Erscheinung als Vorstufe des modernen Verstummens von *-s* in der Provence (HauckBlasi s.o. unter Verweis auf Ronjat 2 §380). Allerdings ist der Schwund von auslautendem *-s* noch bei *AC* schwach ausgeprägt und muß sich folglich wie der Schwund von *-r* über einen mehrere Jahrhunderte andauernden Zeitraum hingezogen haben. Die wichtigste Folge der Abschwächung von *-s* ist der Verlust einer eindeutigen Unterscheidung von Singular und Plural (cf. FinazziAgròLettere 187; DonatiLettere 134), die sich schon lange vor dem endgültigen Schwund des Sibilanten – zumindest seit der 1. Hälfte des 14. Jahrhunderts – bemerkbar machte.

Der Schwund von vorkonsonantischem *s* in *intrument* >3 *AC* (*instrument* >3 *AC*) findet sich vereinzelt in der Vida SDoucelina (Wehowski, Doucelina §98.b), im Testament marseillais (RaynaudTestament: *monetier* Z. 18; 20f; 21; *vetir* Z. 38) und bei Blasi (HauckBlasi 350f).

§32. Auslautendes *-t* nach Vokal; *t* & *-s*

(HauckBlasi 344)

Im sekundären Auslaut bleibt *-t* nach Vokal erhalten. Ausnahmen sind *pausa* 1 *AA* (*pausat* >3) und *mita* 1 *AA* (*mitat* >3 *AA*)[73]. Heute sind die Okklusiven *-p*,

[72] Für Chabaneau (Paraphrase 214) war *rs* > *s* «de règle en Provence au XIVe siècle»; cf. Zufferrey, Recherches 218.

[73] Cf. HauckBlasi 375: *coste* 1 (*costet* 49); ib. 376: *laisse* 1 (*laisset* 30); ib.: *pague* 1 (*paguet* 55); auch in den Texten der Etats «des formes comme *paureta* (1472) sont rares» (Gouiran, Roi 6); cf. SuweSHon. LXXXV. – Für eine Abschwächung von

-t und *-c* im größten Teil Südfrankreichs und auch in der Provence nach Vokal verstummt (Ronjat 2 § 371; cf. Wunderli, Bibelübersetzungen 60–62). Die zitierten Belege aus dem THESAUR und bei Blasi könnten als frühe Zeugnisse dieses Schwundes ausgelegt werden, sind jedoch zu wenig zahlreich, um nicht auch als Schreibfehler entstanden sein zu können (s.u. § 34).

Nach Vokal auslautendes *-t* & flexivisches *-s* erscheint bei *AB* und *AC* zumeist als *-s*:

AB: *contengus* 2, *dis* >3, *laissas* 1, *pausas* 1, *tengus* 1, *vendus* 1;

AC: *conpras* >3, *convengus* 1, *dis* 2, *donas* 1, *escris* 1, *laysas* 1, *ligas* 3, *pauzas* 1, *vendus* 2 (zur Graphie *-z* s.o. § 23.1).

AA schreibt durchgehend *-tz* für *-t* & *s*:

compratz 1, *contengutz* 1, *debatz* 1, *curatz* 1, *ditz* >3, *donatz* 1, *scritz* 2, *laissatz* >3, *netz* 1, *pausatz* >3, *proprietatz* 2, *reconnegutz* 1, *rendutz* 1, *senhatz* 1, *vendutz* 1.

Für in den Auslaut getretenes /tị/ steht bei *AA* jedoch *-s*: *pos* 1 (< PUTEU), *pres* >3 (< PRETIU).

Wechselnd sind die Graphien von *AA* für *sotz* in Wortzusammensetzungen; neben *sotz scrich* >3 steht teilweise assimiliertes *sotscrich* 1 und vollständig assimiliertes *soscrich* 4 sowie *sosmes* mit graphischer Vereinfachung *tz* > *s*. Ebenso steht *totz* >3 *AA* neben *tos-tres* 1.

Die Graphie *-tz* ist bei *AA* ein Archaismus, denn der Wandel von der Affrikate *-tz* zum Frikativ *-s* dürfte spätestens um 1300 in Marseille abgeschlossen gewesen sein, und er wird etwa von Blasi oder im Chansonnier *f* regelmäßig durchgeführt (HauckBlasi 345; Zufferey, Recherches 213)[74].

§ 33. Auslautendes *-t* nach Nasal

(Pfister, Grammatik § 44; HauckBlasi 344; 347)

Auslautendes *-t* in dem Suffix *-ment* ist bei *AA*, *AB* und *AC* erhalten (s.u. § 38); es findet sich auch in allen Formen des Partizip Präsens[75]. Einmal tritt das Adjektiv *grant* bei *AA* neben zweimaligem *gran* auf.

---

nachvokalischem *-t* (und *-n*, *-lh*) im THESAUR sprechen jedoch die Formen *Maiffren (de Palma)* 2 *AA* und *M. Juffren* 1 *AA*, die auf mlt. *Mayfredo* (1314; 1340, Urk. § E 41, Z. 6; D 16,4) und *Juffredi* (1396, U. G 1,11) zurückgehen, sowie die Form *Rodelh* 2 *AB*, 3 *AC* neben *Rodet* >10 *AB*, 1 *AB'*, 9 *AC*, bei denen eine Substitution der Auslautkonsonanten eingetreten ist.

74 Nach Jeanroy (SAgnès XVf) «la réduction de *t* + *s* à *s* [est] normale en Provence dès le milieu du XIIIe siècle». Im Chansonnier *f* (Zufferey, Recherches 213) und in den Berichten der Etats de Provence (15. Jh.; Gouiran, Roi 7) ist der Wandel ebenfalls bezeugt; es treten jedoch – wie im Jeu Ste. Agnès – archaisierende Graphien *-tz*/*-ts* neben *-s* (oder *-z*) auf; cf. SuweSHon. XCI; FrankOpuscule S. 38, § 22.

75 *Comprant* 1 *AA*, *confermant* 1 *AA*/1 *AB*, *confrontant* 1 *AC*, *contenent* >3 *AA*/*AB*/*AC*, *defalhent* 2 *AA*, *donant* 3 *AA*, *stant* 1 *AA*, *estant* 3 *AB*, *exortant* 1 *AA*, *pagant* 2 *AA*, *pertenent* 2 *AA*, *pertocant* 1 *AC"*, *prejudicant* 1 *AB*, *pretendent* 1 *AA*, *ratifficant* 1 *AB*, *recebent* >3 *AA*, *remanent* 1 *AA*, *restant* 1 *AA*, *retenent* 2 *AA*, *revocant* 1 *AA*, *salvant* >3 *AA*, *servent* 1 *AC*, *tenent* 1 *AA*/*AC*, *tocant* 2 *AC*, *toquant* 1 *AA*.

Bei Blasi hingegen «bewahrt die Endung *-ment* das *-t* nie» (HauckBlasi 344) und «bei den Gerundien läßt sich ein Verhältnis von 23 (*-n*): 7 (*-nt*) feststellen» (ib. 347); bei Ponset de Scala kann *-t* nach *n* graphisch «indifferentemente cadere (...) o mantenersi» (FinazziAgròLettere 187)[76]. Die Beibehaltung von *-t* nach *n* in der Graphie bei allen Schreibern muß als Latinismus oder Archaismus gewertet werden (zu *-rt* vgl. Anm. 69).

Auslautendes *-nt* mit flexivischem *s* erscheint bei *AB* und *AC* immer als *-ns*: *AB*: *contenens* 2, *testamens* 2 etc.; *AC*: *in(s)trumens* 4, *tenens* 1 etc. Bei *AA* treten Formen auf *-ntz* und *-ns* auf: *enfans* 1, *instrumens* 3, *presens* 1, *testamens* 1; neben: *contenentz* 2, *enfantz* >3, *presentz* 3, *tenentz* >3.

Die Graphie *-ntz* neben *-ns* war schon in der Vida SDoucelina selten (WehowskiDoucelina §83) und zeigt sich bei Blasi nicht mehr (HauckBlasi 345).

Die Graphien *-tz* und *-s* bei *AA* geben keinen Aufschluß auf die Aussprache der Pluralform, da beide /s/ zu lesen sind (s.o. §32). Sie scheinen jedoch in Verbindung mit der Aussprache der Singularform zu stehen. Nach Nasal war *-t* spätestens im 14. Jahrhundert in der Aussprache geschwunden; von diesem Schwund zeugt die Graphie der Pluralformen *-ns*. Die Varianz von *-ns* und *-ntz* bei *AA* ist ähnlich wie jene von *-tz* und *-chs* als Nebeneinander einer modernen und einer archaischen Skriptaform zu interpretieren. Nach Vokal wurde das *-t* um 1400 offenbar noch gesprochen; denn die Pluralformen von *AA* bewahren es ausnahmslos in *-tz*.

§34. Verschiedene Auslautkonsonanten (*-p*, *-b*, *-v*, *-l*, *-m*)

(Grafström §76.2; 4; HauckBlasi unter den entsprechenden Konsonanten)

Auslautendes *-p* erscheint nur in einem Fall als *-b*: *receub* 1 *AA* (vgl. HauckBlasi 340: *receu* 2 neben üblichem *receup*). Wie *-t* ist auch *-p* heute nach Vokal in der Provence verstummt (vgl. §32); die genannten Belege lassen eine begonnene Abschwächung von auslautendem *-p* im 14. Jahrhundert vermuten, erlauben jedoch aufgrund ihrer geringen Zahl keine sicheren Aussagen. Nach *r* auslautendes *-p* wird vor flexivischem *-s* assimiliert (*-rps* > *-rs*) in *cors* 1 *AA* (cf. *cors* 1398, DonatiLettere PB 1,21).

Auslautendes *-b* ist in *plomb* 1 *AA* erhalten, während Blasi *plom* schreibt; bei *plomb* liegt der Verdacht eines Latinismus nahe (vgl. Ronjat 2 §386).

Nach *-r* auslautendes *-v* /-f/[77] – die graphische Austauschbarkeit von auslautendem *v* und *f* hat nichts Ungewöhnliches (Zufferey, Recherches 27) – bleibt i.a. erhalten: *serv* >3 *AA*/>3 *AB*/>3 *AC*, fehlt allerdings zweimal bei *AA*: *ser*

---

76 Ebenfalls häufigen Schwund von *-t* bei Adverbien auf *-ment* und Gerundien zeigt sich im Opuscule de piété (FrankOpuscule 37, §15f) und in den Comptes rendus der Etats de Provence (Gouiran, Roi 6); graphisch konservativer sind hingegen der Chansonnier *f* (Zufferey, Recherches 218) und die Mss. G und R der Vida SHonorat (SuweSHon. XXVIII; LXXXVI).

77 Nach Vokal auslautendes *-v* wird regelhaft zu *u*: *archieu* 1 *AC*, *nau* 2 *AA*, *nou* 1 *AA*/*AB*/*AC*.

(>3 *serv*). Auch *serve* 1 *AC* und *sev* 1 *AC* könnten auf eine Unsicherheit der Schreiber bei *-rv* hindeuten.

Auslautendes *-l* fehlt in *hospita* 3 *AA*, *la qua* 1 *AA* (cf. auch *la quala* 1 *AA*) und vor flexivischem *-s* in *las quas* 1 *AB*. In der Provence kann auslautendes *-l* zu *-u* vokalisiert werden, jedoch nicht schwinden (Ronjat 2 § 394; 395γ); deswegen liegen bei den Formen ohne *l* im absoluten Auslaut im THESAUR zweifelsfrei Schreibfehler vor.

Vor flexivischem *-s* auslautendes *-m* fehlt in *pals* 2 *AB* neben *palms* 1 *AA*.

§ 35. *a*, *as* (< AD)

(Grafström, Graphie § 77.2.)

Lat. *ad* kann vor *a* bei *AB* als *as* erscheinen: *as acapte* >3, *as alcuns patis* 63v28; *AA* und *AC* zeigen in diesem Fall eine Elision *a'capte*[78]. Bei Blasi tritt auch der Latinismus *ad acapte* 28,3 auf.

Während bei *as* & *a-* die intervokalische Entwicklung von *-d-* zugrundeliegt, ist das *s* reine Aussprachehilfe in *per sos obliguet* 1 *AA* neben *per so'bliguet* 1 *AA*.

Doppelkonsonanten

§ 36. Intervokalische Doppelkonsonanten

(Grafström, Graphie § 79)

Doppelkonsonanten (zu intervokalischem *ss* s.o. § 22.1) treten vorwiegend bei *AA* auf; *AB* verwendet sie seltener und *AC* nur in Ausnahmefällen. Die Fälle von Doppelkonsonanz bei *c*, *p*, *r*, *m* und *f* sind nicht häufig und zumeist lassen sie sich als Latinismen ohne Lautwert interpretieren (vgl. Grafström s.o.):
c: *occasion* 1 *AB*;
p: *appar* 2 *AA* (*apar* 1), *appelat* 1 *AA* (*apellar* >3);
r: die im aokz. üblichen Formen *carriera*, *terra*, *terrador* bei allen Schreibern;
m: *summa* 1 *AC*, *somma* 1 *AC*;
f: *sufficient* 3 *AA*, *ufficial* 1.
In größerer Zahl treten auf das Lateinische zurückgehende Doppelkonsonanten bei *l* und auch bei *n* auf:
AA: *avellaneda* 2, *avellaniers* 1, *bulla* >3, *bullar* 1, *capella* 1, *cellier* 2, *compellir* 1, *gallina* >3, *pupillar* 1, *sagellar* 2; im Auslaut: *castell* >3, *sagell* 3;
AB: *avellaneda* 2, *capella* 2, *gallina* 1 (vgl. auch *ell*, *aquell*, s.o. § 27);
AA: *annal* 2, *anniversari* 1, (*aniversari* >3), *annona* >3, *canna* 1.
Bei *dretta* 1 *AC* liegt möglicherweise eine hyperkorrekte Graphie vor.

---

78 Bei dem Artikel *una* findet jedoch keine Elision vor *a-* statt: *una autra* 4,9 etc. *AA*, *una altra* 65v16 etc. *AB*.

Auf Assimilationserscheinungen sind in mehreren Fällen *nn* (vgl. § 15.3) und *rr* zurückzuführen:

AA: *calennas* 4 (*calenas* 4), *donna* >3 (*dona* 2), *madonna* 2 (*madona* 1), *segonna* 2 (*segona* 1);
AB: *donna* 2 (*dona* >3);
AA: *arrayrages* 2, *arrendament* 1;
AC: *arrayrages* 1, *arreyrages* 1 (*arayrages* 1) (sowie im aokz. übliches *sorre AA*/*AB*/*AC*).

Die Verdoppelung von *n* und *r* findet sich bei *AA* auch ohne etymologische Motivation: *derrier* 2, *dirruc* 1; *connonges* 1, *reconnoyser*/*reconnoysensa* >3 (*reconoyser*/*reconoysensa* >3, *conoyser* 1, *conoyssensa* 1).

Zu der Graphie *nn* stellt Grafström die Frage: «Pourquoi aurait-on introduit *nn* justement dans ce type de mots qui ne l'ont pas en latin, si ce n'est pas pour indiquer une prononciation géminée?» (Graphie S. 242; vgl. ib. § 54.1. zu *rr* und Kalman, Graphie § 79). Die Häufigkeit von *nn* und *rr* verschiedenen Ursprungs deutet auf eine Verdoppelung der beiden Konsonanten auch in der Aussprache hin, bei *r* möglicherweise auf eine Opposition zwischen Zäpfchen-*r* (-*r*-) und Zungen-*r* (-*rr*-)[79]. Wenn eine solche Verdoppelung vorlag, so verschwand sie möglicherweise schon früh, denn die Doppelkonsonanz ist bei *AA* stärker ausgeprägt als bei *AB* und *AC*. *AA* gäbe für diese bisher nur vermutete Erscheinung einen um zumindest ein Jahrhundert zurückliegenden Entwicklungszustand wieder, denn schon Blasi zeigt ein ähnliches Verhalten wie *AB* und *AC*[80].

Bei *AC* treten mehrere unetymologische Graphien *ll* auf: *clauzulla* 3, *mallafranquiment* 1 (*mal afranquiment* 2), *sedulla* 1 (vgl. auch *baille* 2 *AA*, *muscadell* 1 *AA*). Im Zusammenhang mit den häufigen Fällen von latinisierendem *ll* bei *AA* könnte auch hier eine Verdoppelung in der Aussprache vermutet werden, die dann – später als bei *nn*/*rr* – im 15. und beginnenden 16. Jahrhundert geschwunden wäre[81].

§ 37. Doppelkonsonanz im Anlaut (*f* und *s*)

(Grafström, Graphie § 80; Monfrin, rc. Grafström 340; HauckBlasi 339; Wehowski, Doucelina § 65; FinazziAgròLettere 185f)

Die Verdoppelung eines anlautenden Konsonanten erscheint im THESAUR nur in wenigen Fällen. Bei *AC* stehen *de fflorins sent* und *.L. fflorins* neben *.L. flo-*

---

[79] Vgl. zu *r*/*rr*: Grafström, Graphie § 54.1; 2 und die Beispiele in Pfister, Grammatik § 8.a.

[80] Blasi schreibt in keinem Fall -*nn*- (HauckBlasi 364) und -*rr*- nur in den im aokz. üblichen Wörtern *corre* und *serra* und ihren Ableitungen (*corratatgi*, *corratier*, *corratie(i)ra*; *serra*, *serrador*, *serrar*, ib. 368; cf. Rn, Lv s.v.).

[81] Grafström (Graphie § 52.2; 3) nimmt für das nîm. eine Geminierung des intervokalischen und auslautenden *ll* in der Aussprache für das 11./12. Jahrhundert an. Finazzi Agrò (Lettere 185) und Donati (Lettere 130) vermuten bei *rr*, *ff* und *ll* um 1400 ein rein graphisches Phänomen.

rins. Das zusammengesetzte *usuffrucs* 1 *AA* zeigt ebenfalls Verdoppelung von ursprünglich anlautendem *f-*.

Doppeltes *s-* tritt einmal bei *AA* auf – *per ssa partida* –, während bei Blasi die Verdoppelung von *s-* nach proklitischen Wörtern häufig ist. Es ist zudem ungewöhnlich, daß *ssa* bei *AA* auf einen Konsonanten folgt.

Sonstige Phänomene (§38–42)

§38. Suffixe

Die Suffixe *-tio* (s.o. §22.1; cf. Adams, Word-formation 165–169) und *-ment* (cf. ib. 85–109; NüeschBibelübersetzung II, 146f) sind charakteristisch für den Rechtswortschatz des THESAUR. Die meisten Ableitungen dieser Art im Urkundeninventar können als Fachbegriffe eingestuft werden; so bei *-ment*:

abatement 1 AB, *afranquiment* 1 *AB*, *amermament* 1 *AA*, *apartenement* >3 *AA*, *aquitiament* 2 *AA*, *arrendament* 1 *AA*, *consentiment* 2 *AA*, *instrument/estrument* etc. 2 *AA*/>3 *AC*, *malafranquiment* etc. >3 *AB*/3 *AC*, *mandament* >3 *AA*, *pertenement* 1 AA, *testament* >3 *AA*/*AB*/*AC*;

nicht fachsprachlich ist nur *(a)comensament* 1 *AA*/*AB* (zu *vendoa* und *vendoia* s.u. lex. Teil).

Im Zusammenhang mit den gelehrten Suffixen ist die Endung *-i* (<-IUM/-IUS) zu sehen (cf. HauckBlasi 338): *acordi*[82], *aniversari*, *canbi*, *egregi*, *excambi*, *inventari* etc., *judici*, *pati*, *sementeri*, *servisi*, *testimoni*; eine kaum an das okz. angepaßte Form ist die direkte Entlehnung aus dem mlt. *dominion* 1 *AB* (< DOMINIUM); bei *lausimes* Pl. 2 *AB* ist ursprüngliches *lausimi* (< LAUDIMIUM) zu vermuten.

Bei dem -ARIUS/-ARIA-Suffix überwiegen die volkstümlichen Formen auf *-ier(a)* gegenüber den gelehrten auf *-ari(a)* (s.o. §3.2). Eine Vermischung von -ARIA mit -ATRIX (s.o. §22.2, zusammen mit -ETRIX), feminine Entsprechung zu -ATOR (s.o. § 16.1; cf. Adams, ib. 51–54), scheint in *usufructuaris* vorzuliegen (s.o. §3.2; cf. ib. 170).

Ebenfalls meist in erbwörtlicher Entwicklung erscheint das Kollektivsuffix *-eta* (s.o. §16.1).

§39 Latinismen

Viele der im THESAUR erwähnten Rechtsbegriffe erscheinen in einer latinisierenden Graphie; das Verhältnis zwischen Latein und Okzitanisch könnte in der Provence und in dem hier untersuchten Text beschrieben werden als Verhältnis zwischen der Sprache notarieller Schriften und juristischer Abhandlungen einerseits und der Sprache von privaten oder auch öffentlichen Aufzeichnungen

---

82 Aber auch volkstümliches *oli*; cf. Pfister, Lexikologie 236[1] mit Beispielen zu -ÓRDIUM > *órdi*; vgl. auch Stimm, Berichtigungen II,250.

geringeren Formalisierungsgrades andererseits. In erster Linie treffen hier zwei Schriftsprachen aufeinander, erst in zweiter stößt eine geschriebene (Gebildeten-) Sprache auf eine gesprochene (Volks-) Sprache.

Die folgende Zusammenstellung von Latinismen zeigt das unterschiedliche Verhalten der drei Hauptschreiber gegenüber den beiden Sprachen[83]:

Rechtsbegriffe:

AA: *assignation*, *causa*, *cautela*, *cession*, *clausula*, *codicil* > 3 (*codecil* 1), *composition*, *concordia*, *confession*, (*consentiment*), *consideration*, *contutor*, *cura*, *decret*, *division*, *donation*, *dotal*, *election*, *emphiteota*, *hereditat*, *etat*, *excambi* >3 (*escambi* >3), *forma*, *general*, *indivis*, (*inmission*), *instrument*, *inventari*, *judici*, *legat*, *liberation*, *licentia*, *maior*, *mandament*, *nota*, *notari*, *persona*, *possession*, *proprietat*, *protection*, *public*, *pupillar*, (*recompensation*), *rector*, *reformation*, *remission*, *restitution*, *retulit*, *sententia*, *servil*, *servitut*, *substitut*, *substitution*, *testament*, *thesaur*, *transaction*, *translat*, *vendition*, *vidimus*, *virtut*, *voluntat*; sowie hyperkorrektes *substentation* (61 Wörter);

AB: *causa*, *clausula*, *copia*, *declaration*, *dominion*, *donation*, *dotal*, *escriptura*, *excambi* 3 (*escambi* 1), *forma*, *maior*, *nota*, *notari*, *occasion*, *possession*, *proces*, *public*, *question*, *rector*, *sententia*, *servil*, *testament*, *transaction*, *vidimus* (24 Wörter);

AC: *causa* >3 (*cauza* 1), *copia*, *hereditat*, *escriptura*, (*inmission*), *instrument* >3 (*estrument* >3, *intrument* >3, *istrument* 3), *liberation* 1 (*lieuration* 1), *natural*, *nota*, *notari*, *possession* >3 (*possesion* 1), *procura*, *propri*, *rector*, *reformation*, *remission*, *summa*, *taxation*, *testament*, *testimoni* (20 Wörter).

Insgesamt können bei *AA* etwa 150 Substantive und Adjektive dem Rechtswortschatz im engeren Sinne zugerechnet werden, bei *AB* etwa 75 und bei *AC* etwa 85. Von diesen gibt *AA* 40% in lateinischer Schreibung wieder, *AB* ein Drittel und *AC* weniger als ein Viertel. Gleichzeitig liegen bei *AC* zu vier der zwanzig Latinismen Dubletten in okzitanischer oder halbgelehrter Graphie vor.

In anderen semantischen Feldern ist ein ähnlich hoher Prozentsatz von Latinismen nicht festzustellen, sieht man von der kirchlichen Terminologie ab:

AA: *asumpcion*, *bulla*, *capella*, *capellan*, *Christus*, *episcopal*, *festa*, *memoria*, *papa*, *prior*, *vigilia*;

AB: *capella*;

AC: *capella*, *incarnation*.

Sonstige:

AA: *calendas* 1, *kalendas* 1 (*calen(n)as* >3), *castell*, *idus*, *necessitat*, *nonas*, *hospital*, *quart*, *reparation* (sowie die sicher erbwörtlichen *annona*, *canna*, *gallina*, *libra*);

AB: *hospital* (sowie *gallina*, *libra*).

---

[83] Es werden alle Adjektive und Substantive aufgeführt, deren Graphie sich mit Ausnahme der Endung nicht von lat. Wörtern unterscheidet, auch wenn sie, wie etwa *causa*, auf erbwörtlicher Entwicklung beruhen könnten; die Belegzahl ist nur angegeben, wenn bei den entsprechenden Schreibern das gleiche Wort auch in anderer Graphie erscheint.

Latinismen sind auch bei dem Notar Aycart gebunden an die semantischen Felder der Rechts- und der Kirchenterminologie. Ihr Umfang im Verhältnis zu graphisch der Aussprache oder den volkstümlichen Lautentwicklungen angepaßten Formen innerhalb dieser abgrenzbaren Fachgebiete nimmt von Aycart über Rodet zu de Morties ab; die Unterschiede zwischen den Schreibern hängen ebensosehr mit ihrem zeitlichen Abstand wie mit ihrer verschiedenartigen Ausbildung und Tätigkeit zusammen.

§ 40 Französismen

Das Okzitanische hat schon lange vor dem entscheidenden politischen Griff Nordfrankreichs nach Süden in der zweiten Hälfte des 15. Jahrhunderts, als Gascogne und Provence unter die Herrschaft der französischen Krone gelangten, der Sprache des nördlichen Nachbarn Wörter entlehnt. Dieser älteren Schicht von Entlehnungen entstammt etwa ein Dutzend Wörter bei *AA* und *AB*:

curassier	2 *AA*	(FEW 2/2,1186a)
divendres	1 *AA*	(§ 22.1)
evesque, vesque, evescat	>3 *AA*,	
avescat	2 *AC*	(§ 4.3)
ferrage	>3 *AA*	(§ 4.2)
granja	1 *AA*	(§ 13)
mercant	3 *AB*, 1 *AB*", 1 *AC*,	
merchant	2 *AA*	(§ 16.1)
palays	1 *AA*	(FEW 7,489a; Karch, Elemente 41f)
prefons	1 *AA*	(FEW 9,431b; 434b)
priore	1 *AB*	(§ 4.2)
reva	1 *AB*	(FEW 10,445b)
torfach	2 *AA*	(FEW 13/2,87a)

Die schon früh im aokz. belegten Wörter *dama* (§ 21.4), *fema* (ib.), *gaye* (FEW 17,441a; 447a) und *manjar* (ib. 6/1,160a/b) gehören ebenfalls zu dieser Schicht, auch wenn sie ausschließlich bei *AC* (je 1) auftreten.

Der Schreiber *AC* zeigt hingegen im Marseille des beginnenden 16. Jhs. Französismen einer jüngeren Schicht, deren Auftreten im Süden mit dem zunehmenden Gewicht der neuen Zentralmacht zusammenfällt:

abrilh	>3 *AC*,	
aprilh	1 *AC*	(§ 27)
acte	1 *AC*, 1 *P*	(§ 4.2)
agricol	1 *AC*	(Glossar)
domeyzel	1 *AC*	(Glossar)
escriptura	>3 *AC*	(lex. Teil; FEW 11,339b)
memes	1 *AC*	(Glossar)
mestre	>3 *AC*	(§ 3.3)

Die Zahl dieser jüngeren Französismen ist gering, dennoch offenbart *AC* den Beginn einer Übergangsphase von einem seit 1481 unter französischer Herrschaft geschriebenen Provenzalisch zu einem – insbesondere nach der Ordonnance von Villers-Cotterêts (1539) – von Provenzalisch sprechenden Schreibern abgefaßten Französisch[84].

§41 Dialektalismen

Der weitaus größte Teil des Wortschatzes des THESAUR, insbesondere der – fachsprachliche – Rechtswortschatz, hat innerhalb des Okzitanischen überregionalen Charakter. Typisch für die Provence, wenn auch nicht nur dort vertreten, sind jedoch folgende Wörter:

amendayreda	3 *AA*, 2 *AB*, 1 *AC*	(FEW 24,500a; 505a)	
amendier	1 *AB*	(FEW 24,499b; 505a)	
bastida ‚Landhaus'	>3 *AC*	(FEW 15/1,76b/77a; cf. Mistral, Mireio, éd. Koschwitz S. 3¹: *b.* (Prov.), *mas* (Arles, Lang.), *granjo* (Comtat).	
blanquier	1 *AA*	(FEW 15/1,141a; Rn 2,222)	lang.
disapta	1 *AA*	(§4.2)	
fruc	1 *AA*,		
usuffrucs	1 *AA*	(§26)	dauph., wald.
granega	1 *AB*	(§13)	dauph.
monega	1 *AA*	(§13)	
nembrar	1 *L*	(§21.3)	
noranta	1 *AA*, 3 *AB*	(§21.3)	wald.
sota	3 *AA*, 1 *AB*, 3 *AC*	(FEW 12,372a)	lang.or.
testolier	1 *AB*	(FEW 13/1,287b)	lang. (M)
trezen	2 *AB*, 1 *AC*	(lex. Teil)	Comtat

Die Schreiber *AA*, *AB* und *AC* verwenden in ähnlichem Umfang – bedenkt man die unterschiedliche Textlänge – provenzalische Dialektwörter, *AA* acht, *AB* sieben und *AC* vier Wörter.

Seltener sind naturgemäß nach Marseille eingewanderte Wörter wie das aus dem östl. Languedoc übernommene *fieus* 1 *AA* (§ 11) oder *morga* 1 *AB*, ebenfalls aus dem Languedoc (§13).

Während das Schreiberverhalten von *AA*, *AB* und *AC* bei der Aufnahme von Latinismen und Französismen deutlich variiert, erweist sich ihre Skripta im Spannungsfeld zwischen Regionalsprache und Koiné als erstaunlich kohärent.

§42 Schreibfehler

Die Entscheidung des Sprachwissenschaftlers, eine ihm unbekannte oder unerklärliche Form als Schreibfehler einzuordnen, ist in vielen Fällen mit Zweifeln verbunden. Trifft er sie zu selten, muß er den Vorwurf der Überinterpretation von Graphien in Kauf nehmen, die möglicherweise durch mechanisches Weiter-

[84] Vgl. dazu das Standardwerk von Brun, Recherches und die dem Ablauf des gask.-frz. Übergangs gewidmete Arbeit von Nacq (Introduction).

laufen der Feder entstanden sind, wie es etwa bei *u* für *i* oder bei *m* für *n* geschehen kann.

Im folgenden sind die Graphien des THESAUR zusammengestellt, die ich für *lapsi calami* oder für graphische Analogien halte:

Laurens Aycart überspringt in mehreren Fällen einzelne Buchstaben oder vergißt die Abkürzungsstriche für Nasale (vgl. HauckBlasi 365): *gudatz* 1 (*gludatz*), *mteys* 1 (*meteys*), *paye* 1 (*payre*), *pagamins* 1 (*pargamins*), *pasadas* 1 (*pausadas*; cf. *pausar* >3, *autreiar* 1, *lausar* 3, *paures* 2); *conte* 1 (*conten* 33,23; am Zeilenende), *contenet* 1 (*contenent*), *testamet* 1 (*testament*). Auch de Morties schreibt zweimal *escichal-os* für *escrichal-os*.

Eine Haplographie liegt vor in *content* 1 *AA* (*contenent*) und auch in *contenent loguier* (*contenent lo loguier* 62,29 *AB*); eine Silbe fehlt in *senha* 3 *AB*/2 *AC* (*senhada*), *senhas* 1 *AC* (*senhadas*).

Genus- und Numerusfehler (vgl. § 31) sind nicht selten; etwa *lo qual* (14,18 *AA*) für *la qual* oder *dit* 2 *AB* für *dita*; es wäre vermutlich aufschlußreich, diese morpho-syntaktischen Unsicherheiten in einer mehrere Skriptatexte umfassenden Untersuchung zusammenzustellen.

De Morties begeht in vielen Fällen Schreibfehler anderer Art als Aycart. Bei ihm sind Buchstabensubstitutionen häufig, die sich zumeist eher in Analogie zu anderen Buchstaben der betreffenden Wörter erklären als durch einen dahinterstehenden Lautwandel: *caytayrados* 1 (*cartayrados* >3; in zwei Fällen wurde *caytayrados* in *cartayrados* korrigiert), *escrupturas* 1 (*escripturas*; cf. Grafström, Graphie § 13), *protacals* 1, (*protocols*), *terradar* (ergänzt aus *terrada* für *terrador*). Vielleicht gehört hierher auch *melher* 1 für *molher* (s.o. § 9.2).

Eine Art Diplographie liegt in *donassition* 1 vor. In einem Fall schreibt de Morties *cazenr* für *cazern*, in einem andern *(Matieu) Aichatrt* für *Aichart*; diese Metagraphien ohne phonetische Bedeutung rücken die Interpretation etwa von *plubicar* 1 (*publicar*; auch *plubicar* 1 *AB*, s.o. § 20) in ein anderes Licht. Bei de Morties entwickelt die graphische Gestalt eines Wortes eine eigene Dynamik. Seine ‚Schreibfehler' sind m.E. nicht als übliche *lapsi calami* erklärlich wie bei Aycart, sondern als graphische Vorwegnahme oder Wiederholung von Buchstaben. Eine Metagraphie von seiner Hand erlaubt deswegen nur bedingte Rückschlüsse auf eine Metathese in der gesprochenen Sprache.

§ 43 Vergleich der Schreiber

43.1. Laurens Aycart

Die Schreibgewohnheiten von Laurens Aycart entsprechen in vielen Phänomenen einem archaischen Stand der Marseiller Skripta, etwa in der Verwendung des unetymologischen *-p-* in *ensemps* (§ 14.1) oder in der Erhaltung von *-rs*, *-tz* und *-ntz* (§ 30; 32f). In beinahe allen vergleichbaren Fällen erweist sich der schriftkundlich ausgebildete Notar Aycart als konservativer als der Arzt Johan

Blasi, der mehr als ein halbes Jahrhundert vor ihm lebte, und in einigen Fällen sind seine Graphien sogar archaischer als die der Vida SDoucelina. Skriptatexte können nicht immer anhand von unterschiedlichen Graphemen chronologisch geordnet werden.

Bei den Pluralformen auf *-rs* und *-tz* und bei dem Typ *dichs* neben *ditz*, die auf die Singularformen *-r*, *-t* und *dich* zurückgehen, zeigt sich ein Bestreben nach graphischer Vereinheitlichung des morphologischen Systems. Traditionalismus und Analogie wirken zum Teil zusammen, und es ist schwierig, ihr Gewicht gegeneinander abzugrenzen.

Ein höchstwahrscheinlich berufsspezifisches Merkmal der Schreibgewohnheiten Aycarts ist der häufige Gebrauch von Latinismen, etwa erhaltenes lat. *ĭ* (§ 6.2), fehlendes prothetisches *e* vor *s*-impurum (§ 12), etymologisches *qu* (*a*/*o*/*u*) (§ 15), *c* oder *t* für /s/ > lat. *c*/*t* (§ 23.1.) oder die Rechtsbegriffe, die unmittelbar aus der mittellateinischen Kanzleiskripta übernommen wurden (§ 39).

Graphische Varianten und hyperkorrekte Formen sind bei *AA* nicht häufig; das -ARIU-Suffix erscheint in volkstümlicher Entwicklung immer als *-ier* (§ 3.2), *l* vor Dental ist in keinem Fall erhalten (§ 20), *m* und *n* sind nicht austauschbar (§ 21.1), palatalisiertes *l* und *n* werden immer als *lh* und *nh* wiedergegeben (§ 27f). Der Skripta, in deren Tradition Aycart steht, blieb man offenbar über längere Zeit hinweg treu, ohne daß grundlegende phonetische Änderungen aus der gesprochenen Sprache sich bemerkbar machten, oder neue schriftsprachliche Vorbilder ihre Entwicklung beeinflußten.

Aycart gibt insofern Zeugnis von einem ausgereiften Entwicklungsstadium einer nach rückwärts gerichteten Schreibtradition von Kanzleien in Marseille; die archaischen, analogischen und lateinischen Graphien weisen den Kanzleistil aus, die Einheitlichkeit der Grapheme dessen Entwicklungsstand.

43.2. Johan de Morties

Nach der Skriptauntersuchung kann mit Wahrscheinlichkeit angenommen werden, daß de Morties, über dessen Herkunft uns keine unmittelbaren Quellen vorliegen, aus Marseille stammte; nur wenige, leicht widerlegbare Elemente in seiner Schreibart (s.o. § 10; 28) ließen Einflüsse von fremden Dialekten vermuten.

Vergleiche zwischen den Schreibgewohnheiten von de Morties mit denen von Aycart sind schwierig; die Ausprägungen einer Skripta von Berufsschreibern scheinen sich von denen schriftkundiger Laien beachtlich zu unterscheiden. Bei der Lektüre und sprachlichen Analyse der Texte de Morties' fühlt man sich trotz des zeitlichen Abstandes stärker an das Kaufmannsbuch Blasis erinnert als an das Inventar Aycarts; die Graphien von Blasi und de Morties sind stärker an die Aussprache als an die Geschichte der Wörter gebunden, wie zum Beispiel die Verwendung von unetymologischem *-t-* für /s/, *qu* für /k/, *h-* und *-x-* bei de Morties zeigen. Die graphischen Unsicherheiten dieses Schreibers äußern sich auch in Formen wie *empsens*, *aprilh* etc.

Während der Text von Aycart als Zeugnis einer ausgereiften Skripta wertvoll ist, das zur Untersuchung einer Schreibtradition herangezogen werden kann, liegt die Bedeutung von de Morties' Inventar in seiner Aussagekraft über phonetische Entwicklungen in Marseille: Ersatz von *maistre* durch *mestre* (§ 3.3), Wandel von *-a* zu *-o* (§ 5), Wandel von *-on* > *-un* (§ 10), Unsicherheit bei *-mps-* > *-ms-* (§ 14.1), Hiatustilgung durch *-v-* (§ 19), Zusammenfall von *m* und *n* (§ 21.1), Ansätze zur Entpalatalisierung von *-lh* (§ 27) und zur Abschwächung von Auslautkonsonanten (§ 30ff), zunehmendes frz. Element (§ 40) etc.

43.3. Aventuron Rodet

Die Schreibgewohnheiten von Rodet haben einen hybriden Charakter. Rodet folgt in vielem den Gewohnheiten einer notariellen Skripta, für die Aycart wie gesehen als Beispiel dienen kann, in anderem aber denen einer Geschäftsschrift, wie sie Blasi oder de Morties schreiben.

Das wichtigste Element, das Rodet an die Kanzleischrift bindet, sind die Latinismen; wie Aycart verwendet er *hospital* neben *espital* (§ 9.1), etymologisches *qu* (§ 15) und *h* (§ 18), *c/t* (*e/i*) < lat. *c/t* (§ 23.1); allerdings sind bei ihm die lateinischen Elemente weniger häufig als bei Aycart, wie sein Verhalten gegenüber dem *s*-impurum (§ 12) und dem lat. *ĭ* (§ 6.2; 3) und die Zahl der Latinismen (§ 38) spüren lassen.

Mit de Morties und Blasi verbinden Rodet die Formen *ensens* (§ 14.1) und *altre* (§ 20), der Typ ⌜*fas*⌝ (§ 26) und *-s* < *-rs* (§ 30)/*-ts* (§ 32). Die modernen Mundartentwicklungen, die sich bei de Morties etwa in *mestre* und *jort* (§ 28) widerspiegeln, zeigen sich noch nicht bei Rodet.

43.4. Zusammenfassung

Die Analyse der Schreibgewohnheiten von Aycart, Rodet und de Morties bestätigt und ergänzt das Bild, das in der Einleitung von diesen drei Persönlichkeiten entworfen wurde. Aycart verleugnet seine Ausbildung und seinen Berufsstand nicht; so gepflegt wie seine Schrift im THESAUR erscheint, so traditionsgebunden ist auch sein Gebrauch der Kanzleisprache. Da ein Großteil des Inventars nicht aus seiner eigenen Feder stammt, müssen seine Gehilfen – zumindest so lange sie bei ihm arbeiteten – feste Schreibregeln für Duktus und Grapheme befolgt haben.

Rodet steht den Vorschriften der Kanzlei Aycart, die er als mehrjähriger Gehilfe kennengelernt hatte, in vielem fern. Vielleicht sind die Unterschiede zu Aycart auch auf eine erste Ausbildung durch andere Lehrer zurückzuführen, wie es uns schon seine kursive Schrift vermuten ließ. Andererseits ist es nicht überraschend, bei einem reichen Unternehmersohn, der wahrscheinlich in eine Notarskanzlei eingekauft wurde und sich von früher Jugend an mehr mit Güterverwaltung, Handel und Wandel beschäftigte als mit sauber geführten Kartularen, eine Schreibart vorzufinden, die in starkem Maße Elemente der Geschäftsschrift in der erlernten Kanzleischrift zeigt.

De Morties' Beruf ist uns nicht bekannt. Seine Schreibgewohnheiten bestärken die Annahme, daß er dem Berufskreis der Rektoren des Heilig-Geist-Spitals entstammte, die zumeist Kaufleute oder reiche Handwerker waren.

B. Rechtswortschatz

Onomasiologische Zusammenstellung des Rechtswortschatzes

Bei der Betrachtung des Rechtswortschatzes sind inhaltliche Überschneidungen und wechselseitige Ergänzungen der verschiedenen, semasiologisch geordneten Artikel unvermeidlich; deswegen wurde nicht nur die gemeinsame Behandlung einiger begrifflich eng verknüpfter Wörter und die Einführung von Verweisen, sondern auch eine onomasiologische Zusammenstellung dieses Fachwortschatzes notwendig.

I. Notariat

- *notari (public)*; *luminaria*; *substitut*;
- *acte/carta/carteta/cartilhon/instrument*; *carta talhada*; *cartel*; *copia/proces/retulit/translat/vidimus*; *escriptura/cartolari/protocol*; (*inventari*); *nota*;
- *cometre*; *comprendre / prenre / recebre*; *escrieure / extraire / sosescrieure/traire*; *publicar*; *senhal/senhar/sota senhar/subsenhar.*

II. Gerichtsbarkeit

a. Gericht, Streit und gerichtliche Einigung

- *juge (de la cort/del palays/del taulier de Sant Loys/del castell)/ufficial*;
- *apellation*; *cort/taulier/tribunal*; *prova* (cf. Glossar: *destrech*, *pena*, *testimoni*);
- *debat/plach/question*; *demanda*;
- *conoyssensa/conoysser/mandament/sentensia*; *decret*; (*mandar*);
- *atermenador/atermenar/destrar/extima/extimador jurat/extimar/taxation.*

b. Schiedsgericht

- *arbitre/compromessari*;
- *acordi / compromes / concordia*; *composition*; *convension / convenir / transaction*; *sentensia arbitraria/sentensia compromessaria/somma albitral.*

III. Familien- und Erbrecht

a. Mitgift

- *dotal/verquiera*
- *assignation*; *ratifficar/ratiffication*; *restitution*.

b. Hinterbliebenenrecht

- *molher layssada*;
- *bastart*; *filh natural*; *en pupillar etat*;
- *cura*; *usuffrucs*;
- *administrayris/tuayris/usufructuayris/usufructuaria*; *contutuor*; *tuador*.

c. Übriges Erbrecht

- *testador/testayris*;
- *heres/heres de son cors/heres universal/heretier*;
- *clausula/codicil/testament*; *hereditat/heretat*; *layssa/layssar/ lega(t)*; *substitution/substituir*;
- *carc*; *ordenar*; *tortfach*.

IV. Wiederkehrende Leistungen aus Dauerschuldverhältnissen

- *emphiteota/fachier*; *maior dominion/m. senhor/m. senhoria*;
- *acapte / acaptar / novel bailh*; *arrayrages / redairages*; *arrendament / loguier/ renda*; *cens/censa/censal*; *lausar*; *lausime/trezen*; *sobrecensa*; *ters*;
- (*despens*); *dezmar*; *reconoyssensa/reconoysser*; *servil/servir/servissi/servitut*; *sosmetre*;
- *affranqiment/affranquir/enfranquir*; *franc/net*; *malaffranquiment/malaffranquir*; *retener/retentio*;
- *abatement/abatre/amermament/defalcar/defalcation/reduzir/redussion*;
- *indivis/per indivis*; *portador*.

V. Eigentums- oder Besitzübertragung und Verträge i.a.

- *alianar / vendedor / vendeyris / vendoa / vendoia*; *assignar / consinassion / cession/ relaxar/remession/remetre*; *caser en comes/desamparar/desamparation/lieurar/lieuration*; *donation/d. entre vieus/d. en paga*; *excambi/excambiar/canbi*; *inmission en possession*; *paga/sout*; *restituir*;
- *aquitiament/quitansa/quitar/quitiar*; *confermar/confessar/confession*;
- *cautela/engaiar/gaye/obligar/obliguetion*; *porrogassion*; *sedulla* (cf. Glossar: *deute*, *dever*, *prest*);
- *contrach/convenir/convension*; *pati*; *revocar/renunciar/rompre*.

- *division/division general*;
- *en recompensation de*;
- *reformar/reformation*;
- *salvant*.

Einzelabhandlungen

«Pourquoy est-ce que nostre langage commun, si aisé à tout autre usage devient obscur et non intelligible en contrat et en testament?»
(Montaigne, Essais III,13)

abatre „die Höhe einer Abgabe vermindern" *AA/AB*

alang. *abatre* „abziehen" 1300ca., Brev. d'Amor, Rn 2,198; ~ „abziehen, ablassen" 14. Jh., Toulouse, Deux Mss., Lv 1,3, aalb. *(abatre)* „abziehen (eine Summe von einer Schuld)" 1344, ForestiéBonis 1,33; 1346, ib. 2,40; 58;

abatement „Verminderung einer Schuld" *AB*

apr. *en abathement dels XXX florins* „Abzahlung (der Summe eines Legats)" 1473, Rascas, HauckTextes fol. 66v, alang. *abatemen* 1310, ms. 1665/70, Doat, Rn 2,199 (dazu Lv 1,3) [1].

Abatre und *abatement* stehen im THESAUR wie insgesamt im aokz. im semantischen Feld „Verminderung einer Summe"; die Verwendung des Verbs im Zusammenhang mit dem Zinswesen dürfte eher akzidentell als spezifisch fachsprachlich sein (cf. *defalcar*).

acapte „Intragium; Abgabe des Käufers einer Utile" *AA/AC*; „Erbpacht" *AA/AB/AC*

apr. *acapta* „Intragium" HauckBlasi 28,3, alang. *acapte* 1287, Doat, Rn 2,18, aalb. *acapte* „Abgabe bei Pächterwechsel", aquerc. *lo ces et l'acapta su la causa venduda* „Intragium" 1293, ms. 1446, Charte de Gréalou, Rn 2,18, arouerg. *acapte* „id. (bei Erstvergabe eines Grundstücks)" 1236, Ourliac/MagnouSelve P 17,9; P 18,5; cf. Brunel s.v.[2];

---

1 Vgl. agask. *abatements* (Pl.) „Sinken (von Getreidepreisen)" (15. Jh., BrunelRecPyr.) und auch aokz. *abatut* „denier dévalorisé" bei Pfister, Girart 219.

2 Cf. mlt. (Marseille) *dedistis michi (...) .V. solidos pro acapto* „Intragium" (1118, SVict. 1101, S. 573), *pro acapito (...) habui (...), pro censu autem (...)* (1218, ib. 1000, S. 457; cf. ib. Nr. 1002, S. 459 (1204); Nr. 1119, S. 573 (1219)), *et salvis michi et meis trezenis et accaptum et laudimiis* „Abgabe bei Pächterwechsel" (1248, Pryor, Contract Nr. 1).

apr. *acapte* „Erbpacht" Manosque 23; HauckBlasi 28,3; 5; 1366, Pans., aquerc. *donar a acapta* 1293, Charte de Gréalou, Rn 2,18; cf. arouerg. *per compra ni per acapte* „id." (?), 3.Viertel 13. Jh., GschwindFlamenca 184[3];

acaptar „in Erbpacht nehmen" *AA*

alang. *acaptar* 1287, ms. 1665/70, Doat, Rn 2,19, arouerg. *(acaptar)* „id." oder „kaufen" (?), 3.Viertel 13. Jh., GschwindFlamenca 2123; zu *acaptar* „kaufen" cf. FEW 24,66a; Brunel/BrunelS s.v.

Jaume Delans verwendet im THESAUR-B die Form *acate* (3,7; 30v5). Die assimilierte Form ist spätestens im 15. Jahrhundert für das apr. belegt (apr. *acate* 1459, Pans.; cf. aokz. *acaptar, -atar* LvP[4]); Jehan de Morties muß die Graphie *acate* jedoch als fehlerhaft empfunden haben, denn er – soweit seine Hand identifizierbar ist – verbesserte das Wort in THESAUR-B 3,7 zu *acapte*.

Das Pacht-, Zins-, Miet- und Abgabewesen umfaßt sowohl lehensrechtliche Grundvergabe als auch Grundvergabe auf Zins, zwei Typen, die im Südfrankreich des 12. bis 15. Jahrhunderts kaum zu unterscheiden waren (Aubenas, Cours IV,66f). Beispiele für die Vergabe von Lehen fehlen im THESAUR. Bei den Verträgen auf Zins sind kurzzeitige von langzeitigen zu trennen. Erstere fanden in der Provence seit dem 13. Jahrhundert überwiegend im *facheria*-Typ statt, der ursprünglich die Zahlung einer prozentualen Ernteabgabe vorsah (Teilpacht), seltener, und in erster Linie bei Häusern, in Miete (*loguier*), bei der ein Mietzins entrichtet wurde; die Vertragsdauer lag zumeist zwischen drei und neun Jahren, auf jeden Fall aber unter 30 Jahren (Aubenas, Cours IV,83).

Im THESAUR treten beinahe ausschließlich Langzeit-Pachtverträge auf. Vom 11. bis zum 13. Jahrhundert war der *acapte*, ein Typ der Erbpacht oder Emphyteuse, in der Provence die einzige Art, Grundstücke oder Häuser auf längere Zeit zu verpachten[5]. Dieser ursprünglich gewohnheitsrechtliche Vertragstyp, der verschiedentlich von einem Kauf kaum zu unterscheiden ist[6], enthielt verschiedene Elemente der römischen Emphyteuse: die Erblichkeit des Nut-

---

[3] Cf. mlt. (Marseille) *donamus (...) im perpetuum ad acaptum* „Erbpacht" (1204, SVict. 1002, S. 459; cf. ib. Nr. 1000, S. 456 (1218)), *io tibi (...) ad acaptum, et jure accapti seu emphiteosis laudo, aprobo et confirmo* (1248, Pryor, Contract Nr. 2); Hauck (Blasi 420) vermutet eine Opposition zwischen *acapte* „Erbpacht" (< mlt. *acaptum*) und dem ehemaligen lat. Plural *acapta* „Intragium" (< mlt. *acapta*). Vgl. auch Pfister, Lexikologie 235; DC 1,39b–41c; Pryor, Contract 91–95.

[4] Cf. mlt. (Arles) *accatare* Tabular. Archiepiscopatus Arelatenus, DC 1,40c; auch Thouraudi verwendet *accata* „Intragium" (112,6).

[5] Aubenas, Cours IV,70–74; vgl. zu diesem Kapitel: Ourliac, Bertrand 88–102; Garsonnet, Locations (insbes. 389f); LexMA III,1892–1895 s.v. *Emphyteusis* (P. Toubert).

[6] Im mlt. von Marseille scheint *acapte* im 11. Jahrhundert noch „Kauf, Kaufvertrag" bedeutet zu haben; so: *feci acaptum apud (...)* (1064/79, SVict. 149) und wahrscheinlich in gleichem Sinne *de acaptes que fecit* (1060ca., ib. 410). Vgl. mlt. (Marseille) *quantum habet et acaptare possit* „kaufen, erwerben" (1020, SVict. 670; cf. ib. Nr. 687 (1059), Nr. 383 (1070), Nr. 1091 (1096)).

zungsrechtes und dessen lange Dauer[7]. Der Verpächter behielt beim *acapte* ein dingliches Recht (*dominium*) am Grundstück (*possessio*). Dessen Vergabe erfolgte nach Zahlung eines Eingangsentgeltes (*intragium* oder *acapte*), von dem der Vertragstyp seinen Namen erhielt, und durch jährliche Entrichtung eines oft niedrig bemessenen und nur rekognitiven Zinses, der bisweilen in Form einer Naturalabgabe erscheinen konnte.

Gegen Ende des 12. Jahrhunderts wurde der gewohnheitsrechtliche *acapte*-Typ von dem äußerlich ähnlichen Vertragsschema der römischen Emphyteuse überlagert. Die wichtigste Neuerung in dem amalgamen Vertrag bestand in gewissen Regelungen beim Verkauf des Pachtgutes: Wie im römischen Recht stand dem Verpächter eine proportionale Abgabe zu, wenn ein Pächter sein Recht an einem Grundstück verkaufte; dieses *laudimium* leitete sich von seiner Zustimmung und Anerkennung (*laudare*) des Verkaufes ab; im römischen Recht betrug der Proporz 1/50, in der Provence üblicherweise 1/12. Der Verpächter konnte weiterhin bei einem Verkauf ein Vorkaufs- oder Retraktrecht (*jus praelationis* oder *praeemptionis*) geltend machen[8].

Ein Element, das aus dem Gewohnheitsrecht der Provence wahrscheinlich erhalten blieb, war das beschränkte Eigentumsrecht des Pächters an dem Pachtgut, an dessen Stelle das römische Recht nur ein Nutzungsrecht vorsah (Pinatel, Emphytéose 72).

Nach der Herausbildung der Theorie des geteilten Eigentums (geteilte Domänen) in der ersten Hälfte des 13. Jahrhunderts (Obereigentum oder *Direkte* und Untereigentum oder *Utile*; cf. Giordanengo, VocRom. 260[31]) war der provenzalische Erbpachtsvertrag kaum mehr von einem Zinsvertrag zu unterscheiden, welcher ursprünglich der Provence fremd war (Pinatel, ib. 30; 32).

Im Laufe der Zeit entwickelten die Pächter, als Besitzer der Utile, ein immer stärker werdendes Eigentumsgefühl gegenüber ihrem Land, was endlich in der französischen Revolution zur Entmachtung der ehemaligen *domini* führte (4.8.1789; ib. 24).

Folgende Abgaben mußte ein Erbpächter in der Provence während der vom THESAUR berührten Jahrhunderte leisten:

a) ein Eingangsrecht, das im 13. Jahrhundert einem echten Kaufpreis gleichkommen, aber später auch symbolischen Wert – zum Beispiel ein Huhn – haben konnte;

b) einen jährlichen Zins in Geld, dessen Höhe im 14. Jahrhundert – nicht nur durch die Inflation bedingt – zunahm und von der Höhe des Intragium

---

7 Feenstra (Emphytéose 1298) nimmt folgende Elemente der römischen Emphyteuse als konstitutiv an: Erblichkeit des Pachtgutes; lange Dauer des Vertrages; Verkäuflichkeit des Gutes. Nicht relevant sind für ihn Elemente wie: Abgabenleistung und -höhe; Verpflichtung zur Verbesserung des Grundes; ewige Dauer des Vertrages.

8 Die Verpflichtung, eine proportionale Abgabe – *laudimium/trezenum* – zu zahlen wurde z.B. 1294 in einem Edikt des Grafen Karl II. von der Provence festgehalten; das *jus praelationis* ist in den Statuten von Marseille festgelegt (Aubenas, Cours IV,78; 73).

abhing; im Spiel zwischen Intragium/*acapte* und Zins pendelte sich die Höhe der Pachtsumme ein (Ourliac, Bertrand 91);

c) manchmal eine proportionale Ernteabgabe, die ein Zwanzigstel bis ein Dreizehntel des Ertrages einschließen konnte, aber oft von dem in Geld zu zahlenden Zins nicht zu unterscheiden ist (Aubenas, Cours IV,71f); im THESAUR finden sich nur wenige Belege für Naturalabgaben;

d) im Falle einer Veräußerung die Zahlung einer proportionalen Abstandssumme (ein Zwölftel) durch den neuen Pächter, die sich nur in ihrer Höhe vom Intragium bei der erstmaligen Pachtvergabe unterschied[9].

In dem Syntagma *donar a acapte* bedeutet *acapte* „Erbpacht"[10]; in *donar a acapte e a censa AA* (> *donar/dar a˙capte et censa AC*) sind die Bestandteile der Erbpacht aufgelöst, und *acapte* ist als „Intragium" zu übersetzen.

Die Wendung *donet a acapte de fach*[11] (47v3) zeigt, daß *acapte* nicht nur für neu beginnende Erbpachtsverträge verwendet wurde, sondern auch im Sinne von *trezen* beim Verkauf einer Utile zwischen zwei Pächtern (cf. Anm. 9). Im vorliegenden Fall (§H 2) hatte der Verpächter ursprünglich versprochen, dem Verkauf einer Utile zuzustimmen (*lausar*); wortbrüchig behielt er unter Ausnutzung seines Vorkaufsrechtes die Utile ein (*de fach retenc*) und vergab sie – wohl unter für ihn günstigeren Bedingungen – von neuem als Erbpachtsgelände (*donet de fach a acapte*). Die Präzisierung durch *de fach* bezeugt die Mehrdeutigkeit von *acapte*[12].

Ebenfalls eine Spezifizierung zur Beschreibung eines vollständigen Erbpachtvertrages liegt vor in: *an dat a˙capte et sensa (...) una terra de propri espital* (§H 35 *AC*) „sie haben ein Gelände des Hospitals selbst in Erbpacht gegeben". Bei einem echten *acapte* kann nur Land vergeben werden, bei dem der Verpächter beide Domänen besitzt; *de propri* wäre pleonastisch, wenn nicht bei *donar a acapte* eine Deutung als „Neuvergabe" und eine als „Weitervergabe (von Erbpachtgelände)" möglich wäre. Seit dem 13. Jahrhundert bedeutet *donar a acapte* „in Erbpacht geben" sowie „dem Verkauf einer Utile zustimmen und den neuen Pächter in den Besitz einsetzen".

---

9 Etienne Bertrand sieht (um 1460) *lods*, *trezains* und *acapte* als eine einzige Abgabe, wobei er den Zusammenfall der Begriffe schon für das 13. Jahrhundert annimmt (Ourliac, Bertrand 89).

10 Vgl. mlt. (Marseille) *in emphiteosim sive ad accaptum perpetuum* (1359, Urk. zu §H 4, Z. 15), wo nur „Erbpacht" gemeint sein kann, und die Belege zu *in emphyteusin et accapitum* (DC 1,41b s.v. *ad accapitum dare*).

11 Der einzige Beleg für *de fach* „tatsächlich" in den Wörterbüchern, Pans., Manosque, MeyerDoc. und Brunel ist: agask. *realmen e de fag* 1369, DocMillau, Lv 3,368.

12 Aus der Mehrdeutigkeit von *acapte* erklärt sich die Zusammensetzung alang. *prim acapte* „Intragium bei Erbpachtsvergabe" (1254, Montdragon/Tarn, GallacherSalvetat 14,6f), aalb. ~ (1195, Brunel 292,8) im Gegensatz zu alang. *reire acapte* „Abgabe an den Pachtherrn bei Pächterwechsel" (1267, Montdragon/Tarn, GallacherSalvetat 27,2; 1268, id., ib. 28,2), agask. *rereacapte* „Abgabe des Pächters bei Wechsel des Pachtherrn" (1162, Gimont S. 103, Pfister, Lexikologie 235); cf. Pfister, ib.

Der französische Schreiber *X* verwendet für „Erbpachtvertrag" **novel bailh**, das auf afr. *bail* „Pachtvertrag" zurückgeht[13]. Die Verbindung mit *nouveau* – wie etwa auch in *bail a nouvel achept* (Cayla s.v. *bail*) – dürfte ursprünglich ähnlich wie *acapte de fach* die Präzisierung enthalten haben, daß es sich um eine Neuvergabe durch den Verpächter handelt. *Nouveau bail* ersetzt im 16. Jahrhundert in der Provence *acapte* als „Erbpachtvertrag"; *acapte* besteht weiter in der Bedeutung „Intragium": *le présent nouveau bail est passé moyennant l'acapte d'une paire de perdrix* (1745, Aix, Pinatel, Emphytéose 78; cf. ib. 41). Ein Vorläufer von *novel bailh* findet sich bei G. Thouraudi in gleichbedeutendem *balada* (112,24) (mit [ł]); für „Intragium" verwendet Thouraudi *accata* (*a-censa et accata* 112,26).

Im Vergleich von diesem Schreiber mit *AA/AB/AC* läßt sich ein Wandel der Erbpachtterminologie im beginnenden 16. Jahrhundert verfolgen:

	Erbpacht-vertrag	Intragium	Kaufermäch-tigung	Abgabe des Käufers
AA/AB/AC	*acapte*	*acapte*	(*lausar*)	*trezen/lausime/acapte*
G.Thouraudi	*balada* [ł]	*accata*	*lossime* [z]	*tressain*

Eine zunehmende Rationalisierung scheint sich abzuzeichnen (cf. *trezen*).

acordi „schiedsrichterliche Einigung, Vergleich" *AA/O*

apr. *acordi* 1462, Manosque, MeyerDoc. 387; 1536, Vence, ib. 537,15; 538,4; 543,53, arouerg. ~ 1179, BrunelS 441,3; vgl. apérig. *acort* „id." (< *ACCORDARE, nicht *ACCORDIUM) 1276, Rn 4,611 (s.v. *composicio*)[14]; apr. *acordi* „Abkommen, Einverständnis, etc." 1367, Pans., *eser d'acordi* „einverstanden sein" 1441, Digne, MeyerDoc. 260, alang. *acordi* „Übereinkunft" 1315, Doat, Rn 2, 482, arouerg. ~ 1165, Brunel 107,9; cf. Pfister, Lexikologie 236; FEW 24,87a; Lv 1,17;

compromes „id." *AA/AB*

apr. *compromes* Manosque 13; 29; 135; 1367, Pans.; 1495, Forcalquier, MeyerDoc. 351; alang. ~ 14. Jh., Mascaro, Lv 1,310; 1442, Libert. S. Pans, ib.; arouerg. ~ 1247, Ourliac/MagnouSelve P 22,11; cf. Rn 4,228[15];

concordia „id." *AA*

apr. *concordia* „Vergleich" Manosque 107; 133; apr. ~ „concorde (= Einverständnis?)" 1436, Pans., *concordi* 1432, ib.; cf. Rn 2,483; Lv 1,317 (*concordi*, *concort*)[16].

---

13 Vgl. afr. *bal* (1260ca., JostPletR, Gdf. 8 II,273b), *bail* (1264, Ch. d'Al. de Roh., ib.), *bael* (ib.), *balle* (1265, ap. Morice, Pr. de l'H. de Br., ib.).

14 Cf. mlt. (Marseille) *acordia* (Pl.) „Vergleich" (1333 n. St., SVict., DC 1,59a), allerdings enthält das Kartular offenbar keine Urkunde dieses Jahrgangs.

15 Cf. mlt. (Marseille) *compromissum* (1248, Pryor, Contract 129 (Notula 22; in Doppelung mit *mandamentum*); 1490, AubenasOff. 1,19; 74), mlt. (Provence) ~ (1300ca., AubenasDocNot. 62).

16 Vgl. mlt. (Marseille) *(ad pacem et) concordiam* „Eintracht" (1490ca., AubenasOff. 1,19).

Im Vergleich der verschiedenen Bezeichnungen einer schiedsrichterlichen Übereinkunft zeigt sich ein gleitender Übergang von Fach- zu Allgemeinsprache. *Compromes* steht in allen okz. Belegen für eine Einigung durch Schiedsrichter. *Acordi* ist im aokz. sowohl als Synonym zu *compromes*, wie auch in allgemeinsprachlicher Verwendung verbreitet. *Concordia* schließlich ist vorwiegend in der Bedeutung „Eintracht etc." belegt; als schiedsgerichtliche Einigung, wie im THESAUR, ist mir das Wort nur aus Manosque bekannt.

Concordia war wahrscheinlich in der Provence weniger geläufig als *acordi*, denn *O* wählt in seiner Randbemerkung zu § E 39 *acordi*, obwohl in dem Paragraphen *concordia* (*AA*) steht. Dies ist zudem einer der wenigen Fälle terminologischer Abweichung von *O* gegenüber seiner Vorlage im THESAUR (cf. *arbitre*, *transaction*).

acte „Urkunde; Vertrag" *AC*/*Y*

apr. *acte* m.(?)S. „acte" 1454, Pans.; aokz. *acta* f.S. „Urkunde" Codi A 8,53, apr. ~ „acte" 1445, Pans., alang. *acto* 1436/7, ComptesClav.Montagnac; alim. *actas* (Pl.) „Vertrag" Limoux 1296, FEW 24,113b.

Acte ist die nordfranzösische Form von okz. *acta* (vgl. Skripta § 4.2); sie findet sich im THESAUR erst zu Beginn des 16. Jahrhunderts bei *AC* und dann bei dem französischen Schreiber *Y*. Etwas früher als im THESAUR tritt sie auch in Avignon erstmals auf. Neben *carta* und *instrument* ist *acte* im THESAUR quantitativ noch unbedeutend und mehrdeutig. *Y* verwendet *acte* einmal für eine Urkunde, *AC* ebenfalls einmal für einen Vertrag oder dessen Breve. Aokz. *acta* ist in diesen beiden Bedeutungen belegt, wenngleich selten.

administrayris „weiblicher Vormund" *AA*

alang. *administraresse des biens et des personnes* „tutrice" (passim), Cayla s.v.; apr. *amenistrairiz* „Verwalterin (einer Einrichtung)" 1460, Pans., aokz. *aministrairitz* LvP (cf. FEW 24,166b)[17]; apr. *aministrador* „Verwalter einer Einrichtung" SHon, Rn 4,237; 1392, Pans.; 1441, ib., *amenistrador* 1350, ib., *amenistraire* 1460, Pans., alang. *administraire* 1234, Doat, Rn 4,237, arouerg. *aministraire* 1179–1198, BrunelS 437,4; 321,6 etc.; aokz. *aministraires (del aver del comun)* „Güterverwalter" Codi D, Rn 4,237.

Administrayris überrascht in dieser Bedeutung. Üblicherweise, und auch im THESAUR, wird *aministraire*/*-ador* für einen Verwalter oder Güterverwalter verwendet. Da ein Vormund gleichzeitig auch Verwalter des Vermögens seines Mündels war, ist die semantische Verschiebung von „Güterverwalterin" zu „weiblicher Vormund" nachvollziehbar[18].

[17] Cf. mlt. (Marseille) *administratrix omnium bonorum meorum* (1248, Pryor, Contract 229); vgl. die Verwendung von *aministration*: aokz. *aministradon de'l ben d'autrui* (Codi A 2,27,4), *l'aministradon, zo es bailia de las soas causas* (ib. 3,3,1).

[18] Eine Verbindung zwischen *aministrador* und *tuaire* zeigen etwa folgende Stellen im Codi A: *aquel om que fai lo mea negoci (...) per sa voluntat, (...) pessez esser destrez d'aministrar, si cum es aquel on que pessa esser tuaors o curaors* (2,8,11); *a aministrat en las causas d'aquel de cui el se fai tuaire o curaire* (ib.).

Es kann bei der Stelle im THESAUR *tuayris e administrayris dels enfantz sieus e del dit marit sieu* (§ E 40) allerdings auch eine syntaktische Ellipse vorliegen, etwa aus: **tuayris dels enfantz sieus e administrayris dels lurs bens e dels bens del dit marit sieu*; in diesem Falle könnte nur von einer Bedeutungsvermischung, nicht von einer Bedeutungsverschiebung gesprochen werden[19].

affranquir „von einer Zinsbelastung befreien" *AB*

aokz. *afranchir* „einen Sklaven freikaufen" Codi A 4,11,4, *affranchir* ib. 4, 65,4, *afranquir* Codi D, Rn 3,385; alang. *afranquir* „von einer Lehensbelastung befreien" 1185–1197, toul., Brunel 215,4; 309,13; 14; 1190, Moissac, ib. 244,16; 24; 39; eine Zinsverpflichtung – trotz lehnsrechtlicher Terminologie – liegt wohl vor in aalb. *afranquir de totas senhorias fieuzals* 1347, ForestiéBonis 2,250 und auch in aokz. *afranquir sas possessios* 1436, Ord. des R. de Fr., Rn 3,385, apr. *afranquir* „affranchir" 1374, Pans.[20];

affranquiment „Befreiung (eines Grundes) von Zinsbelastung" *AB*

alang. *affranquiment* 1209, ms. 1665/70, Doat, Rn 3,385; 1390, ib., aalb. *afranquiment* 1347, ForestiéBonis 2,250.

Affranquir beschreibt im THESAUR den Ankauf der Direkte durch einen Pächter; das Grundstück wird dadurch *franc*, abgabenfrei. Die ursprüngliche Bedeutung des Wortes war vermutlich „einen Sklaven loskaufen, Lösegeld zahlen", doch schon früh ist *affranquir* auch im Zusammenhang mit Lehnsbelastungen belegt. Im THESAUR ist die lehensrechtliche Bedeutung einer eigentumsrechtlichen ganz gewichen.

Das dem Verb analoge Substantiv scheint in ähnlicher Bedeutung seltener aufzutreten als *affranquir* (cf. *enfranquir*, *franc*, *malafranquir*).

albitral cf. *sententia arbitraria*.

alianar „veräußern" *AC'*

apr. *alienar* „id." Manosque 27; 1400, Pans., alang. ~ 1.Hälfte 14. Jh., Arch. du Consulat, Lv 1,51, mars. ~ FEW 24,316b.

Alianar steht semantisch *vendre* nahe; vgl.: *non s'aliena o non si venda* (Manosque 45). Zwei Elemente unterscheiden jedoch die beiden Begriffe: Zum einen umfaßt *alianar* ein weiteres semantisches Feld als *vendre*, nämlich jede Form der Übertragung eines Rechts, nicht nur den Verkauf: *si alcuns om uendit una causa o aliene en autra guisa* (Codi A 4,62,7). Zum andern tritt *alianar* im THESAUR im Zusammenhang mit einem Verbot auf, dem Spittel geschenktes Gut weiterzuverkaufen (*vendre ni alianar ni engaiar*); in gleichem Zusammenhang

---

[19] Die Vorlage *tutrix et administratrix* (Urk. § E 40, Z. 3) wäre dann zu übersetzen „Vormund und Güterverwalterin"; vgl. mlt. (Marseille) *tutrix et administratrix R. de S. F., filie sue*, ... (1340 n.St., U. § D 16, Z. 2), *pater et legitimus administrator* (1490, AubenasOff. 2,31).

[20] Cf. mlt. (Marseille) *possit (...) tollere (...) censum (...) et hospicium afranquire* (1362, Urk. § E 32, Z. 17); *ad afranquimentum* (id., ib.).

findet sich das Wort in den Codi: *cals om pot* alienar *l'altrui causa* (Codi A 4,62); *si alcus om cant ueng a ssa mort, laisset una causa ad autre en tal couenent qu'el non la* alienes *ad altre, el non la deu alienar per neguna guisa.*; vergleichbar ist vielleicht auch alang. *alianament* „Verkauf von Lehnsrechten (also von von Dritten erhaltenen Rechten)" (1200, Moissac, Brunel 334,11). Es könnte, zumindest in Ansätzen, eine neuerliche semantische Einschränkung auf die Veräußerung von „Gut eines Dritten" stattgefunden haben (zur Form vgl. Skripta § 4.2). Eine negative Konnotation von *alianar*, etwa im Sinne von „verschleudern", läßt sich in den genannten Fällen nicht ausmachen.

amermament „Verminderung (eines Zinses)" *AA*

apr. *amermament* Manosque 47 (*1/45 desme se pague, en tal maniera que per tasca o per autra part, degun* amermament *non se fassa*); 1350, Pans., *amermamen* 1358, ib.; cf. awald. *amermament* 1400ca., Nobla Leyczon, Rn 4,199; cf. Rn ib.; FEW 6,114a.

Das Wort ist vor allem in der Provence häufiger als etwa *abatement* (cf. *defalcar*).

apellation „Berufungsinstanz" *AC*

apr. *appellation* Manosque 67 (*entro a XXX jortz del temps qu'es donada li sentencia, lo plait de la appelation sia tengutz d'acomensar*), *apellation* 14./15. Jh., ms. 1620, Statuts de Prov., Rn 2,102, *(juge d') apellation* 1462, Manosque, MeyerDoc. 387; cf. alim. *apellatio* „appell d'un juge, pourvoi" 1296, FEW 25,32b; 1315, ib.

Apellation findet sich außerhalb der Provence selten und in der Verbindung mit *premier* im aokz. nicht neben dem THESAUR. Im mlt. von Marseille ist das Syntagma im 15. Jahrhundert belegt[21].

Die beiden Berufungsinstanzen – exakter: Rechtsmittelinstanzen – in Marseille garantierten den Bürgern der Stadt das Privileg des *non extrahendo*, wie es etwa in einem Brief von Karl I. vom 29.IX.1284 festgelegt ist[22]. Zumindest theoretisch waren die Marseiller Bürger deswegen unabhängig von der zweiten Appellationsinstanz in Aix, die für die übrige Provence zuständig war[23]. Seit 1427 wurde jedoch die zweite Berufungsinstanz in Marseille wechselweise durch Vertreter der ersten Berufungsinstanz und des obersten Richters (*juge mage*) der Provence in Aix besetzt. Zwischen 1427 und 1474 dehnte sich diese Regelung auch auf die erste Berufungsinstanz in Marseille aus. Busquet (Justice 80) nimmt die Jahre 1451/1452 für diesen Wandel an; dies wird zum Teil gestützt durch die Urkunde zu § E 50 vom 22.III.1442 n.St.: «*Helias Boneti, (...),*

21 Cf. mlt. (Marseille) *judex curie regie primarum appellationum et nullitatum civitatis Massilie* (1442 n.St.; Urk. § E 50); *judex primarum appelationum Provincie* (1490, AubenasOff. 2,51).

22 A.M. BB 1 nr. 4 in einer Urkunde vom 8.II.1285 n.St.; Busquet, Justice 78[23]; Zarb, Privilèges 170.

23 Vgl. die Bestimmungen von Karl II. in einem Brief vom Dezember 1307: *in omnibus terris et locis Hospitalis Sancti Johannis Jerosalimitani jurisdicioni subditis (...) appellationes prime dumtaxat spectant ad curiam Hospitalis, secundis appellationibus nostre sempre curie remansuris* (Manosque 157).

judex curie regie primarum appellationum et nullitatum civitatis Massili»; diese Urkunde enthält noch keinen Hinweis auf Verbindungen des Marseiller Richters zu dem Gericht in Aix (cf. *cort*).

aquitiament „Aushändigung (eines Legats)" *AA*

alang. *carta del aquitamen de las .XL. libras* „Aushändigung ?" 2. Hälfte 13. Jh., Cart. Montpellier, Rn 5,24.

Aquitiament beschreibt im THESAUR die Übergabe von dem Spital zustehenden Legaten durch einen Testamentsvollstrecker. Vielleicht liegt bei dieser Verwendung eine Bedeutung „Aushändigung eines geschuldeten Leistungsgegenstandes" zugrunde. Das Wort ist mir in Südfrankreich nur einmal in unklarer Bedeutung begegnet, allerdings als Ableitung von ⌜*aquitar*⌝ (cf. *quitansa*).

arbitrari cf. *sententia arbitraria*.

arbitre „Schiedsrichter" *AA*

aokz. *arbitre* Codi A 2,18; 2,24,1; Codi D, Rn 2,110, apr. ~ Manosque 13; 1369, Pans., *albitre* Manosque 103; 1436, Pans., alang. *arbitre* 14. Jh., Vices et Vertuz, Rn 2,110, arouerg. 1247, Ourliac/MagnouSelve P 22,12 etc.[24];

compromessari „Schiedsrichter" *AA*

apr. *compromessari* m.S. 1367, Pans., *compromyssaris* (Pl.) 1562, La Bréole, MeyerDoc. 181,20; cf. für alang. FEW 2/2,990b; Lv 1,310[25].

Arbitre war das in Südfrankreich wahrscheinlich am häufigsten verwendete Wort für einen Schiedsrichter.

Das synonyme *compromessari* findet sich ebenfalls in Gebrauchstexten der Provence, fehlt jedoch in den Codi. Im mlt. von Marseille tritt auch *compromissarius* als ein „vom Richter beauftragter Sachverständiger" auf (1383, Baratier, Commerce 869[2]).

Außergerichtliche Regelungen von Streitfällen sind im Europa des 13., 14. und 15. Jahrhunderts gängige Phänomene; vor dem 13. Jahrhundert sind sie seltener bezeugt, und seit Ende des 15. Jahrhunderts beginnen sie langsam abzuflauen. Am einfachsten faßbar sind solche Einigungen in der Schiedsgerichtsbarkeit[26], deren Vorteile gegenüber der ordentlichen Gerichtsbarkeit grundlegend sein konnten: größere Schnelligkeit, geringere Kosten – auch für Schmiergelder – Vermeidung juristischer Schikanen auf dem ‚Amtsweg', größere Verhältnismäßigkeit der Entscheidung. In einer Hafenstadt wie Marseille,

---

[24] Cf. mlt. (Marseille) *arbiter* (1365, U. § A 10, Z. 3; 1490, AubenasOff. 1,84), *arbiter vel arbitrator vel amicabilis compositor* (1248, Pryor, Contract 129 (Notula 22)); vgl. Pfister (Lexikologie 273) zu *arbitrium*, das nicht nur „Meinung", sondern auch „Verfügungsgewalt" (*albiri (dels proshomes)* Manosque 11) bedeuten kann.

[25] Cf. mlt. (Marseille) *compromissarius* „Schiedsrichter" (1490, AubenasOff. 1,20; 74).

[26] Vgl. außer Baratier, Commerce 894–899: Pryor, Contract 124–131; Fourgous, Arbitrage; Bry, Arbitrages.

in der fremde und einheimische Händler oft nicht monatelang auf Entscheidungen eines Gerichtes warten konnten und wohl auch die geringe Sachkompetenz der Richter bei Handelsstreitigkeiten und ihre Korruptionsanfälligkeit fürchteten, bot sich die Ausdehnung der Schiedsgerichtsbarkeit an.

In Schiedsgerichtsurkunden werden verschiedene Argumente, die gegen die ordentliche Gerichtsbarkeit sprechen, erwähnt. Die Parteien verlangen eine Entscheidung durch Schiedsrichter «*pocius equitatem et bonum pacis respiciens quam ad jus scriptum, et ad eam nos refferens*» (Pryor, Contract 127); sie wünschen «*quod dictus arbiter possit de plano absque strepitu judicii et libelli oblatione dictus questiones (...) deffinire (...), juris ordine servato vel non servato*» (ib. 129) oder «*quod nobilis vir S.R./ (...) de plano, ordinis judiciarii omni sollempnitate obmissa (...)/diffiniat*» (Urk. zu §F 22, Z. 9–11).

Der Schiedsrichter wurde durch die streitenden Parteien gewählt[27]. Er konnte allein oder mit einem – oder mehreren – weiteren Schiedsrichtern entscheiden[28]. Beinahe immer waren die Schiedsrichter angesehene Männer des städtischen Patriziats, von denen einige zudem über eine juristische Basisausbildung verfügten, wie die Titel der Schiedsrichter zeigen[29] (cf. *acordi*, *atermenador*, *sententia arbitraria*, *transaction*).

arrayrages „rückständige Zinsen" *AA*/*AC*

apr. *arairages* 1396, Pans.; FEW 24,182b; Rn 5,79;

redairages „id." *AB*

vgl. aalb. *darayratges* 1359/60, VidalComptesAlbi 175, *darayrages* id., ib. 927; cf. FEW 24,182b; Lv 2,10.

Während *arrayrages* in Südfrankreich häufig Verwendung fand, fehlen mir für die Form mit Präfixwechsel *redairages* (cf. Graphie §3.1), die im THESAUR nur bei *AB* auftritt, Parallelbelege im aokz.; bezeugt sind Bildungen mit einem aus *darier*, nicht aus synonymem *redier*, entstandenen Präfix.

arrendament cf. *renda*

---

27 – *arbitros electos per rectores hospitalis* Sancti Spiritus *(...) ex parte una petentes* et /*Nicolauam, filiam Raymundi de Ulmo, (...) ex parte altere* (Urk. zu §A 10, Z. 3f); – *dominus C. prout amicus electus per partes ipsas invicem contendentes* (Urk. zu §F 22, Z. 12).

28 Ein einzelner Schiedsrichter tritt zum Beispiel auf in der Urkunde zu §F 22 oder in *Notula* 22 (Pryor, Contract 128–130), zwei Schiedsrichter in der Urkunde zu §A 10 oder in *Notula* 23 (ib. 130f).

29 Cf.: – *nobilos et circumspectos viros dominos Raymundum de Apulea, jurisperitum* et *Guillelmum de Monte /Olivo, licentiatum in decretis, arbitros (...)* (Urk. zu §A 10, Z. 2f);
– *venerabili viro domino A. Saonis, licenciato in decretis, officiali Massilie et circumspecto viro domino Giraudo Aymerici, jurisperito civitatis* (U. §F 6, Z. 4f);
– *nobilis vir dominus Compagnus Ruffi, jurisperitus* (§F 22, Z. 9);
– *Anthonio/Botarici, licenciato in legibus, (...)/(...) arbitrum* (U. §K 15, Z. 6–8).

assignar „übertragen (ein Recht an einer Sache: Eigentum, Pfandrecht); anweisen, zuerkennen" *AA*/ *AB*

apr. *assicnar* „assigner; consigner" 1370, Pans., *assignar* 1442, ib., aokz. ~ „assigner" 1482, Hist. maison Turenne, Rn 5,228.

Das Verb tritt im THESAUR in verschiedenen Doppelungen auf, etwa in *donar e assignar* „übergeben und übereignen (d.h. räumlich und rechtlich übertragen)"(32,12) oder in *assignar ...; e ... metre en possession* (49,30), wo „Eigentum übertragen" von dem folgenden Akt des „in den Besitz Einsetzens" getrennt wird. In beiden Fällen beschreibt *assignar* zweifelsfrei das Übertragen von Eigentum.

In dem Zusammenhang *assignet .... XX. s. censals ... per .I. aniversari perpetual sobre totz sos bens* scheint der Gedanke der hypothekarischen Belastung von Eigentum ähnlich wie bei *assignation* vorzuliegen (vgl. apoit. *et les assient e assennent sus cinc arpens de terre* (1295, Chinon, La Du 18,5); nfr. *assignation* „fixation d'une rente sur un bien fonds" (LepointeVoc. 30)) (cf. *consinassion*).

assignation „Zuweisung der Brautgabe" *AA*

apr. *li assignations de la verquiera* (Manosque 69)[30]; vgl. apr. *acinhation* „assignation" 1376, Pans., *assignation* 1400, ib.; 1428, Hist. de Nîmes, Rn 5,228.

Das Wort steht im THESAUR wie etwa im Kartular von Manosque fachsprachlich[31] für die Zuweisung der Mitgift an den Bräutigam oder seinen Vater durch die Eltern der Braut[32]. *Assignation* beinhaltet gleichzeitig die hypothekarische Belastung der Güter des Ehemannes oder seiner Familie, die eine spätere Rückerstattung der Brautgabe gewährleisten soll (cf. Cayla s.v. *assignation*). Die *recognitio dotis*[33] durch den Ehemann stellte zugleich eine Erhaltsbestätigung und eine Garantie der Brautgabe dar (Aubenas, Cours III 39f; 44f): *assignation e la reconoyssensa de la verquiera* (§ A 3; E 26); *B.A. reconnoc la verquiera a J., molher sieua* (§ G 40; H 30')[34] (cf. *restitution*, *verquiera*).

---

30 Cf. mlt. (Marseille) *assignatio dotis* (1339, U. § F 20), mlt. (Provence) *as[s]ignatio dotis* (1300ca., AubenasDocNot. 62).

31 Das Verb *assignar* wird im THESAUR nicht im Wortschatz des Familienrechts sondern der Übereignung verwendet; vgl. aber mlt. (Marseille) *assignandas in dotem dicte Huguete* (1490, AubenasOff. 2,31) und Anm 28.

32 Vgl. Urk. zu § E 26: */2/ tum de matrimonio contrahendo inter Guilhelmetum, filium Anthoni de Sancto Egidio (...)/3/(...) et Huguetam, filiam Fulconis de Nertio, (...)/ (...) prefatus Fulco constituit et assignavit iamdicto Antonio, patri et legitimo administratori eiu/5/sdem Guillelmi, (...) in dote et pro dote (...) et ex causa dotis (...) /7/ (...) septuaginta libras dotales* (1343) und ib. Rückseitenvermerk Z. 3: *assignationis et recognitionis dotis* (1397 n.St.); in der Urk. zu § F 15 übergeben die Eltern der Braut zusammen mit deren Bruder die Mitgift.

33 So mlt. (Provence) 1300ca., AubenasDocNot. 62.

34 Vgl. die Urkunde zu § G 35 (*«reconoysensa de verquiera»*): *G. de Massilia (...)/confiteor et in-veritate sollempniter recognosco me debere tibi H. Martine, uxore mee, .IX. libras/et .X. solidos (...) quas (...) recepi nomine et occasione/dotis (...) pro quibus (...)/(...) obligo et ypotheco (...)/(...) res et posseciones infrascriptos* (1294; Z. 2–7); *reconoysser/-ensa* fehlen in dieser Bedeutung in den Repertorien (cf. Glossar).

atermenador „Markscheider, Landmesser" *AA*

apr. *atermenador* 1405, Arles, Traité de l'Arpentage, Rn 5,350;

atermenar „(Grundstück) vermessen" *AA*

apr. *atermenar* 1405, Arles, Traité de l'Arpentage, Rn 5,350;

destrar „id." *AB*

apr. *destrar* 1371, Pans.; 1405ca., Arles, Chronik Boysset, Lv 2,172, *libre que ensenha de destrar et de termenar* id., ib., Traité de l'Arpentage[35], Rn 5,78, alang. ~ 15. Jh., Pet. Thal. Montpellier, ib.;

extimador jurat „gerichtlich vereidigter Schätzer" *AA*

apr. *estimadors (juratz)* (Pl.) Manosque 71, *estimador* 1464, Pans., *estimaire* 1526, ib.[36];

extima „(gerichtliche) Schätzung" *AA/AB*

aokz. *estima* Codi D, Rn 3,218, apr. 1359, Pans.; cf. FEW 24,232a; Lv 3,326;

extimar „(gerichtlich) schätzen" *AA/AC*

aokz. *estimar* Codi P 3,43, apr. Manosque 71; 1339, Pans.; cf. FEW 24,231b;

taxation „(gerichtliche) Schätzung" *AC*

apr. *taxacion* 1379, Pans., *tassassion* ib., *taxation* 1433, Hist. de Nîmes, Rn 5,309, alang. *taxsqcio* 1360, ForestiéBonis 2,407 (cf. FEW 13/1,137a; cf. Cayla s.v. *taxat*).

Atermenar und *destrar* werden in ähnlicher Weise für Grundstücksvermessungen verwendet; ersteres ist mir allerdings, wie auch *atermenador*, nur aus dem Traité de l'arpentage bekannt. *Extimar* und *extima* stehen für die Schätzung eines Grundstückes oder Gegenstandes, seltener einer Zinsabgabe (§ E 18); *taxation* tritt hingegen im THESAUR in der Wendung *taxation de despensos* für die Schätzung von Abgaben ein. Im Gegensatz zu *estima(r)* erscheint das Wort nicht in den Codi.

Im THESAUR treten mehrere Fälle auf, bei denen zur Feststellung von Eigentums- oder Zinswerten Sachverständige gerichtlich – zum Teil auf Anfrage des Heilig-Geist-Spitals – mit Gutachten beauftragt werden, etwa mit Schätzungen, Vermessungen oder Markscheidungen. Wie *extimador jurat* zeigt, konnten diese als vereidigte Vertreter des Gerichts auftreten.

In § H 7 wird ein solcher Sachverständigenentscheid durch *atermenadors* beschrieben. Die Markscheider vermaßen auf Weisung (*de mandament*) des Vogtes

---

35 Die *Traduction du traité d'arpentage* stammt wie die zitierte Chronik von Bertran Boysset; cf. Pfister, rc. Baldinger 380.

36 Vgl. «apr. *estimador* (1293; hap. Albi, Lv; 1464, Pans.)» (FEW 24,232a); Lv 3,236 und mlt. (Marseille) *extimatores bonorum generales civitatis Massilie, electi et etiam/jurati* (1401, Urk. zu § I 24, Z. 3f); *Gaufridum Ricaui, Ricauum Ricaui* et *Jacobum Repelini, nunc extimatores/generales civitatis Massilie* (hier im Auftrag des Palastrichters; 1350 n.St., U. § E 18, Z. 3f).

(*baylle*) von Aubagne ein sumpfnahes Grundstück des Spitals und entschieden (*conogron*) danach, daß ein dort lebendes – oder eher vegetierendes – armes Mädchen (*filhola*) weiterhin als Zubehör des Grundstückes – oder als an die Scholle gebundene Leibeigene – auf dem Gelände verbleiben durfte oder sollte[37]. *Conoysser* ist wie unten ausgeführt ein Fachbegriff für ein gerichtliches Urteil; es wurde also offenbar gerichtliche Entscheidungskompetenz auf Sachverständige übertragen.

Es erstaunt deswegen wenig, daß der aus der Histoire du Commerce von Baratier zitierte *compromissari* (cf. s.v. *arbitre*) als „Sachverständiger" auftrat. Ein Schiedsgericht konnte durch Weisung des Gerichtes dessen Entscheidungskompetenz übernehmen und wirkte so ähnlich wie die beschriebenen *atermenadors*; die terminologische Überschneidung ist naheliegend.

Für die Handelsgerichtsbarkeit zeigt Baratier, daß zum einen der Großteil der Handelssachen durch angesehene und sachkundige Kaufleute als Schiedsrichter entschieden wurde (Commerce 896); zum zweiten belegt er, daß ein Gericht bei mangelnder Sachkenntnis auf Sachverständige zurückgriff, insbesondere auf von den Korporationen gewählte Schiedsrichter (*prud'hommes*) (ib. 896 & Anm. 2; 3). Aus diesen gingen im 15. Jahrhundert erste gewerbliche Schiedsgerichte hervor[38] wie das der Fischer 1431 (ib. 896^{4}; Zarb, Privilèges 277^{64}; 278^{74}), und auch 1454 ein Handelsgericht (ib. 322; Baratier, ib. 897f).

Die Ergebnisse von Baratier gelten in ähnlicher Weise für Erbfälle oder Grundstücksstreitigkeiten, wie sie im THESAUR auftreten. Neben der gerichtlichen Streitregelung besteht schon früh eine Tendenz, private Einigungen zu erzielen, die schließlich zum Teil in eine Schiedsgerichtsbarkeit mündet (cf. *transaction*); eine zweite Grundlage der institutionalisierten außergerichtlichen Streitregelung liegt darin, daß die ordentliche Gerichtsbarkeit selbst Urteile durch Sachverständige vorbereiten ließ oder Streitfragen an sachverständige Schiedsrichter übergab.

Es wäre wahrscheinlich aufschlußreich zu untersuchen, wieviele und welche Fälle im 13., 14. und 15. Jahrhundert durch ordentliche Gerichte und wie viele durch Schiedsgerichte entschieden wurden.

autoritat „Vollmacht; Verfügungsgewalt" *AB*

apr. *auctoritat* „Vollmacht" Manosque 123; 125; 1476, Pans., *actoritat* Manosque 125, *autoritat* 1427, Pans. („autorité"), aalb. *auctoridad* 1148, Brunel 56,3, arouerg. *auctoritat* 1200, BrunelS 539,3.

---

[37] *J.J. e B.A. ... atermeneron una possession del hospital ...; e conogron que una filhola, qual y es, resta e es propria de la dita possession* (§ H 7). Die Rechtstellung des Mädchens ist nicht eindeutig; auch die schwer zu definierende Bezeichnung *filhola* „Patentochter; Hure (?)" (Lv 3,486f) trägt nicht zur Klärung bei.

[38] Die Einrichtung eines Rates von drei Schiedsmännern für Handelssachen, jährlich zur gleichen Zeit wie der Stadtrat gewählt, geht auf ein Privileg der Stadt von Königin Yolande von Aragon, Mutter von Louis III. von Anjou, zurück (10.VII.1420; Baratier, Commerce 62^{3}); von 1421 bis zur Plünderung der Stadt 1423 gestand Yolande den Marseillern viele Privilegien zu, nachdem sie der Stadt zuvor für den Italienfeldzug ihres Sohnes wichtige Ressourcen entzogen hatte (ib. 60–62).

In der üblichen Bedeutung „Vollmacht" tritt das Wort in §K 1 auf, wo die Frau eines Adeligen einen Verkauf mit Zustimmung und Vollmacht des Mannes vornimmt; auch in §K 41 liegt die Erlaubnis eines Ehemannes vor, wie die Originalurkunde zeigt: *Polheta cum auctoritate, licencia et consensu dicti magistri Antoni, mariti sui* (Z. 4). In §K 39 könnte *autoritat* vielleicht eher mit „Verfügungsgewalt" übersetzt werden; hier stimmt eine Bürgerin einem Kaufvertrag zu, der ihre Brautgabe berührt; die Ratifizierung des Vertrages durch die Ehefrau entspringt ihrer Verfügungsgewalt (*autoritat*) über die Mitgift (cf. *procura*, *poysansa*, *verquiera*).

bailh cf. *acapte*.

bastart „unehelicher Sohn" *AA*

aokz. *bastarz* Adj. „unehelich" Codi P 8,17, mlt. *bastardus* Codi L 8,17,2[39]; apr. *bastart* m.S. „uneheliches Kind" 1358, Pans.; 1570, Entrevaux, MeyerDoc. 298[10]; cf. Rn 2,193[40];

filh natural „natürlicher, unehelicher Sohn" *AC*

alang. *I filh legal... et I natural* „ein legitimer und ein illegitimer Sohn" 1350ca., Leys d'Amors, Rn 4,303; cfr. apr. *si el/moris sens heres legitim e natural de son cors, li substitui ...* „legitime und leibliche Erben" 1400 ca. *AA* (cf. Anm. zu §B 2), cf. agask. *filh[s] (...) naturaus, legaus et legitimes* 1475, Langon, Arch. hist. Gironde 1,207, Lv 5, 362f, *filhs leyaus et naturaus* 1473, Bordeaux, ib. 10,421, ib.[41].

Das Adjektiv *bastart* scheint im aokz. häufiger zu sein als das im THESAUR verwendete Substantiv.

Die Verwendung von *natural*, ursprünglich als „natürlich, leiblich", dann auch als „unehelich", in der Erbrechtsterminologie erklärt sich wahrscheinlich durch den Rechtsgebrauch im antiken Rom, wo sowohl die Verstoßung leiblicher, als auch die Adoption fremder Kinder gängige Praxis in allen Gesellschaftsschichten war, nicht nur – in der Spätzeit – bei der kaiserlichen Erbfolge; somit ergab sich die Notwendigkeit, einen legitimen und natürlichen (leiblichen) Sohn, einen legitimen, aber nicht natürlichen (Adoptiv-) Sohn und einen natürlichen, aber nicht legitimen (verstoßenen oder unehelichen) Sohn terminologisch klar zu trennen. Eine Fortsetzung der ursprünglichen Verwendung findet sich in der Galloromania vor allem in Doppelungen des Typs *filh natural e legitim* (s.o.), bei denen ein eheliches Kind gemeint ist; wahrscheinlich entstammt einem solchen Zusammenhang auch das von FEW 7,49b zitierte apr. *natural* „légitime (enfant, fils, fille)" (als Hapax, 14. Jh.; cf. ib. 7,52a Anm.

[39] Der Codi A verwendet an dieser Stelle (6,18) *sebenx* (*sebeux* bei Derrer zu verbessern in *sebenx*, vgl. Pfister, Girart s.v. *sebenx*).

[40] Vgl. die Personennamen aalb. *Bastards* (1148, Brunel 56,4), avalent. *Girart Bastard* (1160, ib. 98,19).

[41] Vgl. («apr. *natural* „légitime (enfant, fils, fille)" (hap. 14. jh.)» (FEW 7,49b), «mfr.nfr. enfant *légitime et naturel* (...16. jh., ...) (...) père *naturel et legitime* (...) (Bourges ca. 1505 ...)» (ib.).

2), bei dem die Exaktheit der wohl auf Lv (5,362) zurückgehenden Definition zu überprüfen wäre. Denn *filh natural* ohne ergänzendes *legitim* oder auch *legal* bezeichnet üblicherweise ein illegitimes und damit – in anderem gesellschaftlichem Kontext als in Rom – in erster Linie ein uneheliches Kind, wie etwa auch die Codi belegen: *li fill natural que non sunt nat de moiller non podunt aver per lo testament de lor paire (...) se 'l mortz laisset leials effanz* (Codi A 6,42,4[42]).

De Morties bezeichnet in allen Fällen einen ehelichen Sohn mit *filh*, und die Spezifizierung durch *natural* läßt eine semantische Veränderung des Substantives vermuten. In der Urkunde zu dem Paragraphen E 68 von 1498, in dem *filh natural* im THESAUR auftritt, findet sich – in Entsprechung zu mfr. Belegen (cf. Anm. 41) – die Stelle: *nobili J. Martini, filium/legitimum et naturalem dicti (...) E. Martini* (Z. 10f); sowie: *ex nobilis viro Ph. Martini, filius naturalis condam Elioni Martini* (Z. 4); letztere Wendung wurde von de Morties unmittelbar in den THESAUR übernommen: *Felipon Martin, filh natural de santras Ellion Martin*. Es ist anzunehmen, daß Ellion Martin einen legitimen Sohn Johan – *filium legitimum et naturalem* – und einen zweiten nurmehr natürlichen, also illegitimen Sohn Philipp – *filius naturalis* – hatte.

Außerehelich geborene – und aufgewachsene – Kinder übernahmen von ihrem Vater nicht nur häufig den Namen, sondern wurden manchmal auch mit zum Teil umfangreichen Legaten bedacht – wie ja ähnliches etwa bei Datini zu beobachten ist – oder zum Nebenerben eingesetzt (Aubenas, Cours III, 79). Dem im THESAUR erwähnten *bastart Bertrannet de Sant Chamas* wird in dem Testament seines Vaters von 1347 ein Legat von 400 Pfund zugesprochen (§ B 15) – der Gegenwert vieler Häuser –, und nur, weil er kinderlos starb, ging die Summe an das Spital als Nacherben über (§ D 14). Nicht nur der uneheliche Sohn, sondern auch dessen Kinder wurden in solchen Fällen als Nachkommen anerkannt.

canbi cf. *excambi*.

carc „testamentarische Auflage, Nachlaßverbindlichkeit" *AA*.
Carc ist allgemein verbreitet als „Auflage, Steuern" (FEW 2/1,418a; Rn 2,335; Lv 1,211; 1350, Pans.). Im THESAUR nimmt es jedoch offenbar eine spezifisch erbrechtliche Bedeutung an; in der Verbindung *carcs e deutes de la hereditat* dürften die Verpflichtungen der Erben oder Testamentsvollstrecker gemeint sein, die Legate des Testaments zu erfüllen und die Schulden des Testators zu zahlen.

carta „Urkunde; Folioseite" *AA/AB/AC*

aokz. *carta* „Urkunde" Codi A 8,56,1; Codi D, Rn 2,343, apr. ~ 1150, Pans.; Manosque 13 etc.; SHon, Rn 2,343;
apr. *carta* „Seite, Blatt" 1150 (?), Pans.; HauckBlasi 18,6; 51v1, npr. ~ 1742, SavBr, FEW 2/1,626b.

---

[42] Ebenso mlt. *filii naturales* (Pl.) Codi L 6,41,4; vgl. auch mlt. *Bertrandeti, filii mei naturalis* (1342, Urk. § B 15, Z. 43; 44; 47f), das im THESAUR (8v23) mit *bastart* übersetzt ist.

Carta ist bei *AA* der gängige Begriff für eine „öffentliche Urkunde“; nur einmal bedeutet es bei diesem Schreiber „Folioseite“. Das Wort ist rechts- und allgemeinsprachlich schon sehr früh belegt (cf. *instrument*, *proces*).

carta talhada „durch Einschnitte entwertete Urkunde“ *AA*

apr. *estrument... talhat* 1476, Reillane, MeyerDoc. 371.

Carta talhada ließe auf den ersten Blick an ein Chirograph denken, in Anlehnung an mlt. *charta divisa* „Chirograph“[43]. Zwei der drei im THESAUR erwähnten *cartas talhadas* sind jedoch erhalten (zu § C 18 und E 37), und es handelt sich bei ihnen augenscheinlich um Urkunden mit Einschnitten, was der Bedeutung von *talhar* auch näher kommt[44]. An der Urkunde zu C 18 wurden versetzte Dreiecksschnitte vorgenommen, an der zu E 37 drei Einschnitte in die eingerollte Urkunde, die so aufgerollt mehrere von oben nach unten in der Größe abnehmende Einschnitte in drei Reihen zeigt. Eine der Urkunden wurde für die Kirche der Accoules, die andere für St. Jacques angefertigt. Als das Heilig-Geist-Spital die in den Urkunden festgeschriebenen Belastungen ablöste, wurden die Dokumente dem Spittel übergeben. Dessen Verwalter oder Notar schnitt die Urkunden dann ein, um sie ungültig zu machen.

Die Verbindung *carta/clausula* etc. *talhada* ist selten belegt, jedoch zeigt die Verwendung in dem zitierten Inventar von Reillane, daß Wort und Vorgang in juristisch-administrativen Gebrauchstexten auftraten.

cartel „Urkundeninventar“ *AC*

alang. *l'an MCCCLII .. feron donacio als senhors cossols de Bezes .. totz aquels que son en aquest* cartel *escrigz* „Personenregister“ Ende 14. Jh., Mascaro, Lv 1,222; cf. FEW 2/1,626b; 630b.

De Morties nennt das Urkundeninventar der Annonsiada (A'/B') *cartel*; vergleichbare Verwendungen des Wortes sind selten, und es ist fraglich, ob ein Fachbegriff vorliegt (cf. *cartolari*).

carteta „kleine Urkunde“ *AA*

adauph. *carteta* „Kärtchen“ 1503, S.Anthoni, Lv 1,222.

Bei einer *carteta* (vgl. auch *petita carta AA*) ist im THESAUR oft eine Urkunde üblicher Breite, aber geringer Länge gemeint (z.B. Urk. zu § B 10: 57 cm breit; 18,5 cm lang). Außerhalb des THESAUR ist mir das Wort nur selten und in anderer Bedeutung bekannt.

cartilhon „kleine Urkunde“ *AA*

Das Synonym zu *carteta* ist bisher in Südfrankreich nicht belegt.

---

[43] Monasticum Ang., DC 2,309b; cf. mlt. (Marseille) *duo instrumenta, per alfabetum divisa* „Chirograph“ (1235, SVict. 892, S. 282f), *de cartis divisis per alfabetum* (1156, ib. 950), akat. *chartes publiques partides per A.B.C.* (Chr. Regum Aragon., DC, ib.).

[44] Vgl. apr. *talhar* „cisailler une pièce fausse“ (s.d., post 1339, Pans.), wobei «fausse» möglicherweise durch «devenue invalide» zu ersetzen wäre.

cartolari „Brevenheft" *AA/AB/AC*; „Urkundeninventar" *AA*

apr. *cartolari* „Kartular" Manosque 51, alang. ~ 1. Hälfte 14. Jh., Arch. du Consulat, Lv 1,223[45]; apr. *cartolari* „Kaufmannsbuch" HauckBlasi 18,6; ~ „Rechnungsbuch" 1375, Sisteron, MeyerDoc. 235; 1415, Reillane, ib. 364; 1423, id., ib. 368; ~ „cahier, registre" 1330, Pans.

Cartolari – oder mlt. *cartularium* – ist das übliche Wort in der Kanzleisprache für ein Kartular, d.h. eine Sammlung von Urkunden *in extenso* (vgl. Aubenas, Notariat 85). In anderem Umfeld wird das Wort für ein Kaufmanns- oder Rechnungsbuch verwendet. Die Bedeutung von *cartolari* im THESAUR ist eindeutig:

lo qual pres la nota en son cartolari de sententias § A 17;
presa per maistre H.B. et senhada per mi, A.R., notari, al qual los sieus cartolaris foron comes per lo conselh § K 33.

In dem ersten Paragraphen wurde eine *nota* in ein Brevenheft aufgenommen; in dem zweiten übergab der Stadtrat die Brevenhefte – und Kartulare – eines Notars nach dessen Tod einem Kollegen, der neue Urkunden *in extenso* aus diesen Brevenheften ausfertigte (vgl. § A 6; A 18 etc.; s.u. *cometre*).

Diese Verwendung von *cartolari* findet sich einmal bei Johan Blasi (HauckBlasi 19,3) und im THESAUR zweimal bei *AB* und einmal bei *AC*. Nur *AA* verwendet für „Brevenheft" in allen Fällen *cartolari*; einmal dient das Wort *AA* auch zur Bezeichnung des THESAUR selbst, also im Sinne von „Urkundeninventar" (cf. *cartel*, *escriptura*, *protocol*).

cautela „Garantie (Urkunde); Garantie, Sicherheit" *AA*

vgl. apr. *cautela* „cautèle, garantie" 1423, Pans.; 14./15. Jh., ms. 1620, Statuts de Provence, Rn 2,365a (*neguna apodissa* (Schuldschein) *ni presentia de testimonis ni autras cautelas*); apr. *a major fermeza e cautela* „zu größerer Sicherheit" Manosque 25.

Cautela erscheint in der Einleitung zum THESAUR als Urkundentyp (cf. 1,9–13), später, in der Wendung *per cautela del dit hospital* („zur Sicherheit des Hospitals"), als Bezeichnung einer Verfahrensweise. Nach FEW (2/1,546a) ist diese zweite Verwendung «umgangssprachlich» (cf. *carta talhada*).

cens „Pachtzins" *AA*

aokz. *cens* Codi A 4,69,5, *ces* ib. 4,69,1, *censs* ib. 4,62,4, *cess* ib. 4,60,20; cf. Brunel/BrunelS; FEW 2/1,580b;

censa „id." *AA/AB/AC*

aokz. *cessa* Codi P 4,70, apr. *sensa* Manosque 9; 73; 105; 1335, Pans., *censa* 1356, ib.; cf. FEW 2/1,580b; Rn 2,387.

---

45 Cf. mlt. (Provence) *chartularium* „Kartular" (1254, Ordinatio Comitis Provinciae, DC 2,298a); daneben: mlt. (Marseille) *ego (...), publicus notarius (...) hec (...) in* nota publica *redegi sive scripsi in* cartulario meo publico „Urkundenbuch eines Notars" (1212, SVict. 930; cf. ib. 899, S. 293).

Cens war möglicherweise noch im 13. Jahrhundert im aokz. ähnlich verbreitet wie *censa*, wenngleich mir für die Provence Belege für *cens* außerhalb des THESAUR fehlen; in der Provence ist spätestens seit dem ausgehenden 13. und dem beginnenden 14. Jahrhundert *censa* gebräuchlich. Die seltene Form *cens* bei *AA* könnte einen Archaismus im Vergleich mit dem auch bei *AA* häufigeren und bei *AB* und *AC* ausschließlich verwendeten *censa* darstellen, wie er bei den graphischen Gewohnheiten von *AA* in vielen Fällen zu beobachten war.

censal „als Pachtzins leistbar" *AA/AB/AC*

apr. *sensal* 1148, Pans., *censal* 1366, ib. (cf. *sensual* 1370ca., ib. < CENSUALIS FEW 2/1,580a); cf. arouerg. *cessal* 1174, Rodez, AM 73,281–4; Brunel/BrunelS s.v.; Ourliac/MagnouSelve s.v.; Rn 2,387; vgl. auch apr. *sensal* „mit einer Abgabe belegbar" Manosque 9; 21.

Das im aokz. häufige Adjektiv wird im THESAUR in der Verbindung *X sols censals* synonym zu *X sols de censa* verwendet.

cession *(de un deute)* „Abtretung (eines Anspruchs oder einer Forderung)" (*cessio juris*; cf. Pryor, Contract 105–110)

apr. *cession* „cession" 1395, Pans., alang. *donatios e cessio* 1295, ms. 1665/70, Doat, Rn 2,388; *cession de dregs* „Abtretung eines Rechtes" 2. Hälfte 13. Jh., Stat. Montpellier, ib.[46].

Abtretungen von Ansprüchen gegenüber Dritten, etwa auf eine Schuld, sind in Testamenten nicht selten (cf. *consinassion*).

clausula *(de testament)* „Testamentsauszug" *AA/AB/AC*

apr. *clausula* „clausule" 1409, Pans.; cf. agask. ~ „clause, convention" 1080, ms. Ende 14. Jh., ForsBéarn, Rn 2,408[47].

Das Wort fand offenbar geringe Verbreitung in Südfrankreich, bezeichnet jedoch in vielen Fällen im THESAUR den Auszug aus einem Testament, der für einen Erben angefertigt wurde und alle ihn betreffenden Bestimmungen enthielt. Häufig ließ sich das Heilig-Geist-Spital Testamentsauszüge für die Legate erstellen, die ihm zugedacht wurden (z.B. §B 21).

Möglicherweise wurde *clausula* ähnlich wie *codicil* auch für Testamentszusätze verwendet, etwa in §C 35, wo ein *testament anbe una chauzulo AC* erwähnt ist; außer der gemeinsamen Nennung von Testament und Klausel in diesem Falle, spricht jedoch wenig für diese Hypothese (zu *clausula talhada* cf. *carta talhada*).

---

[46] Die Urkundenvorlage *titulo cessionis seu remissionis* (Urk. §G 32 (1400), Z. 12) wurde im THESAUR transliteriert zu *cession e remission (...) de I deute* (§G 32); cf. mlt. (Provence) *ces[s]io debiti* (1300ca., AubenasDocNot. 63).

[47] Vgl. mlt. (Marseille) *clausula testamenti* „Testamentsauszug" (1300ca., AubenasDocNot. 63 (ohne Definition)), *sequitur quedam clausula dicti testamenti tangendi S.S. (...) extracta de originali testamenti* (1328 n.St., U. §B 17, Z. 13); cf. mlt. *clausula* „Testamentsbestimmung" (Necrolog. eccl. Paris., DC 2,364a).

codicil „Testamentszusatz“ *AA*

aokz. *codicillis* (Pl.) Codi A 7,8,1, *codicillo* Codi P 6,70, apr. *codessil* 1414, Pans., *codicili* 1457, ib., *codicil* 1521, ib.; cf. alang. *codicilles* (Pl.) 1244, Cout.Gourdon, Rn 2,428, *codicil* 1280, ms. 1665/70, Doat, ib.

Ein Kodizill war nur im Zusammenhang mit einem Testament gültig und ermöglichte es dem Erblasser, Zusätze oder Änderungen in den Testamentsbestimmungen vorzunehmen, etwa bei der Wahl der Grabstätte oder bei der Verteilung der Legate. Die Grundzüge des Testaments, insbesondere die Wahl des oder der Erben, mußten unverändert bleiben. Da die Errichtung des Testaments im 14. Jahrhundert ein Akt war, der sich in der Gemeinschaft von Verwandten, Freunden – und Geistlichen – abspielte, zeugen die oft wenige Tage nach dem Testament entstandenen *codicils* in vielen Fällen von den erfolgreichen Versuchen der Umgebung des Erblassers, seine Entscheidungen zu ihren Gunsten zu wandeln (Chiffoleau, Comptabilité 84f).

Die sogenannte Kodizillarklausel eines Testaments verlieh diesem auch nach Errichtung eines neuen Testaments weiterhin Gültigkeit als Kodizill[48], obwohl dabei eine Umkehrung der üblichen Reihenfolge – das Kodizill war in diesem Falle ja älter als das Testament – eintrat; möglicherweise wurde das Wort *codicil* auch für solche ‚ehemaligen‘ Testamente verwendet.

comes „Beschlagnahme“ *AA*

apr. *comes* 1384, Pans.; cf. apr. *comes* Adj. „beschlagnahmt“ Manosque 25; 1342, Nîmes, Liv. Pèl. SJacques, Lv 1,297; 1366, Pans.

Substantiv und gleichlautendes Verbaladjektiv sind mir nur aus dem Osten von Südfrankreich bekannt. Die Verbindung *caser en comes* „der Beschlagnahme anheimfallen, beschlagnahmt werden“ *AA* ist bisher nicht für das aokz. belegt[49].

cometre „(Brevenhefte eines verstorbenen Notars an einen andern) übergeben“ *AA/AB*

apr. *cometre* „anvertrauen“ 1358, Pans.; 1473, Forcalquier („eine Entscheidung a.“), MeyerDoc. 346; cf. FEW 2/2,955b; Rn 4,334; Lv 1,297.

Die Brevenhefte waren Eigentum des Notars, der sie führte, jedoch mit zwei Einschränkungen: ein *substitut* mußte seine Brevenhefte bei seinem Meister lassen, wenn er ihn verließ (Aubenas, Notariat 100); weiterhin gingen die Brevenhefte nach dem Tode des Notars entweder unmittelbar an dessen Nachfol-

---

[48] Cf. Aubenas, Testament 97–100; ders., Cours III,56f; vgl. mlt. (Grasse) *Hoc (...) est testamentum meum (...) et si non valeret jure testamenti volo quod valeret jure codicillorum vel epistole vel alterius cujuslibet ultime voluntatis vel dispositionis* (1252 n.St., AubenasDocNot. 32).

[49] Cf. «nfr. *tomber en commis* ‚commettre une faute par laquelle on rend son bien acquis au seigneur‘ Mon 1635 (...), nfr. *tomber en commise* ‚être confisqué par le suzerain‘ (Ac 1694–1878)» (FEW 2/2,956b).

ger über[50] oder an einen anderen Notar, den der Stadtrat (§K 53) und der gräfliche Hof, vertreten durch den Palastrichter, bestimmten[51]. Ein Notar hatte also keine freie Verfügungsgewalt über seine Brevenhefte nach seinem Tod, denn sie dienten weiterhin als allgemein zugängliche Rechtsgrundlage und als Vorlage für neue Urkunden.

Es ist schwierig zu entscheiden, ob die Verwendung von *cometre* im THESAUR akzidentell oder fachsprachlich spezifisch war. Sie ist mir auch nur aus dem mlt. bekannt[52]. Im apr. tritt *cometre* vorwiegend in der Grundbedeutung „anvertrauen“ auf, allerdings zeigt schon das Kartular von Manosque die Vielfalt seiner Verwendungsmöglichkeiten[53].

composition „außergerichtliche Einigung“ *AA*

apr. *composition* Manosque 13 (*amicabla c.*) etc. (insgesamt achtmal); 1350, Pans., *compoysion* 1350 (?) ib.; cf. adauph. *composicion* FEW 2/2,985a, alang. *composizio* 1354, ForestiéBonis 2,371, arouerg. *amigabla compositio* (bei Schiedsurteil) 1251, Ourliac/MagnouSelve P 25,13, apérig. ~ 1276 (*c. et accordi*), Rn 4,611; cf. Lv 1,309.

Im aokz. treffen wir *composition* zumeist in gelehrter Entwicklung an.

Der Begriff dient allgemein für außergerichtliche Streitregelungen oder auch Einigungen, fänden sie mit oder ohne Beihilfe eines Schiedsrichters statt. In den *Notulae* von Giraut Amalric steht *amicabilis compositio* als Synonym von *arbitrium* (Pryor, Contract 129; Not. 22) und von *transactio* (ib. 125; Not. 21).

comprendre cf. *prendre*.

compromes, *concordia* cf. *acordi*, *compromessari* cf. *arbitre*.

confermar „bestätigen, anerkennen“ *AA/AB*

aokz. *confirmar* „(Geschenk) bestätigen, anerkennen“ Codi A 5,16,9, *cofermar* „bestätigen“ Codi D 6,81, apr. *confermar* Manosque 7; 9; 41; 1372, Pans., *confirmar* 1432, ib.; 14./15. Jh., ms. 1620, Statuts de Provence, Rn 3,314; cf. FEW 2/2,1035a.

Confermar zeigt sich im THESAUR nur im Kontext einer Bestätigung durch den Papst, einmal gegenüber dem Spital (§I 15), ein anderes Mal gegenüber einer

---

[50] Wie Guilhem Cayssier seinem Freund Johan Audebert die Brevenhefte vermachte, dürften oft Notare die Weitergabe von ihren Brevenheften als einen Teil des Erbes betrachtet haben (cf. Personenindex).

[51] Cf. Urk. zu §C 7 (1341): *P. Giraudi (...) notam (...) scripsit; eius cartularia, notas* et *prothocolla michi, Francisco Marini, notario infrascripto* per *curiam* et *generale* consi*lium dicte civitatis collata fuere*; eb. U. §E 26, Z. 30f.

[52] Cf. Urk. zu §E 19 (post 1321), Z. 43–45: *Ego, A. Aycardi, notarius publicus, (...)cui/ (...) commissa sunt/cartularia (...) J. Auquerii et G. Auquerii, filii sui post mortem ipsorum*; sowie DC 2,298a: *Ego, notarius (...) cui cartularia, notae et protocolla sunt commissa* (1430, scheda de Mazauges).

[53] *(terras) comessas* „beschlagnahmt“ (Manosque 25; cf. *comes* m.S. „Beschlagnahme“ 1 *AA*); *(pena) comesa (e tracha)* „verwirkt“ (ib. 35); *cometem (que)* „befehlen“ (ib. 125); *(crim) comes* „begangen“ (ib. 145).

Nonne (in einem *proces apostolical*; § K 24). Die Einschränkung auf das kanonische Recht ist vielleicht zufällig und wird jedenfalls nicht durch andere Belege des sonst häufigen Wortes gestützt.

confessar „(erhaltene Zahlungen) bestätigen, quittieren" *AA/AB/AC* (*confessio receptionis*, Pryor, Contract 140–147); „(Schuld, Zahlungsverpflichtung) anerkennen (deklaratorisch oder konstitutiv?)" *AA* (*confessio debiti*, Pryor, ib. 132–136)

apr. *confesset (et en veritat reconoc a (...) ques el agut e receuput)* „quittieren" Manosque 89;

apr. *confessa lo deute* „Schuld anerkennen" Manosque 65[54];

confession „Bestätigung (einer Schenkung)" *AA*

apr. *confession* Manosque 87.

Neben dem juristisch üblichen „gestehen, bekennen; Geständnis"[55], sind die Bedeutungen von *confessar/confession* im THESAUR in der aokz. Rechtssprache gleichfalls faßbar.

conoyssensa „Urteil" *AA*

aokz. *conuisenci (del juge)* Codi P 4,3,2, *conoychenssa* 1463, For de Montcuc., Rn 4,333, agask. *conechence* 1298, ms. post 1336, Etabl. Bayonne, Lv 1,326;

conoysser „ein Urteil fällen, entscheiden" *AA*

aokz. *conoisser* Codi A 3,5,3; 3,3,72, *conuisser* Codi P 6,71, mlt. *cognoscere* Codi L 6,71, apr. *conoisser* Manosque 13 (*arbitres poguessan de las complanchas (...) de pla c.*); 114, *connoysser* 1352/1422, PrivApt § 63, Lv 1,327; cf. FEW 2/2,847b.

Conoyssensa „Urteil" ist wesentlich seltener als das synonyme *sententia* und bisher in der Provence nicht belegt. Die besser bezeugte verbale Form erscheint im THESAUR nur einmal bei einem Sachverständigenentscheid (cf. *atermenadors*, *decret*, *mandament*).

consinassion „Abtretung eines Zahlungsanspruchs" *AC*

cf. agask. *consignar* „übergeben" 1368, St. Sever, MillardetRec. 107,18; apr. *consignacion* „consignation (= Hinterlegung)" 1439, Pans.; cf. apr. *consignar* „consigner" 1411, ib.

Consinassion läßt zuerst an die „Hinterlegung" einer Geldsumme denken. In dem beschriebenen Fall (§ B' 9) liegt jedoch die Abtretung einer Forderung (auf eine Schuld) vor; *consinassion* beruht vielleicht auf einem Schreibfehler, denn

---

[54] Cf. mlt. (Marseille) *confiteor et recognosco tibi (...), me tibi debere* ... (1248, Pryor, Contract 134).

[55] Cf. aokz. *cofessar* „gestehen, anerkennen" (Codi A 3,7,1), *coffessar* (ib. 4,29,4), *cofessar* (Codi P 3,31,7), apr. *confessar* (1390, Pans.); cf. Rn 2,457; zu *confession* „Geständnis" vgl. FEW 2/2,1031a; Rn 2,457; Lv 1,321f; Pans. (1367); Pfister, Girart 343.

in der Vorlage, dem THESAUR-B, steht *assignation* (6v17), entsprechend dem mlt. *assignare* der Urkunde (Z. 4: *assignavit*...)(cf. *cession de deute*).

(contrach) „Vertrag" *AA/AB* (nur Pl. *contratz/-s*)

aokz. *contrait* Codi A 2,11,1 (*contraiz*, Pl.); 2,14,4, *contract* Codi D, Rn 5,396, *contraich* Codi P 4,70,2; 4,70,7 (cf. FEW 2/2,1119b), apr. *contrat* Manosque 71 (*-tz*); 77; 1392, Pans., *contract* Manosque 77; 1404, Pans., *contraich* 1418, ib. (cf. FEW); cf. arouerg. *contraz* (Pl.) 1120, Brunel 15,35 (cf. Pfister, -PS- 115).

Contrach (oder *contrat* ?) findet sich als Sammelbegriff in den Präambeln zu Kapitel D (*AA*) und K (*AB*), ähnlich wie in dem Kartular von Manosque: *comprat, vendut, permutat, logat o autre contrat aura fach* (S. 77). Die wichtigsten und in den Urkunden häufigsten Vertragstypen sind zweiseitige Verträge wie Schenkung (*donation*), Verkauf (*venda*) und Tausch (*excambi*) (vgl. Aubenas, Cours V: «Contrats et obligations»).

contutor „Gegenvormund, Mitvormund" *AA*

Das Wort ist mir außerhalb des THESAUR, wo es direkt aus der Urkunde übernommen wurde, nicht aus Südfrankreich bekannt. Cayla erwähnt die offenbar wenig gebräuchliche Einrichtung eines zusätzlichen Vormunds, jedoch ohne einen Originalbeleg wiederzugeben[56]. In dem einzigen im THESAUR erwähnten Fall tritt als *contutor* der Witwe des Notars Guilhem Cayssier sein Kollege Johan Audebert auf, der zugleich dessen Testamentsvollstrecker und Treuhänder der Brevenhefte war[57].

convension „Abmachung" *AC*"

apr. *convention* „id." 14./15. Jh., ms. 1620, Statuts de Prov., Rn 5,492; 1442, Digne, MeyerDoc. 264, awald. 1400ca., Doctrine des Vaudois, Rn 5,492; cf. aokz. *convenenz* m.S. „id." Codi A 2,3, *covinenz* ib. 2,3,2, apr. *convenent* Manosque 13; 33, arouerg. *covenent* 1148, Ourliac/MagnouSelve 124A,5; aokz. *covenenza* f.S. „id." Codi A 2,4,3, *covinenza* ib. 2,4,4, apr. *convenensa* 1366, Pans., arouerg. *covenenza*, 1175 ca., Ourliac/MagnouSelve 103,10 etc.;

convenir „eine gegenseitige Abmachung treffen" *AC*

aokz. *covenir* „id." Codi A 2,3,2, apr. *convenir* „convenir" 1450, Digne, MeyerDoc. 278; 1473, Castellane, ib. 307, arouerg. *covenir* „eine Abmachung treffen" 1160, Ourliac/MagnouSelve 130,8 etc.; *se convenir* „übereinkommen" 15. Jh., Pet.Thal. Montpellier, Lv 1, 352; cf. aokz. *convenir* „versprechen" Brunel/BrunelS; Rn 5,993; apr. ~ „falloir" 1285, Pans.

---

[56] «*Un des tuteurs refuse son consentement au mariage de sa pupille en l'absence de son contuteur* (Fanjeaux 1585)» (Cayla s.v. *tuteur*). Die ersten Belege aus Nordfrankreich sind eineinhalb Jahrhunderte jünger als der des THESAUR («mfr.frm. *contuteur* (...) (Chesn 1572–1650; Richl.), *cotuteur* (dp. fin 16e s.)» (FEW 13/2,450b); vgl. mlt. *contutor* (1449, Inquisit. Ms., DC 2,543a s. v. *contutella*).

[57] *Rabastenta, relicta Guillelmi Cayserii, notarii, et/tutrix Guillelmeti, filii (...) et magister Johannes Audeberti, notarius,* contutor *dicte tutricis* et *excequtor testamenti dicti Guillelmi* (1362, U. § D 21, Z. 5f).

Convension tritt für eine private Abmachung ein (§C 37), und zwar in Doppelung mit *transaction* (cf. Anm. 138); der Vertrag setzt nicht notwendigerweise einen Streit voraus; es kann sich auch um eine friedliche Abmachung handeln, die durch notarielle Beglaubigung einen formellen Charakter erhielt[58].

Häufiger als *convention* scheinen im aokz. synonyme Ableitungen von *convenire* (*convenent/convenensa*) verwendet worden zu sein. Die juristische Verwendung von *convenir* steht neben verschiedenen allgemeinsprachlichen Bedeutungen des Verbs.

copia cf. *vidimus*.

cort „Gerichtshof" *AA/AC*

apr. *cort* „cour de justice" Manosque 9,15,49, agévaud. ~ 1109, Brunel 13,52; vgl. auch arouerg. *cort del/comte* 1195, Brunel 297,13; apr. *cort* „cour" 1350, Pans.; FEW 2/2,850b;

taulier „id." *AB/AC*

apr. *taulier de las apelassions* „cour de justice" 1391, PansS., aauv. *taulier* 1380, Regist. SFlour, Lv 8,87, agask. *tauler* 1339/40, Etabl. Bayonne, ib.;

tribunal „id." *AC*

apr. *trebunal* 1393, Pans., *tribunal* 14. Jh., Trad. du N.T., Rn 5,420; cf. FEW 13/2,256.

Das selten und vorwiegend außerhalb der Provence belegte *taulier* ist vermutlich auch in der Verbindung *notari del taulier de lo veguier* bei *AB* mit „Gerichtshof", nicht etwa mit „Kanzlei etc." zu übersetzen; denn zum einen liegt in §K 45 eine Schätzung vor, die wahrscheinlich von einem gerichtlichen Sachverständigen durchgeführt wurde; zum andern finden sich ähnliche Wendungen in den Büchern der Gebrüder Bonis (alang. *(notari de la) taula* „Gerichtshof" 1345, ForestiéBonis 1,195, *(avem ne jutgat en la) taula (del viguier de Mo de Montalba)* 1348, ib. 2,341f; cf. Lv 8,80). Der in §K 45 beschriebene Fall könnte folglich durch die Hände eines gräflichen, vom *veguier*[59] abhängigen, Richters gegangen sein, wahrscheinlich durch die des Palastrichters.

Die hier erfaßten Belege zeigen für *cort* im zentralokz. und pr. eine Verwendung schon im 12. und 13. Jahrhundert, für *taulier* und *tribunal* im 14., dabei für *taulier* im Westen, Norden und Osten Südfrankreichs, für *tribunal*, das im THESAUR erst bei *AC* auftritt (*notari del t.*), nur im Osten. Erst eine ganz Südfrankreich umfassende Untersuchung wird zeigen können, ob diese Beleglage zufällig ist, oder ob sie der tatsächlichen Wortchronologie und -geographie nahe kommt.

---

58 Vgl. aber: *Convencio est quando duo homines promittunt se daturos vel facturos aliquid unus alii, et debent facere id de quo* iudices *intromitterent se ad iudicandum* Codi L 2,3,2.

59 Vgl. FEW 14,406b und Anm. 3, sowie: apr. *viguier* Manosque 113; 1415, Reillane, MeyerDoc. 364; 1562, La Bréole, ib. 182,32.

Die Gerichtsbarkeit von Marseille war bis in die Mitte des 14. Jahrhunderts hinein gemäß den drei Stadtregimentern geteilt. Propst, Bischof und Graf/Gemeinde hatten eigene Verwaltung, eigene Richter und Gerichte. Erst im Spätmittelalter erfolgte, bedingt durch die finanziellen Schwierigkeiten der Teilstädte, eine Vereinigung erst von Oberstadt und Propstei (1343), dann von der vergrößerten Oberstadt mit der Unterstadt (1348; Lesage, Marseille 172–174). Seither herrschte die gräfliche Gerichtsbarkeit in der ganzen Stadt. Das Gericht der Propstei tritt im THESAUR nicht in Erscheinung und das bischöfliche Gericht (*cort episcopal*) und seine Richter (*ufficials*) nur selten, etwa bei dem Friedhofsstreit zwischen Heilig-Geist-Spital und Erlöserkloster (§I 2), der ja ein Problem bischöflicher Kompetenz zur Ursache hatte. Die folgende Betrachtung kann sich also auf die Gerichtsbarkeit der Grafen der Provence beschränken, die Elemente der Gemeindegerichtsbarkeit integriert hatte.

Die Organisation der Jurisdiktion, die in den Chapitres de la Paix von 1257 festgeschrieben wurde, bildete sich schon in der ersten Hälfte des 13. Jahrhunderts heraus; sie hatte bis in die erste Hälfte des 16. Jahrhunderts Gültigkeit, sieht man von kleineren Änderungen in den Berufungsinstanzen nach 1427 ab[60]. Die erste Instanz der zivilen Gerichtsbarkeit lag zu einem großen Teil in der Hand zweier Gemeinderichter. Komplexe Handelsstreitigkeiten und Fälle, die eine exakte Auslegung der Statuten von 1257 erforderten, mußten durch den gräflichen Palastrichter entschieden werden. Dieser urteilte ebenfalls in erster Instanz, war aber in der Hierarchie von Marseille der höchstgestellte Richter nach dem Statthalter der Grafen der Provence (*viguier*), dem Herrn der Strafgerichtsbarkeit, welchen er unterstützte und oft auch vertrat[61]. In der ersten und zweiten Rechtsmittelinstanz für Zivil- und Strafsachen entschieden zwei weitere gräfliche Richter, die wie der Palastrichter von den Grafen der Provence oder ihrem Seneschall ernannt und besoldet wurden (cf. *apellation*, *juge*).

cura „Vormundschaft" *AA*

alang. *curas* 2. Hälfte 13. Jh., Stat.Montpellier, Rn 2,530, aokz. *cura* 1463, Ord. des R. de Fr., ib. (geht dieser Beleg vielleicht auf folgenden mlt. Beleg zurück: mlt. *cura* Ordinat. reg. Franc. pag. 286 art. 5, DC 2,661a ?); vgl. auch aokz. *curaor* „Vormund" Codi A 2,5,3; 2,6,5, *curator* ib. 2,6,6; *curaire* ib. 4,61,2; 4,62,1.

Cura ist im THESAUR einmal und auch ansonsten als „Vormundschaft" im aokz. nicht häufig neben dem allgemeinsprachlichen „Sorge" belegt.

debat „Rechtsstreit; Schiedsverfahren" *AA/AC*

apr. *debat* „Rechtsstreit" 1390, Pans. („*débat*"); 1462, Manosque (*d. que avia en vila*), MeyerDoc. 387; 14./15. Jh., ms. 1620, Statuts de Prov. (*differencias e debats*), Rn

[60] Die folgende Darstellung stützt sich insbesondere auf: Busquet, Justice; Baratier, Commerce 894–898; vgl. auch Bruschi, Note; Zarb, Privilèges 168 (Übersichtstafel); Teisseire, Jurisdiction 19–36.

[61] Cf. *discretum virum/49/dominum Guill*elmum *(sic!) de Tonsis, judicem cur*ie *pal*atii *Mass*ilie *et locumtenent*em *nobilis viri Petri Aude/50/*berti, *milites, vicarii Mass*ilie (8.I. 1310, Urk. zu §I 21, Z. 48ff).

2,199; apr. ~ „Erbstreitigkeit" 1473, Rascas (*despausi mon testament per so que apres ma fin non y aio negun d.*), HauckTextes fol. 66r.

Debat kann ebensogut einen außergerichtlichen Streit wie einen Prozeß bezeichnen; denn im THESAUR tritt das Wort wie *question* in einer Schiedssache auf: *concordia (...) sobre alcun debat* (30,3ff). In der Provence ist *debat* als „Rechtsstreit" belegt (cf. *demanda*, *question*, *plach*).

decret „Urteil (das eine Eigentumsübertragung anordnet)" *AA*

adauph. *decretz* „Urteil" FEW 3,26b, alang. *decret* „Urteil über eine Eigentumsübertragung" 1586, Villasavary, Cayla (dazu «fr. *décret* „sentence portant saisie des biens" (bis 18. jh.)» FEW 3,26b); apr. *doctor de decretz* „Doktor des (kanonischen) Rechtes" Manosque 27, *decret* „décret, recueil des décrétales" 1367, Pans., arouerg. *decretz* (Pl.) „droit canonique" 1194, Brunel 279,14; cf. Rn 3,20; Lv 3,32.

Die übliche Bedeutung von *decret* ist im aokz. „kanonisches Recht". Im THESAUR steht es, anders als *sententia*, *conoyssensa* oder *mandament*, für ein Gerichtsurteil, das eine Übertragung von Eigentum zur Folge hat. In diesem spezifischen Sinne ist *decret* selten belegt.

defalcar „einen Pachtzinssatz (aufgund einer Zahlung) um einen bestimmten Betrag vermindern" *AA/AB*

apr. *defalcar* 1376, Pans., *defalquar* 1405, Arles, Traité de l'Arpentage, Rn 3,287, *defaulcar* 1463, Manosque, MeyerDoc. 389; cf. alim. *defalquar* 1426, Benoist, Lv 2,34;

defalcation „Verminderung eines Pachtzinssatzes (aufgrund einer Zahlung)" *AA/AB*

aalb. *en defalcatio de* „zur Verminderung/Abzahlung von" 1359, VidalComptesAlbi 392; cf. ib. 379; 355; 335; FEW 3,379a (nur: «kanad. *défalcation*» „détournement de fonds, concession")[62].

Defalcar ist, im Gegensatz zu dem sehr seltenen Substantiv, ein in dieser Form im aokz. mehrfach belegter Fachbegriff. Hingegen fehlen Formen mit vortonigem *-i-* (*diffalcar*), wie sie im THESAUR ausschließlich bei *AB* auftreten[63]. Diese könnten auf ein it. *difalcare* (a. 1374, Petrarca[64]) zurückgehen, von dem das galloromanische Wort vermutlich stammt (FEW 3,378b; REW 2516); *defalcar* wäre dann eine Angleichung an eine übliche okzitanische Lautform.

In den Defalkationsverträgen des THESAUR, bei denen sich immer ein Verdacht auf versteckte Geldleihe mit Zinsberechnung aufdrängt, wurde anfangs

---

62 Cf. mlt. (Marseille) *diffalcatio* (1375, Urk. § G 18, Z. 27), mlt. *defalcatio* „detractio, deductio" (Acta SS. Aprilis 2,718; 1287, Statuta Joannis Episcopus Leodiensis 4,860, DC 3,36b); auch synonym zur völligen Zinsverminderung, d.h. „Zinsbefreiung": *pro defalcatione sive afranquimento* (1365 n.St., Urk. § E 32, III, Z. 8).

63 Vgl. auch mlt. (Marseille) *diminuire et diffalcare* (1375, Urk. § G 18, Z. 26) neben *diminutis sive defalcatis* (1365 n.St., Urk. § E 32, III, Z. 13).

64 It. *defalcare* tritt offenbar erst später auf (a. 1540, Guicciardini, DELI 2,317b); vgl. aber mlt. (Udine) *defalcare* „togliere, tagliare con la falce" (14. Jh., Stat. Udine, ib.); möglicherweise existierten beide Typen – *dif(f)alcare* und *defalcare* – in Norditalien nebeneinander.

ein überhöhter Pachtzinssatz ausgemacht, der dann über einige Jahre von dem Pächter durch zusätzliche Zahlungen zu verringern war (cf. *sobrecensa*).

Die Bezeichnungen für „abziehen", „vermindern" etc. sind in einigen Fällen wie bei *defalcar/defalcation* spezifisch für den Wortschatz des Pachtzins- und Abgabewesens und werden vorwiegend in juristisch-administrativem Kontext verwendet. Die Öffnung des Fachwortschatzes zum Allgemeinwortschatz ist hingegen im gesamten semantischen Feld auffällig. Bei *reduire* etwa könnte ein Fachbegriff vermutet werden; das entsprechende Substantiv *redussion* verweist jedoch auf die überwiegend allgemeinsprachliche Verwendung des Begriffs. Auch *abatre* und *amermament* gehören nur bedingt einer juristisch-administrativen Fachsprache an[65]. Die fachsprachliche Offenheit gegenüber Begriffen der Allgemeinsprache ist verantwortlich für die große Zahl von Synonymen in dem Wortschatz der „Pachtzinsverminderung".

definitieu cf. *sententia*.

demanda „Klage" *AB*

aokz. *demanda* „Forderung, Anspruch" Codi A 3,9,1; Codi P 5,22,1, mlt. *dimanda* Codi M (in L) 9,7,2; apr. *demanda* „Klage" Manosque 51 (zit. in Lv 2,74); 67; 107; ebenso FEW 3,36a; Pans.

Demanda tritt in den Codi als „Forderung" auf, scheint aber in juristischen Gebrauchstexten eine Spezifizierung zu „gerichtliche Geltendmachung, Klage" zu erleben (cf. *debat*, *question*, *plach*).

desamparar „auf Besitz/Eigentum verzichten" *AA/AB/AC*

apr. *desemparar* 1187, Pans., *desamparar* 1210, ib.; Manosque passim; Mitte 14. Jh., SHon, SuweSHon. 250; cf. Rn 2,74; vgl. Lv 2,212b; Brunel/BrunelS; Ourliac/MagnouSelve s.v.;

desamparation „Verzicht auf Besitz/Eigentum; erzwungene Rückgabe eines Eigentumsrechts" *AA/AB*

apr. *desamparassion* 1367, Pans.

Desamparation ist wesentlich seltener belegt als das analoge Verb[66] und war möglicherweise auf die Provence beschränkt; im Languedoc findet sich für *desamparation* die Ableitung *desamparamen*[67].

---

65 Guilhem Thouraudi verwendet zudem *deminucion* (114,10) für die „Verminderung eines *trezen*", ein Wort, das wie *redussion* erst spät in Südfrankreich belegt ist (apr. *deminucion* 1389 (etc.), Pans., adauph. *demunision* 1424, Gap, MeyerDoc. 462 (einziger Beleg in FEW 3,81a), alang. *diminutio* 1424, Hist. du Languedoc, Rn 4, 196).

66 *Desamparation* fehlt in FEW (7,632b) für die Galloromania; vgl. dazu mlt. (Marseille) *desamparatio* „cessio rei possessae" (Statuta Massil. lib. 3, cap. 30 § 17, DC 3,75c); im Kartular von St. Victor findet sich hingegen mehrfach *desemparare* etc. (*desanparamus* 1156, SVict. 702, S. 46; cf. Gloss. 2,807), nicht aber das Substantiv.

67 Vgl. alang. *desamparament* (1206–1263, Doat, Rn 2,74a), aalb. *desamparamen* (1171, Brunel 130,20), arouerg. *desamparament* (1183–1190, ib. 209,17; 178,13; 253,6

Die Aufgabe von Eigentum, etwa zugunsten des Hospitals (*desampararon a S.S.)*, war in vielen Fällen durch finanzielle Schwierigkeiten bedingt. In § F 7 etwa hatte ein Pächter seinen Grund ungenügend bearbeitet und mußte den dadurch dem Spital – angeblich – entstandenen Schaden durch die Rückgabe der Utile ausgleichen[68].

dezmar „Pachtzins erheben" (i.a., nicht den Zehnten) *AC*

apr. *deimar* „payer la dîme" 1171, Pans., *desmar* Manosque 47; vgl. die Varianten von Verb und entsprechendem Substantiv: *desme*, *deume*, *delme*, *deime*, *deme*, Pfister, -PS- 103–106; Grafström, Graphie 52,5; 55,2; Rn 3,32; Lv 2,146–8; Brunel/BrunelS.

Das Wort ist in Gebrauchstexten üblich, scheint aber üblicherweise eine Zehnt-Abgabe, nicht wie hier eine in der Höhe nicht bestimmte Pachtzahlung zu bezeichnen.

despens „Ausgabe" *AA*

apr. *despens* (Pl.) 1366, Pans., *despenx* 1428, Hist. de Nîmes, Rn 4,500;

despensos (Pl.) „Ausgaben; Kosten" *AC*

apr. *despensa* 14./15. Jh., ms. 1620, Statuts de Provence, Rn 5,501, adauph. *despenso* 1526, Tallard, MeyerDoc. 472.

Auf den ersten Blick erstaunt die Ähnlichkeit des Syntagmas *franc de tota servitut* (23,30) mit *franc de tot despens* (45v28). Mit *despens* ist aber keine Abgabe sondern einfach eine zusätzliche Ausgabe gemeint; in dem betreffenden § G 47' liegt eine Bring- oder Schickschuld vor, das heißt eine Abgabe, deren Transport zum Empfänger nicht auf dessen Kosten (*franc de despens*) gehen darf (cf. *portador*).

destrar cf. *atermenador.*

division „Aufteilung (von Gütern oder von Pachtzinsansprüchen)" *AA/AB*

aokz. *division de son aver o de sa honor* Codi A 2,11,4; cf. apr. *devesion* 1363, Pans., *devision* ib., *division* 1441, ib., agévaud. ~ 1109, Brunel 13,19; 39; 46, aokz. *devision* 15. Jh., L'Arbre de Batalhas, Rn 3,38[69];

division general „vollständige Aufteilung (von Zinsrechten)" *AA*.

Während *division/devesion*, das im THESAUR vorwiegend bei Erbteilungen auftritt, sehr häufig im aokz. belegt ist, ist mir das Syntagma *divison general* sonst noch nicht begegnet.

(Millau); BrunelS 500,9), *desanparament* (1183–1199, Brunel 252,10; BrunelS 468,9; 534,9), *desamparamen* (1200ca., Ourliac/MagnouSelve 99,12f; cf. ib. S. 101[128]).

68 Ähnlich im Kartular von Manosque: *per deutes (...) que (...) non pot pagar e per aisso (...) vol dezamparar sos bens* (S. 69).

69 Cf. mlt. (Marseille) *divisio* (1248, Pryor, Contract 169).

dominion cf. *maior senhor.*

donation „Schenkung" *AA/AB/AC*

aokz. *donacion* Codi P 3,20, apr. *donacio* Manosque 11, *donation* 1366, Pans., *donassion* 1367, ib., *donacihon* 1389, ib.; cf. alang. *donatio* 1253, Doat, Rn 3,10, *donacio* 14. Jh., Béziers, Mascaro, FEW 3,137b; cf. erbwörtlich aokz. *donasun* Codi A 5,3, *donazun* ib. 5,3; 8,52, *donazos* Codi D, Rn 3,11; vgl. Lv 3,284; BrunelS 452,12;

donation entre vieus „Schenkung unter Lebenden" *AB*

alang. *donacion entre vius* 1468, Hist. de Languedoc, Rn 5,555;

donation en paga „Ausgleichszahlung" *AA/AB*.

Donation hat seine lat. Bedeutung, anders als *donar*[70], im aokz. weitgehend erhalten; latinisierende Graphien wie im THESAUR sind bei dem Wort häufig.

Das im aokz. seltene Syntagma *donation entre vieus* geht unmittelbar auf mlt. *donatio (facta) inter vivos* zurück[71]. Eine wohltätige Einrichtung erhielt nur in Ausnahmefällen Spenden zu Lebzeiten eines Stifters. Tatsächlich bezieht sich der einzige im THESAUR erwähnte Fall einer *donation entre vieus* auf die Schenkung eines Sohnes an seinen Vater (§ K 40), nicht etwa an das Spital.

Im aokz. bisher nicht belegt ist *donation en paga*, das wahrscheinlich aus der Verbindung *donar en (sout e en) paga* abgeleitet wurde (cf. *sout*, *inmission de possession*).

Schenkungen sind die in Kartularen des 10. bis 12. Jahrhunderts vielleicht häufigsten Verträge, vor allem bedingt durch die frommen Legate. Es sind vollständige Schenkungen, bei denen der Empfänger unmittelbar in Besitz des Geschenkes gelangt (*donation entre vieus*), und unvollständige Schenkungen zu unterscheiden, zu denen vor der ‚Renaissance' des Testamentes in der Provence etwa die *donationes post obitum* gehörten, oder auch die Schenkungen mit Einräumung eines Nießbrauches (Aubenas, Cours V,25–27). Ursprünglich gingen Verkauf und Schenkung zum Teil ineinander über (vgl. die Formel *donatio sive venditio*, ib. 33), etwa bei gegenseitigen Schenkungen. Seit dem 13. Jahrhundert fand keine Vermischung beider Vertragstypen mehr statt, doch der Aufbau einer Schenkungsurkunde entsprach – mit Ausnahme der Gegenleistung (des Preises) – dem einer Verkaufsurkunde (ib. 73).

---

70 *Donar* ist sehr häufig im aokz. belegt, allerdings in Bedeutungen, die auf „geben" zurückweisen (FEW 3,317a; Rn 3,9f; Lv 2,281–3; Brunel/BrunelS; Pans. (1171); Manosque). In den Wörterbüchern fehlen folgende Syntagmen des THESAUR: *donar una sententia/a acapte/a acapte e a censa/en excambi/en paga/en sout e en paga*.

71 Cf. mlt. (Marseille) *donatione inter vivos habita* (1212, SVict. 905, S. 304), *P. Dossana (...)/(...)/dono donatione simplicis facta inter vivos (.../(...) Dossane, uxoris mee* et *pro eadem Dossane (...)* (1233, Urk. § H 26, Z. 6ff), *donacionem puram et simplicem ac irrevocabilem habitam inter vivos* (1490, AubenasOff. 2,9), mlt. (Manosque) *donatio simplicis inter vivos* (1256, AubenasDocNot.).

dotal „zur Brautgabe gehörig, Brautgabe-" *AA/AB*

apr. *dotal* 1366, Pans.; cf. adauph. ~ 1391, Savines, MeyerDoc. 451,2; 452,3; 1545, Gap, ib. 463, alang. ~ 1205, ms. 2.Hälfte 13. Jh., Stat.Montpellier, Rn 3,12[72].

Dotal tritt in der Provence – und im THESAUR – als Adjektiv neben *verquiera*, ist allerdings später belegt als dieses.

emphiteota „Erbpächter" *AA*

apr. *emphiteota* 1356, Pans. (zit. in FEW 3,221a als *emphyteota*), *enfiteota* 1382, ib., *enfetehota* 1390, ib.[73].

Der Gegenbegriff zu *maior senhor* ist ähnlich selten belegt wie dieser. Das Wort, das aus dem Griechischen in die römische Rechtssprache gelangt ist, drang offensichtlich kaum in südfranzösische Gebrauchstexte und erst spät in die Coutumes ein. Das Grundwort *emphiteosis* ist in den Codi häufig und findet sich im mlt.[74]; der gelehrte Terminus wird jedoch in provenzalischen Gebrauchstexten weitgehend durch *acapte* ersetzt.

enfranquir „einen Pachtzins aufkaufen" *AA*.

Das Verb tritt im THESAUR in der Verbindung *enfranquir una censa* auf, wobei mangels Belegen[75] nicht zu entscheiden ist, ob dies eine feste Wendung war, oder ob *enfranquir* wie *affranquir* auch im Zusammenhang mit Begriffen wie *possession* etc. gebräuchlich war.

engaiar cf. *gaye*.

hereditat cf. *heretat*.

heres „Erbe" *AA/AB/AC*; „Erbin" *AA/AB*

aokz. *eres* Codi A 2,10,3, apr. ~ 1159, Nîmes, Brunel 83,3; 9; 1180 ca., id., ib. 182,1; 1180, Pans., *here* id., pays d'Orange, Brunel 183,26; 30; 1185, id., ib. 226,3; Manosque 9 (*heret*); 13 (*herez*) (*heres* m.Pl. HauckBlasi 29,1 kann auch lehnwörtlich sein); FEW 4,412b nennt ebenfalls nur erbwörtliche Formen; gelehrt: aokz. *heres* Codi A 2,10,3; Codi D, Rn 3,526; cf. ib.; Lv 3,119.

---

72 Vgl. mlt. *dotalis* (1209, Charta Ugon. de Baucio, DC 3,188a); *dotal* fehlt in Lv und in FEW für aokz.

73 Cf. auv. *emphiteote* (1510/27, Baldinger, Coutumes 8), berry ~ (1539, ib.), «mfr. nfr. *emphytéote* (...) (seit 1596)» (FEW 3,221a); mlt. *emphyteotae seu feudales* (1290, Chartoph. Occit., DC 3,260a); cf. Cayla s.v. *emphyteote* (ohne Belege).

74 Vgl. aokz. *emphiteosin* (Codi A 4,69,1), *enfiteosin* (ib. 4,69, 23), *emphiteozim* (Codi D, Rn 3,115), *enfiteosim* (Codi P 7,70,11), *enfitheosim* (ib. 7,70,10), *enfiteosis* (ib. 4,70,1); cf. mlt. (Marseille) *duos/emphiteotas* (1357, Urk. §B 14, Z. 11f).

75 Das Wort war bisher auch in anderen Bedeutungen für Südfrankreich unbekannt («afr. *enfranchir* v.a. ‚libérer d'une charge' (1273–1328)» (FEW 15,166a); «Afr. *enfranchir* ‚affranchir' (12.–14.jh.,...)» (ib. 164b), agn. *enfranchir* (qn) v.a. „libérer, affranchir (qn)" (1270, Senesch., Möhren, Untersuchungen 157f); vgl. mlt. (Katalonien) *enfranquimentum* „immunitas" (1299, Sec. curia generalis Cataloniae sub Jacobo Rege Aragon., DC 3,267b)).

Im THESAUR ist *heres* neben seltenerem *eres* (2 *AA*/2 *AC*) bei allen Schreibern die übliche Form, obwohl im aokz. sonst erbwörtliche Formen überwiegen. Nur auf dem Rückseitenvermerk der Urkunde zu § B 29, der von *AA* stammt, tritt eine Singularform *here* auf (Z. 5).

Bei Frauen wird im THESAUR anders als bei Männern häufig der Verwandtschaftsgrad zu dem Erblasser angegeben: *molher e heres* 3,3 *AA*; 16v15 *AB*, *filha e heres* 45v14f *AA*, *sorre e heres* 4v26 *AA*, *nessa e heres* 4,16 *AA*.

heres de son cors „leiblicher Erbe, Nachkomme" *AB*.

Das Syntagma wird nicht ganz exakt synonym zu *enfans* verwendet; denn *mort sens enfans* (§ D 14) gibt die Wendung *mort sens heres de son cors* auf dem Rückseitenvermerk der entsprechenden Urkunde (Z. 8f) wieder, der offenbar von *AA* stammt; „leiblicher Erbe" ist aber ein Oberbegriff und kann z.B. auch einen Enkel bezeichnen.

heres universal „Alleinerbe, Universalerbe" *AB*

alang. *heritiers universals* (Pl.) 1274, Arch. du Roy, Rn 5,448 (zit. in FEW 14,50a); vgl. aokz. *om ten la heretat universalment* Codi A 3,20,3; Codi D, Rn 5,448; cf. FEW 14,51a.

Die Verbindung tritt im THESAUR nur zweimal auf; in den meisten Fällen, in denen das Urkundeninventar einen «*heres*» ohne weitere Ergänzung erwähnt, ist aber ebenfalls ein Allein- oder Universalerbe gemeint. Wie bei der Verwendung von *notari* für *notari public* dürfte sich das Adjektiv als selbstverständlich erübrigt haben.

heretier „Erbe" (nur m.) *AC*

apr. *eretier* 1389, Pans., *eiretier* 1407, ib., *ereter* 1436, ib., *hereties* (Pl.) 1428, Aix, Aubenas, Testament, p.j. Nr. 24, *heretiers* (f.Sg.) 1438, Marseille, ib. Nr. 28, ~ (Pl.), id., ib., adauph. *heretiers* (Pl.) 1545, Gap, MeyerDoc. 463; vgl. alang. *heretier* 13./14. Jh., V. et Vert., Rn 3,526, arouerg. *ereters* (Pl.) 1180 ca., Ourliac/MagnouSelve 14 A,2, *hereteir* 1186, BrunelS 482,2, *eretier* 1196, ib. 519,7; cf. FEW 4,411b.

Heretier ist in derselben Bedeutung wie *heres*/*ere* (zu anderer Verwendung vgl. Rn 3,526; Lv 3,124) östlich des Rhône zwei Jahrhunderte später belegt als dieses, tritt jedoch westlich dieser natürlichen Grenze auch schon früh auf; im THESAUR erscheint *heretier* nur bei *AC*, und auch bei diesem seltener als *heres*[76].

(h)eretat „Erbschaft" *AB*/*AB'*

aokz. *heretat* Codi A 2,8,8; 2,10,3, *eretat* ib. 3,20, *heretatz* Codi D, Rn 3,527, apr. *heretat* Manosque 9, *eretat* ib. 17; 1363, Pans.; cf. arouerg. *heretat* 1165, Brunel 104,2 etc. (insges. 7x in Brunel/BrunelS), *eretat* 1175, BrunelS 416,11; 12; 1190ca., Ourliac/MagnouSelve 56,5; cf. Lv 3,122;

[76] Die Graphie *herities* bei Thouraudi (113,19) scheint sich an frz. *heritier* (seit 12. Jh., FEW 4,411b) anzulehnen (*-i-* für *-e-* ist mir sonst nur in alim. *eriteir* 1140, Brunel 37,4 bekannt).

hereditat „id.“ *AA/AC*

apr. *hereditat* 1356, Pans.; cf. alang. *heredetat* 14. Jh., Montpellier, Chapellenies, Lv 3,119; cf. aokz. *eredetat* LvP, zit. in FEW 4,412a.

Im aokz. ist das erbwörtliche *eretat* häufiger als *hereditat*, doch im THESAUR läßt sich – außer der in diesem Falle schwierig zu deutenden Schreiberverteilung – kein Gebrauchsunterschied von erb- und lehnwörtlicher Form feststellen.

escrieure „eine Urkunde aus einer Breve ausfertigen“ *AA/AB/AC*

cf. FEW 11,331b;

sosescrieure „id.“ *AA/AB*

apr. *sotescrieure* „recopier“ 1427, Pans., *sotscrieure* 1441, ib.; in der Bedeutung „unterzeichnen“ cf. Rn 3,160a.

Escrieure erstaunt in dieser Bedeutung nicht, aber die Zusammensetzung *sotzescrieure/sosescrieure* ist in ähnlicher Verwendung selten (cf. *traire*).

escriptura „Dokument, Urkunde“ *AB/AC*; „Brevenheft“ *AC*

aokz. *escriptura* „Urkunde“ Codi A 4,69,13; 6,73,1; 8,53, *escritura* Codi P 6,70, apr. *escriptura* Manosque 13, *scriptura* 1473, Rascas, HauckTextes fol. 67v; vgl. FEW 11,339b; Rn 3,158; Lv 3,196f; DC 7,371a/b sowie: apr. *escriptura* „écriture“ 1210, Pans., *escritura* 1404, ib.

Die Verwendung von *escriptura* für eine Urkunde bei *AB* und *AC* ist gängig im aokz. In den meisten Fällen (fünfmal) steht das Wort jedoch bei *AC* für ein Brevenheft; diese Übertragung ist zwar leicht nachzuvollziehen, aber außerhalb des THESAUR nicht in Südfrankreich belegt. Es dürfte sich um eine Entlehnung aus der nordfranzösischen Kanzleisprache handeln, in der *escripture* im 16. Jh. vermehrt in ähnlichem Sinn auftritt (cf. FEW 11,339b; cf. *cartolari*, *protocol*).

etat cf. *(en) pupillar etat.*

excambi „Tausch“ *AA/AB/AC*

apr. *escambi* 1366, Pans., atoul. ~ 1191–3, Brunel 255,7; 271, passim, arouerg. ~ 1181–1199, BrunelS 455,23; 532,4; 1180–1254 Ourliac/MagnouSelve 18,11; 88 A,5; P 19,2; P 30,7, *escamge* 1180, ib. P 8,8;

canbi „id.“ *AC*

aokz. *camie* Codi A 3,23,5, apr. *cambi* 1326, Pans.;

excambiar „tauschen“ *AA/AC*

apr. *escambiar* 1432, Pans., aokz. *escambiar* 989, Rn 2,299; cf. FEW 2/1,121a; Rn 2,299f; Lv 1,191; 3,142.

Excambi wird im THESAUR üblicherweise für „Tausch“ verwendet, seltener *canbi* oder eine verbale Konstruktion mit *excambiar*. Die drei Wörter sind in

Urkunden geläufig. Das Ziel eines Grundstückstausches war es oft, Parzellen günstiger zusammenzulegen. Fand ein Tausch zwischen einer Privatperson und einem Kloster statt, so gab erstere das volle Eigentumsrecht ihres Gutes, letzteres überließ ihr aber nur den Nießbrauch über das Tauschgut auf Lebenszeit, um ihre Parzellen nicht veräußern zu müssen (Aubenas, Cours V,35f) (cf. *relaxar*).

extima, *extimador*, *extimar* cf. *atermenador*.

extraire cf. *traire*.

fachier „Erbpächter“ *AA*

apr. *fachier* „Halbpächter“ Manosque 45 (*fachies*); 15./16. Jh., de Ribbe, Soc. prov., Lv 3,369; cf. alang. ~ 1466 n.St., Tarascon, Ext. Arch., ib.; undeutlich definiert ist die Bedeutung von apr. *fachier* „fermier“ 1355, Pans.; cf. DC 3,389c s.v. *facherius*.

Fachier ist im aokz. vorwiegend als „Pächter, der den halben Ernteertrag als Pacht abliefert“ belegt. Im THESAUR steht *fachier* synonym zu *emphiteota*; in den Paragraphen E 1 (1314) und F 1 (1352), in denen *fachier* auftritt, ist ein fester Zinssatz angegeben, und in § E 10 (1345) steht das Wort in folgendem Kontext: *doneron a acapte e a censa a V fachies (...), a censa de XXIX l. e V s. (...) cascun an en (...) Tossantz*. Auch die lateinische Urkunde zu diesem Paragraphen verwendet *facherius* (Z. 11).

Die Verträge der *facheria* und der Emphiteuse unterschieden sich in der Provence wie erwähnt durch ihre Dauer; die Verwendung von *fachier* im THESAUR legt nahe, daß die beiden Verträge sich in der praktischen Durchführung, etwa auch in der Abgabenhöhe[77], angenähert hatten. Auch Pryor (Contract 162f) vermutet, daß *facheria* und *emphiteusis* Namen für einen kurz- und langzeitigen Pachtvertrag ohne weitere grundsätzliche Unterscheidungsmerkmale waren (cf. *acapte*).

filh natural cf. *bastart*.

franc „allodial (bei einem Grundstück mit ungeteiltem Eigentum)“ *AA*/*AB*/*AC*[78]

apr. *franc* „ohne Abgabenverpflichtung“ Manosque 9, aalb. *feu franc* 1157, Brunel 67,9; apr. *franc*, *-ca*, *-qua* „franc, libre“ 1366, Pans., cf. zu *franc* „lastenfreies (Grundstück)“ FEW 15,165a/b, Rn 3,384, Lv 3,584.

Der Vorläufer der Bedeutung von *franc* im THESAUR liegt im feudalherrlichen Abgabewesen. Im THESAUR tritt die Wendung *restar franc* zum einen dann auf, wenn der Besitzer einer Utile die Rechte der Direkte ankauft und so ein la-

---

77 Die Abgabe bei der *facheria* umfaßte in der Provence als Teil–, nicht als Halbpacht, weniger als die Hälfte der Frucht (Aubenas, Cours IV,83).

78 Die frz. Form *franches X* ist nicht zu verwechseln mit der Graphie *francha AA* (cf. Graphie § 15).

stenfreies Grundstück in seinen Besitz bringt (§ D 6; E 11; E 13; G 25), zum andern dann, wenn der Eigentümer einer Direkte die Utile zurückkauft (§ D 26; H 16). Um die verschiedenen Aspekte von *terra franca* im THESAUR exakt wiederzugeben, müßte die Verbindung je nach Kontext mit „lastenfreies Grundstück" oder mit „unverpachtetes Grundstück" übersetzt werden[79] (cf. *affranquir*).

gaye „Pfand" *AC*

aokz. *gatge* Codi D, Rn 3,440, *gajo* Codi P 3,34, apr. *gatge* 1160, Pans., *guatge* 1185, Pays d'Orange, Brunel 226,1, *gage* Manosque 9; 65; 1330, Pans.; 1331, MeyerTeralh (Hs. B) 27, 142; 1434, Vence, MeyerDoc. 521,9; 1473, Antibes, ib. 503; 504; 1536, Vence, ib. 544; cf. Rn 3,439f;

engaiar „verpfänden" *AB*"

apr. *engajar* Manosque 9; 1348, Pans., alang. *engatgar, vendre et alienar* 1398, Doat, Rn 3,441.

Die Verpfändung (*impignoratio*) finden wir in Südfrankreich, vor allem im Languedoc, häufig, sie zeigt sich jedoch auch in der Provence, dem Dauphiné und in der Auvergne. Sie erlaubte es dem Schuldner, seinen verpfändeten Boden weiterhin in Nießbrauch zu nutzen, war also ein Grundpfandrecht, ähnlich etwa einer Hypothek.

Engaiar steht im THESAUR in der Wendung *vendre, ni alianar ni engaiar*, in einem Verbot also, die Eigentumsrechte von dem Spital vermachtem Gut einzuschränken. Verpfändung, das bedeutet praktisch hypothekarische Belastung, wird hier mit Eigentumsverlust zusammengestellt und verboten; eine Verpachtung auf Zins hingegen, die in der Provence die Abtretung eines eingeschränkten Eigentumsrechts – der Utile – einschloß, wird als Besitzverlust gewertet und ist erlaubt (cf. *obligar*).

indivis „ideell aufgeteilt (d.h. ohne materielle Trennung des Besitzes), ungeteilt (Zins)" *AA/AB*

apr. *indevis* „indivis" 1375, Pans.;

per indivis „id." *AA/AB/AC*

apr. *per endevis* 1482/3, Ouvr. Arles, Lv 2,463.

Die adverbiale Verbindung *per indivis* (< PRO INDIVISO, cf. FEW 4,649b) und das offenbar daraus übernommene Adjektiv *indivis* bezeichnen die materielle Unteilbarkeit eines Besitztums, das von mehreren Personen genutzt wird, oder für das mehrere Personen Abgaben leisten müssen. In juristischem Sinne ist mir für Adjektiv und adverbiale Verbindung nur je ein Beleg für Südfrankreich begegnet. Der südfranzösische Gebrauch des Adjektivs ist 200 Jahre älter als die

---

[79] In den Wörterbüchern fehlen die Syntagmen *restar franc, restar en censa, franc (e net) de tota servitut* und *franc de tot despens*.

Angabe des FEW für Nordfrankreich («*indivis* adj. ... (seit ca. 1562, BonivNoble 365)» (FEW 4,649b); «im 16. jh. [wurde] das adj. aus der redensart abstrahiert» (ib. 650a)). Wahrscheinlich ging hier der Süden dem Norden, wie überhaupt bei der Wiederbelebung des römischen Rechts insgesamt, voraus.

inmission de possession „Eigentumsinvestitur" *AA/AC*

apr. *immission de possession* 14./15. Jh., ms. 1620, Statuts de Provence, Rn 4,229[80].

Das seltene nominale Syntagma dürfte ausgehend von der verbalen Verbindung *metre en possession* „in Eigentum einsetzen" (cf. Glossar) gebildet worden sein, ähnlich wie *donation en paga* zu *donar en paga*. Eine Eigentumsübertragung durch Verkauf erforderte ursprünglich in der Provence eine Verzichtserklärung des Verkäufers und eine Einsetzungserklärung des Käufers. Gegen Ende des Mittelalters zeichnete sich eine Entwicklung zu einer Eigentumsübertragung nach erfolgter Bezahlung durch einfaches Einverständnis ab, und 1635 gab das Parlament der Provence die zu Formklauseln gewordenen Verzichts- bzw. Investiturerklärungen auf (Aubenas, Cours V 61f).

instrument „Urkunde" *AA/AB/AC*[81]

aokz. *estrumentz* Codi D, Rn 3,561, apr. *instrument* Manosque 49; 91 (*-tz*), *estrument* ib. 7; 43; 131, *estrumen* 1366, Pans., *esturmen* 1366 (?), Pans., *strumen* 1377, ib., *estrumens* (Pl.) 1506, Antibes, MeyerDoc. 509,78.

Instrument, das in Entsprechung zu mlt. *instrumentum publicum* wie *carta* „öffentliche Urkunde" bedeutet, ist in der Volkssprache der Provence später belegt als dieses. *Instrument/estrument* wird fast ausschließlich von *AC* verwendet, bei dem es gegenüber *carta* überwiegt. Bei *AA* findet es sich nur wenige Male neben einigen hundert Belegen für *carta*. Bei Guilhem Thouraudi tritt zweimal *instrument* auf, *carta* überhaupt nicht. Um 1500 könnte eine Gewichtsverlagerung zwischen *carta* und dem jüngeren *instrument* zugunsten des letzteren stattgefunden haben (cf. *proces*).

inventari „(Güter-)Inventar" *AA/AB/AC*

aokz. *inventari* Codi A 6, 68; Codi D, Rn 5,495, *enventari* Codi A 6,67,2, *inventario* Codi P 6,48,2, apr. *envantari* 1332, Nîmes, Liv.Pèl.SJacques, Lv 3,103, *eventari* HauckBlasi 2,1; 3,1; 4,1 etc., *enventari* 1375, Pans., *inventari* 14./15.Jh., ms. 1620, Stat.de Prov., Rn 5,495, mars. *inventari* A, FEW 4,788b.

Das in den Codi und in der Provence übliche *inventari* dient der Bezeichnung von Güterinventaren, in keinem mir bekannten Fall der eines Urkundeninventars wie etwa *cartolari* oder *cartel*.

---

80 Cf. mlt. (Marseille) *immissio possessionis* (1490, AubenasOff. 2,9).

81 Vgl. zu den graphischen Varianten des Wortes: Skripta § 6.3.

juge de la cort „Palastrichter" *AA*;

juge del palays „id." *AA*.

Juge del palays war, wenigstens im mlt.[82], die übliche Bezeichnung für den Palastrichter in Marseille. Sie ist mir im aokz. sonst nicht bekannt, aber der Begriff des Palastrichters war in anderen Gegenden Südfrankreichs ohnehin nicht geläufig.

Ebenfalls Palastrichter war *Albert de Tisons, juge de la cort de Masselha*; hier gibt die entsprechende Urkunde Gewißheit (cf. Anm. 59). Aycart hat das lat. *judex palacii* als *juge del palays* übertragen (§ A 30), die Formel *judex curie palatii* aber als *juge de la cort* (§ I 21) (cf. *ufficial*).

juge del taulier de Sant Loys „Richter am Gericht von St. Louis" *AC*.

Wird im THESAUR *juge* (*AA/AC*; cf. FEW 5,55a; Rn 3,606) ohne Zusatz genannt, so handelt es sich wahrscheinlich um einen der beiden Gemeinderichter; bei den verschiedenen gräflichen Richtern wäre eine Spezifizierung zu erwarten. Allerdings erhalten auch die Gemeinderichter im 15. Jahrhundert eine genauere Bezeichnung: „Richter von Saint-Lazare"[83] und „Richter von Saint-Louis"[84].

juge del castell (d'Albanha) *AA*.

Die Verbindung stellt wahrscheinlich eine akzidentell entstandene Wendung dar, kein echtes Syntagma; in dem betreffenden Paragraphen (§ H 2) wird neben dem Richter ein Notar des gräflichen Gerichts in Aubagne genannt, dem der Richter sicher ebenfalls angehörte; es wäre vielleicht zu übersetzen: „[gräflicher] Richter der befestigten Siedlung Aubagne". *Castell* dient hier der Orts- nicht der Funktionsangabe.

jurat cf. *extimador* (s.v. *atermenador*).

laysat cf. *molher laysada*.

layssa „Legat" *AA/AB/AC*

apr. *laissa* 1370, Pans., adauph. ~ 14. Jh., Trad. de Bède, Rn 4,13, alang. ~ 1254, ms. 1665/70, Doat, agévaud. ~ 1109, Brunel 13,1, arouerg. *laisa* 1155, ib. 72,9 etc.;

---

[82] Cf. mlt. (Marseille) *judicis palacii Massilie* (1248, BlancardDocuments 1,147), *nobilis (...) Jacobi Arnauesi, li/centiati in legibus, judex curie palatii reginalis civitatis Mass*ilie (1350 n.St., Urk. § E 18, Z. 2f), *domini advocati de Ferrariis, legum doctoris, judicis palacii civi/tatis Massilie* (1377 n.St., Urk. zu § A 30, Z.3f), *dominus judex palacii curie regie civitatis Massilie* (1490, AubenasOff. 1,58).

[83] Belegt 1425 (Busquet, Justice 75[20]); 1472 (Baratier, Commerce 894[3]); Bautier/Sornay (Sources II,989) zitieren unter der Rubrik «Tribunal de St.-Lazare» ein Register von 1400–1402; zu diesem Zeitpunkt muß allerdings die Bezeichnung noch nicht gebräuchlich gewesen sein.

[84] Belegt 1468 (Busquet, Justice 75[20]); 1474 (Baratier, Commerce 894[3]); Teisseire (Jurisdictions 30) gibt ohne weitere Belege an, der Richter von St.-Louis «avait été autrefois désigné sous le nom de Juge du St.-Esprit».

layssar „ein Legat vermachen" *AA/AB/AC*

aokz. *laissar* Codi A 3,13,1, *lais(s)er* Codi P passim, apr. *laissar* 1171, Pans., Manosque passim, *(laysar)* 1428, Aix, Aubenas, Testament, p.j. Nr. 24, *(layssar)* 1438, Marseille, ib. Nr. 27, agévaud. *(laissar)* 1109, Brunel 13,43; cf. Rn 4,23.

Layssa ist das übliche Wort für ein Legat im THESAUR und auch in anderen Gebrauchstexten Südfrankreichs. Die verbale Verwendung des Wortes ist im THESAUR häufiger als die substantivische und zeigt auch insgesamt frühere Belege. Das Syntagma *censas (...) laissadas a sa vida* bezieht sich auf die Einräumung eines Nießbrauches (cf. *usufructuaria*).

Die mit unseren Augen gesehen oft wenig bedeutenden Legate, die für ein mittelalterliches Testament typisch waren, finden sich in langen Listen aneinandergereiht. Oft war die Aufteilung des Besitzes bis ins Kleinste geregelt (cf. Chiffoleau, Comptabilité 72f). Es treten Legate an Diener, Patenkinder, Freunde u.a. (Aubenas, Testament 87–91) neben frommen Vermächtnissen auf. Bei letzteren trennt Aubenas (ib. 185–202) weiter zwischen religiösen Legaten, insbesondere für Seelenmessen, Ewige Lichter, Kapellengründungen, „Rückkauf" von begangenen Todsünden (cf. *tortfachs*) etc., und wohltätigen Spenden an Spitäler, Bruderschaften und Arme. Die beiden Typen überschneiden sich allerdings in den Empfängern und sind in der Motivation identisch (cf. *legat*).

lausar, lausime cf. *trezen*.

lega(t) „Legat" *AC* (nur Pl. *legas*)

mlt. *legatum* Codi A 6,75,3; 6,76, aokz. *legat* Codi D, Rn 4,39, *legua* Codi P 6,73 (vgl. *(chosa) lega* Adj. ib., *(chosa) legua* ib.), apr. *legat* 1364, Pans., alang. *leguat* 1348; 1352, ForestiéBonis 2,341; 347 (cf. Lv 4,352), arouerg. *legat* 1346, Capdenac, ib.; cf. FEW 5,241b[85].

Lega(t) ist in juristischen Gebrauchstexten später belegt als *layssa*; es fehlt etwa in Brunel und erscheint im THESAUR erst bei *AC*. Andererseits tritt *legat* anders als dieses in den Codi auf. Das läßt vermuten, daß *legat* ursprünglich ein Wort gelehrter Texte war, welches später in Gebrauchstexte eindrang als *layssa* und dort, wie ebenfalls der THESAUR zeigt, gegenüber diesem an Häufigkeit zurückblieb.

lieurar „eine Utile aufgrund von Zinsrückständen an den Verpächter zurückgeben" *AC*;

lieuration „Rückgabe einer Utile aufgrund von Zinsrückständen an den Verpächter" *AC*

vgl. apr. *liberation* „adjudication" 1523, Sisteron, MeyerDoc. 239; 1533, Vence, ib., FEW 5,303b, aland. *liurance* „Auslieferung (beschlagnahmter Güter)" 1480ca., LivreNoirDax, Lv 4,411.

[85] Cf. mlt. *legatum* (1219, Edictum Philippi Aug., DC 5,59a).

Die Bedeutung von *lieurar/lieuration* erklärt sich aus dem Kontext der Wörter im THESAUR:

- *la remession d'alcuna liberation d'alcun hostal que fon de Jaume Robert (...) et fon per arreyrages, lo cal hostal fa sensa a (...) S. Jaume (...) et a S. Esperit* § E 47;
- *la lieuration de l'ostal sobre nomat* § E 49;
- *ung prat (...) fon lieurat per arrayrages a l'espital; lo cal prat era de H.B.* § I 26.

Es läßt sich ableiten, daß:

1. der Besitzer eines von einer *l.* betroffenen Gutes dieses durch Pachtvertrag erhalten hatte; Verpächter war in diesen Fällen das Spital;
2. bei einer *l.* das Gut an den Verpächter überging (*fon lieurat a l'espital*);
3. eine *l.* durch Zinsrückstände (*arrayrages*) herbeigeführt wurde;
4. eine *l.* von einer Besitzinvestitur gefolgt war (*remession*; vgl. Urk. § E 47).

Eine *lieuration* stellte also die Beschlagnahme einer Utile durch den Verpächter dar, bedingt durch Zahlungsrückstände des Pächters. Nach Abzahlung der Schuld wurde die Beschlagnahme rückgängig gemacht, andernfalls fiel die Utile endgültig in das ungeteilte Eigentum des Verpächters zurück (§ E 47 wäre demnach die Folge von § E 49). In dieser offensichtlich spezifischen Verwendung sind mir *lieurar/lieuration* nicht für Südfrankreich bekannt.

loguier „Mietvertrag; Mietzins" *AA/AB*

aokz. *loguer* „Mietvertrag, Vermietung" Codi A 4,68, apr. *loguier, logier* 1335, Pans., *loguiar* 1410, Manosque, MeyerDoc. 381, *loguier* 1518, Forcalquier, ib. 359;
aokz. *loier* „Mietzins" Codi A 4,68,24; Codi P 4,69,11, apr. *loguier* Manosque 73; 1348, Pans.; cf. apérig. *loger* 1185, Brunel 225,42; cf. FEW 5,390a; Rn 4,92; Lv 4,428, alle nur in der Bedeutung „Mietzins"[86].

Loguier[87] findet ähnlich wie *acapte* eine gewisse Verbreitung als Bezeichnung eines Vertragstyps und der mit ihm verbundenen Abgabe. Im THESAUR sind die im allgemeinen weniger als 30 Jahre (§ G 16) geltenden Mietverträge – entsprechend den Gepflogenheiten der Provence – mit vier Fällen selten (cf. *renda*).

luminaria „Bruderschaft" *AA/AB*

apr. *lumenaria o confraria* „Bruderschaft" 1381, Pans.; *id.* „Gemeinschaft zur Pflege eines Ewigen Lichtes" (*l. de Nostra Donna de las Acolas; (...) los senhors prious de la dicha l.*) 1473, Rascas, HauckTextes fol. 67v; westlich des Rhône ist der Begriff – zumindest als „Gemeinschaft ..." – früher belegt: agév. *luminaria* 1109ca., Brunel 13,9, aalb. ~ 1148, ib. 54,2, arouerg. *lumenaria* 1120, ib. 248,42; cf. Rn 4,104.

Luminaria bezeichnet ursprünglich ein Ewiges Licht, wie es in einer Kapelle oder Seitenkapelle der Andacht diente; dessen Unterhalt und Pflege gehörte zu

---

86 Cf. mlt. (Marseille) *logerium* „Mietvertrag" (1244, BautierVoc.); mlt. (ib.) *loquerium* „Mietzins" (1248, Pryor, Contract 189).

87 *Loguier* im § G 14 des THESAUR beruht auf mlt. *locant et titulo locationis tradidunt* der entsprechenden Urkunde.

den Aufgaben einer Bruderschaft und wurde durch Metonymie für sie namengebend. Im THESAUR ist neben der Spitalsbruderschaft von St.-Jacques-des-Epées die Bruderschaft der Notare von Marseille (62v21f) genannt, die sich wie die meisten Bruderschaften in der Provence im 14. Jahrhundert konstituierte (s.o. Hospitalsgeschichte) und über bedeutende Einnahmen, etwa aus Legaten[88], verfügte (Aubenas, Notariat 107f & Anm. 22; 26). Ihre mit den Kaufleuten gemeinsam unterhaltene Kapelle, die Unserer Lieben Frau von der Purifikation geweiht war, befand sich in der Unterkirche der Accoules.

maior senhor „Pachtherr, Verpächter" *AA*[89];

maior senhoria „Pachtherrschaft, Obereigentum" *AA/AB*

apr. *segnoriu* „Oberherrschaft" 1180, Pans.; apr. *senhoria* „Pachtherrschaft" Manosque 15 (als Übersetzung von mlt. *dominium* ib. 14); 1350, Pans.[90];

maior dominion „id." *AB*

apr. *dominio* 1366, Pans., *dominion* 1392, ib.; aokz. *dumini* „Obereigentum, Oberherrschaft" Codi A 7,9, *domeni* Codi D, Rn 3,71, apr. *domini* 1160, Pans., *domine* 13. Jh., ConstansStatut 673; apr. *domini* „Obereigentum" Manosque 17; cf. FEW 3,130b; Lv 2,277b[91].

Maior senhoria – und dazu synonym *maior dominion* – sind zu unserer Zeit bereits veraltete Begriffe aus dem Lehnsrecht, die die Direkte über ein Gut in geteilter Domäne bezeichnen, das heißt die Rechte des Verpächters auf ein Pachtgut. *Senhoria* ist verbreitet, naturgemäß zuerst als Wort der Lehensvergabe, dann als Begriff des Pachtrechts. Das Syntagma *maior senhoria* ist mir aus dem aokz. nicht außerhalb des THESAUR bekannt.

Maior senhor stellt eine verpersönlichte Bildung zu *maior senhoria* dar. Über die Chronologie der beiden Formen sind mangels Belegen noch keine Aussagen möglich.

Dominion ist eine beinahe vollständige Transliteration aus dem mlt., wie sie mir außerhalb des THESAUR nur bei Pansier begegnet ist; die übliche halbgelehrte Form *domini* ist besser belegt, bleibt aber in ihrer Häufigkeit hinter *sen-*

---

88 Vgl. auch den Kontext der in Brunel enthaltenen Belege für *luminaria*.

89 Zu *senhor* „Herr; Herrscher etc." vgl. FEW 11,449a; Lv 7,582; Rn 201; sowie: aokz. *segnor* Codi A 7,8, *seinor* ib. 7,9,1, *senhor* Manosque 51; cf. mlt. (Marseille) *maior dominus* „Pachtherr" (1323, Urk. § E 23, Z. 14).

90 Cf. mlt. (Marseille) *dominium et senhoriam* (1248, Pryor, Contract 276), mlt. *majus dominium et senhoriam* (1288, Hist.Dalphin., DC 7,420c); cf. FEW 11,450b; Lv 7,586f; Rn 5,202.

91 Cf. mlt. (Marseille) *in decimis illarum terrarum, (...) in quibus (...) quartonem vel tascam vel dominium habebat* (1190, SVict., 973), *dominium* (1248, Pryor, Contract 259), *sub dominio directo et maiori sey/noria* (1321, Urk. § E 19, Z. 10f), *sub maiori/dominio, directu et senhoria domus episcopis Massiliensis* (1490 ca., AubenasOff. 1,58f); vgl. weitere Belege für *maior dominium* aus der ersten Hälfte des 13. Jhs. bei Giordanengo, VocRom. 259–261.

horia zurück. Das Syntagma *maior dominion* fehlt in den Wörterbüchern der Galloromania (cf. Gdf 2,742b/c).

Die Präzisierung durch *maior* wurde möglicherweise dadurch nötig, daß etwa *dominium* auch für die Utile verwendet werden konnte[92].

malafranquir „ein Freigrundstück mit Zins belasten" *AB/AC*;

malafranquiment „Zinsbelastung eines Freigrundes" *AB/AC*.

Verkauft der Eigentümer eines unbelasteten Grundstücks dessen Direkte und behält die Utile bei, so wird dieser Vorgang im THESAUR mit *malafranquir/malafranquiment* bezeichnet. *Malafranquiment* beschreibt keinen eigentlichen Vertragstyp sondern eine Vorgehensweise: *vendre per via de malafranquiment*.

Die bisher in der Galloromania nicht bezeugten Zusammensetzungen beruhen wie *malservir* auf der Verwendung von aokz. *mal-* (< MALE) zur Bildung von Antonymen (cf. *affranquir*).

malservir „mit einer Abgabe belastet sein" *AA*.

Als Hapax in der Galloromania muß, zumindest bisher, *malservir* gelten, das im THESAUR bei der Belastung eines Allodialgutes auftritt: *una sieua vinha franca (...), la qual li malservi dels ditz .XI. sols* (§ E 5) „einer seiner [ehemals] unbelasteten Weinberge, der [nunmehr] (für ihn) mit einer Abgabenverpflichtung von elf Sous belastet war". Bei *malservir* liegt eine Zusammensetzung von *male* und *servire* ähnlich wie bei *malafranquir* vor; *mal-* dient zur Verkehrung des semantischen Gehaltes von *servir* in sein Gegenteil: *una vinha serv a X* „ein Weinberg erbringt X einen Zins von ..." > *una vinha malserv a X* „X muß für den Weinberg einen Zins von ... erbringen".

mandament (de juge) „Urteil" *AA/(AC)*

aokz. *mandament de'l jutge* Codi A 7,53, apr. *mandament de la cort* 1332, MeyerTeralh (Hs. A) 53; 174; cf. FEW 6,149b; Rn 4,135; Lv 5,88; zu *mandament* außerhalb des Gerichtes vgl.: Brunel/BrunelS; Pans.; HauckBlasi; Pryor, Contract 198–203.

Mandament ist in der Provence des 13. und wohl auch des 14. Jahrhunderts gleichbedeutend mit *sententia* (Pryor, Contract 198). Es könnte jedoch ursprünglich ein Unterschied zwischen *mandament* und *sententia* bestanden haben, der sich noch im 13. Jahrhundert in Formeln vermuten läßt: *(...) arbitri poguessan de las complanchas per sentencia o per mandament o per amicable composition diffinir* (Manosque 13); da *sentencia* „Urteil" und *amicable composition* „Vergleich" sich durch die Art der Prozeßbeendigung unterscheiden – und somit auch keine Synonymenreihung vorzuliegen scheint – ließe die zitierte Stelle aus dem Kartular von Manosque in *mandament* eine Übergangsstufe zwischen einer alleinigen Entscheidung des Richters und einer richterlich

---

92 Cf. mlt. *possessionem vel dominium vel quasi dominium vel utile dominium predictum rerum* (1239, Bonifacio, BautierVoc.).

fixierten Einigung der Parteien – *de plano* – vermuten, möglicherweise ähnlich dem sogenannten ‚Schiedsurteil' unserer Zeit[93] (cf. *conoyssensa*, *decret*, *sententia*).

mandar „befehlen, anordnen" *AA*

aokz. *(lo iutgues pot) mandar* „richterlich verfügen" Codi A 4,62,2; aokz. *mandar* „befehlen, anordnen" ib. 7,53,1; apr. 1265, Pans.; Manosque 29; 33; 37 etc.; cf. FEW 6,149a; Rn 4,135; Lv 5,92; cf. Glossar.

Das im aokz. gängige Verb wird im THESAUR nicht für richterliche Entscheidungen verwendet.

molher laysada „Witwe" *AC*

apr. *laissada* f.S. 1458, Pans., *laisada* 1482/3, Ouvr. Arles, Lv 4,308; 1495, ib.[94].

Das Substantiv *laysada* „Witwe" ist im aokz. bezeugt; nicht bekannt war mir die adjektivische Verwendung durch den THESAUR; das Verbaladjektiv *laysat* (zu *laysar* „hinterlassen") tritt bei *AC* auch in der Bedeutung „verwaist" auf: *filh laysat*.

Die Situation einer Frau nach dem Tode ihres Mannes war früher nie einfach, denn neben ihrer rückerstatteten Brautgabe erbte sie oft nur einen kleinen Teil seines Eigentums. Sie wurde in der Regel nur dann zur Haupterbin eingesetzt, wenn die Ehe kinderlos blieb[95], und der Ehemann nicht – wie etwa Johan Blasi – eine fromme Einrichtung statt seiner Frau bedachte; sonst waren üblicherweise die noch lebenden Kinder oder Enkel des Erblassers oder auch seine Brüder Haupterben. Waren die Kinder des Ehepaares jedoch noch minderjährig, so wurde die Mutter im allgemeinen zu ihrem Vormund bestimmt; in dieser Eigenschaft verfügte sie über den Nießbrauch der von ihrem Mann hinterlassenen Güter. Tatsächlich wird eine Witwe im THESAUR nur einmal in ihrer Eigenschaft als verwitwete Ehefrau erwähnt (*molher laysada*), sonst immer als Vormund ihrer Kinder (cf. *administrayris*, *tuayris*, *usufructuaris*). Es geschah jedoch auch bei kinderlosen Ehepaaren, daß ein Ehemann seiner Frau einen Nießbrauch seiner Güter auf Lebenszeit oder wenigstens bis zur Wiederverheiratung einräumte.

natural cf. *bastart*.

---

[93] Das Glossar von SVict. (2,818) unterscheidet bei *mandamentum* die Bedeutungen „gallice *arbitrage*" (1230, Urk. 917, S. 327 etc.) und „*id est* jurisdictio" (1067, Urk. 763 (*justiciam et mandamentum*)).

[94] Bei Guilhem Thouraudi tritt *relesada* „Witwe" (113,5; 1515) auf, das erst im 15. Jh. in der Provence erscheint, dann jedoch häufiger ist als *layssada* (apr. *relaissada* 1436, Pans., *releissada* 1484, ib., *relleyssada* 1518, Forcalquier, MeyerDoc. 359; cf. alang. *relayssada* 1457/8, Comptes Montagnac, Lv 7,196, alim. *relaysado* 1475/80, St. Léonard, Guibert, Liv. de Raison, ib.; vgl. mfr. (Aude) *relaysee* 1550, Cayla; cf. FEW 5,224a); auch *relayssada* findet sich als Adjektiv (alang. *molhie relaissada* 1. Hälfte 16. Jh., Albi (Livres de Raison), FEW 5,224a).

[95] Chiffoleau (Comptabilité 70) stellt in Avignon in 24% der Testamente Frauen als Haupterbinnen ihrer Ehemänner fest (cf. ib. Tafel S. 71; S. 72).

net „lastenfrei" *AA*

apr. *net* „netto" HauckBlasi 12,2, alang. ~ 14. Jh., Narbonne, Jacme Olivier, Lv 5,379.

Net tritt im THESAUR in Synonymendoppelung mit *franc* auf: *los hostals li resteron francs e netz de tota servitut* (§ E 11). Diese Verwendung ist mir sonst nicht für Südfrankreich bekannt, ähnelt allerdings der von aokz. *net* „netto". Die Übertragung von *net* „gesäubert, rein" (vgl. 45v26f *AA*) zu „lastenfrei" läßt an eine Nebenbedeutung von *franc*, „rein, unvermischt", denken (so alang. *franc* 1445, Toulouse, AM 7,450, Lv 3,585, agask. ~ 1307, Etabl. Bayonne, ib.). Vielleicht steht hinter dieser semantischen Parallele von *net* und *franc* auch ein Einfluß der Bedeutungsentwicklung des einen auf die des anderen.

nota „Breve" *AA/AB/AC*

apr. *nota* 1331, Forcalquier, MeyerTeralh (Hs. B) 20,70; 21,71; 24,109 etc.; HauckBlasi 15v6; 16,4; 17,1 etc.; 1373, Pans.; 1549, Roquebillère, MeyerDoc. 611,40; cf. adauph. ~ 1340, FEW 7,197a und DC 5,610b/c[96].

Im Gegensatz zu „Brevenheft" und „Urkunde" erscheint für „Breve eines Vertrages" bei allen Schreibern durchgehend nur ein Wort, nämlich *nota*. *Nota* fehlt in den rechtstheoretischen Schriften der Codi, ist jedoch in Gebrauchstexten der Provence weit verbreitet (cf. *notari*).

notari public „öffentlicher Notar" *AA/AB/AC*

aokz. *notaris* Codi A 6,68, *notari* Codi D, Rn 4,331, *notarios* Codi P 7,3,3, apr. *notari* Manosque 13; 33; 77; 1330, Pans.

Die adjektivische Verbindung ist im THESAUR bei jedem Schreiber nur einmal belegt, in einem Fall auch in der Formel: *notari public de Masselha* „öffentlicher Notar, zugelassen in Marseille" (nicht: „öffentlicher Notar der Stadt Marseille"). Das sogenannte öffentliche Notariat breitete sich während der zweiten Hälfte des 12. Jahrhunderts in der Provence aus, gestützt auf die Wiederbelebung des römischen Rechtes und angeregt durch italienische Vorbilder (Aubenas, Notariat 37). In der Provence wurden daher seit etwa 1200 alle Notare *notarii publici* genannt (Bautier/Sornay, Sources 2,1141f), und deswegen verzichteten die Schreiber in den meisten Fällen auf das ihnen selbstverständliche Adjektiv. In den Codi und in Gebrauchstexten ist *notari* ebenfalls ohne erklärende Zusätze üblich[97].

In den Urkunden, auf die sich der THESAUR stützt, ist nicht nur die vollständige Berufsbezeichnung der Notare, sondern auch die sie ernennende Einrichtung genannt. In der Provence amtierten seit dem 13. Jahrhundert Notare kaiserlicher und päpstlicher Autorität, da Kaiser und Papst Notare *ubique terrarum* ernennen konnten (Aubenas, ib. 38f; 41). In den Urkunden zum THE-

[96] *Nota* fehlt hingegen in Rn, Lv/LvP, Brunel/BrunelS, Manosque etc.

[97] Vgl. aber auch mlt. (Moissac) *notarius communis* (1175–1200, Brunel; cf. BrunelS, Glossar).

SAUR erscheinen in größerer Zahl Notare kaiserlicher Autorität, was jedoch zufällig sein kann.

Seit dem 14. Jahrhundert versuchten die Grafen der Provence, denen spätestens seit 1162 das Recht zustand, Notare zu ernennen, die *notarii imperiali* oder *apostolica auctoritate* zurückzudrängen, oder sie wenigstens zusätzlich auf sich selbst zu verpflichten (Aubenas, ib. 38–47)[98]. In den Urkunden zum THESAUR stoßen wir auch schon auf frühe Beispiele für gräfliche Notare[99].

In den Statuten von Marseille ist das Recht der Stadt festgeschrieben, öffentliche Notare zu ernennen[100], aber die Rechtspraxis – im THESAUR und in den von Aubenas untersuchten Urkunden – gibt kein sicheres Zeugnis für Notare städtischer Autorität. Die Städte übten ihre Kontrolle über das Notariat weniger durch die Ernennung als durch die Zulassung der Notare in ihrem Gebiet aus[101].

Im THESAUR werden mehrere hundert Notare erwähnt, da beinahe jeder Paragraph des Inventarbuches den Notar nennt, der die entsprechende Urkunde ausstellte. Wie schon in der Einleitung gesagt wurde, trug die Namensnennung zur Rechtswirksamkeit des THESAUR bei. Für ihre Ernennung mußten Notare eine Abgabe an die zur Ernennung berechtigten Vertreter des Kaisers, Papstes oder der Grafen der Provence entrichten; Aubenas (ib. 73) sieht in dieser dem Empfänger willkommenen Einnahmequelle einen der Gründe für die große Zahl der Notare im Mittelalter. Schon Ende des 13. Jahrhunderts häuften sich die Klagen über die *effrenata multitudo (notariorum)*, über die Notarschwemme.

Angehende Notare lernten ihren Beruf meist bei einem ‚Meister', mit dem sie durch einen Lehrvertrag verbunden waren (Aubenas, ib. 98). Sie konnten schon in früher Jugend bei diesem als Gehilfen im Hause und in der Kanzlei ar-

---

98 So war etwa Laurens Aycart Notar von des Kaisers und des Königs von Neapel, Grafen der Provence, Gnaden: *Laurentio Aycardi, notario publico de Massilia in comitatibus Provincie et Forcalquerii, reginali et alias ubique terrarum imperiali auctoritatibus constituto* (1396, Urk. zu § G 1).

99 *G.A. publicus domini comitis Provincie et Massilie notarius* (1261, Urk. zu § D 20), allerdings ohne den Begriff *auctoritate*; vgl. auch die Erwähnung des amtierenden Grafen: *P.R., notarii Massilie publici in comitatibus Provincie et Folqualquerii ab illustrissimo domino (bis) Roberto bone memorie rege Jerusaleme et Sicilie ducatus Apulie et principatus Capue, Provincie et Folqualquerii ac (...) constitutus* (1352, Urk. zu § A 15).

100 *(...) publicum instrumentum per manus alicujus publici notarii Massilie habentis auctoritatem officii tabellionatus a communi Massilie (...)* (Pernoud, Statuts 2.16.pr.; cf. Pryor, Contract 22 Anm. 52). Pryor (ib. 21f & Anm. 52) vertritt die Auffassung, eine städtische Ernennung von Notaren sei möglich gewesen; er kann allerdings außer den Statuten, die nur bedingt Auskunft über tatsächlich geübtes Recht geben, nur wenige Argumente dafür anführen.

101 «La commune, certes, ne se privait pas de réglementer l'accès et l'exercice de la profession sur son territoire, mais les notaires à qui elle accordait cette autorisation, étaient munis d'une investiture impériale, apostolique ou comtale» (Aubenas, Notariat 56).

beiten; als Mindestalter für ihre Ernennung schreiben die Statuten von Marseille 24 Jahre vor[102], ein Alter, das in der Praxis sicher oft unterschritten wurde.

Die sozialen Unterschiede zwischen wohlhabenden Notaren, oft aus angesehener Familie, und armen Vertretern des Berufsstandes, die ihren Lebensunterhalt in Dörfern überwiegend durch Nebenerwerbs-Landwirtschaft, in Städten vielmals auch als Angestellte in Kanzleien bestritten, waren beachtlich (ib. 102f). Die Vertreter beider Gruppen gehörten verschiedenen Welten an. Notare mit erforderlichem familiärem und finanziellem Rückhalt konnten wichtige Positionen einnehmen, etwa bei Gerichten – *notari del tribunal AC* und *notari del taulier de lo veguier AB* – oder in der städtischen Verwaltung – *notari del conselh AC*. Jedes städtische Amt (*office*) verfügte über einen Notar, der als Protokollführer oder Urkundsbeamter wirkte und jedes Jahr neu ernannt wurde (ib. 90–95; 103); Droguet (Dépenses 173[6]) stellt allerdings eine «certaine stabilité de ce personnel administratif» auch bei den Notaren fest: «Certains employés restent en poste plus d'une dizaine d'années» (ib.).

Grundlegende Aufgabe eines Notars war die Beurkundung von Rechtsgeschäften. Der Weg zur Erstellung einer rechtsgültigen Urkunde war in der Provence zwischen dem 13. und dem 14. Jahrhundert Wandlungen unterworfen. Im 13. Jahrhundert trug der Notar die Bestimmungen und Umstände eines Vertrages im Beisein der Parteien in ein langes schmales Heft (ca. 31 mal 11 cm, Aubenas, ib. 85) ein. Der Vertrag wurde rechtsgültig durch eine vollständige Niederschrift in das *cartularium*. Das Wort *nota* war im 13. Jahrhundert zweideutig und bezeichnete sowohl einen Eintrag in dem erstgenannten Heft, so in den Statuten von Karl I. (1259), als auch denjenigen in ein Kartular wie in den Statuten von Marseille, Arles oder Avignon (ib. 80f; s.o. Anm. 45).

Seit dem 14. Jahrhundert bildeten sich vier Stadien mit eindeutiger Terminologie bei der Erstellung einer Urkunde heraus, die bis ins 16. Jahrhundert unverändert blieben:

1. Die Niederschrift der einzelnen Bestimmungen des Rechtsgeschäfts im Beisein der Parteien; diese wurde häufig nach ihrer Erledigung vernichtet.
2. Der rechtsgültige, aber gekürzte Eintrag in ein Brevenheft.
3. Im Falle, daß eine Urkunde ausgefertigt werden sollte, erfolgte eine vollständige Niederschrift des Vertrages in ein Kartular (wobei sich die Formklauseln im Laufe der Zeit zunehmend ausweiteten).
4. Die Ausfertigung der Urkunde nach Vorlage des Kartulars (ib. 81–84).

Im THESAUR werden Brevenhefte und ihre Einträge erwähnt, sowie Urkunden und Urkundenkopien.

novel bailh cf. *acapte*.

---

[102] Pernoud, Statuts 2.28; cf. Aubenas, Notariat 61.

obligar „verpfänden[103]; verpflichten" *AA/AC*

aokz. *obliar* „(Eigentum) verpfänden" Codi A 8,16,4, *obligar* Codi D, Rn 4,72a; Codi P 6,105,8; 8,15,1, apr. *obligar* SHon, Lv 5,449; Manosque 9; 1336, Pans.; arouerg. ~ 1181, BrunelS 451,9; aokz. *obligar* „(sich) verpflichten (durch Schuld, Schwur)" Codi A 2,8,7; 4,7,2; Codi P 8,38,1 apr. ~ 1332, Forcalquier, MeyerTeralh (Hs. A) 53,173f; 1442, Digne, MeyerDoc. 264; 1449, ib. 276, *hobliguar* 1423, Reillane, ib. 369; cf. FEW 7,268a; Rn 4,72; Lv 7,449;

obliguetion „(durch ein Pfand gedeckte) Schuldverpflichtung" *AB*

aokz. *obligacion* „Verpflichtung" Codi A 4,21,1 (*las obligacios, zo es en cal mesura us om es tenguz ad autre o de mala faita o de contrait*); Codi P 8,38,1, *obligatio* Codi D, Rn 4,72, apr. ~ 1442, Pans., alang. *obligatio* 1294, Doat, Rn 4,72.

Im THESAUR steht *obliguetion* (cf. Skripta §4.2) für eine Anleihe der Stadt beim Heilig-Geist-Spital, die durch die Verpfändung der Weizensteuer von Marseille gesichert war. Bei dieser Verwendung liegt wohl eher eine „Verpfändung (der Steuer)" wie in den mlt. Belegen[104] vor, als die von den aokz. Zeugnissen nahegelegte Bedeutung „Verpflichtung (der Stadt zur Zahlung)".

ordenar „testamentarisch verfügen; anordnen" *AA*

apr. *yeu ordonne que* „(testamentarisch) verfügen" 1438, Marseille, Aubenas, Testament, p.j. Nr. 27;

cf. aokz. *heres es ordenatz* „als Erben einsetzen" Codi D, Rn 4,380, apr. *yeu fac et ordini* (& Obl.) 1473, Rascas, HauckTextes fol. 67, agask. *ordenar l'heres* Ende 14./Anf. 15. Jh., Cout. Bordeaux, Lv 5,513f;

apr. *ordenar* „anordnen" 1280, Pans.; Manosque 27; 99; 1450, Digne, MeyerDoc. 279; cf. FEW 7,395b; Lv 5,513.

Das Wort tritt außer in der üblichen Bedeutung „(unter Lebenden) anordnen" im THESAUR auch für die Bestimmungen eines Testaments ein, d.h. für Bestimmungen von Todes wegen, eine Bedeutung, in der *ordenar* lexikographisch kaum erfaßt ist, aber zumindest in Marseille sicher gebräuchlich war.

paga cf. *sout*.

palays cf. *juge*.

pati „Vertragsbestimmung (über zusätzliche Verpflichtungen eines Vertragspartners)" *AA/AB/AC/AC'*

cf. FEW 7,462a; Rn 4,457; Lv 6,137f; Pans.; cf. apr. *eser de pati que* 1434–1449, Digne, MeyerDoc. 251; 264; 274; cf. Lv 6, 138.

Pati tritt vorwiegend in den Verbindungen *am pati de* und *eser de pati que* „abgemacht sein" auf. Ersteres steht zumeist als Einleitung zu einer Zusatzbestim-

[103] Die Stelle *obliguet totz sos bens al hospital* im THESAUR (§C 12) geht zurück auf mlt. *quibus obligo et ypotheco dicto hospitale omnia bona mea* (1346, Urk. §C 12, Z. 20).

[104] Cf. mlt. (Grasse) *sub obligatione omnium bonorum suorum* „Verpfändung, Hypothek" (1250, AubenasDocNot. 40; 1251, ib. 29), mlt. (Marseille) *sub ypotheca et oblicacione omnium bonorum suorum* (1490, AubenasOff. 1,74).

mung in einem Erbpachtvertrag; auf letzteres, welches im apr. häufig belegt ist, könnte die verkürzte Form *dever de pati* (& Infinitiv) „aufgrund einer Vertragsbestimmung verpflichtet sein" zurückgehen.

plach „Prozeß" *AC*

aokz. *plaig* Codi A 2,1, *plag* ib. 2,1,1, *plait* ib. 2,2; Codi P 3,10,1, apr. *plai* 12. Jh., Pans., *plait* Manosque 65; 1358, Pans.; 1517, Forcalquier, MeyerDoc. 355, *plaz* Manosque 35; 65, *plag* 1350, Pans.; cf. FEW 9,7a; Rn 4,547; Lv 6,332–338; Brunel/BrunelS; Ourliac/MagnouSelve.

Im aokz. wird ein Prozeß, das heißt ein gerichtlich ausgetragener Streit, in vielen Fällen mit *plach* bezeichnet; im THESAUR erscheint das Wort nur einmal (cf. *debat*, *demanda*, *question*).

poysansa „Vollmacht" *AB*

anîm. *poysansa* 1428/29, ms. 1752, Lv 6,422b.

Mit der in diesem Sinne offenbar seltenen Bezeichnung ist im THESAUR eine Vollmacht gemeint, die die verstorbenen Eltern und die Klostervorsteherinnen einer Nonne zugestanden, über ihre Güter zu verfügen (cf. *autoritat*, *procura*).

porrogassion „Aufschub, Hinausschieben (einer Fälligkeit), Stundung" *AC*

apr. *porrogation (de un deute)* 1394, Urk. § G 16v1, *prorogascion* 1488, Pans., alang. *prorrogation* 2. Hälfte 13. Jh., Cart. Montpellier, Rn 5,105, alim. *prorogation* 1315, FEW 9,462b; cf. aland. *porogation* „prorogation" 1519, St.-Sever, MillardetTextes XXXIv10.

Die metathetische Form, die mir außerhalb von Marseille nur aus der Gaskogne – und dort ein wenig später als bei *AC* – bekannt ist[105], findet sich in der Handelsstadt auch in der de Morties vorliegenden Urkunde als Rückseitenvermerk (*porrogatio debiti*, Urk. § F 48v2) und von der Hand des ausstellenden Notars: *porrogaverunt (...)/(...) debitum seu legatum* (1411, ib. Z. 12f).

portador „bringpflichtig" *AA*

apr. *III sols portadors* 1350ca., Nîmes, Bondurand, Rec. féodales, Lv 6,470, *cauzas portadoiras o menadoiras* 14. Jh., ConstansChapitres 45, ib., *causas* ... *portadoyras*, 15. Jh., Tobias, ib.

Bei einer bringpflichtigen Abgabe (Bringschuld) muß der Pächter, anders als bei einer holpflichtigen (Holschuld), die dem Verpächter zustehenden Ernteerträge bei diesem abliefern oder sie abliefern lassen (Schickschuld); zur Höhe der eigentlichen Abgabe kommen dabei die Transportkosten und das Transportrisiko hinzu.

---

105 Vielleicht beruht die Form *prorrogation* aus dem Kartular von Montpellier (cf. FEW 9,462b: «hap.») auf einer graphischen Interferenz von metathetischer – daher *-rr-* – und etymologischer – daher *pro-* – Form.

prenre „aufnehmen (Breve)"*AA*/*AB*/*AC*;

comprenre „id." *AA*.

Die verbale Terminologie für die Erstellung von Urkunden ist wie die nominale Teil der juristisch-administrativen Fachsprache. *Prenre* beschreibt in den meisten Fällen den Eintrag einer Breve in ein Brevenheft, oft auch ohne Erwähnung der Breve selbst. *Carta presa* ... bedeutet „Urkunde, deren Bestimmungen in ein Brevenheft eingetragen wurden, ..." (vgl. alang. *pres ne carta maystre B. Pons* 14. Jh., Béziers, Mascaro, Lv 2,221). *Comprenre* erscheint ebenfalls einmal in dieser Bedeutung, die mir außerhalb des THESAUR für das Wort nicht bekannt ist. Diese Verwendung erklärt sich wahrscheinlich in Analogie zu *prenre* (s.u. *extraire* s.v. *traire*).

Der Arzt Blasi verwendet die einfachere Wendung: *nota facha per la man de* ... (HauckBlasi 16,4; 17,1), die auch im THESAUR verschiedentlich auftritt. Daneben findet sich dreimal *recebre* „eine Breve aufnehmen" *AA*[106].

proces „(Papst-) Urkunde"

agask. *proces apostolicau* 15. Jh., Cout. Bordeaux, Lv 6,572.

Eine übliche Bedeutung von *proces* ist im aokz. „Urkunde" (cf. FEW 9,411b; Lv 6,572). Im THESAUR tritt das Wort jedoch mit der Spezifizierung *apostolical* auf; die analoge Verwendung von *proces* im agask. und die Seltenheit dieser Urkundenbezeichnung im THESAUR (einmal neben üblichem *carta* und *instrument*) lassen vermuten, daß bei *proces apostolical* nicht nur ein akzidentelles Syntagma vorliegt, sondern daß *proces* einen Spezialbegriff für eine „Papsturkunde" darstellt.

procura „Vollmacht" *AC*

cf. MeyerDoc. 370; 615; FEW 9,414a; Lv 6,574.

Der Kontext des Wortes im THESAUR (§ A'34) legt die exaktere Definition „Vollmacht zum Zinseinnehmen" nahe (cf. *autoritat*, *poysansa*).

protocol „Brevenheft" *AC*

apr. *portoqueles* „Brevenheft" 1607, Puget-Théniers, MeyerDoc. 586,19, adauph. *portocol* 1493, Embrun, Fazy, FEW 9,480; cf. apr. *protocol* „protocolle" 1421, Pans.[107].

Nach Aubenas (Notariat 85) ist *prothocolum* eine der gängigen Bezeichnungen für das Brevenheft im mlt., zusammen mit *breviarium*, *sumptum* und *vademecum*. Das Wort ist im aokz. belegt, wenngleich in dieser Bedeutung in der Provence erst verhältnismäßig spät, und auch im THESAUR verwendet nur *AC protocol* neben *cartolari* und *escriptura*. Möglicherweise ist *protocol* in der Provence ein Wort, das erst im 15. Jahrhundert an Frequenz zunimmt.

[106] Im FEW fehlen diese Bedeutungen unter PRAEHENDERE (9,339b–354a) und unter RECIPERE (10,145a/b).

[107] Zur Form *protacals* (cf. Skripta § 42) vgl. alang. *protacol* 1372/88, Délib.Cons.Albi, Rn 4,661a, agask. ~ 1480, St.-Sever, MillardetRec. 116,10; cf. Lv 6,597.

prova „Beweis" *AA*

aokz. *prova* „Zeugnis" Codi A 4,1, apr. ~ 1424, Pans.; vgl. FEW 9,404b; Lv 6,567f in den Bedeutungen „Beweis" und „Zeuge".

Im aokz. tritt *prova* als „Beweis" und als „Zeuge" auf. Die Doppeldeutigkeit erklärt sich daher, daß Zeugen als Beweismittel galten, wie etwa die Codi festhalten: *Poiss que nos avem comenzat a dire generalment de provanzas, ara digam de garentias zo es de testibus que sunt eussament provanzas* (Codi A 4,31,1). Im THESAUR findet sich ein weiterer Beleg für diese Beweisgültigkeit von Zeugen. Die Wendung *(carta ... contenent) las provas fachas* (§I 8) ist zu übersetzen: „die vorgelegten Beweise"; aus der Urkunde zu dem Paragraphen geht hervor, daß mit den Beweisen in diesem Falle nur Zeugenaussagen gemeint sein können.

publicar „(den Inhalt einer Urkunde) öffentlich bekanntgeben; eine Urkunde der Öffentlichkeit zugänglich machen" *AB*, *plubicar AC* (cf. Skripta §20; 42)

aokz. *testament (...) publicat* Codi D, Rn 4,580, alim. *publicat* 1401, Cart. Limoges, Lv 6,405; cf. «apr. *publicar* „rendre public et notoire" (ca. 1140)» FEW 9,505a.

Wort und Vorgang sind im THESAUR selten.

(en) pupillar etat „in unmündigem Alter, nicht voll geschäftsfähig" *AA*

apr. *en pupillar etat* 1399, Pans. (> FEW 9,601b); vermutlich zusammengezogen: aokz. *pupillaretat* Codi D, Rn 4,670.

Das Syntagma geht auf mlt. *in pupillari etate* (1348 n.St., U. § A 24, Z. 48; A 25, Z. 26[108]) zurück und findet eine Entsprechung in synonymem apr. *menor etat/edat*[109]. Wie die Verbindung *substitution pupillar*, die vorwiegend in rechtstheoretischen Schriften, und dort als Latinismus, aufzutreten scheint[110], dürfte *pupillar etat* ein ausschließlich gelehrter und fachsprachlicher Begriff gewesen sein (cf. *substitution*).

question „Rechtsstreit, Prozeß; Rechtsbegehren" *AB*

aokz. *question* „Rechtsstreit" Codi A 3,4,1, *questio* Codi L 3,4,1, apr. *question* „procès, difficulté, question" 13. Jh., Pans., alang. *questio* 1.Hälfte 14. Jh., Arch. du Consulat, Lv 6,620; Ende 14. Jh., Mascaro, Lv 1,310 s.v. *compromes*; 14. Jh., Deux Mss., Lv 6,620; cf. FEW 2/1,141a[111];

aokz. *question* „Rechtsbegehren" Codi A 3,8,5; Codi P 3,10, mlt. *questio* Codi L 3,10,3, apr. *question* 13. Jh. (?), Pans.; Manosque 29; 73; cf. Rn 5,18.

---

108 Cf. *renunciantes (...) in omnibus predictis omni minoris seu pupillaris etatis beneficio* (1219, SVict. 912, S. 320), *filius noster (...) in pupillarietate (...) substituimus pupillariter, etc.* (1294; «Pluries ibi; legendum tamen suspicor *in pupillari aetate*», DC 6,573a»); vgl. die Verbindung *pupillar sotordenacion* (Codi P 6,54,2).

109 Cf. apr. *menor etat* „Minderjährigkeit" (Manosque 25; 77), aquerc. *menor edat* (1266, Cout. Thégra, Lv 2,315; FEW 24,236a).

110 Aokz. *substitucion pupillaris* (Codi A 6,55; 56; Codi D, Rn 4,670); vgl. mlt. *substituendo (...) pupillariter* (DC 6,573a).

111 Vgl. mlt. (Marseille) *questio* „Streit" (1490, AubenasOff. 1,19).

Es ist bei vielen Textstellen schwierig zu entscheiden, welche der beiden im THESAUR belegten Bedeutungen von *question* vorliegt[112]. In folgendem Zitat aus dem Codi P könnte ebensogut eine Forderung wie ein Streit gemeint sein: *el deit respondre a tot cellos que li movont* question *de l'eretajo e qui diant que no deit este hers* Codi P 6,71 (analog: Codi L 6,71). Erst der Vergleich mit der älteren Hs. A erlaubt es, *question* mit „Prozeß" zu identifizieren: *deu respondre a toz homes que li volunt moure* plaig *de la heretat e que didunt que el non deu esser heres* Codi A 6,72.

Auch bei einer von zwei Stellen im THESAUR ist die Bedeutung von *question* nicht völlig eindeutig: *sententia (...) en la question qu'era per la dita censa del dit hostal del dit sen B. M.* (§ K 15). Aus der Urkunde zu § K 15 geht hervor, daß ein Schiedsgerichtsurteil in einer Zinsstreitigkeit, nicht etwa ein Urteil über eine Zinsforderung, vorliegt[113], was auch der Syntax der Stelle näher kommt (*en*, nicht *sobre*).

In *question ni demanda* (68v28) ist jedoch mit Sicherheit eine (gerichtliche) Forderung gemeint (cf. *debat*, *demanda*, *plach*).

quitansa „Empfangsbescheinigung" *AA/AB/AB'/AC*

alim. *quitanssa* 1450ca., Benoist, Lv 6,629; unklar ist die Bedeutung bei apr. *quitansa* „quittance" 1363, Pans., *quittansa*, 14./15. Jh., ms. 1620, Statuts de Provence, Rn 5,23; cf. FEW 2/2,1471b; Lv 6,628f;

quitar „die Erfüllung, Ablösung einer Verpflichtung bescheinigen" *AA/AB*; „eine Empfangsbestätigung ausstellen" *AC*

cf. apr. *quitar* „donner quittance, acquitter" 1374, Pans.; alang. *quitar* „eine Quittung geben" 1359/60, Comptes Albi, ib.; cf. FEW 2/2,1471b;

quitiar „id." *AA*

alang. *quitiar* „die Erfüllung einer Verpflichtung bescheinigen" 1261, ms. Anfang 15. Jh., Cart. Alaman, Lv 6,630.

Das Syntagma *quit(i)ar plenieramens (de una censa ...)* ist vielleicht am genauesten zu übertragen mit: „von einer Verpflichtung befreien". Es ist mir außerhalb des THESAUR nicht im aokz. bekannt (cf. *aquitiament*).

ratifficar „einem die Mitgift betreffenden Vertrag zustimmen" *AB*

apr. *ratificar* Manosque 87; 123; 125; 131; 1390, Pans., *retifficar* («mauvaise lecture pour *ratifficar*») 1547/8, Guilhaumes, MeyerDoc. 553,48);

---

112 Cf. agask. *tota persona que aga platz ho* quistihos, *que totas personas li hobeziso de bona mor en totas causas que demande (...)* (15. Jh., BrunelRecPyr. 404); Brunel übersetzt *quistiho* mit „revendication" (S. 149); wahrscheinlich ist aber Synonymendoppelung mit *platz* anzunehmen, und in diesem Fall bedeutet *quistiho* „Streit".

113 Ebenfalls ein Schiedsgerichtsurteil wird gefällt in der «*questio seu controversia*» (1349, Urk. zu § F 6, Z. 2); vgl. *de questione seu controversia* (1390; U. § F 5, Z. 2), bei der eine Einigung erfolgt.

ratiffication „Zustimmung einer Ehefrau zu ihre Mitgift betreffenden Geschäften" *AA/AB/AC*; „Bestätigung" *AA/AB*

apr. *ratiffication* „Bestätigung (i.a.)" 1476, Reillane, MeyerDoc. 370; 371, *ratificacion* 1479, Pans., alang. *ratiffication* 1308, ms. 1665/70, Doat, Rn 5,46[114].

Die fachsprachliche Verwendung von *ratifficar/ratiffication* überwiegt im THESAUR gemäß der Natur des Textes gegenüber der allgemeinsprachlichen (5:2), obgleich sie im aokz. offenbar wenig verbreitet war.

Theoretisch galt in der Provence die Unverkäuflichkeit der in der Brautgabe enthaltenen Güter durch den Ehemann. Diese Bestimmung setzte sich jedoch nur langsam durch und erreichte erst gegen 1560 eine gewisse Wirksamkeit (Bonnecorse, Condition 67). In der Praxis des 14. und 15. Jahrhunderts konnte der Ehemann ein Gut der Brautgabe veräußern, wenn seine Frau dem Vertrag zustimmte (Aubenas, ib. 41–43). Sie selbst konnte mit ihrer Mitgift alleine wirtschaften[115]. Deutlich wird ersteres im THESAUR etwa in § K 39, wo die Ehefrau nach ihrer Zustimmung zu einem Verkauf erklärt, auf jede Möglichkeit späteren Einspruches gegen den Vertrag zu verzichten: *dona Alaeta, sa molher, am sa autoritat ratiffiquet la dita vendoa e promes jamay per sa verquiera (...) non far question ni demanda en los (...) censals* (cf. *verquiera*).

recebre cf. *prenre*.

en recompensation (de) „als Ausgleich (für)" *AA*

alang. *en recompensatio* 1270, Toulouse, Arch. du Roy, Rn 4,499, *per recompensacio* 1350ca., Regist. lausimes la Salvetat, AM 22,60, Lv 7,108[116].

Die adverbielle Verbindung steht im THESAUR im Zusammenhang mit der Übertragung (*donation en paga*) von Zinsrechten zur Tilgung einer Schuld.

reconoysensa „Anerkennung einer Pachtverpflichtung" *AA/AB/AC*

cf. FEW 10,156f; Rn 4,336; Lv 7,111; 113f; sowie: apr. *reconoicensa* 1356, Pans., *reconeissensa* 1375, ib.;

reconoyser „eine Pachtverpflichtung anerkennen" *AA/AB/AC*

apr. *reconoisser* 1265, Pans.; Manosque 89, *recognoisser* 1429, ib.

Die Begriffe begleiten im THESAUR oft Erbpachtverträge, bei denen der Pächter oder der Verpächter wechseln. Beide Wörter sind in ähnlicher Verwendung üblich, sowohl für lehensrechtliche Anerkennungen (FEW 10,156a; 157a; Brunel s.v.), als auch bei Pachtverträgen oder Schulden (zur Bedeutung „Erhalt der Mitgift bestätigen" cf. *assignation*).

---

114 Beide Wörter fehlen im FEW 10,104b/105a für Südfrankreich.

115 Vgl. aber die Zustimmung eines Ehemannes zu einem Verkauf durch seine Frau (ihre Brautgabe betreffend ?): *confirmavit, ratificavit et aprobavit* (1301ca., AubenasDocNot. 53[1]).

116 Vgl. gleichbedeutendes *per recompansa* 1515, Thouraudi, THESAUR 113,8 (dazu cf. FEW 10,158b; Lv 7,107; Pans. (1445)).

redairages cf. *arrayrages*.

redussion „Pachtzinsverminderung" *AC*

apr. *reducion* 1457, Pans.; in anderer Verwendung: FEW 10,182a/b; Rn 3,85f; Lv 7,140f;

reduire „einen Pachtzins vermindern" *AC*

apr. *reduire* Manosque 53; 99, *redure* 1382, Pans., alang. *redurre* Pet.Thal.Montpellier, Lv 7,140; cf. FEW 10,182a.

In der Bedeutung des THESAUR ist das Verb gut bezeugt; das Substantiv steht im aokz. vorwiegend in anderem Kontext als bei *AC* (cf. *defalcar*).

reformar „beschließen" *AA*;

reformation „Beschluß" *AA*/*AC*.

Reformar und *reformation* werden im THESAUR nur für den Allgemeinen Rat von Marseille verwendet. Die Bedeutungen „beschließen" und „Beschluß" ergeben sich beinahe zwingend aus dem Kontext. Sie waren jedoch in Südfrankreich offensichtlich ungebräuchlich; nur mlt. Belege zeigen die gleiche Verwendung[117].

relaxar „überlassen" *AA*/*AB*

agask. *relaxar* 1480, Livre noir Dax, Lv 7,196; cf. apr. *relassar* „relâcher" 1384, Pans., *relaxar* 1408, ib., *relasar* 1464, Manosque, MeyerDoc. 394, *relaxar* 1478, Forcalquier, ib. 342; cf. Rn 4,33f.

Relaxar zeigt ähnliche semantische Entwicklungen wie *remetre*; beide Wörter sind häufig als „verzeihen" und „erlassen" belegt. Im THESAUR treten sie, etwa in der Synonymendoppelung *remetre e relaxar* (3,4), in der selteneren Bedeutung „überlassen" auf. Die Wendung *relaxet per via d'escambi* (19v25) läßt vermuten, daß der Tausch als wechselseitige Schenkung konzipiert wurde.

remetre „(Eigentum) übertragen" *AA*/*AC*; „(auf Eigentum) verzichten" *AC*

alang. *remetre* „übertragen, überlassen" 1372/88, Délib. Cons. Albi, Lv 7,217; arouerg. ~ Ende 15. Jh., Myst. Prov., ib.; zu „verzeihen; erlassen" cf. FEW 10,239a; Rn 4,228–230; Lv 7, 217–219;

remission „Übertragung (von Eigentum)" *AA*/*AC*

apr. *remission* „remission, cession" 1366, Pans., *remession* 1371, ib.; zu „Verzeihung etc." s.o.[118].

---

117 Cf. mlt. (Parma) *reformatio* „constitutio, sanctio que disciplinam civilem spectat" (1308, Chronic. Parmense, DC 7,80a; Statuta Cadudrii ib.); mlt. (Parma) *reformare* (1287, Chronic. Parmense (*per concilium extitit reformatum de dando eis .CC. libras Parmenses*) ib.; 1295, ib.).

118 Cf. mlt. *remissio* „traditio, transmissio" (1294, Charta Phil. Pulc. pro libert. villae de Boceyo, DC 7,120b); sowie mlt. (Marseille) *remissio* „Befreiung von einer Schuld" (1248, Pryor, Contract 177–183), *facio tibi finem et remissionem et pactum perpetuum de non petendo aliquid* (id., ib. 149).

Remetre und *remission* treten im THESAUR für verschiedene Formen der Übereignung ein. *Remetre* wird verwendet, wenn ein geschenkter Gegenstand weitergeschenkt (3,4) oder vom Beschenkten verkauft (29v18) wird (cf. 40,31); es beschreibt aber auch das Erlassen einer Schuld (32,14).

Das Substantiv erscheint in den Verwendungen: „Übergabe eines Erbes von einem Nießbraucher an den Nacherben" (32v17); „Abtretung eines Anspruches" (43v14), „Besitzinvestitur (bei einer Beschlagnahme)" (31v2).

Die üblichen Bedeutungen von *remetre/remission* entstammen dem semantischen Feld der „Verzeihung" und des „Erlassens (von Sünden)". In den juristischen Verwendungen des THESAUR sind sie selten. Ähnlich wie bei *cometre* zeigt sich bei *remetre* eine vielfältige Bedeutungsentwicklung. Möglicherweise sind beides allgemeinsprachliche Wörter – wobei *remetre* ursprünglich aus dem theologischen Wortschatz stammen könnte –, die immer wieder akzidentell in die juristisch-administrative Fachsprache eindrangen (cf. *relaxar*).

renda „Mietzins" *AA*

apr. *renda* 12. Jh., Pans., alim. ~ 1377, Cart. Limoges, Lv 7,226, apérig. ~ 1185, Brunel 225,2; cf. FEW 10,173b;

arrendament „Mietvertrag, Vermietung" *AA*

apr. *arendament* 1434, Pans.; 1533, Vence, MeyerDoc. 525,3, *arrendament* id., ib. 525,2; 526,11, alang. *arendamen* 1344–1347, ForestiéBonis 1,48; 201; 2,16; 253; cf. FEW 10,174b.

Arrendament und *renda* zeigen die Trennung der beiden Bedeutungen von *loguier* in zwei Wörter, wie sie offensichtlich nur im aokz., nicht im mlt., vorlag. Die Synonymendoppelung *lo loguier o arrendament* (§ H 11) im THESAUR übersetzt mlt. *dedit (...) ad loquerium sive renda*m (1383, U. § H 11, Z. 4); mlt. *renda* ist hier mit „Mietvertrag", nicht mit „Mietzins" zu übersetzen.

renunciar cf. *rompre*.

restituir „zurückerstatten" *AA*

aokz. *restituir* Codi A 2,11,4; 5,7; 2,12; Codi P 4,5,2; 6,69, apr. *restetuir* Manosque 67, *restituir* 1371, Pans.; cf. aokz. *rendre e restituir* 1384, Arch. du Roy, Rn 3,213, alang. ~ 2. Hälfte 13. Jh., Cart. Montpellier, ib.; 1442, Libert. SPons, Lv 7,280;

restitution „Rückerstattung" *AA*

apr. *restitucion* „restitution" 1376, Pans., *restitucihon* 1390, ib.; cf. FEW 10,324a; Rn 3,213[119].

Das Verb ist in den Codi wie in Gebrauchstexten häufig, und tritt auch wie im THESAUR in der formelhaften Wendung *rendre e restituir* mehrfach auf.

---

[119] Cf. mlt. *restitutio* (1030, DC 7,156a).

Restitution steht im THESAUR immer im Zusammenhang mit der Mitgift. Die Rückerstattung einer Brautgabe erfolgte innerhalb eines Jahres nach dem Tode eines der beiden Ehegatten, unter Berücksichtigung von Wertsteigerungen oder -minderungen; für in der Ehe veräußerte Immobilien wurde der Preis erstattet (Aubenas, ib. 47f).

Restitution scheint aber – im Gegensatz zu *assignation* – nicht spezifisch für die Brautgabe verwendet worden zu sein. In allen mir bekannten Belegen außerhalb des THESAUR bedeutet es „Rückgabe (i.a.)“[120].

retener „die Utile zu einer Direkten kaufen“ *AA*; „die Direkte zu einer Utile kaufen“ *AA/AB*; „(sich) beim Verschenken eines Pachtzinsrechtes das Eigentumsrecht vorbehalten“ *AA*; „(sich) einen Pachtzinssatz einräumen“ *AC*

aokz. *retenir* „einbehalten“ Codi A 4,16,1; Codi P 3,23,1, *retener* Codi A 4,61,2, apr. ~ 13. Jh., Pans., *retenir* Manosque 25; 39; 1376, Pans.; cf. FEW 10,333b; Rn 5,340f; Lv 7,287–9; Brunel/BrunelS; Ourliac/MagnouSelve;

retentio (mlt.) „Kauf der Direkten durch einen Pächter“ *AB*

apr. *retencion* „retrait, retention“ 1367, Pans.; cf. agask. *retention* „Rückkauf“ 1314, Cout. Condom, Lv 7,291; 15. Jh., Livre noir Dax, ib. 7,290; vgl. aokz. *retencion* „Besitz“ Codi P 4,70,12.

Retener tritt in der zinsrechtlichen Terminologie in verschiedenen Wendungen auf, bei denen immer die Idee des Einbehaltens zugrunde liegt. Es dient insbesondere für den Rückkauf der Utile durch den Verpächter und für den Ankauf der Direkten durch den Emphyteoten.

Das Substantiv, das im THESAUR in lateinischer Form steht, ist im aokz. seltener als das Verb; es tritt auch eher als dieses in der Bedeutung eines Rückkaufs auf.

retulit „im Nachhinein (aus einem Brevenheft) ausgezogene Urkunde“ *AA*.

Retulit beschreibt im THESAUR den Auszug aus einer Grundstücksschätzung, den ein Notar für das Spital erstellte. In ähnlicher Verwendung ist *retulit* im Nfrz. als „Niederschrift einer Grosse aus den Brevenheften eines verstorbenen Notars“ belegt[121]. Die Stelle im THESAUR ist bisher das älteste Zeugnis des aus dem mlt. transliterierten Wortes in der Galloromania und das einzige für Südfrankreich. Der Begriff war auch für die Schreiber des THESAUR nicht gängig; Auszüge aus Brevenheften anderer Notare werden im THESAUR mehrfach erwähnt, sind aber sonst immer umschrieben (*carta tracha de notari X del cartolari del notari Y*) (s.u. *traire*).

revocar cf. *rompre*.

---

[120] Ähnlich *restituir*, das auch im THESAUR ebensowenig wie *assignar* eine spezifisch familienrechtliche Bedeutung hat.

[121] «bourbonn. 1521, CoutGén. 3,1237; Laur 1704–Trév 1771» (FEW 10,189b).

rompre *(un contrat)* „(einen Vertrag) widerrufen" *AA*

aokz. *lo filz pot rumpre lo testament de so paire* Codi A 3,13, apr. *rompre la ordenansa* Doc.B.Alpes, R 27,438, Lv 7,377, alang. *ordenanssa ... rompre* 1339, ms. 15. Jh., Cart. Viane, Lv 7,376f.

Rompre ist in dieser Verwendung seltener belegt als etwa *renunciar* „verzichten"[122] und *revocar* „widerrufen"[123], die im THESAUR im gleichen semantischen Feld auftreten.

salvant „unter Wahrung (von)" *AA*

apr. *salvant* „mit Ausnahme von" 1374, Pans.; 1449, Digne, MeyerDoc. 275; cf. *salv* „id." Manosque passim; cf. FEW 11,128b; Rn 5,144; Lv 7,450.

Während *salvant* in den meisten Fällen im aokz. in der Bedeutung „mit Ausnahme von" auftritt, sollte die Stelle im THESAUR *salvant (lo pati de defalcar)* vielleicht in Anlehnung an die Grundbedeutung genauer übertragen werden: „unter Aufrechterhaltung (einer Vertragsbestimmung zur Zinsreduzierung (trotz Teilerfüllung des Vertrages))".

sedulla „Schuldschein" *AC*

aokz. *cedola* 1399, Druck 1645, Hist.maisonTurenne, Rn 2,371, apr. *cedula* „cédule, billet" 1381, Pans., alang. *sedula* 1264, LPrivClôt.Montel, RLR 2,98,31, *cedula* 16.Jh., Aude, RLR 42,271, FEW 11,296a, aauv. *sidola* „cédule, quittance" 1398, AM 14,75, ib.; cf. Cayla s.v. *cédule.*

Das Wort findet sich im THESAUR in der pleonastischen Verbindung *proprias sedullas horeginals* „eigentliche, authentische Schuldscheine".

senhal „Notarssignet; Kennzeichnung (auf einer Urkunde)" *AA*

apr. *senhal* „Unterschrift" Manosque 27; 49; 131; 1376, Pans.; cf. Lv 7,573b;

aokz. *senhal* „Kennzeichen" 1345ca., Passion Prov., FEW 11,589b, apr. ~ 1370, Pans., alang. ~ 1360/61, Douze comptes Albi, Lv 7,571b;

senhar „(eine Urkunde) unterschreiben, notariell beglaubigen; (eine Urkunde mit Buchstaben und Zahlen gemäß der Paragraphen des THESAUR) kennzeichnen" *AA/AB/AC*

apr. *senhar* „unterzeichnen" Manosque 131; 1375, Pans., *(signar)* 1438, Marseille, Aubenas, Testament 70, *signar* 1508, Pans. alang. *senhar* 1428, Hist. de Nîmes, Rn 5,227;

apr. *senhar* „kennzeichnen" 1412, Pans.; 1440, Digne, MeyerDoc. 259, *segnar* 1528, Bévons et la Tour, ib. 243,13; cf. Rn 5,227f; Lv 7,576–8;

---

[122] Cf. *renunsiar (a un pati)* „(Vertrag) aufgeben" *AB* (cf. FEW 10,258a; Rn 4,350; Brunel/BrunelS (Erstbeleg: arouerg. *renunciar* 1179, BrunelS 441,12); Manosque 3; 89; 131; Pans. (letzter Beleg: apr. *renossiar* 1460)).

[123] Cf. *revocar (una donation) AA* – im THESAUR im Kontext einer Schenkung an das Spital, die durch Widerruf einer vorangegangen Schenkung ermöglicht wird – (apr. *revocar* „widerrufen" Manosque 79; 81; 131; 1350, Pans.; 1401, Reg. des Etats de Prov., Rn 5,576; vgl. FEW 10,364a; Rn 5,576; Lv 7,327f).

sota senhar „unterzeichnen" *AC*

cf. apr. *sotsiniar* 1483, Pans.;

subsenhar „id." *AC*

apr. *soubsigner* 1542, PansS.

Beide Bedeutungen von *senhar* im THESAUR – unter- und kennzeichnen – sind im aokz. üblich; auch die lateinische Form *signada* (cf. Skripta § 28) steht nicht isoliert. Das Substantiv *senhal* ist im THESAUR seltener als das analog verwendete Verb (zu dem offenbar eher gebräuchlichen *senhet* „Notarssignet" vgl. Lv 7,578). Die beiden synonymen Zusammensetzungen *sota senhar* und *subsenhar* sind im THESAUR selten und finden auch außerhalb kaum Belege.

senhor, senhoria cf. *maior senhor.*

sententia „Urteilsspruch" *AA/AB/AC*

aokz. *sentencia* Codi A 2,10, 4; 2,21,4, apr. 1265, Pans.; Manosque 13; 65; 67, *sententia* SHon, Rn 5,119; cf. FEW 11,465a; Rn 5,189; Lv 7,596;

sentenssia definitiva „id." *AC*

alang. *diffinitiva sentencia* 1294, Doat, Rn 3,331, *sentensia difinitiva* 14. Jh., Foix, Eluc. de las propr., ib., agask. *(per appel de la) sentencia diffinitiva* 14. Jh., ms. 15./16. Jh., Fors de Béarn, ib. 330; cf. apr. *definitiu, -iva* 1425, Pans.; Lv 2,45.

Sententia ist die übliche Bezeichnung für einen Urteilsspruch im THESAUR wie in den meisten Quellen aus der Provence und aus den anderen Regionen Südfrankreichs; eine semantische Differenzierung könnte bei *sentenssia definitiva AC* vorliegen, bei dem in verschiedenen Fällen das Urteil einer Berufungsinstanz zu vermuten wäre. Das Syntagma ist mir bisher nur außerhalb der Provence bekannt (cf. *conoyssensa*, *decret*, *mandament*).

sententia arbitraria „Schiedsgerichtsurteil" *AA*

cf. arouerg. *sententia albitrayria* „sentence d'un juge" (?) 1474, MillauDoc. 404, FEW 25,87a, agask. *sententia arbitraria* „Schiedsgerichtsurteil" 11./13. Jh., ms. 1552, Fors de Béarn, Rn 2,111; vgl. auch aokz. *sentencia de l'arbitre* Codi A 2,24,1; cf. apr. *arbitral* „schiedsrichterlich" 1409, Pans., *albitral* 1498, ib., alim. *arbitral* 1296, FEW 25,86b;

sententia compromissaria „id." *AA/AB*

cf. apr. *compromessari* „schiedsrichterlich" 1380, Pans.

Die von Schiedsrichtern gefällte Entscheidung wird terminologisch der richterlichen Maßgabe – Urteil, Anordnung etc. – angenähert oder sogar gleichgestellt[124]. *Arbitral* ist im prov. selten, und das Syntagma des THESAUR, *sententia*

[124] In § K 15 wird eine *sentencia donada per messen A. Botarit en la question (...)* erwähnt, und erst die zugehörige Urkunde zeigt, daß der studierte Jurist A. Botarit hier als Schiedsrichter (*arbiter*, Z. 8) wirkte (cf. *debat*).

arbitraria, ist mir in erster Linie aus dem mlt. der Provence, kaum aus dem aokz. bekannt[125]; für *sententia compromessaria* fehlen mir weitere Belege aus Südfrankreich (cf. *acordi*, *arbitre*, *somma albitral*).

servir „eine Abgabe erbringen, zahlen" *AA/AB/AC*

aokz. *servir* Codi A 3,24,4; Codi D, Rn 5,212; Codi P 3,27,1, apr. ~ 12. Jh., Pans.; cf. FEW 11,537a; Lv 7,623[126];

servissi „Pachtzinsbelastung" *AC*

aokz. *servidi* Codi A 3,24,1, *servizi* Codi D, Rn 5,211, apr. 1160, Pans., Manosque 7; 13; 21 etc., *servisi* 1402, Pans.; 1442, Digne, MeyerDoc. 264; cf. FEW 10,545b; 546b zum Verhältnis der Formen mit stimmhaftem und stimmlosem *-s-* bei SERVITIUM; Lv 7,627;

servitut „id." *AA*

aokz. *servitut* Codi A 2,25; 3,24,4; Codi D, Rn 5,211; Codi P 3,27,1–4, apr. ~ Manosque 17; 1366, Pans.; cf. FEW 11,547b;

servil „mit einer Abgabe belastet" *AA/AB*

cf. alang. *obra servil* „œuvre servile" 14. Jh., V. et Vert., Rn 5,211[127].

Lat. *servire* und einige seiner Ableitungen finden sich im THESAUR als allgemeine Begriffe für Abgabenpflichten. *Servir* und *servissi* sind weit verbreitet, wobei oft kaum aus den Belegen abzulesen ist, ob lehens- oder zinsrechtliche Abgaben gemeint sind. *Servitut* ist zwar wie synonymes *servissi* in den Codi belegt, scheint aber in Gebrauchstexten seltener zu sein als dieses. *Servil* ist mir in der Bedeutung des THESAUR sonst nicht im aokz. begegnet (cf. *malservir*).

sobrecensa „Aufschlag auf einen bereits bestehenden Pachtzins" *AB*

apr. *sobrecensa* „cens double" 1366, Pans.; sowie: alang. *sobces* „Zinsaufschlag" 1279, Doat, Rn 2,387; vgl. in anderer Bed.: alang. *sobreces* „Zins für Unterverpachtung" 1254, ms. 1665/70, Doat, Rn 2,387, aalb. ~ 1267, Montdragon/Tarn, Gallacher-Salvetat 27,8f[128].

Im THESAUR kann mit *sobrecensa* nicht wie in den meisten aokz. Belegen des Wortes ein „Zins für Unter- oder Weiterverpachtung" gemeint sein; zum einen war seit dem 13. Jahrhundert in der Provence Unterverpachtung nicht nur unüblich, sondern sogar verboten («*cens sur cens ne vaut*», Pinatel, Emphy-

---

125 Vgl. mlt. (Marseille) *arbitralis sententia* „Schiedsgerichtsurteil" (1365, Urk. zu § A 10, Z. 2; 1490 ca., AubenasOff. 1,84), *sententia arbitralis* (1490 ca., AubenasOff. ib.), cf. mlt. (Provence) *sententia arbitrorum* (1300 ca., AubenasDocNot. 62).

126 Vgl. auch mlt. *census seu servitus* „Zins" (1345, Chartoph. reg. ch. 280, DC 7,454c).

127 Cf. *G.F. volens supponere nove jugo servitutis quandam vineam suam/(...)/(...) dictam vineam servilem facere* „von einem unbelasteten Weinberg die Direkte verkaufen" (1331, Urk. § E 5, Z. 2–4).

128 Cf. mlt. (Marseille) *supercensus* „Zins für Unterverpachtung (offensichtlich vor dem Verbot dieser Pachtpraktik im 13. Jh.)" (1248, Pryor, Contract 94).

téose 24); zum andern ist der Kontext von *sobrecensa* im THESAUR eindeutig: Ein bereits mit vier Pfund Pachtzins belastetes Grundstück wurde zusätzlich mit 25%, d.h. mit einem weiteren Pfund, belastet (*sobrecensa*), ein Aufschlag, den der Pächter innerhalb von zwei Jahren durch die Zahlung von 20 Florins ablösen mußte.

Der Verdacht auf eine versteckte Anleihe für *Usuria* drängt sich auch in diesem Vertrag (§ K 13) auf; warum sollte ein Pächter eine beträchtliche Zinserhöhung in Kauf nehmen und sich zusätzlich bereit finden, sie durch Zahlung einer größeren Summe rückgängig zu machen? Es wäre wenigstens einleuchtend, wenn der Pächter bei Abschluß des Vertrages eine gewisse Verrechnungsgeld-Summe in Münzgewichten erhalten hätte, die durchaus geringer hätte sein können als die 20 Florins, die er an das Spital zurückzahlen mußte, und für deren Stundung auf zwei Jahre er jährlich ein Pfund Zinsen, getarnt als Pachtzinsen, hätte zahlen müssen. Solche Manipulationen waren üblich, um den von der Kirche streng verbotenen Wucher zu verbergen.

somma albitral „Schiedsgerichtsurteil" *AC* (§ F 49).

Als Vorlage diente de Morties hier der THESAUR-B; dessen Verfasser, Delans, erwähnt in § F 49 des THESAUR-B das Schiedsgerichtsurteil nicht – de Morties trug das Wort auch nicht im THESAUR-B nach –, so daß de Morties die Originalurkunde eingesehen haben muß. Eine Fehlinterpretation seinerseits oder ein Kopierfehler, etwa die Auflösung der im THESAUR mehrfach auftretenden Abkürzung $\overline{\textit{snia}}$ (= *sen*ten*t*ia) als *sum*m*a* (< $\overline{\textit{sma}}$), ist so ausgeschlossen. Will man *somma* nicht als Schreibfehler deuten, was mir nicht motiviert erscheint, so liegt hier der bisher einzige Beleg der Galloromania für *somma* „Urteil" vor (vgl. FEW 12,424b–426a) (cf. *sententia arbitraria*).

sosescrieure cf. *escrieure*.

sosmetre „einer Pachtzinspflicht unterwerfen" *AA*

cf. für die Bedeutung „unterwerfen, unterstellen": Manosque 9; 31; FEW 12,345b; Rn 4,229.

Sosmetre entstammt wie etwa *franc* dem Wortschatz der persönlichen Abhängigkeit; die Übertragung auf einen Begriff des Zinswesens ist mir nur aus dem THESAUR bekannt.

sota senhar cf. *senhal*.

sout „Bezahlung, Ausgleichszahlung" *AA*

alang. *sout* Narbonne, 1. Viertel 14. Jh. (cf. Zufferey, Recherches 151[161]), Guillaume de Mur, D'un sirventes (Chans. *C*), Rn 5,249; cf. apr. *souta* f.S. 1460, Pans., alang. *solta* 1310, Doat, Rn 2,199 s.v. *abatament*; cf. FEW 12,81a; Rn 5,249; Lv 7,792; agask. *en souta et en paga* 1287/8 K, Arch. hist. Gironde 3,142,3, Rn 5,249; Lv 7,792, *la paga ni la solta* 1285, Tarbes, Rec.gascon 23,13, Lv ib.;

paga „id." *AA/AB*; „Ratenzahlung" *AA*

apr. *paga* „Zahlung; Raten" Manosque 39; 67; 73; 1363, Pans.; 1443, Digne, Meyer-Doc. 265; 1495, Forcalquier, ib. 347, *pagua* 1463, Manosque, ib. 389; cf. FEW 7,456b; Rn 4,456[129].

Sout zeigt sich in Südfrankreich seltener als *souta*; auch die Synonymendoppelung mit *paga* ist mir außerhalb des THESAUR nur mit der fem. Form und zwar nur aus dem gask. bekannt. Die Seltenheit des Syntagmas *donar (en sout e) en paga* „eine Verpflichtung durch Zahlung ablösen" überrascht um so mehr als der entsprechende Vertragstyp (*datio in solutam*) häufig in Südfrankreich auftritt (Aubenas, Cours V,70) (cf. *donation en paga*).

subsenhar cf. *senhal*.

substituir „einen Nacherben einsetzen" *AA/AB*

aokz. *substituir* Codi A 6,53,1 (*om qui fai o un heres o plusors heres ben pot s. l'un a l'autre*), *(sustituir)* ib. 2,10,3, *substituir* Codi D, Rn 3,213, apr. ~ 1363, Pans., *sustituir* 1378, ib.;

substitution „Einsetzung eines Nacherben" *AA*

aokz. *substitucion* Codi A 6,53,2, *substitucios* Codi D, Rn 3,214, *sub[s]stitucions* Codi P 6,50, apr. *sustitussion* 1371, Pans., *substitution* 1412, ib.; cf. alang. *substitucions* 1204, ms. 2. Hälfte 13. Jh., Stat. Montpellier, Rn 3,214.

Offenbar auch rechtssprachlich, doch weniger spezifisch als bei *AA*, ist die Verwendung von *substitution* bei *AC* in Verbindung mit *procura* als „Übertragung (einer Vollmacht)".

Substituir/substitution bezeichnen als erbrechtliche Begriffe im THESAUR sowohl die Einsetzung eines Nacherben unter Vorbehalt eines Nießbrauches für einen ersten Erben, als auch die Bestimmung eines Ersatzerben im römischrechtlichen Sinne. Letztere findet sich als Testamentsklausel häufig in der Provence, und zwar in allen Gesellschaftsschichten (Aubenas, Cours III,72). Das römische Recht unterscheidet drei Typen dieser Nachfolgeregelung: *substitutio vulgaris*, *s. pupillaris* und *s. quasi-pupillaris* oder *exemplaris* (Petitjean, Substitutions 3), von denen die ersten beiden im THESAUR auftreten. Bei der gewöhnlichen Substitution bestimmt der Testator einen oder mehrere Ersatzerben für den Fall, daß der eigentliche Erbe – oder Vorerbe – seine Nachfolge nicht würde antreten können oder ohne Nachkommen verstürbe; in letzterem Fall könnte man von einem „bedingten Nacherben" sprechen. Als Ersatz- oder Nacherben wurden oft Geschwister eines Haupt- oder Nebenerben eingesetzt, die selbst schon zu den Erben gehörten. Verblieben die Nachkommen eines Erblassers jedoch ohne eigene Kinder, geschah es häufig, daß dieser eine fromme Einrichtung wie das Heilig-Geist-Spital zum bedingten Nacherben ein-

---

[129] Die Stelle im THESAUR *doneron en excambi/e en paga* (§ D 21) übersetzt mlt. *dederunt (...) in solutum et in pacam* (1362, Urk. § D 21, Z. 8).

setzte (Petitjean, Substitutions 68). In den Testamenten der Provence ergeben die Aufzählungen von Nacherben, die den jeweils voraufgehenden Ersatz- oder Nacherben ersetzen sollen, wie bei den Legaten oft lange Listen (Aubenas, Cours III,72). Der Tod war eben der ständige Begleiter unserer Vorfahren.

Eine *substitutio pupillaris* sollte vermeiden, daß ein unmündiges – und somit auch testierunfähiges – Kind starb, ohne ein Testament hinterlassen zu haben; der Vater konnte in sein eigenes Testament auch die Testamente seiner Kinder einfügen, die bis zum Zeitpunkt ihrer Volljährigkeit gültig waren (Petitjean, Substitutions 4 und Anm. 2 mit Bibliographie). Diese Erbfolgeregelung liegt etwa in § B 6 des THESAUR vor, der von der Bemerkung gefolgt wird: *La dicha J. mori en pupillar etat* (cf. *pupillar etat*).

substitut „angestellter Notar, Notarsgehilfe; Vertreter eines Notars" *AA*

apr. *substitut* „substitué" 1366, Pans., *sostetut* 1380, ib., *sustitut* 1391, ib., *sustituit* 1412, ib.; die Bedeutung der Belege ist unklar; FEW (12,360a) stellt sie zu „Vertreter des Generalstaatsanwaltes"; vgl. auch Rn 3,214.

Neben Lehrlingen und Schreibern konnte ein Notar mit gräflicher Erlaubnis und bei Zahlung eines Gehaltes Gehilfen, *substituts*, beschäftigen. Ein *substitut* war ebenfalls als Notar zugelassen; seine Anstellung in einer Kanzlei war durch unzureichende eigene Einnahmen bedingt, durch eine geringe Bedeutung in der sozialen Hierarchie oder durch seine Jugend. Viele später erfolgreiche Notare in Marseille, etwa auch Aventuron Rodet, hatten ihre Laufbahn als Gehilfen eines bekannten Notars begonnen. Neben ihrer ursprünglichen Aufgabe, Urkunden abzuschreiben oder aus Breven zu erstellen, vertraten sie oft ihre Meister bei Vertragsabschlüssen und führten eigene Brevenhefte (ib. 98–101).

Substitut ist ein Wort der Berufspraxis, nicht der Rechtstheorie; in der Bedeutung „Notargehilfe" fehlt es nicht nur in den Codi, sondern auch in den anderen hier benutzten Quellen für das aokz., obwohl es bestimmt in der Provence gebräuchlich war[130].

Im THESAUR ist in nur einem Fall ein *substitut* als Schreiber einer Urkunde erwähnt: Peyre Tenchurie (§ C 3); aus der Originalurkunde zu dem Paragraphen und dem entsprechenden § K 43 geht hervor, daß – trotz gegenteiliger Aussage des THESAUR in den Paragraphen – der vorgesetzte Notar Sicart de Castelfort das erwähnte Testament nicht als Breve aufgenommen hatte. Die Nennung des Gehilfen ist ein Ausnahmefall, auch wenn dieser die Urkunde aufnahm; so erwähnt *AB* in § K 43 Peyre Tenchurie nicht. Wenn ein Gehilfe eine Urkunde nur ausfertigte, blieb er nicht nur im THESAUR unerwähnt (s.o. zu Laurens Aycart), sondern wurde auch in Originalurkunden selten namentlich genannt.

In einem anderen Paragraphen wird *Peire Castellan, notari de Tretz* genannt, zu dessen Namen Aycart ergänzt: *substitut de mi, L.A.*. In der betreffenden Urkunde (zu § G 17) deutet nichts auf eine Abhängigkeit Castellans von Aycart

[130] Vgl. mlt. *substitutus* (1373, Urk. zu § C 3).

hin. Entweder war Castellan ein ehemaliger Gehilfe Aycarts, oder *substitut* ist an dieser Stelle mit „Stellvertreter (eines Notars)" zu übersetzen; Aycart hätte dann den in Tretz ansässigen und größtenteils auf eigene Rechnung arbeitenden Notar verschiedentlich, etwa bei Verträgen, die er in Tretz abzuschließen hatte, mit seiner Vertretung beauftragt.

substitution cf. *substituir.*

talhar cf. *carta talhada.*

taulier cf. *cort, juge.*

taxation cf. *atermenador.*

ters „Drittelabgabe" *AA*

aauv. *ters* 1195, Brunel 282,28, alang. *tertz* 1326, ms. 1665/70, Doat, Rn 5, 411, agask. *ters* 1276, ms. 17. Jh., Arch. hist. Gironde 10,93, Lv 8,200; cf. FEW 13/1,268a.

Einer der wenigen Fälle, bei denen eine proportionale Ernteabgabe im THESAUR erwähnt ist, stammt aus der ersten Hälfte des 13. Jahrhunderts (1237 n.St., § G 44). Es handelt sich um die Abgabe von einem Drittel des Ernteertrages, das – ohne Abzüge oder Zusätze – an das Spittel zu liefern war: *ters franc.* In den rechtstheoretischen Schriften Südfrankreichs fehlt das Wort, und es ist auch in Gebrauchstexten selten.

testador „Erblasser" *AA*

apr. *testador* 1367, Pans.[131]; cf. agask. *testator* MillauDoc. 26[132];

testayris „Erblasserin" *AA*

alang. *testairitz* 1287, ms. 1665/70, Doat, Rn 5,357, aagen. *testayritz* Anf. 14. Jh., Cout.Nomdieu, Lv 8,207, *testairis* 1308, ms. 17. Jh., Cout.Pujols, ib.

Testator und *testayris* sind Begriffe des römischen Rechtes. Ein Erblasser mußte gesunden Geistes sein – körperliche Schwäche hingegen war unerheblich – und sich im Zustand des *sui juris* befinden; das heißt, er durfte von niemandem abhängig sein, was etwa für ein Familienoberhaupt galt; auch ein Ordenspriester war nicht testierfähig, da er durch das Gelübde der Armut weltlichem Besitz entsagt hatte[133].

---

[131] Vgl. «apr. *testador* (13e s. – 1399)» (FEW 13/1,283b); der Beleg von 1399 entspricht: *testador* 1399, Hist. de la maison de Turenne, Justel, Rn 5,357. Der Beleg aus dem 13. Jh. könnte ebenfalls auf Rn zurückgehen, wo sich allerdings die Rektusform *testaire* (13. Jh., Doat, Rn ib.) findet; in diesem Falle wäre der Beleg aus dem FEW zu korrigieren.

[132] Cf. mlt. (Marseille) *testator* (1490ca., AubenasOff. 1,14); *testatrix* (1348 n.St., U. § B 17, Z. 16; 1372, U. § B 25, Z. 6).

[133] Vgl. in diesem Zusammenhang auch § K 24, bei dem eine Nonne des Benediktinerinnenklosters St.-Sauveur einen Vertrag mit Zustimmung ihrer Oberen abschloß.

testament „Testament" *AA/AB/AC*

aokz. *testament* Codi A 3,33; 3,33,1 etc., apr. ~ Manosque 9; SHon („Altes Testament" (?)), Rn 5,357; 1352, Pans., aalb. 1171 (*derrer t.*), Brunel 131,2, arouerg. ~ 1143 (*-ts*), ib. 41,14; 1175, BrunelS 414,2; cf. Pryor, Contract 224–231.

Das Wort ist in Südfrankreich mit der Sache früh und häufig bezeugt[134]. Die ersten Häufungen von Testamenten erscheinen in der Provence mit den übrigen Quellentypen um das Jahr 1000 (Aubenas, Testament 17). Das Testament enthielt Züge einer *donatio inter vivos*, die nur in wenigen Elementen wie der Wahl einer Begräbnisstätte einem ‚eigentlichen' Testament römischen Musters glich (ib. 18–20). Allerdings verfaßte der Testator in der Provence, anders als etwa im Languedoc, sein Testament häufig auf dem Sterbebett oder im Alter, so daß es sich der *donatio mortis causa* annäherte (Petitjean, Substitutions 80).

Die Wiederbelebung des Testaments im 11. und 12. Jahrhundert, war determiniert von «pensées de remords et de réparation» (Aubenas, Testament 21) und diente insbesondere der *donatio pro remedio animae* (Petitjean, Substitutions 51). Das wesentliche, vielleicht gar konstitutive Element in den Testamenten dieser Zeit stellten die Legate dar. Das gültige Gewohnheitsrecht erlaubte noch keine freie Wahl eines Erben (*«solus deus heredem facere potest, non homo»* (Aubenas, Testament 61)).

Mit der ‚Renaissance' des römischen Rechtes trat ein Wandel ein. Die seit der Wende vom 12. zum 13. Jahrhundert zulässige Einsetzung eines Erben wurde nun zum konstitutiven und zentralen Bestandteil des Testaments; in der Präambel von Testamenten findet sich seit dem 14. Jahrhundert die Formel *«quia heredis institutio est caput et fundamentum totius testamenti»* (ib. 62). In den meisten Fällen wurden zwar als Erben Blutsverwandte eingesetzt, aber es galt auch als angemessen, jedem Blutsverwandten nur ein Viertel dessen zuzusprechen, was ihm bei einem Todesfall *ab intestat* zugestanden hätte (ib. 94). Die Freiheit des Testators, seine Erben zu wählen, war nach dem Aufkommen des römischen Rechts praktisch kaum beschränkt[135]. Gleichzeitig mit der Ausbreitung des öffentlichen Notariats in der Provence verallgemeinerte sich auch die Gewohnheit, ein Testament abzufassen (Chiffoleau, Comptabilité 38; 41), bis der Tod *ab intestat* als Sünde angesehen werden konnte (ib. 74).

Das neue, sogenannte nuncupative Testament, blieb in der Provence von den letzten Jahrzehnten des 12. Jahrhunderts bis zum 16. Jahrhundert – in der Form weitgehend unverändert – im Gebrauch. Es wurde ursprünglich mündlich vor sieben Zeugen erklärt – daher «nuncupativ» –, aber schon früh von einem Notar niedergeschrieben. Nach einem Eingangsprotokoll folgte in der

---

[134] Seine Bedeutungen waren jedoch vor der Wiedergeburt des römisch-rechtlichen Testaments vielfältig, und «*testament* finit par désigner tout autre écrit» (Chiffoleau, Comptabilité 36).

[135] Daß die Vorstellung eines in Erbfragen frei entscheidenden Individuums anachronistisch ist (Chiffoleau, Comptabilité 84), und daß private und soziale Umgebung des Erblassers Einfluß auf ihn nahmen, ist zweifellos richtig; der Wandel zwischen dem 12. und 14. Jahrhundert ist dennoch spürbar (ib. 87).

Dispositio die Wahl der Begräbnisstätte, die Liste der religiösen und persönlichen Legate, die Anerkennung der Brautgabe, die Einrichtung von Haupt-, Neben- und Nacherben, Bestimmungen über Vormundschaft, die ebenfalls römisch-rechtliche Kodizillarklausel (cf. *codicil*) und die Ungültigkeitserklärung vorangegangener Testamente; das Testament endete mit dem Schlußprotokoll mit der Nennung der sieben Zeugen und mit dem Signet des Notars (Aubenas, Testament 22f; 27–32; 50–52; ders., Cours III,31–33).

In den Pestzeiten wurden die formalen Kriterien gelockert, es traten weniger Zeugen auf (Chiffoleau, Comptabilité 82), und der Notar konnte außerhalb des Hauses durch ein Fenster das Testament aufnehmen, wenn der Erblasser sein Testament nicht selbst in der Volkssprache schrieb; die *notarielle* Sprache des Testaments war das Latein (Aubenas, Testament 158–171; p.j. 32; ders., Cours III, 45–47; 51)(Vgl. das Kap. ‚Quellenwert des THESAUR').

tor(t)fach „unrechte Tat" *AA*.

Die Verwendungen von *tortfach* im THESAUR stellen bisher die einzigen südfranzösischen Belege des Wortes dar, das im afr. weit verbreitet war (cf. FEW 13/2,87a s.v. TORQUERE). *Tortfach* ist offenbar im aokz. kein Begriff des Strafrechts, sondern eher ein theologischer, vergleichbar vielleicht mit „Sünde", wie der Kontext des Wortes zeigt: *layssas per ell fachas en son testament per sos torfachs* (§ A 13); *de certas laissas e tortfatz, fachas e reconnegutz per ell en son testament* (§ E 27). Guilhem d'Alans beschreibt in seinem Testament vom Januar 1348, das beiden zitierten Stellen zugrunde liegt, seine Vergehen und versucht, sie durch Schenkungen abzugelten. In der einfachsten Form bestand eine Schenkung dieser Art in der Rückgabe derjenigen Güter an eine religiöse Einrichtung, die der Erblasser zuvor auf mehr oder weniger unrechte Art erworben hatte (Aubenas, Testament 20).

traire „Urkunde aus dem Brevenheft eines anderen Notars anfertigen, ausziehen" *AA/AB*

apr. *traire la carta* „Urkunde kopieren" 1375, Pans., arouerg. *carta fo traita de la carta qued avia* ... 1140, Brunel 32,12[136];

extraire „id." *AA/AC*.

cf. aalb. *libre strach* „(Buch) erstellen, anfertigen" 1440, Recherches Albi, Lv 3,335.

Die Verwendung von *traire* erklärt sich leicht aus dessen ursprünglicher Bedeutung „die Kopie einer Urkunde anfertigen" heraus. *Extraire* ist hingegen sonst in Südfrankreich nicht in demselben Zusammenhang belegt (ähnlich aalb. s.o.); seine Verwendung ist wahrscheinlich wie die von *comprendre* und *sotzes-*

136 Vgl. agask. *que las cartes contients las compres deus ditz (...) fossen dades e* treytes *e balhades au (...)* (1396, Tartas, MillardetRec. 166,29) „übergeben" (so Millardet) oder eher „(Aktenstück) ausfertigen" (so Lv 8,395 (fehlt in FEW, Rn)).

crieure auf eine semantische Erweiterung in Anlehnung an das Grundwort, hier *traire*, zurückzuführen (cf. *retulit*).

transaction „schiedsrichterlicher Vergleich" *AA*; „gegenseitige Übereinkunft (verbunden mit einer Zahlung)" *AA/AC/AC"*

aokz. *transaction* „(mit Zahlungen verbundene) Einigung" Codi A 2,13,13; 4,9,2, *transaccion* ib. 2,4,2; 2,9,2; Codi P 4,8,2, *transactio* Codi D, Rn 2,22, mlt. ~ Codi L 2,4; 4,8,2, apr. *trasaction* Manosque 27; 107; 123, *transhaction* 1397, Pans., *transaction* 1408, ib., *transassion* 1480 ib.; cf. agask. *transaction* 1499, Roquefort, MillardetRec. 60,28; 1519, Tartas, ib. 175,3; cf. FEW 13/2,199b[137].

In § I 5 wird *transaction* offenbar synonym zu *acordi* verwendet: *la composition, transaction e acordi per via d'arbitres*. In dieser Bedeutung ist mir nur ein weiterer, semantisch nicht eindeutiger Beleg aus der Provence bekannt: *licencia (...) a comprometre e a far trasaction* (Manosque 135). Üblicherweise wird *transaction* – auch im THESAUR[138] – für eine gegenseitige, nur notariell festgehaltene Übereinkunft, ohne Mitwirkung eines Schlichters, gebraucht, welche mit einer Zahlung verbunden ist.

Die Verwendung von *transaction* in § I 5 geht wie die überwiegende Zahl der Synonymendoppelungen im THESAUR mit Wahrscheinlichkeit auf die verlorene Originalurkunde von 1249 zurück. Diese Annahme erlaubt es, eine Hypothese über eine Quelle des Schiedsgerichtswesens in der Provence zu formulieren: Wenn im 13. Jahrhundert (Urk. zu § I 5; Manosque 135) *transaction* für eine Einigung mit Schiedsrichtern verwendet werden konnte, im 14. und 15. Jahrhundert jedoch von *acordi* etc. terminologisch unterschieden wurde, dann dürfte auch inhaltlich die Praxis der außergerichtlichen Streitregelung im 13. Jahrhundert noch nicht eindeutig zwischen einer Einigung *mit* und einer Einigung *ohne* Schiedsrichter unterschieden haben. Eine Streitbeilegung durch Mitwirkung eines Dritten glich vermutlich noch in vielen Zügen einer privaten Abmachung, aus der sie möglicherweise hervorgegangen war; in der Folge hätten sich dann die beiden verschiedenen Typen außergerichtlicher Einigung herausgebildet, die wir im 14. Jahrhundert antreffen (cf. *acordi*).

translat cf. *vidimus*.

trezen „Zwölftelabgabe des Käufers einer Utile an den Verpächter" *AB/AC*

apr. *tregen* 13. Jh., ConstansStatut 675; 1363, Pans., *tretzen* Manosque 17; 71 (*-ns*); HauckBlasi 23v7, *trezen* HauckBlasi 19,5; 20,5; 27,26 etc.; 1367, Pans. (& Lv 8,457); cf. FEW 13/2,234b;

---

137 Vgl. mlt. (Marseille) *transactio* (1248, Pryor, Contract 125 (Notula 21)).

138 In § F 5 etwa verwendet *AA transaction* zur Übersetzung von *conventionem et transactionem* (Urk. § F 5 (1390) II, Z. 8) in einer *questio seu controversia* (ib. II, Z. 2).

lausime „id." *AB*

apr. *laudisme* ConstansStatut 673, *lauzesme* Manosque 9, *lausisme* 1367, Pans., *laudime* 1392, ib., alang. *lauzimi* 1204, Stat. Montpellier, Rn 4,29; Pet.Thal.Montpellier, ib.; vgl. Pryor, Contract 184–186; FEW 5,210a;

lausar „zum Verkauf einer Utile ermächtigen" *AA*[139].

Trezen und *lausime* sind in der Provence synonym (Pinatel, Emphytéose 87[140]). Beide bezeichnen eine proportionale Abgabe des Käufers einer Utile an den Verpächter[141]; in anderen Gegenden Südfrankreichs stellten die *los* (< LAUS) eine zusätzliche Abgabe des Verkäufers an den Verpächter dar. *Trezens* mußten in der Provence nicht wie etwa im Comtat Venaissin bei der Weitervergabe des Pachtgutes durch Erbfall gezahlt werden (Aubenas, Cours IV, 72). *Trezen* und *lausime* treten im THESAUR selten und nur bei *AB* auf; in den meisten Fällen dient *acapte* zur Bezeichnung dieser Abgabe. Beide Wörter waren jedoch in der Provence üblich.

Der Name der *trezens* leitet sich nach Aubenas (Cours IV,72) von der Wendung „zwölf(mal) ein(en Teil)" ab; es treten jedoch in anderen Gegenden Südfrankreichs auch *trezens* auf, die eine echte Dreizehntelabgabe darstellen (vgl. die Diskussion zu *trezen* bei HauckBlasi 464f).

Die Grundbedeutung von *lausime* „Ermächtigung, Zustimmung (zum Verkauf einer Utile, verbunden mit der Besitzeinsetzung des Käufers durch den Eigentümer)" ging offenbar schon früh verloren; vgl. aber: *Quant cel qui tint la chosa d'autrui en alcuna maneiri la vent (...) le segner de la chosa en deit metre en possession celui qui l'achata e deit en aver la cinquantena partia (...) per ses* loaures (Codi P 4,70,7 [142]). Das Verb *lausar* hingegen wird von *AA* noch in ursprünglicher Bedeutung verwendet.

tribunal cf. *cort*.

tuador „Vormund" *AA*

aokz. *tuaire* Codi A 4,61,2 (Rektus: *suns tuaire, suns curaire o sos procuraire*); 4,62,1; Codi D, Rn 5,443, apr. ~ 1405, Pans.; aokz. *tuador* Codi A 6,43,1 (Obl.: *tuador o de*

---

139 *Lausar* fehlt in dieser Bedeutung in den Wörterbüchern; die Definition von Pansier „établir le droit de lods" (1367), die im FEW (5,210a) übernommen wurde, bezieht sich auf die Einforderung der *trezens*, nicht so sehr auf die Kauferlaubnis; vgl. aber mlt. (Marseille) *ego tibi (...) ad acaptum (...) laudo, aprobo et confirmo* (1248, Pryor, Contract 94).

140 Vgl. mlt. (Marseille) *occasione laudimii seu trezeni* (1237, SVict. 1125), *trezenis et laudimiis* (1248, Pryor, Contract 94), *laudimia seu tresena* (1337, SVict. 1131, S. 614); cf. mlt. (Grasse) *trezenum* (1252, AubenasDocNot. 36).

141 Bei Thouraudi tritt *lossime* [z] (112,6) jedoch in der ursprünglichen Bedeutung „Kaufermächtigung durch den Verpächter" neben das wie im THESAUR verwendete *tressain* (111,23 etc.; 14 Belege).

142 Ebenso mlt. (Marseille) *sine consilio et laudimio ad acapitum dictam terram dare potetis* (1218, SVict. 1000, S. 457f); vgl. auch Brunel/BrunelS s.v. *laudimi*.

son curador), Codi D, Rn 5,443, *tuaor* Codi A 2,5,3; 2,6,5; 2,14,7; Codi P passim (cf. FEW 13/2,449b), apr. *tuador* 1364, Pans. (cf. «apr. *tuaire* (...) (obl. *tuador* hap.)» (FEW ib.)).

Das Wort findet sich im THESAUR dreimal, in keinem Fall jedoch eine Form des Typs ⌜*tutor*⌝; noch 1400 treten z.B. in Avignon ehemalige Rektus- und Obliquusformen von ⌜*tutator*⌝ nebeneinander auf. Die vorsichtige Vermutung, daß „*tutator*, spät neben *tutor* gebildet (...) ganz vereinzelt im apr. weitergelebt zu haben" scheint (FEW 13/2,449b), müßte, zumindest ausgehend vom THESAUR, weiter relativiert werden[143].

tuayris „weiblicher Vormund" *AA/AC*

aokz. *tuaris* Codi P 78,11 (Codi A 8,16,5: *tutrix*), apr. 1365 (?), Pans., *tuairis* id., ib., *tueiris* 1454, ib.; cf. agask. *tutairitz* FEW 13/2,449b[144].

Tuayris findet eine ähnliche Beleglage wie *tuador* (cf. *administrayris*, *molher laysada*).

ufficial „bischöflicher Richter" *AA*

apr. *uficial* „official" 1350, Pans., *official* 1366, ib., alang. *ofesial* „juge ecclésiastique" 1343, ForestiéBonis 1,25 etc. (cf. Lv 5,465); cf. FEW 7,334a[145].

In einem Fall tritt im THESAUR ein *ufficial* als Schiedsrichter auf (§F 6). Die Notare, die als gräfliche Gerichtsschreiber arbeiteten, wurden im mlt. *officialii* genannt (Aubenas, Notariat 90); üblicherweise – und so auch hier im THESAUR[146] – bezeichnete ein *official* aber einen bischöflichen oder erzbischöflichen Richter.

Die Einrichtung der *officialité* wurde in Marseille 1260 eingeführt und durch einen Richter des bischöflichen Hofes repräsentiert[147] (cf. *juge*).

usuffrucs „Nießbrauch, Nutznießung" *AA*

aokz. *usufruig* Codi A 3,24,1 etc. *usufrug* ib. 4,43,3, *usufruiz* ib. 3,25,1 etc., *usufruit* 3,25 (cf. Pfister, Codi 286), *usuffrug* Codi D, Rn 3,403b, *usufrutz* ib., *us de fruit* Codi P 3,30, *usament de fruit* ib. 3,28, mlt. *usufructus* Codi L 3,30, apr. *usufrut* 1429, Pans., *usufruit* 1436, ib.[148].

---

143 Vgl. zu *tutor*: aokz. *tutor* „Vormund" Codi A 2,6,6 (*t. ni'l curator*), apr. ~ 1366, Pans. und mlt. (Marseille) ~ 1248, Pryor, Contract 228; 1490, AubenasOff. 1,14; cf. FEW 13/2,450b; Rn 5,443; Lv 6,521; *tutor* tritt im THESAUR nur bei Thouraudi auf (113v17).

144 Cf. mlt. (Grasse) *tutrix* (1252, AubenasDocNot. 36; 37).

145 Die Bedeutungen von *official* bei Rn 3,269 sind nicht aus dem Kontext erkennbar.

146 Vgl. die entsprechende Urkunde zu §F 6: *venerabili viro domino Amalrici Saonis, licenciato in decretis, officiali Mas*silie (Z. 4).

147 AubenasOff. XIII; XXII; richterliche Funktionen scheint aber auch schon der im Kartular von St. Victor erwähnte *curie episcopalis Massiliensis officialis* (1164; SVict. 1106, S. 581) gehabt zu haben.

148 Vgl. mlt. (Marseille) *reservato michi usum fructum* (1023, SVict. 81), *usufructus* (1248, Pryor, Contract 130; 230), mlt. (Grasse) *usufructus vero retentio* (1251 n.St., AubenasDocNot. 43).

Der Rechtsbegriff ist in den Codi und bei Pansier bezeugt; die Praxis des Nießbrauches wurde in der Provence seit dem 10. und 11. Jahrhundert häufig angewandt[149].

usufructuaria „Nießbraucherin" *AA*;

usufructuaris „id." *AB*

apr. *usufructuairis* f.S., 1429, Pans., agask. *usufructuary* 14. Jh., ms. 15./16. Jh., Fors de Béarn, Rn 3,403, *usuffructuayritz* 1407/8, Arch. Gir. 2,359, Lv 8,553, *usufructuaritz* 1461, ib. 6,138; cf. lang. *usufructuairesse* 1550, Fabrezan; Talairan, Cayla; cf. aokz. *usufructuairis* m.S. „Nießbraucher" Codi A 3,27,6; 7, *usufructuari* Codi D, Rn 3,403 (cf. mlt. *usufructuarius* Codi L 3,30,4);

Usufructua(i)ri(s) tritt im okz. in männl. und weibl. Verwendung auf. Bisher erscheint *usufructuaris* als der älteste Beleg des Wortes außerhalb der Gaskogne und *usufructuaria* als der einzige südfranzösische mit dieser latinisierenden Endung. In beiden Belegstellen handelt es sich um dieselbe Frau, der ein lebenslanger Nießbrauch am Vermögen ihres verstorbenen Mannes eingeräumt wurde, ehe das Gut an das Spittel fiel: *usufructuaria a sa vida*[150]; das Syntagma erinnert an mlt. *vitalitium* „Witwenrente auf Lebenszeit, Nießbrauch"[151].

In beiden Typen des Nießbrauches durch eine Witwe, sowohl bei Nießbrauch auf Lebenszeit, als auch – und das ist römisch-rechtlich nicht selbstverständlich – bei der Vormundschaft über ihre Kinder, konnte ihr testamentarisch auferlegt werden, auf Verkauf, Verpachtung und Tausch zu verzichten (vgl. Petitjean, Substitutions 61); eine solche Verpflichtung dürfte bei folgender Stelle im THESAUR implizit vorliegen: *Guilhelmeta Estornella, molher que fon de sen J. Estornell e usufructuaria a sa vida dels bens d'ell, promes (...) usar ben e lialmens dels ditz bens* (§ G 26). Die Witwe war bei diesem eingeschränkten Nießbrauch rechenschaftspflichtig, wenn sie ihren volljährigen Kindern das ihr anvertraute Gut übergab: *la cura de Antonet Bausa, filh de Marques, e los contes rendutz per Alays Bausana, mayre e tuayris sieua, e la quitansa seguida* (§ F 25). Oft wurde der Witwe jedoch ein ‚uneingeschränkter Nießbrauch' zugestanden, bei dem eine echte «délégation de la puissance paternelle» vorlag (Aubenas, Cours III,78)(cf. *molher laysada*).

vendedor „Verkäufer" *AA*/*AB*

apr. *vendedor* 1351, Pans.; cf. aokz. *vendeire* Codi A 4,56,2; 4,59,2; Codi D, Rn 5,485, apr. ~ Manosque 77; 1446, Pans.;

vendeyris „Verkäuferin" *AA*

apr. *venderis* 1446, Pans. (= Cour temp. Avignon, Lv 8,629); *vendeyris* Ende 15. Jh., Rev. 35,86, Lv ib.;

---

[149] Petitjean, Substitutions 54; vgl. dort S. 52–54 zu Ursprung und juristischem Konzept des Nießbrauches.

[150] Vgl. zu der Wendung *a sa vida* „sein Leben lang" (z.B. bei SHon, Rn 5,555): FEW 14,541a; Lv 8,757.

[151] So Chronicon Gardesheim, DC 8,359a; cf. *vita* „id." (1232, Chart. Corb., ib. 8,358c).

vendoa „Verkauf" *AB*

apr. *vendoa* 1363, Pans.; 1455, Grasse, MeyerDoc. 496;

vendoia „Gegenstand des Kaufes, Kaufgut" *AC*.

Für „Verkauf" verwenden die Schreiber des THESAUR in komplementärer Verteilung *venda N*[152], *vendoa AB/O* und *vendition*[153]. Während die Ableitungen von *vendere*, die im THESAUR auftreten, größtenteils lexikographisch gut erfaßt sind, ist mir *vendoia* bisher nirgends begegnet; auch *vendoa*, aus dem *vendoia* durch Einfügung eines graphisch parasitischen *-i-* vielleicht hätte entstehen können, tritt in der Bedeutung „Kaufgut" nicht auf; die Vorlage von *AC*, der THESAUR-B schreibt in dem betreffenden Paragraphen *venda* (fol. 7v4).

Der förmliche Kaufvertrag folgt in der Provence seit der zweiten Hälfte des 13. Jahrhunderts einer festen Struktur, die zum Teil auf römisches Recht zurückgeht (cf. Aubenas, Cours V,53f):

A. Eingangsprotokoll (Invocatio Dei, Datum, Parteien);

B. Dispositio (genaue Bezeichnung des Vertragstyps (Verkauf, Aufgabe, Überlassung); Beschreibung des Gegenstandes, bei Immobilien nach Ort und rechtlicher Stellung (Allodialland, Pachtgut); Preis und Verrechnungskurs; Verzichtserklärung des Verkäufers; Investiturklausel des Käufers; etc.);

C. Schlußprotokoll (Ort, Zeugen, Notar und Notarssignet).

Im Vergleich zeigt sich, daß der Aufbau der Paragraphen des THESAUR sich offenbar an den eines Kaufvertrages anlehnt; im THESAUR sind genannt:

wie in A.: Datum, Parteien;

wie in B.: Vertragstyp; Angabe der Rechtslage von Immobilien, bei *AB* oft auch der Lage; verbindlicher Endpreis in Verrechnungsgeld;

wie in C.: Ort (wenn nicht Marseille); Notar.

verquiera „Brautgabe" *AA/AB*

aokz. *vercheiri* Codi P 5,8–15, apr. *verquiera* SHon, Rn 5,511; 1350, Pans.; 14. Jh., ms. 16. Jh., Rom. d'Esther, Lv 8,683, *verchiera* Manosque 69; 77, *verquieira* Hauck-Blasi 37,1; 39,2 (Suffix unter Einfluß der Skripta von Montpellier, cf. ib. 328); cf. mars. *verquiero* A.

Verquiera ist im pr. spätestens seit der Wiederbelebung der Mitgift gebräuchlich. Auch in der adauph. Version der Codi ist das Wort üblich. Die ältere Hs. A verwendet *dot* (3,19) und *doalici* (5,11)/*doalidi* (5,11,2) (cf. arouerg. *ab las dotz et ab las verqeiras* 1255, AM 15,65, Lv 8,683[154]), während im THESAUR *dot* nur in adjektivischer Form erscheint (cf. *dotal*). Ob dies Rückschlüsse auf eine zeitliche Schichtung beider Wörter erlaubt ist unsicher; mlt. *vercaria* tritt be-

---

152 Zu *venda* und *vendere* cf. FEW 14,231b; 232a/b; 234a; Rn 5,484f; Lv 8,624–634; Pryor, Contract 235–247.

153 Cf. aokz. *vendicion* (Codi P 4,69,1), apr. ~ (Manosque 71; 1363, Pans.), *vendition* (Manosque 71 (*-ns*); 14./15. Jh., ms. 1620, Statuts de Prov., Rn 5,485), *vendession* (1363, Pans.).

154 Vgl. FEW 14,279b; Rn; Lv und insbesondere Jud, Rechtsausdrücke.

reits in einer Urkunde von 814 aus dem Kartular von St. Victor auf (SVict. 291; zum Datum cf. ib. 1, S. CI).

Die Ehegemeinschaft zeigte in der Provence die gewohnheitsrechtliche Tendenz, sich einer allgemeinen Gütergemeinschaft anzunähern. Die beiden Ehegatten traten in vielen Fällen gemeinsam bei Verkäufen, Schenkungen, Verpfändungen etc. auf. In dieser Auffassung unterschied sich das provenzalische Eherecht noch des 13. Jahrhunderts grundlegend von der individuellen Verwaltung der jeweils eigenen Mitgift durch die Ehepartner im römischen Recht[155].

Die bereits mehrfach erwähnte ‚Renaissance' des römischen Rechtes in der Provence brachte auch im 12. und 13. Jahrhundert eine Belebung der Brautgabe mit sich, wobei gewohnheitsrechtliche Vorstellungen weiterhin mitwirkten. Die Bereitstellung einer Brautgabe, definiert als «ensemble des biens apportés par la femme au mari pour l'aider à soutenir les charges du mariage» (Aubenas, Cours III,39) galt vom 14. bis zum 16. Jahrhundert als Pflicht der Ehefrau bzw. ihrer Familie; andererseits stand die Mitgift einer jungen Frau als ihr Erbteil zu: *filha e heres per ssa partida (...) per causa dotal sieua* (§G 47). Die Brautgabe bestand in der Mehrzahl der Fälle aus Geld oder Mobilien, selten aus Immobilien, welche männlichen Nachkommen vorbehalten blieben. Die Mitgift erweiterte sich oft um die Brautgeschenke von Verwandten oder Freunden – in der Provence «augment de dot» genannt –, für die die gleichen Regeln galten wie für die Mitgift selbst (ib.) (cf. *assignation*, *ratiffication*).

vidimus, copia, translat.

Vidimus tritt uns im THESAUR zum einen als „authentische Abschrift einer Urkunde" entgegen und ist in diesem Sinne für *AB* synonym zu *copia* (*copia o vidimus*). *AC* verwendet *copia* zweimal für eine einfache „Abschrift einer Urkunde", und zwar in einem Kontext, der nicht notwendigerweise eine authentische, also rechtsgültige, Abschrift vermuten läßt, auch wenn eine solche wahrscheinlich vorlag (§F 46; A'1; zu beiden ist das Original verloren).

Zum andern steht *vidimus* bei *AA* für „authentische Abschrift einer Papsturkunde", hier einmal in Synonymendoppelung mit *translat* (*vidimus vero translat*).

Das FEW definiert *vidimus* für das aokz. als „copie certifiée et authentique d'un acte" (FEW 14,428b), *translat* als „copie d'un document" (ib. 13/2,202a)[156] und *copia* als „reproduction exacte d'un document écrit" (ib. 2/2,1154b)[157]. Schon der kurze Vergleich von THESAUR und FEW, das sich hier vorwiegend auf Pans. und Lv stützt, zeigt, daß eine Vertiefung dieser drei Wörter im aokz. ein Desiderat wäre.

---

[155] Aubenas, Cours II,33f; vgl. dort die Aufgliederung des Familienvermögens nach seiner Herkunft und seiner Zugehörigkeit innerhalb des Ehepaares.

[156] Vgl. apr. *traslatz d'una carta* (Manosque 27) als Übersetzung von mlt. *translatum instrumenti* (1260, ib. 26).
stützt, zeigt, daß eine Vertiefung dieser drei Wörter im aokz. ein Desiderat wäre.

[157] Ebenso apr. *copia* (Manosque 127) für mlt. *exemplum*; vgl. auch *vidimus seu exemplar dictum* (1490, AubenasOff. 1,17).

Schlußbemerkung

Mit einigen programmatischen Aussagen Dubys habe ich meine Textanalyse eingeleitet, mit einigen ebenso richtungsweisenden Sätzen desselben Geisteswissenschaftlers möchte ich – gleichsam einen Rahmen spannend – diese Untersuchung auch beschließen, weil sie meiner eigenen Auffassung entsprechen. Danach kann ein Umherhorchen des individuellen Interpreten im Textganzen, das ebenso subjektiv sein wird, wie „jedes Urteil über Methoden im Bereich der Humanwissenschaften subjektiv bleiben" muß (Duby, Geschichtswissenschaft 41c), eine problemorientierte Untersuchung ermöglichen, denn diese „nährt sich aus dem gesamten Beitrag, den die Strukturanalyse erbringt" (ib. 42b). Die Heterogenität, der Puzzle-Charakter, der verschiedenen Kapitel meiner Arbeit liegt im kompositen Wesen des THESAUR selbst begründet; in Ergänzung von Dubys Forderung: „Vertauschen wir die Laboratoriumssprache mit einer attraktiven Ausdrucksweise" (ib. 42b), sollte versucht werden, das ehemals Lebendige, Vielfältige eines Textes zu bewahren und ihm nicht in den Reagenzglassammlungen einer scheinbaren Eindeutigkeit – weil Einfältigkeit – einer homogenen Betrachtung das Wort zu verbieten. Das mag weniger auf die Sprach- als auf die Geschichtswissenschaft zutreffen, ist jedoch sicher bestimmend für die Zukunft unserer Disziplin.

Bibliographie

Die verwendeten Abkürzungen bestehen aus dem Namen des Autors und einem Substantiv des Titels (i.a. dem ersten); bei Textausgaben wurden Autor und Substantiv zusammengeschrieben, bei anderen Arbeiten wurden sie durch Komma getrennt.

I. Quellen

a. Repertorien

André, F.: *Inventaire sommaire des archives hospitalières antérieures à 1790. Hospices de Marseille*; Marseille 1872.

Baratier, E.; Villard, A.: *Hospices de Marseille (suppl. au répertoire imprimé)*; Marseille 1949/50.

Bautier, R.-H.; Sornay, J.: *Les sources de l'histoire économique et sociale du Moyen Age. Provence-Comtat Venaissain. Dauphiné. Etats de la Maison de Savoie*; 3 Bde.; Paris (CNRS) 1968/74.

Giordanengo, G.; Hildesheimer, F.: *Guide sommaire et état des fonds des archives des Bouches-du-Rhône*; Marseille 1976.

Villard, A. & M.: *Les fonds des archives des Bouches-du-Rhône, séries G et H*; Marseille 1970.

b. Handschriftliche Quellen

1. Archives Départementales des Bouches-du-Rhône (A.D.): Archives hospitalières (A.H.)
   Fonds de l'hôpital du St.-Esprit
   - Zinsregister u.ä.: I B 1 (THESAUR-D; Kopie des THESAUR aus dem 17. Jh.); 2 (THESAUR-C; Kopie von 1552); 20 (*Lo grant libre apelat C*); 23; 24; 39; 41 (*libre B*);
   - Urkunden: I B 44–100 (vgl. Tab. I; es fehlen die Urkunden 48/3 (= TH. § A 1) und 52/2 (Inhalt = TH. § B 4, zu dem aber die Urkunde erhalten ist; möglicherweise lag eine Doublette vor), die im Inventar von André aufgeführt sind);
   - Urkundeninventare: I D 1 (THESAUR); 2 (THESAUR-B);
   - Einnahme- und Ausgabenregister: I E 19–21; 52f; 100–102; 104–106; 118–123; 132–134.

Fonds de l'hôpital de l'Annonciade
V A 1 (Testament von Giraut Aymeric; fehlt im Archiv); V B 1–8; V C 1; cf. Tab. I.

2. Archives Communales de Marseille (A.M.)
11 II 190 (Livre de Raison d'Aventuron Rodet).

3. Bibliothèque Nationale (B.N.)
nouvelles acquisitions latines 1323–1353 (fonds Mortreuil), insbes.: 1328 (Notizen zum Heilig-Geist-Spital von Mortreuil); 1331 (fol. 167–175: Transkription von 57 Paragraphen des THESAUR in chronologischer Reihenfolge bis 1332); 1341 (Kartular von Laurens Aycart); 1342 (Brevenheft für Julien de Casals); 1346 (Brevenheft für das Heilig-Geist-Spital).

Eingesehen wurden auch: A.D. série E (notaires); fonds Roberty; A. M. série II (notaires et familles).

c. Ganz oder auszugsweise publizierte Urkunden

A.D., A.H. I B 31 (Hauck, *Blasi* Urkundenanhang XIII); 36 (ib. XIV); 46/6 (ib. IV); 47/3 (ib. V); 49/2 (ib. II); 50 (ib. X); 98/1 (ib. III); 98/2 (ib. VI); 98/3 (ib. IX); 98/4 (ib. VIII); 98/5 (ib. VII).

II. Urkunden und Textausgaben

Albanès, J.H.: *Chartes provençales des Archives départementales des Bouches-du-Rhône*; in: Rev. des Soc. Savantes, 6. Ser., 5 (1877) (B.-du-R., 1096, Kopie; cf. Brunel, Chartes LXI[1]).

Ders.: *Entrée solennelle du pape Urbain V à Marseille en 1365*; Marseille 1865.

Appel, C.: *Provenzalische Chrestomathie*; Leipzig[6]1930.

Ders.: *Provenzalische Inedita aus Pariser Handschriften*; Leipzig 1890.

Bartsch, K.: *Chrestomathie provençale*; Marburg[6]1904.

Blancard, L.: *Documents inédits sur le commerce de Marseille au Moyen-Age*; 2 Bde.; Marseille 1884/85, repr. Genf 1978.

Borghi Cedrini, L.: *Appunti per la lettura di un bestiario medievale. Il bestiario valdese*; I & II (Schede linguistiche); Torino 1976; 1977.

Dies.: cf. Dal Corso, *Vertuz*.

Bourrilly, V.L.; Duchène, R.; Gaillard, L.; Rostaing, C.: *Histoire journalière d'Honorat de Valbelle (1498–1539). Journal d'un bourgeois de Marseille au temps de Louis XII et de François Ier*; 2 Bde.; Aix-en-Provence 1985.

Brunel, C.: *Le plus ancien acte original en langue provençale*; in: Ann. du Midi 34 (1922), 249–261.

Ders.: *Les plus anciennes chartes en langue provençale, recueil des pièces originales antérieures au XIIIe siècle*; Paris (Picard) 1926; Supplément; ib. 1952.

Ders.: *Recettes médicales, alchimiques et astrologiques du 15e siècle en langue vulgaire des Pyrénées*; Toulouse 1956.

Ders.: *Recettes médicales du 13e s. en langue de Provence*; in: Rom. 83 (1962), 145–182 (Prov., Mitte 13. Jh.).

Chabaneau, C.: *Homélie sur Sainte Madelaine*; in: Rev. des Langues Rom. 24 (1883), 53–63 (Prov., 15. Jh.; Brunel Ms. 79).

Ders.: *Paraphrase des litanies en vers provençaux*; in: RLaR 29 (1886), 209–242 (Prov., Ende 14. Jh.; Brunel Ms. 70).

Ders.: *Traduction des Psaumes de la Pénitence en vers provençaux*; in: RLaR 19 (1881), 209–231 (ms. = *Paraphrase*).

Ders.: *Vie de Sainte Madelaine*; in: RLaR 25 (1884), 157–188 (Arles, 1375; cf. RLaR 32,475; Brunel Ms. 54).

Chansonnier f (Arles, 1. Hälfte 14. Jh.; Brunel Ms. 178) cf. Meyer, *Troubadours*; Zufferey, *Recherches* 207–225 (sub III).

Cluzel, I.-M.: *Trois textes en vieux marseillais* (1374, 1389, 1410); in: Rev. de Langue et Litt. Prov. 3 (1960), 54–62.

Codi A (auv.-valent., Ende 12. Jh.; Brunel Ms. 249) cf. DerrerCodi; Pfister, *Codi* 296 (sub III); Zufferey, *Recherches* 60^{95}; 128^{90} (sub III); *Codi D* (15. Jh.; zit. bei Rn, cf. Pfister, rc. Baldinger, *Complément* 380 (sub V)); *Codi P* (dauph., 13. Jh; Brunel Ms. 159) cf. Royer/ThomasSomme; *Codi L/M/N* (lat., Ende 12. Jh./id./Wende 13./14. Jh.) cf. Fitting/SuchierCodi.

Constans, L.: *Les chapitres de la paix et le statut maritime de Marseille, texte provençal des 13e et 14e siècles*; in: Ann. du Midi 19 (1907), 504–527; 20 (1908), 45–61; 204–223; 362–391 (ms. 14. Jh.).

Ders.: *Une rédaction provençale du statut maritime de Marseille*; in: Romanische Forschungen 23 (1907), 645–675 (ms. 14. Jh.).

Cornagliotti, A.: *Il libro di conti della «Confrâtria dello Spirito Santo» di Savoulx (Valle di Susa) 1532–1588*; in: Rev. Ling. Rom. 39 (1975), 308–350.

Dal Corso, M.; Borghi Cedrini, L.: *Vertuz e altri scritti (ms. GE 206)*; Torino 1984 (Antichi Testi Valdesi 2).

Degan Checchini: *Il vergier de cunsollacion e altri scritti (ms. GE 209)*; Torino 1979 (Antichi Testi Valdesi 1).

Derrer, F.: *Lo Codi: Eine Summa Codicis in provenzalischer Sprache aus dem 12. Jh. Die prov. Fassung der Hs. A (Sorbonne 632)*; Zürich 1974; cf. *Codi A*; Pfister, *Codi* (sub III).

Donati, C.: *Lettere di alcuni mercanti provenzali del '300 nell'Archivio Datini*; in: Cult. Neolat. 39 (1979), 107–161.

Dubled, H.; Didier, N.; Barruol, J.: *Cartulaire de l'église d'Apt*; Paris (Dalloz) 1967 (Essais et Travaux; Univ. de Grenoble 20).

Ders.: rc. HauckBlasi.

Etats de Provence, Comptes rendus (Aix, 1390–1472, Schreiber A–F) cf. Gouiran, *Roi* (sub III).

Fennis, J.: *La «Stolonomie» et son vocabulaire maritime marseillais*; Amsterdam 1978.

Finazzi Agrò, E.: *Lettere di un mercante provenzale del '300*; in: Cult. Neolat. 33 (1973), 161–205 (Marseille, 1395/6).

Fitting, H.; Suchier, H.: *Lo Codi. Eine Summa Codicis in provenzalischer Sprache aus der Mitte des XII. Jahrhunderts. Erster Teil: Lo Codi in der lat. Übersetzung des Ricardus Pisanus*; Halle 1906; cf. *Codi L/M/N*.

Forestié, E.: *Les livres de comptes des frères Bonis, marchands montalbanais au XIVe siècle*; 3 Bde.; Paris/Auch 1890/1894 (Archives historiques de la Gascogne 20; 23; 26).

Frank, I.: *Un opuscule de piété provençale du XIIIe siècle*; in: Estudios Menéndez Pidal VI; Madrid 1956, S. 31–64 (Prov., 13. Jh.).

Gallacher, D.B.: *Les chartes de la Salvetat-Mondragon. Textes albigeois du XIIIe siècle. Edition avec introduction et commentaire phonologique et morphologique*; Montpellier 1978; cf. rc. Rom. 102 (1981), 160–268 (Å. Grafström).

Gamillscheg, E.: rc. HauckBlasi.

Gardette, P.: rc. HauckBlasi.

Gonon, M.: *Documents linguistiques du Forez (1260–1498)*; Paris (CNRS) 1974 (Documents linguistiques de la France; série franco-provençale 1).

Gossen, C.T.: rc. HauckBlasi.

Gout, R.: *La vie de Sainte Douceline*; Paris 1927; cf. *VidaSDoucelina*.

Grafström, A.: rc. GallacherSalvetat-Mondragon; HauckBlasi.

Gschwind, U.: *Le roman de Flamenca; Nouvelle occitane du 13e siècle*; 2 Bde.; Bern 1976 (Romanica Helvetica 86 A & B).

Guérard, M.: *Cartulaire de l'abbaye de Saint-Victor de Marseille*; Paris 1857 (Ms. Ende 11., Anfang 12. Jh.).

Hauck, D.: *Das Kaufmannsbuch des Johan Blasi (1329–1337). Ausgabe mit sprachlichem und wirtschaftsgeschichtlichem Kommentar*; 2 Bde.; Saarbrücken 1965 (Montpellier, Marseille, 1329/37); cf. rc. Prov. Hist. 18 (1968), 272–275 (E. Baratier); AM 79 (1967), 88f (H. Dubled); ZFSL 78 (1968), 180f (E. Gamillscheg); RLiR 31 (1967), 446 (P. Gardette); VR 27 (1968), 171–175 (C.T. Gossen); StN 42 (1970), 274–279 (Å. Grafström); ZrP 84 (1968), 220–224 (M. Höfler).

Ders.: *Encore trois textes en vieux marseillais*; in: Cuadernos de Humanidades. Escuela de letras del I.T.E.S.M. 2 (1968), 49–61 (1341; 1374; 1473 (Rascas)).

Holmér, G.: *El fuero de Estella según el manuscrito 944 de la Biblioteca de Palacio de Madrid*; Karlshamn 1963.

Isnard, M.-Z.: *Livre des privilèges de Manosque. Cartulaire municipal (1169–1315)*; Digne/Paris 1894 (prov. Übersetzung 1293).

Jeanroy, A.: *Le jeu de Sainte Agnès. Drame provençal du XIVe siècle*; Paris (Champion) 1931 (Les Classiques fr. du Moyen Age) (SW-Prov., 1. Hälfte 14. Jh.; Brunel Ms. 336).

Lacarra, J.M.: *Fueros derivados de Jaca. 1. Estella-San Sebastián*; Pamplona 1969 (Fueros de Navarra I).

La Du, M.S.: *Chartes et documents poitevins du 13e siècle en langue vulgaire*; 2 Bde.; Poitiers 1960/64 (Archives historiques du Poitou 52; 58).

Marinoni, M.C.: *La versione valdese del libro di Tobia*; Fasano 1986.

Meyer, P.: *Documents linguistiques du Midi de la France*; Paris (Champion) 1909.

Ders.: *Le livre-journal de maître Ugo Teralh. Notaire et drapier à Forcalquier (1330–1332)*; in: Notices et extraits des mss. de la Bibl. Nat. et autres bibliothèques 36 (1908), 129–170.

Ders.: *Recueil d'anciens textes bas-latins, provençaux et français*; Paris 1874/77.

Millardet, G.: *Recueil de textes des anciens dialectes landais*; Paris (Champion) 1910 (Archives historiques de la Gironde 45).

Moris, H.; Blanc, E: *Cartulaire de l'abbaye de Lérins*; Paris (Champion) 1883 (Alpes-Mar., Ende 12. Jh.; cf. P. Meyer, Rom. 9 (1880), 194).

Nüesch, H.R.: *Altwaldensische Bibelübersetzung (Ms. Nr. 8 der Bibl. Mun. Carpentras)*; 2 Bde.; Bern 1979 (Romanica Helvetica 92; 92 B); cf. rc. Rom. Jahrbuch 31 (1980), 162–170 (B. Wehr).

Ourliac, P.; A.-M. Magnou: *Le cartulaire de la Selve. La terre, les hommes et le pouvoir en Rouergue au XIIe siècle*; Paris (CNRS) 1985.

Pernoud, R.: *Les statuts municipaux de Marseille*; Monaco/Paris 1949.

Pujol, P.: *Documents en vulgar dels segles XI, XII e XIII procedents del bispat de la Seu d'Urgell*; Barcelona 1913.

Raugei, A.M.: *Bestiario valdese*; Firenze 1984; (Biblioteca dell'Archivum Romanicum I, 175).

Raynaud, G.: *Un testament marseillais en 1316*; in: Rom. 8 (1879), 103–107.

Roboly, A.: *Livre de comptes des ouvriers de Notre Dame la Major d'Arles*; in: Rev. des Langues Rom. 39 (1896), 26–40; 145–166 (Arles, 1480–1507).

Royer, L.; Thomas, A.: *La somme du code. Texte dauphinois de la région de Grenoble publié d'apres un ms. du XIIIe siècle appartenant à la bibliothèque du château Uriage*; in: Notices et extraits des mss. de la Bibl. Nat. et autres bibliothèques 42 (1932), 1–138; cf. *Codi P.*

Suwe, I.: *La Vida de Sant Honorat. Poème provençal de Raimond Féraud*; Uppsala 1943 (Ms. G: Alpes-M./B.-Alpes, 14. Jh.; cf. Pfister, rc. Baldinger, *Complément* 379 (sub V)); cf. Kley, *Reime* (sub III).

VidaSDoucelina (Marseille, ca. 1300; Brunel Ms. 184) cf. GoutDoucelina; Wehowski, *Doucelina* (sub III).

Vidal, A.; Jeanroy, A: *Comptes consulaires d'Albi (1359–1360)*; Toulouse 1900 (Bibliothèque méridionale 2. Ser., 5).

Wehr, B.: rc. NüeschBibelübersetzung.

Wunderli, P.: *La plus ancienne traduction provençale (XIIe siècle) des chapitres XIII à XVII de l'Evangile de Saint Jean*; Paris 1969.

III. Abhandlungen (aokz.)

Für weitere Arbeiten mit geringerem Bezug zur vorliegenden Untersuchung vgl. D. Hauck; u.a.: *Bibliografia occitana alemanda*; Frankfurt a.M. 1983 und die Bibl.: Pfister, *-PS-* 11–23 und *Girart* 203–217.

Adams, E.L.: *Word-formation in Provençal*; New York 1913.

Alibert, L.: *Gramatica occitana segon los parlars lengadocians, grafia e fonetica-morfologia*; Bd. 1; Toulouse 1935; repr. Montpellier 1976.

Les anciens textes romans non littéraires; leur apport à la connaissance de la langue au moyen âge; Colloque international, Strasbourg 1961; Paris (Klincksieck) 1963 (Actes et Colloques 1).

Anglade, J.: *Grammaire de l'ancien provençal ou ancienne langue d'oc*; Paris (Klincksieck) 1921.

Appel, J.: *Provenzalische Lautlehre*; Leipzig 1918.

Avalle, D'A.S.: *La letteratura medievale in lingua d'oc nella sua tradizione manoscritta. Problemi di critica testuale*; Turin 1961 (Studi e Ricerche 16).

Baldinger, K.: *Die Coutumes und ihre Bedeutung für die Geschichte des französischen Wortschatzes*; in: ZrP 67 (1951), 3–48.

Ders.: *Die hyperkorrekten Formen als Konsequenz der Scripta im Altgascognischen*; in: Romanica, Fests. G. Rohlfs; Halle 1958, 57–75.

Ders.: *L'importance de la langue des documents pour l'histoire du vocabulaire galloroman*; in: Rev. Ling. Rom. 26 (1962), 309–330.

Ders.: *La langue des documents en ancien gascon*; in: *Les anciens textes romans* 63–79.

Ders.: rc. Grafström, *Graphie*.

Bautier, A.-M.: *Contributions à un vocabulaire économique du midi de la France*; Paris 1960.

Bec, P.: *La langue occitane*; Paris (PUF) 1963 (‚Que-sais-je' 1059).

Ders.: *Una letra gascona de 1402 al comte d'Armanhac. Scripta gascona e scripta tolosenca*; in: Fests. K. Baldinger; Tübingen 1979; Bd. 2, 876–889.

Bergh, Å.: *La déclinaison des mots à radical en* s *en provençal et en catalan*; Göteborg 1937 (Göteborgs Kungl. Vetenskaps- och Vitterhets-Samhölles Hanlingar; femte följden, Ser. A, Bd. 6, No. 2).

Blochwitz, W.: *Präzisierungstendenzen der altgaskognischen Urkundensprache im Begriffsfeld ‚Verwandtschaft'*; Heidelberg 1965 (Abhandlungen der Heidelberger Akad. der Wiss., phil.-hist. Klasse 2).

Bouvier, J.-C.: *L'occitan en Provence. Le dialecte provençal, ses limites et ses variétés*; in: Rev. de Ling. Rom. 43 (1979), 46–62.

Brun, A.: *Recherches historiques sur l'introduction du français dans les provinces du Midi*; Paris (Champion) 1923.

Brunel, C.: *Bibliographie des manuscrits littéraires en ancien provençal*; Paris (Droz) 1935.

Chambon, J.-P.: *Notes d'ancien auvergnat: en relisant le «testament» de Peironelle de Bulhon*; in: Rom. 102 (1981), 226–237.

Ders.: *Notes lexicographiques d'ancien provençal*; in: Rev. de Ling. Rom. 42 (1978), 75–80.

Ders.: *Notes de lexicologie provençale et italienne*; in: K. Baldinger (Hrsg.): Beiträge zum romanischen Mittelalter; Tübingen 1977, 111–117.

Ders.: rc. Lodge, *Registre*.

Compan, A.: *Etude d'anthroponymie provençale: Les noms de personne dans le comté de Nice aux XIIIe, XIVe et XVe siècles*; 2 Bde.; Paris (Champion) 1976.

Cornagliotti, A.: *Testi provenzali della Drôme del 1421*; in: Actes du Ier congrès international de l'AIEO, Southampton 1984; London 1987, 171–178.

Crescini, V.: *Manuale per l'avviamento agli studi provenzali*; Mailand ^{3}1926.

Dobelmann, S.: *La langue de Cahors des origines à la fin du XVIe siècle*; Toulouse/Paris 1944 (Bibl. mérid.; Ière série 24).

Fexer, G.: *Die ältesten okzitanischen und mittellateinischen Personenbeinamen nach südfranzösischen Urkunden des XI., XII. und XIII. Jahrhunderts*; Brüssel 1978; cf. rc. ZrP 99 (1983), 449–457 (D. Kremer).

George, K.E.M.: *Les désignations du tisserand dans le domaine gallo-roman. Etude d'un vocabulaire artisanal et technologique*; Tübingen 1978 (Beihefte zur ZrP 163).

Glessgen, M.-D.: *Interferenze latino-occitaniche nell'onomastica marsigliese dei secc. XIII e XIV*; in: Atti del II Congresso Internazionale della AIEO, Torino 1987; Torino 1989.

Ders.: *Une illustration de la langue des chartes en Provence*; in: Actes du Colloque international sur «Les origines de la poésie provençale», St.-Michel-de-Frigolet, Mai 1986 (in Vorbereitung).

Gossen, C.-Th.: *L'état présent des études sur les dialectes galloromans au moyen âge*; in: Actes du XIIIe Congrès intern. de ling. et de philol. rom., Quebec 1971; Bd. 1 (1976), 19–34.

Gouiran, G.: *Le roi et la lettre: écrits politiques provençaux des XIVe et XVe siècles*; (maschinengeschrieben; erscheint in: Actes du XVIIIe Congrès intern. de ling. et de philol. rom., Trier 1986; Section XIII (Textes non-litt.)).

Ders.: rc. Zufferey, *Recherches*.

Grafström, Å.: *Etude sur la graphie des plus anciennes chartes languedociennes avec un essai d'interprétation phonétique*; Uppsala 1958; cf. rc. ASNS 197 (1960/1), 233f (K. Baldinger); RPh 16 (1962/3), 338–343 (J. Monfrin); RLiR 22 (1958), 363f (G. Straka).

Ders.: *Etude sur la morphologie des plus anciennes chartes languedociennes*; Stockholm 1968 (Acta Universitatis Stockholmiensis, Romanica Stockholmiensia 4).

Ders.: *Notes de lexicographie provençale et catalane*; in: St. Neophil. 27 (1955), 219–225.

Ders.: *Contributions à la connaissance du vocabulaire de l'ancien occitan*; in: St. Neophil. 31 (1959), 267–271.

Ders.: *Nouvelles contributions à la connaissance du vocabulaire de l'ancien occitan*; in: Mél. Ch. Rostaing; Liège 1974, 387–397.

Ders.: *Encore des contributions à la connaissance du vocabulaire de l'ancien occitan*; in: Fests. J. Hubschmid; Bern 1982, 909–921.

Ders.: rc. Kalman, *Etude*; Pfister, *Grammatik*; Pfister, *-PS-*.

Hamlin, F.R.; Ricketts, P.T.; Hathaway, J.: *Introduction à l'étude de l'ancien provençal. Textes d'étude*; Genf 1967 (Publications Romanes et Françaises 96).

Henrichsen, A.-J: *Les phrases hypothétiques en ancien occitan*; Bergen 1965.

Jänicke, O.: *Die Bezeichnungen des Roggens in den romanischen Sprachen unter besonderer Berücksichtigung der Galloromania*; Tübingen 1967.

Jensen, F.: *The Old Provençal noun and adjective declension*; Odense 1976 (Etudes Romanes de l'Université d'Odense 9).

Ders.: *The Syntax of Medieval Occitan*; Tübingen 1986 (Beihefte zur ZrP 208).

Jud, J.: *Zur Geschichte zweier französischer Rechtsausdrücke (corvée, verchère)*; in: Zeits. für Schweiz. Geschichte 2 (1922), 412–459.

Kalman, H.: *Etude sur la graphie et la phonétique des plus anciennes chartes rouergates*; Zürich 1974; cf. rc. R 98 (1977), 560–562 (Å. Grafström).

Karch, R.: *Die nordfranzösischen Elemente im Altprovenzalischen*; Darmstadt 1901.

Kjellmann, H.: *Etude sur les termes démonstratifs en provençal*; Göteborg 1928.

Kley, F.: *Die Reime der Vida Sant Honorat von Raymon Feraut*; Marburg 1887; cf. Suwe-Vida (sub II).

Kremer, D.: rc. Fexer, *Personenbeinamen*.

Kutscha, K.: *Das sogenannte N-mobile im Alt- und Neuprovenzalischen*; Halle 1934.

Lafont, R.: *Remarques sur la situation du niçois écrit jusqu'au milieu du XVIe siècle*; in: Rev. des Lang. Rom. 76 (1964), 37–50.

Lamur-Baudreu, A.-C.: *Recherches sur le Chansonnier M (Paris, B.N., fr. 12 474)*; maschinengeschr. Thèse de l'Ecole des Chartes; Paris 1987.

Linder, K. P.: *Studien zur Verbalsyntax der ältesten provenzalischen Urkunden und einiger anderer Texte mit einem Anhang über das konditionale „qui"*; Tübingen 1970 (Tübinger Beiträge zur Linguistik 12).

Lodge, R.A.: *Le plus ancien registre de comptes des consuls de Montferrand en provençal auvergnat (1259–1272)*; Clermont-Ferrand 1985; cf. rc. RLiR 51 (1987), 271–275 (J.-P. Chambon).

Lupis, A.: *Petrus de l'Astore. Edizione critica del trattato di falconeria mistilingue con una traduzione in antico francese dal ms. B.N. 2004*; Bari 1979 (Quaderni degli «Annali della Fac. di lingue e letterature straniere» 2).

Mandach, A. de: *Chronique dite Saintongeaise, texte franco-occitan inédit ‚Lee'. A la découverte d'une chronique gasconne du XIIe siècle et de sa poitevinisation*; Tübingen 1980 (Beihefte zur ZrP 120).

Meyer, P.: *Les derniers troubadours de la Provence*; in: Bibl. de l'Ec. des Chartes 30 (1869), 245–297; 461–531; 649–687; 31 (1870), 412–462; cf. *Chansonnier f* (sub II).

Monfrin, J.: *Les études sur les anciens textes gallo-romans non-littéraires*; in: Ders. (Hrsg.): *Documents linguistiques de la France*; série française I; J.-G. Gigot: *Haute-Marne*; Paris (CNRS) 1967, XI-XL.

Ders.: *Notes sur le Chansonnier Provençal C (BN, ms. fr. 856)*; in: Recueil de travaux C. Brunel; Paris (Soc. Ec. des Chartes) 1955; Bd. 2, 292–312.

Ders.: *Le recueil des documents linguistiques du Midi de la France*; Actes du Xe Congrès intern. de ling. et phil. romanes, Strasbourg 1962; Paris (Klincksieck) 1965; Bd. 2, 831–837.

Ders.: *A propos du vocabulaire des structures sociales du Haut Moyen Age*; in: Ann. du Midi 80 (1968), 611–620.

Ders.: rc. Grafström, *Graphie*.

Morlet, M.-T.: *Les noms de personne sur le territoire de l'ancienne Gaule du VIe au XIIe siècle*; 3 Bde.; Paris (CNRS) 1968–85.

Müller, B.: *Die Herkunft der Endung -i in der 1. Pers. Sing. Präs. Ind. des provenzalischen Vollverbs*; München 1956; cf. rc. VR 21 (1962), 326–334 (M. Pfister).

Mushacke, W.: *Geschichtliche Entwicklung der Mundart von Montpellier*; Heilbronn 1884 (Französische Studien IV, 5).

Nacq, G.: *Introduction du français et disparition du gascon dans la pratique notariale à Bordeaux et dans le Bordelais (1450–1539)*; in: Lengas 5 (1979), 77–121.

Nandris, O.: *La consonne implosive en ancien occitan*; in: Rev. de Ling. Rom. 28 (1964), 42–50.

Pansier, P.: *Histoire de la langue provençale à Avignon du 12e au 19e siècle*; 5 Bde.; Avignon 1924/1932.

Pellegrini, G.-B.: *Appunti di grammatica provenzale*; Pisa 1965.

Pfister, M: *Die Anfänge der altprovenzalischen Schriftsprache*; in: ZrP 86 (1970), 305–323.

Ders.: *Beiträge zur altprovenzalischen Grammatik*; in: Vox Rom. 17 (1958), 281–362; cf. rc. Ann. du Midi 73 (1961), 409–418 (Å. Grafström).

Ders.: *Beiträge zur altprovenzalischen Lexikologie I: abbatem – avunculus*; in: Vox Rom. 18 (1959), 220–296.

Ders.: *Lexikologische Beiträge zur altprovenzalischen Urkundensprache*; in: Vox Rom. 22 (1963), 1–12.

Ders.: *Contribution à la lexicologie de l'ancien vaudois*; in: Mélanges R. Sindou; Millau 1986; Bd. 2, 17–24.

Ders.: *Die Entwicklung der inlautenden Konsonantengruppe -PS- in den romanischen Sprachen mit besonderer Berücksichtigung des Altprovenzalischen*; Bern 1960 (Romanica Helvetica 69); cf. rc. St. Neophil. 31 (1959), 65–72 (Å. Grafström).

Ders.: *Harmonisierungserscheinungen im Altprovenzalischen*; in: Vox Rom. 29 (1970), 57–77.

Ders.: *La localisation d'une scripta juridique en ancien occitan: Lo Codi manuscrit A (Sorbonne 632)*; in: Mélanges R.R. Bezzola; Bern 1978, 285–296; cf. *Codi A* (sub II).

Ders.: *La localisation d'une scripta littéraire en ancien occitan (BrunelMs 13, British Museum 17920)*; in: Trav. de Ling. et de Litt. 10 (1972), 253–291.

Ders.: *Sprachliches und Lexikalisches zu Guiraut Riquier und zur Troubadourhandschrift* R; in: ZrP 104 (1988), 103–111.

Ders.: *Lexikalische Untersuchungen zu Girart de Roussillon*; Tübingen 1970.

Ders.: rc. Müller, *Herkunft*.

Ringenson, K.: *Etude sur la palatalisation de K dans les parlers provençaux*; in: Rev. de Ling. Rom. 6 (1930), 31–90.

Roncaglia, A.: *La lingua dei trovatori: Profilo di grammatica storica del provenzale antico*; Roma 1965.

Ders.: *Principi e applicazioni di critica testuale*; Roma 1975.

Ronjat, J.: *Grammaire istorique des parlers provençaux modernes*; 4 Bde.; Montpellier 1930/1941.

Rostaing, C.: *Essai sur la toponymie de la Provence (depuis les origines jusqu'aux invasions barbares)*; Paris (d'Artrey) 1950.

Séguy, J.: *Essai sur l'état des palatales et de -d- romans en occitan du XIIe siècle*; in: Annales publ. par la Fac. des Lettres de Toulouse, Pallas 1 (1953), 169–220.

Schroeder, W.: *Die Urkundensprache in den Alpes-Maritimes, Basses-Alpes und Htes. Alpes (nach Paul Meyer, Documents linguistiques du Midi de la France, Bd. 1); I. Die bedingte Diphthongierung betonter Vokale im südfranzösischen Alpengebiet*; Hamburg 1932.

Stimm, H.: *Berichtigungen und Ergänzungen zur altprovenzalischen Lexikographie (I) & (II)*; in: Zeits. f. Frz. Spr. und Lit. 94 (1984), 184–192; 96 (1986), 238–258.

Ders.: *Rapport sur l'état de la recherche en domaine occitan*; in: Colloque international sur la recherche en domaine occitan, Béziers 1974; Montpellier 1975, 290–357.

Straka, G.: rc. Grafström, *Graphie*.

Suchier, H.: *Die französische und provenzalische Sprache und ihre Mundarten*; in: G. Gröber (Hrsg.): *Grundriss der romanischen Philologie*; Strassbourg 1888; Bd. 1, 561–668; [2]1904; Bd. 1, 712–840.

Wehowski, E.: *Die Sprache der Vida de la benaurada sancta Doucelina. Lautstand, Formen und einige syntaktische Erscheinungen: Eine Studie zum Dialekt von Marseille*; Berlin 1910, repr. Nendeln 1967 (Romanische Studien 8); cf. *VidaSDoucelina* (sub II).

Wunderli, P.: *Die okzitanischen Bibelübersetzungen des Mittelalters. Gelöste und ungelöste Fragen*; Frankfurt a.M. 1969 (Analecta Romanica 24).

Zufferey, F.: *Recherches linguistiques sur les chansonniers provençaux*; Lausanne 1987; cf. rc. RLiR 52 (1988), 290–294 (G. Gouiran).

IV. Abhandlungen (afr., ait., akat. Urkundensprache)

Baldinger, K.: *Die Arbeiten des Instituts für romanische Sprachwissenschaft*; Berlin 1956 (Sitzungsber. der Dt. Akad. der Wiss. zu Berlin, Klasse für Sprachen, Literatur und Kunst 1955 Nr. 1).

Ders.: *Die Bedeutung des Mittellateins für die Entstehung und Entwicklung der französischen Urkundensprache (mlt.* hospes, *fr.* hote *im Begriffsfeld des freien Bauern)*; in: Medium Aevum Vivum, Fests. W. Bulst; Heidelberg 1960, 125–146.

Castellani, A.: *Saggi di linguistica e filologia romanza (1946–1976)*; Roma 1980.

Colón, G.: *Llibre del Consolat de Mar*; 2 Bde.; Barcelona 1981; 1982.

Coluccia, R.: *Ferraiolo, Cronaca*; Firenze 1987.

Ders.: *L'apparato come fonte d'informazione sulle scelte linguistiche dell'autore: il caso della* Cronaca *del Ferraiolo*; in: La critica del testo; Atti del convegno di Lecce 1984; Roma 1985, 519–529.

Dees, A.: *Atlas des formes et des constructions des chartes françaises du 13e siècle*; Tübingen 1980 (Beihefte zur ZrP 178).

D'Elia, M.: *Capitoli della* Bagliva *di Galatina*; Bologna 1968.

Diekamp, C.: *Formelhafte Synonymenhäufungen in der altpoitevinischen Urkundensprache*; München 1972 (Romanica Monacensia 8).

Drüppel, C.F.: *Altfranzösische Urkunden und Lexikologie. Ein quellenkritischer Beitrag zum Wortschatz des frühen 13. Jahrhunderts*; Tübingen 1984 (Beihefte zur ZrP 203).

Ewald, K.: *Terminologie einer französischen Geschäfts- und Kanzleisprache vom 13. bis 16. Jahrhundert*; Liestal 1968.

Fouché, P.: *Phonétique historique du français*; 3 Bde.; Paris (Klincksieck) 1952/66.

Gasca Queirazza, G.: *Nomi di persone e di famiglia in Torino nella seconda metà del Trecento*; in: Stud. Piem. 3 (1974), 275–285.

Ders.; Bruna, C.: *Ricerche sul lessico domestico piemontese da inventari quattrocenteschi del Biellese*; machinengeschr.; Torino 1970

Ders.; Cerutti, A.: *Ricerche sul lessico domestico piemontese delle carte dell'Archivio dell'Ospedale di Vercelli dei secoli XIII-XV*; 2 maschinengeschr. Bde.; Torino 1975

Goebl, H.: *Die normandische Urkundensprache: ein Beitrag zur Kenntnis der nordfranzösischen Urkundensprache des Mittelalters*; Wien 1970.

Gossen, C.-Th.: *Graphème et phonème: le problème central de l'étude des langues écrites du moyen âge*; in: Rev. de Ling. Rom. 32 (1968), 1–16.

Ders.: *Französische Skriptastudien. Untersuchungen zu den nordfranzösischen Urkundensprachen des Mittelalters*; Wien 1967 (Sitzungsberichte der Österr. Akad. der Wiss., Phil.-hist. Klasse 253); cf. rc. Indog. Forsch. 74 (1969), 271–278 (G. Ineichen).

Hauck, D.: *SPONSUS. Un drama latino-románico*; in: Ann. du Midi 80 (1968), 223–226.

Holtus, G.: *Lexikalische Untersuchungen zur Interferenz; die franko-italienische Entrée d'Espagne*; Tübingen 1979 (Beihefte zur ZrP 170).

Ders.: *La versione franco-italiana della «Bataille d'Aliscans»: Codex Marcianus fr. VIII (=252). Testo con introduzione, note e glossario*; Tübingen 1985 (Beihefte zur ZrP 205).

Ineichen, G.: rc. Gossen, *Skriptastudien*.

Kremer, D.: *Pour un nouveau dictionnaire des noms de famille*; in: L'onomastique, témoin des langues disparues; Actes du colloque d'onomastique romane de Dijon, 1981; Dijon 1982, 307–332.

Lupis, A.; Panunzio, S.: *Nuovi contributi alla definizione delle interferenze linguistiche tra catalano e volgari italiani del XV secolo*; in: Actes du XVIIe congrès international de ling. et philol. romanes, Aix-en-Provence 1983; ib. 1985; Bd. 7, 95–112.

Möhren, F.: *Wort- und sachgeschichtliche Untersuchungen an französischen landwirtschaftlichen Texten, 13., 14. und 18. Jahrhundert.* Senechaucie, Menagier, Encyclopédie; Tübingen 1986 (Beihefte zur ZrP 197).

Niepage, M.: *Laut- und Formenlehre der mallorkinischen Urkundensprache*; in: Rev. Dial. Rom. 1 (1909), 301–385.

Remacle, L.: *La différenciation des géminées* mm, nn *en* mb, nd; Paris (Belles Lettres) 1984.

Ders.: *Le problème de l'ancien wallon*; Liège 1948.

Sabatini, F.: *Dalla ‚Skripta latina rustica' alle ‚Scriptae romanze'*; in: St. Mediev. 9 (1968), 320–358.

Seifert, E.: *Die Proparoxytona im Galloromanischen*; Halle 1923 (Beihefte zur ZrP 74).

V. Wörterbücher und Sprachatlanten

Alcover, A.; Moll, F. de B.: *Diccionari català-valencià-balear*; 10 Bde.; Palma de Mallorca²1976/77.

Baldinger, K.; Diekmann-Sammet, D. (Hrsg.): *Complément bibliographique au* Provenzalisches Supplementwörterbuch *de Emil Levy; sources, datations*; Genf 1983; cf. rc. ZrP 101 (1985), 377–381 (M. Pfister).

Baldinger, K.; Gendron, J.-D.; Straka, G.: *Dictionnaire étymologique de l'ancien français*; bisher 3 Fasz. (G); Tübingen/Paris 1971–; F. Möhren: *Complément bibliographique*; ib. 1974.

Ders.; Popelar, I: *Dictionnaire onomasiologique de l'ancien occitan*; bisher 4 Fasz.; Tübingen 1975–; Suppl.; bisher 2 Fasz.; ib. 1980–.

Ders.; dies.: *Dictionnaire onomasiologique de l'ancien gascon*; bisher 5 Fasz.; Tübingen 1975–.

Ders.: rc. Cayla, *Dictionnaire*.

Bloch, O.; Wartburg, W. von: *Dictionnaire étymologique de la langue française*; Paris (PUF)[6]1975.

Bouvier, J.-G.; Martel, C.: *Atlas linguistique de la France par régions. Altas linguistique et ethnographique de la Provence*; bisher 2 Bde.; Paris (CNRS) 1975–.

Cayla, P.: *Dictionnaire des institutions, des coutumes et de la langue en usage dans quelques pays de Languedoc de 1535 à 1648*; Montpellier 1964; cf rc. ZrP 83 (1967), 196f (K. Baldinger).

Corominas, J.; Pascual, J.A.: *Diccionario crítico etimológico castellano e hispánico*; 4 Bde. (A-R); Madrid 1980/81.

Dauzat, A.; Morlet, M.-T.: *Dictionnaire Etymologique des noms de famille et prénoms de France*; éd. revue et augmentée par M.-T. Morlet; Paris (Larousse) 1980.

Ders.; Rostaing, Ch.: *Dictionnaire Etymologique des noms de lieux en France*; Paris (Guénégaud)[2]1983.

Du Cange, C. du Fresne: *Glossarium mediae et infimae latinitatis*; 10 Bde.; Graz 1954 (repr. d. Aufl. v. 1883/87; erste Aufl. 1678).

Ferrière, C.J. de: *Dictionnaire de droit et de pratique contenant l'explication des termes de droit, d'ordonnances, de coutumes et de pratique*; Paris[3]1749 (etc.).

Gamillscheg, E.: *Etymologisches Wörterbuch der französischen Sprache*; 2 Bde.; Heidelberg[2]1966/69.

Gilliéron, J.; Edmond, E.: *Atlas linguistique de la France*; 35 Fasz.; Paris (Champion) 1902–1910.

Godefroy, F.: *Dictionnaire de l'ancienne langue française et de tous ses dialectes du IXe au XVe siècle*; 10 Bde.; Paris 1881–1902.

Jaberg, K.; Jud, J.: *Sprach- und Sachatlas Italiens und der Südschweiz*; 8 Bde.; Zofingen 1928/40.

Laurière, E. de; (Ragueau, F.): *Glossaire du droit français, contenant l'explication des mots difficiles qui se trouvent dans les ordonnances des roys de France, dans les coustumes du royaume, dans les anciens arrests et les anciens titres*; Paris 1704, Neuaufl. Niort 1882.

Lepointe, G.: *Petit vocabulaire d'histoire du droit français*; Paris (Domat Montchrestien) 1948.

Levy, E.: *Provenzalisches Supplementwörterbuch; Berichtigungen und Ergänzungen zu Raynouards Lexique Roman*; 8 Bde.; Leipzig 1894/ 1924.

Ders.: *Petit dictionnaire provençal-français*; Heidelberg 1909; repr. Raphèle-lès-Arles 1980.

Lexikon des Mittelalters; bisher 3 Bde. (A–E); München/Zürich 1977–.

Meyer-Lübke, W.: *Romanisches etymologisches Wörterbuch*; Heidelberg [3]1935.

Mistral, F.: *Lou tresor dou Felibrige ou dictionnaire provençal – français embrassant les divers dialectes de la langue d'oc moderne*; 2 Bde.; Aix-en-Provence 1878, repr. Barcelona 1968.

Mortreuil, J.-A.-B: *Dictionnaire topographique de l'arrondissement de Marseille*; Marseille 1872.

Nauton, P.: *Atlas linguistique et ethnographique du Massif Central*; *Exposé géneral*; Bd. 4, 117–130; Paris (CNRS) 1963.

Pfister, M.: *Lessico Etimologico Italiano*; bisher 3 Bde. (A); Wiesbaden 1979–; ders.; D. Hauck: *Supplemento bibliografico*; ib. 1979.

Ders.: rc. Baldinger, *Complément*.

Ragueau, F.: *Indice de droists roiaux et seigneuriaux des plus notables dictions, termes et phrases de l'Estat et de justice*; Paris 1583 (etc.); cf. Laurière, *Glossaire*.

Raynouard, M.: *Lexique roman ou dictionnaire de la langue des troubadours*; Bde. 2–6; Paris 1836–1845, repr. Heidelberg 1928.

Straka, G. (Hrsg.): *Les dialectes romans de la France à la lumière des Atlas régionaux*; Paris (CNRS) 1973 (Colloques Nationaux du Centre de la Recherche Scientifique 930).

Tobler, A.; Lommatzsch, E.: *Altfranzösisches Wörterbuch*; bisher 10 Bde. (A–T); Berlin; Wiesbaden 1925–.

Wartburg, W. von: *Französisches Etymologisches Wörterbuch*; bisher 25 Bde.; Bonn; Leipzig; Berlin; Basel 1928–; Ders.: *Beiheft*; Tübingen²1950; M. Hoffert: *Supplement*; Basel 1957.

VI. Geschichte von Marseille und Provence

Amargier, P.: *Le diocèse de Marseille. Le Moyen Age (Xe–XVe siècles)*; in: Palanque, *Diocese* 42–72.

Amargier, P.; Guiral, P.: *Histoire de Marseille*; Paris (Mazarine) 1983.

Aurell-i-Cardona, M.: *Une famille de la noblesse provençale au Moyen Age: Les Porcelets*; Avignon 1986.

Baratier, E.; Hildesheimer, E.; Duby, G.; Rostaing, C.; u.a.: *Atlas historique. Provence, Comtat Venaissin, Principauté d'Orange, Comté de Nice, Principauté de Monaco*; Paris (Colin) 1969.

Baratier, E.: *La démographie provencale du XIIIe au XVIe siècle*; Paris (S.E.V.P.E.N.) 1961.

Ders.: *Le diocèse de Marseille. Le Moyen Age (Xe–XVe siècles)*; in: Palanque, *Diocèse* 42–66; 73–111.

0Ders.: *Documents de l'histoire de la Provence*; Toulouse 1971 (Univers de la France. Collection d'histoire régionale).

Ders.: *La fondation de l'île St.-Genies*; in: Prov. Hist. 14 (1964), 26–40.

Ders.; Reynaud, F.: *Histoire du commerce de Marseille. Le Moyen Age (de 1291 à 1480)*; Bd. 2; Paris (Plon) 1951; cf. R. Mouchet; A. Pieretti; M. Nicod-Berge: *Index des Tomes I–IV*; Paris (Plon) 1956.

Ders.: *Histoire de Marseille*; Toulouse 1973 (Univers de la France. Serie: Histoire des villes).

Ders.: *Histoire de la Provence*; Toulouse²1971 (Univers de la France).

Ders.: *Production et exportation du vin du terroir de Marseille du XIIIe au XVIe siècle*; in: Bull. phil. et hist. du comité des travaux hist. et scientifiques 78 (1959), 239–250.

Ders.: rc. HauckBlasi (sub II).

Bourrilly, V.L.; Busquet, R.: *La Provence au Moyen Age. Histoire Politique; l'église; les institutions (1182–1481)*; Marseille 1924 (Auszug aus der Enc. Dép. des Bouches-du-Rhône Bd. 2; cf. Masson, *Bouches-du-Rhône*).

Busquet, R.: *Histoire de Marseille*; Paris (Robert Lafont) 1945, ²1978.

Ders.: *Histoire de Provence, des origines à la Révolution française*; Monaco 1955.

Ders.: *Les origines et le développement des institutions communales à Marseille et en Provence au Moyen Age*; Marseille 1949.

Coulet, N.: *Aix-en-Provence, espace et relations d'une capitale (milieu XIVe – milieu XVe siècle)*; maschinengeschriebenes Doctorat d'Etat; Aix-en-Provence 1979.

Daumas, G.: *Essai pour un inventaire des gravures anciennes représentant Marseille*; Supplément à Marseille 119 (1979).

Droguet, A.: *Administration financière et système fiscal à Marseille dans la seconde moitié du XIVe siècle*; Aix-en-Provence 1983 (Cahiers du centre d'études des sociétés méditerranéennes; nouv. sér. 1).

Ders.: *Une ville au miroir de ses comptes: les dépenses de Marseille à la fin du XIVe siècle*; in: Prov. Hist. 30 (1980), 171–213.

Dupanloup, M.: *La corporation des cuiratiers à Marseille dans la première moitié du XIVe siècle*; in: Prov. Hist. 19 (1969), 189–213.

Fabre, A.: *Les rues de Marseille*; 5 Bde.; 1867/69.

Fevrier, P.-A.: *Le développement urbain en Provence de l'époque romaine à la fin du XIVe siècle (Archéologie et Histoire urbaine)*; Paris (E. de Bouard) 1964 (Bibliothèque des Ecoles françaises d'Athènes et de Rome 202).

Lesage, G.: *Marseille angevine. Recherches sur son évolution administrative, économique et urbaine de la victoire de Charles d'Anjou à l'arrivée de Jeanne Ière (1264–1348)*; Paris (Boccard) 1950.

Mabilly, P.: *Les villes de Marseille au moyen-âge: Ville supérieure et ville de la Prévôté (1257–1348)*; Marseille 1905.

Masson, P.: *Les Bouches-du-Rhône, encyclopédie départementale*; 17 Bde.; Marseille 1914/37.

Palanque, J.-P. (Hrsg.): *Le diocèse de Marseille*; Paris (Letouzey & Ane) 1967 (Histoire des diocèses en France).

Portal, F.: *La république marseillaise du XIIIe siècle (1200–1263)*; Marseille 1907.

Ramière de Fortanier, A.: *Illustration du vieux Marseille*; Avignon 1978.

Reynaud, F.: *Le diocèse de Marseille. Le Moyen Age (Xe–XVe siècles)*; in: Palanque, *Diocèse* 73–92.

Ders.: *Histoire du commerce de Marseille*; cf. Baratier, *Commerce*.

Ruffi, A. & C.-A. de: *Histoire de la ville de Marseille*; 2 Bde.; Marseille²1696.

Stouff, L.: *Arles et Marseille dans les derniers siècles du Moyen Age*; in: Marseille 117 (1979), 82–89.

Ders.: *Ravitaillement et alimentation en Provence aux XIVe et XVe siècles*; Paris (Ec. Prat. des Htes. Etudes VIe section) 1970 (Civilisations et Sociétés 20).

Teissier, O.: *Marseille au Moyen Age*; Marseille 1891.

Zarb, M.: *Les privilèges de la ville de Marseille du Xe siècle à la Révolution. Histoire d'une autonomie communale*; Paris (Picard) 1961.

VII. Rechtsgeschichte, Notariat und Urkundenlehre

Aubenas, R.: *Cours d'histoire du Droit privé. Anciens pays de droit écrit (XIIIe–XVIe s.)*; 6 Fasz.; Aix-en-Provence 1952/58.

Ders.: *Documents notariés provençaux du XIIIe siècle*; Aix-en-Provence 1935.

Ders.: *Etude sur le notariat provençal au moyen âge et sous l'ancien régime*; Aix-en-Provence 1931.

Ders.: *Recueil de lettres des officialités de Marseille et d'Aix*; 2 Bde.; Paris (Picard) 1937/38.

Ders.: *Le testament en Provence dans l'Ancien Droit*; Aix-en-Provence 1927.

Baratier, E.: *Le notaire Jean Barral marchand de Riez au début du XVe siècle*; in: Prov. Hist. 7 (1957), 254–274.

Bautier, R.-H.: *Les sources documentaires de l'histoire de France au Moyen Age. Recherche, publication et exploitation*; in: Actes du 100e congrès national des sociétés savantes, Section de philologie et d'histoire jusqu'à 1610; Paris (B.N.) 1977; Bd. 1 (Tendances, perspectives et méthodes de l'histoire médiévale), 215–248.

Bonnecorse de Lubières, G. de: *La condition des gens mariés en Provence aux XIVe, XVe et XVIe siècles*; Aix-en-Provence 1929.

Boulet-Sautel, M.: *France (avant 1789)*; in: J. Gilissen (Hrsg.): *Introduction à l'histoire du droit et à l'ethnologie juridique*; Fasz. C 1; Bruxelles 1967.

Bruschi, C.: *Note sur l'organisation judiciaire et la procédure civile à Marseille (depuis 1253 jusqu'au début du XIVe s.)*; in: Recueil de Mém. et Trav. publiés par la Soc. d'Hist. du Droit et des Institutions des anciens pays de droit écrit 11 (1980), 65–69.

Bry, J.: *Arbitrages provençaux du 13e siècle. L'arbitrage en matière commerciale*; in: Recueil de Mém. ... de droit écrit 2 (1951), 13–19.

Busquet, R.: *L' organisation de la justice à Marseille au moyen-âge*; in: Provincia 2 (1922), 1–15.

Caillemer, R.: *Le Codi et le droit provençal au XIIe siècle*; in: Ann. du Midi 18 (1906), 494–507.

Ders.: *Les idées coutumières et la renaissance du droit romain dans le Sud-Est de la France*; in: P. Vinogradoff (Hrsg.): *Essay in legal history*; Oxford 1913, 174–200.

Carbasse, J.M.: *Bibliographie des coutumes méridionales (Catalogue des textes édités)*; in: Recueil de Mém. ... de droit écrit 10 (1979), 7–89.

Carlin, M.L.: *La pénétration du droit romain dans les actes de la pratique provençale (Xe–XIIIe siècles)*; Nice (polygraphiée) 1964; Paris (Pichon) 1967.

Coing, H.: *Handbuch der Quellen und Literatur der neueren europäischen Privatrechtsgeschichte*; 1. Bd. (*Mittelalter (1100–1500). Die gelehrten Rechte und die Gesetzgebung*); München 1973.

Crémieux, A.: *Le VIe livre des Statuts de Marseille*; Aix-en-Provence 1917 (Publ. de la Soc. d'études Provençales 4).

Feenstra, R.: *L'emphytéose et le problème des droits réels*; in: La formazione storica del diritto moderno in Europa (Atti del 30 congresso internaz. della Soc. It. di Storia del Diritto); Firenze 1977; 3. Bd., 1295–1320.

Fourgous, J.: *L'arbitrage dans le droit français au 13e/14e siècle*; Paris/Toulouse 1906.

Fransen, G.: *Les questions disputées dans les facultés de droit*; in: Genicot, *Typologie*; Fasz. 44f; Turnhout 1985.

Garsonnet, E.: *Histoire des locations perpétuelles et des baux à longue durée*; Paris 1878.

Genicot, L.: *La loi*; in: Ders., *Typologie*; Fasz. 22; Turnhout 1977.

Ders. (Hrsg.): *Typologie des sources du Moyen Age Occidental*; Turnhout.

Gilissen, J.: *La coutume*; in: Genicot, *Typologie*; Fasz. 41; Turnhout 1982.

Giordanengo, G.: *Coutumes et droit féodal en Dauphiné et en Provence (XIIIe et XIVe s.)*; in: Diritto commune e diritti locali nella storia dell'Europa; Milano 1955, 155–167.

Ders.: *Vocabulaire et formulaires féodaux en Provence et en Dauphiné XIIe–XIIIe siècles*; in: Structures féodales et féodalisme dans l'Occident Méditerranéen (Xe–XIIIe s.); Roma 1980, S. 85–107 (Collection de l'Ecole Française de Rome 44); pièces just.: *Documents sur l'hommage en Dauphiné et en Provence*; in: Mél. de l'Ecole Fr. de Rome, Moyen Age/Temps Modernes 1980, 183–204.

Ders.: *Vocabulaire romanisant et réalité féodale en Provence*; in: Prov. Hist. 25 (1975), 255–273.

Giry, A.: *Manuel de Diplomatique*; Paris (Hachette) 1894, repr. Hildesheim/New York 1972.

Godding, P.: *La jurisprudence*; in: Genicot, *Typologie*; Fasz. 6; Turnhout 1973.

Gouron, A.: *Les étapes de la pénétration du droit romain au XIIe siècle dans l'ancienne Septimanie*; in: Ann. du Midi 69 (1957), 103–120.

Ders.: *La science du droit dans le Midi de la France au moyen-âge*; London, variorum repr. 1984.

Ders.; Terrin, O.: *Bibliographie des coutumes de France. Editions antérieures à la Révolution*; Paris (Droz) 1975 (Travaux d'histoire éthico-politique 28).

Jarriand, E.: *Histoire de la nouvelle 118. Etude sur le régime de successions au moyen-âge dans le Midi de la France*; Paris 1889.

Ourliac, P.: *Droit romain et pratique méridionale au XVe siècle: Etienne Bertrand*; Paris (Sirey) 1937.

Ders.: *Etudes d'histoire du droit médiéval*; Paris (Picard) 1979.

Pernoud, R.: s.o. sub II.

Petitjean, M.: *Essai sur l'histoire des substitutions du IXe au XVe siècle dans la pratique et la doctrine spécialement en France méridionale*; Dijon 1975 (Univ. de Dijon; Publications du Centre de Recherches Historiques de la Fac. de droit et de sciences pol. 1).

Pinatel, J.: *L'emphytéose dans l'ancien droit provençal*; Aix-en-Provence 1938.

Poisson, J.-P.: *Notaires et sociétés. Travaux d'histoire et de sociologie notariale*; Paris (Economica) 1985.

Pryor, J.H.: *Business contract of medieval Provence. Selected notulae from the cartulary of Giraud Amalric of Marseilles, 1248*; Toronto 1981 (Studies and texts of the Pontifical institute of medieval studies 54).

Ramière de Fortanier, A.; u.a.: *Testaments provençaux du Moyen Age. Documents paléographiques*; Avignon 1979.

Schneider, R.: *Zum frühmittelalterlichen Schiedswesen*; in: Fests. H. Herzfeld; Berlin/New York 1972, 389–403 (Veröffentlichungen der historischen Kommission zu Berlin 37).

Ders.: *Mittelalterliche Verträge auf Brücken und Flüssen (und zur Problematik von Grenzgewässern)*; in: Fests. W. Heinemeyer; Marburg 1979, 1–24 (Veröffentlichungen der historischen Kommission für Hessen 40).

Schuler, P.-J.: *Geschichte des südwestdeutschen Notariats. Von seinen Anfängen bis zur Reichnotariatsordnung von 1512*; Bühl/Baden 1976 (Veröffentlichungen des Alemannischen Instituts Freiburg i.B. 39).

Stein, H.: *Bibliographie générale des cartulaires français ou relatifs à l'histoire de France*; Paris (Picard) 1907 (Manuels de bibliographie historique 4).

Stouff, L.: *Les registres de notaires à Arles (début XIVe siècle–1460). Quelques problèmes posés par l'utilisation des archives notariales*; in: Prov. Hist. 25 (1975), 305–324.

Teisseire, R.: *Histoire des juridictions et des palais de justice de Marseille depuis leur origine jusqu'à nos jours*; Marseille 1932.

VIII. Hospitals- und Sozialgeschichte

Amargier, P.: *Mouvements populaires et confrérie du St.-Esprit à Marseille au seuil du XIIIe siècle*; in: Cahiers de Fanjeaux 11 (1976), 305–319.

Ders.: *La situation hospitalière à Marseille*; in: Cahiers de Fanjeaux 13 (1978), 239–260.

Angelis, P. de: *Regula sive Statuta Hospitalis Sancti Spiritus*; Roma 1954.

Ders.: *L' ospedale di Santo Spirito in Saxia*; Rom 1960/62.

Assistance et assistés jusqu'à 1610; Actes du 97e congrès des Soc. Savantes, Nantes 1972. Section de philol. et d'hist. jusqu'à 1610; Paris (B.N.) 1979.

Assistance et charité; Cahiers de Fanjeaux 13; Toulouse 1978.

Baluzius, S.: *Epistolarium Innocentii III., romani pontificis*; Paris 1682.

Baudot, O.: *La confrérie du St.-Esprit à Vence et en Provence. L' origine des communes*; Prov. Hist. 34 (1984), 235–244.

Behre, K.-E.: *Die Ernährung im Mittelalter*; in: Herrman, *Mensch* 74–87.

Boockmann, H.: *Das Leben in städtischen Häusern um 1500*; in: Herrmann, *Mensch* 194–206.

Borst, O.: *Alltagsleben im Mittelalter*; Frankfurt a.M. 1983.

Bosl, K.: *Grundlagen der modernen Gesellschaft im Mittelalter. Eine deutsche Gesellschaftsgeschichte des Mittelalters*; 2 Bde. Stuttgart 1972 (Monographien zur Geschichte des Mittelalters 4,1/2).

Ders.: *Das Problem der Armut in der hochmittelalterlichen Gesellschaft*; in: Sitzungsberichte der Österr. Akad. der Wiss., phil.-hist. Klasse 294, Abhdlg. 5; Wien 1974.

Brune, P.: *Histoire de l'ordre hospitalier du Saint-Esprit*; Lons-le-Saulnier/Paris 1892; cf. rc. Journal des Savants s.vol. (1893), 317–332 (L. Delisle).

Caille, J.: *Hôpitaux et charité publique à Narbonne au moyen âge de la fin du XIe à la fin du XVe siècle*; Toulouse 1977.

Chiffoleau, J.: *Charité et assistance à Avignon et dans le Comtat Venaissin (fin XIIIe–fin XIVe s.)*; in: Cahiers de Fanjeaux 13 (1978), 59–85.

Ders.: *La comptabilité de l'au-delà. Les hommes, la mort et la religion dans la région d'Avignon à la fin du Moyen Age (vers 1320–vers 1480)*; Roma 1980 (Collection de l'Ecole française de Rome 47).

Ders.: *Pratiques funéraires et images de la mort à Marseille, en Avignon et dans le Comtat Venaissin*; in: Cahiers de Fanjeaux 11 (1976), 271–303.

Ders.: *Les confréries, la mort et la religion en Comtat Venaissin à la fin du Moyen Age*; in: Mél. de l'Ecole fr. de Rome. Moyen Age/Temps modernes 91 (1979), 785–825.

Ders.: *Ce qui fait changer la mort dans la région d'Avignon à la fin du Moyen Age*; in: H. Braet; W. Verbeke (Hrsg.): *Death in the Middle Ages*; Louvain 1983, 117–133.

Cipollone, G.: *La casa della Santa Trinità di Marsiglia (1202–1547). Prima fondazione sul mare dell'ordine trinitario*; Città del Vaticano 1981 (Ordinis Trinitatis Institutum Historicum, series prior, II).

Coornaert, E.: *Les corporations en France avant 1789*; Paris (Gallimard) 1941.

Coulet, N.: *Les confréries du Saint-Esprit en Provence: pour une enquête*; in: Mél. R. Mandrou; Paris (PUF) 1985, 205–217.

Ders.: *Hôpitaux et oeuvres d'assistance dans le diocèse et la ville d'Aix-en-Provence (XIIIe – mi-XIVe s.)*; in: Cahiers de Fanjeaux 13 (1978), 213–237.

Ders.: *Jalons pour une histoire religieuse d'Aix au bas moyen âge (1350–1450)*; in: Prov. Hist. 22 (1972), 203–260.

Craemer, U.: *Das Hospital als Bautyp des Mittelalters*; Köln 1963.

Delaruelle, E.: *La piété populaire au Moyen Age*; Torino 1975.

Delisle, L.: rc. Brune, *St.-Esprit*.

Delumeau, J.: *Le péché et la peur. La culpabilisation en Occident (XIIIe–XVIIIe siècles)*; Paris (Fayard) 1983.

Dirlmeier, U.: *Zu den Lebensbedingungen in der mittelalterlichen Stadt: Trinkwasserversorgung und Abfallbeseitigung*; in: Herrmann, *Mensch* 150–159.

Duby, G.: *Le temps des cathédrales. L'art et la société, 980–1420*; Paris (Gallimard) 1978.

Ders.: *Die neue Geschichtswissenschaft*; in: NZZ (5.XII.1986), 41c–42b.

Dunaj, L.: *Der Hospitalgedanke im Mittelalter*; Hannover 1911.

Ennen, E.: *Die Frau in der mittelalterlichen Stadt*; in: Herrmann, *Mensch* 35–52.

Epstein, S.E.: *Alle origini della fattoria toscana. L' ospedale della Scala di Siena e le sue terre (metà '200 – metà '400)*; Firenze 1986.

Evans, J.: *Life in Medieval France*; London 1925.

Fabre, A.: *Histoire des hôpitaux et des institutions de bienfaisance de Marseille*; 2 Bde.; Marseille 1854, repr. ib. 1973.

Fossier, R.: *Le Moyen Age*; Bd. 2 (*L'éveil de l'Europe (950–1250)*); Bd. 3 (*Le temps des crises (1250–1550)*); Paris (Colin) 1983.

Froschle-Chopart, M.-H.: *Etude des confréries: Problèmes et méthodes*; in: Prov. Hist. 34 (1984), 117–123.

Gaudioso, F.: *Testamento e devozione. L'esempio della Terra d'Otranto tra il Cinque e l'Ottocento*; Galatina 1986 (Società e Religione 4).

Giordanengo, G.: *Les hôpitaux arlésiens du XIIe au XIVe siècle*; in: Cahiers de Fanjeaux 13 (1978), 189–212.

Grava, Y.: *Assistances et solidarités communales à Martigues et dans le pays de l'étang de Berre au Moyen Age*; in: Prov. Hist. 34 (1984), 393–406.

Grmek, D.M.: *Le médecin au service de l'hôpital médiéval en Europe occidentale*; in: History and Philosophy of the life sciences 4 (1982), 25–64.

Grunsky, E.: *Doppelgeschossige Johanniterkirchen und verwandte Bauten*; Tübingen 1970.

Grupe, G.: *Umwelt und Bevölkerungsentwicklung im Mittelalter*; in: Herrmann, *Mensch* 24–34.

Hageneder, O; Haidacher, A: *Die Register Innozenz' III.*; Bd. 1 (*1. Pontifikatsjahr, 1189/99. Texte*); Graz/Köln 1964 (Publikationen der Abteilung für historische Studien des österr. Kulturinstituts in Rom, II. Abt., Quellen, 1. Reihe).

Hauck, D.: rc. Sieburg, *Grundzüge*.

Herrmann, B. (Hrsg.): *Mensch und Umwelt im Mittelalter*; Stuttgart 1986.

Hildesheimer, E.: *Les donats d'église d'après quelques textes méridionaux*; in: Bull. phil. et hist. du comité des travaux hist. et scientifiques (jusqu'à 1715) 1959 (1958), 89–101.

Hostie, R.: *Vie et mort des ordres religieux. Approches psychosociologiques*; Paris (de Brouwer) 1972.

Imbert, J.: *Histoire des hôpitaux français: les hôpitaux en droit canonique (du décret de Gratien à la sécularisation de l'administration de l'Hôtel-Dieu de Paris en 1505)*; Paris (Vrin) 1947.

Ders. (Hrsg.): *Histoire des hôpitaux en France*; Toulouse 1982.

Ders.: *Les hôpitaux en France*; Paris (PUF) 1958 (‚Que sais-je' 795).

Jacquart, D.: *Supplément à:* E.Wickersheimer: *Dictionnaire biographique des médecins en France du Moyen Age*, Genf 1979 (repr. v. 1936); Genf 1979 (Ec. Prat. des Htes. Et., IVe section; V. Htes. études médiévales et modernes, 34f).

Jetter, D. (Hrsg.): *Geschichte des Hospitals*; bisher 6 Bde.; 1966–.

Ders.: *Grundzüge der Hospitalsgeschichte*; Darmstadt 1973.

Ders.: *Das Heiligen-Geist-Hospital in Lübeck*; in: FOCUS, Zeits. für Wiss. an der Med. Hochschule Lübeck 2 (1985), 118–130.

Ders.. *Das europäische Hospital. Von der Spätantike bis 1800*; Köln 1986 (Du Mont-Dokumente).

La Cava, A.F.: *Liber regulae Sancti Spiritus (Regola dell'ordine Ospitaliero di S. Spirito) Testo e commento*; Milano 1947.

Lallemand, L.: *Histoire générale de la charité*; Bd. 3 (*Le Moyen Age du Xe au XVIe siècle*); Paris (Picard) 1906.

Le Blevec, D.: *L'assistance à Pont-Saint-Esprit (XIIIe–XVe siècles)*; in: Prov. Hist. 34 (1984), 407–424.

Le Goff, J.; Chedeville, A.; Rossiaud, J.: *La ville médiévale des carolingiens à la Renaissance*; in: G. Duby (Hrsg.): *Histoire de la France urbaine*; Bd. 2; Paris (Seuil) 1980.

Leistikow, D.: *Hospitalbauten in Europa aus zehn Jahrhunderten. Ein Beitrag zur Geschichte des Krankenhausbaues*; Ingelheim a.Rhein 1967.

Lindgren, U.: *Bedürftigkeit, Armut, Not. Studien zur spätmittelalterlichen Sozialgeschichte Barcelonas*; Münster i.W. 1980.

Dies.: *Europas Armut. Probleme, Methoden, Ergebnisse einer Untersuchungsserie*; in: Saeculum 28 (1977), 396–418.

Mischlewski, A.: *Alltag im Spital zu Beginn des 16. Jahrhunderts*; in: A. Kohler; H. Lutz (Hrsg.): *Alltag im 16. Jahrhundert. Studien zu Lebensformen in mitteleuropäischen Städten*; Wien 1987, 152–173.

Mollat, M.: *Les pauvres au Moyen Age. Etude sociale*; Paris (Hachette) 1978.

Ders.: *Les problèmes de la pauvreté au moyen âge*; in: Ders. (Hrsg.): *Etudes sur l'histoire de la pauvreté (Moyen Age – XVIe siècle)*; Paris (Sorbonne) 1974; Bd. 1,11–30.

Moritz, W.: *Das Hospital im späten Mittelalter* (Ausstellung des Hessischen Staatsarchivs Marburg); Marburg 1983.

Mortreuil, J.-A.-B.: *L'hôpital Saint-Esprit de Marseille. Ses origines, sa première administration intérieure*; in: Répertoire des Travaux de la Soc. de Statistique de Marseille 28 (1866), 135–191.

Mundy, J.H.: *Hospitals and leprosaries in 12th and early 13th century, Toulouse*; in: Essays ... in honor of A.P. Evans; New York 1955, 181–205.

Origo, I.: *The merchant of Prato. Francesco di Marco Datini*; London 1957.

Pourrière, J.: *Les hôpitaux d'Aix-en-Provence au moyen âge, XIIIe, XIVe et XVe siècles*; Aix-en-Provence 1969.

Probst, C.: *Das Hospitalwesen im hohen und späten Mittelalter und die geistliche und gesellschaftliche Stellung des Kranken*; in: Sudhoffs Archiv für Gesch. der Med. und Naturwiss. 50 (1966), 146–258.

Reicke, S.: *Das deutsche Spital und sein Recht im Mittelalter*; 2 Bde.; Stuttgart 1932, repr. Amsterdam 1977.

Revel, M.: *Le rayonnement à Rome et en Italie de l'ordre du Saint-Esprit de Montpellier*; in: Cahiers de Fanjeaux 13 (1978), 343–355.

Schneider, R.: *Lebensverhältnisse bei den Zisterziensern im Spätmittelalter*; in: Klösterliche Sachkultur des Spätmittelalters; Wien 1980, 43–71 (Sitzungsber. der Österr. Akad. der Wiss.; phil.-hist. Klasse; Bd. 367).

Ders. (Hrsg.): *Das spätmittelalterliche Königtum im europäischen Vergleich*; Sigmaringen 1987 (Vorträge und Forschungen 32).

Seidler, E.: *Geschichte der Pflege des kranken Menschen*; Stuttgart 1966; ^{4}1977.

Sieburg, H.-O.: *Grundzüge der französischen Geschichte*; Darmstadt 1966; cf. rc. Cuadernos de Humanidades 2 (1969), 61–68 (D. Hauck).

Sprandel, R.: *Verfassung und Gesellschaft im Mittelalter*; Paderborn 1975.

Steynitz, J. von: *Mittelalterliche Hospitäler der Orden und Städte als Einrichtungen der sozialen Sicherung*; Berlin 1970 (Sozialpolitische Schriften 26).

Stouff, L.: *Deux confréries hospitalières arlésiennes au bas Moyen Age: La confrérie St.-Esprit du Bourg et la confrérie St.-Esprit de-la-Cité*; in: Prov. Hist. 34 (1984), 379–391.

Sudhoff, K.: *Aus der Geschichte des Krankenhauswesens im frühen Mittelalter*; in: Sudhoffs Archiv für Gesch. der Medizin 21 (1929), 164–203.

Tousart, J.A.: *Diplomata pontifica et regia ordini regulari et hospitali Sancti Spiritus Monspeliensi concessa*; 2 Bde.; Paris 1723.

Tuchman, B.W.: *A Distant Mirror. The Calamitous 14th Century*; New York 1978.

Villard, A.: *La question hospitalière à Marseille des origines au XIXe siècle*; in: Marseille 9 (1950), 5–13.

Villard, M.: *Des hôpitaux de Marseille*; in: Marseille 122 (1980), 93–104.

Zimmermann, V.: *Ansätze zu einer Sozial- und Arbeitsmedizin am mittelalterlichen Arbeitsplatz*; in: Herrmann, *Mensch* 140–149.

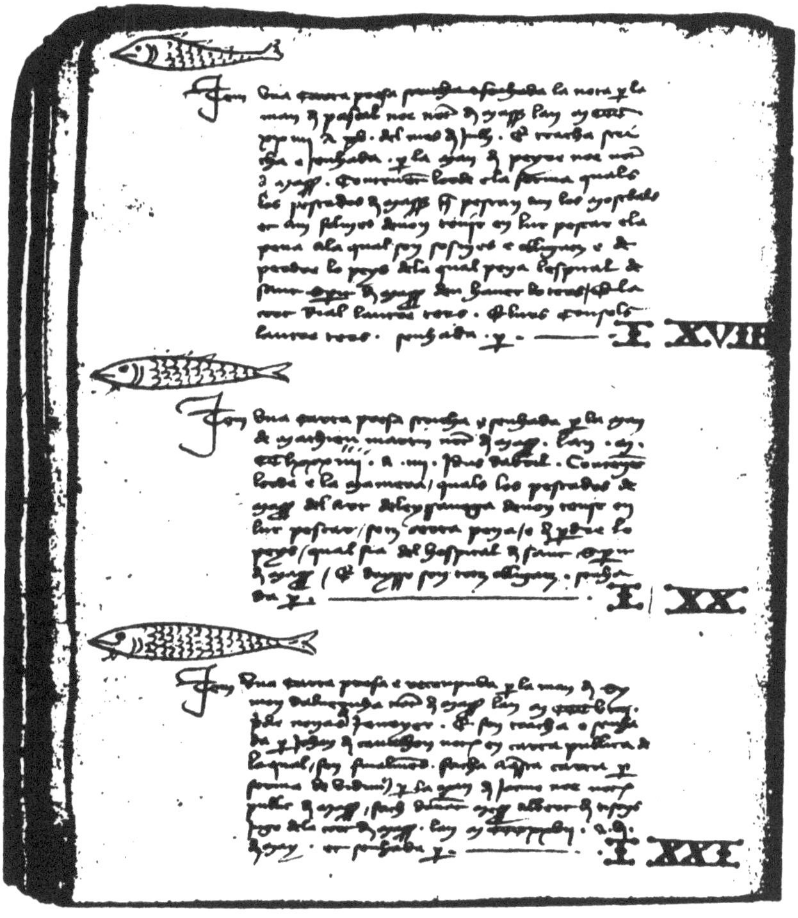

Paragraphen zum Fischfang (fol. 59 v *AA*)

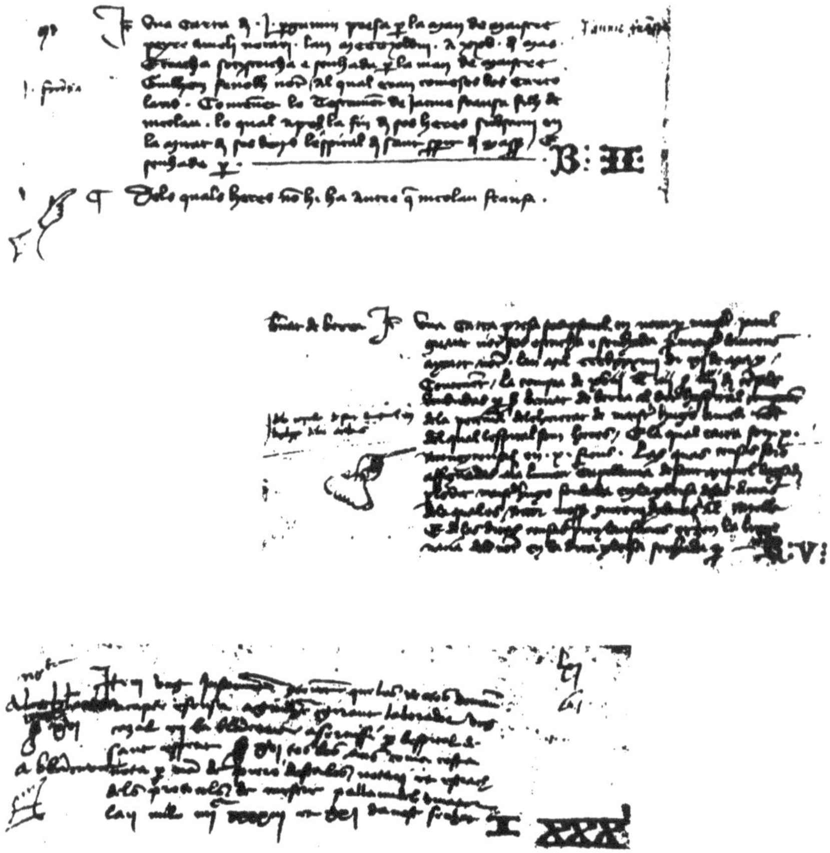

Gezeichnete Hand und Fliegenfuß zur Hervorhebung einer Zeile oder eines Abschnittes von *AA* (fol. 7), akkurat gezeichnete Hand von *AB* (fol. 62v) und fast bis zur Unkenntlichkeit abstrahierte Hand von *AC* (fol. 61).

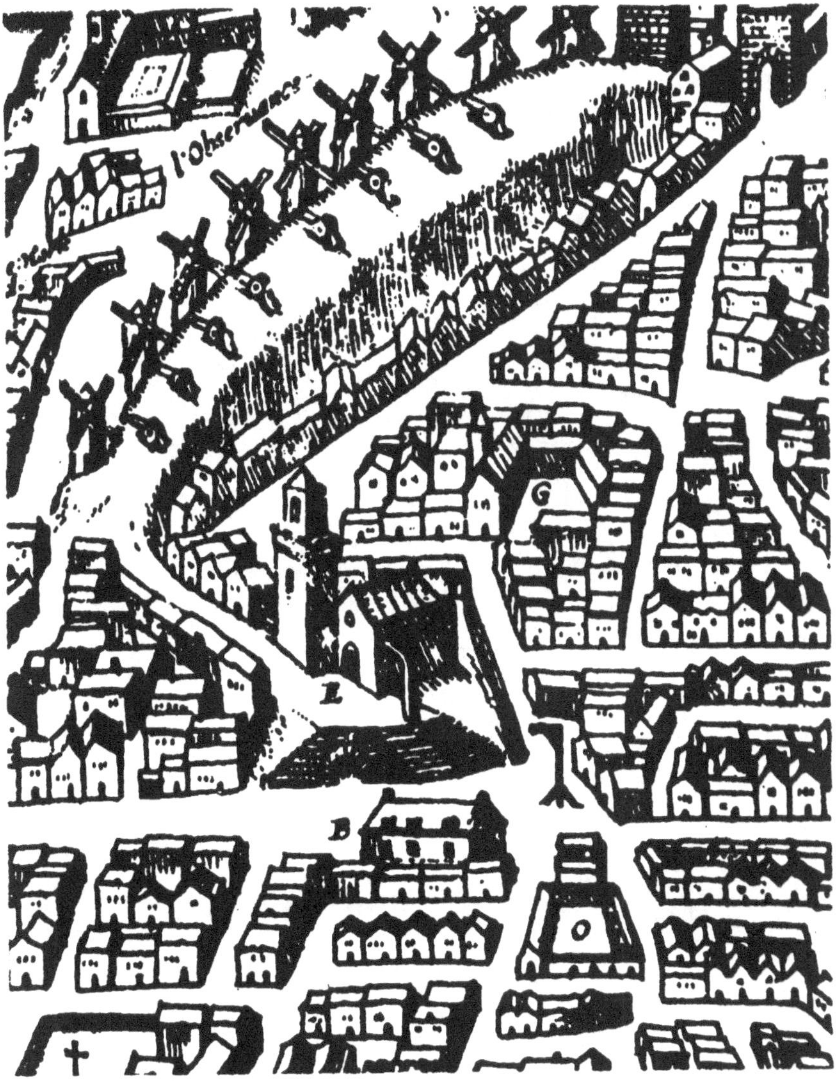

I: Ausschnitt aus dem Holzschnitt von Hogenberg mit Heilig-Geist-Spital (G), Kirche der Accoules (E) und gräflichem Palast (B).

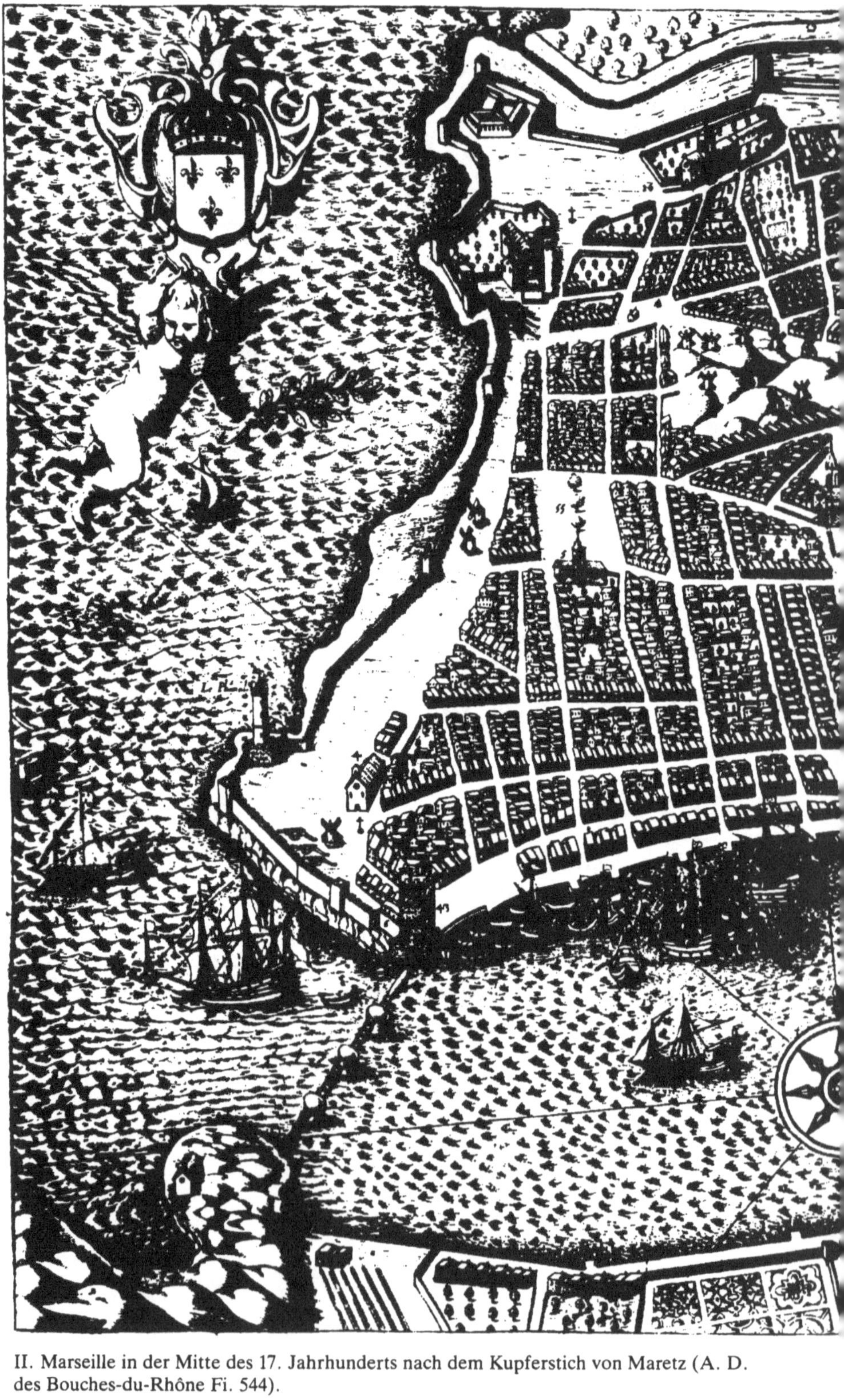

II. Marseille in der Mitte des 17. Jahrhunderts nach dem Kupferstich von Maretz (A. D. des Bouches-du-Rhône Fi. 544).

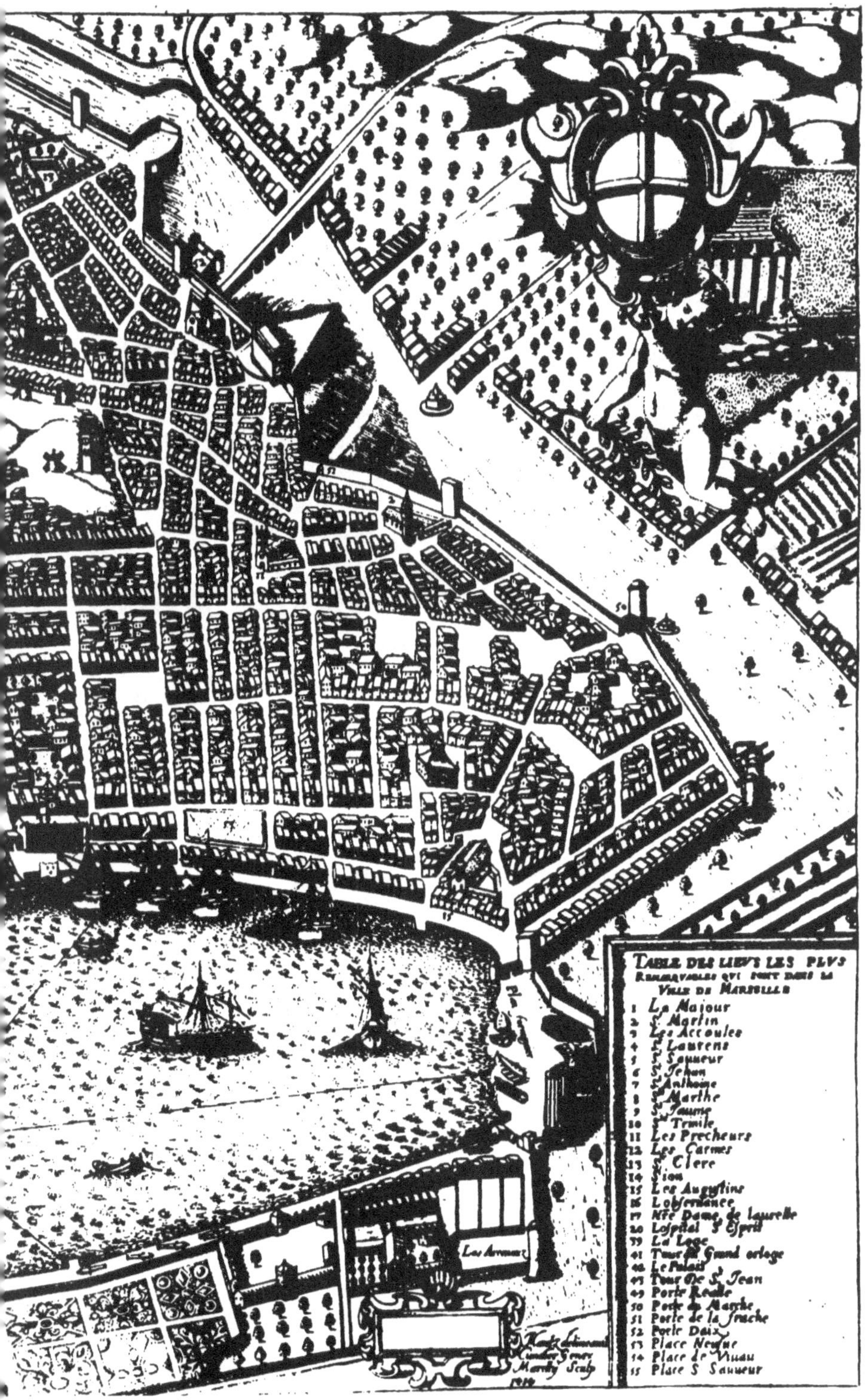
TABLE DES LIEVS LES PLVS
Vile de Marseille
1 La Majour
2 S. Martin
3 Les Accoules
4 S. Laurens
5 S. Sauueur
6 S. Jehan
7 S. Anthoine
8 S. Marthe
9 S. Jaume
10 S. Trinile
11 Les Precheurs
12 Les Carmes
13 S. Clere
14 Sion
15 Les Augustins
16 Lobservance
17 Nre Dame de laurelle
20 Lospital S. Esprit
39 La Loge
41 Tour du Grand orloge
42 Le Palais
43 Tour de S. Jean
49 Porte Reale
50 Porte du Marche
51 Porte de la frache
52 Porte Daix
53 Place Neufue
54 Place de Viuau
55 Place S Sauueur

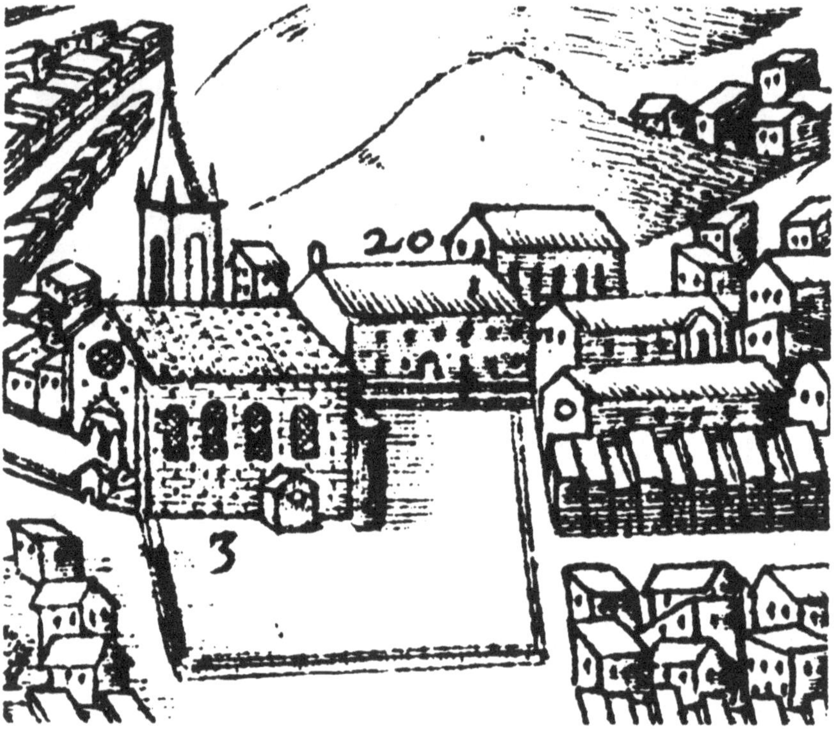

III. Ausschnitt aus dem Maretzplan mit Heilig-Geist-Spital (20) und Kirche der Accoules (3).

Tabellen

Tabelle I: Im Thesaur erwähnte und noch erhaltene Urkunden*

A	2	49/2
	5	80/6
	6	54/2
	7	79/1
	10	54/7
	11	98/1
	12	A.M. 2 II 101
	14	54/1
	15	54/3
	18	93/4
	21	77/4
	22	78/1
	24	99/1
	25	51/2
	30	56/7
	31	80/4
	32	81/4
	33	57/3
	34	56/6
B	1	54/3
	2	52/1
	3	55/5
	6	79/3
	8	77/6
	9	75/7
	10	47/7
	12	47/10
	13	57/2
	14	53/2
	15	49/3
	17	51/3
	19	59/4
	20	74/5
	21	50/3
	22	56/3
	23	77/3
	24	55/8
	25	55/6
	26	94/1
	27	77/2
	28	51/3
	29	51/5
	30	48/4
	31	51/4
	32	80/2
	34	91/2
	35	51/1
	36	73/7
	37	79/2
C	2	80/3
	3	56/2bis
	4	55/3
	5	57/8
	6	55/4
	7	49/1
	9	45/3
	10	53/1
	11	77/5
	12	50/4
	13	50/5
	14	47/8
	15	78/2
	16	58/4
	17	47/9
	18	58/4
	19	73/8
	21	56/1
	26	61/3
	27	V B 9/3
	29	86/2
	31	83/3
	32	60/2
	33	62/3
	34	62/4
	35	80/6
	37	87/2
D	2	75/5
	3	79/6
	5	49/7
	6	80/8
	7	79/5
	8	54/5
	9	95/7
	10	49/5
	11	93/2
	12	91/3
	14	76/4
	15	52/5
	16	93/5
	17	44/7
	18	45/4
	19	46/5
	20	73/5
	21	79/7
	22	44/1
	24	73/6
	25	73/3
	26	75/1
	28	47/4
	29	47/5
	31	47/6
	32	50/6
	33	74/4
	34	48/1
	35	78/4
	36	84/6
E	1	98/2
	2	98/5
	3	46/6
	4	47/1
	5	98/4
	7	98/3
	8	49/4
	9	50/2
	10	76/6
	11	89/1
	13	90/5
	15	94/3
	16	51/6
	18	94/10
	19	46/2
	20	99/2
	21	99/4
	22	99/5
	23	99/3
	24	99/7
	25	49/6
	26	50/1
	27	99/8
	29	48/2
	31	95/6

(* Die meisten Urkunden befinden sich in der Serie B des Archives des Heilig-Geist-Spitals (A.D. des B.-du-R., A.H. I B); bei diesen werden nur die Nummer des Urkundenpakets und der Urkunde angegeben; die Serien (A.H.) V A–C entstammen dem Archiv des Hospitals der Verkündigung; AM bezeichnet die A.M. von Marseille und BN eine Sammlung von Transkriptionen von Mortreuil (B.N., n.a.lat. 1328).)

(Fortsetzung von Tabelle I)

	32	54/9
	34	54/4
	35	56
	36	96/1
	37	55/7
	40	88/2
	41	91/5
	42	44/2
	43	86/1 (?)
	44	86/4
	47	86/3
	48	63/4
	50a	85/7
	50b	85/6
	53	61/9
	55	61/9bis
	56	62/5
	57	63/8
	58	63/7
	63	85/5
	64	81/7
	68	64
	69	64
F	2	79/4
	3	53/4
	5	82/1
	6	95/1
	7	73/9
	8	45/2
	9	52/4
	10	52/7
	11	54/6
	12	54/8
	13	94/2
	14	55/9
	15	47/11
	16	88/4
	18	80/1
	19	100/7
	20	48/6
	21	100/3
	22	46/1
	25	100/6
	26	51/7
	29	94/8
	31	44/5
	32	44/3
	36	52/6
	38	75/3
	39	44/4a
	40	44/4b
	41	89/2
	42	73/2
	43	90/1
	44	63/6
	45	84/11
	48	84/7
	50	V B 8/8
	51	85/3
	53	85/4
G	1	58/6
	3	82/3
	5	59/1
	6	57/6
	9	55/1
	13	58/5
	14	82/7
	16	82/4
	17	82/5
	18	56/6
	20	80/5
	21	82/6
	22	58/3
	24	57/7
	27	57/5
	29	58/1
	30	57/4
	32	60/1
	33	76/3
	34	100/4
	35	89/5
	36	59/4
	38	59/3
	39	99/6
	40	46/3
	41	53/5
	42	53/6
	43	48/5
	45	73/4
	46	75/2
	47	45/1
H	3	74/3
	4	78/5
	6	88/3
	8	75/6
	12	76/2
	16	73/10
	17	74/2
	22	90/3
	24	75/4
	26	73/1
	30	89/7
	31	73/11
	32	BN 225f
	34	76/1
I	1'	BN 357f
	5	BN 189–197
	8	BN 364–371
	11	BN 259–61; 360–2
	19	46/4
	21	74/1
	22	87/3
	24	60/4
	25	85/1
	26b	97/1
	27	96/9
	28	84/4
	29	63/2
	30	85/8
	31	83/4
K	3	84/1
	4	60/3
	6	83/3
	6'	78/2
	7	60/5
	10	84/5
	11	61/4
	15	84/3
	17	59/2
	19	61/1
	24	61/5
	27	61/6
	29	58/2
	31	60/6
	41	84/8
	42	55/2
	43	56/2
	46	63/1bis
	47	85/2
	49	85/10
A'	1	V A 1 (verloren)
	2	V B 7/1
	4	V B 7/4
	5	V B 1
	12	V B 5/7
	13	V B 7/8
	14	V B 2
	15	V B 8/7
	16	V B 6/5
	17	V B 6/1
	18	V B 5/4
	19	V B 1
	21	V B 9/2
	23	V B 1
	26	V B 7/6
	27	V B 6/4
	28	V B 8/1
	29	V B 5
	30	V B 5/5
	31	V B 6/9
	32	V B 6/6
	34	V B 8/3
	35	V B 7/8
	36	V B 8/6
B'	5	V B 2
	6	V B 1
	7	V B 7/9
	9	V B 7/5
	10	V B 6/2
	12	V B 5/1
	13	V B 9/1
	15	I B 57/1
	16	V B 6/2
	20	V B 6/8
	21	V C 1
	22	V B 7/2

Tabelle II: Aufbau des THESAUR (nach seinen Schreibern)

Kapitel	Paragraph	Schreiber	fol.	Randbemerkungen
A	1–34	*AA*	1–5v	*N, P, X, Y*
	35–37	*AB*	5v	*AB, X*
B	1–36	*AA*	7–11	*L, N, P, X, Y*
	37	*AB*	11v	*AB*
C	1–21	*AA*	13–15v	*M, N, O, P, X, Y*
	22–27	*AB*	15v–16v	*AB, O, X*
	28–34	*AC*	16v–17	*AC, X, Y*
	35–36	*AC'*	17	
	37	*AC''*	17v	*X*
D	1–35	*AA*	19–24	*M, N, O, P, X, Y*
	36–38	*AB*	24–24v	*M, O*
E	1–42	*AA*	25–30	*M, O, Y, Z*
	43–55	*AC*	30v–31v	*AC, Y*
	(56–70	*AC*	s.u. 72)	
F	1–43	*AA*	32–37	*AC, M, Y*
	44–53	C	37–37v	*AC*
G	1–47	*AA*	38–45v	*M, O, Y*
H	1–34	*AA*	47–53v	*M, O*
	35	*AC*	53v	*AC*
I	1–21	*AA*	57–59v	
	22–32	*AC*	60–61	*AC, X, Y*
K	1–45	*AB*	62–69v	*AB, O*
	46–48	*AB'*	69v	*Y*
	49	*AB''*	70	*Y*
	50–51	*AB'''*	70	*Y*
E	56–70	*AC*	72–74	*AC, Y*
A'	1–39	*AC*	98–103	*AC, Y*
B'	1–22	*AC*	104–105v	*AC, Y*
		(*AD*	111–114	*Y*)
		AC	123v	

Tabelle III. Schreiber und Kopisten des THESAUR (Chronologie)

Schreiber (Sigle)	(Name)	Zeit	Stellung zum Heilig-Geist-Spital
AA	Laurens Aycart	1400/1	Spitalnotar
L		1401ca.	Gehilfe Aycarts?
AB	Aventuron Rodet	- 1411ca. - 1423ca.	Spitalnotar
M		1420ca.	Gehilfe Rodets ?
AB'		1430ca.	Gehilfe Rodets ?
AB''/'''		1440/43ca.	
N		Mitte 15. Jh.	
BA	Jaume Delans	1469	Spitalnotar
O	Steve Arnaut	1483ca.	Spitalsverwalter
BB		2. Hälfte 15. Jh. (versch. Hände)	
P		2. Hälfte 15. Jh.	
AC	Johan de Morties	1511	Rektor des Spitals
AC'/''		1511ca.	
(*AD*	Guilhem Thouraudi	1513/16	Spitalsverwalter)
CA		1552	Gehilfe des Verwalters ?
X		2. Hälfte 16. Jh.	
Y		Anf. 17. Jh.	
Z		Mitte 17. Jh.	
DA		17. Jh.	

Tabelle IV: Kopierschritte zwischen THESAUR und THESAUR-B*

Kap.	Paragraph	Schreiber im TH		Schreiber im TH-B	Bemerkungen
A	1–34	*AA*	}→	*BA*	
	35	*AB*			
	36–37	*AB*	→	*O*	(?)
B	1–36	*AA*	}→	*BA*	(ergänzt durch *O*)
	37	*AB*			
C	1–27	*AA*	→	*BA*	
	28–36	*AC*/'	←	*AC*/'	
	37	*AC*"	←	*AC*"	(oder *AC*, aber später)
D	1–35	*AA*	}→	*BA*	
	36–38	*AB*			
E	1–42	*AA*	→	*BA*	
	43–55		←{	*BA*	(*AC* kopierte zu verschiedenen
	56–58	*AC*		*O*	Zeiten)
	59–66			(versch. Hss.)	
	67–68			*AC*	
	69–70	*AC*		/	
F	1–43	*AA*	→	*BA*	
	44–53	*AC*	←	*BA*	(ergänzt durch *AC*)
G	1–47	*AA*	→	*BA*	
	47'	*AA*		/	
H	1–31	*AA*	→	*BA*	
	32	*AA*	→	*AC*	(§ H 32 wurde von *BA* freigelassen
	33–34	*AA*	→	*BA*	und von *AC* nachgetragen)
	35	*AC*	←	*AC*	
I	1	*AA*	→	*O*	(?)
	1'	?	↔	?	(die Bemerkung über B. Portal
	2; 5f; 8; 10; 14; 18–21	*AA*	→	*BA*	wurde in beiden Büchern
	3f; 7; 9; 11–13; 15–17	*AA*		/	gleichzeitig eingetragen)
	22–32	*AC*	//	*BB*	(§ 20–38 in TH-B erwähnen nicht näher beschriebene Urkunden)
K	1–45	*AB*	}→	*BA*	
	46–48	*AB'*			
	49–51	*AB*"/"'			
A'	1–37	*AC*	←	*BA*	(Notar & z.T. Datum von *AC* ergänzt)
	38–39	*AC*	←	*AC*	
B'	1–20	*AC*	←	*BA*	(Notar & z.T. Datum von *AC*)
	21–22	*AC*	←	*AC*	

(* Der Pfeil gibt die Kopierrichtung an)

Tabelle V: Stifter des Heilig-Geist-Spitals (1233–1429)

G. d'Alans (1352; LA)
H.eta d'Alans (1352/90; E)
H. Ameli (1382; E)
J. Atols (1348; LA)
Biatris Audeberta (1373; L)
Marin Augier (1343; L)
Biatris D'Auruol (1346; LA)
Loys Austria (1373; SS)
J. Benet (1391; EV)
Berenguiera Bernarda (1362; EV)
J. Bernart (1357; L)
A.eta de Berra (1361; E)
P. de Berra (1329; L)
Martin Blanc (1429; E)
P. Blanquier (1325; S)
Alaseta Blasin (1366; EV)
J. Blasin (1341; E)
P. Boyer (1417; E)
Silia Boyssiera (1333; LA)
Sileta Bonenfant (1371; EV)
A. Bonet (1379; E)
Gantelma Boneta (1379; E)
G.eta Bonvina (1347; LA)
Garcens Borgonhona (1348; LV)
Bt. de Brandis (1331; L)
G. Cayssier (1362; L)
J. Canhol (1273; S)
Jul. de Casals (1395; E)
Marcel Catalan (1325; S)
Giraut Chalens (1380; E)
Giraut Chapus (1379; EV)
A. Dalmas (1399; S)
Nicolau Dieudell (1361; SS)
Dieudella Dieudella (1361; EV)
P. Dossana (1233; SV)
Augier del Dragon (1348; EV)
Loys del Dragon (1348; EV)
J. Enguilran Porcho (1374; EV)
Pellegrina Sparviera (1350; S)
Dosseta Estaca (1424; E)
Jc. Estornel (1399; EV)
Arnaut Fabre (1276; LA)
Jordan Fermin (1399; (L))
Bt. Franc (1265; LA)
Jc. Fransa (1348; EV)
J. Ganarri (1391; S)
Bt. Garnier (1344; S)
P. Garre (1415; E)
J. Giraut (1330; LA)
Amielha Grassa (1372; E)
Jc. Grasset (1338; E)
J. Guilhem (1332; L)
P. Isnart (1370; E)
Andriol Jaufres (1346; L)
Durant de Jerusalem (1237; S)
Cat.a Joh.a Fellinas (1332; L)
G. Lombart (1348; EV)
Catarina Lombarda (1363; LA)
Alaseta Marceta (1301; S)
Jc. Martin (1377; EV)
J. Martin (1348; EVA)
Dousa Martina (1349; EV)
Jc. de Mausac (1346; LA)
Sib.a de Mausac (1348; EV)
P. de Menresa (1350; LA)
G. Messier (1361; (L))
Thomasa Milona (1341; L)
Marita Monega (1348; EV)
Pasqueta de Montolieu (1392; L)
J.eta Nicolaua (1348; LV)
J.eta de Ogier (1348; LV)
Rn. dal On (1361; E)
Nic.a Payroliera D.a (1373; LV)
Jc. Peyre (1363; SS)
J. Peyriat (1327; E)
J.eta Ponsina (1349; L)
Bm. de Pontremols (1383; E)
J. de Quinsac (1373; (L))
Jc.eta Raynolsa (1373; LA)
G. de Rians (1353; E)
J. de Ricasnovas (1332; S)
Bn. de Rocafort (1427; E)
H.a Rostanhenca (1331; EV)
Thomas de St. Chamas (1342; E)
Ancelma de St. Peyre (1400; S)
Laugier de Solies (1373; L)
Dousa Hugolena (1348; LA)
J. Urta (1348; L)
Mitre Vermelh (1383; LV) Jc.
Arnaut Vidal (1270; LA)

(E = Erbschaft; EV = Erbschaft mit Vorerben; L = Legat; LV = Legat mit Vorerben; LA = Legat mit Auflagen; (L) = Erweiterung einer Stiftung; S = Schenkung; SS = Substitution)

Tabelle VI: Stifter des Heilig-Geist-Spitals (Chronologie)

1233	V		P. Dossana
1237	III		Durant de Jerusalem
1265	II		Bt. Franc
1270	VII		Arnault Vidal
1273	II		J. Canhol
1276	VIII		Arnaut Fabre
1301	IX		Alaseta Marceta
1325	II		P. Blanquier / Marcel Catalan
1327	IV		J. Peyriat
1329	IX		P. de Berra
1330	VII		J. Giraut
1331	V		H.a Rostanhenca
	VIII		Bt. de Brandis
1332	VII		J. de Ricasnovas
	VIII		Cat.a J.a Fellinas
	X		J. Guilhem
1333	II		Silia Boyssiera
1338	III		Jc. Grasset
1341	V		Thomasa Milona
	VIII		J. Blasin
1342	IV		Thomas de St. Chamas
1343	X		Marin Augier
1344	III		Bt. Garnier
1346	II		Jc. de Mausac
	VIII		Biatris d'Auruol
	IX		Andriol Jaufres
1347	VI		G.eta Bonvina
	VII		Dousa Hugolena
1348	I	25	J. Urta
	II	18	G. Lombart
			Loys del Dragon
		25	Sibilia de Mausac
		28	Marita Monega
	III	5	Augier del Dragon
		12	Garcens Borgonhona
		14	J.eta Nicolaua
			J.eta de Ogier
		22	J. Atols
		25	Jc. Fransa
		27	J. Martin
1349	I		Dousa Martina
	II		J.eta Ponsina
1350	V		Pellegrina Sparviera
	VII		P. de Menresa
1352	XII		G. d'Alans
1353	IV		G. de Rians
1357	XI		J. Bernart
1361	III	21	Nic. Dieudell
	V	16	Rn. dal On
	V	18	A.eta de Berra
	V	19	Dieud.a Dieudella
	VI	14	G. Messier
1362	V		Ber.a Bernarda
	VII		G. Cayssier
1363	(ante)		Catarina Lombarda
	II		Jc. Peyre
1366	VII		Alaseta Blasin
1370	X		P. Isnart
1371	I		Sileta Bonenfant
1372	VI		Amielha Grassa
1373	VII	5	Jc.eta Raynolsa
		21	J. de Quinsac
	VIII	10	Laugier de Solies
	VIII	24	Biatris Audeberta
	IX	8	Loys Austria
	XI	19	Nic.a Payroliera
1374	III	24	J. Enguilran P.
1377	I		Jc. Martin
1379	II		A. Bonet
	VI		Giraut Chapus
	(post)		Gantelma Boneta
1380	XII		Giraut Chalens
1382	V		H. Ameli
1383	IV		Bm. de Pontremols
	VIII		Mitre Vermelh
1390	V		H.eta d'Alans
1391	III		J. Benet
	XII		J. Ganarri
1392	IX		Pa.a de Montolieu
1395	I		Jul. de Casals
1399	(ante)		Jordan Fermin
	II		A. Dalmas
	II		Jc. Estornel
1400	IX		An.a de St. Peire
1415	VIII		P. Garre
1417	VIII		P. Boyer
1424	III		Dosseta Estaca
1427	I		Bn. de Rocafort
1429			Martin Blanc

Tabelle VII: Stiftungen an das Heilig-Geist-Spital (1188–1511)

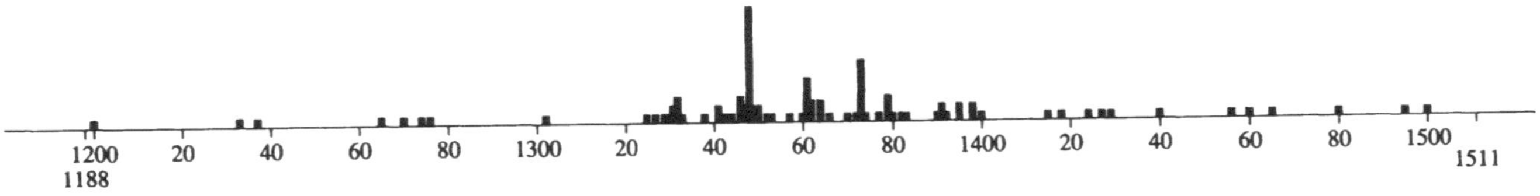

Tabelle VIII: Stiftungen an das Heilig-Geist-Spital (1325–1400)

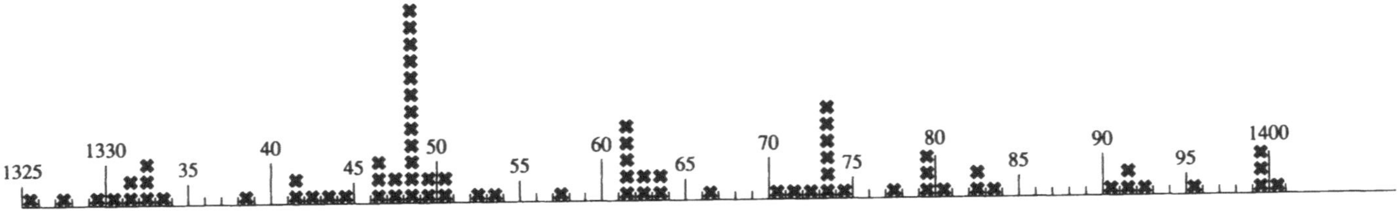

Tabelle IX: Rektoren des Heilig-Geist-Spitals (1250–1410)

P. Alaman	1392/3	
Imbert d'Alba	1340/1; 42–4; 49/50; (52/64)	(6 x)
Jc. Andrieu	1369/70	
Simon de Apt	1351–3; (52/64)	(3 x)
J. d'Estrelhas	1354/5; 64/5; 67/8	(3 x)
J. Audebert	1387/8	
H. Audoart	1277/8	
G. Benech	1330/1; 32/3; 36/7; 39/40	(4 x)
J. Benet	1378/9 (?)	
Rostanh Berart	1362/3	
J. Bernart	1350/51	
Bt. de Berra	1358/9; 72/3	(2 x & 1 x SJc)
Rn. Bertomieu	1299/1300	
G. Blanc	1337/8; 39/40; 41/2; 45/6	(4 x)
Martin Blanc	1400/1; 08/9; 13/14; (post 11)	(4 x & 1 x Ann.)
P. Blanquier	1329/30 (?)	
Pell. Bompar	1331/2; 49/50	(2 x)
J. Bonacrus	1328/9	
J. Bonvin	1383/4; 1401/2	(2 x & 1 x Ann.)
P. del Bossonet	1351–3	(2 x)
St. Botier	1252/3	
Mathieu Brondel	1362/3	
Ric. Caminal	1252/3	
Blaq. Candole	1398/9	
Marcel Catalan	1305/6	
G. de Cavalhon	1393/4; 99/1400; 03/4	(3 x)
H. Chabas	1275/6	
Bt. de Concas	1366/7	
Pell. Cristoli	1331/2	
J. Crota	1359/60	
A. Dieudel	1372/3	
Aycart Durant	1289/90	
Pons Durant	1298/9; 1304/5	(2 x)
G. Elies	1375/6	
P. Elies	1334/5	
Marqu. Escrivan	1393/4	
Jc. Estornel	1383/4; 1395–7	(3 x)
G. Fabian (1)	1277/8; 89/90	(2 x)
G. Fabian (2)	1398/9	
H. de Fagis	1275/6	
Bt. de Favas	1338/9; 1344/5	(2 x)
G. de Favas	1392/3	
St. Ferrier	1293/4	
P. Filholin	1390/1	
G. Folco (1)	1341/2	
G. Folco (2)	1388/9; (79/87)	(2 x & 1 x Ann.)
Prodome Guis	1344/5; 46/7	(2 x)
Jc. Jaucenna	1387/8; 97/8; (79/87: 2 x)	(4 x & 1 x Ann.; 1 x SJc.)
Bn. de Jrlm	1394/5	
J. de Jerusalem alias Pisani	1354/5	
P. de Jrlm	1402/3	
Bn. Johan	1359/60	

J. Johan	1366/7	
Urban Johan	1403/4; 05/6	(2 x)
Ol. de la Mar	1299/1300	
G. Martel	1349/50; (52/62)	(2 x)
Bt. Martin	1402/3	
G. Mathieu	1390/1; 94/5	(2 x)
G. Messier	1328/9	
Jc. Messier	1377–9;1400/1; 05/6	(4 x)
H. Messier	1327/8; 1337/8	(2 x)
Blaquieras de Montolieu (1)	1375/6	
Blaquieras de Montolieu (2)	1401/2	(1 x & 1 x SJc.)
G. Motet	1293/4	
A. Nicolau	1391/2; 1408/9	(2 x)
Jc. Nicolau	1327/8	
Bm. Novell	1388/9; (79/87)	(2 x)
Arnaut dal On	1310/1	
And. Papayran	1298/9	
Bonet Raynaut	1330/1; 32/3; 34/5; 36/7; 38/9	(5 x)
Folco Raynols	1364/5; 67/8	(2 x)
Jc. Repelin	1365/6	(2 x)
Isnart Ricau	1399/1400	
Jaufres Ricau	1369/70	
Bn. de Rocafort	1396–8	(2 x)
G. de St. Gili	1396/7	
St. de St. Paul	1305/6	
Laurens Thomas	1350/1; (52/64)	(2 x)
Jc. Trelha	1396/7	(2 x)
Aymeric Vayrat	1340/1; 42–4; 45/6	(1 x & 2 x Ann.)
Augier Viadier	1365/6	
P. G. Viadier	1305/6	
Jc. Vidal	1329/30 (?)	

Tabelle X: Rektoren des Heilig-Geist-Spitals (Chronologie)

1188	(Rektoren der Bruderschaft:) Rn. Botier; Guirald de Garrigis; G. de Nicia; Hospinel; Bn. Sart	
1212–20	(Rektoren der Bruderschaft: vgl. Bourrilly, Essai)	
1212–48	?	
1248/9	Rn. Abilia / P. Bertran / P. Martin	(Wahl am 30.XI.)
1249/50		
1250/1		
1251/2		
1252/3	St. Botier / Ricart Caminal	
1253–75	?	
1275/6	H. Chabas / H. de Fagis	
1276/7		
1277/8	H. Audoart / G. Fabian (1)	
1278/9		
1279/80		
1280/1		
1281/2		
1282/3		
1283/4		
1284/5		
1285/6		
1286/7		
1287/8		
1288/9		
1289/90	Aycart Durant / G. Fabian (1)	
1290/1		
1291/2		
1292/3		
1293/4	St. Ferrier / G. Motet	
1294/5		
1295/6		
1296/7		
1297/8		
1298/9	Pons Durant / Andrieu Papayran	
1299/1300	Rn. Bertomieu / Olivier de la Mar	
1300/1		
1301/2		
1302/3		
1303/4		
1304/5	Pons Durant / St. de St. Paul	
1305/6	Marcel Catalan / P. G. Viadier	
1306/7		
1307/8		
1308/9		
1309/10		
1310/1	Arnaut dal On	
1311/2		
1312/3		
1313/4		
1314/5		
1315/6		
1316/7		

(Fortsetzung Tabelle X)

1317/8	
1318/9	
1319/20	
1320/1	
1321/2	
1322/3	
1323/4	
1324/5	
1325/6	
1326/7	
1327/8	H. Messier / Jc. Nicolau
1328/9	Jc. Bonacrus / G. Messier
1329/30	(J. Vidal / P. Blanquier) ?
1330/1	G. Benet / Bonet Raynaut
1331/2	Pell. Bompar / Pell. Cristoli
1332/3	G. Benet / Bonet Raynaut
1333/4	
1334/5	P. Elies / Bonet Raynaut
1335/6	
1336/7	Bonet Raynaut / G. Benet
1337/8	G. Blanc / H. Messier
1338/9	Bt. de Favas / Bonet Raynaut
1339/40	G. Benet / G. Blanc
1340/1	Imbert d'Alba / Aymeric Vayrat
1341/2	G. Blanc / G. Folco
1342/3	Imbert d'Alba / Aymeric Vayrat
1343/4	Imbert d'Alba / Aymeric Vayrat
1344/5	Bt. de Favas / Prodome Guis
1345/6	G. Blanc / Aymeric Vayrat
1346/7	
1347/8	
1348/9	
1349/50	Imbert d'Alba / Pell. Bompar / G. Martel (Wahl im März)
1350/1	J. Bernat / Laurens Thomas
1351/2	Simon de Apt / P. del Bossonet
1352/3	Simon de Apt / P. del Bossonet
1353/4	
1354/5	J. d'Estrelhas (?) / J. de Jrlm. al Pisani
1355/6	(1352/64: – Imbert d'Alba / Simon de Apt;
1356/7	– G. Martel / Laurens Thomas)
1357/8	
1358/9	Imbert d'Alba / Bt. de Berra
1359/60	J. Crota / Bn. Johan
1360/1	
1361/2	
1362/3	Rostanh Berart / Mathieu Brondel
1363/4	
1364/5	J. d'Estrelhas / Folco Raynols
1365/6	Jc. Repelin / Augier Viadier
1366/7	Bt. de Concas / J. Johan
1367/8	J. d'Estrelhas / Folco Raynols
1368/9	

(Fortsetzung Tabelle X)

1369/70	Jc. Andrieu / Jaufres Ricau	
1370/1		
1371/2		
1372/3	A. Dieudel / Bt. de Berra	
1373/4		
1374/5		
1375/6	G. Elies / Blaquieras de Montolieu (1)	
1376/7		
1377/8	Jc. Messier	
1378/9	(Jc. Messier / J. Benet) ?	
1379/80		
1380/1		
1381/2		(1379/87: – Jc. Jaucenna / G. Folco
1382/3		– Jc. Jaucenna / Bm. Novel)
1383/4	J. Bonvin / Jc. Stornel	
1384/5		
1385/6		
1386/7		
1387/8	J. Audebert / Jc. Jaucenna	
1388/9	G. Folco (2) / Bertomieu Novel	
1389/90		
1390/1	P. Filholin / G. Mathieu	
1391/2	A. Nicolau	
1392/3	P. Alaman / G. de Favas (?)	
1393/4	G. de Cavalhon / Marques Escrivan	
1394/5	Bertomieu de Jerusalem / G. Mathieu	
1395/6	Jc. Stornel	
1396/7	Jc. Stornel / Bm. de Rocafort (& Jc. Trelha / G. de St. Gili)	
1397/8	Jc. Jaucenna / Bm. de Rocafort	
1398/9	Blaquieras Candole / G. Fabian (2)	
1399/1400	G. de Cavalhon / Isnart Ricau	
1400/1	Martin Blanc / Jc. Messier	
1401/2	Blaquieras de Montolieu (2) / J. Bonvin	
1402/3	P. de Jerusalem / Bt. Martin	
1403/4	G. de Cavalhon / Urban Johan	
1404/5		
1405/6	Urban Johan / Jc. Messier (u.U. 1406/7)	
1406/7		
1407/8		
1408/9	A. Nicolau	
post 1411	Martin Blanc / Cornuto de Mateis	
1413/4	Bt. Elies / Martin Blanc	
1427/8	P. Audebert	
1440/1	Beroart Novel / J. de Jerusalem	

Tabelle XI: Spitalmeister des Heilig-Geist-Spitals

1188–?	P. Giraut	
1203	Radulphus	
1215–33	Peyre	
1233–45	Durant	
1252	G. d'Otramar	(Stellvertreter: P. de Firmidrio)
1261–77	Hugo	(Stellvertreter: – St. Nicolau; 1266 – Bn. Scalona; 1277)
1278	Hugo Durant (= Hugo ?)	
post 1278	Bn. Scalona	
1288	Rn. Agulhon	
1294–99	P. Serena	
1299–1300	G. Chabert	(Stellvertreter: J. Folco; 1301)
1306	Johan	

Tabelle XII: Terminologie von Rektor und Spitalmeister

Rektor				/R. & M./	Meister		/Prok./	Sonst.
probus	*guber-nator*	*custos*	*rector*	*admini-strator*	*pre-ceptor*	*coman-dator*	*procu-rator*	
						1228 (U.'35)		
		/1249/					1249	actor/syndicus P (1249)
		1252		1252 M				
							1266	
		/1276/			1277	**1277**		**luectenent del comand.** P (1277)
						1278		
					1288 >	**1288**		
			1290	< 1290 R				
		/1294/	**1294**			1294		
			1296 M		1296 >	**1296**		
1299		1300		1300 M	1299			**garda** R; *baile* M (1300)
			1311					
			1328					
			1329					
			1331					
	1332		1332	1332 R				
			1333					
		1335 >	*1335*					
			(etc.)				1342	
		1342		1342 R			1342 R	
	1343			1343 R				
	1344	1344		1344 R				
1345	1346	1346						
	1349						1349	
							1352ca. R	
				1358 R				
	1369	1369						
	1375							
		1377						
				1380 R	1380 R			
							1394	
				1395 R				
				1396 R				
				1397 R				
							1401	

(R = Rektor; M = Spitalmeister; P = Prokurator, Stellvertreter des Spitalmeisters oder Rektors; /1249/ = Begriff in Umschreibung; *1296* = gleiche Bezeichnung in THESAUR und Urkunde; **1277** = Bezeichnung nur im THESAUR (für eine Urk. des betreffenden Jahres); 1296 > **1296** = der Terminus der Urkunde wird im THESAUR übersetzt mit ...; die Bezeichnungen entstammen denselben Urkunden wie die Namen der Rektoren und Spitalmeister der entsprechenden Jahre und können anhand der Tabellen X und XI und der Angaben des Personenregisters überprüft werden.)

Tabelle XIII: Spitalbrüder- und schwestern (1200–1350)

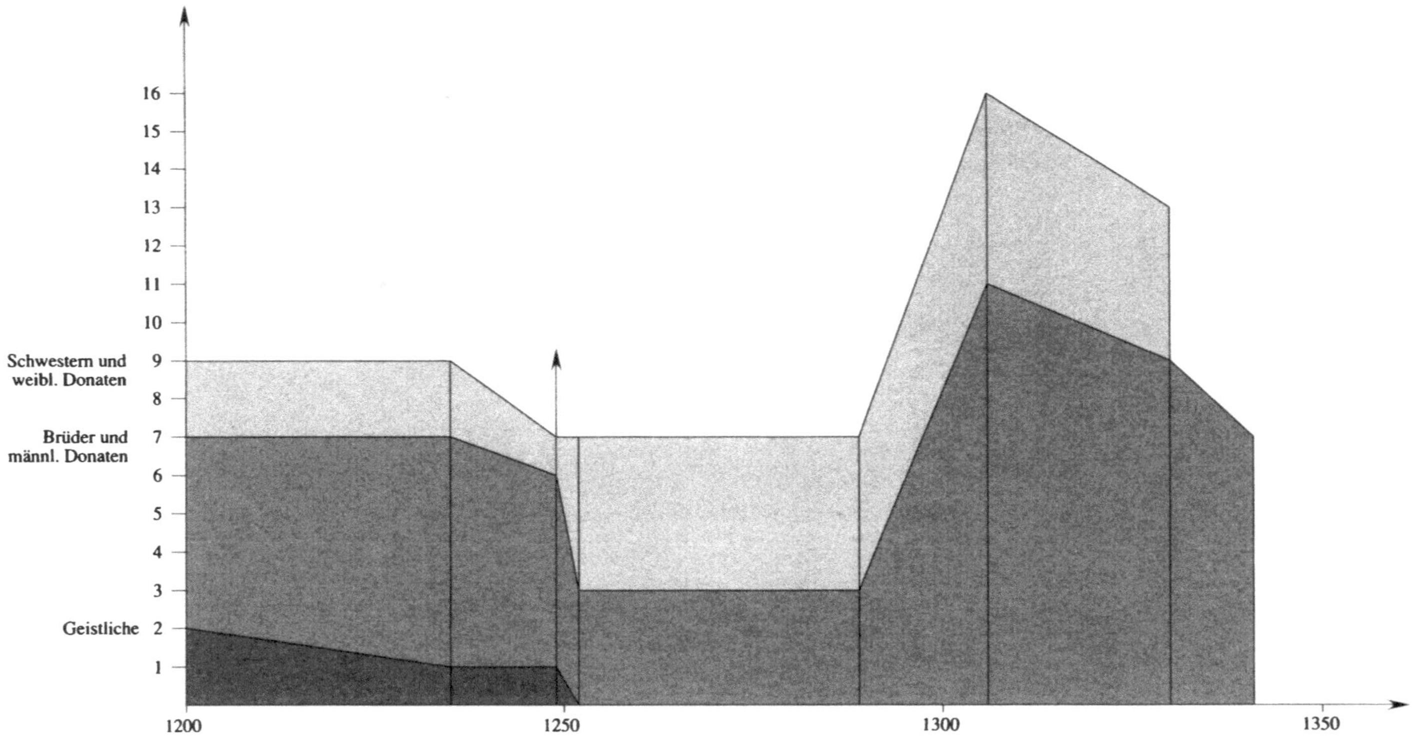

Tabelle XIV: Chronologie und Terminologie des medizinischen Personals

1331		surgian (186[1])	barbier (186[2])
1332			barbier e mege (186[3])
1333	mege (186)	surgian (186[4])	barbier e mege (186[3])
1338	mege (189[4])		barbier e maistre surgian (190[1])
1342	mege de fesica (190[2])	mege surgian (191[1])	
1348		surgian/barbier (? 191[1])	
1357		surgian (191[3])	
1364		mege surgian (191[4])	
1371	mege (192[1])		
1397	mege (192[3])		
1398	mege (192[4]); megi (196[2]: nicht 1498)		
1409	mege fisician (193[2f])		barbier (193[4])
1416	mege fisician (193[3])	surgian (193[5])	2 barbiers (& apothecari)

(Zusammenstellung des von Fabre (Hôpitaux 1, ...) zitierten medizinischen Personals; auf die Wiedergabe der Personennamen wurde wegen der häufigen Entstellungen von Namen bei Fabre verzichtet; eine Verwechslung von *mege* und *barbier* ist hingegen bei dem gelernten Arzt unwahrscheinlich. Jüdische Ärzte wurden unterstrichen; auch der *surgian* Davin (1357) und der *mege surgian* Salvis (1364) dürften Juden gewesen sein.)

Tabelle XV: Einnahmen 1399/1400; 1402/3

	1399/1400 (AH I E 21)	(fol.)	1402/3 (AH I E 102) (ohne Foliierung)
– *arayrages (de las sensas e loguiers)*:	113 l. 8 s. 4 d.	(3)	200 l. 16 s. 9 d.
Zinsrückstände aus Casals Nachlaß:	23 l. 12 s. 7,5 d.	(5v)	
– *censas e loguiers*:	722 l. 13 s. 11 d.		562 l. 17 s. 8 d.
(nach Zahltagen:			
Ostern	61 l. 7 s.	(7v)	
St. Michael (8.V.)	178 l. 2 s. 0,5 d.	(11v)	
Mariä Himmelfahrt	205 l. 4 s. 0,5 d.	(21v)	
St. Michael (29.IX.)	109 l. 6 s. 4 d.	(28)	
Allerheiligen	103 l. 14 s. 3 d.	(37)	
St. Thomas (21.XII.)	65 l. 3 d.	(44v))	
(d.h. für Pachtzins insgesamt:	856 l. 14 s. 10,5 d.		763 l. 14 s. 5 d.)
– *receptas generales:*	278 l. 11 s. 5 d.	(54v)	146 l. 19 s. 7 d.
porcs (grans e petits):	20 l. 9 s. 4 d.	(61)	40 l. 4 s. 4 d.
(d.h. insgesamt:	1158 l. 15 s. 7,5 d.		950 l. 18 s. 4 d.)
– insgesamt (nach Rechnungsführer):	1180 l. 6 s. 7 d.	(62v)	991 l. 19 s. 5 d.
(Ausgaben (nach Rechnungsführer):	1148 l. 18 s. 2 d.	(100)	962 l. 17 s. 3 d.
Bilanz (id.):	+ 31 l. 8 s. 5 d.		+ 29 l. 2 s. 2 d.)

(Das Rechnungsbuch von 1345 (AH I E 123) nennt als Einnahmeposten: *arayrages, sensos, treseno, blas-resaupus, vin.*)

Tabelle XVI: Zinskäufe von Giraut Aymeric

§ B'13	1347	II 27				h	car. Aurifebraria
§ A'7	1352	V 31					claus dels Vivaus
§ B'12	1353	I 15	–			h franc	car. T. Luques
			–		20 s.	vi	Val de Miquel
§ A'24	1355	III 6	–	1 l.		vi/te	Colla Anboquier
			–		28 s.	vi/te	Colla Anboquier
§ A'18		VII 15		5 l.		vi	Bauma Laugier
§ A'30	1356	IV 29		7 l.	3 s.	vi	Jaret d'Albanha
§ A'25	1357	I	–	3 l.	5 s.	??	Molieras
			–	4 l.		te	Gossolen
§ B'17		VII 29		5 l.	(?)		
§ B'14	1358	I 26		5 l.		h	car. Frenaria
§ A'10		VI 6					Val d'Arenc
§ A'12	1359	II 4	–	4 l.	15,5 s.	vi	St. Genieys
			–	7 l.	16 s.	vi	St. Genieys
			–			vi/te (5 qrt.)	
§ A'23		X 21	–	3 l.	10 s.	vi/te	Vivaus
§ B'10	1363	I 29	–	3 l.			Camas
			–	5 l.			Molieras (§ B'11)
§ A'27		II 21	–	4 l.		te	Autinhana
			–		28,5 s.	vi/te	Puech Pichun
§ A'17		III 22		5 l.		vi/te	Vivaus/Sorbiera
§ A' 6		XII 21		2 l.	10 s.	te	Autinhana
§ A'20	1365	XI 28		10 l.		vi/h	Terras Blancas
§ B'16	1366	VI 9			30 s.	vi	Jarret del Pujol
§ A'32	1367	I 7	–	6 l.		vi	Amigas
			–		10 s.	te	Amigas
			–		30 s.	6 qrt.	Val de Cobran
			–		76 s.	2 h	car. Sta. Marta
			–		25 s.	h/vergier	
			–		30 s.	h/pati	Nonaria Sobeyrana
			–		20 s.	h	Nonaria Sobeyrana
			–	4 l.		h	car. Correiaria
			–	6 l.		vi/te	Amigas
			–		30 s.	vi/te	Monteolivo
§ A'11		III 8		3 l.	6 s.	te	Condamina
§ A'16	1368	III 14		5 l.		vi	Canet
§ A'31	1369	IX 7		9 l.	17,5 s.		Terras Blancas

Tabelle XVII: Rektoren des Hospitals der Verkündigung (1373–1423)

H. Baron	1416/7	
Martin Blanc	1422/3	(& 4 x SS 1400–1414)
J. Bonvin	1376/7	(& 2 x SS 1383/4; 1401/2)
J. Cambarelli	1414/5; 22/3	(2 x)
Martin Elies	1377/8	
Jc. Ferrand al. Galhardi	1394/5	
G. Folco (2)	1381/2	
Nic. Fransa	1376/7	
Jorge Guigo	1378/9; 84/5	(2 x)
Jc. Jaucenna	1381/2	(& 4 x SS; 1 x SJc. 1378–1403)
G. Lhautaut	1377/8	
Jc. Novel	1389/90	
Loys Odol	1416/7	
Lazaro Raynoart	1414/5	
Jc. Trelha	1389/90; 1394/5	(2 x)
Bn. Vassalh	1378/9	

Tabelle XVIII: Rektoren des Hospitals der Verkündigung (Chronologie)

1373/4	
1374/5	
1375/6	
1376/7	J. Bonvin / Nic. Fransa
1377/8	Martin Elies / G. Lhautaut
1378/9	Bn. Vassalh / Jorge Guigo
1379/80	
1380/1	
1381/2	Jc. Jaucenna / G. Folco (2)
1382/3	
1838/4	
1384/5	Jorge Guigo
1385/6	
1386/7	
1387/8	
1388/9	
1389/90	Jc. Novel / Jc. Trelha
1390/1	
1391/2	
1392/3	
1393/4	
1394/5	Jc. Trelha / Jc. Ferrand al. Galhardi
1395–1414	?
1414/5	J. Cambarelli / Lazaro Raynoart
1415/6	
1416/7	H. Baron / Loys Odol
1417/8	
1418/9	
1419/20	
1420/1	
1421/2	
1422/3	Martin Blanc / J. Cambarelli

Tabelle XIX: Zinskäufe für das Hospital der Verkündigung

1373–1379 (insgesamt 27 l. 18 s. 8 d.)

§ A'33	1374	IX	–	2 l.	te	Sarturan
			–	23 l. 5 s.	(?) vi/te	Coronel
§ A'26	1376	VI		4 l.	vi	Sant Just
§ A'19	1377	II		7 l. 10 s.	vi	Sarturan
§ A'29		II		32 s.	5 qrt.	Servieras/Cameton (cf. § A'37)
§ A'35		VI		3 l. 18,5 s.		Trulhat
§ A'13		VIII		3 l.	vi	Molieras
§ A'22		X		15 l. (?)	h	car. St. Martin
§ A' 9		XII		3 l. 18 s.		
§ B' 7	1379	II		2 l.	te	Camas

1380–1412 (insgesamt 10 l. 6 s.1 d.)

§ A'28	1389	XI	–	30,5 s.	h	Gavotos
			–	2 l.	vi	Sarturan
§ A'34	1394	XI	–	2 l. 10 s.	2 h.	car. de las Massos
			–	10 s.	h	Nonaria
§ A'15	1403	II		2 l. 13,5 s.	vi/te	Gatmort
§ B' 2	1407	V		32 s.	h	car. de las Massos

1413–1417 (insgesamt 24 l. 13. s. 8 d.)

§ B' 4	1413	II		2 l. 10 s.	te	Camp de Mantel
§ B' 1		VII		2 l.	h	car. Sta Marta
§ B' 3		VII		24 s.	1/2 h	car. de la Morna
§ B'14	1415	II			4 qrt. te	Plumbieras
§ B' 5	1416	VII	–	2 l.	vi	Jarret del Pujol
			–	24 s.	vi	Terras Blancas
			–	20 s.	h	plassa dels Vivaus/Agudaria
			–	18,5 s.	vi	Granega
§ B'19	1417		–	5 l. 10 s.	vi/te	Gatmort
			–	4 l. 16 s.	h	car. Bt. Gast

Glossar

Die hier vorgeschlagenen Definitionen beruhen auf dem Kontext der einzelnen Wörter im THESAUR. Die mit Sternchen gekennzeichneten Wörter erfuhren eine Behandlung im lexikalischen Teil. Erstbelege und in den aokz. Repertorien FEW, Lv, Rn, Pans, Br, BrS bisher in gleicher Form oder Bedeutung nicht oder erst später belegte Wörter wurden in Kapitälchen gesetzt und im Anschluß an das Glossar getrennt aufgelistet. Eine Klammer verweist auf ein rekonstruiertes Wort. Zu den Berufsbezeichnungen wurden die Formen der entsprechenden Urkunden ergänzt.

a cf. *an*.

abadessa f.S. „Äbtissin" 13,31; 15,18; 19v20 etc. *AA*, *abbadessa* 42,9; 57v10 *AA*, *badessa* 15,18r. *X*. – Graphie mit *-bb-* und *-ss-* fehlt FEW 24,16b neben *abadesa*, *badesa* (s.d.); cf. alang. *abbadessa* (13. Jh., ms. 1665/70, Doat, Rn 2,11). – Cf. *Santa Catherina*, *Sant Salvador*, *Syon*.

* **abatement** m.S. „Verminderung (einer Schuld)" 69,26 *AB*. – FEW 24,18b führt apr. *abattement* ‚rabais, déduction' s.d. auf; cf. dazu lex. Teil.

* **abatre** tr.V. „(die Höhe einer Abgabe) vermindern" 65v24 *AB*. – Perf. 3, *abatet* 24,19 *AA*. – FEW 24,17a *ein* Beleg (12. Jh., Br).

habitador m.S. „Bewohner (nicht unbedingt Bürger) einer Ansiedlung" 8v7; 11,17; 13v8 etc. *AA*, *abitador* 17,23; 99v16; 104v5 *AC*.

HABITAYRIS f.S. „Bewohnerin" 52v17 *AA*. – Fem. Form fehlt in FEW 4,369 (für glr.), Pans, Br/S; TH bisher erster Or.beleg zu alang. *habitairitz* (Pl.) (1265, ms. 1665/70, Doat, Rn 3,525); cf. *abitairitz* LvP.

abril m.S. „April" 3,3; 3v12; 3v17 etc. *AA*, 63,14; 67,12; 67v3 etc. *AB*, ABRILH 31,19; 72,28; 101v33 etc. *AC*, *aprilh* 37v10 *AC*. – Aokz. Belege des nordfrz. Types ⌜**apriliu-*⌝ fehlen FEW 25/II,59a, Lv 1,8, Rn 2,18, Pans, Br/S.

* **ACAPTAR** tr.V. „in Erbpacht nehmen". – Perf. 3, *acaptet* 45v6 *AA*. – Bed. fehlt FEW 24,66a neben ‚kaufen'; TH erster in der Bed. gesicherter Or.beleg nach HauckBlasi 39,3 (cf. lex. Teil).

* **acapte** m.S. „Erbpacht, Emphyteusis" 19,9; 21,5; 10 etc. *AA*, 24,34; 62,15l.; 62,17 etc. *AB*, 30v1; 101,1; 102,39 *AC*, 19,12l.; 21v11l. *N*, *acate* 21,4l. *N*; – Pl. *acaptes* 19,2 *AA*, 62,3 *AB*.
Verb.: *a˙capte* 17,9l.; 17.11l.; 73,16 etc. *AC*;
as acapte 62,25; 62v31f; 63,7f etc. *AB*;

„Intragium, Eingangsentgelt bei der Übernahme einer Erbpacht; Abgabe des Käufers einer Utile an den Verpächter" 19,3; 24,16; 26,26 etc. *AA*, 73,16 *AC*.
Verb.: *a'capte* 41,16; 29 *AA*, 53v17; 60,25; 61,1f etc. *AC*. – In FEW 24,67a fehlen die Bed.-Unterscheidung zwischen ‚Intragium' und ‚Abgabe bei Weiterverkauf' und die Formen *acapta*, *acate*; cf. lex.Teil. – Cf. *dar, donar, far.*

acomensament m.S. „(Jahres-) Beginn" 16v12 (*a. l'an*) *AB*. – Fehlt FEW 2/II,944a für aokz.; cf. apr. *acomensamen* (1387, Pans), atoul. *id.* (ms. 14. Jh., Leys d'Amors, Rn 2,449). – Cf. *comensament.*

acordar se refl.V. „übereinstimmen (in)". – Präs. 3, *s'acorda* 14,9' *P*. – Refl. Verw. und Bed. fehlen FEW 24,83b neben fr. *s'accorder* ‚avoir de la conformité ...' (seit Chrestien); cf. alang. *acorda se* (3.Präs.) ‚stimmt überein' (14. Jh., V. et Vert., Rn 2,483).

* **acordi** m.S. „schiedsgerichtliche Einigung, Vergleich" 57v20 *AA*, 30,31. *O*. – Bed. fehlt FEW 24,87a (nur ‚consentement'); cf. aber lex. Teil.

achet (mfr.) m.S. „Kauf". – Pl. *aches* 99,111. *Y*.

* **acte** m.S. „Vertrag, Breve eines Vertrages" 60,29 *AC*;
„Urkunde" 73v11. *Y*.

administrador m.S. „Spitalmeister (des Heilig-Geist-Spitals)", *aministrador* 45v7 (*frayre e a.*) *AA*;
„(Güter-) Verwalter" 50,31 *AA*.

* **ADMINISTRAYRIS** f.S. „(mit der Güterverwaltung seiner Kinder betrauter) weiblicher Vormund" 30,13 *AA*. – Bed. fehlt FEW 24,166b für aokz. (neben mfr. *administraresse* ‚mère qui a l'administration des biens de ses enfants' (1373, ...)) und in den anderen Repertorien (außer Cayla, cf. lex. Teil).

adoncs Adv. „damals" 9,28; 24,12; 25,10 etc. *AA*.

affar m.S. „landwirtschaftlich genutzter Besitz" 13,15; 28,26 *AA*, *afar* 101,2 *AC*.

* **affranquir** tr.V. „ein Grundstück von einer Zinsbelastung befreien". – P.Perf. *affranquit* 69,181. *AB*, *afranquit* 15,19f l.; 29,22f l.; 17v6f l. *Z*. – Cf. *enfranquir, malafranquir.*

* **afranquiment** m.S. „Befreiung eines Grundstückes von einer Zinsbelastung" 67,28f *AB*. – Cf. *malafranquiment.*

AGRICOL m.S. „Landarbeiter; Landwirt (Pächter oder kleiner Eigenbauer)" 105v18 (P.Dalmas; ders.: *laborador*) *AC*. – Bisher nur mfr. *agricole* (1374), FEW 25/I,269; fehlt auch Lv 1,35, Rn 2,35, Br/S, LvP. – Cf. *lahorador.*

ahost m.S. „August" 13,6; 25; 13v27 etc. *AA*, 16,16; 16v8; 18 etc. *AB*, *avost* 31v10; 13; 23 etc. *AC*, *host* 68v1 *AB*.

ayga f.S. „Bach" 48,4; 49v6f (*aiga*); 49v34 (*id.*) *AA*. – Cf. FEW 25/II,64a.

aisi Adv. „hier" 65v11 *AB*.

ayssa f.S. „Axt". – (< ASCIA). – Cf. *maistre d'ayssa.*

ayssins Adv. „so, auf diese Weise“ 1,10; 19v18; 28v28 etc. *AA*. – Graphie fehlt FEW 11,574b neben aokz. *eysint*; cf. apr. *aisins* (1475, Pans; LvP).

aisso Adv. „dies“ 8,27; 33,16; 33v22 etc. *AA*.
Verb. **per aisso** „deswegen“ 9,17 *AA*. – Syntagma fehlt FEW 4, 443a, aber Rn 6,31.

aytal Dem.pron. „solcher“ 1,26; 1v12; 1v17 etc. *AA*. – Cf. *tal*. – Cf. FEW 13/I,56b. – Cf. *tal*.

aytant (quant) Adv. „so weit, so sehr (wie)“ 64v33 *AB*.

* **albitral** Adj. „schiedsgerichtlich“; – f. *id.* 37v6 *AC*. – Fehlt in FEW 25/II,86b, Lv 1, 49, Rn, Br/S, vgl. aber Pans (1498). – Cf. *arbitrari*, *sententia*, *soma*.

alcun Adj. „ein nicht näher bestimmter, ein“ 19v16; 26v30; 30,5 etc. *AA*, 31,2; 21 *AC*, *alqun* 66v10; 68v16 *AB*; – f. *alcuna* 65v 18; 33 *AB*, 31,1; 28 *AC*; – Pl. *alcuns* 30,29; 43v2 *AA*, 63v29 *AB*; – Pl.f. *alcunas* 27v27 *AA*, 16,20; 30 *AB*, *alcunos* 72v4; 99,13 *AC*; m.S. „eine nicht näher bestimmte Person“ 57,7 (*a. apellat . . .*) *AA*.

* **alianar** tr.V. „veräußern“ 70,4 *AB*”.

ALIAS Adv. „(anders) genannt“ 28v29 *AA*; 16v24 *AC*. – Erstbeleg des Wortes zu FEW 24,315b für glr.; dort mfr. *alias* adv. ‚anders‘ (ca. 1465), apr. *id.* ‚autrement dit‘ Fazy (= 1471–1507), nfr. *id.* (seit 1866); fehlt Lv, Rn, Pans, Br/S, LVP.

allons Adv. „anderswo, an anderer Stelle“ 57,22 *AA*. – Cf. FEW 24,324a (s.v. ALIUNDE) *alhons*, *alons* (hap. 13.jh.; hap. 15. jh.), *allontz* (hap. 14.jh.), z.T. aus Rn 6,2; mit den Belegen aus Chansonnier *f* (*alhons*, *ailhons*), *C* (*alons*) & *R* (*alhons*; cf. Zufferey, Recherches 218[42f]) und TH sind die Formen aus 14. & 15. Jh. keine Hapax.

almorna f.S. „Almosen“ 8,10f; 9,20; 58v17f (*far a.*) *AA*.

altre cf. *autre*.

am Präp. „mit“ 3,5; 4v18; 9v12 etc. *AA*, 15v27; 16,3; 29 etc. *AB*, 1v24’ *P*, *an* 16v13; 60,14; 99,16 etc. *AC*, 2v17’ *P*. (Cf. lt. *cum* 68v2 (bis) *AB*).

ambe Präp. „mit“ 16,32 (*amb’e-*); 62,9; 18 etc. *AB*, *anbe* 16v32; 30v11; 31,5 etc. *AC*.

amdos Adj. „beide“ 32,29; 43,21 *AA*. – Fehlt FEW 25/II,63a (s.v. APUD); cf. aber Rn 3,80 (13. Jh., Flamenca), Pans (1265).

amen Interj. „Amen“ 1,3 *AA*.

AMENDAYREDA f.S. „Mandelpflanzung“ 26v11; 41v6 *AA*, 17,10 *AC*, *amendaireda* 24v1; 68v16 *AB*; – Pl. *amendayredas* 26v17 *AA*. – Erstbeleg der prov. Form auf *-nd-* zu mars. *amendeireto* f. (FEW 24,499b; cf. M); fehlt Lv 1,57, Rn 2,62, Pans, Br/S.

AMENDIER m.S. „Mandelbaum“; – Pl. *amendies* 16,3f *AB*. – Erstbeleg der Form auf *-nd-* zu pr. *amendier* (1715, Garidel 29, FEW 24,499b); fehlt Lv, Rn, Pans, Br/S, aber LvP *amendier*.

* **amermament** m.S. „Verminderung (eines Zinses)“ 21,44 *AA*.

amonestar tr.V. „auffordern, ermahnen“ 57v10 *AA*. – Präs. 3, *amonesta* 58,4 *AA*.

an m.S. „Jahr" 1,3 (*l'an de l'encarnation corrent*); 24; 1v5 etc. *AA*, 5v8; 13; 19 etc. *AB*, 16v27; 34; 17,5 etc. *AC*, *a* 3v25; 7,21; 26v20 etc. *AA*; – Pl. *ans* 7v5 *AA*, 64v7; 65v25; 66,30 *AB*.

anar intr.V. „führen (nach)". – Präs. 3, *va* 64v17 *AB*.
Auxil.: *anar* & Inf. (Vergangenheitsbildung). – Präs. 3, *va (remetre)* 105,30 *AC*. – Perf. 3, *anet (reconoyser)* 72,15 *AC*.

aniversari m.S. „jährliche Gedenkmesse am Todestag des Stifters (Zeremonie; Institution; Vertreter der Institution)" 13,28; 15,17; 20 etc. *AA*, *aniverssari* 10,26r.; 13,27r.; 15,16r. *X*, *anniversari* 10,28 *AA*, ENNVERSARI 15,23' *P*; – Pl. *aniversaris* 2,27; 2v4; 8 etc. *AA*, 29,21l. *O*, 72,23 *AC*, *amiversaris* 2,23 *AA*, *a(ni)versaris* 17v4 *AC'*, *aniversariis* 17v7f *Z*. – Form *ennversari* zu ergänzen in FEW 24,609b (neben mfr. *enversere* (15e ou 16e s.)); fehlt in Lv, Rn 2,76.

annona f.S. „Getreide" 14,28 (*a. bona e sufficient*); 14v19 (*id.*); 26,7 etc. *AA*, 21v25'l. *M*, *annone* 14,26r.; 14v17r. *X*.

anquar Adv. „noch" 41,21 *AA*.

ante Adv. „(da-) vor" 60,13 (*a. et detras*) *AC*. – Das unadaptierte Lehnwort fehlt FEW 24,639a (für glr.), Lv 1,67, Rn.

antic Adj. „alt, vormals gültig" 65,21 *AB*; – f. *antiqua* 1,20 *AA*; – f.Pl. *antigas* 52v33 *AA*.

antiquamens Adv. „früher" 45v29 *AA*, *antigament* 53v21 *AC*.

anual Adj. „jährlich, jedes Jahr"; – Pl. *anuals* 28v30 (*a. o perpetuals*); 31 (*id.*) *AA*.

aparer a.V. „aufgeführt sein".
Verb.: *com appar* „wie aufgeführt ist" 7,27; 15,22 *AA*, *com apar* 13,32 *AA*, 62,31; 64,20; 30 etc. *AB*, 28,24l.; 33,25l. *M*;
coma apar „id." 30v12; 31,3 *AC*;
„den Anschein haben". – Präs. 3, *apar* 1v24'; 2,31'; 2v11' etc. *P*. – Letzte Bed. fehlt FEW 25/II,24a (nur unspezifisch ‚apparaître'), Lv 1,67, Rn 4,428f. – Cf. *parer*.

apartenement/apertenement (?) m.S. „zugehöriges Grundstück"; Pl. *apartenementz* 25,27; 47,14; 18 etc. *AA*. – Cf. *pertenement*.

apellar tr.V. „nennen". – P.Perf. *apellat* 1,8; 21v20; 26 etc. *AA*, *appellat* 57,7 *AA*; – f. *apellada* 36,31 *AA*;

apellar si refl.V. „heißen". – Präs. 3, *s'apella* 19,11 *AA*.

* **apellation** f.S. -
Verb.: PREMIERA A. „Gericht der ersten Berufungsinstanz (in Marseille)" 31,29 *AC*, *premiera apellassions* 31,24 *AC*. – In FEW 25/II,32b fehlen die Bed. ‚Gericht' (nur ‚appell d'un jugement, pourvoi'), die Verb. *p. a.* und die Graphie *apellassions* (cf. aber lex. Teil); das Syntagma *p. a.* ist mir nur aus dem TH bekannt.

aportar „bringen (eine Naturalabgabe)". – P.Perf. Pl.f. *aportadas* 45v27 *AA*.

APOSTOLICAL Adj. „päpstlich" 57v1; 59,22 *AA*, 6v10 *AB*; – Pl. *apostolicals* 30,28 *AA*. (Cf. lt. *apostolica* (Abl.) 37v20 *AC*). – Fehlt FEW 25/II,19b für aokz. (neben afr. *id.*

‚papal' (13. jh.)); erster Or.beleg zu apr. *apostolical* (1411, Pans), alang. *id.* (1310, ms. 1665/70, Doat, Rn 2,106), aquerc. *id.* (1420 ca., Cat. Apost. Roma, ib.).

apoticari m.S. „Spezereihändler (Arzneien, Kräuter, Gewürze), Apotheker" 100v10 (*A.de St.Thomas*; falsche Übersetzung von *boterii* 1368, U. § A'16, Z. 10, s.u. *botier*) *AC*, *boticari* 66,20 (*G.Fabre*) *AB*.

apparer, *appellar* cf. *aparer*, *apellar*.

apres Präp. „nach" 3v22; 4,15; 22 etc. *AA*, 15v18; 21; 28 etc. *AB*, 13,6l. *N*;
„hinter" 16,8 *AB*;
„dahinter" 2,31' *P*;
Konj. „danach" 60,31; 103,12; 105,25 *AC*.

aprilh cf. *abril*.

aquel Dem.pron. „jener" 31,5; 73,29; 73v22 etc. *AC*, *aquell* 32v19; 59,13; 19 *AA*; – f. *aquella* 8v9; 26v30 *AA*, 100,25; 123v3 *AC*; – Pl. *aquels* 38,8; 10; 13 etc. *AA*, *aquellos* 19v21; 20,12; 22,18 etc. *AA*.

aquest Dem.pron. „dieser" 1,7; 2,31; 2v10 etc. *AA*, 15,23' *P*; – f. *aquesta* 3,9; 4,10; 9,20 etc. *AA*, 5,13u.; 62v31 *AB*, 31v24 *AC*, 8,21l. (gestrichen) *L*, 9,5l. *N*, 1v24'; 2,31'; 2v11' etc. *P*; – Pl. *aquestos* 25,9 *AA*, 52,22l. *M*; – Pl.f. *aquestas* 25,21 *AA*, 16,29 *AB*, 20v27l. *M*, 2v29'; 3,17'; 30' etc. *P*. – Cf. *est*.

aqui Adv. „hier". -
Verb.: **entorn aqui** „ungefähr soviel" 33,23; 35v26; 39,3f *AA*;
d'aqui avant „ab hier" 19,1 *AA*;
d'aqui a „von jetzt bis" 23v9 *AB*;
aqui meteys „eben hier" 4v4; 19,25; 20v11 etc. *AA*, 65v21 (*-eis*); 66,6 (*aquimeteys*) *AB*, 100v37; 102,13 (*aquy m.*); 102,8l. etc. *AC* *aquy memes* 100v32 *AC*, *qui metes* 100v36 *AC*.

* **AQUITIAMENT** m.S. „Aushändigung (eines Legats)" 21,21; 28 *AA*. Fehlt in FEW 2/II,1472a (s.v. QUIETUS), Lv, Pans, Br/S, DC 1,60a; Rn ein Beleg in unklarer Bed. (cf. lex. Teil).

aquo Dem.pron. „dies" 41,11 *AA*.

aras Adv. „jetzt" 36,6; 12; 38,27 etc. *AA*, 16,10; 24v2; 62v8 etc. *AB*, 72,3; 17; 99,12 etc. *AC*.

* **arbitrari** Adj. „schiedsgerichtlich"; – f. *arbitraria* 34v11 *AA*. – Cf. *albitral*, *sententia*.

* **arbitre** m.S. „Schiedsrichter"; – Pl. *arbitres* 57v20 *AA*. – Fehlt FEW 25/II,86a; vgl. aber lex. Teil.

arma f.S. „Seele" 9,9; 10,30; 15,16 *AA*, 123v6 *AC*.

* **arrayrages** (Pl.) m.S. „rückständige Zinsen" 20,31f; 29v18 *AA*, 60v4 *AC*, *arayrages* 16v31 *AC*, *arreyrages* 31,3 *AC*. – Cf. *redairages*.

archieu m.S. „Archiv, Archivbestände" 98,1 (*a. de Sant Sperit*) *AC*.

* **arrendament** m.S. „Vermietung, Mietvertrag" 49,4f (*loquier o a.*) *AA*. – Cf. *renda*.

art m.S. „Fischernetz" 59v17 (*pescados de l'art de l'eyssanega*) *AA*. – Erstbeleg zu apr. *ars* 'hameçons (?)' (Port-de-Bouc 1467, Pans 5, FEW 25,345b); erster Sg.-Beleg zu Grau-de-Palavas *art de pesca* sg. 'engin de pêche' (RLR 23, 139, ib.); vgl. LEI s.v. (in Druck).

* **assignar** tr.V. „übertragen (eines Rechtes an einer Sache: Eigentum, Pfandrecht); anweisen, zuerkennen" 66,31 *AA*. – Perf. 3, *assignet* 29,11; 33v8; 41v22 *AA*, 65,8 *AB*; – 6, *assigneron* 32,12 (*doneron e a.*); 39,6f *AA*. – P.Perf. f. *assignada* 49,30 *AA*; – Pl. *assignadas* 62v18 *AB*, *acinadas* 21,321. *N*.

* **assignation (de la verquiera)** f.S. „Übergabe (der Mitgift an den Bräutigam)" 1v8; 28,6; 34v16 etc. *AA*.

assituat Adj. „gelegen" 16v23f *AC*. – Cf. *situat*, *situs*.

Asumpcion f.S. „Himmelfahrt". -
Verb.: **Asumpcion de Nostra Donna** „Mariä Himmelfahrt" 50v20f *AA*.

* ATERMENADOR m.S. „Landmesser, Markscheider"; – Pl. *atermenados* 48,27f *AA*.

* ATERMENAR tr.V. „abgrenzen, vermessen (Grundstück)". – Perf. 6, *atermeneron* 48,3 *AA*. – Zu Verb und Substantiv jeweils ein Beleg in FEW 13/I,238b (s.v. TERMINARE), übernommen aus Rn (1405, Traité de l'Arpentage, cf. lex. Teil); TH Erstbeleg für aokz.

atras Adv. „oben, weiter hinten" 69,191. *AB*.

atressis Adv. „ebenso" 24,8 *AA*, *atresis* 16,31 *AB*.

AUSOLS (Pl.) m.S. „Almosen" 7v5 (*a. als paures*) *AA*. – Form fehlt FEW 24,54b (neben apr. *asolt* ‚absolution, don' < ABSOLVERE), Lv 1,104, Rn, Pans, Br/S.

* AUTORITAT f.S. „Vollmacht" 62,9; 69,2 *AB*;
„Verfügungsgewalt" 68v26 *AB*. (Cf. lt. *(apostolica et imperiali) auctoritate* „(päpstliche und kaiserliche) Bestallung, Autorität (eines Notars)" 37v21 *AC*). – Letztere Bed. fehlt FEW 1,172b, Lv, Rn etc. (cf. lex. Teil).

autramens Adv. „genannt" 100v10 *AC*, *d'autramens* 5,9 *AA*.

autre Adj. „anderer" 2v8; 7,19; 22v27 etc. *AA*, 31,8; 27; 74,3 etc. *AC*, *altre* 64v16; 65,24 *AB*, 31,5; 31; 102v8 *AC*; – f. *autra* 2,10; 24; 28 etc. *AA*, 60v18; 73,13 *AC*, 14,41. *N*, 2v11'; 10,30'; 14, 9' etc. *P*, *altra* 9,12r., 64v23; 65,29 etc. *AB*, 100v32 *AC*, 2,31' *P*, *altre* 20v9r. *X*; – Pl. *autres* 9,19; 19,3; 24 etc. *AA*, *altres* 62,4; 63v9; 65v19 etc. *AB*, 72,26 *AC*, 25,7'1. *O*; – Pl.f. *autras* 1,12; 19,6 *AA*, 2v17' *P*, *altras* 11v5; 16,31; 66,31 etc. *AB*, 100,18 *AC*, *autra* 10,12 *AA*. (Cf. lt. *alio* 68v9 *AB*);
m.S. „Anderer". – Pl. *autres* 30,23 *AA*. – Cf. *entre*.

autreiar tr.V. „gewähren, zugestehen". – Konj.Imp. 3, *autreies* 57v5 *AA*.

avansa f.S. „Rest (einer Geldsumme)" 32,14 *AA*. – Fem. Form fehlt FEW 24,13a neben *avans*; vgl. aber Rn 2,92 (1405, Traité de l'Arpent.), Pans (1376 ?).

avant Adv. „weiter vorne, unten" 13,32; 19,1 *AA*, 31v24 *AC*. – Cf. *aqui*.

AVELLANEDA f.S. „Haselnußpflanzung" 39,19 *AA*, 63,22; 64,26; 64v3 etc. *AB*, *avelaneta* 37,28 *AC*; – Pl. *avellanedas* 28v15 *AA*. (Cf. lt. *avellanete* (Gen.) 67v12fl. *AB*). – Fehlt FEW 24,28b für glr. (nur apr. *avelaneta* f. ‚petite noisette', aus Rn 2,156 (dazu Lv 1,109)), Lv, Rn, Pans, Br/S.

avellanier m.S. „Haselnußbaum"; – Pl. *avellanies* 43v2 *AA*.

haver Auxil. 24,21; 35v10f *AA*, 67v22; 68v22; 69,10 *AB*, *aver* 65,17; 65v12 *AB*, 105v31 *AC*. – Präs. 1, *hay* 1,16 *AA*, *a* 64,27 (Satz mit 3. Pers. begonnen ?) *AB*; – 3, *a* 5,13u.; 66,27 *AB*, 16v25; 17,4; 60v18 etc. *AC*, *ha* 15,19l.; 29,22l. *Y*; – 6, *an* 53v17; 61,9; 72,11 *AC*. – Konj.Präs. 3, *aia* 16v23 *AC*. – Imp. 3, *havia* 35v13; 38v28; 39,5 etc. *AA*, *avia* 72v4 *AC*; – 6, *havian* 47,33 *AA*. – Konj.Imp. 6, *aguessan* 67v24 *AB*. – P.Perf. *hagutz* 27,18 *AA*;
tr.V. „erhalten" 59v10 *AA*. – Perf. 3, *hac* 2,27; 2v6; 7,26 etc. *AA*; –4, *aguem AB*; – 6, *hagron* 13v24 *AA*. – Konj.Imp. 3, *agues* 15v19 *AB*. – P.Perf. *hagut* 24,21; 42,17 *AA*, 67v22; 68v22 *AB*, *agut* 35v11 *AA*, 65,17; 69,10 *AB*, 105v31 *AC*; – f. *aguda* 57v21 *AA*; – Pl. *agus* 65v12 *AB*;
„besitzen". – Präs. 3, *ha* 5,13u. *AB*, 8,22l. *L*, *a* 73,14 *AC*. – Imp. 3, *havia* 9,28; 26v30 *AA*; –6, *havian* 29v19; 30,6; 39,30 *AA*;
„vorhanden sein, sich befinden". – Präs. *ha* 7,19u.; 22v22 *AA*, *a* 65v19 *AB*;
„(Machtbefugnis) haben". – P.Präs. *avent* 66v3 *AB*;
„stattfinden, vorfallen". – Imp. 3, *avie* 31,23 *AC*.

avescat cf. *evescat*.

avis m.S. -
Verb.: **esser avis** „gutheißen" 57v4 (*si li fos avis*) *AA*. – Verb. fehlt FEW 14,534b für aokz.; vgl. aber Rn 5,536, Lv 1,115 (*esser avist*).

avizar a.V. „achtgeben, aufpassen" 31v8 *AC*. – Zu nur refl. Verw. in FEW 14,535b vgl. Rn 5,536.

avost cf. *ahost*.

badessa cf. *abadessa*.

* **bailh** (mfr.) m.S. -
Verb.: **NOVEL BAILH** „Erbpachtvertrag" 19,7r.; 21,10r.; 18r. etc. *X*, *noveu b.* 21v9r. *X*. – Syntagma zu ergänzen FEW 1,206b.

baille m.S. „Spitalmeister (von St. Esprit)" 45v5 *AA*;
„Vogt (von Aubagne)" 48,31 *AA*.

bans (Pl.) m.S. „öffentliches Badehaus" 66v28 *AA*. – Entpalatal. Sg.-Form fehlt FEW 1,225b (für aokz., aber npr. *ban*), Lv, Rn 2,178; aber Pans (*ban* 1366). – Cf. *Blancarias*.

banastonier m.S. „Verfertiger von Hotten, Tragkörben" 51v2 (A. Lombart) *AA*. – Abltg. v. *banaston* fehlt FEW 1,328b für glr. (nur npr. *banastié* ‚vannier' zu *banasta*), Lv 1,123, Rn; aber Pans (*banastonier* 1392) und npr. *banastounié* ‚vannier' (Mireio VI,216).

bassac m.S. „(Leinen-) Sack (zur Aufbewahrung von Urkunden)“ 1,18; 7,1; 25,1 etc. *AA*, 62,1 *AB*, 8,27l. *L*. – Pl. *bassacs* 1,14 (*b. de tela*); 1,15 *AA*.

* **bastart** m.S. „außerehelicher Sohn“ 8v23; 21,33; 37 *AA*, 21,33l. *N*.

BASTIDA f.S. „landwirtschaftlich genutztes Haus oder Hütte“ 72v5; 6; 101,2 etc. *AC*. – Bed. fehlt FEW 15/I,76b für aokz. (nur ‚édifice neuf‘); Pans (*b*. ‚bastide, ferme, métairie‘ 1366) erster Or.beleg der Bed. für glr. zu alang. *b*. ‚bastide, métairie‘ (1276, ms. 1665/70, Doat, Rn 2,194), mfr. *bastie* ‚petite maison de campagne‘ (bourbonn. 1429, FEW ib.).

beguina f.S. „Schwester vom Laienorden der Beginen“ 11,11 *AA*. – Cf. FEW 15/I,87a.

ben Adv. „gut“ 42v20; 57v13 *AA*, 31v8 *AC*. – Cf. *far*.

benefissiat Adj. „mit einer kirchlichen Pfründe versehen“ 102v33 (*clergue b.*), *benefficat* 101v23 (*id.*) *AC* . – Adj. fehlt FEW 1,325a für glr. (nur mfr.nfr. *bénéficier* ‚possesseur d'un bénéfice ecclésiastique'), Lv, Pans (*beneficiat* m. ‚bénéficier‘ 1366); unklar agask. *(vicari ...) beneficiatz* ‚mit Pfründe ?‘ (1413 (Or. ?), Ste.Eul., Bordeaux, Rn 3,271). – Cf. *clergue*.

bens (Pl.) m.S. „Eigentum“ 1v2; 2,3; 15 etc. *AA*, 5v20 *AB*, 31,17; 74,7; 8 etc. *AC*, 70,41. *Y*. Verb.: BENS MOVABLES E (E)STABLES 42,35; 42v20f *AA*;
bens presentz e esdevenido(r)s 36,36; 42,36; 59,6 etc. *AA*. – Syntagma *bens movables e stables* fehlt FEW 6/III,166b (apr. causa, ben, etc. *movable* (1270; Bonis; 1356, Pans; bearn. ca. 1400)), 12,221b (s.v. STABILIS), Lv, Rn 4,278, Pans).

besal m.S. „Wassergang einer Mühle, Mühlgerinne“ 45v22 *AA*. – Cf. *Uveuna*.

blanquier m.S. „Weißgerber“ 21v3 (G.de Cuers; < *blanquerio* 1350, U. §D 15, Z. 26) *AA*.

blat m.S. „Getreide; Weizen“ 67v25 *AB*, 73,18 *AC*. – Cf. FEW 15/I,126b s.v. anfrk. *BLAD).

bon Adj. „gut“ 14v14 (*b. vin*) *AA*, 21v28''' (*b. luoc*) *P*; – f. *bona* 14,28 (*emina b.*); 14v19 (*id.*); 45v8 etc. *AA*, 73v2 (*B. Carriera*) *AC*.

borc m.S. „Vorstadt“ 21v14; 30,25 *AA*, 16,20 *AB*, 21v13l.; 30,23l. *O*, *bourg* 16,21r.; 21v10r. *X*. – Bed. fehlt in FEW 1,634a für aokz., Lv, Rn 2,237; aber Pans *b*. ‚bourg, quartier‘ (1336).

BORDEL m.S. „Hurenviertel“ 73v2; 74,2 *AC*, *bourdel* 73v 21. *Y*. – Cf. FEW 15/I,188a (*b*. ‚lieu de prostitution‘; s.v. anfrk. BORD), Rn 2,238 (*tozas de b*. ‚Prostituierte‘), Pans (*b*. ‚lupanar'), alle eher für eine Einrichtung/Gebäude als für ein Stadtviertel. – Cf. *mutation*; *car. d'En Garrian*.

BOSCAS (Pl.) f.S. „Baum- und Buschbestand“ 13,15 *AA*, *bosques* 13,12r. *X*. – Erstbeleg für glr. zu FEW 15/I,193a npr. *bousco* ‚bocage‘ (s.v. *BOSK-); fehlt Lv, Rn, Pans.

boticari cf. *apoticari*.

BOTIER m.S. „Böttcher“ 39,2 (*P.Guilhem*) *AA*, 63,5 (*id.*; < *boterius* 1403, U. §K 7, Z. 2) *AB*. – Erstbeleg zu FEW 1,662 apr. *botier* ‚tonnelier‘, übernommen aus Pans *b*. ‚fabricant de *bota*, tonnelier‘ (1470); fehlt Lv, Rn. – Cf. *apoticari*.

brol m.S. „mit Büschen zugewuchertes, verwildertes Feld, Maquis" 65v29; 66,3 *AB*. – Graphie mit Hinweis auf Entpalatal. fehlt FEW 1,555b (apr. *brolh*), Lv, Rn 2,264, Pans.

BRONDADOR m.S. „Reisigsammler" 40,23 (*Gir. Blanchart*; < *brondator* 1395, U. § G 13, Z., 2) *AA*. – Fehlt FEW 3, 818a (npr. *broundié* ‚bucheron', s.v. FRONS), Lv 1,168 (*bronda* ‚Reisigholz'), Rn, Pans.

broquier m.S. „Böttcher" 43,20 (*J. Engles*; < *broquerius* 1394, u. § G 29, Z. 2). – Zu gr. BROCHIS ‚Kanne' (FEW 1,549b), daher eher ‚Böttcher' als ‚Töpfer' (Lv 1,168 beides), cf. apr. *broquier* ‚boisselier' Gay (FEW ib.), *broquier* ‚marchand ou fabricant de brocs' (1392, Pans); wohl nicht zu BROCCUS ‚Nagel' (FEW 1,545b/546a unter II.6), ‚Ochsenstachel' (so DC 1,757b).

bulla f.S. „bleiernes Hängesiegel, Bulle" 58v4 (*b. de plomb*); 59,1 (*b. en plomb*); 9 (*b. de plomb*) *AA*;
„Papsturkunde" 57v1 (*b. apostolical*); 59,1 (*b. en pargamin*); 8 (*id.*) *AA*, *bula* 30,28l. *O*; – Pl. *bullas* 30,27 (*b. apostolicals*); 57,2 *AA*. – Fehlt in FEW 1,613b für Sfrkr.; cfr. aber Rn 2,271, Pans. – Cf. *pendent*.

bullar tr.V. „mit einer Bulle siegeln". – P.Perf. f. *bullada* 59,16 (*b. de plomb*) *AA*. – Fehlt FEW 1,613b; Erstbeleg der lat. Graphie zu apr. *bullar* (1475, Pans), aquerc. *id.* (1420ca., Cat.Apost.Roma, Rn 2,271) neben apr. *bolar* (1330, Pans).

cad'an Adv. „jährlich" 13,16 *AA*. – Cf. Pfister, Girart 305f.

caysa f.S. „Kasten, Truhe (zur Aufbewahrung von Urkunden)" 104,1 *AC*.

CAYSETA f.S. „id." 30v16 *AC*. – FEW 2/I,312b bisher apr. *quayseto* ‚petite caisse' (Tarascon 1529), aber apr. *caisseta* (HauckBlasi 4v10; 5,3; 5v4 etc.), *cayseta* (ms. 14. Jh., PernoudStatuts 255, Pfister, -PS- 48).

cayson m.S. „id.", *caysun* 99,1 *AC*. – Pl. *caysons* 123v2 *AC*, *cayssuns* 98,1 *AC*.

caytayrada cf. *quartayrada*.

calenas f.S. „Weihnachten" 3,10; 8,26; 51,18 *AA*, *calennas* 40v27; 48,19; 50,25f *AA*;
„Kalenden" 25,20 (*XVI c. de febrier*) *AA*, *calennas* 21v17 *AA*, *calendas* 35v9 *AA*, *kalendas* 15,26 *AA*. – Cf. Skripta § 16.3.

cambiador m.S. „Wechsler" 7v4 (*J. Martin*); 15,27 (*Arn. Fabre*; < *campsor* 1276, U. § C 19, Z. 6); 37,5 (*Laur. de Quinsac*; < *campsori* 1300, U. § F 43, Z. 6); 45v14 (*H. Borgonhon*; < *campdoris* 1300, U. § G 47). – Cf. *camsor*.

cambra f.S. „Wohnung" 62,29 *AB*. – Bed. fehlt in FEW 2/I,131b für aokz., Rn, Pans; ähnl. atoul. *c.* ‚Wohnsitz' (14. Jh., Deux Mss., Lv 1,192).

camin m.S. „Weg" 20,26; 35,32; 48,15 etc. *AA*, 20,24 *O*, *chenin* 21,20r. *X*. – Cf. *public*, *Grant Camin*.

camp m.S. „Feld" 44v8 *AA*, 101v5 *AC*, 44v5l. *O*. – FEW 2/I,156a in dieser Bed. nur apr. *can*; dazu apr. *camp* ‚champ' (1152, Pans). – Cf. *Coronell*, *Sant Just*.

CAMSOR m.S. „Wechsler“ 16v22 (*J.Estornel*) *AC*. – Entsprechender Artikel fehlt in FEW (cf. REW 1562 s.v. *campsare* ‚umsegeln‘, DC 2,71c/72a; 43c ib., DEI 1,725 s.v. *cansare*), das Wort in Lv, Rn, Pans., Br/S; zu mlat. Belegen s.o. *cambiador*.

* **canbi** m.S. „Austausch“; – Pl. *canbis* 30v17 *AC*. – Graphie fehlt FEW 2,120b, Lv, Rn, Pans. – Cf. *excambi*.

cancellar tr.V. „ausstreichen“. – P.Perf. f. *cancellada* 45v18f l. *M*; – Pl. *cancellatz* 52, 25'l. *L*. (Cf. lt. *cancellata* 44,30l. *L*). – Zu den abéarn. Belegen in FEW 2,172b vgl. die alang. Belege in Rn 2,308.

candelier m.S. „Wachs- und Kerzenzieher“ 31,3 (*Jc.Robert*; < *candelerii* 1460, U. § E 47, Z. 9) *AC*.

canna f.S. „Längenmaß (ca. 2 m)“; – Pl. *cannas* 35v5 *AA*. Graphie mit *-nn-* fehlt in dieser Bed. in FEW 2/I,202a, Lv, Rn 2,307; aber Pans (s.d.).

cannabassier m.S. „Weber & Händler groben Hanftuches“ 49v30 (*Ayc. Durant*; < *cannabacerio* 1290, U. § H 16, Z. 6). – Zur Bed. cf. George, Tisserand 50; FEW 2/I,212b.

cannon m.S. „Kanone“; – Pl. *cannons* 9v28, *canons* 9v26l. *O*. – Cf. *cannons (de St. Laurens)*.

cantar m.S. „(jährliche) Totengedenkmesse, gesungenes Hochamt“ 9,8 *AA*, 69,21 *AB*, 9,6 *X*. – Cf. FEW 2/I,220b.

canton m.S. „Straßenecke“ 36v24; 44v30f *AA*, 17,17; 73,27; 104,16 *AB*.

cap m.S. „Stirnseite“. -
adv. Verb.: DE CAP „an der Stirnseite“ 65v18 *AB*. – Verb. fehlt in FEW 2/I,337a, Lv 1,201, Rn 2,317 (nur *a cap de pon* ‚au bout du pont’), Pans (*al cap de* ‚id.‘ 1399).

capella f.S. „Seitenkapelle einer Kirche“ 42,23; 26 *AA*, 68,22 *AB*, 99,7; 105v24 *AC*, 62v15l. *O*, *chapelle* 105v21'l. *Y*. – Cf. *St. Bertomieu*, *St. Miquel*;
„(Hospitals-) Kapelle“ 57v5 (Sant Sperit; nicht realisiert) *AA*.

capellan m.S. „Kaplan, Vorsteher eines Kapellensprengels“ 29,9 (*A.Segon*, Notar); 57v5 *AA*, *capelan* 61,16 (*A.Dalmas*) *AC*.

capitol m.S. „Paragraph des THESAUR“; – Pl. *capitols* 52,22fl. *L*;
„Domkapitel, Gemeinschaft der Kleriker des Stiftes der Kathedralkirche“ 57,18 *AA*. – Cf. *Maior*.

* **carc** m.S. „testamentarische Auflage, Nachlaßverbindlichkeit“ 15,15 (*am carc que*) *AA*; – Pl. *carcs* 34,20 (*carcs e deutes de la hereditat*) *AA*.

carriera cf. Straßennamen, *public*.

* **carta** f.S. „Urkunde“ 1,20; 25; 1v1 etc. *AA*, 5,13u.; 5v7; 12 etc. *AB*, 16v22; 72,14; 21 etc. *AC*, 10,30'; 14,9' *P*, 8,21l. (gestrichen) *L*, *quarta* 68v25 *AB*, 105,22 *AC*; – Pl. *cartas* 1,9; 12; 19 etc. *AA*, 16,29; 32; 62,1 etc. *AB*, 73,10 *AC*;
Verb.: *carta publica* „Urkunde“ 59v25 *AA*.
„Folioseite“ 31v25 *AC*. – Cf. *talhar*.

cartayrada, *cartarada* cf. *quartayrada*.

* **cartel** m.S. „Verzeichnis, Urkundeninventar" 98,1 *AC*. – Cf. lex. Art.

* **CARTETA** f.S. „Urkunde (auf kleinem Pergamentstück)" 23,22; 30,27; 47,24 (*c. de 1/2 pargamin*) etc. *AA*. – Verwendung bisher nicht im aokz. belegt (cf. lex. Teil); Erstbeleg der Form zu adauph. *carteta* ‚Kärtchen' (1503, SAnthoni, Lv 1,222, übernommen in FEW 2/I,626b (‚LvP')).

* **CARTILHON** m.S. „id." 48,23; 49,11 *AA*. – Fehlt in FEW, Lv, Rn, Pans., Br/S.

* **CARTOLARI** m.S. „Brevenheft eines Notars"; – Pl. *cartolaris* 2,5; 3,24; 3v4 etc. *AA*, 15v16; 67v30 *AB*, 31v17 *AC*;
Verb.: **cartolari de sententias** „Brevenheft für Gerichtsurteile" 3,26 *AA*;
„Urkundeninventar" 1,16 *AA*. – Cf. *escriptura*, *protocol*. – Beide Bed.en fehlen in FEW 2/I,629a, Lv 1,223, Rn 2, 343, cf. aber HauckBlasi (lex. Teil).

caz Adj. „nichtig" 70,5 *AB"*.

cas m.S. „Fall". -
Verb.: **EN QUAS QUE** „im Falle, daß" 70,4 *AB"*. – Konj. fehlt in FEW 2/I,480b für aokz. (neben mfr.nfr. *en cas que* (seit 14. jh.)); synonym alang. *al cas que* (14. Jh., ms. 1665/70, Doat, Rn 2,344).

casal m.S. „(an ein Haus angrenzendes) Grundstück, Baugrund" 21,13; 36,1 (*pati e c.*), 50,20 (*suelha vo c.*) etc. *AA*, *cazal* 30v12 (*hostal anbe c.*); 61,3 *AC*, 21v10r. *X*. – FEW 2/I,454a s.d. (‚LvP'); cf. Pfister, Girart 41.

cascun Adj. „jeder" 3,6; 10; 7v5 etc. *AA*, *quascun* 68v15; 69,5; 21 *AB*; – f. *cascuna* 1,13; 28v23 *AA*, 105v31 *AC*.
Verb. *un cascun* „ein jeder" 58,4; 28; 58v14 etc. *AA*.

cazenr (Metagraphie für *cazern*) m.S. „Heft" 37,22 *AC*.

caser tr.V. „fallen (fig.)". – P.Perf. f. *casucha* 49,30 *AA*. – Cf. *comes*.

castell m.S. „befestigte Siedlung" 42,34; 47,5; 10 etc. *AA*. – Cf. *juge*, *Albanha*, *Fos*, *Noulas*, *Solies*.

causa f.S. „Eigentumsgegenstand"; – Pl. 19v6; 26; 28 *AA*, 15v20 *AB*;
„Rechtsakt" *cauza* 23v7' *P*; – Pl. *cauzos* 17v7 *AC"*;
„Rechtssache" *cauza* 31,31 *AC*;
„Grund" *causa* 68v28 (*quala que sia la c.*) *AB*.
Verb.: **per causa** „aus dem Grund" 8v7; 27v29 (*p.c. de prest*); 45v15 (*p.c. dotal sieua*) *AA*;
a causa de „wegen" 72,23; 73v1; 74,1 etc. *AC*.

* **CAUTELA** f.S. „Garantie, Sicherheit" 29v33 (*per c.*); 36,16 (*id.*) *AA*;
„Garantie (als Urkunde)"; – Pl. *cautelas* 1,9 *AA*. – Bed. ‚Urkundentyp' fehlt in FEW 2/I,546a, Lv, Rn 2,344; cf. Pans *c.* ‚cautèle, garantie' (1423).

cavallier „Kleinadeliger (mit Ritterschlag)" 8,9 (*J.Atols*); 47,29 (*Romieu d'Albanha*); 48,17 (*G.Ancelm*); 49v35f (*G.Jaufres*); 52v22 (*id.*; < *milites* 1294, U. §H 30, Z. 6) *AA*, *cavalier* 65,14 (*P.Alaman*) *AB*, *chivalier* 105,1f l. (*T.Luques*) *AC*, *chivaler* 105,4 (*id.*) *AC*. – Cf. *domeyzel*, *noble*.

CELEBRAR tr.V. „(Messe) abhalten" 9,8 *AA*. – Erster Or.beleg in dieser Bedeutung zu apr. *c.* (1416, Pans.), alang. *id.* (1281, ms. 1665/70, Doat, Rn 2,373); FEW 2/I,573b s.d.

CELLIER m.S. „Vorrats- oder Wirtschaftsgebäude" 19v7; 8 *AA*. – Verwendung für ein ‚Gebäude' fehlt in FEW 2/I,575b für aokz. (nur ‚Erdgeschoß'), Rn 2,373f (‚Weinkeller'), Pans (‚cellier, cave')

* **cens** m.S. „Pachtzins" 32v26; 33,21; 36,4 etc. *AA*, *sens* 47,33 *AA*. (Cf. lt. *census* 67v12l. *AB*).

* **censa** f.S. „Pachtzins, Abgabe" 3,5; 9; 9v12 etc. *AA*, 16,4; 16; 21 etc. *AB*, 70,15 *AB'''*, 21v15' *P*, *censsa* 70,10 *AB'''*, *censse* 9v11r.; 19,10r.; 23r. etc. *X*, *sensa* 16v26; 17,11; 17 etc. *AC*, 19,21l.; 19v12l.; 34l. *N*, *senssa* 31,4; 103,1; 4 etc. *AC*, 17,3r.; 16r. *X*, *sensse* 17,9r. *X*; – Pl. *censas* 1,11; 8,10; 25,5 etc. *AA*, 15v26; 62,11; 62v5 etc. *AB*, *sensas* 27,16l.; 32,12l.; 39,5l. etc. *O*, *sensos* 30v17; 31v1; 1l. etc. *AC*, *senssas* 104v17 *AC*, *senssos* 31v14; 103,11; 105,2 *AC*, *sanses* 99,11'l. *Y*.
Verb.: **censas comunas** „Zins, der mehreren Verpächtern gemeinsam zusteht" 38v21; 27f *AA*.- Cf. *sobrecensa*.

* **censal** Adj. „als Pachtzins leistbar". -
Verb.: *(denies, sols, libras) censals* 8v15; 10,19; 15,29 etc. *AA*, 15v26; 24v7; 62v13 etc. *AB*, *~censsols* 105,10 *AC*, *~censsuals* 10,17r. *X*, *~censsuaulx* 15,29r. *X*, *~sensals* 99v3; 19; 105,5 *AC*, *~senssals* 104v25 *AC*.

cent Adj. „(Grundzahl) 100" 68,27; 68v21; 28 etc. *AB*, *sent* 100v15; 21; 104v25 *AC*; m.S. „id."; – Pl. *sens* 30v13 *AC*.

cert Adj. „gewisser" 29v21 *AA*; – f. *certa* 30,3; 59v18 *AA*, 68v7 *AB*; – Pl. *certz* 30,23; 32,33 *AA*, *cerz* 16v16 *AB*; – Pl.f. *certas* 8,10; 25,27; 25v30 etc. *AA*, 15v20; 65,20; 67v14 *AB*, *certos* 105,27 *AC*, *sertas* 99,14; 102,4 *AC*.

* **cession (de un deute)** f.S. „Abtretung (eines Anspruchs oder einer Forderung)" 43v14 (*c. e remission*); 48v19 *AA*.

chenin cf. *camin*.

cieutat f.S. „Stadt" 1,5; 7 *AA*, 67v23 *AB*, *sieutat* 60v14; 73v5 *AC*.

CIRCA Adv. „ungefähr" 9v13; 19,25; 22v32 etc. *AA*, 16v6; 65v5 *AB*. – Lat. Form fehlt in FEW 2/I,695a (nur daupha. *s i r k o*, s.v. CIRCA), Lv, Rn, Pans.

claus m.S. „umfriedetes Grundstück" 20v18; 24,13; 17 etc. *AA*, 67,29; 31; 68v16 etc. *AB* 16v23; 99v7; 7l. etc. *AC*, 20v18l. *N*, *claux* 20v16r. *X*.

* CLAUSULA f.S. „Testamentsauszug" 1v13; 3,14; 3v5 etc. *AA*, 11v3; 15v9; 69,18 *AB*, 14,3l.; 25l.; 25v10l. *O*, *clauzula* 37,18; 72,21 (gestrichen) *AC*, *clauzulla* 30v3; 37v15; 72,7 *AC*, *chauzulo* 17,29 *AC'*. – Bed. fehlt FEW 2/I,754a (nur abéarn. *clausula* ‚Gesetzesformel', übernommen aus Rn 2,408: ‚clause, convention'), Lv, Rn, Pans (*c.* ‚clausule' 1409), Br/S, LvP. – Cf. *talhar*.

clergue m.S. „Kleriker". -
Verb.: *clergue benefissiat* „Kleriker mit Pfründe" 102v33 (*G. Bonot*), *clergue benefficat* 101v23 (*id.*, *c.b. de la Maior*; < *presbyter et clericus beneficiatus ecclesie Beate*

Marie 1377; U. § A'29). (Cf. lt. *clericus* 37v20 (*J. Guiductii*) *AC*). – Zu *clergue* cf. Pfister, Girart 333f.

cobrar tr.V. „einziehen (Urkunde)". – P.Perf. f. *cobrada* 8,26l. *L*. – Cf. *recobrar, recobracion*.

* **codicil** m.S. „Testamentsanhang, -ergänzung" 1v19; 2v12; 3v9 etc. *AA*, 2v12r. *X*, *codecil* 68,8 *AB*, *codesil* 17,26 *AC*, *codessil* 99,8 (ms. *cadessil*); 8l. *AC*; – Pl. *codicils* 1,10; 3v14; 4v27 etc. *AA*, *codecils* 5v9 *AA*. – Neuer Erstbeleg zu FEW 2/I,833b (adauph. *codicillo* S, apr. *codessil* (1414, Pans)): Codi A (cf. lex. Art.).

colla f.S. „Hügel". – Zu FEW 2/I,904b apr. *cola* (Provence 15. jh.) cf. apr. *colla* (1319, Criées Mars. (Bed. unsicher), Lv 1, 277), *cola* (Ende 15. Jh., Floretus (= FEW), ib.), *id./colla* (1377, Pans). – Cf. *Anboquier, Roilh*.

com Adv. „als, in Funktion" 27v16; 28v28; 29,23 etc. *AA*, *coma* 30,12 *AA*, 68v1 *AB*; „wie" 7,27; 7v24; 13,32 etc. *AA*, 62,31; 64,20; 30 etc. *AB*, *coma* 30v12; 31v2; 6 etc. *AC*, *con* 1,10 (*ayssins c. son* ...); 59,11 *AA*.
Verb.: *tant* ... *coma* „ebensosehr ... wie" 72,25f *AC*.

comanda f.S. „interimistische Kommanditgesellschaft: Handelsvertrag, bei dem der Auftraggeber Geld in Handelsgüter investiert, die ein reisender Händler mit Gewinnbeteiligung verkauft" (cf. Baratier, Commerce 871–5; HauckBlasi 317–20) 9,29 (bis) *AA*. – Fehlt in FEW 2/II,948b für aokz.; vgl. aber Lv 1,292f mit Belegen und Diskussion, Pans (*c*. ‚dépôt' 1350).

COMANDAYRE m.S. „Spitalmeister (des Heilig-Geist-Spitals)" 48,1 (*luectenent del c.*); 49v13 (*frayre* ..., *c.*); 53,11f (*c. e rector*) *AA*;
„Spitalmeister und Verwalter (des Heilig-Geist-Spitals von Aubagne)" 50,6 (*fr.* ..., *c.*) *AA*. – Bed. fehlt FEW 2/II,949b; cf. als ‚Meister einer Johanniterniederlassung' Br/S (Glossar s.v.) und wahrscheinlich ebenso Rn 4,137 (*comandador del Hospital*); Pans nur *comandaire* ‚commandeur' (1171).

comandar tr.V „befehlen". – Imp. 3, *comandava* 57v10f *AA*. – Cf. *mandar*.

COMENSA f.S. „Beginn". -
Verb.: **a comensas** (*l'an* ...) „mit Wirkung von ..." 65v25 *AB*. – Fem. Form dieser Abltg. fehlt in FEW 2/II,943b (cf. afr. *comens*), Lv 1,295, Rn 2,448, Pans, Br/S, LvP.

comensament m.S. „Gründung (des Heilig-Geist-Spitals)" 57,5f *AA*. – Cf. *acomensament, fondaimen*.

comensar tr.V. „beginnen". – Perf. 3, *comenset* 58v24 *AA*. – P. Perf. *comensat* 1,7 *AA*.

coment Adv. „wie" 17,1; 8; 72,9 etc. *AC*.

* **comes** m.S. „Beschlagnahme". -
Verb.: CASER EN COMES „beschlagnahmt werden" 49,30 *AA*. – Erstbeleg des Syntagmas für glr. zu nfr. *tomber en commis* ‚commettre une faute par laquelle on rend son bien acquis au seigneur' (Mon 1635, FEW 2/II,956a); es fehlt in FEW ib. für aokz., Lv 1,296, Rn, Pans, Br/S.

* **cometre** tr.V. „(Brevenhefte eines Notars einem anderen) anvertrauen". – P.Perf. Pl. *comes* 2,7f; 10v4; 17 etc. *AA*, 15v16; 67v31 *AB* *comeses* 7,6; 15; 37,2 *AA*.

compellir tr.V. „zwingen" 41v9 *AA*. – Zu FEW 2/II,975b, Lv 1,304, Rn 4,667 vgl. als früheren Beleg *compeli[r]* ‚obliger, forcer' (1356, Pans), *compellir* (1363, ib.).

complir tr.V. „fertigstellen (Bauwerk)" 42,26 *AA*.

* **composition** f.S. „Vergleich durch Schiedsrichter" 57v19 *AA*.

compra f.S. „Kauf" 25,5 *AA*, 24v6; 62v13; 64,27 *AB*, *conpra* 30v9; 31v11.; 72,1 etc. *AC*; – Pl. *compras* 1,11; 39v4 *AA*, 62,3 *AB*, *conpras* 100v1; 119v1 *AC*, *compra* 19,2 *AA*.

comprar tr.V. „kaufen" 10,19 *AA*. – P.Präs. *comprant* 50v14 *AA*, 62v14 *AB*. – Perf. 3, *compret* 37,5; 44v30 *AA*, *conpret* 73v18; 19; 104,4 etc. *AC*; – 6, *compreron* 39,1 *AA*. – P.Perf. *conprat* 17,4; 60v18 *AC*; – f. *conprada* 103,4 *AC*; – Pl. *compratz* 36v16 *AA*, *conpras* 99v19; 100,31; 100v7 etc. *AC*; – Pl.f. *compradas* 21,33; 38v21 *AA*, *conpradas* 100,13 *AC*, *conprados* 31v14; 99,15; 99v24 etc. *AC*, *comprada* 25,21 *AA*.

* COMPRENRE tr.V. „Vertrag (als Breve) aufnehmen". – P.Perf. f. *compresa* 24,1f *AA*. – Bed. fehlt in FEW, Lv, Rn, Pans, Br/S. – Cf. *far, prenre, recebre*.

* **compromes** m.S. „schiedsgerichtliche Einigung, Vergleich" 2,20 *AA*, 16v13 *AB*. – FEW 2/II,990b s.d. (cf. lex. Teil).

* **compromissari** m.S. „Schiedsrichter"; – Pl. *compromissaris* 33,4 *AA*;
Adj. „schiedsrichterlich". – f. *compromissaria* 33,2 *AA*, 69v8 *AB'*. – Zu dem Subst. in FEW 2/II,990b (*compromisari* 1378) cf. Pans (1367); das Adj. fehlt in FEW ib., Lv 1,310, Rn, Br/S, aber apr. *compromessari* ‚compromissaire' (1380, Pans). – Cf. *sententia, summa*.

comsi Adv. „wie" 3,3; 19,19; 26 etc. *AA*, *consi* 22v18 *AA*, *consin* 33,19 *AA*. – Graphien *comsi/consin* fehlen FEW 2/II,1543b.

comte m.S. „Graf (der Provence)" 48v13 (*ort de mossenhor lo c.*; U. 1335: Robert II.) *AA*.

comun Adj. „gemeinsam"; – Pl.f. *comunas* 30,6 (*paretz c.*); 38v21 (*censas c.*); 38v27f (*id.*) *AA*.

CONCA f.S. „Tante" 11v6 *AB*, *conqua* 10v7 *AA*. – Alte – und fem. – Belege fehlen in FEW 1,189a (dauph. *councou* ‚oncle' M; s.v. AVUNCULUS); Erstbeleg zu apr. *cunca* ‚Tante' (Ende 15. Jh., Lv 1,315), *conca* (1470, PansS; cf. ib. S. 87; gleiche Quelle wie Lv ?).

* **concordia** f.S. „schiedsgerichtliche Einigung, Vergleich" 30,3 *AA*. – Lat. Form fehlt in FEW 2/II,1013, Lv, Rn, Pans, Br/S (cf. lex. Teil).

* **confermar** tr.V. „bestätigen". – P.Präs. *confermant* 59,7 (*bens c.*) *AA*, 66v10 (*vendoas c.*) *AB*.

* **confessar** tr.V. „(den Erhalt von Zahlungen) bestätigen, quittieren". – Perf. 3, *confesset (haver agut)* 35v10 *AA*, 65,17; 67v21f; 68v22 etc. *AB*; – 6, *confesseron (h.a.)* 24,20 *AA*, 65v12 *AB*, *confesserun (h.a.)* 105v31 *AC*;
„Schulden, Zahlungsverpflichtung anerkennen". Perf. 3, *confesset* 3v6 (*c. dever*); 21v21 (*c. de dever*) *AA*.

* CONFESSION f.S. „Empfangsbestätigung“ 58,24 *AA*; – Pl. *confessions* 2v23 (*c. e quitansas*) *AA*. – Bed. fehlt in FEW 2/II, 1031a, Lv 1,321f, Rn 2,457; aber Manosque (cf. lex. Teil).

confrayria (de Sant Sperit de Masselha) „Bruderschaft (des Heiligen Geistes; 1212–1220)“ 58,22 *AA*.

confron m.S. „angrenzendes Grundstück“; – Pl. *confrons* 65v19; 30; 66,4 *AB*. – Cf. FEW 2/II,1045b (CONFRONTARE); 3,821b (FRONS).

confrontar (am/ambe) präp.V. „angrenzen“. – Präs. 3, *confronta* 19v9; 11; 13 etc. *AA*, 62v7; 64v11; 65v15f etc. *AB*; – 6, *confrontan* 47v13; 51v33 *AA*. – P.Präs. *confrontant* 60v2 *AC*.

connonge m.S. „Kanoniker (des Domkapitels)“; – Pl. *connonges* 28v3 (*c. de la Maior*) *AA*. – Ass. Form mit *o–o* fehlt FEW 2/I,218a für aokz., Lv, Rn 2,311, Pans, Br/S.

* **conoyssensa** f.S. „richterliche Entscheidung“ 47,27 *AA*.

* **conoysser** tr.V. „(richterlich) entscheiden, urteilen“. – Perf. 6, *conogron* 48,33 *AA*.

conpra, *conprar* cf. *compra*, *comprar*.

conselh (de Masselha) „Allgemeiner Rat der Stadt“ 32,15 (*c.*); 40v19 (*c.*); 47v25 (*c. de M.*) *AA*, 67v21 (*c. de M.*); 31 (*c.*) *AB*, 73v4 (*c. de la sieutat*), 73v7 (*notaris del c.*).
Verb.: **gran conselh** „id.“ 13,19 *AA*;
gran conselh general „id.“ 24,5 *AA*. – Bed. fehlt in FEW 2/II,1072a für aokz.; cf. aber Lv 1,335, Rn 2,459.

consentiment m.S. „Einverständnis“ 47v25; 57,9 *AA*.

CONSENTIR tr.V. „erlassen (Bulle), herausgeben (Brief)“. – Perf.f. *consentida* 57v1; 57v6 *AA*; – Pl.f. *consentidas* 30,28 *AA*. – Bed. fehlt in FEW 2/II,1062a (nur allg. ‚accorder, donner son consentement à‘), Lv 1,336f, Rn 5,199, Pans, Br/S.

consi cf. *comsi*.

considerar tr.V. „in Betracht ziehen“. – P.Perf. f. *considerada* 24,4 *AA*.

consideration f.S. „Überlegung“; – Pl. *considerations* 32,15f (*rasons e c.*) *AA*. – Keine gelehrten Formen von Subst. und Verb in FEW 2/II,1068a; 1067b.

consin cf. *comsi*.

consol m.S. „mit der Aufsicht von Hafen und Handel betrauter Verwaltungsangestellter“ (cf. DC 2,527c & ConstansStatut 656–661, wo auswärtige Konsuln, d.h. städtische Handelsvertreter, beschrieben sind, sowie: InvArchCons.Montel); – Pl. *consols* 59v11 (U. 1323) *AA*. – Cf. FEW 2/II,1093a apr. *cossol de mar* ‚magistrat chargé de tout ce qui concerne la navigation‘ (Montpellier 1258, Jal); Graphie *consol* fehlt in dieser Bed.

* CONSSINASSION f.S. „Abtretung eines Zahlungsanspruches“ 104v12 *AC*. – Keine Form des Wortes in FEW 2/II,1069b, Lv 1,337, Rn 5,228, Br/S; Bed. fehlt in Pans.

constrenher tr.V. „zwingen" 41,32 *AA*, 63,26 *AB*. – Graphie fehlt FEW 2/II,1086a; aber apr. *constrenher* (Manosque 33; 1356, Pans).

contar tr.V. „berechnen, in Rechnung stellen". – Perf. 6, *conteron* 29v21 *AA*. – Graphie fehlt FEW 2/II,992a.

conte m.S. „Rechnung, Abrechnung" 16v32 *AC*. -
Verb.: **contes rendutz** Pl. „(über eine Vormundschaft) abgelegte Rechenschaft " 34v26 *AA*. – Cf. *final*.

contenir tr.V. „beinhalten (Urkunde)". – Präs. 3, *conten* 3,26f; 4v10; 13,25 etc. *AA*, 16,1; 63,6; 64,21 etc. *AB*, 60,8; 72,18; 102,3 *AC*, *contem* 102,39 *AC*, *conte* 33,23 (Zeilenende; zu *contenent* ?) *AA*, *(sy) conten* 31,10 *AC*; – 6, *(si) contenen* 66v9 *AB*. – P.Präs. *contenent* 1,8; 1v2; 7f etc. *AA*, 5v8; 14; 19f etc. *AB*, 16v22; 29; 17,1 etc. *AC*, *contenet* 9,23 *AA*, *cont(en)ent* 49v1 *AA*; – Pl. *contenentz* 1,21; 2v23 *AA*, *contenens* 16,30; 62,2 *AB*. – P.Perf. *contengut* 72,26; 73v22; 100v38 etc. *AC*; – f. *contenguda* 8v7f *AA*; – Pl. *contengutz* 1v16 *AA*, *contengus* 63v8; 29 *AB*; – Pl.f. *contengudas* 32,16 *AA*.

contra Präp. „gegenüber, gegen" 20,31; 29v19 *AA*, 102v7 *AC*, 21v 4l.; 18l.; 22,4l. etc. *N*.

* **contrach/contrat** m.S. „Vertrag"; – Pl. *contratz* 19,3 *AA*, *contras* 62,4 *AB*. – Die Form *contrat* (Manosque 77; 1392, Pans) fehlt in FEW 2/II,1119b/1120a, Lv, Rn.

* **CONTUTOR** m.S. „Gegenvormund, Mitvormund" 22,15 *AA*. – Erstbeleg für glr. zu FEW 13/II,450b mfr. frm. *contuteur* m. ‚second tuteur (t.jur.)' (Chesn 1572–1650; Richl), *cotuteur* (dp. fin 16e s.); fehlt in Lv, Rn, Pans, Br/S. – Cf. *tuador, tutor*.

* **convenir** tr.V. „eine gegenseitige Abmachung treffen". – P.Perf. Pl. *convengus* 99,6 (*patis c.*) *AC*.

* **convension** f.S. „wechselseitige Abmachung" 17v8 *AC'*. – FEW 2/II,1130a nur Belege aus Codi P für Sfrkr. (vgl. aber lex. Teil).

convertir tr.V. „verwenden" 24,9 *AA*.

* **COPIA** f.S. „authentische Abschrift einer Urkunde" 67v3 (*c. o vidimus*) *AB*; „Abschrift einer Urkunde" 37,22; 99,6 *AC*. – FEW 2/II,1154b nur apr. *c.* ‚reproduction exacte d'un document écrit' (1359, Pans) (cf. Rn 2,473), nicht auch ‚authent. Abschrift'; letztere Bed. fehlt auch Lv 1,357, Br/S.

cordier „Seiler" 31,22; 105,6 (*A.de Cujos*; ms. *tordier*; < *corderius* 1353, U. § B'12, Z. 15f) *AC*.

CORONAT m.S. „Münze französischer Herkunft mit aufgeprägter Krone".
Verb.: (50) *sols de coronatz* „kupferne Coronats" 51,17 *AA*;
Adj. „mit aufgeprägter Krone (Münze)". -
Verb.: *rials coronatz* „güldene Coronats" 48,18 *AA*. – Zu dem Subst. FEW 2/II,1210b apr. *coronat* ‚esp. de monnaie provençale' (BAlpes, MeyerDoc.) vgl. als Erstbeleg apr. *sols de coronats* (HauckBlasi 1,5); zu Wert und Ausbreitung der Münze cf. den lex. Artikel bei HauckBlasi S. 439; kein Beleg für das Adj. in FEW ib., Lv 1,373, Rn, Pans, Br/S.

cors m.S. cf. *heres (de son cors)*

* **cort** m.S. „Hof der Grafen der Provence" 50,10 (in Aubagne); 51,18 (id.); 29 (id.); 52v13 (id.) *AA*, 31v6 (in Marseille) *AC*.
Verb.: *cort rial* „id." 59v11 (in Marseille) *AA*;
(übertragen) „Gerichtshof der Grafen der Provence (erste Instanz)" 31v6 (oder: „gräflicher Hof" ?) *AC*.
Verb.: *cort de Masselha* „gräfl. Gericht" 59v29 *AA*;
cort d'Albanha „id." 47,24; 48,23f *AA*;
„bischöfliches Gericht (in Marseille)". -
Verb.: *cort de l'evesque* „id." 20,30 *AA*, *cort episcopal* 57,17 *AA*. – Cf. *juge*.

cosina f.S. „Base". -
Verb.: COSINA GERMANA „Kousine 1. Grades" 20,21f *AA*, *cozina jermana* 105v30 *AC*. – Keine alte fem. Form des Syntagmas in FEW 4,120a für glr. (cf. apr. *cozi german* s.d.), Lv 1,399, Rn 2,499, Pans, Br/S.

costa Präp. „neben, bei (Ort)" 17,17; 72v13 (*c. et tenent*); 73, 29 etc. *AC*;
„am Rande, daneben (Urkunde)" 60,10 *AC*.

costar a.V. „feststehen, bewiesen sein ". – Präs. 3, *costa* 61,4 *AC*. – Cf. FEW 2/II,1082 (s.v. CONSTARE) apr. *costa* (t. de pratique, 15.–16. jh., MeyerDoc.).

costumar intr.V. „(eine) Gewohnheit pflegen". – P.Perf. *costumat* 58,12 *AA*.

covent m.S. „Gemeinschaft aller Brüder und Schwestern eines Klosters" 13,31; 19v25; 22v30 etc. *AA*;
„Konvent (als Einrichtung)" 17,21; 72,22; 72v20 *AC*, 113,11. *Y*, *couvent* 17v11. *Z*. – Bed. ‚Gemeinschaft etc.' fehlt in FEW 2/II,1131a für glr., Lv 1,353, Rn, Pans, LvP; cf. aber arouerg. *R. de C. comandaire de la Selva e totz lo covenz/de mezeusa la maiso* (1186, BrS 483,2). – Cf. *Frayres Menors*, *Predicadors*, *Sant Loys*, *Sant Salvador*, *Santa Catharina*, *Santa Clara*, *Santa Paula*, *Syon*.

cremar a.V. „brennen". – Präs. 3, *crema* 36v18 *AA*. – Cf. FEW 2/II,1311a.

Crist m.S. „Christus" cf. *paures (de Crist)*.

cros m.S. „(Stand-) Kreuz" 36v19 *AA*;
„(Weg-) Kreuzung" 66v33 *AB*, 73,32 *AC*.

crota f.S. „Geschoß, Raum unter dem Hospital" 57,21; 58,14 *AA*;
„Grotte, Höhle" 66,29 *AB*. – Cf. FEW 2/II,1384a, Lv 1,419, Rn 2,521; zur ersten Bed. cf. hist. Teil, ‚Hospitalsgebäude'.

* **cura** f.S. „Vormundschaft" 34v25 *AA*. – Bed. fehlt in FEW 2/II,1558b (nfr. *curatelle* Enc 1754); vgl. aber Belege aus Rn im lex. Teil.

CURASSIER m.S. „Verfertiger von Brustpanzern" 4,2 (*Bm.de Pontremols*; < *curasserius* 1383, U. §A 22, Z. 4); 4,8 (*id.*) *AA*. – Bisher kein Beleg des Wortes aus Sfrkr.; cf. FEW 2/II,1186a apr. *curassa* ‚arme défensive de cuir, de métal, protégeant la poitrine et le dos' (1485, Pans) ... mfr. *cuiracer* ‚fabricant de cuirasses' (Nevers 1331); cf. apr. *curassa* (1452, Pans), *coirassa* (1485, ib.) und DC 2,662b/c (FEW zitiert den älteren Beleg aus Pans. (*curassa*), allerdings mit dem Datum des jüngeren (*coirassa* 1485)). – Cf. *platier*.

curat m.S. „Pfarrherr"; – Pl. *curatz* 57v11 (aus der Diözese Toulon) *AA*. – Cf. FEW 2/II,1557b apr. *curat* (1331, Pans).

CUSAR tr.V. „nähen". -
Verb.: **ensemps cusat** „zusammengenäht (Urkunden)"; – Pl. *e. cusaz* 25v10 *AA*. – Erstbeleg für Konjugationswechsel, cf. FEW 2/II,1088a (périg. *cousâ* ‚coudre machinalement'); fehlt Lv 1,398, Rn 2,498f, Pans, Br/S, LvP.

dama cf. *donna*.

dan m.S. „Schädigung (eines Verpächters durch mangelnde Nutzung des Grundstücks durch den Pächter)"; – Pl. *dans* 33,10 *AA*. – FEW 3,10b nur apr. *dan* ‚pêché', béarn. *dam* ‚damnation', fr. ‚dommage' (bis 17. jh.)'; zur Bed. ‚Schaden' cf. Lv 2,5f, Rn 3,5f, Pans.

DAR tr.V. „geben". – P.Perf. *dat* 30v19 *AC*. Verb.: **dar a acapte** „in Erbpacht geben". – Perf. 6, *deron* 62,25 (*d. as a.*); 63,7 (*id.*) *AB*. – P.Perf. *dat* 62,17 *AB*; – f. *dada* 62v31 (*d. as a.*) *AB*;
dar a acapte et a sensa „id." 24,6 *AA*. – P.Perf. *dat* 53v17 (*d. a˙capte et sensa*); 61,10 (*id.*) *AC*;
„(Schreiben) erlassen, herausgeben". – P.Perf. f. *dada* 58,16; 58v16; 22 etc. *AA*. – Letztere Bed. fehlt in FEW 3,14b, Lv 2,8f, Rn 3,9, Pans.

davant Adv. „zuvor" 3,15; 4,9 *AA*, 33,24 *M*;
Präp. „vor (örtl.)" 9v28; 36v18; 38v13 etc. *AA*, 72,16 *AC*, 52,28l. *M*, *devant* 9v25r. *X*;
„in Anwesenheit von (Richter)" 59v28 *AA*, 73v11 *AC*; „davor" 2v17' *N*;
„vor (zeitl.)" 38v26 *AA*;
„vor (fig.)" 9,19 *AA*. – Cf. *redier.*

davantdit cf. *dire*.

davers Präp. „an, bei" 33v5; 39,15 *AA*. – Form fehlt FEW 14,313b (neben apr. *davas* ‚vers ...'; vgl. die Belegsammlung für *davas* ‚du côté de' bei Pfister, Girart 362f); cf. aber agard. *daves* (1140, Uzège, Br 31,33), apr. *id.* (14. Jh., SHon., Lv 2,195).

* **DEBAT** m.S. „Schiedsverfahren" 30,5 *AA*, 72v12 *AC*;
„Rechtsstreit" 31,21 *AC*; – Pl. *debatz* 30,29 *AA*. – Fehlt FEW 1,292b (nur npr. *debat* ‚débat; agonie'), Lv 3,18f; Rn nur Bed. ‚Rechtsstreit', nicht ‚schiedsrichterlich entschiedener Streit'; vgl aber lex. Teil.

declarar tr.V. „erklären". – P.Perf. *declarat* 103,5 *AC*.

declaration f.S. „Erklärung" 16v6 *AB*.

* **DECRET** m.S. „Urteil über eine Eigentumsübertragung" 4v18 (*d. de juge*) *AA*. – Fehlt FEW 3,26b für aokz.; TH Erstbeleg der Bed. für glr. (cf. lex. Teil).

dedicar si refl.V. „sich hingeben, weihen (als Donat)". – Perf. 6 *si dediqueron* 35,13f; 43v9 (*si doneron e d.*) *AA*. – Refl. Verwendung fehlt FEW 3,27a, Rn 3,21f, Lv, Pans, Br/S.

* **defalcar** tr.V. „einen Pachtzinssatz (aufgrund einer Zahlung) um einen bestimmten Betrag vermindern" 24,14; 28v22; 29v3 etc. *AA*, *defalquar* 41,20 *AA*, *deffalcar* 63,8;

64,15 *AB*, DIFFALCAR 62,27; 63,24; 26 etc. *AB*. – Perf. 3, *defalquet* 41,18; 41,35 *AA*, *diffalquet* 64,18 *AB*.

* **defalcation** f.S. „Verminderung eines Pachtzinssatzes (aufgrund einer Zahlung)", DIFFALCATION 67,9 *AB*; – Pl. *defalcations* 28v22 *AA*. – Die Formen *diffalcar/diffalcation* fehlen in Lv 2,34, Rn 3,287 etc.; zu den Belegen in FEW und Erstbelegen cf. lex. Teil.

defalhir a.V. „sterben". – P.Präs. *defalhent* 7v20; 40v32 *AA*.

definitieu cf. *sententia*.

dejosta Präp. „bei" 42v9 *AA*.

* **demanda** f.S. „gerichtliche Geltendmachung, Klage" 68v28 *AB*. – Bed. ‚Klage' fehlt in FEW 3,36a; zum Erstbeleg cf. lex. Teil; Erstbeleg in der Bed. ‚Forderung': Codi A (3,9,1). – Cf. *question*.

demandar tr.V. „fordern, verlangen" 21v15' *P*. – Präs. 3, *demanda* 21v22; 25 *M*.

denfra Adv. „weiter unten" 1,15; 19; 7,2 etc. *AA*;
Präp. „binnen" 15v12 *AA*, 65v25 *AB*. – Cf. *designar*, *enfra*, *escrieure*.

denier m.S. „Denar: Kupfermünze; kleinste Verrechnungseinheit" 47v17; 48v35; 51,18 *AA*; – Pl. *deniers* 48,18 *AA*, 100,9; 100v3; 101v10 etc. *AC*, *denies* 35v24 *AA*, 100,2; 100v28 *AC*.

dentre cf. *dintre*.

derier, *derrier* cf. *redier*.

des m.S. „(Grundzahl) 10" 69,12 *AB*, 69v11 *AB'*.

* **desamparar** tr.V. „(auf Besitz, Eigentum) verzichten". – Perf. 3, *desamparet* 32,20; 33,8 *AA*; – 6, *desampareron* 33,24f *AA*. – P.Perf. f. *desamparada* 63,4 *AB*, 28,231. *M*, *dezanparado* 60,27 *AC*;
a.V. „auf Besitz, Eigentum verzichten". – Imp. 3, *desamparava* 63,27 *AB*. – Perf. 3, *desamparet* 63v21 *AB*. – Zu FEW 7,632b (gask. *dezempará* ‚abandonner' (1567)) vgl. die Belege aus Lv 2,212, Rn 2,74, Pans, Br (Erstbeleg: arouerg. 1150, Urk. 59)/BrS, Pans, MeyerDoc. (S. 261)

* **desamparation** m.S. „Verzicht (auf Besitz/Eigentum)" 21,4 *AA*, 63,2 *AB*, 21,24r. *X*. – Fehlt FEW 7,632b für glr. (nur npr. *desemparado* f. ‚abandon, misère' M 2,1158); Erstbeleg Pans (1367).

desembre m.S. „Dezember" 1v23; 2,31; 2v20 etc. *AA*, 24,33 *AB*, *decembre* 38v20; 39v3f; 52,23 *AA*, 67,34 *AB*, *dezenbre* 16v28; 73v24; 99v6 *AC*. – FEW 3,24a erwähnt nur stimmhaftes apr. *dezembre* (Béziers 14. jh., RLR 39,13); dazu abéz. *desembre* (1300ca., Brev. d'Amor, Rn 3,31).

designar tr.V. „angeben, aufführen". -
Verb.: **denfra designat** „im folgenden aufgeführt"; – Pl.f. *d. designadas* 1,19; 7,2; 13,2 etc. *AA*. – Gelehrte Form fehlt in FEW 3,53b (apr. *desenhar* ‚désigner'); aber Rn 5,229. – Cf. *senhar*.

* DEZMAR tr.V. „(Pachtzins) erheben". – P.Perf. Pl.f. *dezmados* 37,13 (*sensos d.*) *AC*. – Bed. im aokz. nicht bezeugt, cf. FEW 3,25a (apr. *desmar* ‚décimer; soumettre a la dîme; lever la dîme') und lex. Teil.

desobre Adv. „darauf" 1,25 (*d. scricha*) *AA*.

desobre escrieure cf. *sobre escrieure*.

DESOS Präp. „unterhalb", *dessot* 36,3 *AA*, *desos* 65,21 *AB*; m.S. „Kellergeschoß" 60,9 (*d. de ung hostal*) *AC*. – Subst. fehlt FEW 12,371b für aokz., Lv 2,154, Rn 5,273f, Pans, Br/S; Bed. fehlt FEW ib. für glr. (allg.: Fr. *le dessous* ‚la partie inférieure de' (seit 1393, Ménagier 2,209).

* **despens** m.S. „Ausgabe" 45v28 *AA*. – Cf. *franc*.

* **despensos** (Pl.) f.S. „Ausgaben; Kosten" 102v9 *AC*.

despueys Adv. „seither" 72,11 *AC*.

dessot cf. *desos*.

dessus Adv. „weiter oben, davor" 19,5 *AA*, *desus* 29,24 *AA*, 2v11 *P*. – In dieser Bed. FEW 13,464a nur fr., aber Lv 2,182.

* **destrar** tr.V. „vermessen (Grundstück)" 63,6 *AB*.

destre m.S. „Flächenmaß (ca. 1,4 qm)"; – Pl. *destres* 19,9; 21, 10; 22v4 etc. *AA*, 62,19 *AB*, 60v12; 100,16; 100v4 etc. *AC*, *destre* 27,25 *AA*, *dextres* 101v31 *AC*, 19,8r.; 21,11r. *X*.

* **destrech** m.S. „Gerichtsbezirk" 47v30 *AA*. – Cf. Rn 3,229; Lv 2,174; Br; Pans.; fehlt in FEW 3,101a s.v. DISTRICTUS.

destrussion f.S. „Zerstörung" 60v14 (*d. de la sieutat*) *AC*. – Keine aokz. Formen in FEW 3,56b, aber Rn 3,562, Pans.

desus cf. *dessus*.

detras Adv. „nach hinten" 36,2 *AA*, 60,14 *AC*;
Präp. „hinter" 62,29 *AB*, 73v3 *AC*.

* **deute** m.S. „(Geld-) Schuld" 40v24; 43v14; 49v5 etc. *AA*, 31,21; 37v1; 11 etc. *AC*, 21v3l. *N*; – Pl. *deutes* 34,21 *AA*. – Cf. aokz. *depte* (Codi A 23,2; Codi D, Rn 3,37), apr. *deute* (Manosque 47; 65; 1332, MeyerTeralh (Hs. A) 53,174; 1354, Pans.), *depte* (1438, Marseille, Aubenas, Testaments p.j. Nr. 70), *deupte* (id., ib. 71).

* **dever** tr.V. „schulden (Geld ...)" 3v6; 21v3 *AA*. – Präs. 3, *deu* 9,29; 40v25 *AA*, 67v19l. *AB*, 16v31 *AC*. – Imp. *devia* 8v6; 27v29; 35v12 *AA*, 63v6 *AB*, 31,22; 104v8 *AC*. – P.Perf. Pl. *degus* 37v11; 23 *AC*;
„müssen, verpflichtet sein". – Präs. 3, *deu* 59v10 *AA*, 64,15; 64v5 *AB*, 21v15' *P*; – 6, *devon* 59v7; 17 *AA*. – Konj. Imp. 3, *degues* 20,31 *AA*; – 6, *deguessan* 57v12 *AA*. – Cf. aokz. *dever* „schulden" (Codi A 17,4,8), apr. (1174, Pans.; Manosque passim; SHon., Lv 2,192); cf. Rn 3,36f; Lv 2,190–3; Br/BrS. – Cf. *pati*.

devesir, *devesion* cf. *divi-*.

di m.S. „Tag" 5,13'"; 5v8; 14 etc. *AB*, 69v11; 23 *AB'*.

die f.S. „Tag" 24,25; 64v26; 67,28; 68v12 *AB*, 69v16 *AB'*, 30v5; 72,16; 73v29 etc. *AC*. (Cf. lt. *die* (Gen.) 8v28; 48,9 (*in die prima ydus martii*) *AA*, 100,29 (*die ultima mensis februarii*) *AC*).

Dieu m.S. „Gott" 1,2 *AA*, 123v6 *AC*.

diffalcar, diffalcation cf. *defalcar, defalcation*.

dijous m.S. „Donnerstag" 39,10 *AA*.

dimars m.S. „Dienstag" 38,6 *AA*.

dimercres m.S. „Mittwoch" 15,23; 40,3 *AA*.

dinar m.S. „Morgenmahlzeit" 3,10; 3,15 *AA*, 3,9r. *X*.

dintre Präp. „in" 74,3; 60v9; 100v15l. etc. *AC*, *dentre* 31v10; 31v19 *AC*. – Aokz. Formen fehlen FEW 4,748a (neben fr. *d'entre*); aber Rn 3,567 (*dintre*).

dire tr.V. „sagen, besagen, lauten". – Präs. 3, *dis* 60,21; 103, 3; 15 *AC*, 61,19; 20 *AC''*. – Imp. 3, *disia* 16v6 *AB*;
„besagen, nennen" – P.Perf. *dich* 1,8; 9; 12 etc. *AA*, 60,21 *AC*, *dit* 2,6; 5v6; 8,18 etc. *AA*, 5v20; 11v4; 15v6 etc. *AB*, 16v31; 17,4; 26 etc. *AC*; – f. *dicha* 1,7; 2,28; 2v5 etc. *AA*, *dita* 22,27; 29,7; 36,8 etc. *AA*, 62,14; 62v22; 66v11 etc. *AB*, *dicta* 60,10; 61,19; 72v6 etc. *AC*, *dit* 15v29; 63,17 *AB*; – Pl. *dichs* 29,21 *AA*, *ditz* 1,15; 2,26; 27 etc. *AA*, *dis* 63,28; 64,18; 64v6 etc. *AB*, 104,27; 105,11 *AC*, *dit* 45,25 *AB*; – Pl.f. *dichas* 20v14 *AA*, *ditas* 39,7 *AA*, 62v21; 64v2; 66v9 *AB*, *dictos* 30v15 *AC*;
P.Perf. *dich* „sogenannt, mit Namen" 53v20 *AC*, *dit* 17,14; 100,24 *AC*, *dist* 21v18'r.; 22,25 *X*;
dit „das heißt" 60,3 (*possession dit terra*) *AC*.
Verb.: DAVANTDIT „oben genannt"; – f. *davantdita* 64v29 *AB*; – Pl. *davant ditz* 26,21; 41,26 *AA*;
SOBREDICH „id." 1v16; 3,16; 7v12 (*s. d.*) etc. *AA*, *sobredit* 16,26; 63,11 (*s. d.*); 64,22 etc. *AB*; – f. *sobre dicha* 21,35 *AA*, 66,9f *AB*; – Pl. *sobreditz* 2,4 *AA*, *sobre dis* 66v9 *AB*; – Pl.f. *sobre dichas* 19v26f; 28 *AA*;
SUS DICH „id." 3v17; 8,18; 8v4 (*susd.*) etc. *AA*, 99,8 *AC*, *sus dit* 15v25f; 16,2; 64,19 etc. *AB*; – *sus dicha* 50v5 *AA*, 31,31 *AC*; – Pl. *sus ditz* 22v29 *AA*. – *Davantdit, sobredich* und *sus dich* fehlen in dieser Bed. FEW 3,69a für aokz. (apr. *sobredich* ‚sentence d'un tiers arbitre' ... Fr. *susdit* ‚mentionné ci-dessus'. – Mfr. *avantdit* ‚susdit' Cohen-Reg.), Lv, Rn, Pans, Br/S; aber HauckBlasi (*sobredich* 31,4; 44v9 etc.).

DIRECTE (mfr.) f.S. „Zinsrecht, Obereigentum, Direkte" 73,20'l. *Y*. – Wort fehlt FEW 3,90a für glr.; vgl. apr. *directa* f. ‚droit de seigneurie directe, droit de fief' (1377, Pans), *direita* (1400, ib.).

DISAPTA f.S. „Samstag" 40,12 *AA*. – Erstbeleg zu mars. *dissato* A, FEW 11,2a; fehlt in Lv 2,249, Rn 3,42, Pans, Br/S.

divendres m.S. „Freitag" 38v19f *AA*.

diverses (Pl.) Adj. „verschiedene" 30,15f *AA*, 62,4; 63v8 *AB*; f. *diversas* 1,12; 2v24 (bis) etc. *AA*, 62,2 *AB*, *diversos* 99,14 *AC*.

* **division** f.S. „Aufteilung (von Eigentum, Pachtzinsansprüchen)" 2v2; 6; 8,4 etc. *AA*, *divizion* 20v221. *N*, *devesion* 16v19; 65,23 *AB*.
Verb.: **division general** „vollständige Aufteilung" 38v27 *AA*. – Lat. Form fehlt FEW 3,110a; cf. Rn 3,38, Pans, Br (agév. *division* 1109, Urk. 13,19; 39; 46), Codi A 2,11,4.

divizir tr.V. „(Häuser, Urkunden) teilen". – P.Perf. *devesit* 65,27f *AB*; – f. *divizida* 8,5' *P*; – Pl.f. *divizidas* 7v30' *P*.

doas Adj. „(Grundzahl) 2; beide" 35v5 *AA*, 16,31 *AB*. – FEW 3,181a nur awald. *dui*, *doas*, aber Rn 380, Lv 2,290. – Cf. *dos*.

dobte m.S. „Einschränkung, Vorbehalt"; – Pl. *dobtes* 16v16 *AB*. – Graphie fehlt FEW 3,169b (apr. *dopte*).

domeyzel m.S. „Sohn eines zum Ritter geschlagenen Kleinadeligen vor eigenem Ritterschlag, Knappe" 73v20 (*noble d. G. Vivaut*) *AC*. – Fehlt FEW 3,135a für aokz. (Afr. mfr. *dam(o)isel*, ... apr. *donsel*), Lv 2,2, Rn 3,68, Pans; cf. aber als Erstbeleg des Französismus apr. *damaisel*, *domaisel* (1446, Valréas, PansS).

* **dominion** f.S. „Recht des Verpächters auf die Utile (bei Erbpacht)". -
Verb.: MAIOR DOMINION „id." 68v10 (*m.d. e senhoria*) *AB*. – Subst. und Syntagma fehlen in FEW 3,130b, Lv 2,277, Rn 3,71; cf. apr. *d.* (1392, Pans).

dona cf. *donna*.

DONADA f.S. „Donatin" 50,4 (*sorre e d.*) *AA*. – Fem. Form fehlt FEW 3,136a (apr. *donat*), Lv 2,280, Pans, Br/S; TH erster Or.beleg zu alang. *donada* ‚id.' (1383, ms. 1665/70, Doat, Rn 3,10; LvP). – Cf. *donat*.

donar tr.V. „geben (im Rahmen eines wechselseitigen Geschäfts)". – Perf. 3, *donet* 15,18; 20,27 (*d. en moneda*); 42v18 (*d. fermansas*) etc. *AA*, 68v3 *AB*, 72v6; 73v24 *AC*; – 6, *doneron* 68,27 *AB*. – P.Perf. Pl.f. *donados* 61,10 *AC*.
Verb.: *donar a acapte* „in Erbpacht geben". – Perf. 3, *donet a a.* 26v10; 27,30; 27v3 etc. *AA*, *donet a˙capte* 73,16; 105,19 *AC*; – 6, *doneron a a.* 21v12; 24,12; 41,14 etc. *AA*, *donerun a˙capte* 17,111. *AC*. – P.Perf. *acapte donat* 101,1 *AC*; – f. *donada a˙capte* 17,91. *AC*;
donar a acapte e a censa „id.". – Perf. 6, *doneron* ~ 24,25f; 47v26 *AA*, *donerun a˙capte e-sensa* 61,1f *AC*. – P. Perf. f. *donada a˙capte et sensa* 60,25 *AC*;
donar en excambi „zum Ausgleich geben". – Perf. 3, *donet en e.* 19v20; 22,15 (*d. en e. e en paga*) *AA*;
donar en paga „zum Ausgleich zahlen, geben". – Perf. 3, *donet en p.* 20,19; 22,25 *AA*, 63v4; 69,26 *AB*;
donar en sout e en paga „id.". – Perf. 3, *donet* ~ 27v23; 29,2 *AA*;
„geben, schenken". – Perf. 3, *donet* 123v4 *AC*. – P. Perf. Pl. *donas* 31,17 *AC*;
„gewähren (Ablaß)". – Imp. 3, *donava* 58v25 *AA*. – P. Präs. *donant* 57v13; 58,6; 20 *AA*;
„ausfertigen, erlassen". – Perf.f. *donada* 58,1 (*letra d.*) *AA*. – Cf. *paga*.
Verb.: *donar sententia* „Urteil fällen". – Perf.f. *s. donada* 2,21; 5,2; 20,30 etc. *AA*, *sentenssia d.* 31,24 (bis); 28 etc. *AC*;
„(Schaden) verursachen". – P.Perf. Pl. *donatz* 33,10 (*dans d.*) *AA*.

donar si refl.V. „sich weihen (zum Donaten)". – Perf. 3, *donet si* 6,13 *AB*; – 6, *si doneron* 43v9 *AA*.

donat m.S. „Donat" 36,29 *AA*. – Cf. *donada*.

* **donation** f.S. „Schenkung" 4,6; 9; 11,9 etc.; 42,33 (*d. pleniera de certz hostals*) *AA*, 15v25; 68v30 *AB*, 61,14l.; 15; 19 *AC*, 70,2l. *Y*, *donatiom* 70,1 *AB"*, *donacion* 34,9l; 36,35l. *O*, *donassion* 60,1; 1l. *AC*, *donassition* 31,17 (gestrichen) *AC*; – Pl. *donations* 1,10f *AA*.
Verb.: DONATION ENTRE VIEUS „Schenkung unter Lebenden" 68v31 *AB*;
donation en paga „Ausgleichszahlung" 27v28; 49v12 *AA*. – *D. entre vieus* fehlt FEW 3,137b, Lv 2,281, Pans; Erstbeleg zu Rn 5,555 (1468, Hist. du Languedoc), cf. lex. Teil; zu *d. en paga* cf. *paga*.

donna f.S. „Frau" 2,24; 28; 2v5 etc. *AA*, 66v37; 68v1 *AB*, *dona* 11,13; 13,12 *AA*, 5v15; 11v5; 15v18 etc. *AB*, 72v19; 73,5; 73v18 etc. *AC*, *dono* 37v1 *AC*.
Verb.: *Nostra Donna* „Unsere Liebe Frau" 10,29 (*N.D. de las Acohas*); 50v21 (*asumpcion de N.D.*) *AA*, *Nostra Dona* 69,5 (*N.D. de setembre*) *AB*, *Nostra Dama* 100,24 (*N.D. dit l'Anonsiada*) *AC*. – Zu *dama* cf. FEW 3,126b (Anm. 2). – Cf. *madonna*.

dors m.S. „Urkundenrückseite" 1,13; 1v17; 24 etc. *AA*, *dos* 1,25 *AA*, 61,18 *AC*.

dos Adj. „(Grundzahl) 2" 3v14; 40,28 *AA*, 64v7 *AB*, 17,3; 10; 31, 21 etc. *AC*. – Cf. *doas*.

dose Adj. „(Grundzahl) 12" 69,10 *AB*.

* **dotal** Adj. „zur Brautgabe gehörig" 23v5; 39v18; 45v15 *AA*, 64v18; 68v2 *AB*; – Pl. *dotals* 38,14; 43,34 *AA*. – Fehlt FEW 3,148b für aokz., Lv; cf. Rn 3,12, Pans im lex. Teil.

DOTAR tr.V. „(Hospital) durch eine Schenkung gründen". – P. Perf. *dotat* 5v11 *AB*. – Bed. fehlt FEW 3,148b (ähnl. semant. zugrundeliegendes fr. *doter* ‚pourvoir d'un revenu annuel (une fondation religieuse)'), Lv 2,292f, Rn 3,11, Pans, Br/S.

drap m.S. „Bettuch (aus festem Wollstoff oder Leinen)"; – Pl. *draps* 13,13 *AA*.

drapier m.S. „Tuchherr" 8v13 (*J.Bernart*; < *draperius* 1357, U. §B 14, Z. 2); 28v12 (*J.Elies*; < *id.* 1358, U. §E 31, Z. 4); 38v3 (*A.Nicolau*; < *id.* 1394, U. §G 3, Z. 2) *AA*, 16,23 (*Bt.de Favas*) *AB*, 102v23 (*A.Malet*) *AC*, 8v14l. *N*.

drech m.S. „Anspruch, Recht" 7,26 *AA*, *dret* 65,1 *AB*; – Pl. *drechs* 36,30 *AA*, *dretz* 39,30; 47,14; 17 *AA*;
„Rechtswissenschaft". – Cf. *savi en drech*.

dret Adj. „gerade"; – f. *dretta* 73,26 (*carriera d.*) *AC*.

egal Adj. „gleich"; – Pl. *egals* 5v17 (*e. partidas*) *AA*, 17,22 (*e. pars*) *AC*.

egregi Adj. „ehrenwert (in der Anrede)" 73v11 *AC*.

EYSSANEGA f.S. „Saline" 59v17 (*pescados de l'art de l'e.*) *AA*. – Zu **SALICARE* (FEW 11,89a, cf. port. *salgar* ‚salzen'), als „Ort, an dem Salz gewonnen wird, Saline"; die Verbindung von Fischfang und Salinenwirtschaft ist in der Umgebung von Marseille bezeugt (cf. Aurell, Famille 139: «l'enquête de 1252 présente ainsi l'étang de Fournalet sous un double jour de saline et de vivier»); es muß sich um das Abfischen der beim Fluten der Salinen eingedrungenen Fische gehandelt haben, an Nachwuchs ist in dem lebensfeindlichen salzhaltigen Wasser nicht zu denken; das Wort ist sonst nicht für aokz. belegt (u.U. liegt ein Flurname – gleichen Ursprungs – vor, aber ebenfalls ohne Parallelbelege), vielleicht ist **eyssaunega* mit fehlendem Kürzel anzunehmen, cf. *SALINARE (FEW 11,90b), alang. *saunier* (< *SALINARIUS, ib. 91a und Lv 7,439f).

el verb. Pers.pron. „er, sie" 59,17 *AA*, 63,28 *AB*, 72,9 *AC*; – f. *ella* 63v6; 9 *AB*. – indir. Obj. *li* 8v6; 19v34; 25v5 etc. *AA*, 62v5 *AB*, 72v6; 73,16; 99,21 etc. *AC*. – Obl. *lo* 105,25 *AC*; – Pl.f. *las* 29v2 *AA*.

el unverb. Pers.pron. „er, sie" 16,31 *AB*, *ell* 2v25; 4,9; 21v5 etc. *AA*, *ello* 36v19 *AA*; – f. *ella* 5v5; 13,18; 15,19 etc. *AA*, 16,8 *AB*; – Pl.f. *ellas* 16,32 *AB*.

election f.S. -
Verb.: **en election de** „auf Wunsch von" 49,20 *AA*.

emina f.S. „Hohlmaß (ca. 38,5 l.)" 14,27; 14v19; 52v25 *AA*, 21v25l. *M*, *esmine* 14v17r. *X*, *esmime* 14,26r. *X*; – Pl. *eminas* 26,6; 45v8; 26 etc. *AA*. – Cf. FEW 4,401b s.v. HEMINA.

empero Adv. „aber; und zwar" 2,5; 2,7; 15,17 etc. *AA*.

* **emphiteota** m.S. „Pächter eines in Erbpacht gegebenen Grundstückes" 41v11 *AA*; – Pl. *emphiteotas* 27v26 *AA*. – FEW 3,221a *ein* aokz. Beleg; cf. lex. Teil.

empsens cf. *ensemps*.

encarnation m.S. „Fleischwerdung (Christi)" 1,3 *AA*, *incarnation* 73v15 *AC*. – FEW 2/I,389b keine aokz. Form, aber Rn 2,341f, Pans.

encontenent Adv. „sogleich, im Anschluß daran" 26,30; 41,17; 38 etc. *AA*. – FEW 2/II,1107a erst apr. *encontenen* adv. ‚aussitôt' (1437, RLR 49,344); dazu apr. *encontenent* (1376, Pans), abéz. *id.* (1300ca., Brev. d'Amor, Rn 5,337f).

endevis, *per endevis* cf. *indivis*.

enfant m.S. „Kind"; – Pl. *enfantz* 8v24; 31; 27v25 etc. *AA*, *enfans* 21,37 *AA*, *enfanz* 68,15 *AB*.

enfra Präp. „binnen" 63,24; 28; 66,30 etc. *AB*, *infra* 64v7 *AB*. (Cf. lt. *infra* 102v11 *AC*, 15,21l.; 72,24l. *Z*). – Cf. *denfra*.

* **ENFRANQUIR** tr.V. „einen Zins aufkaufen, eine Zinsbelastung ablösen (als Pächter)". – Perf. 3, *enfranqui* 40v18 *AA*. – Fehlt FEW 15/II,166a für aokz., Lv, Rn, Pans, Br/S; für afr. cf. Anm. zu lex. Artikel. – Cf. *affranquir*.

* **engaiar** tr.V. „verpfänden" 70,3 *AB*". – Cf. FEW 17,444a. – Cf. *gaye*.

ennversari cf. *aniversari*.

ensemps Adv. „zusammen" 1v1f; 7; 18 etc. *AA*, *ensens* 16,29 *AB*, 31,6; 102,7; 30 etc. *AC*, *enssens* 103,10 *AC*, *empsens* 102,18 *AC*. – Cf. *cusar*, *gludar*, *ligar*, *tenent*.

entier Adj. „ganz". -
Verb.: **per entier** „im ganzen" 42v22 *AA*.

entorn Präp. „gegen, ungefähr" 33,26; 35v26; 38,6 etc. *AA*, 69,24 *AB*. – Cf. *aqui*.

entre Präp. „zwischen" 2,21; 2v3; 19v3 etc. *AA*, 16v14; 20; 68v31 etc. *AB*, 73,20 *AC*, 19v1 *X*, *entres* 30,31. *O*.
Verb.: **entre los altres** „unter den anderen" 63v8 *AB*.

entro Präp. „bis zu" 24,14f; 29v3 *AA*. – Cf. *tro (a)*.

episcopal Adj. „bischöflich" 57,17f *AA*. – Cf. *cort*.

* **hereditat** f.S. „Erbschaft" 4v11; 34,21 *AA*, 60v24 *AC*. – Graphie fehlt FEW 4,412a (apr. *eredetat*, entsprechend LvP), vgl. aber Lv 3,119.

* **heres** m.S. „Erbe" 1,22; 1v3; 20 etc. *AA*, 5v10; 68,15 *AB*, 37,23; 60v24 *AC*, *eres* 20v7; 33,16 *AA*, 31v12 *AC*; – Pl. *heres* 2,33; 3v22; 4,22 etc. *AA*, 5v16; 66v2; 68,3 etc. *AB*, 17,21; 30v20; 73,17 etc. *AC*, *eres* 37,24 *AC*. (Cf. *here* m.Sg. U.§B 29v Z. 5 *AA*).
Verb.: ***HERES DE SON CORS** „leiblicher Erbe, Nachkomme"; – Pl. *id.* 5v16 *AB*; ***HERES UNIVERSAL** „Alleinerbe, Universalerbe", *herez u.* 68,9 *AB*; – Pl. *heres universals* 68,3 *AB*. – Lehnwörtl. Form (*heres* Sg. m.) fehlt FEW 4,412b (Erstbeleg: Codi A 2,10,3); *h. universal* fehlt FEW 14,50a (apr. *heritiers universals* (1274) (zit. aus Rn 5,448: Arch. du Roy; Or. oder Kopie ?)), Lv; *h. de son cors* fehlt FEW 2/II,1212a, Lv, Rn, Pans. – Cf. *far heres*.

* **heres** f.S. „Erbin" 3,3; 4,16; 4v26 etc. *AA*, 5v15; 16v15 *AB*. – Fem. Verwendung fehlt FEW 4,412b, Rn, Pans, Br/S, aber alang. *eres* ‚Erbin' (1204, Montpellier, Priv.Clôture, Lv 3,120).

* **heretat** m.S. „Erbschaft" 62v15; 68,2 *AB*, *eretat* 63v7; 65,3 *AB*, 69v9 *AB'*. – Graphie fehlt FEW 4,412a; Erstbeleg: arouerg. *eretat* (1175, BrS 416,11; 12). – Cf. *far h.*

* **heretier** m.S. „Erbe" 74,9 *AC*, *eretier* 37,19 *AC*; – Pl. *heretyes* 101,10 *AC*. – Graphie fehlt FEW 4,411b (apr. *eretier*, *heretia* (Montagnac 1436, RLR 50,64); Erstbeleg: arouerg. *ereters* (Pl.) (1180ca., Ourliac/MagnouSelve 14 A,2). – Cf. *far heretier*.

herm Adj. „verwildert, aufgegeben (Weinberg)"; – f. *herma* 24,34 *AA*. – Cf. FEW 3,237a s.v. EREMUS. – Cf. *vinha*.

escambi, *escanbi*, *escanbiar* cf. *excambi*.

* **ESCRIEURE** tr.V. „schreiben" 1,16 *AA*. – P.Perf. *scrich* 1,16 *AA*; – Pl. *escris* 98,2 *AC*; „(Urkunden) aus Breven ausziehen, niederschreiben". – P.Perf. *scrich* 1,23; 2v13; 19 etc. *AA*, *escrich* 2,16; 49,11 *AA*, 16v33; 17,12; 27 etc. *AC*; – f. *scricha* 1v4; 9; 14 etc. *AA*, 15v23; 65v8; 68,24 *AB*, *escricha* 2,11; 10v19; 13v7 etc. *AA*, 30v4; 31v16; 73,12 etc. *AC*, *escicha* 73,3 *AC*; – Pl. *scrichs* 20v2; 21,2 *AA*, *escrichs* 8v9; 19,17 *AA*, *scritz* 3v15; 26,8 *AA*; – Pl.f. *scrichas* 2v26; 20v16; 25,6 *AA*, *escrichas* 104,2 *AC*, *esc*[r]*ichos* 73v22 *AC*;
„aufführen, beinhalten". – P.Perf. Pl.f. *escrichas* 65v11 *AB*.
Verb.: *denfra escrieure* tr.V. „im folgenden aufführen, beschreiben". – P.Perf. f. *denfra scricha* 1,15 *AA*; – Pl.f. *denfrascrichas* 19v6 *AA*. – Bed. ‚Breven ausziehen' fehlt FEW 11,332a, Lv 3,197f, Rn 3,157f, Pans, Br/S; *denfra e.* fehlt FEW 11,224, aber

Lv 2,87, Manosque 85 (*denfra escrichas*). – Cf. *sobre escrieure* (& *desobre e.*), *sos escrieure*.

* **ESCRIPTURA** f.S. „Dokument, Urkunde"; – Pl. *escripturas* 16,31 *AB*, 98,3 *AC*, *escrituras* 30v16 *AC*;
„Brevenheft eines Notars"; – Pl. *escripturas* 16v34; 73,14 *AC*, *escripturos* 60,30; 73,11 (ms.: *escrupturos*) *AC*, *escrituros* 73,35 *AC*. – Letztere und ähnl. Bed.en fehlen FEW 11,339b/440a für Sfrkr. (béarn. *escriptures* ‚mémoires des avocats' (1564)), Lv 3,196, Rn 3,158, Pans, Br/S. – Cf. *cartolari*, *protocol*.

esdevenidor Adj. „zukünftig"; – Pl. *esdevenidors* 42,36, *esdevenidos* 36,36; 59,6; 14 etc. *AA*. – Cf. *bens*.

espazi m.S. „Zeitraum" 7v4 *AA*.

specialmens Adv. „insbesondere" 8v5; 29,14; 59,7 *AA*.

espital cf. *hospital*.

spitalier m.S. „Spitalmeister und Verwalter (des Heilig-Geist-Spitals in Aubagne)" 50v31 (*frayre ... s.*) *AA*. – Lat. Graphie fehlt FEW 4,496a (Def.: ‚directeur de l'hôpital'), Lv 5,535, Pans neben *espitalier*, *(h)ospitalier*, *(h)ospitaley*.

espressament Adv. „ausdrücklich" 67v14 *AB*.

esser intr.V. „sein". – Präs. 3, *es* 30v15 *AC*; – 6, *son* 20v18 *AA*, *sun* 16v25; 31,21; 37,24 etc. *AC*. – Konj.Präs. 3, *sia* 68v27 (*quala que s.*) *AB*, *sie* 70,5 *AB*". – Imp. 3, *era* 19v20 *AA*, 67,31 *AB*, 53v21 *AC*; –6, *eran* 24,12; 25,10; 49,32 *AA*. – Konj.Imp. 3, *fos* 67v31 *AB*. – Perf. 3, *fon* 1v3; 2,25 *AA*, 16v30; 31,3; 72v8 etc. *AC*, *fom* 42v16 *AA*, 11v6; 62v1 ; 64v15 etc. *AB*; – 6, *foron* 7v4 *AA*, 65,3 *AB*, *forun* 60,30 *AC*. – P.Perf. Pl. *estatz* 24,5 *AA*;
„sich befinden". – Präs. 3, *es* 14,4l. *N*, 8,11' *P*; – 6, *son* 1,19; 1,20; 7,1 etc. *AA*, 123v2 *AC*, *sun* 17,4; 73v4 *AC*, *sum* 102,29l; 104,1 *AC*. – Imp. 3, *era* 98,3 *AC*;
Auxil. 9,18 *AA*, *estre* 17,2 *AC*. – Präs. 3, *es* 1,15; 2,8; 2,18 etc. *AA*, 16v30; 31,6; 20 etc. *AC*, 8,29l. *L*, 13,21' *P*; – 6, *son* 1v1; 18; 2,1 etc. *AA*. – Konj.Präs. 3, *sia* 1,2; 40v34; 59v19 *AA*, 69,21 *AB*. – Imp. 3, *era* 9v29; 15,15; 42,8 etc., 13,32' *P*; – 6, *eran* 7,15; 10v17; 24,5 etc. *AA*. – Konj.Imp. 3, *fos* 9,7; 57v4 *AA*. – Perf. 3, *fon* 1,7; 3,28; 3v4 etc. *AA*, 5,13"; 63,24 *AB*, 17,8l.; 31v7; 53v21 etc. *AC*, 21v28u.l. *P*, *fom* 62v31; 65,4 *AB*, 28,23l.; 33,24 *M*; – 6, *foron* 2,7; 3,4 *AA*, 15v16; 62v17; 63v7 *AB*, 103,12; 103,16 *AC*, 1v24'; 2,31'; 2v11' *P*. – P. Präs. Pl. *estantz* 1,4 *AA*. – P.Perf. *estat* 9v29 *AA*, 73v10 *AC*, 15,19l.; 17v6; 29,22l. *Y*; – Pl.f. *estadas* 26,19 *AA*. – Cf. *pati*.

est Dem.pron. „dieser"; – f. *esta* 21v25l. *M*. – Cf. *aquest*.

estable Adj. „unbeweglich (Besitz)"; – Pl. *estables* 42v21 *AA*, *stables* 42,35 *AA*. – Lat. Graphie fehlt FEW 12,221b.

staca f.S. „Wohnung" (cf. Lv 3,294); – Pl. *stacas* 35v32 *AA*.

estar intr.V. „wohnen". – Präs. 3, *esta* 36,7; 39v7 *AA*, 16,10; 67,25 *AB*. – Imp. 3, *estava* 10v5 *AA*, *stava* 13v21 *AA*. – P.Präs. *stant* 22v8 *AA*, *estant* 65v3; 22 *AB*; – Pl. *stantz* 43,20 *AA*;
„feststehen". – Präs. 3, *esta* 31v21; 61,11 *AC*;
„sein (Nonne)". – P.Präs. *estant* 66v4 *AB*.

estendre si refl.V. „sich ausdehnen, erstrecken". – Präs. 3, *s'estent* 65,1 *AB*.

estima, estimar cf. *ext-*.

* **ESTRAIRE** tr.V. „Urkunde aus der Breve eines anderen Notars erstellen". – P.Perf. *extrach* 52,24 *AA*, 73v1 (*vidimus e.*) *AC*, *estrach* 16v33; 60,31; 61,5 etc. *AC*; – f. *estracha* 31v17; 73,11 *AC*; – Pl.f. *estrachos* 60v28; 73,2 *AC*. – Fehlt in dieser Bed. in FEW 3,331b, Lv 3,335, Rn 5,403, Pans, Br/S. – Cf. *traire*.

estrassar tr.V. „abreißen, auskratzen (bei einer Urkunde)". – P.Perf. *estrassat* 31,26 *AC*.

strech Adj. „eng". – Cf. *Pellissaria strecha*.

estrument cf. *instrument*.

etat f.S. „Alter". -
Verb.: ***en pupillar etat** „in unmündigem Alter, minderjährig" 7v23 *AA*. – Syntagma fehlt in FEW 24,236a (nur *menor edat* ‚minorité' (1266), zit. aus Lv 2,315); vgl. je einen Beleg aus Rn, Pans im lex. Teil.

eventari cf. *inventari*.

evescat m.S. „Diözese" 36v5; 57v11 *AA*, *avescat* 99,13; 104v14f *AC*. – Cf. *Aycs, Masselha, Rietz, Tholon*.

evesque m.S. „Bischof" 20,30; 36v6; 45,4 etc. *AA*, *vesque* 57v8 (*lo v-*) *AA*. – *Avescat* und *vesque* fehlen in FEW 3,231b, aber Lv 3,361 (andere Bed.), Rn 3,237, Pans. – Cf. *Aycs, Avinhon, Masselha, Rietz, Tholon, Uses*.

* **excambi** m.S. „Austausch, Tausch" 19v20; 26; 22,15 etc. *AA*, 68,26l.; 27; 68v3 *AB*, *excanbi* 72v2l. *AC*, *escambi* 19v3; 38,4; 39,11 etc. *AA*, 62v25 *AB*, 19v12l.; 22,14l. *N*, 19v8l. *O*, *escanbi* 72v2; 18; 18l. etc. *AC*, *exchange* 19v1r.; 22,13r *X*, *eschange* 73,20l. *AC*; – Pl. *excambis* 19,2 *AA*. – Gelehrte Graphie *excambi* fehlt FEW 2/I,121a, Lv 3,142f, Rn 2,299f, Pans, Br/S. – Cf. *canbi, donar*.

* **excambiar** tr.V. „austauschen". – Perf. 3, *excambiet* 41v32f *AA*, *escanbiet* 73,22 *AC*. – Gelehrte Graphie fehlt FEW 2/I,121a etc.

exortar tr.V. „auffordern, ermuntern". – Präs. 3, *exorta* 58,4 *AA*. – P.Präs. *exortant* 58,28; 58v17; 59,22 *AA*.

expressar tr.V. „ausdrücklich festhalten". – P.Perf. Pl.m. *expressas* 70,2 *AB*". – Zu FEW 3,314a (nur béarn. *expressá*) cf. apr. *expressar* (1359, Pans), *espressar* (1366, ib.) & Rn 4,624.

exsetat Präp. „unter Wahrung (von)" 105,31 *AC*. – Form fehlt FEW 3,272b (apr. *(eu)septat*, *eiseptat* (14.jh., Pans); vgl. dazu apr. *eisseptat* Manosque 103; 115, *exceptatz* ib. 105), Lv 2, 338, Rn; cf. apr. *essetat* (1503, Pans s.v. *esseptat*).

* **extima** f.S. „(gerichtliche) Schätzung" 49v1 *AA*, *estima* 69v4 *AB*.

* **extimador** m.S. -
Verb.: **extimador jurat** „gerichtlich vereidigter Schätzer"; – Pl. *extimadors juratz* 49v2 *AA*.

* **extimar** tr.V. „(Wert einer Sache) bestimmen, schätzen", *estimar* 60,17 (*una terra*) *AC*. – P.Perf. f. *estimada* (*id.*) 60,18 *AC*; – Pl. *extimatz* 27,18 *AA*.

extraire cf. *estraire*.

fabre m.S. „Schmied" 102,28 (*St. Balaron*; < *faber* 1368, U. § A' 32, Z. 38) *AC*.

fach m.S. „Tatsache". -
Verb.: **de fach** „tatsächlich" 47v2; 3 (*donet a acapte de f.*) *AA*;
„Angelegenheit" 32v24 *AA*;
„Eigentum" 47,4 (*f. d'Albanha*) *AA*, 52,24f l. (*id.*) *L*. – *De fach* fehlt FEW 3,362a (Nfr. *de fait* ‚en effet' (seit Malherbe), ... lang. *dé-fè*); cf. agask. *de fag* (1369, Doc-.Millau, Lv 3,368a).

* **fachier** m.S. „Pächter eines in Erbpacht gegebenen Grundstückes"; – Pl. *fachies* 25,9; 26,26; 30; 32,17 *AA*. – Zu FEW 3,362a (apr. *fachier* ‚métayer' s.d.; Belege aus Lv erst 15./16. Jh., cf. lex. Teil) cf. Pans (1355).

faissa f.S. „terassenförmig angelegter Streifen Land, Flächenmaß" 3,7; 8v16 (*-ay-*); 19,22 etc. *AA*, 24,27; 62v29; 66v22 etc. *AB*, *faisse* 20,12r. *X*, *faysa* 60v23; 100v11; 102,12 *AC*, *fayso* 100v4 *AC*; – Pl. *faissas* 21,5 (*-ay-*); 19 (*-ay-*); 22v8 *AA*, 66,2 *AB*, *fayssos* 99v4 *AC*, *faisses* 17,2r.; 21,5r.; 22v2r. *X*, *faysos* 17,3 *AC*.

falhit Adj. „(übertr.) gefallen". – Cf. *fema*, *femena*.

far tr.V. „durchführen, liefern (Zins), ausführen (Urkunde)" 7v 5; 10,28; 41v12 etc. *AA*, 67,8; 68v28; 69,21 *AB*. – Präs. 3, *fa* 9,20 *AA*, 17,15; 31,4; 72,3 etc. *AC*. – Konj.Präs. 3, *fassa* 70,4 *AB*". – Imp. 3, *fasia* 41v33; 35 *AA*, 67,8 *AB*, *fazia* 60v13; 100, 25 *AC*, 17v5; 17v6 *AC*". – Perf. 3, *fes* 62v33; 63,11; 64,18 *AB*, 72,1; 8; 72v3 etc. *AC*, *fet* 34,91. *Y*. – P.Perf. *fach* 2,16; 2v13; 8v18 etc. *AA*, 16v14; 64v3 *AB*, 30v10; 17; 72v1 etc. *AC*; – f. *facha* 2,11; 2v3; 3v4 etc. *AA*, 15v25; 16,12; 19 etc. *AB*, 31v21; 37,8; 73,10 etc. *AC*; – Pl. *fachs* 3v15 *AA*, *fas* 63v8 *AB*; – Pl.f. *fachas* 2v23; 25; 5,25 etc. *AA*, 45,21; 66v10 *AB*;
Verb.: *far* & Inf. „veranlassen" 9,8; 10,28 *AA*. – Perf. 3, *fes* 47v5 *AA*, 60,17 *AC*; – 6, *feron* 63,6 *AB*. – P.Perf. *fach* 1, 16 *AA*;
far heres „zum Erben einsetzen". – Präs. 3, *fa eres* 31v12 *AC*. – Perf. 3, *fes heres* 1,22; 1v20; 2,2f etc. *AA*, 5v16 *AB*, 17,21; 37,23; 60v24 *AC*, *fez heres* 68,9; 15 *AB*;
far heretier „id.". – Perf. 3, *fes h.* 74,9 *AC*;
far son heres „id.". – Perf. 3, *fes s. h.* 4v25 *AA*;
ben far „Gutes tun" 57v13 (*f.b.*); 58,5 (*id.*); 19 (*id.*) *AA*. – Kond. 3, *faria* 57v14 *AA*; – 6, *farian* 58v12 *AA*. – Konj.Imp. 3, *feses* 58v27 *AA*;
„errichten (Hospital)" 57,8 (*f. e fondar*) *AA*, 123v5 (*f. lo dit espital*) *AC*.

favor f.S. „Vorteil". -
Verb.: **EN FAVOR DE** „zugunsten von" 31,25 (*sentenssia*); 31,29 (*id.*) *AC*. – Syntagma fehlt FEW 3,439b, Lv 3,421, Rn 3,287, Pans, Br/S.

febrier m.S. „Februar" 1,25; 4,5; 24 etc. *AA*, 16,7; 13; 64v22 etc. *AB*, 17,13; 30v22; 60,32 etc. *AC*, *febriar* 3v26 *AA*.

felene m.S. „Enkel" 14v22 *AA*. – Cf. FEW 3,522b (s.v. FILIUS, < **felenus* (?)), Lv 3,428, DC 3,428b (*felesennus*, *felezenus*).

fema f.S. „Frau, Weib". -
Verb.: **fema falhida** „Prostituierte" 105,24 (< *mulieri fallite* 1381, U. § B'15, Z. 8) *AC*.

femena f.S. „id.", *femne* 7,20r.; 7v9r.; 11,13r. *X*. -
Verb.: **femena falhida** „Prostituierte" 13v4 *AA*.

fermansa f.S. „Sicherheit, Bürgschaft" 42v18 *AA*.

ferrage f.S. „mit Viehfutter bepflanztes Feld, Wiese zur Weide für Großvieh" (cf. Baratier, St. Geniès 33[16]) 48,10f; 19; 48v14 etc. *AA*. – In FEW 3,421b nur ⌜*ferratja*⌝; eb. Lv 3,466, Rn 3,316 (*la ferratge* zu korr. in *l'aferratge* (Lv 1,26); letztere Lesart ist durch den Beleg *la qual ferrage* (48,19) im TH ausgeschlossen); aber apr. *ferrage* (1366, Pans).

festa f.S. „kirchlicher Festtag" 11,6; 20v11; 21v15 etc. *AA*; Pl. *festas* 8,26 (*las f. de calenas*) *AA*, *festes* 8,22r. *X*.

fi cf. *fin*.

(FIEU) m.S. „Folioseite, Blatt"; – Pl. *fieus* 62v17 *AB*. – Form mit weiterentwickeltem Diphth. fehlt in FEW 3,682a für aokz. (nur Nîmes *fieul*), Lv 3,522f, Rn 3,353, Pans (*fuelh*).

filh m.S. „Sohn" 3,7; 5,21; 7,16 etc. *AA*, 11v6; 15v7; 65,28 etc. *AB*, 37v19f; 73v27; 99,3 etc. *AC*; – Pl. *fils* 47v35 *AA*, 65, 29 *AB*. (Cf. lt. *filium* (Akk.) 27,29 *AA*).
Verb.: **filh laysat** „verwaister Sohn" 37v19f *AC*;
***filh natural** „natürlicher, illegitimer Sohn" 73v27 *AC*. – Cf. *laysat*.

filha f.S. „Tochter" 2,25; 2v5; 6 etc. *AA*, 99,25; 100,12; 101,12 etc. *AC*; – Pl. *filhas* 51,10 *AA*.

filhola f.S. „armes Mädchen" 48,34 *AA*.

fin f.S. „Ende, Schluß (einer Urkunde)" *AA*;
„Ende, Abschluß (einer Zahlungsverpflichtung)", *fi* 20, 33'; 20v29l. *M*;
„Tod" 3v22; 4,22; 7,9 etc. *AA*, 15v18 *AB*, 13,7l. *N*.

fin (a) Präp. „bis (zu)" 20,26; 41,33 *AA*, 62,27; 63,9 *AB*.

final Adj. „endgültig, abschließend" 16v32 (*conte f.*; Kopierfehler für *conte sinat*, THESAUR-B 19v22 *AC*) *AC*.

finalmens Adv. „schließlich" 5v5; 13,30; 39,34 etc. *AA*. – Adv. fehlt FEW 3,567a für aokz. (neben Fr. *finalement* ‚en dernier résultat' (seit 13. jh., ...)), cf. aber Rn 3,228.

finir tr.V. „beendigen, aufhören". – Perf. 6, *fineron* 13,31 *AA*. – P.Perf. *finit* 42v21 *AA*; – f. *finida* 21v28' *P*; – Pl.f. *finidas* 1v24'; 2,31'; 2v11' *P*;
mit Konj.wechsel: – P.Perf. *finat* 7,27; 7v24 *AA*, 44,24l. *M*; f. *finada* 13,32' *P*. – Cf. FEW 3,559b.

florin m.S. „Florentinermünze"; – Pl. *florins* 8v 6; 13v11; 15, 18 etc. *AA*, 63v16; 67v23; 69,10 etc. *AB*, 104v7, *fflorins* 104v13 *AC*.
Verb.: *fflorins d'or* „id." 105v30 *AC*.
florins de Florensa „der ursprgl. Florentiner aus Florenz" 24,20 *AA*. – *F.* fehlt FEW 3,627b (s.v. *Florence*), cf. aber Rn 3,343, Pans und insbes. HauckBlasi 210f.

FOLME m.S. „Dreizack für Meeresfischerei; Harpune"; – Pl. *folmes* 59v7 *AA*. – Erstbeleg zu FEW 3,851a npr. *foume* ‚trident pour la pêche de mer, harpon' (< FULMEN ‚Stütze', nicht ‚Blitz'); fehlt Lv, Rn, Pans, Br/S.

fondador m.S. „Stifter, Gründer (eines Hospitals)" 99,2 (*f. de l'espital de l'Anonsiada*); 7 *AC*. – Fehlt FEW 3,863b für aokz. (neben Mfr.nfr. *fondateur*, *-atrice* ‚celui, celle qui construit une ville, qui institue qch (une école, etc.)' (seit 1372)), aber Rn 3,359.

fondaimen (mfr.) m.S. -
Verb.: LE PRIMER FONDAIMEN „Gründung (des Heilig-Geist-Spitales)" 57,31. (zu *comensament AA*) *Y*. – Bed. fehlt FEW 3,862b/863a (neben ‚Fundament' etc.).

fondar tr.V. „gründen, einrichten (Spital, Kapelle)" 57,8 (*far e fondar*) *AA*. – Perf. 3, *fondet* 105v23 *AC*. – P.Perf. *fondat* 98,4; 123v3 *AC*; – f. *fondada* 62v19 *AB*; 105v22l. *Y*.

font f.S. „Quelle" 72v5 *AC*. – FEW 3,695b nur apr. *fon* (cf. Lv 3,529, Rn 3,360f).

fora (de) Präp. „außerhalb (von)" 8,11' *P*.

forbidor m.S. „Schwertfeger" 21,19 (*J. Manoasca*) *AA*. – Cf. FEW 15/II,189a (s.v. germ. *FURBJAN ‚reinigen'); Lv 3,537.

forma f.S. „Regel, Vorbild" 59v5 *AA*.
Verb.: PER FORMA DE „in Form von" 59v27 (*vidimus*) *AA*;
PER LA FORMA „in der Art" 1,14 *AA*;
EN LA FORMA „in der Art, unter den Bedingungen" 65v31; 66,9 *AB*. – Syntagma *per f. de* Erstbeleg für glr. zu FEW 3,714a nfr. *par forme de* ‚en manière de (p.ex. de complément)' (Widerh 1675–Ac 1878); *per/en la f. de* fehlen ib., Lv 3,547f, Rn 3,364 (nur *en forma de* ‚in Form von').

forsar tr.V. „zwingen" 65v24 *AB*.

fort m.S. „Ofen" 102,24 *AC*.

frayre m.S. „(leiblicher) Bruder" 5,27 *AA*, 15v20; 16v20 *AB*, 73, 14 *AC*; – Pl. *frayres* 4,10; 13v24; 14,20 etc. *AA*, 65v10; 67,3f (*-ai-*); 67,8 (*id.*) etc. *AB*, 101,10; 104,26; 105,11 *AC*;
„Bruder (Mönch oder Laienbruder)" 36,28; 45v4; 6 etc. *AA*; – Pl. *frayres* 21,29 (*f. de Sant Agostin*); 58,13 (*f. e sorres*) *AA*. – Cf. *Frayres menors*, *Predicados*.

* **franc** Adj. „allodial (von Grundstück mit ungeteiltem Eigentum)" 38v13; 42v12; 51,6 etc. *AA*, 65,32; 66,15 *AB*, 105,3 *AC*; – f. *franca* 20,16; 21v10; 22v19 etc. *AA*, 68v21 *AB*, 22,10l.; 22v19l. *N*, *franqua* 22v26 *AA*, *franche* 22,7r.; 17r. *X*; – Pl.f. *francas* 19v28; 20,6; 22v5 etc. *AA*, *franquas* 36,13 *AA*, *franchas* 29,32 *AA*, *franches* 20,3r. *X*.
„frei, unbelastet (von Abgaben, Zusätzen)" 45,9 (*ters f.*) *AA*.
Verb.: *franc (e net) de tota servitut* „frei von Abgaben"; f. *franca de tota servitut* 23,20 *AA*; – Pl. *francs e netz de tota servitut* 26v7 *AA*;
franc de tot despens „ohne Zusatzausgabe, Änderung der Menge (bei Naturalabgaben)"; – Pl.f. *francas* ~ 45v28 *AA*.

frontiera f.S. „(Grundstücks-) Grenze" 33v6 *AA*. – Fehlt FEW 3,821 für aokz. (nfr. *frontière* ‚limite (en gén.)' (seit 17. jh.)), aber Lv 3,607f, Pans.

fruc m.S. „Ernteertrag" 14v14 *AA*; – Pl. *frucs* 25,27 *AA*. – Cf. *usuffrucs*.

fustier m.S. „Schiffszimmermann" 43v29 (*H.Steve*; < *fusterius* 1337, U. § G 34, Z. 2); ib. (*Marques Bausan*; < *id.* 1337, ib. Z. 5) *AA*, 104,15 (*J.Lonbart*) *AC*. – FEW 3,917a nur Mâcon *futier* ‚charpentier en bâteaux', cf. aber Rn 3,411, HauckBlasi, Pans (1323).

* **gaye** m.S. „Pfand"; – Pl. *gayes* 105v32 *AC*. – Graphie fehlt FEW 17,441a neben apr. *gatge*, Lv4,79f, Rn 3,439f (aber *gaje*), Pans (*id.* 1330), Br/S. – Cf. *engaiar*.

gallina f.S. „Huhn" 36,5; 41,17 *AA*; – Pl. *gallinas* 9,16; 19,13; 24,16 etc. *AA*, 11v4 *AB*, *gallines* 9,15r.; 11v3r. *X*.

GARDA m.S. „Rektor (des Heilig-Geist-Spitals)"; – Pl. *gardas* 45v3 (< *custos*; Urk. 1300) *AA*. – Die direkt aus dem mlt. (*custos*) übernommene Bed. (cf. hist. Teil, ‚Leitung des Hospitals' fehlt FEW 17,517b für glr. (apr. *garda* f. ‚gardien, guetteur, surveillant' (Rn; Lv; AM 20,388)), Lv 4,47–51 (vgl. aber Nr. 11f S. 50), Rn 3,425, Pans.

GARNIR tr.V. „mit einer Bulle versehen". – P.Perf. f. *garnida* 58v3f *AA*. – Fehlt FEW 17,530a s.v. germ. *WARNJAN für aokz. (nur afr. *wairnir* v.a. ‚corroborer un acte par l'adjonction d'un sceau' (loth. 1214), *garnir* (1269), mfr. id. (1462, Ba)), Lv 4,71f, Rn 3,433, Pans; Erstbeleg: apr. *de nostre sajel pendent sian garnidas* Manosque 133.

general Adj. „allgemein, umfassend". – Adv. fehlt FEW 4,97a für aokz. (afr. *generalement* ‚en toutes les parties de qch, en totalité' (lorr. 12e s., flandr. 1320)), Lv 4,102, Pans, Br/S, aber Rn 3,459 (*generalmen(t)*). – Cf. *conselh*, *division*.

generalmens Adv. „allgemein" 42,35 *AA*.

genovier cf. *jenoyer*.

gentz (Pl.) f.S. „Personen, Leute" 57,21 *AA*.

german cf. *cosina*.

ginoyer cf. *jenoyer*.

gleysa f.S. „Kirche" 2,23; 9,8; 10,28 etc. *AA*, 62v16l. *O*, *gleisa* 62v19; 22; 25 etc. *AB*, *gleiza* 72,24; 22; 105v24 (*-ey-*) *AC*, *gleya* 15,17; 42,4; 57,18 etc. *AA*; – Pl. *gleyas* 57v12 *AA*. – Cf. *Acolas*, *Gleysa*, *Maior*, *St. Johan* (*St. Laurens*), *St. Loys*, *St. Martin*.

glorios Adj. „von ewigem Ruhm"; – f. *gloriosa* 1,2 *AA*. – Cf. FEW 4,165a (s.d.).

gludar tr.V. „kleben, zusammenkleben". – P.Perf. Pl. *gludatz* 1, 21 *AA*.
Verb.: **ensemps gludat** „zusammengeklebt (Urkunden)"; – Pl. *e. gludatz* 1v2; 7; 18f etc. *AA*, *e. gludat* 39v24 *AA*, *e. gudatz* 2v22 *AA*. – Verb fehlt FEW 4,170a (apr. *gludat* m.S. ‚gluant'), Rn Pans, Br/S, cf. aber Lv 4,140 (‚klebrig machen').

GOVERNADOR m.S. „Spitalmeister und Verwalter (des Heilig-Geist-Spitals von Aubagne)" 50,6f (*comandayre, g. e procurador*) *AA*. – Bed. fehlt in FEW 4,301a für aokz., Lv 4,154, Rn 3,487, Pans, Br/S; Erstbeleg für glr. zu FEW ib. mfr.nfr. *gouverneur* ‚directeur d'un établissement public, p.ex. de finances' (Oliv 1535–Voult 1613; seit Enc 1757), abéarn. *gobernador* ‚régisseur'.

gran Adj. „groß" 38v4; 57v16 *AA*, *grant* 48,5 *AA*; – f. *grant* 73, 22 *AC*.

GRANEGA f.S. „Getreidespeicher" 68v17 *AB*. – Nicht synkopierte Form fehlt in dieser Bed. in FEW 4,225b für aokz. (aber apr. *granega* ‚métairie' (BAlpes 15.jh., MeyerDoc), zit. aus Lv 4, 169).

granja f.S. „id." 51,28 *AA*.

gros m.S. „Silbermünze"; – Pl. *grosses* 72,3 *AC*. – Cf. FEW 4,274b (apr. *gros* s.d.) & zur Bed. insbes. ib. 4,282b (Anm. 8) und Baratier, Commerce 907.

ha-, *he-*, *hi-*, *ho-*, *hu* cf. *a-*, *e-*, *i-*, *o-*, *u-*.

y Adv. „da, dort" 48,34; 57v14 *AA*, *hi* 7,19' *AA*, *i* 65v19 *AB*.

idus (Pl.) f.S. „Iden" 19v31; 20v26; 22,23 etc. *AA*, *ydus* 47v33; 48,10; 49v12 etc. *AA*. – Cf. FEW 4,541a (nur apr. *idus* (Limoux)), Rn 5,578 (aquerc. *ydus* (1420ca., Cat. Apost.Roma)).

HIERA f.S. „Tenne (meist rund und ummauert; gestampfter Lehmboden oder gepflastert)" 36,12 *AA*, 36,101. *O*, *yera* 62v7; 8 *AB*. – FEW 25,162b kennt *hiera* erst 1502–1528 (AlpesM., MeyerDoc); zu *iera/yera* cf. auch Lv 2,324f.

ieu Pers.pron. „ich" 1,17; 41,7 *AA*, *yeu* 63v21; 64,2; 19 etc. *AB*.

imperialis (lt.) Adj. „kaiserlich"; – Abl. *imperiali* 37v21 *AA*.

incarnation cf. *encarnation*.

* INDIVIS Adj. „ungeteilt (von Zins), ideell aufgeteilt (d.h. ohne materielle Trennung des Besitzes)"; – f. *indivisa* 38,25; 39, 18; 45,11 etc. *AA*, *indevisa* 65v20f; 67,16; 24f etc. *AB*, *endevisa* 66,5 *AB*; Pl. f. *indivisas* 45,13 *AA*. –
Verb.: **per indivis** „id." 45v26 *AA*, *per indevis* 24,31 *AB*, *per endevis* 73,29; 33 *AC*. – *I.* fehlt FEW 4,649b für aokz.; erster sicher definierter Beleg (cf. apr. *indevis* ‚indivis' Pans 1375) für glr. zu fr. *indivis* adj. ‚non partagé, non divisé' (seit ca. 1562, BonivNobl 365, FEW ib.); das Syntagma *per i.* fehlt FEW 4,469b für aokz. (mfr.nfr. *par indivis* (seit 1347, Runk)); Erstbeleg zu Lv 2,469 (1482).

infra cf. *enfra*.

* **inmission** f.S. -
Verb.: INMISSION DE POSSESSION „Eigentums- oder Besitzinvestitur" 45,27 *AA*; – Pl. *inmissions de p.* 74,7 *AC*. – *I.* fehlt FEW 6/II,173b/175a für glr. (s.v. MISSIO), Lv, Pans, Br/S; erster Or.beleg zu Rn (ms. 1620). – Cf. *metre*.

* **instrument** m.S. „Urkunde" 19,14; 20v11 *AA*, 17,1; 7; 14 etc. *AC*, 17v1 *AC"*, *estrument* 30v1; 9; 31,17 etc. *AC*, 17v9 *AC"*, *intrument* 31,31; 73v17; 74,7 etc. *AC*, *istrument* 30v17; 31,1; 104,8 *AC*; – Pl. *instrumens* 1,9; 19,17; 20v1f *AA*, 60v9; 102,7 *AC*, *intrumens* 16v29; 74,1 *AC*. (Cf. lt. *instrumentum* 102v11 *AC*). Graphien *estrument*, *intrument*, *istrument* fehlen FEW 4,726b/727a.

INTRARI m.S. „Eingang (des Hospitals)" 58,15 *AA*. – Abltg. fehlt FEW 4,775a für glr., Lv 4,234, Rn 3,568, Pans, Br/S.

* **inventari (dels bens)** m.S. „(Güter-) Verzeichnis" 1v2; 2,15; 3,27 etc. *AA*, *eventari* 5v20 *AB*, 74,8 *AC*, *iventari* 16,30 *AB*; – Pl. *inventaris* 1,10 *AA*.

ITEM Adv. „ebenso" 1v1; 7; 13 etc. *AA*, 5v7; 12; 18 etc. *AB*, 17,1; 7; 20 etc. *AC*, *iten* 64,10; 31 *AB*, 69v8 *AB'*, 16v29; 17,14; 37,18 etc. *AC*, *iten*, korr. zu *item* 105,17 *AC*. – Kein okz. Beleg in FEW 4,823a; ebenfalls nicht aufgenommen in Lv, Rn, Pans, Br/S.

ja may (& Negation) Adv. „niemals" 68v27 *AB*. – Cf. FEW 5,264 (s.d.).

jenoyer m.S. „Januar" 1,4; 2v28; 4v29 etc. *AA*, 5v8; 62v32; 63,5 etc. *AB*, *jenovier* 68,12f *AB*, 17,25; 30v14; 73v15 etc. *AC*, *jenohier* 20v3f; 17f *AA*, *janovier* 37,12 *AC*, *januyer* 58v5 *AA*, *genovier* 74,5 *AC*, *ginoyer* 38v3 *AA*. – Graphie *jenohier* mit hiatustilgendem *-h-* fehlt FEW 5,29b für aokz., Lv 4,104, Rn 3,581, Pans, Br/S.

jorn m.S. „Tag" 1,24; 1v5; 11 etc. *AA*, 63,11; 64,20 *AB*, 69v24 *AB'*, *jort* 17,19; 25; 72v16 etc. *AC*, 70,14 *AB'''*, *jour* 10,27r. *X*; – *jorns* 2v28; 57v14; 58,6 etc. *AA*.
Verb.: *miey jorn* „Mittag" 69v24 *AB'*.

jornal m.S. „Tagewerk (Flächenmaß)" 102,33 (*j. de terra*) *AC*.

jove Adj. „jung" 27,4; 42v31 *AA*. – Cf. FEW 5,92b (s.d.). – Cf. *vinha*.

judici m.S. „Beurteilung". -
Verb.: **en judici** „zur Beurteilung" 42v18 *AA*. – Bed. fehlt FEW 5,59a (daupha. *judice* ,jugement, bon sens'), aber Rn 3, 606, Pans.

***juge** m.S. „Richter" 3,23; 4v18; 44v17 etc. *AA*, *jugue* 4v21 *AA*.
Verb.: **juge del palays de Masselha* „Palastrichter" 5,2f *AA*;
**juge de la cort de Mass.* „id." 59v29 *AA*;
**juge del taulier de Sant Loys* „Gemeinderichter" 73v 12 *AC*;
**juge del castell d'Albanha* „(gräfl.) Richter der Siedlung Aubagne" 47,28 *AA*. – Syntagmen fehlen FEW 5,55a/b für aokz., Lv, Rn, Pans, Br/S. – Cf. *mandament*.

julh m.S. „Juli" 1v11; 2,17; 3,29 etc. *AA* 5,13'''; 24v6; 64,11 etc. *AB*, 60,6; 60v27; 73v29 etc. *AC*.

jun m.S. „Juni" 9,12; 23; 10,3 etc. *AA*, 17,28; 37v5; 74,6 etc. *AC*, *juin* 63v27; 65,7 *AB*, 69v17 *AB'*, *junn* 11v3 *AB*.

jurar tr.V. „schwören". – Perf. *juret* 42v17 *AA*.

***jurat** Adj. „vereidigt". – Cf. *extimador*.

jurista „studierter Jurist (in der Stadtverwaltung etc.)" 17,8 (*Folco Alionis*; < *jurisperitus* 1400, U. § C 31, Z. 3); 123v4 (*Gir.Aymeric*; = *savi en drech*) *AC*. – Fehlt FEW 5,83b für aokz., Rn, Pans, Br/S; cf. amontpel. *jurista* ,Jurist' (1. Hälfte 14. Jh., Arch.Consulat, Lv 4,284) als Erstbeleg für glr. zu mfr.nfr. *juriste* ,id.' (seit Oresme, FEW ib.). – Cf. *lisensiat*, *savi en drech*.

jusieu m.S. „Jude" 22v23; 31; 33 etc. *AA*; – Pl. *jusieus* 25v14 *AA*.

JUST Adj. „richtig, angemessen"; – Pl.f. *justas* 32,16 *AA*. – Bed. fehlt FEW 5,87b für aokz. (nur ,gerecht'), Lv, Pans, Br/S; erster Or.bel. zu aarles. *just* ,qui a la justesse convenable' (1405, Traité Arpentage, Rn 3,604), alang. *id.* (1250, ms. 1665/70, Doat, ib.).

juxta Präp. „bei" 15,14; 21v27; 42,7 etc. *AA*. – Lat. Graphie in FEW 5,97a nur für abéarn. (s.d.).

kalendas cf. *calendas*.

lahorador m.S. "Landarbeiter; kleiner Landwirt (Pächter; Eigenbauer)" 3,7; 5v3f; 10v5; 13,6f; 13v15; 14,26; 19,22; 19v24; 21,4; 10; 21v18; 23v10; 26,3; 27,23f (< *laboratori et peysoneri* 1321, U. §E 19, Z. 5; *id.* 1321, U. §E 23, Z. 4); 31; 27v4; 10; 28,11; 17f; 18; 29,11; 32v10; 36v10; 38v9f; 40v4; 29; 41, 28; 41v24; 47,9 *AA*, *laorador* 16,1 *AB*, *laborador* 63,22; 65,10; 65v15; 67,6 *AB*, 60,26; 72,2; 100,26; 102,26 (= *agricol*); 102v35; 105v10 *AC*; – Pl. *lahorados* 28,18 *AA* (< *laborator* 1299 (U. §D 17, Z. 3); 1335 (D 2, Z. 7); 1346 (C 12,2; 9); 1358 (A 14,5); 1364 (D 3,25); 1370 (C 6,2); 1379 (A 34,4) etc.). – Aokz. Wort fehlt FEW 5,105b (fr. *laboureur* ‚paysan, agriculteur' (14.–17.jh.)); Graphie *lahorador* fehlt Lv 4,336 (*laurador*), Rn 4,3 (*laborador, lahoraire* etc.), Pans (*laborador, laorador* etc.). – Cf. *agricol, ortolan*.

* **layssa** f.S. „Legat" 3,15; 8,19; 20,20 etc. *AA*, 99,25 *AC*; – Pl. *layssas* 2v25; 5,26; 27f *AA*, *laysos* 17v7 *AC*".

* **LAYSSAR** tr.V. „(als Legat) vermachen". – Präs. 3, *laysa* 31,11 *AC*. – Imp. 3, *laisava* 30v6 *AC*. – Perf. 3, *laisset* 3,9; 7v4; 8,9 (*-ay-*) etc. *AA*, 15v20 *AB*, *laysset* 99,21 *AC*, *layset* 8v22f *AA*, 105,25 *AC*, *laiset* 11v4; 5; 65,32 etc. *AB*. – P.Perf. *laissat* 9v29; 39,5; 43,11 etc. *AA*, *laysat* 11,17l.; 23l. *N*; – f. *laissada* 40,26 *AA*, *laysada* 62v18 *AB*, 53v21 *AC*; – Pl. *laissatz* 28v5; 32; 29,25 etc. *AA*, *laissas* 63,17 *AB*, *laysas* 72,42 *AC*; – f. *laissadas* 26,19 (*l. a sa vida*); 32,10 *AA*.
„unterbringen, beisetzen". Konj.Imp. 6, *laissessan* 57,22 *AA*.

* **laysat** Adj. „verwaist" 37v20 (*filh l.*) *AC*;
„verwitwet"; – f. *laysada* 73v21 (*mayre l.*); 105v29 (*molher l.*) *AC*. – Fehlt in FEW 5,221b in beiden Bed.en für glr.; eb. Lv, Rn, Pans, Br/S, cf. lex. Teil.

lampea f.S. „Lampe" 36v18 *AA*. – Form mit geschwundenem *-z-* fehlt FEW 5,143b (apr. *lampeza*, *lampera* (Montagnac 1436, RLR 50,64); dazu als Erstbeleg arouerg. *lampeda* (1180ca., BrS 449,3)), cf. aber apr. *lampea* (1363, Pans), aquerc. *id.* (1420ca., Cat.Apost.Roma, Rn 4,15).

laorador cf. *lahorador*.

larc Adj. „breit"; – f. *larga* 35,16 *AA*. – Cf. *Pellissaria*.

largamens Adv. „umfassend" 9,30 *AA*. – Adv. fehlt in FEW 5,184b für aokz. (afr. *largement*), Lv; Rn 4,21 nur die Form *largamen*.

* **lausar** tr.V. „als Verpächter dem Verkauf einer Utile zustimmen (unter Erhalt des Trezen)". – Perf. 3, *lauset* 27,33; 48v27 *AA*;
a.V. „id." 47v2 *AA*. – Bed. fehlt FEW 5,210a (apr. *lausar* ‚établir le droit de lods' (1367, Pans); zu der aus Pans übernommenen Def. cf. lex. Teil), Lv, Rn, Pans, Br/S.

* **lausime** m.S. „proportionale Abgabe an den Verpächter beim Kauf einer Utile"; – Pl. *lausimes* 62v21; 68,20 *AB*. – Cf. *trezen*.

legat m.S. „päpstlicher Beauftragter, Legat" 59,22 (*evesque d'Uses, legat apostolical*) *AA*. – Fehlt FEW 5,241b für aokz. (fr. *legat* (seit 12.jh.)), Lv, cf. aber Rn 4,39, Pans.

lega(t) f.S. „Vermächtnis, Legat"; – Pl. *legas* 105v27f, *leguas* 72,24 *AC*.

letra f.S. „Buchstabe (eines Kapitels des THESAUR); Kapitel des THESAUR“ 1,13; 16; 13,33 etc. *AA*, 31v24 *AC*, 52,27l. *L*; – Pl. *letras* 19,6 *AA*;
„Brief“ 57v7; 24; 58,1 etc. *AA*; – Pl. *letras* 57,2; 66v9 *AB*. – Bed. ‚Buchstabe‘ fehlt FEW 5,377a (afr. *letre* ‚id.‘ (seit 12. Jh.)), aber Rn 4,55 (cf. Lv 4,370f), Pans.

levar tr.V. „(Abgabe oder Geldbuße ?) erheben“. – P.Perf. *levat* 31v7 (bis) *AC*. – FEW 5,280 s.d., cf. Lv 4,384.

lialmens Adv. „korrekt“ 42v20 *AA*. – Adv. fehlt in FEW 5,240a für aokz., aber Rn 4,38.

liar cf. *ligar.*

liberation cf. *lieuration*.

libra f.S. „Pfund (Verrechnungsgeld zu 20 Sous)“; – Pl. *libras* 67v6; 43,24 *AA*, 63,23; 65,19; 67,14 etc. *AB*.

LIBRE m.S. „Buch, Register“ 1,8 (*libre apellat lo Thesaur*) *AA*;
„Register (von Zinsanerkennungen)“ 62,31 (*libre A*) *AB*, 100v31. *AC*.
Verb.: **libre de reconoysenssos** „id.“ 105v6 (~ *de senssos*); 105v6l. *AC*. – ‚Register (zur Rechnungsführung etc.)‘ fehlt in FEW 5,296b für aokz. (fr. *livre* ‚registre où l'on inscrit les recettes et les dépenses‘ (seit 1365)), Lv 4,399, Rn 4,68, Pans, Br/S; Syntagma fehlt ebenfalls FEW 5,297a etc.

licencia f.S. „Ermächtigung“ 26,17 (*l. de l'abadessa*); 34,20 *AA*.

liech m.S. „Bett“; – Pl. *liechs* 13.16; 14,7 *AA*, *lietz* 10,20 *AA*. – Form fehlt FEW 5,236a (neben *lech*, *leit*) für aokz., aber Rn 4,44 (*lieg*, V. et Vert.), Pans.

* LIEURAR tr.V. „eine Utile dem Verpächter (aufgrund von Zinsrückständen) zurückgeben“. – P.Perf. *lieurat* 60v4 *AC*.

* LIEURATION f.S. „Rückgabe einer Utile an den Verpächter (aufgrund eines Zinsrückstandes)“ 31,15 *AC*, *liberation* 31,2 *AC*. – Bed. von Verb und Substantiv fehlt in FEW 5,301a (*lieurar*), 302a/b (*lieuration*), 303b (*liberation*), Lv, Rn, Pans, Br/S.

ligar tr.V. „zusammenbinden (Urkunden)“. – P.Perf. *ligat* 74,12 *AC*; – f. *ligada* 64v29 *AB*, *liada* 16,32 *AB*.
Verb.: **ligat ensens** „zusammengebunden (Urkunden)“; – Pl. *ligas* 31,6; 102,7; 30 *AC*; – Pl.f. *liadas* 16,29 *AB*.

lisensiat „studierter Jurist (für kanon. Recht)“ 53v16 (*G.de Montolieu*; < *licenciati in decretis* 1411, U. § K 24, Z. 54) *AC*. – Aokz. Wort fehlt FEW 5,310b (fr. *licencié* ‚celui qui a pris le grade universitaire de la licence‘ (seit 1349)), Lv 4,399, Pans, Br/S, aber Rn 4,57 (*licenciat en leys* etc.). – Cf. *jurista*, *savi en drech*.

LOGOS m.S. „Wort, Bezeichnung“ 62v4 (*alias l.*) *AB*. – Das unadaptierte Lehnwort wurde nicht aufgenommen in FEW (u.U. als neues Etymon zu ergänzen), Lv, Rn, Pans, LvP.

* **loguier** m.S. „Vermietung, Mietvertrag“ 40v4; 49,4 *AA*, 62,29; 66,7 *AB*;
„Miete, Mietzins“. -
Verb.: *a loguier de* „bei Mietzahlung von“ 40v8 *AA*, 66,7 *AB*. – Bed. ‚Mietvertrag‘ fehlt FEW 5,390a/b (nur ‚Mietzins‘ & ‚Lohn‘), Lv 4,428, Rn 4,92; zu den Belegen 12., 14.–16. Jh. in dieser Bed. cf. lex. Teil.

lonc Adj. „(Fläche:) breit" (im Gegensatz zu „tief") 33v5 *AA*.

luec m.S. „Ort, Grundstück" 8v22; 19,11; 21v26 etc. *AA*, 34,131. *O*, *luoc* 37v4; 53v20; 74,9 etc. *AC*, 52,6r. *M*, 21v28''' *P*, *lieu* 19,25r.; 20v10r.; 21v18'r. *X*; – Pl. *luecs* 26,20 *AA*. Verb.: *en luec (de)* „an Stelle, im Namen (von)" 38v16; 43v5 *AA*, 63v18 *AB*. – Graphie fehlt FEW 5,392a für aokz. (neben *lue*, *loc*, *loic*, *luac*, *lauc*), aber Lv 4,416ff; Syntagma fehlt ib. 394a; Lv 4,419 nennt *en loc de* nur für ‚als, wie', aber Rn 4,89 gibt drei Belege für die Verwendung des TH.

luectenent *(del comandayre)* m.S. „Stellvertreter (hier: des Spitalmeisters)" 48,1 *AA*. – Graphie fehlt FEW 13/I,216a (neben *loctenent*, *luoctenent*).

luega f.S. „Grundstück, Baugrund" 57,8 *AA*; – Pl. *luegas* 36,12 *AA*, 16,20; 62v6 *AB*. – FEW 5,393a nur apr. *loga* (Rn; Lv; MeyerDoc); cf. Lv 4,422f (*loga*, *luoga*, *luga*), Rn 4,89 (*luega* ‚Stelle, Funktion'), Pans (*luega* ‚place, lieu; logis, tènement agraire' (1366)).

* **luminaria** f.S. „Bruderschaft". -
Verb.: *luminaria dels notaris* f.S. „Bruderschaft der Notare" 62v21f *AB*;
luminaria de Sant Jacme de las Spasas f.S. „das Jakobsspital leitende Bruderschaft" 29v13f; 17 (*priors de la l.*); 43,13 *AA*, *lumenaria* 63,15; 17 *AB*. – Bed. fehlt FEW 5,445b für glr.; zu den Belegen im aokz. cf. lex. Teil.

luoc cf. *luec*.

lur Poss.pron. „ihr, ihre" 3,5; 9v12; 22v7 etc. *AA*, 16v21 (bis) *AB*; – Pl. *lurs* 20v24; 29,32 *AA*. – Cf. *sieu*, *son*.

madonna f.S. „Frau (Titel einer Äbtissin)" 19v21; 25 *AA*, *madona* 36v3 *AA*. – Cf. *donna*.

may m.S. „Mai" 2,7; 2v10; 3,19 etc. *AA*, 62,17 (*mai*); 62v12 (*mai*); 66v8 etc. *AB*, 16v34; 99,28; 99v11 etc. *AC*, *maii* 31,14; 31v19; 72v8 etc. *AC*. (Cf. lt. *(nonas) madii* 26v9 *AA*).

MAIOR m.S. „Vorsteherin (eines Konvents)"; – Pl. *maios* 66v4 *AB*. – Verwendung für eine Frau fehlt FEW 6/I,56a/b (nur afr. *maiur* ‚chef, maître, supérieur' Beneit TTh, ... apr. *major* (13.–14. jh.)), Lv 4,37 (cf. ib. 2,278), Rn 4,114, Pans, Br/S.

maior Adj. – Cf. *dominion*, *senhor*, *senhoria*.

mayre f.S. „Mutter" 1,2; 4v16; 20v13 etc. *AA*, 16v21; 66v4 (*-ai-*) *AB*, 73v18 (*m. e tuayris*), 73v21 (*m. laysada*) *AC*;

mays Adv. „darüber hinaus" 29,1 *AA*.

maison f.S. „Haus" 19v10; 10f; 14 etc. *AA*, 9v25r. (= *hostal*); 10v25r. (*id.*); 11,16r. (*id.*) etc. *X*, *maisson* 19v8l. *O*.; – Pl. *maisons* 10v23r.; 16,20r. *X*.
Verb.: *mayson de Sant Sperit* „Hospitalsgebäude" 29,5f; 51,27 (in Aubagne) *AA*, *maison e l'espital del pont St. Genieys* 57v29 *AA*. – Cf. *ostal*.

maistre m.S. „Magister, Meister (im THESAUR Titel von Notaren oder Ärzten, selten von Handwerkern)" 1,23; 1v4; 10 etc. *AA*, 5v7; 12; 13 etc. *AB*, *maystres* 2,8; 38,14 *AA*, *mestre* 16v25; 27; 34 etc. *AC*, *messtre* 60v4 *AC*.
Verb.: **MAISTRE D'AYSSA** „(Schiffs-) Zimmermann" 22,5 (*Jc.Rostanh*); 23v16 (*id.*; < *magistri aysse* 1335, U. §D 33, Z. 3) *AA*. – Fehlt FEW 6/I,39b für aokz., Lv 5,8f

(mehrere Berufsbez. desselben Typs wie *maistre d'aigas*, *m. de la campana* etc.), Rn 4,116f, Pans, Br/S, cf. aber DC 5,168a; Erstbeleg für glr. zu nfr. *maître de hache* ‚charpentier d'un vaisseau' (1608–Enc 1765, Prévost 5; 1866, FEW ib.); vermutl. Lehnwort aus it., das früh in der Hafenstadt Marseille Fuß faßte (cf. LEI s.v. (in Druck)).

mal Adj. „schlecht" 51v37 *AA*; – Pl. *mals* 24,5 *AA*.

* **MALAFRANQUIMENT** m.S. „Belastung eines Freigrundstückes mit Zins durch Verkauf des Obereigentums", *malaffranquiment* 64v3 *AB*, *mal afranquiment* 60,7 *AC*, *mal franquiment* 16v22l. *X*.
Verb.: *(vendre) per via de malafranquiment* 68,19; 68v14f *AB*, ~ *mal afranquiment* 64v12; 66,27 *AB*, *(conpra) per via de mal afranquiment* 104,13f *AC*, *(conprar ...) de mallafranquiment* 30, 10 *AC*. – Cf. *afranquiment*.

* **MALAFRANQUIR** tr.V. „ein Freigrundstück durch Verkauf des Obereigentums mit einem Zins belasten". – Perf. 3, *malafranqui* 64, 12f *AB*. – P.Perf. *malafranquit* 104v29 *AC*, *malfranquit* 60,9 *AC*; – *malfranquida* 16v25 *AC*. – Verb und Substantiv ohne weitere Belege in FEW 15/II,166a, Lv, Rn, Pans, Br/S. – Cf. *affranquir*.

malaute m.S. „Kranker"; – Pl. *malautes* 11,24 *AA*, 11,24l. *N*. – Cf. FEW 6/I,87b (< MALE HABITUS).

* **MALSERVIR** intr.V. „mit einer Abgabe belastet sein (von einem Grundstück)". – Perf. 3, *malservi* 25v27 *AA*. – Zuss. fehlt FEW 11,541 für glr. (in dieser Bed.; cf. fr. *messervir* ‚mal servir, nuire, faire du mal, du tort à' (Wace- ...)), Lv, Rn, Pans, Br/S. – Cf. *servir*.

man f.S. „Hand".
Verb.: **per la man** „von (einer Person)" 1,23; 1v4; 10 etc. *AA*, 5v7; 15v14; 23 etc. *AB*; – Pl. *per las mans* 73v6 *AC*;
per man „id." 68v22 *AB*, 16v27; 33; 17,5 etc. *AC*.

* **mandament** m.S. -
Verb.: **mandament de juge** „richterliche Verfügung, Urteil" 3,23; 4v21; 44v17 etc. *AA*;
pagar de mandament de juge „aufgrund eines Gerichtsurteils bezahlen" 52v4 *AA*. (Cf. lt. *de mandamento* 102v10 *AC*).

* **mandar** tr.V. „befehlen". – Imp. 3, *mandava* 57v3; 10 (*m. e comandava*) *AA*. – Die Doppelung **MANDAR E COMANDAR** fehlt FEW 6/I,149a für aokz. (neben afr. *mander et comander (a* qn*) que* ‚ordonner' (ca. 1200; 1250)), Lv 5,92, Rn 4,135, Pans.

manjar tr.V. „fressen, abknabbern (Teil einer Urkunde)". – P. Perf. *manjat* 103,9 *AC*.

maniera f.S. „Verhaltensregeln" 59v16 *AA*.

marinier m.S. „Seemann, Schiffer" 11,23 (*Arnaut Vidal*; < *marinarius, civis et habitator Mass.* 1270, U. § B 36, Z. 2) *AA*, *mariner* 60,2 (*Ferrando de Andrallo*) *AC*.

marit m.S. „Ehemann" 9,5; 10,26; 14,21 etc. *AA*, 62,9 *AB*. – Cf. FEW 6/I,355b apr. *marit* (mitte 12.jh.–1359; Rn; Lv; BrunelS); TH bis 1420ca.

marques m.S. „Markgraf (der Provence, König von Aragon, Graf von Barcelona)" 57v27 (1195: Alphons II.) *AA*.

mars m.S. „März" 4v7; 5,11; 13 etc. *AA*, 15v17; 62v24 *AB* 17,6; 31,27; 72,6 etc. *AC*, *mas* 4,19; 4v20; 7,13 etc. *AA*, 65,13; 65v2; 66,19 etc. *AB*. (Cf. lt. *(ydus) martii* 48,10; 58,23 *AA*).

masellier m.S. „Metzger" 30,5 (*Jaufres de Meuna*); 35v3 (*Arnaut Gasanhaben*; < *macellerius* 1276; U. § F 31, Z. 3) *AA*. – Graphie fehlt in FEW 6/I,4b.

mealha f.S. „kleine Kupfermünze" 20,25 *AA*, 65v20; 66,5 *AB*, 73,31.; 7; 100,2 *AC*, *mealhe* 20,24r. *X*, *mesalha* 50,25; 51,30 *AA*; – Pl. *mesalhas* 35,19; 51v34 *AA*. – Cf. Hauck-Blasi 213; FEW 6/I,571b.

mege m.S. „Arzt (mit Studium)" 1,22 (*J. Blasi*; < *medicus* 1338, U. § A 1, Z. 2); 1v3 (*id.*); 25v4 (*id.*; < *id.* 1325, U. § E 3, Z. 6); 25v12 (*id.*; < *id.* 1326, U. § E 4, Z. 4); 25v24f (*id.*; < *id.* 1331, U. § E 5, Z. 6); 25v30 (*id.*); 26,4 (*id.*; < *id.* 1327, U. § E 7, Z. 3); 26,11 (*id.*); 20 (*id.*); 27,19 (*Jc. Gili*) *AA*. (Cf. *J. Bleyni, syrurgici* 1341, U. § E 1, Z. 5).

mejansant Präp. „über, mittels" 29,17 *AA*. – Cf. FEW 6/I,576b (s.v. MEDIANTE).

melher cf. *molher*.

memes cf. *meteys*.

memoria f.S. „Andenken". -
Verb.: **DE BONA MEMORIA** ‚von gutem Gedächtnis nach seinem Tode' 57v2 (*papa* ~) *AA*. – Erster Or.beleg zu apr. *de bona memoria* ‚id.' (14./15. Jh., ms. 1620, Statuts de Provence, Rn 4,185), pr. *id.* (1778, J.J.Julien, Nouv. Comm. sur les Statuts de Provence, 1,82, FEW 6/I,698a); fehlt Lv 5,185f, Pans, Br/S.

menestrier „Spielmann" 72,4 (*Bn. German*) *AC*. – Cf. FEW 6/I,117b.

menor Adj. „geringer, Minder-"; – Pl. *menors* 1v14 *AA*. Cf. *Frayres menors*.

mens Adv. „weniger" 19,16; 27,31; 28,13 etc. *AA*, 60v12 *AC*.

mercadier „Kaufmann, Fernhändler" 8,15 (*P. de Berra*; < *mercator* 1329, U. § B 10, Z. 8); 10,25 (*Andr. Borgonhon*; *id.* 1348 U. § B 27); 15,15 (*H. Johan*; < *id.* 1332, U. § C 17, Z. 4); 21,34 (*G. Folco*; < *id.* 1342, U. § D 14, Z. 22); 22v6 (*Jc. Mayn*); 8 (*Bn. Ricart*); 25v24 (*G. Fabre*) *AA*. – Cf. FEW 6/II,5b.

mercant „id." 5v10 (*Jul. de Casals*); 65,15 (*id.*); 22 (*Laurens Bernat*) *AB*, 69v14f (*Mn. Blanc*; < *mercator* 1429, U. § K 47, Z. 2) *AB*", 105v29 (*Gir. Aymeric*; < *id.* 1374, U. § B'22, Z. 4) *AC*, *merchant* 44,10 (*M. de Symon*; < *id.* 1398, U. § G 36, Z. 4); 51v11 (*Prodome Guis*) *AA*. – Aus aokz. *mercadan(t)* unter Einfluß von afr. *marchant/mercheant*, cf. FEW 6/II,6b, allerdings fehlt dort aokz. *mercant*.

mes m.S. „Monat" 1,4; 1v5; 2,7 etc. *AA*, 31v5; 73,4 *AC*. (Cf. lt. *mensis* (Gen.) 100,29 *AC*).

mesalha cf. *mealha*.

messen, *messier* cf. *mossen*.

mestre, *messtre* cf. *maistre*.

mesura f.S. „Abmessung"; – Pl. *mesuras* 57,8 *AA*.

meteys Adj. „selbe, eben(diese(r))“, *mteys* 45v10 *AA*, *mesme* 19,25r.; 20v10r. *X*; – f. *meteys* 39,6 (*m. carta*) *AA*;
Adv. „selbst“ 4v4; 19,25; 20v11 etc. *AA*, 65v21; 66,6 *AB*, 100v37; 102, 8l.; 13; etc. *AC*, *metes* 100v36 *AC*, *memes* 100v32 *AC*. – An afr. mfr. *mesme* (seit ca. 1260, FEW 4,807b) angelehntes *memes* fehlt FEW ib., Lv, Rn, Pans, Br/S; Erstbeleg zu pr. *méme*, mars. *meme* (FEW ib.). – Cf. *aqui*.

metre tr.V. „unterbringen, legen“ 21v28" *P*. – P.Perf. f. *mesa* 36,15 *AA*, 5,13' *AB*, 8,27l. *L*;
„abliefern, geben“ 15,23' *P*.
Verb.: **metre en possession** „Besitz übergeben, in Besitz, Eigentum einsetzen“. – P.Perf. *mes* ~ 49,31 *AA*, 17,2 *AC*. – Cf. FEW 9,237a arouerg. *mettre qn en possession de* ‚conférer, transmettre la possession à‘ (1173–1196, Brunel), mfr.nfr. id. (Est 1549–Lar 1874); TH hier Übergangsbelege (1400; 1511) zwischen Süd und Nord; Syntagma fehlt Lv 5,269–73; 6,482f, Rn 4,221f; 615f, Pans. – Cf. *inmission*.

mi Pers.pron. „mich“ 36,11; 38,5; 21 etc. *AA*, 24,24; 64,10; 32 etc. *AB my* 98,5 *AC*, *me* 21v28' *P*.

miech Adj. „halb“ 69v5 *AB*, *miey* 69v24 *AB'*; – f. *mieia* 73,31; 100v11 *AC*, 70,14 (*m. tersia*) *AB'''*.
Verb.: **en miech** „dazwischen“ 65v29; 66,3 *AB*, *en miey* 68v6 *AB*.

miels Adv. „besser“ 24,8 (*al m.*) *AA*.

milhayrola f.S. „(vorwiegend in der Provence übliches) Hohlmaß für Flüssigkeiten (ca. 64,5 l.)“ (cf. HauckBlasi 399) 14v14 *AA*, *megerolle* 14v10r. *X*. – Aokz. Belege fehlen in FEW 6/I,625a (afr. *meserole*, s.v. MEDIUS), obwohl es sich offensichtlich um eine für Südfrkr. typische Maßbezeichnung handelt (so ib. 631b, Anm. 77); cf. apr. *milhelora* (1325, Pans), *millairola* (1329/37, HauckBlasi), alang. *milhayrola* (13. Jh., Arch. Narbonne, Lv 5,279), sowie die Formen aus dem mlt. von Marseille in DC 5,328a/b.

mitat f.S. „Hälfte“ 2,3; 2,22; 24 etc. *AA*, 9,12r.; 24,27; 29 etc. *AB*, 73,29; 33; 104,15 *AC*, *mita* 45v5 *AA*.

mognier m.S. „Müller“ 29v30 (*Jordan Fermin*; < *monnerius* 1399, U. § G 38, Z. 2); 39v29 (*Bompar de Mordels*); 44,26f (*Jordan Fermin*) *AA*. – Cf. mlt. *molnerius* (1367, U. § G 9 III, Z. 10); PN *Raimon Monnier* < *Monnerii* (1258n.St.). – Graphie *mognier* fehlt FEW 6/III,35a, Lv, Rn 4,245, Pans (*molner* 1099), Br/S.

molher f.S. „Ehefrau“ 2,24; 3,3; 5v4 etc. *AA*, 15v19; 16v5; 15 etc. *AB*, 30v21; 37,27; 73,6 etc. *AC*, MELHER 105,29 *AC*, *mogler* 10,18l. *N*, *moljer* 11,15l.; 13v9l. *N*. –
Verb.: ***molher laysada** *(de)* „Witwe (des)“ 105v28f *AC*. – Ass. Form *melher* fehlt FEW 6/III,200a/b für glr., Lv 5,298f, Rn 4, 249, Pans, Br/S. – Cf. *laysat*.

molin „Mühle“ m.S. 45,1; 26; 45v5f etc. *AA*, 45,5l. *O*; – Pl. *molins* 45,12; 20; 25 etc. *AA*.

molre tr.V „zermahlen (Getreide)“. – P.Perf. *mouta* 45v27 *AA*. – Cf. *moutura*.

moneda f.S. „(Bar-) Geld“ 20,27; 36v17; 42,18 etc. *AA*; – Pl. *monedas* „Bestände an Bargeld“ 24,9 *AA*.

monega f.S. „Nonne“ 28,17 (des Zisterzienserklosters N.D. de Sion) *AA*. – Cf. *morga*.

monegue m.S. „Mönch“ 51,11 (von St. Victor) *AA*.

monestier m.S. „Kloster, Abtei“ 19v4; 5; 20 etc. *AA*, 15v26 *AB*, *monetier* 19v13l. *N*, *monastier* 19v2r. *X*. – Cf. *St. Salvador*, *St. Victor*, *Sta. Catharina*, *Syon*.

montanha f.S. „Hügel“ 35v33; 36,2 *AA*. – Cf. *m. dels Molins*.

montar präp.V. „hinaufgehen“ 73,27 (*m. en carriera*) *AC*. – Bed. fehlt FEW 6/III,106a für aokz. (neben fr. *monter* v.a. ‚parcourir de bas en haut (une colline, etc.)‘ (seit ChGuill)), Lv 5,311–3; aber alang. *per ont monta hom de bas en aut* (14. Jh., V. et Vert., Rn 4,259).

morga f.S. „Nonne“ 66v2 (bis); 66v5 *AB*. – Cf. *monega*; *St. Salvador*, *Sta. Clara*.

morir a.V. „sterben“. – Imp. 3, *moria* 5v16 *AB*. – Konj.Imp. 3, *moris* 8v30 *AA*. – Perf. 3, *mori* 5v5; 7,26; 7v23 etc. *AA*, 67v28 *AB*, 31v20; 123v5 *AC*. – Kond.b 6, *moriran* 57,21 *AA*. – P.Perf. *mort* 21,37 *AA*.

mort f.S. „Tod“ 4,16; 4v26; 21,37 etc. *AA*, 15v28; 68,15 *AB*.

MOSCLALH m.S. „Angel, Angelhaken; Doppelangel“ (cf. FEW 6/III, 261a); – Pl. *mosclals* 59v6 *AA*. (Cf. *mosclalhs* AH I B 46/4v3 *AA*). – Erstbeleg zu FEW 6/III,261a apr. *mosclalh* m. ‚hameçon‘ (pr.lang. 15.jh.); cf. die dem FEW zugrundeliegenden Belege in Lv 5,326 und PansS S. 118.

MOSCLALHIER m.S. „Fischer mit Angeln“ 69,8 (*Bn.de Bras*; < *mosclalherii* 1414, U. § K 41, Z. 18) *AB*. – Abltg. fehlt in FEW 6/III,261a für glr., Lv, Rn, Pans, Br/S.

mossen m.S. „Herr (Ehrentitel, Anrede)“ 1,21; 1v3; 13 etc. *AA*, 8,6r. *X*, *monsen* 21v23l. *M*, *messen* 7v13; 19,12; 25v4 etc. *AA*, *messier* 72,14 *AC*. – Cf. *sen*, *senhor*.

mossenhor m.S. „Herr (im THESAUR höherer Ehrentitel als *mossen*)“ 48v13 (*m. lo comte*) *AA*.

mout Adj. „viel“; – Pl. *motos* 47v27; 58,13 *AA*; – Pl.f. *moutas* 45v9 *AA*. – Graphie *mot* in FEW 6/III,210b nur für awald.; cf. aber z.B. Lv 5,303f.

moutura f.S. „Mahlabgabe, -lohn, -metze“ 45,21; 45v26 *AA*. – Cf. *molre*.

movable Adj. „beweglich“; – Pl. *movables* 42,35; 42v21 *AA*. – Cf. *bens*.

mudar tr.V. „an eine andere Stelle verlegen (Paragraphen des THESAUR)“. – Präs. 4, *mudam* 31v24 (*m. avant*) *AC*. – P.Perf. Pl. *mudatz* 52,26l. *L*.

muscadell m.S. „Muskateller (Rebsorte)“ 42v32 (*plantier m.*) *AA*. – Cf. FEW 19,133a (s.v. ar. MUŠK ‚Moschus‘).

MUTASSION f.S. „Verlegung (einer Einrichtung) an einen anderen Ort“ 74,2 (*m. del bordel*) *AC*, *mutation* 73v1 (*id.*) *AC*. – Bedeutung – und Graphie – fehlen FEW 6/III,290b (Fr. *mutation* f. ‚changement, transformation (en gén.)‘ (seit RoseM), apr. *mutatio* (ca. 1300), *mutacion* (1420, Pans)), Lv 5,343 (‚Tausch‘), Rn 4,282 (‚Veränderung‘), Pans (‚id.‘), Br/S. – Cf. *permutation*.

* **natural** Adj. „natürlich, illegitim (Kind)“ 73v27 (*filh n.*) *AC*.

nau f.S. „Schiff" 9,28; 29 *AA*.

nebot m.S. „Neffe" 7v14 *AA*, 99,20 *AC*.

nep m.S. „Neffe"; – Pl. *neps* 65,29 *AB*.

necessari Adj. „notwendig" 36v18 *AA*. – Zu FEW 7,77a (apr. *necesari*, *neserary* (Narbonne 1476, RLR 40,53)) cf. Lv 5,377, Rn 4,308, Pans.

necessitat f.S. „Bedürfnis, Notwendigkeit"; – Pl. *necessitatz* 24,9 *AA*.

negossi m.S. „Geschäft, Angelegenheit"; – Pl. *negossis* 29v17 *AA*. – Zu FEW 7,90a apr. *negoci*, *neguosis* m.pl. ‚affaires' (Bonis; auv. 1398, AM 14,74) cf.: aokz. *negoci* m. (Codi A 2,6, 1; 2,8,5 (*-s*, Rektus); Codi D, Rn 4,310), apr. ~ (Manosque 50; 65; 85 (*-s*, Pl.); 1356, Pans. (‚m. ou f.'); 1373, Arles (?), Liv.de Sydrac (*-s*, Pl.), Rn 4,310; 14. Jh., SDouc., Lv 5,382), *negossi* (1411, Pans), sowie alang. ~ (14. Jh., V. et Vert. (*-s*, Pl.), Rn 4,310), agask. *negoci* (1346, Mourenx, Art. béarn., Lv 5,38s).

negun Adj. „kein" 65v19 *AB*.

nembrar pron.V. „sich erinnern". – Imper. 5, *nembr[a]s* 8,241. (*n. vos de*; gestrichen) *L*.

nessa f.S. „Nichte" 4,16; 11,11 *AA*.

* **NET** Adj. „lastenfrei"; – Pl. *netz* 26v6 *AA*;
„gesäubert (Getreide)"; – f. *neta* 45v26f *AA*. – Bed. ‚lastenfrei' fehlt FEW 7,149a für aokz., Lv 5,379, Rn 4,313f (zu ähnl. Verwendung cf. lex. Teil); Erstbeleg für glr. zu nfr. *net* ‚libre de charges, de possibilité de réduction, d'embarras judiciaires (d'un bien)' (1557–Ac 1935, ..., FEW ib.). – Cf. *franc*.

noble Adj./S. „Titel eines Kleinadeligen (*cavallier*; *domeyzel*) oder eines bügerlichen Patriziers" 10,18 (*Ber.Hugolen*); 13v5 (*id.*; < *nobili domicelli* 1307, U. §C 9, Z. 9) *AA*, 62,9 (*Berenguier Martin*); 64v11 (*id.*) *AB*, 30v10 (*J.Chaudel*); 31,18 (*P. Odo*); 37v8 (*Jc.Fransa*); 12 (*Gantier de Mazargas*); 53v15 (*Blaq. de Montolieu*); 73v20 (*noble domeyzel*; *G.Vivaut*); 73v21 (*id.*); 100,22 (*Melchion de Vaquieras*); 27 (*H. de Rocafort*); 101v8 (*Rn.de Lauria*); 104,25 (*J.*; *A.de Jerusalem*) *AC*, 70,11 (*J.Dieudel*) *AB'''*, 70,131. (*id.*) *Y*; – f. *nobla* 69v20 (*Laurensa Martina*) *AB'*, 102v2 (*Hugona Alamana*) *AC*, *mobles* 112,181. *Y*; – Pl. *nobles* 73,5 (*Loys*; *Catharina Vivaut*) *AC*. (Cf. lt. *nobilis* 104v 3 (*Bn. Vassalh*) *AC*).

noel (mfr.) m.S. „Weihnachten" 8,23r. *X*.

nom m.S. „Name". -
Verb.: **en nom** *(de)* „im Namen, als Vertreter (von)" 27,23; 47,13; 50v32 etc. *AA*, 16v4; 63v4 *AB*;
en nom de Dieu „im Namen Gottes (Invocatio Dei)" 1,2 *AA*. – Beide Syntagmen fehlen FEW 7,176a/b für aokz. (afr. *en nom Dieu* (Bedel; AdHale), mfr.nfr. *en nom de* ‚au nom de' (1453–Ac 1935, ...)); cf. aber Lv 5,407f (agask. *en nome e en persona de* (1317), alang. *el nom de Dieu* (1318)).

nomar tr.V. „nennen, erwähnen". – P.Perf. *nomat* 31,16 *AC*; – Pl. *nomas* 31,12 *AC*.

NOMBRAR tr.V. „mit einer Nummer versehen (eine Urkunde des Hospitalsarchivs)". – P.Perf. f. *nombrada* 69v12 *AB*;

„mit Buchstabe und Nummer versehen (id.)". – P. Perf. f. *nombrada* 69v17 *AB*. – Beide Bed.en fehlen FEW 7,235a–237a (‚zählen'), Lv 5,410a, Rn 4,347, Pans.

NOMBRE m.S. „Nummer (eines Paragraphen des THESAUR)" 1,14; 13,33; 19,19 etc. *AA*; „Buchstabe (eines Kapitels des THESAUR)" 7,3; 13,3 *AA*. – Letztere Bed. fehlt FEW 7,237a–240a, Lv 5,410, Rn 4,347f, Pans. – Cf. *letra*.

nonas (Pl.) f.S. „Nonen" 22v17; 23,13; 26v9 etc. *AA*. – FEW 7,189b *ein* Beleg für aokz. (Limoux 1292); dazu apr. *nonas* (Hauck/Blasi 19,2; 7 etc.), aquerc. *id.* (1420ca., Cat. Apost. Roma, Rn 4,341).

nonremens Adv. „darüber hinaus" 7v6; 9,27; 10,6 etc. *AA*.

nora f.S. „Schwiegertochter" 27v23; 50,32 *AA*.

noranta m.S. „(Grundzahl) 90" 1,3 *AA*, 67v19; 68,6; 12 *AB*.

nostre Adj. „unser"; – f. *nostra* 10,29; 50v21 *AA*, 69,5 *AB*, 100,24 *AC*. – Cf. *donna*.

* **nota** f.S. „Breve eines Vertrages" 2,6; 3,26; 59v1 etc. *AA*, 5v12; 11v1; 15v14 etc. *AB*, 16v26; 17,5; 73v8f (*n. del vidimus*) etc. *AC*. – Cf. *prenre*.

* NOTARI m.S. „öffentlicher Notar" 1,17; 1v5; 10 etc. *AA*, 62,6; 16; 62v2 etc. *AB*, 16v26; 27; 33 etc. *AC*, 14,9' *P*.
Verb.: NOTARI PUBLIC *(de Masselha)* „id." 59v27f *AA*, *n. p.* 67v2 *AB* (Cf. lt. *notarius publicus* 37v21 *AC*);
notari del conselh „Protokollführer und Urkundsbeamter des Stadtrates"; – Pl. *notaris* ~ 73v6f *AC*;
notari del taulier de ... lo veguier „~ bei einem gräflichen Gericht (Palastgericht)" 69v6f *AB*;
notari del tribunal „~ bei einem der beiden Gemeindegerichte" 103,8f *AC*. – Definition des ‚öffentlichen Notars' und Syntagma *notari public* fehlen FEW 7,199a für aokz., Lv 5,423, Rn 4,331, Pans.

nou m.S. „(Grundzahl) 9" 1,4 *AA*; 69v23 *AB*, 37v17 *AC*.

nou Adj. „neu".
Verb.: **de nou** „von neuem" 21,16 *AA*. – FEW 7,211b ohne alte Belege für das Syntagma (nur Hdauph. *de novou* ‚de nouveau', mdauph. *de nove*); Rn 4,338 *ein* Beleg.

novel (mfr.) Adj. „neu" 19,7r.; 21,10r.; 18r. etc. *X*, *noveu* 21v 9r. *X*. – Cf. *bailh*.

novembre m.S. „November" 5v2f; 7v30; 8v12f etc. *AA*, 15v24f; 16,19; 25 etc. *AB*, *novenbre* 37,30; 60v7; 72v3 etc. *AC*.

noven Adj. „(Ord.zahl) neunter" 59,15 (*Gregori n.*) *AA*. – Cf. Pfister, Girart 587.

NUL Adj. „ungültig" 70,5 *AB*". – Bed. fehlt FEW 7,232a für aokz. (afr. *nul* ‚qui est sans valeur, sans effet légal' (1292, Runk)), Lv 5,437, Rn 4,346, Pans.

o Dem.pron. „diese(r)" 22,26 *AA*, 16,10; 17; 23 etc. *AB*.
Konj. „oder", *ho* 37,18; 73v2; 100,24 etc. *AC*, *o* 74,21. *AC*, *vo* 4v18; 10,16; 11,3 etc. *AA*.

* **obligar** tr.V. „als Pfand geben, verpfänden". – Perf. 3, *obliguet* 14,29; 14v20 *AA*, *(per so)'bliguet* 29v14 *AA*, *(per sos) obliguet* 63,25 *AA*. – P.Perf. Pl. *obligatz* 9,18 *AA*; „durch Pfand, Schuld, Schwur verpflichten, binden". – P.Perf. *obligat* 42,8f *AA*, *hobligat* 16v30 *AC*; – Pl. *obligatz* 59v8 (*sosmes e o.*); 59v20 *AA*.

* OBLIGUETION f.S. „(durch ein Pfand gedeckte) Schuldverpflichtung" 67v25 *AB*. – Form fehlt in FEW 7,269a (nur adauph. *obligacion* S; zur Bed. cf. lex. Teil), Lv, Rn 4,72, Pans.

obra f.S. „Neubau (eines Hospitals; Vorgang)" 59,23 *AA*. – Zur zugrundeliegenden im aokz. üblichen Bed. ‚oeuvre, fabrique d'une église, administration de l'église comme construction' cf. FEW 7,361a.

occasion f.S. –
Verb.: *per occasion de* „bezüglich, anläßlich" 67v5 *AB*, *per hocazion de* 37v7 *AC*. – FEW 7,296a zu dem Syntagma im aokz. nur apr. *per l'aucaison de* (BAlpes 1562, MeyerDoc); cf. in erbwörtlicher Entwicklung arouerg. *per ocaio del-mas* (1183, BrS 465,11), *per ocaiso dels deimes* (1192, Br 264,14) & Lv 5,459.

octau Adj. „(Ord.zahl) achter"; – f. *octavo* 73,26 *AC*.

octobre m.S. „Oktober" 1v6; 5,29; 30 etc. *AA*, 24,25; 62,7; 62v2 etc. *AB*, 99,5; 101,14; 20 etc. *AC*, *hoctobre* 31,9; 72,13 *AC*.

oli m.S. „(Lampen-) Öl" 36v18 *AA*.

OLIVAIREDA f.S. „Olivenpflanzung" 24v1 *AB*, *holivayreda* 17,10 *AC*. – Erstbeleg zu FEW 7,347b rhôd. *ouliveiredo* (cf. apr. *oliveirada* (1430 (?), Pans); fehlt Lv 5,475, Rn 4,365, Br/S.

olopar tr.V. „einschlagen (eine Urkunde in eine andere)". – P. Perf. f. *olopada* 67,34 (*o. en*) *AB*.

home m.S. „Mann, Herr" 5v9 (*honorable h.*); 62,6 (*id.*) *AB*, 73v13 (*id.*) *AC*; – Pl. *homes* 1,5 (*honorables e savis h.*) *AA*.

honorable Adj. „ehrenwert" 5v9; 62,6 *AB*, 73v13 *AC*; – Pl. *honorables* 1,5 *AA*. – Form fehlt FEW 4,463b (neben apr. *honozable*); cf. aber Lv 5,492, Rn 3,535, Pans. – Cf. *home*.

ont Adv. „wo" 19v15 *AA*, 67v28 *AB*, *unt* 60v3 *AC*. – Graphie *unt* fehlt FEW 14,32a (neben *ont*, *ount*, *hont* etc.).

ora f.S. „Stunde, Zeit" 69,24 *AB*.

orde m.S. „Verfügung, Regel" 59v5; 16 *AA*. – Bed. fehlt FEW 7,405b für aokz., aber Lv 5,510, Rn 4,379.

* ORDENAR tr.V. „testamentarisch verfügen". – Perf. 3, *ordenet* 10,27 *AA*; „anordnen (Stadtrat)". – Perf. 3, *ordenet* 67v24 (*o. que*) *AA*. – Bed. ‚test. verfügen' fehlt FEW 7,395b (abéarn. *ordenar* ‚faire (un testament)'; übernommen aus Lv 5,513f); TH Erstbeleg dieser Bed. für aokz. (zur Bed. der Stelle in FEW und zu weiteren Belegen cf. lex. Teil); Bed. ‚anordnen' fehlt ebenfalls FEW ib. für aokz. (fr. *ordonner* ‚commander, préscrire qch' (1352, Bartsch, ...), mars. *ourdounar* A), vgl. aber lex. Teil.

horeginal Adj. „ursprünglich, original"; – Pl. *horeginals* 73v5 *AC*. – Bed. fehlt FEW 7,415a für aokz., cf. aber Rn 4,386 (*original*), Pans (*id.*).

ort m.S. „Garten, in Terrassenform angelegtes Kleinfeld" 38v13; 47,30; 31 etc. *AA*, 66v30 *AB*, *hort* 53v21; 72v12; 99v13 etc. *AC*.

ortolan „Gartenarbeiter, Landarbeiter" 67,16 (*Bt. Alart*) *AB*, 100,11 (*J.Roman*) *AC*. (Cf. *G. Corp*: *ortolan* (1420ca.; U. § K 6' v Z. 6 *AB*) und *laborator* (1398; U. § K 6, Z. 12)). – Cf. *lahorador*.

hospital m.S. „Hospital" 1,4; 8; 9 etc. *AA*, 11v4; 15v21; 24v8 etc. *AB*, 19v3r. *X*, 57v27l. (*l'h.*); 58v3l. *16.Jh.*, *hospita* 41v35; 45,26; 45v3 *AA*, *hespital* 70,15 *AB*''', *ospital* 15v5 *AA*, 30,29l. *O*, 59,24l. *16.Jh.*, *ospitau* 70,12l. *Y*, *espital* 2v7; 3v10; 23f etc. *AA*, 5v10 (bis); 15v19 etc. *AB*, 17,7; 15; 22 etc. *AC*, 70,3 *AB*", 28,24l. *M*, 9v27l.; 20,13l.; 20,21l. *N*, 19v9l. *O*, 8,11'; 21v15' *P*, *espitau* 34,10l.; 57,3"l.; 73v21l. *Y*, *opetal* 36,4l. *Y*, *spital* 70,5 *AB*"; – Pl. *hospitals* 29v6; 28; 32 etc. *AA*, 67v18; 22; 24 etc. *AB*, 29v28l.; 30,4l. *O*, *hespitals* 5v16 *AB*, *espitals* 37,24 *AC*. – Cf. *spitalier*; *Anonsiada*, *St. Ginieys*, *St. Jacme*, *St. Jacme de las Spasas*, *St. Johan*, (*St. Laze*), *St. Sperit*.

(h)ost cf. *ahost*.

hostal m.S. „Haus" 9,25; 9v27; 29 etc. *AA*, 62,12; 25; 29 etc. *AB*, 17,16; 30v11; 31,2 etc. *AC*, *ostal* 15,14; 19v15 (*o. principal del hospital*); 44v30; 50,22 (*o. del hospital*) etc. *AA*, 62v 6; 64v14; 17 *AB*, 31,15; 99,12 *AC*, 9v26l.; 10,4l.; 13v19l. etc. *N*; – Pl. *hostals* 30,16 *AA*, 37,14; 73v26; 102,15 *AC*, *hostal* 102v3 *AC*, *ostals* 16,20 *AB*; „Wohnung" 19v7 (*h. ... en lo cellier del ... hospital*) *AA*. (Cf. lt. *hospitio* (Abl.) 68v9 (bis) *AB*). – Cf. *maison*.

hostalier m.S. „Gastwirt" 26v24 (*G.Gayraut*) *AA*.

otra Präp. „darüberhinaus" 33v22; 50,8 *AA*, 11v4 *AB*.

* **paga** f.S. „Bezahlung" 20,19; 22,16; 27v23 etc. *AA*, 63v4; 69,25l.; 26 *AB*, 20,19l. *N*; „Ratenzahlungen" (Pl.); – *pagas* 9v5; 40v27; 32 *AA*. – Zweite Bed. fehlt FEW 7,456b für glr. (vgl. aber lex. Teil); Syntagma DONAR EN PAGA (s.o. *donar*) fehlt ib., Lv 6,8; 2,282f, Rn 4,45b.

pagador Adj. „zahlbar"; – Pl. *pagados* 15v12 *AA*, 16,4f; 62,20; 63,9 etc. *AB*, 31,11 *AC*. – Cf. FEW 7,457b.

pagamin cf. *pargamin*.

pagar tr.V. „bezahlen" 20,31; 34,20; 43,9f *AA*, 69,22 *AB*. – Präs. 3, *paga* 8,27; 14v20; 26,28 etc. *AA*, 22v2l.; 11l.; 23l. etc. *M*; – 6, *pagan* 20v28l. *M*, 25,11l.; 25v31l. *M*. – Konj.Präs. 3, *pague* 63,28 *AB*. – Perf. 3, *paguet* 41,36; 44v17; 52v3 etc. *AA*; – 6, *pagueron* 42,2 *AA*. – P.Präs. *pagant* 24,15; 40v19 *AA*. – P.Perf. *pagat* 40v34 *AA*, 44,24l. *L*.

paire m.S. „Vater" 16v21; 66v3; 68v32 *AB*, *paye* 33v15 *AA*. – Form *paye* (Schreibfehler oder Hinweis auf Schwund von *-r-* ?) fehlt FEW 8,8a für aokz., Lv 6,14 (*pair*, *pai*, *par*), Rn 4,393f, Pans, Br/S.

palays m.S. „Palast" 5,2f *AA*. – Cf. FEW 7,489a; Lv 6,24. – Cf. *juge*.

PALM m.S. „Längenmaß (22,3–25 cm)"; – Pl. *pals* 69,28; 69v4 *AB*;
„Flächenmaß, Quadrat-Spanne (ca. 1/20. *destre*)"; – Pl. *palms* 44,19 (*40 destres e 5 p.*) *AA*. – Verwendung für ein ‚Flächenmaß' fehlt FEW 7,511b für glr., Lv 6,30f, Rn 4,403, Pans, Br/S.

palus f.S. „Sumpf" 48,32 *AA*.

pan m.S. „Brot" 9,17 *AA*, 11v4 *AB*, *pain* 9,15r.; 11v3r. *X*.

panatier m.S. „Bäcker" 30,24 (*Maiffre de Parma*; < *panaterio* 1314, U. § E 41, Z. 6). – FEW 7,547a nur als ‚Brotverwalter', nicht als ‚Bäcker', cf. aber Lv 6,44, Rn 4,406, Pans.

papa m.S. „Papst" 30,28; 57v2 (*p. de bona memoria*); 59,1 etc. *AA*. – Cf. *Gregori IX.*, *Innocent IV.*, *Honori III.*

papia m.S. „Papier" 99,6 *AC*, *papier* THESAUR-B 1,30 *BA* (Vorlage von *papia*). – Cf. FEW 7,590a *papia* (Montagnac 1436, ...).

parer a.V. „den Anschein haben". – Präs. 3, *par* 8,5'; 21v28' *P*. – Cf. *aparer*.

paret f.S. „Mauer, Wand"; – Pl. *paretz* 30,6 *AA*.

pargamin m.S. „Pergamentbogen" 1v7; 2,20; 2v12 etc. *AA*; – Pl. *pargamins* 1,20f; 1v1; 18 etc. *AA*, *pagamins* 41,10 *AA*, *pargamis* 105v6 (*libre en p.*) *AC*. – FEW 8,239b nur apr. *pargami* (Aniane 1373, Zaun 49); Form *pargamin* fehlt auch Lv 6,76, Rn 4,519; aber HauckBlasi (fol. 5,4), Pans (1366).

part f.S. „Teil, Anteil" 2,27; 3,28; 3v23 etc. *AA*, 66,5; 7; 67v18 *AB*, 73,16; 19; 26 etc. *AC*; – Pl. *pars* 65, 22; 28; 65v20 etc. *AB*, 17,22 *AC*.
Verb.: **en part** „zum Teil" 22v4 *AA*;
„Stelle, Ort" 14,41. *N*, 10,30'; 14,9' *P*;
„Seite"; – Pl. *partz* 35v5 (*de doas p.*);
„(übertr.) Seite" 37,10 (*d'una p.*) *AC*;
Verb.: **a part** „gesondert" 19,15; 28v16 *AA*;
a la part de „für..." 38v24 *AA*;
per la part de „id." 67v17f *AB*, 73,16; 19; 99,15 etc. *AC*. – Keine aokz. Belege für *a part* in FEW 7,671b; cf. aber Rn 4,432, HauckBlasi 26v11.

partida f.S. „Teil, Anteil" 45v15 (*per ssa p.*); 45,25 (bis) etc. *AA*; – Pl. *partidas* 30,23 (*per lurs p.*); 45,12; 13 (*p. indivisas*) etc. *AA*, 5v17 *AB*.

pasat cf. *pausat*.

Pascas (Pl.) f.S. „Ostern" 21v15; 32v12 *AA*, 64,14; 66,29; 68v15 etc. *AB*.

passar a.V. „verstreichen (Datum)". – P.Perf. f. *passada* 49,20 *AA*.

* **pati** m.S. „Vertragsbestimmung, Abmachung" 65v23 *AB*; – Pl. *patis* 63v8; 29 *AB*, 99,6 *AC*, *patiz* 70,2 *AB*".
Verb.: AM PATI „mit der vertraglichen Verpflichtung" 27,33; 27v5; 12 etc. *AA*, 66,30 *AB*;
eser de pati „vertraglich festgelegt sein". – Präs. 3, *de p. es que* 64,14 *AB*. – Perf. 3, *fon de p. que* 63,24 *AB*;

DEVER DE PATI „durch eine Vertragsbestimmung verpflichtet sein". – Präs. 3, *deu de p.* 64v6 *AB*. – Syntagmen fehlen FEW 7,462a; in den übrigen Repertorien ist nur *eser de pati* (cf. lex. Teil) erfaßt.

pati m.S. „unbebautes Gelände bei einem Haus, Garten" 36,1; 30 *AA*, 102,17 (*pati ho vergier*) *AC*; – Pl. *patis* 99,12 *AC*, 99,11' l. *Y*. – Bed. fehlt FEW 8,28a (apr. *pati* ‚paturage communal' (...), ‚cour d'une maison'; s.v. *PATT ‚Weide'); zu ‚unbebautes Land' cf. Lv 6,138f.

PATIL m.S. „id." 65,20 *AB*, 102,19 *AC*. – Fehlt FEW 8,28a für aokz. (vgl. u.U. Prades *patił* ‚vieille maison à moitié dégringolée'), Lv 6,140, Rn 4,452, Pans, Br/S.

pauc Adv. „wenig" 19,16 *AA*.

paure m.S. „Bedürftiger, Armer"; – Pl. *paures* 1,5; 3,10; 7v6 etc. *AA*, 3,9r. *X*, *poures* 11,5r.; 15,27r. *X*.
Verb.: PAURES DE CRIST „Arme in Christus, (in einem Hospital zu versorgende) Bedürftige" 1,5 (*hospital dels p. de C.*); 24,10; 58v18 *AA*. – Kein aokz. Beleg für Subst. in FEW 8,57a, Lv 6,145f, aber Rn 4,460, Pans, BrS (s.v. *paupre*); das Syntagma fehlt in den Repertorien, ähnlich aber arouerg. *paupres de Jherusalem* ‚vom Hospitaliterorden versorgte Arme' (1170, BrS 389,48), u.U. Kurzform von *p. del hospital de J.* (cf. BrS, Glossar).

pauretat f.S. „Armut, Notlage" 24,4 *AA*. – Graphie fehlt FEW 8,59b/60a (awald. *paureta*, apr. *paubretat*, *paupretat*, agask. *praubetat*), aber Lv 6,146f.

pausar tr.V. „unterbringen, aufbewahren". – P.Perf. Pl.f. *pausadas* 1,14 *AA*.

pausat V.adj. „gelegen" 9,25 (*pauzat*); 9v27; 10v26 etc. *AA*, 62,12; 64,13; 64v10 etc. *AB*, *pauzat* 17,16; 72,16; 73,8 etc. *AC*, *pausa* 27,5 *AA*; – f. *pausada* 3,7; 8v16; 13,9 etc. *AA*, 16,15; 27; 24,27 etc. *AB*, *pauzada* 60,17; 72,10; 72v21 etc. *AC*, *pauzado* 104v20 *AC*; – Pl. *pausatz* 10v24; 36,30; 45,13 etc. *AA*, *pausas* 65,20 *AB*, *pauzas* 99v13 *AC*; – Pl.f. *pausadas* 13,15; 19,10; 20,6 etc. *AA*, 16,4; 62v6; 64v23 etc. *AB*, *pauzadas* 101,18; 104v28 *AC*, *pauzados* 73,31; 99v14; 100,18 etc. *AC*, *pasadas* 47v12 *AA*.

pe m.S. „Unterteil (einer Urkunde)" 3,8; 19,14; 20v33 etc. *AA*, 24v4; 9; 62,14 etc. *AB*, 73,9 *AC*;
„Unterteil (eines Platzes)" 102v27 *AC*.

peyra cf. *raiar*.

peyrier m.S. „Steinmetz; Maurer" 40v30 (*A.Barriera*; < *peyrierus* 1395, U. § G 16 II, Z. 10) *AA*, *peirier* 68,18 (*S.Marques*); 69,9 (*Bt.Laugier*; < *lapiscide* 1414, U. § K 24, Z. 19).

peys m.S. „Fisch" 59v9; 19 *AA*.

peyssonier m.S. „Fischhändler" 32v26 (*A.Cassil*); 33v13 (*P.Catalan*; < *peyssonerius* 1363, U. § F 12, Z. 3); 43,7f (*A.Cassil*) *AA*, *peysonier* 53v18 (*G.Abelha*) *AC*. – Cf. *lahorador*.

peysoniera f.S. „Fischhändlerin" 43,35 (*Loyssa Johanna*) *AA*.

pellissier m.S. „Kürschner" 36v23 (*H.Baucet*; < *pellicerio* 1292, U. §F 41, Z. 5) *AA*, 63v24 (*G.Forbin*; < *pelliparius* 1308, U. §K 10, Z. 30). – Abltg. fehlt FEW 8,166b für aokz. neben afr. mfr. *paucier, peaussier* (nur abéarn. *peuser*, wohl < afr.); cf. aber Rn 4,483f, Pans.

pena f.S. „(Geld-) Strafe" 59v8; 9; 18 *AA*.
Verb.: PER PENA DE ‚unter Strafe von' 63,28 *AB*. – Zu *pena* vgl. Codi A 2,4,4; 6,4; Manosque 13; 15; 29; Verb. *per p. de* fehlt FEW 9,114b für aokz., Lv 6,199f, Rn 4,487, Pans, Br/S; Erstbeleg für glr. zu nfr. *pour peine de* (1631, Richl, FEW ib.).

pendent Adj. „hängend, Hänge- (bei Siegel oder Bulle)" 45,4; 57v9f; 58v4 (*bulla de plomb en p.*) etc. *AA*. – Cf. *sagell*.

pendre (en) intr.V. „abhängen (von) (Urkunde von einem Kartular)". – P.Perf. f. *penduda en* 69v24 *AB'*. – Cf. FEW 8,180b.

pequnia f.S. „Bargeld (wahrscheinlich Gold- und Silbermünzen des Hospitals, also sein Schatz)" 62v15 *AB*. – Graphie fehlt in FEW 8,115b (neben apr. *pecunia*), Lv 6,174, Rn 4,476, Pans.

per Präp. „für, je" 2,4; 23v26; 24,15 etc. *AA*;
„wegen" 2v6 *AA*.
Verb.: **per so** „deswegen" 29v14; 22; 57v13f etc. *AA*, 63,25 *AB*. – Cf. *obligar*.

perdon m.S. „Ablaß" 57v14; 58,6; 20 etc. *AA*.

perdre tr.V. „(durch Zwang) verlieren" 59v9; 18 *AA*.

permutation (mfr.) f.S. „Verlegung an einen anderen Ort" 73v1' l. *Y*. – Cf. FEW 8,252a: afr. *permutacion* f. ‚action de changer de résidence' (ca. 1180, Barbier 1,97), mfr. *id.* (*hap.* Douai, Gdf 5,781). – Cf. *mutassion*.

perpetual Adj. „ewig, immerwährend (gültig)" 29,12 *AA*, *perpetuelle* 14,27r. *X*; – Pl. *perpetuals* 14,6; 28v30; 31 etc. *AA*, *perpetuelz* 13v26r.; 14,5r.; 15,4r. *X*; – Pl.f. *perpetuelles* 14v 3r. *X*.

perpetualmens Adv. „ewig" 8,25; 9,7f; 10,27f etc. *AA*.

perque Konj. „weil" 35v13; 36,13 *AA*, 5,13' *AB*, 37,22 *AC*, 8,23l. *L*, 20v28l.; 21v25l. *M*, 21v15' *P*.

persona f.S. „Person" 29,17 *AA*; – Pl. *personas* 2v24; 59,13; 18 *AA*.

pertenement m.S. „zugehöriges Grundstück" 33,14 *AA*. – Cf. *apartenement*.

pertenir intr.V. „gehören" 2,26 *AA*. – P.Präs. *pertenent* 29v31f; 41v20 *AA*; – Pl. *pertenentz* 1,12; 44,29f *AA*.

pertocant Präp. „betreffend" 17v4 *AC"*. – Fehlt FEW 13/II,11a/b neben Verb; vgl. aber Belege s.v. *pertocar* in Lv 6,278 (*pertocan*). – Cf. *tocant*.

pescador m.S. „Fischer" 9v17 (*A.Bonet*; < *piscator* 1379, U. §B 22, Z. 4); 36,7 (*G.Atanols*) *AA*, 16,14 (*Bn.Maxemin*); 65,26 (*P. Beguier*); 68v13 (*N.Rastesin*); 69,6 (*Bm.Raymon*) *AB*, 60,8 (*Folquet Qurentena*) *AC*; – Pl. *pescados* 59v6; 16 *AA*. – Cf. *eyssanega*, *folmes*, *mosclalhs*, *mosclalhier*.

pescar tr.V. „fischen". – Präs. 6, *pescan* 59v6 *AA*.

PESCAR Verb.S. m. „Fischen" 59v7; 18 *AA*. – Keine substantivierte Form in FEW 8,577a/b, Lv, Pans, Br/S; Rn nur subst. Form des Partizips alang. *los pescatz* (Pl.) (1221, cp. 1665/70, Doat, Rn 4,483).

pessa f. „Stück (hier: Pergament)"; – Pl. *pessas* 32v6 *AA*.

pestre m.S. „Bäcker" 33,5 (*St.Riquier*; < *pistoris* 1350, U. § F 6, Z. 3) *AA*. – Rektusform nicht – neben *pestor* – in FEW 8,602a für aokz. belegt; cf. aber Lv 6,295, Rn 4,451, Pans.

petit Adj. „klein" 2v12; 3,1; 7,20 etc. *AA*, 62v28 *AB*, 17,16; 60,16; 60v1 etc. *AC*, 17,15r. *X*; – f. *petita* 1v13; 3,12; 8,12 etc. *AA*; – Pl. *petis* 102v3 *AC*; – Pl.f. *petitas* 63,3; 66v21 *AB*.

pineda f.S. „Pinienhain" 65v18; 21; 66,3 etc. *AB*.

pitansa f.S. „Armenmahlzeit" 8,26 (*p. als paures*); 11,5 (*id.*) *AA*, *petansse* 11,4r. *X*. – Cf. FEW 8,440a (s.v. PIETAS).

pilar m.S. „Ständer" 36v19 (*p. de la cros*) *AA*.

* **plach** m.S. „Prozeß" 103,1 *AC*.

plan m.S. „Ebene, Platz" 26,27l.; 27,16l. *O*. – Cf. *Plan de St. Miquel*, *Plan de las Masas*.

plantar a.V. „(Weinstöcke) pflanzen" 27,33; 27v5; 12 etc. *AA*;
tr.V. „bepflanzen" 49,21 *AA*.

plantier m.S. „junger Weinberg" 53,2f; 4 *AA*, 63v11; 66v35 *AB*;
„neugepflanzte Rebe" 42v32 (*p. muscadell*) *AA*.

plaser m.S. „Belieben". -
Verb.: **PER SON PLASER** ‚nach Belieben' 41v12 *AA*. – Syntagma fehlt FEW 9,2a (cf. synonymes fr. *à mon (ton, son, etc.) plaisir* (Wace-Voltaire, ...)), Lv 6,373–5, Rn 4,560; ähnlich syn. apérig. *a lor plaser* (1185, Br 225,19; 32).

plassa f.S. „Platz" 102v26l.; 28 *AC*.

platier m.S. „Verfertiger von Plattenpanzern" (cf. Lv 6,370; FEW 9,48b) 64,23 (*A.Johan*) *AB*. – Cf. *curassier*.

plegar tr.V. „einschlagen (eine Urkunde in eine andere)". – P. Perf. f. *plegada* 64v23 (*p. en*) *AB*.

plen Adj. -
Verb.: **a plen** „vollständig" *AB*. – Aokz. Belege fehlen FEW 9,59b (fr. *à plein* ‚complètement'), aber Lv 6,381. – Cf. *plus*.

plenier Adj. „vollständig"; – f. *pleniera* 42,33 (*donation p.*) *AA*.

plenieramens Adv. „vollständig" 4v17f; 15,19; 42,27 etc. *AA*. – Adv. fehlt FEW 9,61a für aokz., cf. aber Lv 6,384, Rn 4,570.

plomb m.S. „Blei (einer Bulle)" 58v4; 59,2; 9 etc. *AA*. – Graphie fehlt FEW 9,95b für aokz. (apr. *plom*), Lv 6,392, Rn 4,574; Pans belegt sie erst 1450.

plubicar cf. *publicar*.

plus Adv. „sowie" 9,29; 40,28 *AA*, 73,28; 30; 32 etc. *AC*;
„(zur Bildung des Komparativs)" 67,9 (*p. a plen*) *AB*.

pobol m.S. „Volk, Kirchengemeinde" 57v13 *AA*. – Bed. ‚Kirchengemeinde' fehlt FEW 9,178b für aokz. (nur nfr. *peuple* ‚les paroissiens (par rapport à leur curé)' Retz); ähnl. Verwendungen bei Lv 6,404, Rn 4,579.

poder & Inf., Aux. „dürfen". – Präs. 3, *pot* 41,32; 41v9 *AA*, 62,27; 63,9; 26 etc. *AB*. – Konj.Präs. 3, *puesca* 41v12 *AA*, 70,3 *AB*". – Konj.Imp. 3, *pogues* 57,19f *AA*, 63v9 *AB*; – 6, *poguessan* 24,6 *AA*;
tr.V. „können". – Kond.b 6, *pogran* 24,8 *AA*.
m.S. „Macht, Verfügungsgewalt" 64v33 *AB*.
Verb.: *am poder (de)* „mit der Ermächtigung (zu)" 24,14 *AA*.

pont m.S. „Brücke" 52,24; 57v29; 58v13; 25 *AA*, 57v28l. *Z*. – Graphie fehlt FEW 9,168b (apr. *pon*, *puont*), Lv 6,442; Rn 4,599 ein Beleg (14. Jh., SHon), Pans (1265). – Cf. *St. Ginieys*.

pontificat m.S. „Amtszeit des Papstes, Pontifikat" 59,3; 16 *AA*. – Fehlt FEW 9,173b für aokz. (fr. *id.* erst ‚seit ca. 1508'); cf. alang. *id.* (14. Jh., Chron. des Albigeois, Rn 4,600).

pogesa f.S. „Münze aus Puy-en-Velay" 49v24; 32; 50,39 etc. *AA*. – Cf. FEW 9,654b/646a.

* **POYSANSA** f.S. „Vollmacht" 66v3 *AB*. – Cf. FEW 9,234b: apr. *poysansa* ‚procuration, faculté d'agir pour un autre' (hap. Nîmes), als Übernahme von: anîm. *p*. ‚Vollmacht' (1428/9, Ms. 1752, Lv 6,422b); keine Hapax; TH – als Or.beleg – früher als Lv.

porc m.S. „Schwein"; – Pl. *porcs* 24,8 *AA*.

* **PORROGASSION** f.S. „Aufschub einer Fälligkeit, Stundung" 37v1 (*p. de un deute*) *AC*. (Cf. *porrogation* 1394, U. § G 16v1 (*p. de un deute*)). – Metathetische Form fehlt FEW 9,462b, Lv, Rn, Pans; cf. Diskussion im lex. Teil.

* **portador** Adj. „bringpflichtig (Abgabe)"; – Pl.f. *portadoyras* 45v9 *AA*. – Adjekt. Abltg. fehlt FEW 9,208a/b für glr. (cf. das gelehrte afr. *portatoire* adj. ‚qu'on peut transporter' (1296 ...), ib. 220b); cf. aber Lv 6,470 (vgl. lex. Teil).

portal m.S. „Stadttor" 72,16 *AA*.

pos m.S. „Brunnen" 36,30 *AA*.

possezir tr.V. „(als Pächter) besitzen". – Präs. 3, *possezis* 103,3 *AC*. – Imp. 3, *possezia* 60v11 (*tenia o p.*) *AC*. – Graphie fehlt FEW 9,238a (apr. *possessir* (1366, Pans.)); cf. apr. *possezir* Manosque 11, arouerg. *posseziscatz* (2.Pl.Konj.Pr.)(1173, BrS 408,11), atoul. *possedisco* (3.Pl.Konj.Pr.)(1181, Br 186,5), Lv 6,483, Rn 4,616.

possession f.S. „Besitz, Grundstück" 20,32; 23,19; 45,27 etc. *AA*, 16v5f; 24,34; 62v31 etc. *AB*, 17,9; 60,3; 102v17 *AC*, *possession* 37,27 *AC*, *possetion* 60,24 *AC*, *posesion* 13,8l. *N*; – Pl. *possessions* 14v14; 24,7; 25,27 etc. *AA*, 102,4 *AC*, *posezions* 8,11' *N*;

„Besitz, Verfügungsgewalt (des Pächters), Untereigentum" 45,27; 49,31 *AA*, 17,2; 74,7 *AC*. – Cf. *inmission*, *metre*, *proprietat*.

POUSE m.S. „Längenmaß: Daumen" 69,29; 69v5 *AB*. – Bed. ‚Längenmaß' fehlt FEW 9,132a für aokz. (fr. ‚mesure de longueur, 1/12 du pied' (seit ca. 1150)), Lv 6,436f, Rn 4,590, Pans, Br/S.

prat m.S. „Wiese, Garten" 72v12 (*hort sive p.*); 72v15; 73,34 etc. *AC*.

PREFON Adj. „tief" (im Gegensatz zu „breit"). - Verb.: *de prefons* „in der Tiefe" 33v5 *AA*. – Form mit restituiertem *-f-* fehlt FEW 9,431 (apr. *preon* etc.), ist aber für den – nordglr. – Typ ⌜*parfont*⌝ (ib. 9,432b) im aokz. belegt; eb. Lv 6,517f, Rn 3,360 (aber *profondamens*); Pans bezeugt *prefon* erst 1420.

PREJUDICANT V.adj. „benachteiligend, schadend". - Verb.: *non prejudicant a* „ohne Schaden für" 65,1 *AB*. – Das zugrundeliegende Verb *prejudicar* fehlt FEW 5,58a und 9,296b für Sfrkr. (afr. *prejudicier a* qn ‚porter préjudice (t.jurid.)' (1344 ...)), cf. aber Lv 6,503, Rn 3,608, Pans; Verbaladj. Erstbeleg – wenngleich in anderer Bildung (*-car*, nicht *-ciar*) – für glr. zu FEW ib. mfr. *prejudiciant* adj. ‚préjudiciable' Brantôme (cf. auch FEW 5,58a) & aquerc. *no prejudiciant enver* (ms. 1446, Charte Gréalou, Rn 3,608).

premier Adj. „erster" 4,5; 19,19; 20v4 etc. *AA*, 16,19 *AB*, 73v8 *AC*, *primer* 57,3' *Y*; – *premiera* 28,19 *AA*, 31,24; 29 *AC*. – Cf. *apellassion*.

premieramens Adv. „zum ersten Mal" 9v29 *AA*.

* **prenre** tr.V. „Vertrag (als Breve) aufnehmen". – Perf. 3, *pres (la nota)* 2,6; 3,26 *AA*. – P.Perf. *pres* 22v28 (*instrument p.*) *AA*, 64,27 (*carta ... a p.*); 68,5 *AB*; – f. *(carta) presa* 5v1; 7,4; 12 etc. *AA*, 5v7; 12; 18 etc. *AA*, 5v7; 12; 18 etc. *AB*, *(nota) preza* 16v26; 17,5; 18 etc. *AC*, *(nota) prezo* 104v29; – Pl. *(instrumens) pres* 19,17; 20v2; 21,2 etc. *AA*; – Pl.f. *presas* 20v16 (*reconnoyssensas p.*); 25,6 (*id.*); 32,4 etc. *AA*;
„Zins erheben". – Präs. 3, *pren* 2v21 *AB*;
„(in Schutz) nehmen". – Imp. 3, *prenia (en protection)* 59,4 *AA*. – Perf. 3, *pres* ~ 57v27; 58v6; 59,11 *AA*;
„verwenden für". – Perf. 3, *pres (... per)* 13,18 *AA*. – Erste Bed. fehlt FEW 9,339b–354a für glr.; Lv 1,221 *ein* Beleg (cf. lex. Teil). – Cf. *comprenre*, *recebre*.

pres Präp. „(örtl.) bei" 16,11 (*p. la F.*) *AB*.

pres de Präp. „ungefähr" 20,7; 23,5; 23,21 etc. *AA*, 64v6; 65,16 *AB*, 60,18 *AC*;
„(örtl.) bei" 72v5 *AC*, 25,8'l.; 26,26l.; 29,4l. *O*, 36,4l.; 36v24l.; 99,12l. *Y*.

pres m.S. „Preis, Wert" 34,25; 35v12 ;42v10 etc. *AA*, 63v9; 66v15; 66v19 etc. *AB*.

present Adj. „(örtl.) vorliegend" 13,33 (*p. letra*) *AA*;
„anwesend, (juristisch) vertreten" 67,24; 67v28; 68,9 etc. *AB*, *prezent* 73v12 *AC*;
„(zeitl.) gegenwärtig (Güter)"; – Pl. *presens* 36,36 *AA*, *presentz* 42,36; 59,6; 13f *AA*. – Cf. *bens*.

prezentar si refl.V. „sich einstellen, erscheinen". – Perf. 3, *sy prezentet* 17,2 *AC*.

prest m.S. „Darlehen" 27v30 *AA*. – Cf. FEW 9,315a (s.d.) und dazu: apr. *prest* (1375, Pans), *per causa de prest* (1518, Forcalquier, MeyerDoc. 359), alang. *prest* (14. Jh., V. et Vert., Rn 4,638).

pretendre tr.V. „behaupten". – P.Präs. *pretendent* 2,26 *AA*.

pridie (lt.) Adv. „tags zuvor (bei Kalenden, Nonen, Iden)" 47v33; 49v12; 51v25 *AA*.

primogenitus (lt.) m.S. „Erstgeborener" 105v14 *AC*.

principal Adj. „Haupt-" 19v15f (*ostal p.*) *AA*; – Pl. *principals* 40v31 (*p. pagadors*) *AA*.

PRIOR m.S. „Prior" 42,14 (Dominikanerkonvent) *AA*. – Cf. *Predicados*;
„Leiter des (bischöflichen) Leprösenhauses" 21v24l. *M*. – Cf. *St. Laze*;
„Leiter einer Hospitalsbruderschaft (St. Jacques-des-Epées), Rektor (des Hospitals)"; – Pl. *priors* 29v17 *AA*. – Letzte beiden Bedeutungen fehlen FEW 9,394a (nur ‚Prior'), Lv 6,561, Rn 4,647, Pans, Br/S. – Cf. *luminaria*, *St. Jacme de las Spasas*.

PRIORE f.S. „Priorin" 65,2 *AB*. – Fehlt FEW 9,394a für aokz. (mfr. *prieure* f. (seit 1390)), Lv 6,560f, Rn 4,647, Pans, Br/BrS. – Cf. *Sta. Paula*.

* **proces** m.S. „Urkunde, Schriftstück". -
Verb.: **proces apostolical** „Papsturkunde" 66v10 *AB*.

* **procura** m.S. „Vollmacht (zum Zinseinnehmen)" 102v10 *AC*.

PROCURADOR m.S. „Verwalter des Heilig-Geist-Spitals (Vertreter von Spitalmeister oder Rektoren)" 49,14 *AA*;
„Spitalmeister und Verwalter des Hospitals von Aubagne" 50,7 (*comandayre ... e p.*) *AA*;
„Geschäftsführer eines Privatmannes" 48v28; 52, 4f (Pr. eines Juden; bedingt durch rechtliche Beschränkungen für Juden ?) *AA*. – Bed. ‚Verwalter/Spitalmeister' fehlt FEW 9,416a für aokz. (im afr. nur als ‚Geistlicher, der die weltl. Belange einer religiösen Gemeinschaft regelt', nicht wie im TH als ‚Laie etc.'), Lv 6,574, Rn 2,532, Pans, Br/S.

PRODOME m.S. „Rektor des Heilig-Geist-Spitals"; – Pl. *prodomes* 26,25 (< *probus* U. 1345) *AA*. – Bed. fehlt FEW 9,419a/b für glr., Lv 6,576f, Rn 3,533, Pans (s.v. *prosome*), Br/S, LvP.

profiech m.S. „Nutzen" 70,5 (*p. e utilitat*) *AB*". – Zur Graphie *profiech* in FEW 9,427a (Béz. 14.jh.) cf. Manosque 25; 69, Lv 6,579, Rn 4,649, Pans.

prometre tr.V. „versprechen". – Perf. 3, *promes* 42v17; 47v2 *AA*, 68v27 *AB*.

prop Präp. „(örtl.) bei" 49v34 (*prop Camp Maior*) *AA*.

prop de Präp. „(örtl.) bei" 8v16 *AA*.

propri Adj. „gehörig zu"; – f. *propria* 48,34 *AA*;
„eigentlich, original" (im Gegensatz zu „abgeschrieben, kopiert"); – Pl.f. *proprias* 73v5 *AC*;
„selbst" 53v18 *AC*. – Bed. ‚original' fehlt FEW 9,457b für glr., Lv 6,592f, Rn 4,657, Pans.

proprietat f.S. „Besitz, Grundstück"; – Pl. *proprietatz* 47v28 (*possessions e p.*); 49,5 (*id.*) *AA*.

protection f.S. „Schutz, Schutzherrschaft" 57v27 (P. E SALVAGARDA); 58v7 (*id.*); 59,11 *AA*, *protectiom* 59,17 *AA*. – Keine aokz. Belege dieser Bed. (‚tutelle, sauvegarde') in FEW 9,470a; erster Or.beleg der Verb. *p. e salvagarda* für glr. zu mfr. *en la protection et sauvegarde* de qn (Est 1538–Stoer 1625, FEW ib.), alang. *protectio e salvagarda* (1241, ms. 1665/70, Doat, Rn 5,312).

protestassion f.S. „Verwahrung, Protest"; – Pl. *protestassions* 99,13 (*p. per contra l'avescat*) *AC*. – Bed. & Graphie fehlen für aokz. in FEW 9,476b (nur apr. *protestation* ‚déclaration ...' (1380, Pans), wobei Pansier angibt: ‚protestation'), Lv 6,596; Rn 5,359 nur alang. *protestations* ‚protestation' (2. Hälfte 13. Jh.).

* **protocol** m.S. „Brevenheft eines Notars"; – Pl. *protocols* 60v28; 61,6; 73,2 (ms. *protacals*) *AC*. – Cf. *cartolari*, *escriptura*.

* **prova** f.S. „Beweis"; – Pl. *provas* 58,10 *AA*.

public Adj. „öffentlich". -
Verb.: **camin public** „Bezeichnung jedes (öffentlichen) Weges (seit dem 14. Jh. in Marseille immer mehr durch Eigennamen abgelöst; Teissier, Marseille 106[1])" 35,32; 48,15; 49v19f etc. *AA*;
carriera publica „Straße (id.)" 35v6; 36,2f; 51,16f etc. *AA*, 64v19 *AB*;
via publica „id." 45v22; 47,16f *AA*. – Cf. *camin*, *carriera*, *transversier*, *via*.
„öffentlich, rechtswirksam" 59v28 *AA*, 67v2 *AB*; – f. *publica* 59v25 *AA*. – Cf. *carta*, *notari*.

* **publicar** tr.V. „in der Öffentlichkeit bekanntgeben". – P.Perf. *plubicat* 73v11 *AC*; – f. *publicada* 62,15 *AB*.

pueys Adv. „dann" 14,21; 29v1; 39,32 etc. *AA*, *puey* 66,15; 67v27; 69,29 *AB*, 105,19 *AC*.

* *pupillar* cf. *etat*.

lo qual Refl.pron. „der" 1,16 *AA*, *lo cal* 17,20; 31,3; 10 etc. *AC*; – f. *la qual* 103,4 *AC*, *la quala* 67v25 *AB*, *la cal* 37,19; 72,11; 73,3 etc. *AC*; – Pl. *los cals* 100v9; 16; 22 etc. *AC*, *lo quals* 99v19 *AC*; – Pl.f. *las cals* 73v18; 100,27 *AC*, *las quas* 62v17 *AB*;

qual Refl.pron. „der" , *cal* 104,9 *AC*; – f. *qual* 4,6 *AA*, *cal* 102v34 *AC*; – Pl. *quals* 3,6; 7,19u.; 8v16 etc. *AA*, 102v22; 104v28 *AC*, *cals* 102v15; 24; 104,3 *AC*;
Interrog.pron. „welcher"; – f. *quala* 68v27 (*q. que sia*) 68v27 *AB*.

quant Adv. „(ebenso) ... wie" 5,26; 42,18 *AA*, 64v33 *AB*. – Cf. *aytant*, *tant*;
Konj. „als", *cant* 60v18 *AC*.

quar Konj. „denn, weil" 19v5; 41v32; 42,8 *AA*, 44,231. *M*.

quart Adj. „viertel" 7v16; 20,1 *AA*, 69,28; 69v4 *AB*; – f. *quarta* 2,27; 28; 7v21 etc. *AA*, 16v7; 24v1; 66,5 etc. *AB*, *carta* 17,9; 10; 53v19 etc. *AC*; – Pl. *cars* 37,28 *AC*;
„(Ordnungszahl) vierter" 57v9; 59,3 *AA*; – f. *quarta* 21,9 *AA*.
m.S. „Viertel" 2v7; 8 *AA*.

quartayrada f.S. „Flächenmaß (ca. 200 qm; variabel)“ (cf. HauckBlasi 394) 39,33 *AA*, *cartayrada* 37,28f; 100v30 *AC*, *cartarada* 53v23 *AC*, *carteradde* 20v9r.; 21v18r. *X*; – Pl. *cartayrados* 16v25; 37,28; 72v21 etc. *AC*, *cartayrado* 61,9 *AC*, *caytayrados* 17,9; (37,28: korr. in *car-*; 99v14: id.) *AC*, *quarterades* 21,25r. *X*, *carterades* 21,10r.; 14r. *X*, *carteraddes* 19,8r.; 24r.; 20,20r. *X*.
Verb.: **qrt. antigas** „(offensichtlich im Umfang unterschiedliches) Flächenmaß“ 52v33 *AA*. – FEW 2/II,1425b nur apr. *cartairada* (Rn; Pans); cf. Graphien mit *qu-* in Rn und Pans.

quarton m.S. „Viertel“ 35,32 *AA*.

quas cf. *cas*.

quatorse „(Grundzahl) 14“ 68v25; 69,12 *AB*.

quatre Adj. „(Grundzahl) vier“ 43,23 *AA*, 68,12; 68v12 *AB*, 30v13; 100,26; 100v3 etc. *AC*.

* **question** f.S. „Rechtsbegehren“ 68v28 (*q. ni demanda*) *AB*;
„Rechtsstreit, Prozeß“ 64v28 *AB*. – Zur ersten Bed. in FEW 2/II,1411a für aokz. nur adauph. *id.* ‚demande en justice‘ S; zu apr. *question* ‚différend, procès‘ (14.jh., ib.) – aus Lv 1,310 in der Graphie *questio* – cf. die Belege aus 12. und 13. Jh. im lex. Teil.

qui Rel.pron. „der“ 5,13’ *AB*; – Pl. *que* 19,16 *AA*;
„an den“; – f. *que* 73,22 *AC*.

* **quitansa** f.S. „Empfangsbescheinigung“ 2v3; 7v24; 26 etc. *AA*, 63,15; 69,13; 13l. *AB*, 99,19; 19l. *AC*, 27,10l.; 28v3l. *O*, *quitanssa* 99,24; 24l.; 101,6 *AC*; – Pl. *quitansas* 2v23; 5,25; 19,2 *AA*, 69v9 *AB’*. – Cf. FEW 2/II,1471b adauph. *quitanci* (1339), apr. *quitansa* (1426; = apr. *quittança* 1428, Hist. de Nîmes, Rn 5,23 ?); cf. lex. Teil.

* **quitar** tr.V. „(jdn.) von einer Verpflichtung befreien“. – Perf. 3, *quitet* 35v13 *AA*. – P.Perf. *quitat* 29,22 *AA*, 65,4 *AB*.
Verb.: **quitar plenieramens** „id.“. – Perf. 3, *quitet* 15,19 *AA*;
„eine Quittung ausstellen“. – Perf. 6, *quiterun* 105v32 *AC*. – Zu FEW 2/II,1471b abéarn. *quitar* in der ersten Bed. (< Textes landais, Lv 6,630a) cf. Belege im lex. Teil.

* QUITIAR tr.V. „(jdn.) von einer Verpflichtung befreien“. Perf. 3, *quitiet* 35,22; 42,9f *AA*.
Verb.: **quitiar plenieramens** „id.“. – Perf. 3, *quitiet* 4v17; 42,27 *AA*. – Abltg. fehlt FEW 2/II,1471b für Sfrkr. (cf. ib. 1476a, Anm. 10), Rn 5,23, Pans und in dieser Bed. auch in Lv 6,630.- Cf. *aquitiament*.

raiar a.V. „sprudeln“. -
Verb.: *peyra que raia* „sprudelnder Stein, Quelle“ 37,13l.; 15 *AC*. – FEW 10,15a nur ‚strahlen (Licht)‘; cf. aber aokz. *r.* ‚fließen (Blut)‘ (Rn 5,33), ‚couler, jaillir‘ (1389, Pans). – Cf. *Font Juzieua*.

rason f.S. „Grund“; – Pl. *rasons* 32,15 (*r. e considerations*) *AA*.
Verb.: *a rason de* „zum Satz von“ 15v13; 21,7; 13 etc. *AA*, 62,27; 63,10; 64v7 etc. *AB*. – Syntagma fehlt FEW 10,105b für aokz. (fr. *a la raison de* ‚au taux de‘ (1465) …, *à raison de* ‚sur le pied, sur le taux de‘ (seit 1534)), Lv 7,62–5, Rn 5,51f; Erstbeleg: arouerg. *a rado de* (1155, Br 76,7), *a razo de* (1170, Br 125,7; cf. ib. 151,7; 221,7; BrS 472,9; 475,7; 485,6; 511,3,8); cf. auch HauckBlasi (12v1; 2 etc.).

rat m.S. „Ratte“; – Pl. *ras* 103,9 *AC*.

rat Adj. „beglaubigt“; – Pl.f. *ratas* 103,10 *AC*. – Die unmittelbare Übernahme aus mlt. *ratum* ‚berechnet, entschieden, rechtskräftig‘ (cf. FEW 10,105b s.v. RATIFICARE) fehlt in FEW 10,127b/128a (s.v. RATUS), Lv 7,42, Rn 5,55; aber apr. *rat, a* ‚ratifié‘ (1420, Pans).

* **ratifficar** tr.V. „einen (die Brautgabe betreffenden) Vertrag bestätigen (für die Ehefrau verwendet)“. – P.Präs. *ratifficant* 64v3 *AB*. – Perf. 3, *ratiffiquet* 68v26 *AB*. – Aokz. Formen des Wortes fehlen FEW 10,104b; cf. lex. Teil.

* **RATIFICATION** f.S. „Bestätigung eines (die Brautgabe betreffenden) Vertrages (durch die Ehefrau)“ 26v26 *AA*, *ratiffication* 64v20 *AB*, *rateficassion* 102,10 *AC*; „Bestätigung eines Vertrages (i.a.)“ *ratiffication* 105v1 *AC*, *rateficаtion* 105v31. *AC*; – Pl. *rateficаtions* 23v27 *AA*. – TH einziger Beleg des Substantives in fachsprachlicher Bed.; erster Or.beleg des Wortes, cf. lex. Teil, Lv 7,43, Rn 5,46.

* **RECEBRE** tr.V. „Vertrag (als Breve) aufnehmen“. – P.Perf. f. *receupuda* 4v18; 5,4; 36v32 (*carta ... r.*) *AA*; „empfangen (Pachtzins, Grundstück)“. – P.Präs. *recebent* 45v8; 47,13; 50v31 etc. *AA*. – P.Perf. *receuput* 24,21 *AA*, *resauput* 105v31 *AC*; – f. *receupuda* 26,5 (*r. a acapte*) *AA*; „(in Schutz) nehmen“. – Imp. 3, *recebia* 59,4 (*r. en protection*) *AA*. – Perf. 3, *receub* 59,11 (*id.*) *AA*. – Bed. ‚Breve aufnehmen‘ fehlt FEW 10,145a/b, Lv 7,89f, Rn 2,279f, Pans, Br/S; cf. lex. Teil s.v. *prenre*.

RECOBRACION f.S. „Einziehung (einer Urkunde)“ 8,251. *L*. – Subst. fehlt FEW 10,166b für glr., Lv 7,100; 126, Rn 2,423 (aber *recuperation* ‚recouvrement‘), Pans, Br/S. – Cf. *cobrar*.

recobrar tr.V. „wieder erhalten, einziehen (Geld)“. – P.Perf. *recobrat* 67v24 *AB*. – Cf. *cobrar*.

* **recompensation** f.S. „Ausgleichung, Entschädigung“ 27v28 (*en r. de*) *AA*. – Syntagma fehlt FEW 10,159a für glr.; aber Rn 4,499 ein Beleg (cf. lex. Teil).

* **RECONOYSENSA** f.S. „Anerkennung (einer Zinsverpflichtung)“ 26v25 *AA*, 16,12; 24v4; 9 etc. *AB*, 17,7; 14; 31v10 etc. *AC*, *reconoysenssa* 105v17 *AC*, *reconoycensa* 16,18; 24; 62,14 etc. *AB*, *reconoyssensa* 1v8; 19,14; 28,7 etc. *AA*, *reconoyssenssa* 104,30 *AC*, *reconnoyssensa* 21,7f; 25,18; 28v16 etc. *AA*; – Pl. *reconoysensas* 25,5; 28; 26,10f etc. *AA*, 16,8 *AB*, *reconoysensos* 31v19; 73v21; 99,14 etc. *AC*, *reconoisenssas* 20v171. *N*, *reconoysenssos* 105v6 *AC*, *reconoycensas* 15v27; 62,3; 62v17 etc. *AB*, *reconoyssensas* 1,12 *AA*, *reconnoysensas* 19,2f *AA*, *reconnoyssensas* 20v18 *AA*; „Bestätigung (des Erhalts der Mitgift und Zusicherung ihrer Rückerstattung)“, *reconoyssensa* 1v8 (*assignation e r. de la verquiera*); 28,7 (*id.*) *AA*. – Die Verwendung für die Mitgift fehlt FEW 10,157a, Lv 7,111f, Rn 4,335f, Pans, Br/S. – Cf. *libre*.

* **RECONOYSER** tr.V. „(eine Zinsverpflichtung) anerkennen“ 72,15 *AC*. – Perf. 3, *reconoc* 19,28; 30; 20v13 etc. *AA*, 16,2; 14; 26 etc. *AB*, *reconnoc* 3,8; 43v21; 50,33 etc. *AA*; – 6, *reconogron* 29v5; 42,27 *AA*, *reconnogron* 26,30; 32v4; 33v4 *AA*. – Konj.Imp. *reconegesson* 103,6 *AC*. – P.Perf. f. *reconeguda* 33,24f l. *M*; – Pl. *reconnegutz* 27,12 *AA*;

„(Erhalt der Brautgabe) bestätigen (und ihre Rückerstattung zusichern)". – Perf. 3, *reconnoc (la verquiera)* 44v12; 52,32 *AA*. – Letztere Bed. fehlt FEW 10,156a/b, Lv 7, 112–6, Rn 4,336, Pans, Br/S.

RECTOR m.S. „Leiter des Heilig-Geist-Spitals, Rektor" 48v26; 51v11 *AA*; – Pl. *rectors* 1,4; 2,21; 8.12 etc. *AA*, 16v32; 17,2; 53v17 *AC*, *rectos* 13,31; 29v20; 40v24 etc. *AA*, 62,18; 24; 63,6 etc. *AB*, 61,1 *AC*;
„Rektor eines Hospitals"; – Pl. *rectors* 33v3f (Jakobsspital); 42v19 (id.) *AA*, *rector* 100,23 (Hospital der Verkündigung) *AC*;
„Spitalmeister des Heilig-Geist-Spitals (13. Jh.)" 53,12 (*comandayre e r.*) *AA*;
„Rektor der Bruderschaft des Heiligen Geistes (1212–1220)"; – Pl. *rectors* 58,24;
„Kirchenvorsteher" 62v20 (Accoules) *AB*. – Erstbeleg in der Bed. ‚Spitalrektor' zu FEW 10,162b apr. *retor* ‚directeur d'un hospice' (HAlp. 1424, 1458, MeyerDoc), *rector* (AlpesM. ca. 1477, MeyerDoc); Bed. ‚Spitalmeister' fehlt ib., sowie in Lv 7,126, Rn 5,64, Pans, Br/S. – Cf. *Acolas*, *Anonsiada*, *confrayria*, *St. Jacme*, *St. Sperit*.

* **REDAIRAGES** (Pl.) m.S. „rückständige Zinsen" 69,27 *AB*. – Fehlt FEW 24,182b für glr., Lv, Rn, Pans, cf. lex. Teil. – Cf. *arrayrages*.

redier Adj. „letzter" 25,24; 26,24; 27v15 etc. *AA*, 5v8; 69v3 *AB*, *derrier* 40v22 *AA*; – f. *rediera* 25,18 *AA*.
Verb.: **davant redier** „vorletzter" 14,11; 27v20 (*davantr.*) *AA*; *davant derrier* „id." 9v8f *AA*;
Adv., *derier* „nachfolgend, dahinter" 1v24' *P.*

* **reduire** tr.V. „(einen Zins) vermindern". – P.Perf. f. *reducha* 60v14 *AC*;
„(Bordell) verlegen". – P.Perf. *reduch* 73v2 *AC*.

* **redussion** f.S. „Verminderung (eines Zinses)" 72,21 *AC*. – Verwendung fehlt FEW 10,182b (auch Graphie fehlt), Lv 7,140f, Rn 3,86, Pans (‚réduction'), Br/S.

* **REFORMAR** tr.V. „beschließen (bei Stadtrat)". – Perf. 3, *reformet* 24,6 *AA*. – Bed. fehlt FEW 10,192b, Lv 7,150, Rn 3,366f, Pans.

* **REFORMATION** f.S. „Beschluß (des Stadtrates)" 13,18f (*r. del gran conselh*); 24,11; 40v19 (*r. del conselh*) *AA*; – Pl. *reformations* 73v4 (*r. del conselh de la sieutat*) *AC*. – Bed. fehlt in FEW 10,193b, Lv, Rn 3,366, Pans.

rey m.S. „König" 57v26 *AA*. – Cf. *marques*.

* **relaxar** tr.V. „überlassen". – Perf. 3, *relaxet* 3,4 (*remes e r.*); 19v25 *AA*; – 6, *relaxeron* 65,1f *AB*. – Aokz. *relaisar* – latinis. Graphie fehlt FEW 5,223b – in FEW ib. für aokz. nur als ‚relâcher, mettre en liberté', nicht als ‚überlassen' (aber afr.); TH Erstbeleg der Bed. zu Lv (agask. 1480), cf. lex. Teil.

remanent m.S. „Rest, übriger Teil" 52v23 (*r. de terra*) *AA*. – Zu FEW 10,234b (awald. *r.* ‚Rest') cf. Rn 4,151f, Pans.

remaner tr.V. „verbleiben".
Verb. *remaner franc(a)* „(nach Erhalt der Direkte) unbelastet bleiben". – Präs. 6, *remanon* 36,13 *AA*. – Perf. 5, *remangron* 19v28; 38,18 *AA*;
„weiterhin Gültigkeit haben". – P.Präs. *remanent* 41,19 *AA*. – Cf. *restar*.

* **remetre** tr.V. „Eigentum übertragen" 105,30 *AC*. – Perf. 3, *remes* 3,4; 26,18; 40,31 etc. *AA*, 61,19 *AC*, 9v27l. *N*; – 6, *remeron* 29v18 (*venderon e r.*); 39,28 *AA*; „verzichten auf (zustehendes Eigentum)". – P. Perf. f. *remesa* 32,14 *AA*. – Erste Bed. fehlt FEW 10,241b für aokz., ähnl. aber Lv 7,217 (cf. lex. Teil); Erstbeleg zu nfr. *remettre* ‚se dessaisir (d'un bénéfice, d'une charge, entre les mains de celui à qui il appartient d'y pourvoir)' (seit 1660, Retz, FEW ib.).

* **REMISSION** f.S. „Übertragung von Eigentum" 9v26; 32v17; 43v14 (*cession e r.*) *AA*, 31,1 *AC*; – Pl. *remissions* 1,11 *AA*.
Verb.: **remission de liberation** „Besitzinvestitur nach einer (vorläufigen) Beschlagnahme" 31v2 *AC*. – Bed. fehlt FEW 10,243a, Lv 7,219, Rn 4,228; cf. lex. Teil.

* **renda** f.S. „Mietzins" 49,9 *AA*. – Cf. *arrendament*.

rendre tr.V. „zurückerstatten" 42v22; 47v6 *AA*. – Perf. 3, *rendet* 15,20 (*r. la clausula talhada*); 36,14 (*r. la carta*) *AA*. – P.Perf. f. *renduda* 44,23l. (*carta r.*) *L*; – Pl. *rendutz* 34v26 (*contes r.*) *AA*.
Verb.: **rendre l'arma a Dieu** „sterben". – Perf. 3, *rendet* ~ 123v5 *AC*. – FEW 10,171a verzichtet auf alte Belege des Wortes aus Sfrkr. – Cf. *conte*.

rendre si refl.V. „sich weihen (lassen)". – Perf. 3 *si rendet* 50,4 (*si r. en sorre*) *AA*; „sich machen zu, werden". – Perf. 6, *si renderon* 40v31 (*si r. principals pagadors*) *AA*. – Bed. ‚ins Kloster gehen' fehlt FEW 10,172a für aokz. (neben fr. *se rendre moine, religieux* (ca. 1250)), aber Rn 5,84 (2 Belege).

renovar tr.V. „wiederherstellen" 13,16 (Betten) *AA*. – FEW 10,256b nur apr. *r.* ‚renouveler', eb. Rn 4,340 (‚renouveler'), Lv 7,334 (‚erneuern').

* **renunciar** intr.V. „verzichten". – Perf. 3, *renunciet* 63v28 (*r. as alcuns patis*) *AB*; tr.V. „(einen Vertrag) widerrufen". – P.Perf. f. *renunsiada* 17,8l. (*fon r. al dit espital*) *AC*.

reparation f.S. „Instandsetzung" 10,20; 14,7 *AA*. – Fehlt FEW 10,260 für aokz. (afr.mfr. *r.* ‚action de remettre en bon état' (seit 1310)), Lv 7,240, Br/S, aber Rn 4,425, Pans.

requesta f.S. „Anfrage" 48,28 (*a r. de*) *AA*. – Bed. fehlt FEW 10,283b für aokz. (apr. *requesta* ‚demande instante, prière' (14.jh.)); cf. zu *r.* ‚Anfrage' apr. *requesta* f. ‚requête' (1285, Pans), *requista* ‚demande' Manosque 93; 129, *(pagar a ...) requesta* ‚(zahlbar bei) Anfrage, Anforderung' (1331, MeyerTeralh 22,88; 28v156; 1332, ib. 40,158), cf. arouerg. *id.* ‚requête, plainte' (1195, Brs 518,26; 27; 31), sowie Lv 7,255, Rn 5,21.

resemer tr.V. „zurückkaufen" 63v9 *AB*.

resta f.S. „Rest (einer Abgabe etc.)" 20,26; 49v23 *AA*. – Zu FEW 10,317b (apr. *r.* ‚somme qui reste à payer' Montauban 1358) cf. Lv 7,275, Pans, MeyerTeralh (53,174: *resta de I deute* 1332).

restar tr.V. „verbleiben". – Präs. 6, *restan* 66,31 (*censas r.*) *AB*.
Verb.: *restar en censa de* „mit einer Zinsbelastung von ... verbleiben". – Präs. 3, *resta* ~ 41,36; 41v15 *AA*. – Perf. 3, *restet* ~ 28v23 *AA*. – P.Präs. *restant* ~ 24,21 *AA*; *restar en* „id.". – Präs.Konj. 3, *resti* ~ 41,34; 41v 13 *AA*;

restar franc „unbelastet bleiben (nach Kauf der Direkte)". – Perf. 3, *restet* ~ 20,16; 42v11f *AA*; – 6, *resteron* ~ 26v6; 18 *AA*;
„unverpachtet bleiben (nach Rückkauf der Utile)". – Präs. 3, *resta* ~ 49v37 *AA*. – Perf. 3, *restet* ~ 22v26 *AA*;
„wohnen bleiben". – Präs. 3, *resta* 48,34 *AA*.

* **restituir** tr.V. „dem Eigentümer übergeben, zurückgeben, erstatten" 42v22 (*rendre e r.*); 47v5 (*id.*) *AA*. – Perf. 6, *restituiron* 29v22 *AA*. – Doppelung *rendre e r.* fehlt FEW 10,324a (cf. aber lex. Teil).

* **restitution** f.S. „Rückerstattung (der Brautgabe)" 5,28 (*r. de la verquiera*) *AA*. – Spez. Bed. fehlt FEW 10,324a (könnte auch eine akzidentelle Verwendung sein, cf. lex. Teil).

* **retener** tr.V. „als Verpächter die Utile zurückkaufen". – Perf. 3, *retenc* 27v16 (*com maior senhor r.*); 47v2 (*de fach r.*); 51v 12 (*com m.s. r.*) *AA*;
„als Pächter die Direkte ankaufen". – Perf. 3, *retenc (una censa)* 27,16; 42v10 *AA*, 63v24; 25; 66v14 etc. *AB*. – P.Perf. f. *retenguda* 67v17 *AB*.
Verb.: *retenc la censa per son pres* „id." 66v15; 19; 24 *AB*;
„(bei Schenkung eines Zinsrechtes auf Zeit) die Direkte vorbehalten". – P.Präs. *retenent (la maior senhoria)* 10,20; 14,7 *AA*.
„fest vereinbaren". – Perf. 3, *(si) retem* 70,3 *AB*".

retener si refl.V. „(bei Verpachtung) einen Zinssatz ausmachen, sich einräumen". – Perf. 6, *sy retengron* 53v22; *sy retengrun* 60v26 *AC*.

* **retentio** (lt.) f.S. „Kauf der Direkte durch einen Pächter" 67v12l. *AB*.

retornar tr.V. „zurückfallen an". – Präs.Konj. 3, *retorni* 70,5 (*si r.*) *AB*".

* **RETULIT** m.S. „Erstellung eines Urkundenauszuges für eine Partei (über ein Sachverständigengutachten)" 48,23 (*per via de r.*) *AA*. – Fehlt FEW 10,189b für Sfrkr. (nfr. erst: bourbonn. 1521), Lv, Rn, Pans., Br/S.

reva (de) f.S. „Abgabe (auf)" 67v25 *AB*.

* **revocar** tr.V. „widerrufen (eine Schenkung)". – P.Präs. *revocant* 4,8 *AA*.

rial Adj. „königlich" 59v11 (*cort r.*) *AA*;
m.S. „Goldstück" 47v18 *AA*; – Pl. *rials* 3,5; 26v23; 35v6 etc. *AA*, 105v3 *AC*. – Cf. *coronat*.

* **rompre** tr.V. „(einen Vertrag) widerrufen" 47v6 (*r. l'acapte*) *AA*. – Bed. fehlt FEW 10,566b für aokz. (nur fr. *rompre* une amitié etc. ‚rendre nul' (seit Oresme)); Erstbeleg für glr.: Codi A, cf. lex. Teil.

sabatier „Schuster" 20v32 (*Gir. Bacon*); 43v16 (*P. Boysson*; < *sabaterius* 1400, U. § G 32, Z. 2) *AA*, 65v3 (*Gil. de Montison*; < *sabbaterius* 1406, U. § K 19, Z. 3) *AB*, 73,21 (*Gabriel de Nantes*) *AC*. – Cf. FEW 21,536a.

saber tr.V. „wissen, erfahren" 21v15' *P.*
Verb.: **so es saber** „das heißt" 5,10; 19v21; 20,22 etc. *AA*. – Das Syntagma fehlt FEW 11,194b (apr. *assaber* (Tarn 1391, RLR 42,216)); die Stelle im TH stützt die Lesart

arouerg. *so es ssaber* (ca. 1330, Pseudo-Turpin, Lv 7,402), zu der Lv ib.: ‚Haltbar? Oder cor. *so es [a]ssaber* ?‘.

sac m.S. „(Leinen-) Sack“ 5,13’ *AB*.

saentras Adv. „verstorben, selig“ 4v25; 27v29; 34,27 etc. *AA*, 15v18 *AB*, *santras* 73v27 *AC*. – Cf. FEW 4,748b – mit der fraglichen Def. ‚ci-devant, naguère‘, also ‚anwesend; vergangen‘ (im TH übersetzt *s.* mlt. *quondam*) – und M (2,1026 s.v. *tras*) *çai-entras* ‚ci-derrière, par le passé, naguère‘, d.h. neutraler als FEW ‚vergangen‘.

sagell m.S. „Siegel“ 58,21f *AA*.
Verb.: SAGELL PENDENT „Hängesiegel“ 45,5; 57v9f; 58v10 etc. *AA*. – Das Syntagma – ein Fachbegriff der Siegelkunde im frz. – fehlt FEW 11,594a für glr., Lv 7,416–8, Rn 5,132, Pans, Br/S.

sagellar tr.V. „siegeln“. – P.Perf. f. *sagellada* 58,21; 58v21 *AA*.

sala f.S. „Wohnung (?)“ 39,14 *AA*. – Cf. FEW 17,8b.

SALVAGARDA f.S. „Schirmherrschaft, Schutz“ 57v28 (*protection e s.*); 58v7 (*id.*) *AA*. – Fehlt FEW 11,129b für aokz. (fr. erst 17. Jh.: nfr. *sauvegarde* f. ‚ce qui sert de garantie, de défensive contre un danger qu’on redoute‘ (seit Sev, Li; Fer)); TH erster Or.beleg zu apr. *salvagarda* (14./15. Jh., cp. 1620, Stat.Prov., Rn 3,429), alang. (1241, cp. 1665/70, Doat, Rn 5,312 s.v. *protection*; 1294, id., ib., Rn 3,429); Pans erwähnt *salvagarda* (1417) als ‚sauvegarde‘, in dem dazu von ihm zit. Beleg ist aber *arrest e s.* mit ‚Beschlagnahme‘ zu übersetzen. – Cf. *protection*.

* **salvant** Verb.Adj. „unter Wahrung (einer Vertragsbestimmung)“ 41,22; 37; 41v15 etc. *AA*.

sant cf. *Sant Sperit*, *Sant Miquel* etc.

sartre m.S. „Flickschneider“ 50v30 (*G.Bermon*) *AA*. – Cf. FEW 11,236b.

savi Adj. „gelehrt (in der Anrede)“; – Pl. *savis* 1,5 *AA*. – Cf. *home*.

savi en drech m.S. „studierter Jurist (in der Verwaltung etc.)“ 8v7 (*P.de Claus, Valencia*; < *jurisperitus* 1380, U. §B 13, Z. 3); 10,17 (*P.Garin*); 14,4 (*id.*; < *id.* 1307, U. §C 9, Z. 7); 19,12 (*Primarc Mirapeys*); 29,31f (*J.de Quinsac*; < *id.* 1326, U. §E 36, Z. 5) *AA*. – Fehlt FEW 3,89a/b (s.v. DIRECTUS); 11,202b für aokz. (afr. *sage hom de loi* ‚jurisconsolte‘ (ca. 1280), s.v. SAPIDUS); cf. aber apr. *savi en drech* (1366, Pans), alang. *savi en dreg* (1343, Frères Bonis, Lv 2,297). – Cf. *jurista*, *lisensiat*.

sebelir tr.V. „begraben“ 57,20 *AA*; – P.Perf. *sebelit* 58,12 (*soterrat o s.*) *AA*.

* **sedulla** f.S. „Schuldschein“; – Pl. *sedullas* 73v5 *AC*. – Graphie fehlt FEW 11,296a (cf. lex. Teil); Erstbeleg zu FEW: Pans 1381.

segon Adj. „(Ordnungszahl) zweiter“ 20v11; 28,3 *AA*; – f. *segona* 21,7 *AA*, *segonna* 19,26; 39v9 *AA*.

SEGUEN Adj. „aufeinanderfolgend“; – Pl. *seguens* 23v27 *AA*, 52, 231. *M*;
Adv. „gemäß, nach“, *seguent* 103,3 *AC*. – Beide Verwendungen fehlen FEW 11,491a/b (apr. *seguen* adv. ‚après‘ (Provence 13.jh.), Lv 7,522, Rn, Pans, Br/S; die Bed. ‚gemäß‘ von *seguent* lehnt sich u.U. an synonymes *segon* an (cf. Lv 7,515f)).

seguir tr.V. „folgen". – Präs. 3, *sec* 7v24 (*com si s.*) *AA*; – 6, *segon* 66v12 (*si s.*) *AB*; „nachfolgen". – P.Perf. f. *seguida* 2,3; 33,44 *AA*; – Pl.f. *seguidas* 28v33 *AA*. Verb.: *s'en sec* „nachfolgen, sich anschließen (räuml.)" 66,3 *AB*; – *s'en segon* 16,8; 32 *AB*. – Cf. *subseguir*.

seisanta „(Grundzahl) 60" 69,16 *AB*, *sexanta* 30v13 *AC*.

seysen Adj. „(Ordnungszahl) sechster"; – f. *seysena* 21,17 *AA*.

semblant Adj. „ähnlich" 66,32 *AB*; – f. *semblant* 2,10 (*una autra s. carta*); 8,17 (*id.*) *AA*.

semblantmens Adv. „gleichermaßen" 19,30; 22,27; 43,12 etc. *AA*, *semblantment* 28v32 *AA*. – Adv. fehlt FEW 11,624a für aokz.; cf. aber Lv 7,547, Rn 5,190, Pans (s.v. *semblant*).

sementeri m.S. „Friedhof" 57,20; 57v6 *AA*. – Cf. FEW 2/I,834b.

sen m.S. „Ehrentitel (in der Anrede)" 1,6; 7; 2,2 etc. *AA*, 5v9; 11; 14 etc. *AB*, 17,2; 15; 17 etc. *AC*. – Cf. *mossen*, *senhor*.

* **SENHAL** m.S. „Notarssignet" 4,17 *AA*;
„Kennzeichen (der Urkunden/Paragraphen des THESAUR)" 1,26; 1v6; 12 etc. *AA*. – Bed. ‚Signet' fehlt FEW 11,598b für glr. (nur ‚Siegel'), Lv 7,573 (‚Unterschrift'), Rn 5,227; vgl. aber aokz. *senhet* ‚Notarssignet' (Lv 7,578).

* **SENHAR** tr.V. „eine Urkunde mit einem Notarssignet unterzeichnen, notariell beglaubigen". – P.Perf. *senhat* 2,16; 22v28 *AA*, 68,5; 69,15 *AB*, 73v7 *AC*; – f. *senhada* 1v4; 9; 15 etc. *AA*, 5v18; 15v1; 7 etc. *AB*, 72v17 *AC*, *senha* 11v1; 15v23; 62,15 *AB*; – Pl. *senhatz* 3v16; 4v27; 19,17 etc. *AA*; – Pl.f. *senhadas* 2v26; 20v16; 25,6f etc. *AA*, *senhados* 73v6 *AC*;
„mit einem Zeichen versehen (Urkunden/Paragraphen des THESAUR)". – P.Perf. *senhat* 1,15; 18; 2v15 etc. *AA*, 62,1 *AB*, 16v28; 17,13; 31v5 etc. *AC*; – f. *senhada* 1,26; 1v6; 11 etc. *AA*, 5,13'; 5v17; 20 etc. *AB*, 30v4; 31,9 *AC*, *senha* 60v20; 74,6; *signada* 42,36 *AA*; – Pl.f. *senhadas* 1,13; 7,3; 13,3 etc. *AA*, *senhas* 98,2 *AC*. (Cf. *sinat* THESAUR-B 19v22 *AC*; lt. *signatum* 102v11 *AC*). – Bed. ‚signieren' fehlt FEW 11,600a (&601a) für glr. (‚unterzeichnen' nur adauph. *segnier* ‚apposer sa signature à' (1340); Erstbeleg dazu: Manosque 131), cf. lex. Teil. – Cf. *designar*, *sota senhar*, *sub senhar*.

senhor m.S. „Herr (Ehrentitel für die Rektoren des Spitals etc.)". – Pl. *senhors* 24,20 *AA*, *senhos (rectors)* 24,6; 11; 26,25 *AA*. – Cf. *mossen*, *sen*;
„Stadtherr" 50,24f *AA*, 72,18; 104v9 *AC*.
Verb.: **SENHER EN PART** „Stadtherr (zusammen mit anderen)" 22v4 *AA*;
senhor e vesconte de Masselha „Vicomte von Marseille" 57,11f; 58v2f; 6 *AA*. – Cf. *Albanha*, *Gardana*, *Gemenos*, *Ginhac*;
„Verpächter in einem Erbpachtvertrag". –
Verb.: ***MAIOR SENHOR** „id." 27v16; 47,29f; 50v12f *AA*. – Syntagma *s. en part* fehlt FEW 11,449a, Lv 7,579–82, Rn 5,201, Pans; cf. apr. *senher en part del dit castel* (1331, MeyerTeralh 25,116), *senheur en part* (1330, ib. 4v37); das Syntagma *maior s.* fehlt ebenfalls FEW 11,449a für glr., Rn 5,201, Pans, Br/S, seine Bed. auch in Lv 7,582.

* **senhoria** f.S. „Verpächter (als jur. Person)"; – Pl. *senhorias* 21v28 *AA*.
Verb.: MAIOR SENHORIA „Anrechte des Verpächters auf ein Pachtgut, Pachtherrschaft" 3,6; 9v12; 10,21 etc. *AA*, 16,3; 15; 62,11 etc. *AB*. – Grund- (und nicht lehns-) rechtliche Bed. fehlt FEW 11,450b/451a; Syntagma *m. s.* fehlt ib., Lv 7,586f, Rn, Pans, Br/S.. – Cf. *dominion*.

sens Präp. „ohne" 7v20; 8v24; 30 etc. *AA*.

sens, *sensa*, *sensals* cf. *cens*, *censa*, *censal*.

* **sententia** f.S. „Urteilsspruch" 2,21; 27; 5,2 etc. *AA*, *sentencia* 64v27 *AB*, 21v28" *P*, *sentensia* 102v8 *AC*, *sentenssia* 31,23; 28; 103,4 etc. *AC*; – Pl. *sententias* 3,26 *AA*, *sentencias* 16v14 *AB*.
Verb.: SENTENTIA ARBITRARIA „Schiedsgerichtsurteil" 34v11 *AA*;
SENTENCIA COMPROMISSARIA „id." 33,2 *AA*, 69v8; 13 (gestrichen) *AB'*;
sentenssia definitiva „Urteilsspruch (oder: Urteil einer Berufungsinstanz ?)" 102v7 *AC*. – Keines der drei Syntagmen wurde FEW 11,465 (zu *sententia*) aufgenommen; *s. arbitraria* fehlt ib. 25,87a (nur späteres *scentensia albitrayra* ‚sentence d'un juge' (Millau 1474 ...)), Lv; Rn zitiert kopialen Beleg (1553), cf. lex. Teil.; *definitieu* fehlt FEW 3,30 s.v. DEFINITIVUS für Sfrkr., vgl. aber andere Belege im lex. Teil. – Cf. *cartolari*, *soma*.

septembre m.S. „September" 8,14; 19; 9v3 etc. *AA*, *setembre* 5v14; 19; 63v3 etc. *AB*, *setenbre* 30v6; 31,7; 31v5 etc. *AC*.

* SERVIL Adj. „mit einer Abgabe belastet" 67,31; 68,22 *AB*; – f. *servil* 49v32 *AA*; – Pl.f. *servils* 24,7 *AA*. – Bed. fehlt FEW 11,535b für aokz. (apr. *obra servil* ‚travaux manuels (t. religieux)' (ca. 1350)), Lv 7,620, Rn 5,211 (cf. lex. Teil), Pans, Br/S.

* **servir** tr.V. „eine Abgabe zahlen, schulden" 50v19 *AA*. – Präs. 3, *serv* 21v27; 28,20; 35,16 etc. *AA*, 24,26; 28; 30 etc. *AB*, 99v4; 20; 100,9 etc. *AC*, *ser* 28,2; 41v24 *AA*, *serve* 72,17 *AC*, *sev* 104,9 *AC*; – 6, *servon* 51v31; 36 *AA*, 66v22 *AB*, 102v26; 105,11 *AC*. – Imp. 3, *servia* 3,6; 9v12; 15,31 etc. *AA*, 62v5; 27; 66v16 etc. *AB*, 73,22; 99v20 *AC*; – 6, *servian* 8v15; 27v26 *AA*, 67v15 *AB*. – Konj.Imp. 3, *servis* 73,25; 28; 30 etc. *AC*. – Perf. 1, *servi* 41,7 *AA*; – 3, *servit* 104v3 *AC*. – P.Präs. *servent* 72v7 *AC*. – Cf. *malservir*.

* **servissi** m.S. „Pachtzinsbelastung" 61,3 (*a s.*) *AC*;
„(Hospitals-) Dienst", *servisi* 35,14; 43v9 *AA*.

* **servitut** f.S. „Pachtzinsbelastung" 23,20; 26v7 *AA*. – Pachtzinsrechtl. Bed. fehlt FEW 11,547b für aokz.; cf. aber lex. Teil. – Cf. *franc*.

set „(Grundzahl) 7" 62,23; 67v20; 68v25 etc. *AB*, 17,9; 31v4; 100v17 etc. *AC*, *sept* 53v19; 22 *AC*.

setanta „(Grundzahl) 70" 69,23 *AB*.

setembre, *setenbre* cf. *septembre*.

sexanta cf. *seisanta*.

sezen m.S. „(Ordnungszahl) Sechstel"; – Pl. *sezens* 73,19 *AC*.

si Konj. „wenn" 57v4 *AA*, 5v15; 63,27 *AB*;
unverb. Refl.pron. „sich" 2,26; 19,14; 18 etc. *AA*;
verb. Refl.pron. „sich" 7v24; 9,29; 14v21 etc. *AA*, 22v2l.; 11l. *M*, *sy* 31,10; 53v22 *AC*; – Obl. *si* 35,13; 28 *AA*, *sy* 17,2 *AC*.

siey „(Grundzahl) 6" 67v21 *AB*. – Graphie fehlt FEW 11,554a (neben *seis*, *sieys*, *cieis*), aber Lv 7,532 etc.

sieu unverb. Poss.pron. „sein, ihr" 7v14; 8v23; 30 etc. *AA*, 16v4; 62,9; 66,32 *AB*, 72,15; 99v3 *AC*; – f. *sieua* 1,3; 4,16; 4v27 etc. *AA*, 15v29; 16,2; 15 etc. *AB*, 72,9 *AC*; – Pl. *sieus* 30,13 *AA*, 67v30 *AB*. – Cf. *lur*, *son*;
m.S. „sein Eigentum" 61,15; 123v5 *AC*.

sieutat cf. *cieutat*.

signar cf. *senhar*.

SIGNASSION f.S. „Weihe (einer Kapelle)" 105v22 *AC*. – Ablt. fehlt in dieser Bed. FEW 11,602 für glr., Lv 7,578; 656, Rn, Pans, Br/S. – Cf. *senhar*.

sinc „(Grundzahl) 5" 17,9; 72,5; 6 etc. *AC*.

sinquen Adj. „(Ordnungszahl) fünfte"; – f. *sinquena* 21,14 *AA*.

situs (lt.) Adj. „gelegen"; – f. *sita* 60v12 *AC*. – Cf. *assituat*.

so Dem.pron. „das" 5,10; 19v21; 20,22 etc. *AA*, 17,9 (*so es*); 73,16 (*so es so que*); 105,2 (*so es*) *AC*, 44,25l.; 26l. *M*. – Cf. *per*, *saber*.

sobre Präp. „über, auf (übertr.)" 9,16; 14,26; 23v18 etc. *AA*, 30v11; 19; 72v20 etc. *AC*;
„oberhalb von" 36v24 *AA*;
„weiter oben" 67,34 *AB*, 31,16 *AC*.

* **sobrecensa** f.S. „Zinsaufschlag (auf einen bestehenden Zins)" 64v2 *AB*. – Zu apr. *sobrecensa* f. ‚surcens' (1366, Pans, FEW 2,582b) cf. lex. Teil.

sobredich cf. *dire*.

sobre escrich m.S. „Rückseitenvermerk (einer Urkunde)" 60,20; 103,16 *AC*. – Fehlt FEW 11,334b für glr. (mfr. *surescript* m. ‚titre' ChrPis); cf. aber agask. *suberescriut* ‚Aufschrift, Adresse' (1484, Délib. Bayonne, Lv 7,708a).

sobre escrieure tr.V. „auf der Rückseite (einer Urkunde) niederschreiben". – P.Perf. *sobrescrich* 2v15 *AA*; – f. *sobre scricha* 1v6; 11; 16 etc. *AA*, *desobre scricha* 1,25 *AA*. –

solamens Adv. „nur". -
Verb.: *tant solamens* „(so lange und) nicht mehr" 26,19 *AA*, *solament* 15v27 *AB*.

solet Adj. „einzeln"; – f. *soleta* 28v23 (*s. per si*) *AA*.

* **SOMA** m.S. „Gerichtsurteil". -
Verb.: **somma albitral** „Schiedsgerichtsurteil" 37v6 *AC*;
„(Geld-) Summe" 69,27 (*maior s. de redairages*) *AB*, *summa* 104v7 *AC*. – Bed. ‚Urteil' fehlt FEW 12,424b/426a für glr., Lv 7,800f, Rn 5,260, Pans, Br/S.

somar tr.V. „eine Summe ergeben (von)". – Präs. 6, *soman* 20v19 *AA*, 63v5 *AB*.

son verb. Poss.pron. „sein, ihr" 1,10 (*s. testamens*); 2v25; 4,17 etc. *AA*, 11v6; 15v20; 16v20 etc. *AB*, *sun* 30v11; 73,14 *AC*; f. *sa* 7v7; 9,6 (bis) etc. *AA*, 11v5; 15v19; 21 etc. *AA*. – Pl. *sos* 2,3; 2v25; 3v2 etc. *AA*, 15v19; 63,25; 65,29 etc. *AB*, 31,12 *AC*; – Pl.f. *sas* 5,26; 27 *AA*. – Cf. *lur, sieu*.

soplicassion f.S. „Gesuch, Bitte". – Pl. *soplicassions* 74,1 *AC*. – Graphie fehlt FEW 12,449a (apr. *supplicacion* (13.jh.–1462, ...), *soplicacion* (1372, Pans), *soplecassion* (1372, Pans)).

sorre f.S. „(leibl.) Schwester" 4v27; 10,5; 11,18 etc. *AA*, 15v27; 29 *AB*; „(Ordens- oder Laien-) Schwester, Nonne" 11,11; 26, 17; 50,4 etc. *AA*; – Pl. *sorres* 58,13 (*frayres e s.*) *AA*. – Bed. ‚Nonne' fehlt FEW 12,116b für aokz. (fr. *soeur* ‚nonne, religieuse' (seit 13.jh.)), vgl. aber z.B. Rn 5,267.

sos Präp. „unterhalb von" 64v11 *AB*, *soutz* 17,15r.; 22,24r. *X*; „unter (übertr.)" 27,6; 24; 53,4 etc. *AA*, 15v16; 16,2 *AB*; Verb.: *sos de* „unter, für (übertr.)" 104,2 *AC*.

SOS ESCRIEURE tr.V. „(Urkunde) niederschreiben". – P.Perf. *sotz scrich* 4v12 *AA*, *sos escrich* 64,27 *AB*; – f. *sotz scricha* 2,12; 4v20; 5,4f etc. *AA*, *sotscricha* 4v5 *AA*, *soscricha* 40,25; 41,10; 24 *AA*, *sos escricha* 5v7; 18; 11v1 etc. *AB*; – Pl. *sotz scrichs* 4v27 *AA*; – f. *soscrichas* 40v21 *AA*; „im folgenden aufführen, aufzählen". – P. Perf. Pl.f. *sos escrichas* 65,16; 66v6 *AB*, *sos escricha* 63v5 *AB*. – Beide Bedeutungen fehlen FEW 12,351b für glr. (nur ‚unterschreiben'), Lv 7,854, Rn 3,160 (‚unterschreiben'), Br/S; für die erste Bed. ist TH Erstbeleg zu Pans *sotescrieure* ‚recopier; souscrire' (1427). – Cf. *escrieure*.

* **sosmetre** tr.V. „(einer Zinspflicht) unterwerfen". – P.Perf. f. *sosmesa (a la maior senhoria)* 47v16; 48v34 *AA*; „(einer Strafe) unterwerfen". – P.Perf. *sosmes* 59v8 *AA*. – Beide Verwendungen fehlen FEW 12,345b (nur allg. apr. *sobmetre* v.a. ‚subordonner' (ca. 1380)), Lv 7,85 (‚hinablassen; anstiften; (refl.) einwilligen'), Rn 4,229 (wie FEW).

sota Präp. „unterhalb von, unter" 22,25; 57,20; 58,14 *AA*, 69,28 *AB*, 17,16; 31v21; 102,33 *AC*; „unter (übertr.)" *sotas* 64v11l. *O*. – *Sotas* fehlt FEW 12,372 (neben *sota*), Lv 7,848; 852.

* **sota senhar** tr.V. „unterzeichnen". – P.Perf. f. *sota senhada* 31v21 *AC*. – Fehlt FEW 11,602a (apr. *sotsiniar* (1483, Pans)), Lv 7,858. – Cf. *senhar*.

soteyran Adj. cf. *Cavallaria Soteyrana*.

soterrar tr.V. „begraben". – P.Perf. *soterrat* 58,12 (*s. o sebelit*) *AA*.

sotscrich, *sotzscrich* cf. *sosescrieure*.

* **sout** m.S. „Bezahlung, Ausgleichszahlung" 27v23; 29,2 *AA*. – Cf. *donar (en sout e en paga)*; „Schilling (Münze und Verrechnungsgeld zu zwölf Denaren)" 62,28 *AB*, *solt* 63,10; 64,7; 65,24 *AB*; – Pl. *soutz* 48v7 *AA*, *sous* 100v15; 28; 101,15 etc. *AC*, *sols* 15v26; 16,4; 67v15 etc. *AB*. – M.Subst. und Syntagma *donar en s. e en paga* fehlen FEW

12,81a (apr. *solta* (13.–15.jh.), *souta* (1460, Pans), abéarn. *soute*, *en soute* ,en remboursement'); vgl. aber Lv 7,792, Rn 5,249, Pans (lex. Teil).

sc-, *sp-*, *st-* cf. *esc-*, *esp-*, *est-*.

subseguit Verb.adj. „nachfolgend (räuml.)"; – f. *subseguida* 34v27 *AA*. – Adj. fehlt FEW 12,352b für aokz. (s.v. SUBSEQUI), cf. aber Lv 7,869 (*subseguen*), Rn 5,183 (*subsequitz*, aber dazu Lv ib.). – Cf. *seguir*.

* **SUB SENHAR** tr.V. „unterzeichnen". – P.Präs. Pl. *sub senhans* 73v10 *AC*. – Erstbeleg für glr. zu FEW 11,602a apr. *soubsignar* (1542, PansS), mfr. (seit 1538); fehlt Lv 7,869, Rn, Br/S. Cf. *senhar*.

substentation f.S. „Unterhalt, Ernährung" 24,10 *AA*. – Graphie mit restituiertem *-b-* fehlt FEW 12,476a für aokz. (apr. *sustentacio*), Lv 7,869, Rn 3,210, Pans, Br/S.

* **substituir** tr.V. „zum Nacherben nach dem Tod eines Nießbrauchers einsetzen". – Perf. 3, *substitui* 3v23 (*s. heres*); 4,14; 21 etc. *AA*, *substetui* 5v16 *AB*;
„zum (bedingten) Nacherben einsetzen (bei kinderlosem Tod des Vorerben)". – Perf. 3, *substitui* 7v21; 8v24; 31 *AA*, *substetui* 5v16 *AB*. – P.Perf. *substituit* 21,36 *AA*. – Erstbeleg zu FEW 12,360a (1363, Pans): Codi A (cf. lex. Teil).

* **substitut** m.S. „angestellter Notar, Notargehilfe (ohne eigenes Signet)" 13,24 *AA*;
„Vertreter eines Notars" 41,3 *AA*. – Bedeutungen fehlen FEW 12,360a für glr. (nur Belege aus Pansier: ,substitué', cf. lex. Teil), Lv 7,870, Rn 3,214, Br/S.

* **substitution** f.S. „Einsetzung eines Nacherben"; – Pl. *substitutions* 10,12 *AA*;
„Einsetzung in eine Vollmacht (zur Zinseinnahme)", *sustitution* 102v10 *AC*. – *Erb*rechtl. Bed. fehlt FEW 12,360b (,Nachfolgeregelung (i.a.)'); zum Erstbeleg in Codi A (FEW ib.: adauph. *sub(s)stitucion* S, apr. *sustitussion* (1371, Pans), *substitution* (1412, Pans)) cf. lex. Teil.

SUBVENIR intr.V. „unterstützen, beisteuern" 58,4; 18; 59,23 *AA*. – Erstbeleg zu FEW 12,377b für aokz. (apr. *sovenir* v.a. ,secourir', ,fournir' (Manosque 1463, MeyerDoc.), Pans (*sovenir* ,subvenir' (1466)); fehlt Lv 7,870, Rn, Br/S.

suegra f.S. „Schwiegermutter" 9,26 *AA*.

suegre m.S. „Schwiegervater" 16v30 *AC*.

SUELHA f.S. „ebenes Grundstück" 50,20 (*s. vo casal*); 51,26 *AA*. – Wohl als Erstbeleg zu lat. SOLEA (FEW 12,40b: daupha. *swẅęł* ,surface plane, aire; ...') und nicht zu gut belegtem, aber semantisch unpassenden SOLIUM > apr. *sueylla* ,cloaque' (mars. 1319), *sueilla* (Toulon 1442), *suelho* ,dépôt pour les ordures' (Vence 1536, MeyerDoc) (FEW 12,61b; 508b; cf. Lv 7,786 (*solha*), PansS (*suelha* ,porcherie' (1482)).

sufficient Adj. „genügend"; – f. *sufficient* 14,28; 14v20 *AA*;
Adv. „id." 45v27 (*s. mouta*) *AA*.

sun cf. *son*.

surgian m.S. „Arzt (mit Erfahrung in Knochenbehandlung); Feldscher" 25,11 (*Raholin*; < *syrurgicus* 1314, U. § E 1, Z. 8; II Z. 1) *AA*. – Cf. *mege*.

sus Präp. „oberhalb von, auf" 44,30 *AA*, 73,27; 104,13l.; 16 *AC*, 61,18 *AB"*;
„über (übertr.)" 15,29; 32v24 *AA*, 64v2; 4; 67v25 etc. *AB*, 69v9 *AB'*, 13v20l. *N*, 15,27r. *X*;
„unter (übertr.)" 104,6 (*sus l'an*) *AC*, 8,11' *P*.

sus dich cf. *dire*.

tal Adj. -
Verb.: **per tal** „deswegen" 19v27; 26v5f; 18 etc. *AA*;
Dem.pron. „solcher" 2,13 *AA*.

* TALHAR tr.V. „einschneiden (zur Entwertung einer Urkunde)". – P.Perf. f. *talhada* 15,20 (*clausula t.*); 29v23 (**carta t.*); 36,15 *AA*. – Bed. fehlt FEW 13/I,39b/40a für glr., Lv 8,36–8, Rn 3,4; TH Erstbeleg zu MeyerDoc. (1476), Pans (‚cisailler une pièce fausse' (s.d.)), cf. lex. Teil.

tant Adj. „so viel, so lange" 26,19 (*t. solamens*); 41,33; 41v12 *AA*;
Adv. „ebensosehr (wie)" 5,25; 42,17 *AA*, 72,25f *AC*. – Cf. *coma*, *quant*.

tantost Adv. „alsbald" 24,19; 29v1; 41,35 etc. *AA*.

taula f.S. „Tafel, Mahlzeit". -
Verb.: TAULA DELS PAURES ‚Armenspeisung' 15,28 *AA*, *table des poures* 15,26r. *X*. – Syntagma fehlt FEW 13/I,20b für aokz. (fr. *table des pauvres* ‚bureau de bienfaisance' (1515–1641, Hav)), Lv 8,78, Rn 5,307f, Pans, Br/S.

* **taulier** m.S. „Gerichtshof". -
Verb.: *taulier de lo viguier* „Gerichtshof unter unmittelbarer Aufsicht des Statthalters des Grafen der Provence" 69v6 (*notari del t.*) *AB*;
taulier de Sant Loys „eines der beiden Gemeindegerichte in Marseille" 73v12 (*juge del t.*) *AC*. – Bed. fehlt FEW 13/I,16a (apr. *taulier* ‚bureau, greffe (Albi 14.jh.), ‚registre, livre de comptes' (dauph. 1503), s.v. TABULA); vgl. aber lex. Teil.

* **taxation** f.S. „gerichtliche Schätzung (des Wertes von Abgaben)" 102v9 (*t. de despensos*) *AC*.

tela f.S. „Leinwand" 1,14 *AA*.

temps m.S. „Zeit, Zeitraum" 42v21 (*t. dels usuffrucs*) *AA*, 44, 26'l. *M*.
Verb.: **mals temps** (Pl.) „Not, schlechte Zeiten" 24,5 *AA*;
„Zeitpunkt, Datum" 14,9" *P*. – Cf. FEW 13/I,187a (apr. *mal temps* ‚malheur'), Lv 8,127.

tenchurie m.S. „Färber" 72,8 (*J.de Arcule*; < *tenturerius* 1460, U. § E 57, Z. 22) *AC*. – Graphie für aokz. zu ergänzen in FEW 13/I,338b (apr. nur *tenchurier*, *tenturier*, aber: pr. *tenchuriè*).

tenent Verb.adj. „(aneinander) angrenzend" 72v13 (*costa e t.*) *AC*; – Pl. *tenens* 24v1; 65,20; 65v4 etc. *AB*.
Verb.: ENSEMPS TENENT „id." 19v16 *AA*, *empsens t.* 102,18 *AC*; – Pl. *ensemps tenentz* 25v15; 26v17; 36,30 etc. *AA*, *ensens tenens* 102v4 *AC*. – Verb.adj. fehlt FEW 13/I,217b für aokz., Rn 5,332f, cf. aber Lv 8,143f (Nr. 4 & 7), Pans (1335); Verbindung *e. t.* fehlt FEW, Lv, Rn, Pans, Br/S ib.

tenir tr.V. „besitzen". – Präs. 3, *ten* 22v17l. *M*. – Perf. 3, *tenc* 23,11. *M*;
„(als Pächter) besitzen" 16,2 (*t. sos la maior senhoria*); 14 (*id.*) *AB*. – Präs. 3, *ten* 14v30; 32,23; 32v5 etc. *AA*, 16,10; 17; 23 etc. *AB*, 17,8; 72,3; 17 etc. *AC*, *to o* (< *ten o*) 66,9 *AB*; – 6, *tenun* 73,17 *AC*. – Imp. 3, *tenia* 27,6 (*t. sotz la m. senhoria*); 24 *AA*, 66,7 (*t. a loguier*) *AB*, 60v11 (*t. e possezia*) *AC*;
„verpflichtet sein". – P.Perf. *tengut* 9,7; 10,28; 13,28 etc. *AA*, 63,24; 66,30; 67,7 etc. *AB*; – Pl. *tengus* 67,8 *AB*;
„befolgen (Gesetz)" 59v7; 17 *AA*;
„führen (nach) (Weg)". – Perf. 3, *tenc* 48,6; 15; 33 etc. *AA*;
„liegen (an)". – Präs. 3, *ten* 17,17 (*t. lo canton*) *AC*.

tenir si refl.V. „(einer Zinsverpflichtung) unterworfen sein" 35,28 (*si t. sotz la m. senhoria*). – Präs. 3, *si ten* ~ 53,4 *AA*.

terra f.S. „Grundstück" 3,7; 9v13; 13,9 etc. *AA*, 16,3; 15; 16v6 etc. *AB*, 16v23; 17,3; 72,2 etc. *AC*, *terre* 13,6r.; 20,29r.; 21,15r. etc. *X*; – *terras* 13,15 *AA*, 72v4 *AC*, *terres* 13,12r. *X*.

terrador m.S. „Gebiet" 13,16; 21v20; 26 etc. *AA*, 66,1 *AB*, 17,11; 60v12; 74,9 etc. *AC*, *terredor* 16v24 *AC*, *terradar* (ergänzt aus *terrada*) 61,10 *AC*; – Pl. *terrados* 105v19 *AC*. – Cf. FEW 13/I,263b.

* **ters** Adj. „drittel"; – f. *tersa* 3v23; 19,29; 19v8 etc. *AA*, 67,24 *AB*;
„dritter" 59,8 *AA*;
m.S. „Drittel" 28,3; 45,9; 59v10 etc. *AA*, 100v4 *AC*;
„Abgabe von einem Drittel des Ertrages als Pacht" 45,9 *AA*. – Cf. *franc*.

tersia f.S. „dritte Stunde (nach Sonnenaufgang)" 70,14 *AB*'''. – Form fehlt in dieser Bed. FEW 13/I,267a für aokz. (afr.mfr. *tierce* f. ‚id.' (1119 ...)); vgl. aber Lv 8,175, Rn 5,411, Pans (*tercia*).

testa f.S. „Kopf; Stirnseite".
Verb.: PER TESTA „an der Stirnseite" 65v18; 28 *AB*. – Syntagma fehlt FEW 13/I,276a/b, Lv 8,206f, Rn 5,355f, Pans, Br/S.

* **testador** m.S. „Erblasser" 17,26 *AC*.

* **testayris** f.S. „Erblasserin" 15,13 *AA*.

* **testament** m.S. „Testament" 1,21; 1v16; 19 etc. *AA*, 5v8f; 14; 15v3 etc. *AB*, 17,20; 30v3; 31,10 etc. *AC*, 7v17l. *M*, 13v14l.; 29l.; 14v13l. etc. *O*, 1,20r.; 2,1r.; 2v17r. etc. *X*, *testement* 3,17r.; 4,1r.; 4v1r. etc. *X*, *testamen* 69v14l. *Y*; – Pl. *testamens* 1,10 *AA*, 66v4; 9 *AB*. – Zu FEW 13/I,283a (apr. *testamen* (1352–15e s.) vgl. als Erstbeleg arouerg. *testaments* (1143, Br 41,14).

testimoni m.S. „Zeuge". – Pl. *testimonis* 73v14 *AC*. – Cf. FEW 13/I,286a, Lv 8,209, Rn 5,357, Br/S (s.v.), Manosque 27; 125.

testolier m.S. „Acker ohne künstliche Bewässerungsmöglichkeiten" 62,18 (*terra ambe t.*) *AB*. – Cf. FEW 13/I,287b s.v. TESTU- ‚Schüssel'.

THESAUR m.S. „(Name des Urkundeninventars)" 1,8 *AA*. – Zugrundeliegende Bed. ‚Urkundenschatz' fehlt FEW 13/I,310b für aokz., Lv 8,219f, Rn 2,146, Pans, Br/S;

sieht man in *lo thesaur del hospital* ... auch den Kollektiv-, nicht nur den Eigennamen, wäre TH der Erstbeleg des Wortes für glr. zu fr. *trésor* (...), ensemble des archives, titres, papiers d'une seigneurie, d'une communauté' (Cotgr 1611–Ac 1935; ,vx' DG, FEW ib.).

tocar intr.V. „zustehen". – Präs. 3, *toqua* 73,16 *AC*. – P.Präs. *tocant* 73,19 *AC*.

tocant Verb.adj. „betreffend" 37v19 *AC*, *toquant* 47,4 *AA*. – Cf. FEW 13/II,11a, sowie apr. *t.* ,id.' (1442, Digne, MeyerDoc 264). – Cf. *pertocar*.

* **TORFACH** m.S. „unrechte Tat"; – Pl. *torfachs* 2v25 *AA*, *tortfatz* 27,12 *AA*. – Fehlt FEW 13/II,87a für aokz. (afr. *tortfait*, *torfait*), Lv, Rn, Pans, Br/S.

tornar intr.V. „zurückfallen an (Zins)". – Perf. 6, *torneron* 15v28 *AB*.

tort Adj. „gewunden". – Cf. *Carriera Torta*.

tortfatz cf. *torfach*.

Tossantz (Pl.) m.S. „Allerheiligen" 26,29 *AA*, *Tos Sans* 16,28; 24v3; 62,20 etc. *AB*.

tostemps Adv. „immer, ewig" 29,1 *AA*.

tot Adj. „ganz, all" 13,15; 19v25; 28,27 etc. *AA*, 68,2 *AB*, 61,15 *AC*, 10,25l. *N*; – f. *tota* 19,21; 19v22; 27 etc. *AA*; – Pl. *totz* („alle") 2v7; 4,8; 15 etc. *AA*, *tos* 15v19; 68,9 *AB*, 30v6; 31,17; 60,15 etc. *AC*, *tous* 70,2l. *Y*; – f. *totas* 1,9; 19v18; 26 etc. *AA*, 16,29 *AB*.
Verb.: **TOS-DOS** „(alle) beide" 31,6 *AC*;
TOS-TRES „alle drei" 26v22 *AA*;
Adv. „insgesamt, zusammen" 24,31; 62v8 *AB*;
m.S. „Ganzes".
Verb.: **al tot** „im ganzen" 25v32 *AA*. – *Tos-dos/-tres* fehlen FEW 13/II,124a/b, Lv 8,330–5, Rn 5,389–91, Pans.

* **traire** tr.V. „Urkunde aus der Breve eines anderen Notars erstellen". – P.Perf. f. *tracha* 2,4; 3,24; 3v2 etc. *AA*, 5v12f; 15v15; 16v2 etc. *AB*; – Pl.f. *trachas* 25,6 *AA*. – Bed. fehlt FEW 13/II,177a/187b s.v. TRAHERE; vgl. aber lex. Teil. – Cf. *estraire*.

* **TRANSACTION** f.S. „wechselseitige Abmachung" (verbunden mit einer Zahlung) 4v15; 7v24; 26 etc. *AA*, 67v4; 69,13 *AB*, 17v1l. *X*, *transhaction* 7v25r. *X*, *tranzaction* 29v25r. *X*, *tranzation* 37,8 *AC*, *transation* 70,11l. *Y*, *transacion* 29v27l. *O*, *transatiom* 70,10 *AB'''*, *tranzassion* 102v9 (gestrichen) *AC*, 17v8 *AC''*, *traszassion* 17v1 *AC''*; – Pl. *transactions* 1,1 *AA*. (Cf. lt. *transactio* 67v1l. *AC*);
„schiedsrichterliches Urteil, Vergleich" 57v19f *AA*. – Zur Bed. ,Abmachung' zit. FEW 13/II,199b nur adauph. *transaccion* S (cf. aber lex. Teil); Bed. ,Vergleich' fehlt für glr. in FEW ib., Lv, Rn, Pans, Br/S.

* **TRANSLAT** m.S. „authentische Abschrift einer Papsturkunde, Vidimus" 57,26 (*vidimus vo t.*) *AA*. – Bed. fehlt FEW 13/II,202a (apr. *translat* ,copie d'un document' (1285, Pans), ... ,cahier, livre' Bonis), Lv 8,387f, Rn 2,177 (u.U. liegt ,Vidimus' zugrunde in alang. *X letras papals e II traslats* (1258, cp. 2. Hälfte 13. Jh., Cart. de Montpellier, Rn ib.)), Pans, Br/S.

transversa f.S. „Querweg" 50,24 *AA*, *traversa* 73,29 *AC*. – Cf. FEW 13/II,223a.

transversier Adj. „querliegend, quer verlaufend". -
Verb.: **camin transversier** „(Bezeichnung jedes nicht näher bezeichneten Querweges)" 20,26; 21,20; 25v15 *AA*, *camin traversier* 20,24l.; 21,20l; 25v13l. *O*, *chenin travercier* 21,20r. *X*;
m.S. „Querweg" 26,13 *AA*, *travercier* 20,23r. *X*. Cf. FEW 13/II,221a.

tras Präp. „hinter" 6v28 *AB*.

traszassion cf. *transaction*.

trenta „(Grundzahl) 30" 31v4; 72,5 *AC*.

tres „(Grundzahl) 3" 1,20; 19,17; 22v5 etc. *AA*, 16,29; 67v12; 69,23 etc. *AB*, 60,12; 73v7; 100,15 etc. *AC*, *tre* 37,28 *AC*.

* **trezen** Adj. „dreizehntel" 27,5 *AA*;
m.S. „Zwölfter, Abgabe des Käufers einer Utile an den Verpächter" 62v21 (*lausimes e t.*) *AB*; – Pl. *trezens* 16v32 (*per arayrages et per t.*) *AC*, *tresens* 68,20 (*lausimes e t.*) *AB*. – Abgabenrechtl. Bed. in FEW 13/II,234b unexakt (apr. *tregen* m. ‚sorte de contribution' (mars. 13.jh., RF 23,675), *trezen* (Provence 15.jh.)).

* **tribunal** m.S. „Gerichtshof" 103,9 *AC*. – Cf. FEW 13/II,255b (apr. *trebunal* ‚siège d'un juge' (1393, Pans); Pansier definiert denselben Beleg ‚tribunal'); Form *tribunal* fehlt in dieser Bed. FEW ib.; 256a für aokz. – Cf. *notari*.

tro (a) Präp. „bis (zu)" 9,9; 41,20; 41v12 etc. *AA*. – Cf. Pfister, Girart 711f. – Cf. *entro*.

* **tuador** m.S. „Vormund" 39,29; 31f; 35 *AA*. – Cf. *contutor*.

* **tuayris** f.S. „Vormund" (*mayre e t.*) 4v16f; 20v13; 21v11 etc. *AA*, 73v19 *AC*.

uchen m.S. „(Ordnungszahl) achter"; – f. *uchena* 45v17l. *M*.

huech „(Grundzahl) 8" 62,19; 68,6 (bis) *AB*.

huey Adv. „heute" 32,23; 32v5; 12 etc. *AA*, 20v5l.; 25,28' *AB*, *uey* 45,14 *AA*.

* **ufficial** m.S. „Richter am bischöflichen Gericht" 33,3 (< *licenciato* in *decretis, officiali Massilie* 1350, U. §F 6, Z. 4) *AA*. – Graphie fehlt FEW 7,334a (apr. *ofesial* Bonis, abéarn. *official* ‚juge ecclésiastique'); zu Belegen cf. lex. Teil.

un „(Grundzahl) 1", *hun* 69v23 *AB'*, *ung* 17,6; 30v6; 7 etc. *AC*;
m.S. „Einer" 31,6; 26; 74,3 etc. *AC*.

universal Adj. „Universal- (Erbe)" 68,9 (*heres u.*) *AB*; – Pl. *universals* 68,4 (*id.*) . – Zu FEW etc. cf. *heres*.

unt cf. *ont*.

usar *(de)* intr.V. „sich bedienen, verwalten" 42v20 *AA*.

* **usuffrucs** m.S. „Nießbrauch" 42v21 *AA*. – Form fehlt FEW 14,85b (apr. *usufrut* (1429, Pans; dazu Erstbeleg: Codi A, cf. lex. Teil)). – Cf. *fruc*.

* **usufructuaria** *(a sa vida)* f.S. „Nießbraucherin (auf Lebenszeit)“ 42v16f *AA*, *usufructuaris* 68,2 *AB*. – Form *usufructuaria* fehlt FEW 14,86a, Lv 8,553, Rn 3,403, Pans, Br/S; cf. lex. Teil.

utilitat f.S. „Nutzen“ 70,6 *(profiech e u.) AB*". – Fehlt FEW 14,89b für aokz.; cf. aber aokz. *u.* (Codi D, Rn 5,456), apr. *id.* (Manosque 47; 81 (*-tz*); 1368, Pans).

va cf. *anar.*

val f.S. „Tal“ 53v19; 99v25; 102,14 etc. *AC*.

vallat m.S. „Graben“ 53,17 *AA*, 65v29; 68v6 *AB*. – Cf. FEW 14,137a & insbes. 150a/b, Anm. 6.

veguier m.S. „gräfl. Statthalter in Marseille (1257–1480)“ 69v7 *AB*.

venda f.S. „Verkauf“ 19,20l.; 19v34l.; 20,4l. etc. *N*.

* **vendedor** m.S. „Verkäufer“; – Pl. *vendedos* 47v6 *AA*, 65v12; 16; 66,8 etc. *AB*. – Rektusform *vendeire* (Codi A, lex. Teil) fehlt FEW 14,232b.

* **vendeyris** f.S. „Verkäuferin“ 36,14 *AA*. – Fem. Form fehlt FEW 14,233a für aokz. (fr. *venderesse* (seit 1226)); TH Erstbeleg für aokz. zu Pans (1446, cf. lex. Teil).

vendition f.S. „Verkauf“ 48,10; 49v29; 50,17f etc. *AA*, *vendission* 73v17; 99v1 *AC*; – Pl. *vendissions* 103,11 *AC*.

* **vendoa** f.S. „Verkauf“ 68v27 *AB*, 43,31l. *O*; – Pl. *vendoas* 66v10 *AB*.

* **vendoia** f.S. „Gegenstand des Kaufes, Kaufgut“ 105,30 *AC*. – Form fehlt FEW 14,232b, Lv, Rn, Pans, Br/S.

vendre tr.V. „verkaufen“ 24,8; 34,20 *AA*, 70,3 *AB*". – Perf. 3, *vendet* 19,20; 19v32; 20,5 etc. *AA*, 24,25; 62,9; 62v4 etc. *AB*, 31v2; 100,23 *AC*; – 6, *venderon* 20v5; 21v25; 22,25 etc. *AA*, 65v10; 67,4; 69,2 *AB*, *venderun* 60v22; 25; 73,6 etc. *AC*. – P.Perf. *vendut* 35v13; 47,33; 51v18 etc. *AA*, 66,27; 68,18 *AB*, 72,11 *AC*; – f. *venduda* 27v17; 41v21 *AA*, *vendudo* 60,20 *AC*; – Pl. *vendutz* 36v13 *AA*, *vendus* 24v7 *AB*, 37,26; 105v3 *AC*; – Pl.f. *vendudas* 48v29 *AA*, 62v14 *AB*, *vendudos* 103,12; 16 *AC*.

venir intr.V. „gelangen, kommen an (Besitz)“. – Präs. 6, *venon* 15v21 *AB*. – Perf. 6, *vengron* 5v6 *AA*;
tr.V. „kosten“. – Präs. 3, *ven* 102,36 *AC*.

verges f.S. „Jungfrau (Maria)“ 1,2 *AA*. – Graphie FEW 14,502b erst 1514 (aland.); vgl. aber Lv 8,668, Rn 5,507.

vergier m.S. „Obstgarten“ 19v9; 16 *AA*, 69,7; 102,18 *AC*.

* **verquiera** f.S. „Brautgabe, Mitgift“ 1v8; 5,24; 26 etc. *AA*, 68v 27 *AB*. – Graphie fehlt FEW 14,279b s.v. *VERCARIA; cf. Erstbeleg arouerg. *verqeiras* (1255, lex. Teil). – Cf. *assignation*.

vers Präp. „gegen“ 48,15; 33 *AA*, *ves* 66v34 *AB*.

vesconte m.S. „Vicomte (von Marseille)" 57,11f (Barral); 58v2f; 6 (Hugo del Baus) *AA*. – Graphie fehlt FEW 2/II,940 (apr. *vescompte*, ... *viscomte*); cf. *vesconte* (1350, Pans) & Lv 8,702. – Cf. *senhor*.

vespras (Pl.) f. „Abend, kurz vor Sonnenuntergang" 38,6 *AA*, 69,24 *AB*.

vesque cf. *evesque*.

via f.S. -
Verb.: **per via de** „mittels" 19v26; 48,23; 57v20 etc. *AA*, 64v12; 66,27; 68,18 etc. *AB*, 104,13 *AC*.

vicari m.S. „Vikar" 13,32 *AA*.

vida f.S. „Leben" 15v21 (*apres sa v.*) *AB*.
Verb.: **a sa vida** „auf Lebenszeit (Nießbrauch)" 9,6; 26,19; 36,24 etc. *AA*, 15v27; 68,3 *AB*.

videlicet (lt.) Konj. „und zwar" 4v6 *AA*.

* VIDIMUS m.S. „authentische Abschrift einer Papsturkunde, Vidimus" 57,26 (*v. vo translat*); – Pl. *vidimus* 30,27 *AA*;
„authentische Abschrift einer Urkunde" 59v27 *AA*, 67v3 (*copia o v.*); 73v1; 4; 9 *AB*. – Bed. ‚Vidimus' fehlt FEW 14,428b (nur ‚authent. Abschrift'), Lv 8,761, Rn, Pans, Br/S.

vielh Adj. „alt" 65,21l. (*masel v.*) *O*.
Verb.: *(XY) lo vielh* „senior" 2v27; 3,25; 10v3 etc. *AA*, 104v2 *AC*.

vieu m.S. „Lebender"; – Pl. *vieus* 68v31 *AB*. – Cf. *donation*.

vigilia f.S. „Vortag (eines kirchl. Festtages)" 48,18f (*v. de calennas* ‚Heiligabend') *AA*. – Cf. FEW 14,440b.

vila f.S. „Stadt" 67v20l. *AB*.

vin m.S. „Wein" 9,17; 14v14 *AA*, 11v4 *AB*, 9,16r.; 11v4r. 14v10r. etc. *X*.

vindimias (Pl.) f.S. „Weinernte" 14v13 *AA*, *vindimis* 14v11r. *X*. – Form fehlt FEW 14,465a für aokz. (Nice *vindimia*), Lv 8,630f, Graphie fehlt Rn 5,484 (aber: *vindemias*, *vendemias*), Pans (*vendemia*, *vendimia*), Br (*vindemia*, *vindimiador*), BrS (*vendemias*).

vinha f.S. „Weinberg" 3,7; 8v16; 13,8 etc. *AA*, 16,27; 16v6; 24,27 etc. *AB*, 16v23; 17,20; 72,9 etc. *AC*, 22,10l. *N*, *vinlha* 20v32; 25v18 *AA*, 73,31 *AC*, *vinla* 72v21 *AC*, *vigne* 13,6r.; 19,21r.; 19v24 etc. *X*; – Pl. *vinhas* 13,5; 48,12 *AA*, 100,19; 104v22 *AC*, *vignes* 13,12r.; 20,3r. *X*.
Verb.: *vinha herma* „aufgegebener Weinberg" (cf. MeyerDoc. 325; 466) 24,34 *AA*; *vinha jove* „frisch gepflanzte Weinstöcke" (*v. vo plantier*) *AA*.

vint „(Grundzahl) 20" 67v20; 68,6; 25 etc. *AB*, 37v17 *AC*.

virtut f.S. -
Verb.: PER VIRTUT DE „kraft, gemäß" 24,11 *AA*. – Syntagma fehlt FEW 14,517 (fr. *par la vertu de* ...(BeaumCout; ...) ... adauph. *per la vertu*), Lv 8,699 (aber syn. *en vertut de*, *ab la v. de*), Rn 5,514f (*en v. de*).

vo Konj. „oder". – Cf. *ho*, *o*.

voler tr.V. „testamentarisch verfügen". – Perf. 3, *volc* 9,17 *AA*, 15v18 (*v. que*) *AB*; „wollen, beabsichtigen". – Imp. 3, *volia* 41v11 *AA*.

voluntat f.S. -
Verb.: **am voluntat de** „nach dem Willen von" 32,15 (*am v. del conselh*); 36v6 (*am v. de l'evesque*); 47v25 (*am v. del conselh*) etc. *AA*.

y- cf. *i-*.

z- cf. *s-*.

Erste und neue Belege im THESAUR

Im folgenden wurden zur raschen Übersicht die Erstbelege und neuen Formen oder Bedeutungen des THESAUR zu den gängigen altokzitanischen Wörterbüchern (FEW, Lv, Rn) und Glossaren (Br, Pans) zusammengestellt. In Klammern sind entweder die Wörter gesetzt, die zwar in diesen Repertorien nicht belegt sind, aber in älteren Texten aus der Provence erscheinen (Manosque, HauckBlasi, MeyerTeralh), oder aber mittelfranzösische Wörter im THESAUR, die im FEW nicht erfaßt sind. Wenn ein Wort nicht bei *AA* auftritt, wurde der jeweils nächstältere Schreiber angegeben.

habitayris: Erster Originalbeleg zu Rn (1265, Doat).

abrilh (AC): Nordfrz. Typ ⌜apriliu-⌝ im aokz. nicht belegt.

(**acaptar** ‚in Erbpacht nehmen': Erster in der Bed. sicherer Or.beleg zu Rn (1287, Doat); aber: HauckBlasi).

administrayris ‚weibl. Vormund': Bed. bisher nicht bekannt (außer Cayla).

agricol (AC): Im aokz. nicht bekannt (< frz.).

alias: Erstbeleg zu FEW (aokz. (ante 1507), mfr. (1465)).

amendayreda: Erstbeleg zu mars. *amendeireto* M.

amendier: Erstbeleg zu pr. *amendier* (1715, FEW).

aniversari cf. **ennversari**.

ante: Nicht lexikographisch erfaßt.

premiera apellation (AC): Syntagma fehlt im aokz.

apostolical: Erster Or.beleg des Wortes zu Rn (1310, Doat).

aquitiament: Bisher nur ein Beleg unklarer Bed. in Rn.

atermenar/-ador: Erstbelege der Wörter zu Rn/FEW (1405).

ausols: Form fehlt fürs aokz. (neben *asolt* etc.).

autoritat ‚Verfügungsgewalt': Bed. nicht im aokz. belegt.

avellaneda: Ableitung fehlt für aokz. (FEW: für glr.).

(**novel bailh** (mfr.): Syntagma fehlt in FEW).

bastida ‚Pächterhütte': Erster Or.beleg der Bed. zu Rn (1276, Doat) (& mfr. *bastie* (1429)).

bens movables e stables: Syntagma fehlt für aokz.

bordel ‚Hurenviertel' (**AC**): Bed. nicht bezeugt (neben ‚Bordell').

boscas: Erstbeleg (für glr.) zu FEW (npr. *bousco*).

botier: Erstbeleg zu Pans (1470).

brondador: Fehlt im okz. (nur npr. *broundiè*).

(**cayseta (AC):** Erstbeleg zu FEW (apr. *quayseto* (1529)); aber: HauckBlasi; Pfister, -PS-).

camsor (AC): Wort – und Etymon – im aokz. nicht bezeugt.

de cap (AB): Syntagma fehlt für aokz.

carteta ‚kleine Urkunde': Bed. nicht, Form erst 1503 (Lv) belegt.

cartilhon: Ableitung fehlt im aokz.

(**cartolari** ‚Brevenheft; Urkundeninventar': Bed.en für aokz. nicht bezeugt; aber: Hauck-Blasi).

cas cf. **quas**.

cautela ‚Garantie (Urkundentyp)': Bed. nicht belegt.

celebrar ‚Messe zelebrieren': Erster Or.beleg der Bed. zu Rn; Pans (1281, Doat; 1416).

cellier ‚Vorratsgebäude': Bed. nicht belegt.

circa: Lat. Form lexikographisch nicht erfaßt.

clausula ‚Testamentsauszug': Bed. nicht belegt.

comandayre ‚Spitalsmeister': Bed. nicht belegt.

comensa (AB): Fem. Form nicht bezeugt.

caser en comes: Syntagma im aokz. nicht belegt (Erstbeleg zu nfr. *tomber en commis* (1635)).

comprenre ‚Breve aufnehmen': Bed. nicht belegt.

conca: Erstbeleg zu Lv, Pans (1470).

(**confession** ‚Empfangsbestätigung': Bed. nicht für aokz. belegt; aber: Manosque).

consentir (una bulla/letra) ‚erlassen, herausgeben': Bed. nicht belegt.

conssinassion (AC): Wort fehlt für aokz., außer – in anderer Bed. – Pans.

contutor: Wort fehlt im aokz. (Erstbeleg zu mfr.frm. *contuteur* (1572)).

copia (AB): ‚authentische Abschrift': Bed. nicht belegt.

coronat: Adj. Verwendung (*rials coronats*) nicht bezeugt.

cosina germana (AC): Fem. Form des Syntagmas fehlt für aokz.

curassier: Berufsbezeichnung fehlt für Sfrkr.

cusat: Erstbeleg für Konjugationswechsel zu périg. *cousâ*.

dar ‚Schreiben herausgeben': nicht lexikographisch erfaßt.

debat ‚schiedsrichterl. entschiedener Streit': Bed. nicht belegt.

decret ‚Urteil über Eigentumsübertragung': Erstbeleg der Bed. zu alang. 1586 (fr. *décret* (bis 18. Jh., FEW; seit ?)).

dezmar ‚Pachtzins' (nicht ‚Zehnter'): Bed. bisher nicht sicher bezeugt.

desos ‚Kellergeschoß' (*AC*): Subst. nicht für aokz. belegt (frz. nur in allg. Bed. ‚Unterteil von').

davantdit, sobredich, sus dich ‚oben/unten genannt': Bed. fehlt für aokz.; aber *sobredich* (HauckBlasi).

diffalcar/-ation (AB): Formen auf *diff-* (neben *def-*) nicht belegt.

(**directe** (mfr.): Fehlt FEW).

disapta: Erstbeleg zu mars. *dissato* A.

maior dominion (AB): Syntagma nicht belegt.

donada: Erster Or.beleg der fem. Form zu Rn (1383, Doat).

donation entre vieus: Erstbeleg des Syntagmas zu Rn (1468).

dotar ‚durch Stiftung gründen' (*AB*): Bed. fehlt für aokz.

eyssanega: Wort fehlt im aokz. (& glr. FEW).

enfranquir: Ableitung fehlt im aokz.

ennversari (P): Form fehlt im aokz. (Erstbeleg zu mfr. *enversere* (15./16. Jh., FEW)).

heres universal/de son cors: Syntagmen in dieser Form nicht bezeugt (nur *heritiers universals* Arch. du Roi, Rn).

escrieure ‚Breve ausziehen': Bed. nicht belegt.

escriptura ‚Brevenheft' (**AB**): Bed. nicht bezeugt.

estraire ‚Urkunde aus fremdem Brevenheft erstellen': Bed. nicht belegt.

en favor de: Syntagma nicht lexikographisch erfaßt.

fieu (AB): Erstbeleg der Form zu Nîmes *fieul* FEW.

folme: Erstbeleg zu npr. *foume* FEW.

(**premier fondaimen** (mfr.): Bed. fehlt FEW.)

per forma de, per/en la forma de: Syntagmen fehlen im aokz.

garda ‚Spitalsrektor': Bed. bisher nicht für aokz. (& frz. FEW) bekannt.

(**garnir** ‚mit Bulle versehen‘: Bed. nicht erfaßt; aber: Manosque).

governador ‚Spitalsmeister‘: Bed. fehlt im aokz. (Erstbeleg zu mfr.nfr. *gouverneur* (1535)).

hiera: Erstbeleg der Form zu FEW (1502/28).

indivis: erster sicher definierter Beleg für glr. zu FEW (fr. *indivis* (1562)).

per indivis: Erstbeleg des Syntagmas zu Lv (1482).

inmission de possession: Erster Or.beleg des Syntagmas zu Rn (ms. 1620).

intrari: Ableitung nicht im aokz. (& frz. FEW) belegt.

item: Nicht lexikographisch erfaßt.

just ‚angemessen‘: Erster Or.beleg der Bed. zu Rn (1405; 1250, Doat).

laysat ‚verwitwet; verwaist‘ (**AC**): Beide Bed.en nicht belegt.

libre ‚Register‘: Bed. nicht belegt.

lieurar/-ation ‚einer Utile zwangsweise enthoben werden‘: Bed. nicht belegt.

logos (AB): Wort – und Etymon – fehlen für aokz. (& frz.).

maior ‚Vorsteherin‘ (**AB**): Verwendung für eine Frau nicht belegt.

maistre d'ayssa: Syntagma im aokz. nicht belegt (fr. *maître de hache* 1608).

malafranquir/-iment (AB): Zuss. im aokz. nicht belegt.

malservir: Zuss. nicht belegt.

mandar e comandar: Synonymendoppelung fehlt für aokz.

de bona memoria: Erster Or.beleg zu Rn (ms. 1620), FEW (1778).

melher (AC): Form nicht im aokz. belegt.

mosclalh: Erstbeleg zu FEW, Lv, Pans (15. Jh.).

mosclalhier (AB): Ableitung fehlt für aokz. (& frz. FEW).

mutassion ‚Verlegung (einer Institution)‘ (**AC**): Bed. nicht belegt.

net ‚lastenfrei‘: Bed. im aokz. nicht belegt (frz. erst 1557).

nombrar ‚numerieren‘: Bed. nicht bezeugt.

nombre ‚Buchstabe‘: Bed. nicht belegt.

notari ‚öffentlicher Notar‘: Bed. nicht definiert.

notari public: Syntagma nicht bezeugt.

nul ‚ungültig‘: Bed. nicht belegt.

obliguetion: Form fehlt im aokz.

olivaireda (AB): Erstbeleg zu Pans (*oliveirada* post 1430).

ordenar ‚testamentarisch verfügen': Erstbeleg der Bed. zu Aubenas Testament (1438); fehlt in den Wörterbüchern.

donar en paga: Syntagma nicht belegt.

palm ‚(Flächenmaß)': Bed. nicht belegt.

am pati (AA), dever de pati (AB): Syntagmen nicht belegt.

patil (AB): Wort nicht für aokz. bezeugt.

paures de Crist: Syntagma fehlt für aokz.

per pena de (AB): Syntagma fehlt im aokz. (frz. erst 1631, FEW).

pescar: Substantivische Verwendung des Infinitivs nicht erfaßt.

per son plaser: Syntagma nicht belegt.

poysansa (AB): Erstbeleg zu Lv (1428/9, ms. 1752).

porrogassion (AC): Metathetische Form außerhalb der Gask. und vor *AC* nicht belegt.

pouse (AB) ‚(Längenmaß)': Bed. nicht belegt.

prefon: Erstbeleg der Form (mit *-f-*) zu Pans (1420).

prejudicant (AB): Fehlt im aokz. (später: *prejudiciant* 1446, Rn).

prior ‚Leiter eines (bischöfl.) Spitals; einer Spitalbruderschaft': Bed. nicht belegt.

priore (AB): Fem. Ableitung nicht im aokz. bekannt.

procurador ‚Spitalsmeister; -verwalter': Bed. nicht belegt.

prodome ‚Spitalsmeister': Bed. nicht belegt.

protection e salvagarda: Erster Or.beleg der Synonymendoppelung zu Rn (1241, Doat) (& zu mfr. *p. et sauvegarde* (1538)).

en quas que: Syntagma nicht belegt.

quitiar ‚von Verpflichtung befreien': Bed. der Abltg. nicht belegt.

ratification ‚Bestätigung eines die Brautgabe betreffenden Betrages': Substantiv in dieser Bed. nicht belegt, in anderer Bed. nur kopial überliefert (1308, Doat) oder später (1476, MeyerDoc.; 1479, Pans).

recebre ‚Breve aufnehmen': Bed. nicht belegt.

recobracion (L): In erbwörtl. Entwicklung nicht belegt.

reconoysser/-ssensa ‚Brautgabe bestätigen': Bed. nicht belegt.

rector ‚Spitalmeister': Bed. nicht belegt (Bed. ‚Spitalsrektor' erst 1424).

redairages (AB): Zuss. nicht belegt.

reformar/-ation ‚beschließen': Bed. nicht im aokz. belegt.

relaxar ‚überlassen': Erstbeleg der Bed. zu Lv (1480).

remission (de liberation) ‚Eigentumsübertragung' (*AA*): Bed. & Syntagma nicht im aokz. belegt.

retulit: Wort fehlt für aokz. (nfr. erst 1521).

sagell pendent: Syntagma fehlt für aokz. (& frz.).

salvagarda: Erster Or.beleg zu Rn (Stat.Prov.; Doat) (& zu nfr. *sauvegarde* (seit Sev.)).

seguen ‚aufeinanderfolgend (**AA**); gemäß (**AC**)': Bed.en nicht belegt.

senhal ‚Notarssignet': Bed. nicht belegt.

senhar ‚mit Notarssignet unterzeichnen': Bed. nicht belegt.

(**senher en part:** Syntagma nicht für aokz. belegt; aber: MeyerTeralh).

maior senhor ‚Verpächter': Bed. nicht im aokz. belegt (& frz.).

maior senhoria: Syntagma nicht belegt.

sententia arbitraria: Erster Or.beleg des Syntagmas zu Lv; Rn (1474; ms. 1552).

sententia compromissaria: Syntagma nicht belegt.

servil ‚mit Abgaben belastet': Bed. nicht belegt.

signassion ‚Weihe' (**AC**): Bed. nicht belegt.

soma ‚Urteil' (**AC**): Bed. nicht im aokz. (& frz.) belegt.

sos escrieure ‚Urkunde niederschreiben': Erstbeleg der Bed. zu Pans (*sotescrieure* 1427); ‚im folgenden aufführen': Bed. nicht belegt.

sub senhar ‚unterzeichnen' (**AC**): Erstbeleg der Bed. zu PansS (1542) (& mfr. 1538).

substitut ‚Notarsgehilfe; -stellvertreter': Bed.en nicht für aokz. (& frz.) belegt.

subvenir: Erstbeleg zu FEW (1463).

suelha: Form nicht im aokz. belegt.

talhar ‚einschneiden (zur Entwertung)': Erstbeleg zu MeyerDoc. (1476), PansS.

taula dels paures: Syntagma nicht belegt.

(ensemps) tenent: Syntagma nicht belegt.

per testa (AB): Syntagma nicht belegt.

thesaur ‚Urkundenschatz': Bed. nicht im aokz. belegt (fr. erst *trésor* 1611).

torfach: Zuss. nicht im aokz. belegt.

tos dos (AC)/tos tres (AA): Verbindungen nicht im aokz. belegt.

transaction ‚Vergleich': Bed. nicht belegt.

translat ‚Vidimus': Erster sicherer Beleg der Bed. für aokz.

usufructuaria: Ableitung nicht belegt.

vendeyris: Erstbeleg der fem. Form zu Pans (1446).

vendoia: Ableitung nicht belegt.

vidimus ‚Kopie einer Papsturkunde': Bed. nicht im aokz. belegt.

per virtut: Syntagma nicht bezeugt.

Personenverzeichnis

Das Verzeichnis führt alle Belegstellen der im THESAUR enthaltenen Personennamen auf, unter Angabe der graphischen Varianten, des Schreibers (außer bei *AA*) und des Datums der jeweiligen Urkunde; in Klammern stehende Namen (Frauennamen oder okz. Namen zu mlt. Formen aus den Urkunden) sind im THESAUR nicht belegt, in Klammern gesetzte Jahreszahlen gelten nicht für die betreffende Person (etwa wenn diese ein Nachkomme oder Nachfolger des ursprünglichen Vertragspartners ist, oder wenn es sich um den Notar handelt, der eine Urkunde aus dem Brevenheft eines verstorbenen Kollegen auszog). Aus den erhaltenen Originalurkunden sind die lateinischen Namen – als Vorlage des THESAUR – zitiert (bei Notaren, die in den Urkunden immer am Ende genannt sind, ohne Zeilenangabe). Eine erste Auswertung des Verhältnisses zwischen lat. und okz. Namensform findet sich in Gleßgen, *Interferenze*. Zusätzlich sind in dem Index alle faßbaren Rektoren und Spitalmeister (in Klammern) aus den Urkunden des Hospitalsarchives ergänzt.

Steht eine Person im Zusammenhang mit dem Hospital der Verkündigung (Ann), so ist das angegeben; nur in Ausnahmefällen erfolgt ein Hinweis auf das Heilig-Geist-Spital (SS).

Zur Kennzeichnung der verschiedenen Personengruppen dienten folgende Abkürzungen:

B: Spitalbruder
D: Donat oder Donatin
M: Spitalmeister
N: Notar
P: Pächter oder Pächterin
Pr.: Prokurator
R: Rektor
S: Stifter oder Stifterin
Schw.: Spitalschwester

Zur Identifizierung der Personen wurden in erster Linie herangezogen:

Baratier, Commerce (Bar.)
Bautier/Sornay, Sources (Bau.)
BlancartDocuments (Blanc.)
Bourrilly, Commune (Bour.)
Bousquet, Etudes (Bous.)
Droguet, Administration (DrogA.)
Droguet, Dépenses (DrogD.)
Dupanloup, Cuiratiers (Dup.)
HauckBlasi (HBl.)

(–, Raymon U. § I 5 1249 R
= *Raimundus Abilia* 1217/18 Rektor der Bruderschaft SS (Bour. 72[1]; 80); 1247 im Stadtrat (ib. U. XXII; XXXVIII, S. 398) ?)

–, Raynaudo 101v3 *AC* 1376 A'26 P(Ann)
Urk.: *Raynauda Abelhe, uxor Guilhelmi Abelhe, peyssonerii*
Tochter der Jaumeta de Sant Macell; Ehefrau des G.A.

ABERT, Aycart 35v15f 1258 F 33 N

–, Jaume cf. Albert

AGRIMONT, Raymon d' 57,15 1244 I 2 N
57,25 1246 I 3
cf. Bour. U. XXXV, S. 382 (1243); Blanc. I,103; 121; II,291 (1245–53): *Raimundus de Agrimonte*

AGULHIET, Bernart 15,31f 1276 C 19 P
Urk.: *Bernardo Aguilherio* (Z. 31)

AGULHON, Johan 44,1f 1394 G 35 N
Urk.: *Johane Agulloni*

–, Raymon 49v13 1288 H 15 M
Urk.: *fratri Raymundo Agullone, preceptori SS*

AYCART, Aycart 53,3 1294 H 31
Urk.: *Aycardi Aycardi, filii Stephani A. condam*
Vater: Steve A.

–, Augier 27,21 1321 E 19 N
27v14 1323 E 23
Urk.: *Augerius Aycardi* (E 19, Z. 43; E 23)
Söhne: J. & G. Auquier

–, Jacme 7v17f 1363n.St. B 6 N
21v2 1350n.St. D 15
28,23 (1336) E 29
Urk.: *Jacobus Aycardi* (B 6; D 15; E 29)

–, Jaufres 38v10;17 1396 G 4 P
frayrastre: P. de Masalgas

–, Johan 25v6 1325 E 3
Ehefrau: Huga A.

–, Laurens 1,17; 5v7; 15,21; 17,12; 18; 29v22; 31v9; 36,11; 38,5; 38v9; 19; 39,9f; 40,2; 11; 40v2; 21f; 41,3; 41,7f; 41v18; 37f; 43,1f; 53v13f; 61,11f; 61,20f; 62,16; 23; 62v11f; 23f; 63,2; 13; 64,1f; 64v9f; 65,12f; 65v8; 68,11; 96v22; cf. Urk. K 42 (1367): L.A. als Zeuge
Schreiber *AA*; cf. Manuskriptgeschichte

–, Nicolau 35v10 1253 F 32
Urk.: *Nichola Aicardus* (Z. 3)
cf. Blanc. II,880 (Zeuge 1348)

–, Peyre(1) 53,28 1335 H 33

–, Peyre(2) 47,15 1343 H 1

–, Peyre(3) 32,25f 1355n.St. F 3 N
Urk.: *Petrus Aycardi*; BN, n.a.l. 1326, fol. 27: *Petrus Aycardi, pater Augeri Aycardi*

–, Steve 53,3 1294 H 31
Sohn: Aycart A.

Aichatrt, Matieu 60v6 *AC* 1407 I 28
Urk.: *Matheus Achardi de Sancto Stephano*
Aichatrt metagraphisch für *Aichart*
(Aycarda), Huga 25v6 1325 E 3 P
Urk.: *Hugua, uxor Johannis Aycardi, civis Massilie* (Z. 8)
Ehemann: Johan A.
Aydos, Antoni 69,29 *AB* 1418 ante K 44
Ayglemon, Raymon d' 45v16f 1300 G 47
–, Francesca d' 45,16 " "
Urk.: *Francisqua, filia Hugonis Borgondionis, campdoris, et Dulceline Borgondiona... uxor Raimundi de Aiglemon*
Eltern: Hugo & Douselina Borgonhon; Ehepaar
Aymar, Bertomieu 35,13 1369 F 28 D
35,23 1346 F 29
44v11f 1323 G 40
44v16f 1356 G 41
52,31; 52v3 (= G 40f)
Urk.: *Bertholomeus Adesmari* (G 40, Z. 2); *Bartholomeus Adhemarii* (G 41,3); *id., piscator* (G 42,3)
Ehefrau: Johanna Aymara
–, Nicolau 37v13 *AC* 1424n.St. F 50 N
Urk.: *Nicolao Aymarii* (F 50u.)
Aymara, Johanna (Johanneta) 35,13 (J.eta) 1369 F 28 D
35,22 1346 F 29
44v12 1323 G 40
44v24 1355 G 42
52,32 (= G 40)
Urk.: *Johanna Ademaria* (F 29, Z. 4), *Johanne Adesmare, filie Andree Scorti* (G 40,3); *B. Adhemarii ... et Johannete,/conjuges* (G 42,3f); *Johanneta Adhemaria, filia condam/ Andree Scortii* (G 41,2f)
Ehemann: Bertomieu Aymar
Aymeric cf. Eymeric
Aymes, Raymon 5v13 *AB* 1373 A 36 N
20,9 1388 D 6
40v18 1372 G 15
69v6 *AB* 1390 K 45
Urk.: *Raymundus Aymes* (D 6)
Gerichtsnotar 1390 (K 45)
Ayraut, Bertran 48,21 1258n.St. H 6 P
Urk.: *Bertrandus Airaudo, filius Guill*elmi/*Barbe* (H 6,5)
Vater: G. Barba
Ays, Rafel d' 17,5 *AC* 1502 C 30 N
Alabart, Jaume 72,11 *AC* 1460 ante E 57
Alaman, Peire 65,14; 121. *AB* 1386n.St. K 18
(U. C 5 1392/3 R)
Urk.: *Petrum Alamanni, militem* (C 5)
Kleinadeliger; cf. DrogD. 178 (1388 Vertreter von Marseille im Rat der Etats de Provence); Bar. 282[1] (1391 Konsul für das Languedoc in Marseille etc.)

ALAMANA, Hugona 102v2 *AC* 1394 A'34
Urk.: *nobilis Hugo Alamanis* (Z. 2)
AC: *Hugona* statt *Hugo*

Alamanon cf. Lamanon

ALANS, Guilhem d' 2v18; 24; 3,4; 9; 14f; 3v6f; 26v22; 29; 27,4; 11; 16; 42,22 (§ A 12 (test.: 1352)), 13–15, 18, E 14–18, G 23 S
Urk.: *Guilhelmus de Alanis, filius Raymundi* (A 12, Z. 2), *Guillelmus de A.* (A 14,2; 18,14; E 15,8), *id., filius Raymundi de A.* (A 15,4) 23), *G. de A., camsor* (E 16,5)
Sohn des Raymon d'A., Ehemann der Hugueta d'A. und Vetter 1. Grades von Giraut del Batut

–, Raymon d' 26v3f (bis) 1284 E 11
26v10 1303 E 12
26v15; 17 1304 E 13
Urk.: *Raimundo d'Alans* (E 11, Z. 1; E 13,6); cf. G. d'A.

–, Hugueta d' 3,3 1358 A 14 S
42,23–28 (1390 G 23)
Ehemann: Guilhem d'A.

ALART, Bernat 67,15f; 19 *AB* 1414 K 26 P
Ackerbürger (im Gartenbau)

ALBA, Imbert d' 43v22 1344 G 33 R
47,11 1343 H 1 R
U. D 14, Z. 15 1342 R
U. E 9, Z. 19 1343 R
U. B 21, Z. 16 1344 R
U. F 9, Z. 4 1349 R
U. D 15, Z. 14 1350 R
U. A 14 1358 R
U. I 19 1324 post R
Urk.: *Imbert(us) de Alba* (E 9,Z. 19; G 33,6f; B 21,16; D 14,15; D 15,14; A 14,12), *Ymberto de Albis* (F 9,4) *rector* (1342, D 14, Z. 15); *rector, gubernator, administrator* (1343, E 9,19; 21; 1344, G 33), *custos* (1344, B 21, 16f), *rector, gubernator* (1349, F 9,4), *rector* (1350, D 15,14; post 1324, I 19), *rector, administrator* (1358, A 14,7); *mercator* (D 15,14; G 33,7)
Cf. Bar. 284[1]; F. 54

ALBANHA, Antoni d' 24,30 *AB* 1411 D 36 P
Urk.: *Antonius de Albanea, marinarius* (Z. 16)

–, Romieu d' 47,29 1303 H 2
Kleinadeliger, aus Aubagne (!)

(ALBANIA, Petrus de U. F 42 (BN, n.a.l. 1328,312) 1240 B
= *Petrus de Albanea*, Schiffseigner (1248; Blanc. II, 366) ?)

d'Albatut cf. del Batut

ALBERT, Jaume 37v3 *AC* 1411 F 48 N
Urk.: *Jacobo Aberti*; Fehler von *AC*

–, Johan 30v21 *AC* (1465 E 46)
Ehefrau: Margarida Alberta

–, Raholin 10v14 1347 B 31 N
Urk.: *Raolinus Alberti*

Alberta, Amielha	19v17		(1364)	D 3	
Urk.: *Amilete Alberte* (Z. 10)					
–, Margarida	30v21		1465	E 45	
Ehemann: Johan Albert					
Albin, (Bernart	U. C 31		(1400)		
Substitut von Laurens Aycart)					
–, Raymon	49,15		1340	H 12	P
Urk.: *Raymundus Albini* (Z. 3)					
Alegre, Anthony	37,13	*AC*	1373	F 44	P
Urk.: *Anthonius Alegre* (Z. 18)					
Alest, Johan d'	21,10		1349	D 13	P
Landwirt					
Alexander, Mateudis	68v9f		1417	K 38	
Alfan, Bertran	17v10 (Alphan)	*AC*"	1497	C 37	N
	30v15	*AC*	(1462n.St.)	E 45	
Urk.: *Bertrandus Alphanti* (C 37)					
Alionis, Folco	17,8	*AC*	1400n.St.	C 31	P
Urk.: *Fulco Ahonis, jurisperitus* (Z. 3); Fehler von *AC*					
d'Alon cf. dal On					
Alphons	57v26f (= Alphons II, Markgraf der Provence, König von Aragon, Graf von Barcelona, †1196)		1195n.St.	I 6	
Alvernha, Symon d'	11,7f		1310	B 34	N
	59v22f		"	I 21	
Urk.: *Symonis de Alvernia* (B 34), *S. de Alvernina*					
Amalric, Giraut	22,7f		1261	D 20	N
Urk.: *Giraudus Amalrici*					
Cf. Edition seiner Kartularien: Blanc.; Pryor, Contract					
–, Guilhem	48v9		(1335	H 8)	
	51v1		("	H 24)	
	51v19		(1337	H 25)	
Urk.: *Guillelmus Amalrici, condam, dicti castri de Albanea* (H 8, Z. 5), *G. Amalrigui condam* (H 24,2)					
Ehefrau: Aycarda Amalriga; Bruder: Monnet A.					
–, Monnet	51v18f		(1337	H 25)	
Bruder: Giraut A.					
Amalriga, Aycarda	51,36		1335	H 24	P
Urk.: *Aycarda Amalriga de Albanea* (Z. 2)					
Ameli, Loys	105,26 (Amielh)	*AC*	1381n.St.	B'15	N
Urk.: *Ludovicus Amelii*					
–, Peyre	1v5; 1v22; 4v28; 5,6; 7,13; 8v27f; 9,11; 9v8; 13,20; 19,18; 20,2; 21,31; 23v22; 26,23; 26v19f; 32,5; 47v22; 102,34 (Amielh *AC*); 103,13 (id.) (1332, E 14 – 1377n.St., A 29)				N(SS)
Urk.: *Petrus Ameli* (A 30; B 2; D 14 etc.), *P. Amelii* (B 21; D 2; E 10 etc.)					
Cf. HBl. 57r u. 1 (1336, Gerichtsnotar); ib. 255; ib. Anhang II					
–, Hugo	2,17		1361	A 8	N; S
	4v2f		1376n.St.; 1382	A 26	
	4v11		1382	A 27	

	4v16		(1384n.St.	A 28)	
	62v15; 19	*AB*	(1384	K 5)	
AMIRAT, Johan d'	35v21		1327	F 34	N
	48v2		1335	H 8	
Urk.: *Johannis de Amirato* (H 8)					
ANCELM, Guilhem	48,17		1257	H 6	
Urk.: *Guillelmi Ancelmi, milites, condam* (Z. 38)					
Cf. Blanc. I,104 (1246: Haus in Marseille; in H 6: Aubagne); Ehefrau: *Girauda de Montelhaymar*					
ANDRALLO, Ferrando de	60,2		1495	I 22	S
Urk.: *Ferdinandus de Andrallo, marinarius* (Z. 2)					
ANDRIEU, (Jacme	U. B 24,12; B 35; C 4v		1369		R
Urk.: *Jacob(us) Andree* (B 24,12; B 35; C 4v), *rector* (B 24,12; C 4v), *custos, gubernator* (B 35)					
Cf. HBl. fol. 19,7; 20v1 (1324; Grundbesitzer); Bar. 210^{2} (1302; sicher andere Person))					
–, Johan(1)	44v21		1355	G 42	N
	99v10	*AC*	1352	A'7	
	100v24f	*AC*	1355	A'18	
	101v32	*AC*	1353	A'30	
Urk.: *Johannis Andree* (G 42; A'30)					
–, Johan(2)	62v33	*AB*	1392n.St.	K 6'	N
Urk.: *Johannis Andree* (K 6)					
–, (Nicolau	U. D 8, Z. 5		1349		P
Urk.: *Nicholaum Andree, procuratorem et nomine procuratione rectorum*)					
–, Hugo	36v22		1292	F 41	
Urk.: *Hugo Andreas, filius . . ./. . . Ancelmi Andree* (Z. 2f)					
ANTIBOL, Hugo	17,23	*AC*	1427n.St.	C 33	N
	17,27	*AC*	1427	C 34	
Urk.: *Hugo Antiboli, not. de Canneto, habitador Arearum* (C 33)					
(APT, Simon de	U. K 6,2; F 10,12		1352		R
	U. I 19		1324 post		
Urk.: *Simon de Apta* (K 6,2), *Symon de A.* (F 10,12; I 19) Tuchherr, cf. Bar. 140^{2} (1333); 252^{3} (1359); 299^{3} (1332))					
ARCHIVIER, Steve	51v36		1233	H 26	P
Urk.: *Stephanus Archiverius* (H 26,16)					
ARCULE, Johan de	72,8	*AC*	1460	E 57	S
Urk.: *Johannes de Arculi, tenturerius* (Z. 22)					
ARGILIERS, Nicolau d'	102v15 (Arge-)	*AC*	1377	A 35	
–, Peyre d'	23,17		1331	D 29	
	26v29 (-ies)		1342	E 15	
Urk.: *Petrus de Argilleriis, filius Raimundi de A., et Nicolaua/uxor sua* (D 29, Z. 2f), *P. de Argileriis, . . ./ filius domini Raymundi de A. quondam* (E 15,4f)					
–, Raymon d'	23,17f		(1331	D 29)	
	26v29		(1342	E 15)	
Sohn: Peyre					
–, Nicolaua d'	23,18		1331	D 29	
Ehemann: Peyre					
ARNAUT, Jacme	63,21; 24; 27	*AB*	1407	K 9	P

ARNETI, Bertomieu d' 72,19 *AC* 1466n.St. E 58 N
73v28 *AC* 1498 E 68 N
Urk.: *Bartholomeus d'Arneti* (E 58; 68)
Cf. Bous. 178 (1486 Gerichtsnotar)
ARQUIER, Giraut 24,26f *AB* 1411 D 36 P
Urk.: *Giraudus Arquerii, laborator* (Z. 12)
–, Guilhem 37,16 *AC* 1373 F 44 P
Urk.: *Guillelmi Auquerii, laborator* (Z. 29)
Übertragungsfehler von *AC*: Arquier < *arcarius* „Bogenschütze" statt Auquier < *aucarius* „Gänsehirt" (cf. Mistral 1,136c; 179a)
(ASSAUT, Peyre U. I 8 1200ca. M
Urk.: *Petrus Assaudus*
Cf. Bour. 47)
ASTRE, Peyre 37,10 *AC* 1459n.St. F 44
Urk.: *Ludovicus Austrie* (Z. 2); Fehler von *AC*
(Astrugiis/Astrigiis, Johannes de cf. Estrelhas)
ATANOLS, Guilhem 36,7 (1400 F 35)
62v3f *AB* (" K 4)
Urk.: *Guillelmi Atanulphi* (K 4, Z. 2)
Fischer (F 35)
ATANOSSA, Antoneta 65,24 *AB* (1386) K 18 P
Vater: Aycart Catalan
–, Beatris (B.A. alias Pellissana *AA*, Atanos alias logos Pellisana *AB*)
36,6(Batrona) 1400 F 35
62v3; 11. *AB* 1400 K 4
Urk.: *Beatrix/Atanulphe, uxor Guillelmi Atanulphi, alias Pellissane, piscatoris de Massilia* (K 4, Z. 1f)
Tochter und Erbin der Johanneta Corsa; Ehemann: G. A.
ATOLS (Atos *N*, Atulphi *AC*),
Carle 7,8 (1361 B 1)
Urk.: *nobilis Karolus Atulphi* (Z. 5)
Vater: Alfant A. (Bar. 100); Ehefrau: Dieudella Dieudella; wohlhabender Reeder in der 1. Hälfte des 14. Jhs. (cf. Bar. 63; 99f; 292[0]; 292[2]; HBl. s.v. *Atussius*; Les. 167[134])
–, Johan 8,9*AA*, 8,10l. *N* 1348 B 9 S
65,3 *AB* (1407 K 16)
53v22 *AC* (1402n.St. H 35)
Urk.: *Johannes Atulphi, miles, cives Mass., filius domini Pontii Atulphi et domine Mathieue* (B 9, Z. 2)
Seit 1300 als Reeder und Händler tätig (Bar. 28–33 passim; 63; 102f; 168[3]; 215[1]; 860[1]); 1333 Einkäufe von unbearbeitetem Leder (Dup. 192); 1342 einer der wichtigsten Reeder in Marseille, zusammen mit dem ihm offenbar verwandten Carle (Bar. 39); stellte bei einer Umfrage über den Rückgang des Marseiller Handelslebens 1342 fest: *dixit se nichil inde scire* (Les. p.j. 7, S. 186)
AUDEBERT, Antoni 7,6 (1361) B 1 N
–, Guilhem 13,26; 15,10; 40v7; 42,5; 69,17
Fischer; Ehefrau: Biatris (vgl. dort zu den §§)
–, Johan(1) 2,8 (1361) A 6 N
2,12 (") A 7

	22,15		1362	D 21	
	33,1		(1350)	F 6	
	38v14f		(1396)	G 4	
–, Johan(2)	43,32f		1387	G 30	R
Urk.: *Johanni Audeberti ... rectoribus* (Z. 9)					
= J. A., Galeerenbesitzer 1380 (Bar. 43[2]), Konsul in Alexandrien 1402 (ib. 53[2]; 339; 378[2] (?))					
–, Pascal	65v14f;20;27;66,2	*AB*	1387	K 20	P
Landwirt					
–, (Peyre	U. I 25, Z. 2		1428		R)
–, Raymon (lo vielh)	2v26f		1347	A 13	N
	3,25		1361	A 17	
	10v3		1347	B 29	
	10v16		"	B 31	
–, Raymon(2)	3,18		1341	A 16	
Raymon(1) = (2)?; cf. DrogD. 180[63; 193]					
–, Raymon(3)	103,14f	*AC*	1361	A'39	
AUDEBERTA, Biatris	13,25		1373	C 3	S
	15,9f		"	C 18	
	40v6		(1394	G 14)	
	42,5; 10f		(1395	G 22)	
	66v17	*AB*	1411	K 24	
	69,17	*AB*	1373	K 43	
Urk.: *Beatri/(x) Audeberte, uxoris Guillelmi Audeberti* (G 14,9f); *id., piscatoris* (C 3,3; G 22,2), *B. A.* (K 24, 40), *Beatrix Audeberta etc.* (C 18, 3)					
AUDIN, Antoni	52,18f		1345	H 28	
AUDOART, Bertomieu	30,10		1251	E 40	N
Urk.: *Bartholomeus Audoardi*					
–, (Hugo	Mortreuil, St.-Esprit 158		1278		R
Cf. Blanc. II app. 52 (1348: wohlhabender Pachtherr); Bour. 161[1] (1246); 230 (1256: einer der sechs städt. Rektoren))					
AUGIER, Bertomieu	48,27		1338	H 7	
	50,18		1339	H 18	
Markscheider in Aubagne					
–, Marin	14v27		1343	C 16	S
Urk.: *Marinus A/ugerii, fusterii de Mass.* (Z. 1f)					
Erbin: Marcheta Servella					
AUQUIER, Johan	27,20		1321	E 19	N
	27,28		1323	E 20	
	27v1		"	E 21	
	27v7		"	E 22	
	27v13		"	E 23	
	44v1f		1324	G 39	
	59,22		"	H 29'	
–, Guilhem(1)	27,29		1323	E 20	N
	27v2		"	E 21	
	27v8		"	E 22	

	44v4		1324	E 39	
	52,24f		"	H 29'	
Urk.: *Johannes & Guilhem Auquerii*; *filii Augerii Aycardi* (E 19; 20; 45)					
–, Guilhem(2) cf. Arquier, Guilhem					
Aurienna, Steve	19v30f		1311	D 4	N
Cf. Blanc. IV 13, S. 405 (1278: *Stephani Auriene, not.*); IV, 104, S. 488 (1298 (nicht 1208!): *Stephano Auriene*)					
Auruol (Auriol *L*, *N*),					
Bertran d'	105v3	*AC*	1357	B'17	
–, Peyre d'	28,26f		1336	E 29	
Urk.: *Petrus de Auriolo* (Z. 5); *Petro de Auriolo, mercatori, civi Massilie* (21.XII.1317, A.D. 381 E 5 fol. 42)					
Cf. Ramière de Fortanier, Testaments S. 18'; Bar. 874[4]					
–, Raymon d'	10v1		1347	B 29	N
Urk.: *Raymundus de Auruolo* (Z. 23)					
–, Biatris d'	11,3f (& *L*, *N*)		1346	B 33	S
Cf. Ramière de Fortanier, Testaments 17; 18': Ehefrau des Peyre de Roveria, Stadtherr von Meyreuil					
Austria, Johannet	67v13	*AB*	1403	K 31	
Urk.: *nobilis Johannes Austrie* (Z. 2)					
–, Loys	5v14 (Austrua)	*AB*	1373	A 36	S
	5v20	*AB*	"	A 37	
1347 noch minderjähriger Sohn des reichen Reeders Peyre Austria (Bar. 68[4]; zu P. cf. ib. 64–69; HBl. 256); Tochter und Erbin: Austrieta					
Austrieta dona de Laurias	5v15	*AB*	1373	A 36	
Tochter des Loys Austria, verheiratete de Laurias (?)					
Avinhon, Johan	104,10	*AC*	1407	B'2	P
Bacon, Giraut	20v32; 33f		1310	D 12	P
Urk.: *Giraudus Baquoni* (Z. 10)					
Schuster					
Baila, Felipa la	16,10	*AB*	(aras)	C 24	P
Baylle, Guilhem	2,30; 2v9; 4,11; 4v6; 12f; 5,10; 5v18f (*AB* Baile); 7v28f; 11v2 (*AB* Baile); 15v8; 16v27 (*AC* Bayle); 20v8; 22,13; 31v18 (*AC* Baile); 33v2; 39v2f; 25 (-l-); 40v11; 42v14; 60,2 (*AC* Baile); Baile, *AB*: 67,33; 67v7; 68,16; 69, 15; Bayle, *AC*: 99,22; 99v6; 26; 100,6; 20f; 100v12f; 19; 101,5; 13; 19; 27; 33; 101v12; 102,5; 40f; 104v23; 105,7; 21; 105v33				N
Urk.: *Guillelmus Baiuli* (1358 (D 9)–1401 (I 24))					
–, Johan	15v2		1331	C 20	N
–, Pons (*AA* falsch Peyre)	25v8f		1326	E 4	N
	33,17f		1349	F 9	N
Urk.: *Pontius Baiuli* (E 4; F 9)					
–, Honorat	60v5 (-l-)	*AC*	1401	I 28	P
–, Hugo	21v22		1311	D 18	N
	48v24		"	H 10	
	52,2		"	H 27	
Urk.: *Hugo Baiulus* (D 18)					
Bayon, Hugo	50,23		1339	H 18	
	51,28		1337n.St.	H 23	

BAISSAN, Jacme	40,4		1396	G 11	
	40,13		"	G 12	
BALARON, Esteve	102,28	*AC*	1368n.St.	A'32	P
Urk.: *Stephanus Ballaroni, faber*					
BALBA, Biatris	20v30; 34		1310	D 12	P
Urk.: *nobilis Beatrix Balba* (Z. 8)					
BALMA, Anthoni de la	52,7f r.	*M*	1311 post	H 27	P
–, Johan	69,20	*AB*	(1373	K 43)	
Urk.: *Johannis Balme* (Z. 13)					
BALONQUO, Johan	99v20	*AC*	1377 ante	A'9	P
TH.-B: *Balonqua* (fol. 1v31)					
BANDUELH, Mabilia de	36v3		1266	F 39	
Urk.: *Mabilia de Bondolio, abbatissa monasterii beate Catherine de Sorp* (Z. 8)					
BANIER, Hugo	102v3	*AC*	1394	A'34	P
Urk.: *Hugo Bannerii, marinarius* (Z. 11)					
BARBA, Guilhem	48,21f		1257	H 6	
Urk.: *Guilhelmus/Barbe* (Z. 5f)					
Sohn: Bertran Ayraut; cf. Blanc. II,337f (1248, Zeuge)					
BARBIER, Pons	50v24		1328	H 20	
	51,4		"	H 21	
BARBIERA, Guilhelma	25,14		1320	E 1	P
Urk.: *Guillelma Barberia, filia Petri Barberii* (Zinsanerkennung IV, Z. 1f)					
BARNAUT, Raynaut	28,17f		1353	E 28	P
Landwirt					
–, Hugo	36,27		1328	F 37	
(BARNAUDA), Silia	36,28		1328	F 37	
Ehepaar					
(BARON, Hugo	U. A'36, Z. 4				R(Ann)
Urk.: *Hugoni Baroni, speciatori*)					
BARRAL	57,11f		1188	I 1	
TH.: Barral del Baus, senhor adoncs e vesconte de Mass.					
Raimond-Geoffroi, genannt *Barral* (das Faß; cf. Bour. 23), Vicomte von Marseille (†1192), wurde von *AA* verwechselt mit seinem Enkel Barral von Baux, Sohn des Hugo von Baux und der Barrale, Tochter des alten Barral					
BARRIERA, Antoni	40v30		1395	G 16	P
Urk.: *Antonius Barrerie, peyrerius* (rec. II, Z. 9f)					
BARRUEL, Johan	36,1f		1366	F 35	
Bastier cf. Raymon Bonifazi alias Bastier					
BATISTA, ?	31,22 (gestr.)	*AC*			
BATUT (del B., d'Albatut),					
Bernart(1)	19v32 (d'Albatut)		1311	D 4	
	25v3 (del B.)		(1325	E 3)	
	26v21 (d'Albatut)		(1332	E 14)	
Urk.: *B. de Baptuto, mercator* (E 3, Z. 3); cf. zu d'Albatut statt dal Batut: *de Albatut* (1348n.St., U. E 16, Z. 49)					
Söhne: Giraut; Bernart(2)					
–, Bernart(2)	26v21 (d'Albatut)		1332	E 14	
Ehefrau: Dousa del B.					

–, Bernardet(3)	26v21f (d'Albatut)		1332	E 14	
Vater: Bernart(2)					
–, Bernart(4)	20,31 (del B.)		1363	D 8	P
	40v25 (")		(1394)	G 16	P
Urk.: *B. de Batuto* (D 8,6; G 16,3)					
–, Bertran	67v4f (del B.)	*AB*	1394	K 29	
Urk.: *B. de Batuto* (Z. 17); cf. *id.* 67v21. *AB*					
–, Giraut	3v6 (d'Albatut)		1338	A 18	
	25v3 (del B.)		1325	E 3	
Urk.: *B. de Batuto* (A 18)					
Vater: Bernart(1)					
–, Dousa	26v21 (del B.)		1332	E 14	
Ehemann: Bernart(2) del B.; Sohn: Bernardet(3) del B.					
BAUCET, Hugo	36v23		1292	F 41	P
Urk.: *Hugoni Bauceto, pellicerio* (Z. 5)					
BAUDRIGA, Hermessens	19,23f; 27		(1335)	D 2	
Urk.: *Hermessendis Baudrigue* (rec. 1, Z. 8f; rec. 2,1f)					
–, Hugueta	19,27		1335	D 2	P
Urk.: *Huguete Baudriga* (rec. 2, Z. 1)					
Erbin der Hermessens B., Ehefrau des Laurens Vidal					
BAUSAN, Antonet	34v25		1357	F 25	
Urk.: *Anthoni Bausani* (Z. 5)					
Eltern: Marques & Alaseta B.					
–, Bausan	100,3	*AC*	1367n.St.	A'11	
Cf. Urk. A'23 (1359; B.B., nicht Jc. Trelha Pächter): *Bausanus Bausani, filius et heres Guilhelmi Bauciani* (Z. 9f)					
–, Marques	34,25; 27		(1354	F 19)	
	34v8		1326n.St.	F 21	
	34v17		1325	F 23	
	34v25		(1357	F 25)	
	43v29		1337	G 34	
Urk.: *Marquesii Bautiani* (F 19,2), *M. Bausani, fusterius, filius Stephani Bausani* (G 34,4f), *id. S. B., fusterii* (F 21,3) , *M. B.* (F 25,2)					
Ehefrau: Alaseta Bausana, die nach seinem Tod die Vormundschaft über den gemeinsamen Sohn Antonet übernimmt.					
–, Steve	43v30		(1337	G 34)	
Cf. Marques B.					
BAUSANA, Alaseta	34,24		1354	F 19	
	34v7 (Alasays)		1326n.St.	F 21	
	34v16		1325	F 23	
	34v26		1357	F 57	
Urk.: *Alasiete, ...* (F 19,2), *Adalsiete/Bertrande, filie Adalsiete Miracle* et *Guillelmi Bertrandi ... ab Adalcietam* (F 21,5f), *Alasieta Miracla* (F 25,1), *Alasatia Miracle alias cognominata Bausana* (ib. Z. 4)					
Ehemann: Marques Bausan					
BEDOVIN, Raymon	63v18	*AB*	1408	K 10	P
Urk.: *Raymundi Bedovini* (Z. 14)					

BEGUA (Begue), Anthony	17,3	*AC*	1502n.St.	C 30	R
	74,4 (Begue)	*AC*	1496n.St.	E 69	N
BEGUIER, Bernat	65,28	*AB*	1386	K 18	
–, Peire	65,26	*AB*	1386	K 18	P
Fischer, Vater von Peire und Victor B.					
–, Victor	65,29	*AB*	1386	K 18	
BELLA, Margarida	30v19f	*AC*	1465n.St.	E 46	
BELLAVILA (Bellavilla *AC*),					
Guilhem de	14,20		1348n.St.	C 11	N
	35,3		"	F 26	
	35,6f		1349	F 27	
	105,20	*AC*	1358n.St.	B'14	P
Urk.: *Guillelmi de Pulcravilla vel Petri de P.* (C 11, Z. 23), *G. de P.* (F 26)					
Bruder des Peyre de B. und der Marita Monega					
–, Peyre de	14,20		1348n.St.	C 11	
–, Raymon de	34v1f		1339	F 20	N
	35,1f		1348n.St.	F 26	
Urk.: *Raymund(us) de Pulcravilla* (C 11, Z. 17f; F 26)					
Arbeitete als Notar mit Guilhem de B. zusammen					
BELLONI, Peyre	20,24		(1383	D 7)	
("), Sestarona	20,23		1383	D 7	P
Urk.: *Sestarona Bellonie, uxor Petri Belloni* (Z. 24)					
Ehepaar					
BENECH (Benezech, *AB* Benet),					
Guilhem	49,32f (Benezech)		1333n.St.	H 13	R
	50,33		1337n.St.	H 19	
	51,24		"	H 23	
	53v4		1340	H 34	
	U. D 29,12 (1331); H 12,4f (1340)				R
Cf. F. 58²f					
–, Johan(1)	15v18; 14l.; 25; 28; 23l.; 16,2; 11; 26; 31; 16v5; 15; 20; 63v7 (immer Benet) *AB* (§ C 22–27; K 10)				S
	U. B 22 (post 1379)				R
Urk.: *Johannes Benedicti* (B 22u.; C 26,3), *Johannes et Ludovicus Benedicti, filii Francisci Benedicti et/Alasatiete* (C 27,3f)					
Wohlhabender Mann (cf. C 23–25; K 10), der 1391 (C 22) als Haupterbin auf Lebenszeit seine Frau Thomasa einsetzte und seinen Bruder Loys und eine Schwester (C 23) mit Legaten auf Lebenszeit bedachte; das Spital war Nacherbe seines Vermögens.					
–, Johan(2)	29,29		1362	E 36	P
Urk.: *Johannes Benedicti . . ./et Ludovica, eius uxor* (Z. 2f)					
Sohn von Guilhelma und Robert de Boc					
–, Loys	15v20	*AB*	1391n.St.	C 22	
	16v20	*AB*	1356	C 27	
Bruder des Johan(1) B.					
–, Tomasa	15v19	*AB*	1391n.St.	C 22	
	16v14f (Thomaseta)	*AB*	1408	C 26	
Urk.: *Thomasete, relicta J.B.* (C 26, Z. 4)					
Ehefrau des Johan(1) Benech/Benet					

Berarda, Ressens (R. B. alias de Mayrona)					
	66v1f; 11; 1fl. (de Maironas)				
		AB	1411	K 24	
Urk.: */2/Rostagnus Berardi alias de Mayronis .../5/... Alasaciam, ux/6/or, ... et sororem Rissendam Berarde ..., filiam* (Z. 2–6)					
R. B., Tochter von Rostanh und Alasays, war 1411 Nonne im Kloster der Heiligen Klara und zu Beginn der zwanziger Jahre im Erlöserkloster					
Berart (Bernart),					
Guilhem(1)	22,26f (Bernart)		1240	(D 22)	
	23,24		"	D 30	
Urk.: *Guillelmo Berardo* (D 22,9)					
–, Guilhem(2)	28,18		1353	E 28	P
Landwirt					
–, (Rostanh	U. D 21, Z. 10		1362		R
Urk.: *Rostagno Berardi*)					
Berenguier, Johan(1)	51v17		1337	H 25	
–, Johan(2)	38v25		1396	G 5	P
Urk.: *Johannes Berengarii, marinarius de Mass.* (Z. 19)					
–, Hugo	9v24f		1369	B 24	N
	16v1	*AB*	"	C 25	
	19,8		1370	D 1	
	35,11		1369	F 28	
	42v3; 4		1365	G 25	
	99v22	*AC*	1377	A'9	
	102v17f	*AC*	"	A'35	
Urk.: *Hugonis Berengarii* (B 24; A'35)					
Bergays, Peyre	50,30; 33		1336	(H 19)	
Güterverwalter seiner Schwiegertochter Stofanias Longa					
Bermon (Bermun), Alexi	47v15f		1311	H 3	
	48v33 (Alexandri)		"	H 10	
	52,9		"	H 27	
Urk.: *Alexi Bermundi* (H 3, Z. 7)					
–, Durant	102,19	*AC*	1368n.St.	A'32	P
Urk.: *Durantus Ber/mundi* (Z. 26f)					
–, Gantelme	41v4		1375	G 20	P
–, Guilhem(1)	50v12; 20		1228	H 20	
	50v30		"	H 21	
Schneider aus Aubagne					
–, Guilhem(2)	26,9		1342	E 8	N
Urk.: *Guillelmi Bermundi*					
–, Guilhem(3)	100,25f	*AC*	1425n.St.	A'14	P
Urk.: *Guillelmus Bermundi, laborator* (Z. 9)					
–, Jacme	52v6		1303	H 29	N
–, Johan	13,10		1373	C 2	N
	15,15		"	C 18	N
	42,7		1390	G 22	
	66,18	*AB*	1368n.St.	K 22	N

69,20 (Bermun) *AB* 1373 K 43
104v10 *AC* 1378 B'8 N

Urk.: *Johann(es) Bermundi* (C 2; G 22,7; K 43,13)

BERNARDA, Berenguiera 29,10; 16; 18 1362 E 34 S

Urk.: *Berengaria, uxor Johannis Bernardi, filia condam Petri Tapiali, laboratoris* (E 34,1; cf. E 35,2)

Ehefrau des Johan(2) Bernart

BERNART (Bernat *AB*, 1 *AC*),

–, Jacme 47,20 1343 H 1

–, Johan(1) 8v13 1357 B 14 S
U. F 36, Z. 12 1350 R

Urk.: *Johannes Bernardi, draperius,[filius] Raymundi Bernardi et ... Marie* (Z. 2f)

–, Johan(2) 29,10; 17 1362 (E 34)

Ehemann der Berenguiera Bernarda

–, Laurens(1) 100v23(-at) *AC* 1355 A'18 P

–, Laurens(2) 104,4 *AC* 1413 B'1 P

–, Laurens(3) 65,22 *AB* 1386n.St. K 18 P

–, Pons 8v15 1357 B 14 P

Urk.: *Pontius Bernardi, laborator* (Z. 11)

Bernart, Guilhem cf. Berart

BEROART, Bertran 25,25 (1321 E 2)
47,28 1303 H 2

Urk.: *Isnardus Beroardi, filius Bertrandi Beroardi, jurisperiti, ... et/Cicilie* (E 2,2f); cf. *B. Beroardi, juvenis, et Raimundus Beroardi, filius domini Guilhelmi Beroardi* (I.1279; A.D. 381 E 1 fol. 851), *nobile et discreto viro domini Bertrandi Beroardi, judici curie preposite et opere sedis Massilie* (19.VI.1298, A.D. 381 E 11 fol. 10)

Cf. Mabilly, Villes 201f (1278: Richter der Unterstadt; 1295; 1298: id. der Stadt des Propstes); Sohn: Isnart

–, Isnart 25,25 1321 E 2

BERRA, Abram de 25v14 1326 E 4 P

Urk.: *Abraham de Berra* (Z. 11)

Jude

–, Bernart de 41v20 1395n.St. G 21 P
42,19 1390 G 23 P
62v14 (Bernat) *AB* 1384 K 5
104v21 *AC* 1363n.St. B'10 P
104v26–28 *AC* 1358 B'11 P
U. A 14, Z. 7 1358 R
U. F 2v3; F 14,5f; B 25 1372 R
U. C 16 1343 post R

Urk.: *Bernardus de Bera* (B'10, Z. 13), *Bernardus/de Berra, heres ... domine Silete de Berra* (G 21, Z. 8f), *Sileta, uxor Olivarii Boniparis* (ib. Z. 2), *B. de Berra, rector* (F2v3; B 25; C 16), *B. de B., rector, administrator* (A 14,7)

Wohlhabender Kaufmann (cf. DrogD. 184[94]; Bar. 43[2]; 67[4]; 177f); ante 1365 Rektor des Jakobsspitals (Amargier, Situation 256)

–, Peyre(1) de 8,19 1329 B 10 S
9v4 " B 20

Urk.: *Petrus de Berra, mercator* (B 10, Z. 8), *Beatris de Berra, ux*or (ib. Z. 20), *P. de B., morans in carriera Blancarie, civitatis vicecomitalis Massilie* (B 20, Z. 4) Cf. Bar. 92[3]					
–, Peyre(2) de	28v8; 11f		1358	E 31	N
Tochter: Antoneta de Berra					
–, Antoneta de	3,20		1361	A 16	S
	3,28		"	A 17	
	28v11		1358	E 31	
	32v9		1357	F 4	
Urk.: *Antonete de Berra, filia quondam Petri de Berra/ uxorique Johannis Helye, draperii* (E 31, Z. 3f), *nota Petri de Berra, quondam* (ib. u.)					
BERROYER, Peyre	35,30		1295	F 30	
BERSILLON	51v3		1233	H 26	
Urk.: *Bersillonus* (Z. 9)					
BERTOMIEU, Johan	21v24		1312n.St.	(D 18)	
–, Laurens	21v24		1312n.St.	D 18	
–, Raymon	45v3		1299/1300	G 47	R
Urk.: *et Raymundo Bartholomeo, custodibus*					
(BERTOMIEUA), Silia	21v24		1312n.St.	D 18	
Urk.: *Bartholomei* (Z. 2)					
Ehefrau des Johan Bertomieu; Laurens Bertomieu war offenbar ihr Sohn oder ihr Schwager					
BERTRAN, Antoni	4,9f		1383	A 23	
Bruder von Jaques B.					
–, Guilhem	45,16f		1253n.St.	G 45	N
Urk.: *Guillelmi Bertrandi*					
–, Jaques	4,10		1383	A 23	
–, Rigon	72v3; 4	*AC*	1480	E 60	
BERTRANNA, Alaseta	35,4		1348n.St.	F 26	
	35,9		1349	F 27	
Urk.: *Alazatiam Bertrande* (F 26, Z. 2)					
Ehefrau des Gantelme Quatrelengas					
BIDAUDI, Raymon	31v3f	*AC*	1437	E 51	N
BILHUN, Esteve	37,14	*AC*	1373	F 44	P
Urk.: *Stephani Bilhoni, furnerii* (Z. 10)					
BLACHA, Martin	33,19		1349	F 9	P
Urk.: *Martinus/Blache, civis civitatis superioris Massi*lie (Z. 2f)					
BLANC, Guilhem(1)	51v30		1233	H 26	
Urk.: *Guillelmi Blanci* (Z. 9)					
–, Guilhem(2)	48v29		1338	H 7	R
	53v4		1340	H 34	
	U. H 12, Z. 5		1340		R
	U. D 5, Z. 6		1342		R
	U. D 32,2; B 21 II,5		1346		R
Urk.: *Guillelm(us) Blanchi, mercator* (D 5,6; D 32,2), *G. B., rector* (H 12,5; H 34,4), *G. B., rector, administrator* (F 8, 7), *G. B., rector, procurator* (ib. Z. 16), *G. B., rector, custos, gubernator* (D 32,2), *G. B., custos* (D 5,6; B 21 II,5)					
–, Martin	5,13'	*AB*	1411	A 31u.	R
	36,10		1400	F 35	R

44,14 " G 37 R
60v24 *AC* (1431 I 29)
62v8f *AB* 1423ca. K 4 P
69v14 *AB'* 1429 K 47 S
U. K 3,2 1400 R
U. K 10,3 1408 R
U. F 48v11 1411 post R
U. C 27 1356 post R
U. F 50,5 1423 R(Ann)

Urk.: *Martinus Blanqui* (I 29,3), *id., mercator, filius Raymundi Blanqui, draperii* (K 47,2); *M. B., rector* (K 3, 2; K 10,3; F 48v11; C 27), *M. Blanchi, rector* (K 4,4), *Marthino Blanqui* (F 50,5)

–, Monnet 13v8 1392 C 5 N

Urk.: *Raymundi (sic!) Blanqui, notarii Massilie*

TH.: notari de Tretz, habitador de Masselha

Fehlübertragung von *AA*: der Notar ist identisch mit Raymon(1) Blanc

–, Peire 65v17f; 28; 33 *AB* 1387 K 20

–, Raymon(1) 33v10 1363n.St. F 12 N

Urk.: *Raymundi Blanqui*

cf. Monnet B.

–, Raymon(2) (R.B. alias Borgal)
39,17f 1397n.St. G 7 P

Urk.: *Raymundus Blanqui alias Borgalis, laborator* (II, Z. 1)

–, Steve cf. Blanquet

–, Hugo 53,10; 17 1296 H 32 P

Urk.: *Hugo Blanqui, laborator*

BLANCA, Rostanha 68,4 *AB* 1417 K 38 P

BLANCHART, Giraut 40,23 1395 G 13
65,32 (Girart) *AB* 1386n.St. K 18

Urk.: *Giraudus Blanchardi, brondator* (G 13, Z. 2)

–, Peyre 31,7 *AC* 1454 E 47 N

BLANQUET (Blanc),
Steve 36,28f 1328 F 37 D
50v13 (Blanc) " H 20 M(Aub)
50v31 (") " H 21 M(Aub)

BLANQUIER, Peyre 22,4 1325n.St. D 19 S
U. B 10, Z. 76f 1329 post R

Urk.: *Petrus Blanq*uerii (D 19,2), *P. B., appothecarii, .../rectori SS* (B 10,76f)

BLASIN (Blayn *N*), Johan 1,22 (& *N*); 1v3 (& *N*); 14 (& *N*); 2v13; 25,21f; 25,25f; 25v4; 11f; 24; 30; 26,3f; 5; 11; 19f (1314–1341, § A 1f,4,11, E 1–9) S

Urk.: *Johannes Blasii, medicus* (E 2,5; E 4,4; E 7,3), *id. de Monte Pesulano, habitador Massilie* (A 1,2), *J. Blaxii, medico* (E 5,6; E 9,2), *J. Blesino, medico* (E 3,6), *J. Bleyni, syrurgici* (E 1,5)

Cf. HauckBlasi (Biographie etc.)

–, Guilhem 1v9 1350 A 3
1v20 1366 A 5

Ehemann der Alaseta Blasin

(Blasina), Alaseta | 1v9 | | 1350 | A 3 | S
| 1v19 | | 1366 | A 5 |

Urk.: */5/Alasatia Isnarde, filia Petri Isnardi* et *Alasatie* . . . */24/*. . . *lego Guillelmo Blayni, marito ad eius vitam* . . . (A 5)
Ist nicht identisch mit Alazasie, Tochter des Marseiller Kaufmanns Guilhem Ugolin und seit etwa 1305 Ehefrau des Johan Blasi (HauckBlasi fol. 8r–9r; S. 175), obwohl das die Anordnung des Thesaur und die Numerierung (1–5) von *X* bei § A 1–5 nahelegen.

Boc, Robert de | 29,28f | | (1362 | E 36) |

–, Guilhelma de (G. de Robert de Boc)
| 29,28f | | 1362 | E 36 |

Urk.: *Guillelma, uxor Roberti de Buco, quondam* (Z. 2)
Mutter von J. Benech; Ehepaar

Bocharda, Bertomieua | 9,26f | | 1379 | B 19 |
| 38v32f | | 1384 | G 6 |

Urk.: *domine Bartholomee Bocharde* (B 19,20), *Bartolomee B.* (G 6,3)
Mutter der Nicolaua (cf. Chapus)

Boyer (Boier *AB*),
Guilhem | 17,29f | *AC'* | 1370 | C 35 |
Urk.: *Guillelmus Boerii, laborator* (Z. 1)
–, Peire | 67v27 | *AB* | 1409 | K 33 | S
Cf. F. 57[3]: *Peyre Boyer, sabater*
–, Pons | 41,15; 17; 29 | | 1375 | G 18 | P
Urk.: *Pontio Boerii, laboratori de Massilia* (Z. 7)

Boyera (Boyra *AC'*),
Batrona | 17,31 | *AC'* | 1417 | C 36 |
Verwandt mit G. Boyer?
–, Dolsa | 67v26 | *AB* | 1409 | K 33 |
lat.: *Dulcie Boherie* (67v26l. *AB*)
Mutter des Peire Boyer

Boyssiera *AA* (Boysiera *AA*/*AC*),
Alfant | 36v1f (-s-) | | 1266 | F 39 | N
Urk.: *Alfanti Boisserie* (Z. 14)
Cf. Blanc. I,135 (1261); Bour. XLV, S. 474 (1257)
–, Jaume | 74,10 | *AC* | 1428 | E 70 | N
–, Johan | 8,24 | | (1333n.St. | B 12) |
–, Silia | 8,23f | | 1333n.St. | B 12 | S
Urk.: *Cecilia Boysserie, relicta domini/Johannis Boysserie* . . . *filia Guillelmi Palmade* (5f)
Ehepaar

Boysson, Peyre | 43v15 | | 1400 | G 32 |
Urk.: *Petrus Boyssoni, sabaterius de Brinonia* (Z. 2)

Bompar, Alexi | 8v15 | | 1357 | B 14 | P
Urk.: *Alexius/Bomparis, laborator* (Z. 10f)
–, Antoni | 66v36 | *AB* | 1411 | K 24 | P
Urk.: *Antonii Boniparis* (Z. 65)
–, Bertran | 66,21 | *AB* | 1368n.St. | K 22 | P
Vater des Loys B.

–, Guilhem 26v4 (1347 E 16)
Vater des Oliviar B.
–, Johan 49,21 1333n.St. H 13 N
–, Loys 66,23(Loy); 18l. *AB* 1422ca. K 22 P
Sohn des Bertran B.
–, Oliviar 27, 3; 7 (Oliviert) 1347 E 16
Urk.: *Olivarius Bonipari, juvenus filius Guillelmy/Boniparis* (E 16,2f); cf. *Sileta de Berra, uxor Olivarii Boniparis* (G 21,2: 1395)
–, (Pellegrin U. G 46 II, Z. 2 1332 R
U. F 9, Z. 4f 1349 R
U. D 15, Z. 14 1350 R
Urk.: *Pellegrini Bonparis, rector, administrator* (G 46, 2), *Pellegrinus Bomparis, rector, gubernator* (F 9,4f), *id., mercator, rector* (D 15,14)
Cf. Bar. 258²; HBl. 223; 261)
Bompara cf. Gombeita
BONACROS *AA*/*AB*/*AC* (Bonecrussis 2 *AC*),
(Jacme U. B 10,21; B 20,19 1329 R
Urk.: *Jacobo Bonacrucii, mercator* (id.))
–, Hugo 8v2 1380 B 13 N
67v28 *AB* (1409) K 33
100v3 (Bonec.) *AC* 1377n.St. A'19
101,5 (″) *AC* 1376 A'26
101v26 *AC* 1377n.St. A'29
Urk.: *Hugonis Bonecrucis* (B 13; A'19; A'26; A'29)
BONENFANT (Bonfant *N*),
Jorge 7,23 (& *N*) (1371n.St. B 3)
(″), Sileta 7,23 1371n.St. B 3 S
Urk.: */5/Sileta, relicta Georgii Bonianfanti (sic!) ... filiaque Berengarii Juliani .../18/heredem universalem ... Jordanum Fremini,/19/consanguineum meum* (B 3), *Sileta, relicta Georgii Boni Infantis, filiaque Berengarii Juliani* (1399, G 38,2)
BONET (Bonot 1 *AC*), Antoni 9v17 1379n.St. B 22 S
Urk.: *Anthonius Boneti, piscator de Massilia, filius Johannis Boneti,/piscatoris, et domine Johannete* (Z. 4f)
–, Guilhem 101v22 (Bonot) *AC* 1377n.St. A'29
102v33 *AC* 1365 A'37
Urk.: *Guilhelmus Bo/neti, presbyter et clericus beneficiatus ecclesie Beate Marie* (A'29,2f)
–, Johan 5v3 1379 A 34
101v23f *AC* 1377n.St. A'29
Urk.: *Johannes Boneti,/laborator, ... morans in villa superiori* (A 34,3), *Johannonus Boneti, filius Guilhelmi B.* (A'29,11)
(BONETA), Gantelma 5v4 1379 A 34 S
Urk.: *Gan/telme Boneti* (Z. 30f)
Erbin ihres Mannes, Johan Bonet
BONHOME, Peyre 53v6 1340 H 34 P
–, Raymon 53v6 1340 H 34 P
Urk.: *Petrus Bonhome et Raymundus Bonhome/de Sancto Marcello* (Z. 2f)
Brüder

Bonhome, Anthony cf. Bonieus					
Bonhome, Isnart cf. Bonnavia, Inart					
BONIEUS, Anthony	100v6	*AC*	1453n.St.	A'15	N
Urk.: *Anthony Bonihominis*; Fehler von *AC*					
BONIFAZI (Bonifasi 2 *AA*/1 *AB*, Bonifassi 2 *AC*, Bonifay 1 *AC*),					
	49v19 (Bonifazis)		1288	H 15	
–, Bernart	100,31f (-ss-)	*AC*	(1377	A'13)	
Vater des Peyre(2) B.					
–, Guilhem(1)	47v34		1277	H 5	P
Bruder des Pons B., Sohn von Bonifazi Gantier					
–, Guilhem(2)	69v1 (-s-)	*AB*	(1418	K 44)	
Erben: Guilhem & Loys de St. Gili					
–, Johannet	44,17 (-s-)		1400	G 37	P
Sohn des Peyre(3) B.					
–, Peyre(1)	31v15f (-fay)	*AC*	1376	E 54	
–, Peyre(2)	100v31 (-ss-)	*AC*	1377	A'13	
Urk.: *Petrus Bonifacii, filius Bernardi quondam* (Z. 2)					
–, Peyre(3)	44,18 (-s-)		(1400	G 37)	
Vater des Johannet B.; chronologisch gesehen könnten Peyre(1)–(3) identisch sein					
–, Pons	47v34		1277	H 5	P
Bruder des Guilhem B.					
–, Raymon (R. B. alias Bastier)	44v24f		1355	G 42	
Urk.: *Michaeli Bonifaci alias Bas/terii et Raymundo* et *Petro Bonifaci, fratribus* (Z. 4f); Übertragungsfehler ?					
–, Vivaut	73,18 (-ss-)		(1387 ?	E 64)	
BONILS, Loys de	9v19		1379n.St.	B 22	N
	42v9		1365	G 25	
	100,33f	*AC*	1377	A'13	
Urk.: *Ludovico de Bonilis* (A'13; B 22)					
BONJUHAN	53,16		1296	H 32	
BONNAVIA, Inart	102,15	*AC*	1368n.St.	A'32	P
Urk.: *Isnardus Bonihominis* (Z. 21)					
TH.-B: *Inart Bonome* (fol. 4,27); Fehler von *AC*					
Bonot, Guilhem cf. Bonet					
BONVIN, Andrieu	9,14		(1347	B 18)	
Ehemann der Guilhelma Bonvina					
–, Henric	8v17		1357	B 14	
Urk.: *Enrici Boni Vini* (Z. 12)					
–, Johan	29v20		(1401 ante)	E 37	R
	39v30		1392	G 10	
	49,8		1383	H 11	R
	53v16f	*AC*	1402n.St.	H 35	R
	99v19	*AC*	1377	A'9	
	U. A 32,3; A 33,8		1383		R
	U. B'9,4		1376		R(Ann)
	U. A'19,8		1377		R(Ann)
Urk.: *Johannes Bonivini* (A 32,3; A 33,8), *nobilis vir J. B.* (H 11,2; A'19,8; B'9,4)					

Händler und Reeder aus der im 13. Jh. bereits bedeutenden Patrizierfamilie der Bonvin (Les. 117f; Bar. 862[1]; F. 1,64–66)

–, Mathinet 38v21 1396 G 5
65,7f; 51. *AB* 1398 K 17
Urk.: */2/ . . . nobilem Matinetum Boni Vini, filium Andree Boni Vini . . . /13/ dedit, tradidit . . . et restituit ac assignavit . . .* (K 17)
Sohn von Andrieu und Guilhelma Bonvin ?; verbirgt § K 17 eine Stiftung an das Heilig-Geist-Spital ?

–, Nicolau 19,20 1335 D 2
Urk.: *Nicolaus Bonivini* (Z. 2)

Bonvina (Bonnina *N*, Bonnine *X*),
Guilhelma 9,13f (& *N*, *X*) 1347 B 18 S
11v5 *AB* (1361 B 37)
lat.: *Guilhelmete Bonvine* (11v6 *AB*)
Ehefrau des Andrieu Bonvin; setzte als Teilerben ihren Neffen Guilhem Messier ein.

Boquier, Bertran 73v13 *AC* 1496n.St. E 66 R

–, Guilhem 36v29 1240 F 42
Urk.: *Guilhelmus Boqueri et Alasaissia, conjuges* (Z. 3)

Borgal cf. Raymon Blanc alias Borgal

Borgno, Miquel (de) 37,23 *AC* s.d. F 46
37v18 (de B.) *AC* (1401 F 52)
Beerbt Julian de Casals, über den sein Testament ans Heilig-Geist-Spital gelangte.

Borgonha cf. Johan Caradet alias Borgonha

Borgonhon, Andrieu 9,4; 5 1348n.St. (B 17)
10,25 " (B 28)
Urk.: *Andree Borgondionis, mercatoris* (B 28,8), *id., civis Massilie* (B 17,7), *Andrivetum B.* (B 28,19)
Ehemann und Vorerbe der Garcens Borgonhona

–, Bertran 52,16 1343 H 28 P

–, Hugo 45v14 1300 (G 47)
Urk.: *Hugonis Borgondionis, . . . campdoris, civi Mass.*
Ehemann der Douselina Borgonhona

Borgonhona, Douselina 45v13f 1300 G 47 P
Urk.: *Dulcelina Borgondiona, . . . filiaque et heres pro parte sua Petri Guillelmi, . . . filii Petri Guillelmi regaus*
Tochter des Peyre Guilhem, Ehefrau des Hugo Borgonhon und Mutter der Francesca d'Aiglemon

–, Garcens 9,4 1348n.St. B 17 S
10,24 " B 28
Urk.: *Guassendis Borgondiona* (B 17,7; B 28,8)

Borrel, Johan 102,37 *AC* 1374 F 33 P

Bosqueta 48,12 1257 H 6
Urk.: *Bosquete* (Gen.; Z. 7)

Bossonet, Laurens del 33,13 1342 F 8 P
Urk.: *Laurentius de Bussoneto, filius Jacobi de Bussoneto,/civis Massilie* (Z. 4f)

–, (Peyre del U. F 10,12; K 6',2 1352 R
Urk.: *Petrus de Bossoneto* (F 10,12; K 6',2))

BOTARIT, Antoni	64v27	*AB*	1404n.St.	K 15	
Urk.: *Anthonio/Botarici, licenciato in legibus .../... arbitrum*					
BOTELHIER, Guilhem	28,1		1342	E 25	P
Urk.: *Guillelmus Boteillerii et Hugo Boteillerii* (rec. III, Z. 2)					
(BOTIER, Bertran	U. I 1'		1188	procurator	
Urk.: *Bertrandus Botarius* (I 1'); cf. *Bernardus Boterius, frater dicte domus, ... sepulti in eodem cimiterio* (ante 1235, B.N., n.a.l. 1328, S. 266))					
(BOTICORUM, Steve	U. G 45, Z. 3		1252		R
Urk.: *Stephano Boticorum*					
Cf. Blanc. II,95)					
BRANDIS, Bernart de	13v27f		1331	C 8	S
	19v11		(1364	D 3)	
	28v27f; 28		(1333	E 33)	
Wahrscheinlich Mitglied der Kaufmannsfamilie de Brandis, die sich etwa 1300 von Italien kommend in Marseille niederließ (cf. Bar. 69–75)					
–, Jacmeta de	13v30		1331	C 8	
–, Johanneta de	28v27		1333	E 33	
BRAS, Bertran de	69,8	*AB*	1414	K 41	
Urk.: *Bertrandi/de Brachio, molsclalherii* (Z. 17f)					
BRECHET, Johan	104v8	*AC*	1378	B'8	
	104v13 (Peyron Brechis !)				
		AC	1376	B' 9	
Urk.: *Johannes Bracheti, laborator* (B'9, Z. 12)					
BRIANSON, Hugo de	15,24f		1276	C 19	N
Urk.: *Ugone de Brian/zono* (Z. 4f)					
(BRONDEL, Mathieu	U. D 21, Z. 10		1362		R
Urk.: *Matheo Brondelli* (D 21,10))					
CABRA, Symon	51,15		1301	H 22	
CABRIT, Bertran	27,23		1321	E 19	P
	27v17		1323	E 23	
Urk.: */5/Bertrando Caperti, laboratori et peysoneri ... /24/B. Cabriti* (E 19), *B. Caberti, peysonerio et laboratori* (E 23,4)					
CABROL, Miquel	48,9		1258n.St.	H 6	N
Urk.: *Michael Cabrol*					
Cf. Bour. XXXVI, S. 392 (1243); Blanc. I,125 (1255)					
CADEROSSA, Raymon	10,15		1347	B 27	N
	14,24		1366n.St.	C 12	
	14v10f		(1330)	C 14	
	14v16f		1350	C 15	
	14v26		1343	C 16	
	27,2		1348n.St.	E 16	
Urk.: *Raymundus Cadarossa* (B 27; C 12; 14), *R. Caderossa* (D 15; 16; E 16)					
CAYAT, Aycart	27,26		1321	E 19	P
	27v17		(1323	E 23)	
Urk.: *Aycardus Cayati, laborator, filius Stephani Cayati et Hugue Georgie* (E 19,2), *A. C., laborator, filius S. C. ... et Hugue Georgie,* conjugem/ ... *et Matheudis, conjuges* (E 23, 2f)					

CAYRAT, Guilhemun (C. alias Retol)					
	102v34f	*AC*	1365	A'37	P
Landwirt; vgl. zum Namen «Guillaum Cayat alias Rebol, conseiller de la ville des tours» (Oberstadt) 1340–2 (Mabilly, Villes 209)					
CAYRELLIER, Guilhem(1)	8,4		1349	B 8	S
Urk.: *Guillelmi Cayrellerii* (Z. 2)					
Kürschner (cf. Dup.), wie auch Johan C.					
–, Guilhem(2)	104,9	*AC*	1407	B'2	
–, Johan	20v28		1311n.St.	D 12	
	25,13		1320	E 1	
Urk.: *Johanni Cairellerio, curaterio* (D 12,4), *Johannes Cayrellerii, curaterius* (E 1,15)					
Cf. HBl. fol. 24,1 (Vertrag, auf den die Zinsverpflichtung in § E 1 des TH. zurückgeht)					
CAYSSIER, Guilhem	2,5		1361	A 6	N
	3,2		1358	A 14	N
	3v3		(1338)	A 18	N
	20v5		1359n.St.	D 9	
	21,2f		1349	D 13	N
	22,14; 18		(1362)	D 21	S
	28,15f		1353	E 28	N
	32v29		1350	F 6	N
	33,23		1352	F 10	N
	36,18f		1350	F 36	N
Urk.: *Guillelmus Caysserii* (A 6; 14; 18; D 9), *G. Caisserii* (F 10; 36); *G. Cayserii* (D 21)					
Von 1349 bis kurz vor seinem Tode 1361 war G.C. mehrfach für das Heilig-Geist-Spital tätig (A 6; 14; D 13) und vermachte ihm ein größeres Legat (D 21). Mit Johan Audebert muß G.C. mehr als nur reine Kollegialität verbunden haben; Audebert übernahm die Brevenhefte von G.C. (A 6; E 28), wurde von ihm als Testamentsvollstrecker eingesetzt und sollte als Gegenvormund der Witwe des Guilhem helfen, den Sohn Guilhemet zu erziehen.					
CALHOL, Jaume	73,33	*AC*	1451n.St.	E 65	
CALSATIER, Floret	65,33	*AB*	1422ca.	K 18	
CALVIN, Peyre	44,7		1398	G 36	N
	44,12		1400	G 37	
	67v20	*AB*	1397	K 32	
Urk.: *Petro Calvini* (G 36)					
CAMAN (T- ?), Antoni de	48v17		1332	H 9	N
	50v10		1328	H 20	
	50v28		"	H 21	
	51,21		1337	H 23	
	52,13		1345	H 28	
(CAMBARELLI, Johan	U. A'14,4		1415		R(Ann)
	U. F 50,5		1423		R(Ann)
Urk.: *Johanni Cambarelli, appothecaris* (F 50,5), *J. C., mercatori* (A'14,4)					
Cf. Bar. 199[3])					
(CAMINAL, Ricart	U. G 45,3		1252		R
Urk.: *Ricardo Caminali, custos* (G 45,3)					
Cf. Blanc. I, 58; II, 222; 366; app. 9; 10 (1235–1248))					

CANDOLA (Candolo *AC*)					
Johan	60,18	*AC*	(1401	I 24)	
Urk.: *Johannis Candole* (Z. 8)					
–, Hugo	39v16		1367	G 9	
–, (Blaquieras	U. I 31,3; K 17,14		1398		R
Urk.: *nobilis Blaqerie Candole* (K 17), *Blaqueria C.* (I 31))					
–, Johanneta	39v16; 18f		1367	G 9	
Urk.: *nobilis Hugo Candole, filius nobilis Hugonis Candole,* condam, *condomini castri de Mimeto,* et *Johanneta* (rec. III, Z. 2)					
CANHOL, Johan	34,9		1273n.St.	F 16	
Urk.: *Johanni Canhol* (Z. 5)					
CAP DE PIN, Bonisac Jude	45,9f		1236	G 44	P
CAPELLA, Biatris	47v15		1311	H 3	
	48v32f		1311	H 10	
	52,8f (Beatris; Capella verbessert aus Capilla)		1311	H 27	
Urk.: *Biatricis Capelle* (H 3,7)					
CAPION, Bernart	27,7		(1367	E 16)	
Urk.: *Bernardi Capuoni* (Z. 7)					
CARADET ALIAS BORGONHA (Borgonho), Guilhem	73,25	*AC*	1451	E 65	P
–, Johan	60,10	*AC*	1503	I 23	N
	72v1f (-o)	*AC*	1480	E 60	
	72v11	*AC*	1480n.St.	E 61	
CARBONEL, Monet	68v20	*AB*	1414	K 39	
–, Peyre	100,14f	*AC*	1359n.St.	A'12	
Urk.: *Petrus Car/bonelli, domicellus ... et Dulciana, uxor*					
("), Dolseta Ehepaar	100,15	*AC*	1359n.St.	A'12	
CARDON, Laurens	100v3	*AC*	1403n.St.	A'15	P
Urk.: *Guill*elm*us Cardoni, labor*ator; Fehler von *AC*					
CASALS (Cazals *AC*), Julian de	5v9 (Jo-)	*AB*	1395n.St.	A 35	S
	31v7f (Jo-)	*AC*	1387	E 52	
	37,23f (Jo-)	*AC*	s.d.	F 46	
	37v19 (Joll-)	*AC*	(1401	F 52)	
	38v23		(1396	G 5)	
	40,26		(1395	G 13)	
	41v21		(1395n.St.	G 21)	
	65,15;24;31 (Jo-)	*AB*	1386n.St.	K 18	
	65v11; 12 (Jo-)	*AB*	1387	K 20	
	66,20f (Jo-)	*AB*	1386n.St.	K 22	
	68,8f	*AB*	1395n.St.	K 35	
	72,26 (Jo-)	*AC*	(1425	E 59)	
Urk.: *Juliano de Casalibus, mercatori* (G 21,8)					
Cf. Bar. 74–85					

CASTELLAN, Peyre	41,2		1394	G 17	N
Cf. lex.Teil s.v. *substitut*					
CASTELLFORT, Sicart de	13,22		1373	C 3	N
	15,12		"	C 18	
	42,13		1390	G 23	
	42,30f		1391	G 24	
	68v32f		1421	K 40	
	69,23		1373	K 43	
Urk.: *Sicardi de Castroforti* (C 3; C 18; G 24; K 43)					
Cf. DrogD. 173[6]					
CATALAN, Aycart	65,19f; 25	*AB*	1386	K 18	P
Vater der Antoneta Atanossa					
–, Macell	22,3f		1325n.St.	D 19	S
	Mortreuil-St.Esprit 170[3]; F. 61[3]		1306		R
Urk.: */2/Macellus Cathalani et P. Blanquerii, civis Mass. . . ./6/quod hodie emerunt dicti/ 7/donationis a J. R. . . . in super quandam vineam que erat francha*					
Das von M. C. und Peyre Blanquier dem Heilig-Geist-Spital geschenkte Zinsrecht wurde am selben Tag erst von ihnen erworben					
Cf. HBl. fol. 11v; Mortreuil, St.-Esprit 190[3]; Blanc. IV,95, S. 466; 97, S. 473 (1298); 98; 103; 105f					
–, Peyre	33v13		1363n.St.	F 12	P
Urk.: *Petrus/Cathalani, peyssonerius de Massilia* (Z. 2f)					
CAVALHON, Johan de	59v25		(1310n.St.	I 21)	N
–, Guilhem(1) de	3v2		1338	A 18	N
–, Guilhem(2) de	1,6		1400	n.St.	R
	41,4f		1394	G 17	
	42v28		1393	G 27	
	43,4f		"	G 28	
	43,22		1394n.St.	G 29	
	44,26f l.	*L*	1399/1400	G 38	
	U. B 1		1399/1400		R
Urk.: *Guillelmus de Cavallione* (G 17,2; K 31,9), *G. de Cavalhone* (G 27,9; G 29,8f); *G. de Cavalione* (B 1)					
Galeerenbesitzer (1377/8, Bar. 71[3]; 1378, ib. 47[1]) – in den 80er Jahren wird eine seiner Galeeren auf dem Weg in die Türkei gekapert (ib. 233[1]); 1371 tritt er als Bürge für Kaufleute aus Montpellier ein (ib. 28 & Anm. 1)					
CELLA, Steve de la	39v19f		1367	G 9	P
Urk.: *Stephanus de Cella, molnerius* (Kauf III, Z. 10)					
CELLIER, Rostanh	40,5		1394	G 14	P
Urk.: *Rostagno Cellerii, laboratori* (Z. 8)					
CHABAS, Esteve	101v11	*AC*	(1363 ?)	A'27	P
–, Jacme(1)	66v22	*AB*	1411	K 24	P
Urk.: *Jacobus Chabassii, laborator*					
–, Jacme(2)	104,32l.	*AC*	1511ca.	B'6	P
–, (Hugo	F 31; F 40,9		1276		R
Urk.: *Hugo Chabacio, custos* (F 31), *H. C. constitut(us) a curia Massilie ad custodiendum et protegendum bona dicti hospitalis* (F 40,9))					

CHABERT, Guilhem	45v4		1300	G 47	M
	Mortreuil, St.-Esprit 190		1299		M
Urk.: *Guillelmus Chaberti, baiulus et administrator domus dicti SS* (G 47), *G. C., preceptor* (Mortr.)					
–, Rostanh	28v1f		1387	E 30	N
CHAIS, Jacmet	66v32	*AB*	1422ca.	K 24	P
CHALENS, Giraut	8v3		1380	B 13	S
Urk.: *Giraudus Chalencii de Vanencia*					
CHAPUS, Girart	9,24		1379	B 19	S
	38v33f; 39,5		(1384	G 6)	
Urk.: *Giraudus/Chaputii, ... filius Petri Chaputii ...* (B 19,2f), *Girardi Chapucii* (G 6,3)					
("), Nicolaua	38v33		1384	G 6	
Urk.: *Nicholaua* (B 19,20), *Nicholae, eius filie* (G 6,3)					
Tochter der Bertomieua Bocharda, Ehefrau des Giraut Chapus					
CHARDAYRE, Guilhem	9v27		1369	B 24	
Urk.: *Guillelmus Chardayre* (Z. 8)					
Cf. Johanneta Nicolaua					
CHAREL, Guilhem	58v2		1212n.St.	I 11	N
Urk.: *Guillelmus Charelli*					
Cf. Bour. XVII, S. 292; XXIV, S. 334; Blanc. I,16; 18 (1216–1228)					
Chaucenna cf. Jaucenna					
CHAUDEL, Johan	30v11	*AC*	1462n.St.	E 45	P
noble (TH.)					
CHAUTAR, Johan	16,1	*AB*	1394n.St.	C 24	P
Landwirt					
CLAUS, Peyre del	8v6f		1380	B 13	
Urk.: *Petrus de Clauso, jurisperitus, habitator/ ... Valenc*ie (Z. 24f)					
CLAVELLAS, Rixens	25,16		1319n.St.	E 1	
Urk.: *Rixen Clavella* (rec. VII; cf. HBl. fol. 27,1 (*Rixen Clavela*); S. 310)					
CLAVOT, Honorat de	65v10; 81.	*AB*	1387	K 20	
–, Thomas de	65v10	*AB*	"	K 20	
Brüder					
–, Catharina de	20v6f l.	*AB*	aras	D 9	P
	22,21		aras	D 21	P
	99v4 (Ka-)	*AC*	(1363)	A'6	P
CLEMENS (Clement),					
Andrieu	43v5		(1387)	G 30	P
–, Antoni	65v17 (-nt);66,7	*AB*	1387	K 20	
CODONEL, Bertomieu	72,1f	*AC*	1436n.St.	E 56	
Urk.: *Bartholomeo Codonelli, laborator* (Z. 5)					
CODONNA, Alays	11,18		1348n.St.	B 35	
Urk.: *Alasacie Codonne*					
Schwester und Vorerbin der Johanneta de Ogier					
COFFAS, Peyre	8v8		1380 ante	B 13	N
Notar in Valencia					
COLLA, Jaumeta	61,14f	*AC*"	1399	I 32	

Colombier (Columbier, Colonbet *AC*),					
Peyre	30,21 (-um-)		1314	E 41	N
	45,30 (-um-)		1300	G 47	N
Urk.: *Petri Colomberii* (E 41), *P. Columberii* (G 47)					
–, Rostanh	7v10 (-om-)		1349n.St.	B 5	N
	105,15f	*AC*	1347n.St.	B'13	N
Urk.: *Rostagni Columberii* (B'13)					
(Conillo, Raimundo	U. D 22		1241		B)
Conquas, Bernart de	35v31		1366	F 35	R
Stammt aus einer der großen Marseiller Familien des 13. Jahrhunderts (Les. 114–117)					
–, Pellegrin de	10,10f		1343n.St.	B 26	S ?
	33v20		"	F 13	
Urk.: *nobilis domicelli Peregrini de Concis* (F 13, 5), *id. de Massilia* (B 26, 5)					
–, Vivaut de	26v31		(1342	E 15)	
Urk.: *domini Vivaudi de Conchis, condam, militis* (Z. 12)					
–, Dieudella de	33v21		1343n.St.	F 13	
Urk.: *Deodella de Concis* (B 26,16), *domina Deodella, uxor sua* (F 13,16) Ehefrau des Pellegrin de Concas, Mutter der Sileta					
–, Mabilia de	22v3		1341n.St.	D 23	
Ehefrau des Aymar d'Estrelhas					
–, Sileta de	10,13		1343n.St.	B 26	
Urk.: *Siciletam, filiam suam unicam* (Z. 16)					
Conselh, Bertran	99,16	*AC*	1373	A'3	
TH.-B: 1,38					
Conte, Johan	102,21	*AC*	1368n.St.	A'32	P
Urk.: *Guillelmi Comitis* (Z. 27)					
–, Hugo	104,30		1384	B' 6	P
Urk.: *Hugo Comitesse, sartor* (Z. 3)					
Corp, Guilhem	62v29	*AB*	1398n.St.	K 6	P
	62v31	*AB*	(1352n.St.	K 6')	
Urk.: *Guillelmus Corpi, laborator* (K 6, Z. 12), *Guilhem Corp, ortolan* (K 6'v6 *AB*)					
Corso, Guilhem	35v25		(1366	F 35)	
Corsa, Johanneta	35v29		1366	F 35	V
	36,8		(1400	F 35)	
Tochter des Raimon Miquell, Ehefrau des Guilhem Corso und Mutter der Beatris Atanolsa alias Pellissana					
Costa, Loys	73,28	*AC*	1451	E 65	P
Cotaron, Jaufres	51v24		1233	H 26	N
Urk.: *Gaufredus Cotaroni*					
Cf. Bour. 70[1]; 103; XXXVIII, S. 397; Blanc. II,421; app. 52 (1216–1248)					
Crestin, Martin	28,11		1343	E 27	P
Urk.: *Martinus Cristini, laboratoris,/filius .../Johannis Cristini* (Z. 3–5)					
Crestina, Johanneta	66v30	*AB*	1411	K 24	P
Urk.: *Johanneta Crestine* (Z. 60)					
(Cristoli, Pellegrin	U. G 46 II, Z. 3		1332		R
Urk.: *Pellegrini Cristoli, rector, administrator* (id.)					
Cf. HBl. 263; Bar. 274[1]; 136[2]; 220[2])					

CROTA, Johan 47v23 1359 H 4 R
Marseiller Kaufmann aus der ersten Hälfte des 14. Jhs. (Bar. 162[3]; 875[2]; 192[3]: 1326–1332), nicht der gleichnamige Levantehändler aus der 2. Hälfte des 14. Jhs. (ib. 72; 84; 245[3]: 1380–88)

CUES, Guilhem de 21v3 1350 D 15 P
Urk.: *Guillelmo de Coreo* (Z. 22f), *id., blanquerio* (Z. 16), *G. de Cues predicto* (Z. 20)

–, Raymon 22v14(& *N*: de C.) 1365 D 24 P
Urk.: *Raymundus Cuess* (Z. 8)

CUJOS, Anthony de 105,5 1353n.St. B'12 P
Urk.: *Anthonius de Cu/gis, corderius* (Z. 15f)

CUYSSARDA, Receventa 11,11 1311n.St. B 34
sorre R., beguina
Urk.: *Recevete* (Z. 8)

DALMAS, Anthony(1) 61,15f; 19 1399 I 32 S
Kaplan

–, Antoni(2) (A. D. alias Ratella)
62v20 *AB* 1384 K 5

–, Guido 45,12 (1236 G 44)

–, Peyre 102,25f *AC* 1368n.St. A'32 P
105v18 *AC* 1369 B'20 P
TH.: laborador (A'32), agricol (B'20)
Urk.: *Petrus Dalmassii* (A'32,34), *P./Dalmatii, laborator* (B'20,3f)

DAVIN, Jacme 63v15 1408 K 10 P
Urk.: *Jacobus Davini, castri de Pennis* (Z. 20)

–, Johan 34,4 1329n.St. (F 15)
Urk.: *Johannem Davino ... de Sancta Genesia* (Z. 4)

(DAVINA), Huga 34,4 1329n.St. F 15
Urk.: */2/Augerium Maiencii ... /5/ ... Hugua ... /6/ quadraginta libras ...dotis* (Z. 6)
Ehefrau des Johan Davin, Tochter des Augier Magenc (*AA*: Frances Magenc)

DESDIER, Albert 23,12 (1331 D 28)
23v3 1333n.St. D 31
Urk.: *Auberti Desderii* (D 28,9), *Aubertus Desderii, filius Aubertii* (D 31,2)

(DESDIERA), Marquesa 23,11 (1331 D 28)
23v3; 5 1333n.St. D 31
Urk.: *Marquesia* (D 28,9), */2/M., ... filia Johannis Finaudi et domine Francisque ... /8/ vineam et terram eorum, dotalem dicte Marquesie* (D 31)
Ehepaar

DESIDERI, Peyre 101,2 *AC* 1365 A'20 P

DEUA, Anthoneta de 102v7f *AC* 1394 A'34

–, Catarina de 105,24 *AC* 1381n.St. B'15 S(Ann)
Urk.: *Ca/therina Dydone, mulieri fallite* (Z. 8f)
TH.-B: *Catherina Didona* (7,24); Namensänderung durch *AC*, in Anpassung an de Deua (< *de Deo*, cf. Compan, Noms s.v.)

DIEUDELL, Antoni 42,18 1390 G 23 S
U. B 25; F 2v2f; F 14,7f 1372 R
Urk.: *nobili Anthonio Deodati* (B 25; F2c2f), *id., domicelli* (F 14,7f)
Häufig in diplomatischen Tätigkeiten bezeugt (Bar. 117[2]; 118[3]; 178[3]; 228[1])

–, Johan noble	70,11	*AB'''*	1443n.St.	K 50	
–, Monnet	8v30		1361n.St.	B 16	
–, Nicolau	8v29		1367n.St.	B 16	S

Kaufmann (cf. Bar. 220[4]; 246[5])

DIEUDELLA, Dieudella	7,7		1361	B 1	S

Urk.: *Dieudella Dieudella, ... uxor nobilis Karoli Atulphi, filiamque nobilis viri domini Petri Deodati, militis, et domine Beatricis* (Z. 5)

Ehefrau des Carle Atols; setzte SS als Nacherben nach dem Tod ihres einzigen erwachsen gewordenen Kindes Biatris ein (cf. U. B 1v1f: *dels ditz heres non hi a autra que/ donna Biatris de Vaquieras*)

Didona cf. de Deua

DODON, Frances	63v32	*AB*	1352n.St.	K 6'	P

Urk.: *Francisco Dodoni, mercatori* (Z. 4)

DOMENEGUE, Johan	40v29		1394	G 16	

Urk.: *Johannes Dominici, laborator* (II, Z. 9)

DOSSANA, Peyre	45v26f		1233	H 26	S

Urk.: *Petrus Dossana ... / ... / dono donatione simplici facta inter vivos ... / ... Dossane, uxoris mee* et *pro eadem Dossana/... SS*

DRAGON, Augier del	4,14		1348n.St.	A 24	S

Urk.: *Augerius de Dra/8/gono, filius Nicolaum de Dragono ... et Ceciliam ... /48/ ... Silonam de Dragono, neptem meam, filia Nicolay de Dragono, fratris mei ... et ipsam deficiente in pupillari etate ...*

–, Guilhem del	27v22f		(1327	E 24)	
	44v5		(1324	G 39)	
	52,26		(1324	H 29')	

Urk.: *Guillelmi de Dragone* (E 24,4), *G. de Dracone condam* (G 39,4)

–, Loys del	4,20		1348n.St.	A 25	S

Urk.: *Ludovicus de Dracone, mercator, civis Massilie, filius ... Nicolay/de Dracone ... et Cicilie* (Z. 2f)

–, Nicolau del 27,22; 30; 27v3; 9; 15; 24; 29; 44v6; 52,26 (1321–1324; § E 19–24; G 39; H 29')

Urk.: *Nicolaum de/Dragone* (E 24,3f), *Nicolay de D.* (E 19,10), *Nicholay de D.* (E 25,4), *Nycolaus de Dracone* (E 19,22; E 23,14), *Nicholaus de D.* (E 21,2), *Nicholauus de D.* (E 20,2), *Nicholauo de D.* (G 39,5)

–, Raymon del	44v5		1324	G 39	
	52,25f		"	H 29'	

Urk.: *Raymundus de Dracone, filius* domini *Guillelmi de Dracone* (Z. 2)

–, Silia del	27,23		1331	E 19	
	27v23		1327	E 24	
	28,12 (Sileta)		1344	E 27	
	(ungenannt)		1342	E 25	V

Urk.: *Cicilie* (A 25,3; E 10,14), *Cecilia* (A 24,8; E 25, 3), *Secilie de Dragono* (E 27,6), *Ciciliete* (E 10,11; 22)

–, Silona del	4,16		1348n.St.	(A 24)	

Die meisten Urkunden der Familie gehen auf den Kaufmann Nicolau del Dragon, Sohn von Guilhem del Dragon und Sibilia (Tochter des Paul de Jerusalem), und seine Frau Silia zurück. Drei der Kinder des Ehepaares, Sibilia (verheiratete de Mausac),

Loys und Augier, setzten 1348 das Heilig-Geist-Spital als Erben ein, letzterer als Nacherben nach dem Tod von Silona, Tochter seines anderen Bruders Nicholay

DRAGUINHAN, Bondavin de 22v23 (Draginhan) 1331 D 26
Urk.: *Bondavinus de Draguinhono, judeus* (Z.2; II, Z.2)

–, Bella de 101,7 *AC* 1348 A 21
Urk.: */8/Belle, judee, filie Bondavini de Draguinhono, judei, .../11/... ab eadem Bella* ...

DURANT (U. I 8 1235 M
U. F 42,4 1240 M
U. D 25,3 1245 M
Urk.: *pater Durant, comandator* (I 8), *fratri Duranto, comandator* (F 42,4; D 25,3))

–, Aycart 49,29f 1290n.St. H 16 R
Urk.: ... *et Aycardo Duranti, cannabecerio, ... administratoribus SS hoc anno a curie ville vicecomitalis Massilie constitutis* (Z. 6)

–, Guilhem 22v10f 1245 D 24 N
Urk.: *Guillelmus Duranti*

–, Johan 37,20 *AC* 1424n.St. F 45 N
37v16 *AC* 1429 F 51 N
Urk.: *Johanne Duranti* (F 45; F 51)

–, Loys 16v34 *AC* (1457) C 29 N
60,31 *AC* 1428n.St. I 25
Urk.: *nobili ... Ludovico Duranti, notario regio secretaria et notario publico, quondam* (C 29), *L. D.* (I 25)

–, Monet 62,12 *AB* 1400 K 1
Ehemann der Dolsa Duranta

–, (Pons U. D 17, Z. 4 1299 R
Mortreuil, St.-Esprit 159[5] 1305 R
Urk.: ... *et Poncio Durando, probis electis hoc anno a curia et consilio generali Massilie* (D 174f)
Cf. Blanc. IV,97 (1298): *Poncii Duranti, candelarii*; ib. IV,99)

–, (Hugo U. F 7, Z. 2 1278ca. M
Urk.: *Hugo Duranti, administrator, rector* (F 7,2))

DURANTA, Dolsa 62,11f 1400 K 1 P
Ehefrau des Monet Durant

–, Galbos 11,9f 1311 B 34
Urk.: *Gualbos Duranta* (Z. 2)
Ehefrau des Vincens Gassin

–, Nicolaua cf. Payroliera

EYMERIC (Aymeric *AA*, Emeric 9 *AC*, Heymeric 3 *AC*),
Giraut 33,3f (1350; F 6 *AA*); 33 Erwähnungen (*AC*) auf fol. 98–105 & 123v
Urk.: *circumspecto domino Girauldo Aymerici, jurisperito civitatis* (F 6, Z. 4f, als Schiedsrichter), *Giraudus Aymerici* (A'2,2), *G. A., jurisperitus* (A'19,8), *G. A., mercator* (B'22,4), *nobilis G. A., jurisperitus*, (A'5,2; A'23,6), *nobilis Geraudus A.* (B'9, 3), *Gir. A., archidiaconus ecclesie sedis civitatis Massilie* (B'21,2)
Gründer des Hospitals der Verkündigung; cf. histor. Teil in dem Kap. über dieses Spital

–, Guilhem	99,20	*AC*	1376n.St.	A'4	
Urk.: *Guilhelmo Aymerici de Manuasca, eius germano* (Z. 3)					
Vetter des Giraut Eymeric					
–, Johan	9,22		1379	B 19	N
	10,2		1372	B 25	
	10v20		1373	B 32	
	28,5		(1343)	E 26	
	29,19f		1379	E 35	
	29v9		1373	E 37	
	40,20f		1395 (?)	G 13	
	101v19	*AC*	1389	A'28	
	102v12 (Em-)	*AC*	1394	A'34	
Urk.: *Johanne(s) Aymerici* (B 19; 25; 32; E 26; 35; G 13; A'34)					
–, Laurens	99,26	*AC*	1373/83 ?	A'5	
	105v29	*AC*	1374	B'22	
Urk.: *Laurentii Aymerici* (A'5,3), */5/L. A., eius germano* ... */11/ dictus Laurentius A.* (B'22)					
Vetter des Giraut Eymeric, Vater der Gilleta Eymeriga					
–, Monet	73v19 (Em-)	*AC*	1353	(E 67)	
Sohn der Alaona Eymeriga					
Eymeriga (Emeriga),					
Alaona	73v18 (Em-)	*AC*	1353	E 67	
–, Gilleta	80,25	*AC*	1373/83 ?	A'5	
Urk.: *Guilhelmete, filie/Laurentii Aymerici* (Z. 2f)					
TH.-B: Gileta (fol. 1v1)					
Tochter des Laurens Eymeric					
–, Laeta	105v28	*AC*	1374	B 22	
Urk.: *domine Alasacie, relicte* ... *Giraudi* (Z. 4)					
Ehefrau des Giraut Eymeric					
Elesent, Victoret	41v29; 31		1395n.St.	G 21	P
Urk.: *Victor Elesendi* (Z. 27)					
Eliera, Bertomieua	21,22		1349	D 13	
Elies (Helies/Helie *AB*, Elias *AC*),					
Bernart(1)	34v20		1354	F 24	
–, Bernat(2)	68v23 (Helie)	*AB*	1414	K 39	R
	69,3 (Helies)	*AB*	1414	K 41	R
–, Guilhem	24,12		1354	D 35	P
	41,13		1375	G 18	R
	U. G 20		1375		R
Urk.: ... *et Guillelmus Elie de Massilia, rectores et gubernatores* (G 18,2), *et* ... *G. E., draperius* , ... *rectores* (G 20,2)					
Cf. DrogD. 173[6] (1361; 1367: Stadtkämmerer); Bar. 280[1]; 287[3]; 900[1]					
–, Johan	28v12		1358	(E 31)	
	32v9		1357	(F 4)	
Ehemann der Antoneta de Berra					
–, (Martin	U. A'13,5		1377		R(Ann)
Urk.: *Martino Elie*					

Galeerenbesitzer 1381 (Bar. 42^2; 73^4), 1387 (Bar. 47^1), 1390 (Bar. 51^1); auch im Tuchhandel tätig (Bar. 296^2))

–, Peyre	48v5		1335	H 8	R
	53,23		1335	H 33	R
	U. D 34, Z. 9		1335		R

Urk.: *Petro Helye et ..., mercatoribus, rectoribus* (H 8,3), *Petro Elye, draperio, ... custos* (D 34,9)

–, Raymon	41,11		1375	G 18	N
	41,25		"	G 19	N
	47v1f		"	G 20	N
	99v21	*AC*	(1377)	A' 9	P

Urk.: *Raymundi Elie* (G 18; 20)
R.E. tritt nur während der Rektorenschaft von Guilhem Elie als Notar des Spittels auf (G 18–20: 1375)

ELIE, Hugueta	19v21		1364	D 3	

Urk.: *Hugueta Helye* (Z. 13)
Äbtissin des Erlöserklosters

ELZIAS, Bertran	34,6f		1273n.St.	F 16	N
	35v1f		1276n.St.	F 31	N

Urk.: *Bertrandus Elsiani* (F 16), *B. Elsiari* (F 31)

–, Peyre	23,1f		1311	D 27	N
	25,6		1314	E 1	N

Urk.: *Petrus Elsiasii* (E 1)
Cf. HBl., Index; Mortreuil, St.-Esprit 190^{1f}; Mabilly, Villes 104; Blanc., Index

ENGLES, Jacme	43,29f		1394n.St.	G 29	
("), Catharina	43,20		1349n.St.	G 29	

Urk.: *Jacobus Englesi, broquerius, et Catharina,* conjuges (Z. 2)

ENGUILRAN, Aycart	5,26f		1383	A 33	

Urk.: *magistro Aycardo Enguilrani* (Z. 10)

–, Johan (J. E. alias Porcho)	5,8f		1374n.St.	A 31	S
	5,16; 21		1383	A 32	
	5,25; 27 (J.Porcho)		"	A 33	
	28v5f		(1387	E 30)	
	38v5 (J.Porcho)		(1393	G 3)	
	68,14 (")	*AB*	1374n.St.	K 36	

Urk.: *Johannes Enguilrani alias Porco, filius Hugonis Enguilrani* (A 31,2), *J. E. alias/ Porcho, filius H. E.* (A 32,7f), *J. E. alias Porcho* (A 33,2)
Bruder des Aycart E., Ehemann der Marita

("), Marita	5,24		1383	A 33	

Urk.: *Marite* (Z. 3)

ESCALA (d'E. *AB*, d'Escalas *AB*, d'Escalos *AC*, de l'Escala *AB*, de las Escalas *AB*, de las Scalas *AA*),

Domenegue de	66v24 (Escala)	*AB*	1411	K 24	P

Urk.: *Dominicus de Scalis, marinarius* (Z. 51)

–, Johan d'	37v24; 26	*AC*	1432	F 53	N
	61,5 (Piero)	*AC*	(1443)	I 30	N

	73,1	*AC*	(1440n.St.)	E 63	N
	73,34	*AC*	(1451n.St.)	E 65	N
Urk.: *Johanni de Scalis* (E 63; I 30), *J. de Scalios* (F 53)					
Zur Verwechslung mit Piero (I 30) cf. Bau. 2,1232: Pierre de Scalis, 1497–post 1500					
–, Pons d'	16v2 (Escala)	*AB*	(1369)	C 25	N
	16v12 (")	*AB*	1408	C 26	
	31v12f (Escalos)	*AC*	1415	E 53	
	31v17 (")	*AC*	(1376)	E 54	
	31v22 (")	*AC*	1415	E 55	
	42v1f (las Scalas)		(1365)	G 25	
	43,29f (" ")		1387	G 30	
	63v2 (Escalas)	*AB*	1408	K 10	
	63v27 (")	*AB*	1410	K 11	
	67v8 (las ")	*AB*	(1373)	K 30	
Urk.: *Poncii de Scalis* (C 26; E 53; 55; G 30; K 11), *Pontii de S.* (K 10)					
SCALONA, Bertran	48,1		1277	H 5	Pr.
	U. F 7, Z. 15		1278		M
Urk.: *Bertrandi Scalona, comandatorii* (F 7, 15)					
TH.: luectenent del comandayre (H 5)					
ESCRIVAN (Scrivan)					
Marques	42v28		1393	G 27	R
	43,5 (Sc-)		"	G 28	R
	43,22f (Sc-)		1394n.St.	G 29	R
	101,9	*AC*	1377	A'22	V
Urk.: *Marquesion Scrivani* (G 27,9), *Marqueso Scrivani* (G 29,9)					
Cf.: DrogA. 25; Bar. 863[3]					
–, Pons	101,9	*AC*	1377	A'22	V
Bruder des Marques					
ESPARRON, Rostanh	68v18	*AB*	1414	K 39	
SPARVIERA, Pellegrina	36,20		1350	F 36	S
Urk.: *Pellegrina Sparviera*					
Ehefrau des Ricart de Messina					
ESPERA, Johan d'	105,31	*AC*	1356	B'16	P
Urk.: *Johannes de Spena, textor* (Z. 12); Namensänderung					
ESPINAS (de Spinas)					
Anthony	104v4	*AC*	1379n.St.	B'7	N
Urk.: *Anthonio Spinacii de Signa* dicesis *Mass*ilie					
–, Johan	20v21f (de Sp-)		1335	D 11	N
Urk.: *Johannis de Spinatiis*					
ESTACA, Dosseta	37,19	*AC*	1424n.St.	F 45	S
Urk.: *Dulcieta Staque/filie Bartholomey Staque, lapiscide* (Z. 14f)					
ESTEVE (Steve),					
Johan	102,17	*AC*	1367	A'32	P
Urk.: *Johannis Stephano* (Z. 24)					
–, Steve	43v6f		1396	G 31	N
–, Hugo	34,25 (St-)		1354	F 19	P
	43v28f		1337	G 34	P
Urk.: *Hugo Ste/phani, mercator* (F 19,1f), *H. S., fusterius* (G 34,1)					

ESTORNELL (Stornell),					
Jacme	16,22 (Jaume)	*AC*	1359	C 28	P
	40,22; 31 (St-)		1395	G 13	S
	42v16; 20		(1399n.St.)	G 26	
	67,29; 28l. (St-)		1382	K 28	
	68v1		1398	K 34	
	U. A 32,7; H 11,4		1383		R
	U. G 13,10; 15		1395		R
	U. G 5,2		1396		R
Urk.: *nobili Jacobo Stornelli* (G 5,2; G 13,10; 15; H 11, 4)					
Cf. Bar. 42[2]; 71[2]; 117[3]; 138[3]; 170[2]; 183; 294; 295[1]; 892[1]; DrogD. 180[68]; 185; 187[112]					
ESTORNELLA, Guilhelmeta	42v15f		1399n.St.	G 26	
	68,3	*AB*	1398	K 34	
Cf. Bar. 143[1]; Ehepaar					
ESTRELHAS, Aymar	22v3f		(1341n.St.	D 23)	
Ehemann der Mabilia de Conquas					
(–, Johan d'	U. D 35,6		1354		R
	U. D 3,16; D 7,17		1364		R
	U. G. 9,8; K 42,2		1367		R
Urk.: *Johann(es) de Astrugiis* (G 9,8; A.H. I B 53/3 Z. 3), *J. de Astrigiis* (D 7,17; K 42,2), *J. d'Estrigiis* (D 35,6), *J. d'Estrilha, mercator* (D 3,16); cf. zu den Varianten *Adhemar d'Astregis* (Bar. 100; 293[3]) neben *Aymar de Strigla* (ib. 216[1]))					
FABIAN, Guilhem(1)	49v29		1290n.St.	H 16	R
Urk.: *Guillelmo Fabiani/ ... administratoribus SS hoc anno a curie ville vicecomitalis Massilie constitutis* (Z. 5f)					
Cf. Mortreuil, St.-Esprit 158[3]: Kaufmann					
–, Guilhem(2)	8,27		(1400ca.)	B 12'	P
	U. I 31,2; K 17,14		1398		R
Kaufmann, cf. Bar. 193[5]; 269[3]; 92[1]; 867[1]; DrogD. 189					
FABRE, Arnaut	15,27		1276	C 19	S
Urk.: *Arnaudus Faber, ... campsor* (Z. 6)					
Cf. Blanc. II,186; 706; 736; 811; 898; 915					
–, Guilhem(1)	25v24		1331	E 5	P
Urk.: *Guillelmus Fabri, mercator* (Z. 2)					
–, Guilhem(2)	66,20	*AB*	1368	K 22	
Spezereihändler					
(FAGIS, Hugo de	U. F 47, Z. 9		1276 (?)		R
Urk.: *Hugone de Fagis, constitut(us) ... ad custodendum et protegendum bona SS* (F 47,9))					
FALHAS, Matheudeta de	21,23		1348 ante	D 13	
FARAUT, Guilhem	21v9		1340n.St.	D 16	N
FARAUDA, Sauseta	42v7f; 10		1365	G 25	P
FAVAS (Favos),					
Bernart de(1)	50,18f		1339	H 18	R
	52,14f		1345	H 28	R
	U. E 10, Z. 2		1345		R
Urk.: *Bernardus de Favatio, prob(us) elect(us) per dominum vicarium et sex probos* (E 10,2)					

Bernart de Favas aus Gourdon (Quercy) ließ sich spätestens 1302 in Marseille nieder, wo er 1309 einen Tuchhandel – zusammen mit Marques dal On – begann. Er starb wie drei seiner Söhne während des Pestganges 1359/60. Sein Sohn Guilhem(1) kann mit dessen Neffen Jacme und Bernart(2) als einer der reichsten Händler im Marseille des ausgehenden 14. Jhs. gelten; cf. Bar. 859; 276[1]; DrogD. 174

–, Bernart de(2)	16,23	*AB*	aras	C 24	P
–, Guilhem de(1)	33v27		1372	F 14	P
	102,9	*AC*	1368n.St.	A'32	V
	103,11 (-os)	*AC*	1361	A'39	V
Urk.: *Guillelmus de Favatio, draperius* (C 5), *id. de Massilia* (F 14,3f); *G. de F., draperius ... filius domini Bernardi de Favatio,/condam, et Nicolaua, uxor*					
Ehemann der Nicolaua de Favas und Sohn des Bernart(1) de Favas					
–, Guilhem de(2)	60v13 (-os)	*AC*	1425n.St.	I 27	
	60v15	*AC*	"	"	
Urk.: */5/nobilis Guillelmi de Favatio ... /12/ dictus nobilis Guillelmus de Favatio*					
–, Jacme de	39,34f		1382	G 8	P
–, Nicolaua de	102,9	*AC*	1368n.St.	A'32	
Ehefrau des Guilhem(1) de Favas					
–, Bernart (B. d'Isses alias de Favas)					
	32,23		(1363)	F 2	P
Felissis (Felisiis),					
Esperit	30v5	*AC*	1464	E 44	N
Urk.: *Espiritu Felicis*					
–, Ferrando	73,10f (-siis)	*AC*	(1387)	E 64	N
Urk.: *Ferdinandus Felicis*					
Fenolh, Guilhem	4,4		1383n.St.	A 22	N
	7,15		(1348)	B 2	
	7,21		1370n.St.	B 3	
	15v14; 16	*AB*	1391n.St.	C 22	
	16,6	*AB*	(1394n.St.)	C 24	
	16,12; 18; 24	*AB*	1374/72/67	C 24	
	16v17	*AB*	1356	C 27	
	17,30	*AC'*	1370	C 35	
	33v25		1372	F 14	
Urk.: *Guillelmus Feniculi* (A 22; B 2; 3; C 27; 35; F 14)					
Cf. DrogD. 173[6]					
Fermin, Jordan	7,24; 26		1371	B 3	
	29v29f; 31		(1399)	E 38	
	44,26; 29		(")	G 38	
Urk.: *Jordanum Fremini* (B 3,18); *J. Fermini, monnerium* (G 38,2)					
–, Peyre	73,15		1373	F 44	P
Urk.: *Petrus Fermini, laborator* (Z. 25)					
(Ferrand, Jacme (J. F. alias Galhardi)					
	U. A'34, Z. 4		1394		R(Ann))
Ferrier, Jacme	37,5		1300	F 43	
Urk.: *Jacobus Ferrarius, filius Stephani Ferrarii, draperii* (Z. 2)					

–, Steve 52v30 1294 H 31 R

Urk.: *Stephano/Ferrarii et ... constitutis ... hoc anno ad recipiendos redditus, intratos ... SS*

Urk.: Vater des Jacme Ferrier; cf. Blanc. IV,32

–, Hugo 30,2 1283 E 39 N

FILHOLIN, Peyre 42,16 1390 G 23 R
U. F 5,5; K 43 1390 R

Urk.: *Petrus Filholini* (F 5,5; K 43)

1379–81 als Mittelmeerhändler und Reeder bezeugt (Bar. 42[2]; 232[1]; 870)

FINARIN, Raymon 49,2 1383 H 11 N

(FIRMIDRIO, Peyre de U. I 5 1249 Pr.

Urk.: *Petrum de Firmidrio, syndicum, actorem seu procuratorem SS*)

FLAMA 48,6 1277 H 5

TH.: mossen Flama, cavallier

FLORIN, Bertran 23v24 1335 D 34

–, Johan 23v23 1335 D 34

Urk.: *Johannes Floreni ... et Bertrandus Floreni, eius filius maior* (Z. 2)

FOLCART, Peyre(1) 104v19 *AC* 1363n.St. B'10 P

Urk.: *Petrus Folcardi, macellarius* (Z. 10)

–, Peiret(2) 63v25 *AB* 1408 K 10 P

Urk.: *Petrus Folcardi*

FOLCO (Folquo *AC*),
Anthony 37v15; 151. *AC* 1429 F 51 S

Urk.: *Antonius/Fulconis, filius Raymundi* condam, *... castri de Albanea* (Z.11f)

–, Guilhem(1) 21,34 1342 D 14
28v20f (1362 E 32)
U. D 5,6; F 8,6f 1342 R

Urk.: *Guillelmus Fulconis, mercator* (D 14,22), *id., ... custos* (D 5,6), *G. Fulchonis ... /7/rector, administrator .../16/rector, procurator* (F 8,6f)

Vater des Guilhem(2) F.; Cf. Bar. 161[1]

–, Guilhem(2) 20,11 1388 D 6 R
28v20 1362 E 32 V
69v19 *AB'* (1392n.St. K 48)
101,11 *AC* 1359 A'23
U. B 13 1380 post R
U. B'15,2 1381 R(Ann)

Urk.: *Guillelmus Fulconis, rector* (D 6,6), *G. F., filius Guillelmi Fulconis ... de Massilia, mercatoris* (E 32,2), *G. F., filius G. F.,/mercatoris* (A'23,2f)

1374 Weizeneinkäufer für Marseille (DrogD. 188[114])

–, Laurens 44,15 1400 G 37
63v3 *AB* 1408 K 10
100v2 *AC* 1403n.St. A'15
102v21 *AC* (1416 A'36)

Urk.: *Laurentius Fulconis* (A'15,2), *Armeliona, uxor ... Laurentii Fulconis, campsoris* (K 10,2), *Ermeliona Folquesse, relicta ... L. F., campsoris* condam (A'36,2)

Folquessa, Ermeliona	63v3f; 11.	*AB*	1408	K 10	
	63v28	*AB*	1410	K 11	
	102v20 (Her-)	*AC*	1416	A'36	
Urk.: cf. Laurens, sowie: *Armeliona* (K 11,4)					
–, Raynauda	69v18	*AB'*	1392	K 48	
Ehefrau des Guilhem(2), Tochter des Bertran Johan; setzt Laurensa Martina als Erbin ein					
Folquier, Jacme	20v17		1343n.St.	D 10	N
Urk.: *Jacobi Folquerii*					
–, Miquel(1)	3,24		(1361)	A 17	N
	63,19	*AB*	1407	K 8	
	103,8	*AC*	(1400ca.)	A'38	
	105v16	*AC*	1417	B'19	
TH.: notari del tribunal (A 17; A'38)					
–, Miquel(2)	30v20	*AC*	(1470n.St.	E 46)	
Font, Hugo de la	36v32f; 37,3		1300	F 43	N
Urk.: *Hugonis de Fonte*					
–, Vincens de la	44v29		1309	(G 43)	
Urk.: *Vincentii de Fonte, piscatoris*					
Ehemann der Silia Miracla					
–, Johanneta de la	34v4		1339	F 20	
Urk.: *Johannete de Fonte* (Z. 2)					
Fontayna, Jaume	30v12f	*AC*	1462n.St.	E 45	N
Forbin, Anthonet	16v29; 31	*AC*	1457	C 29	P
Urk.: *Anthonius Forbyni, mercator de Massilia* (Z. 3)					
Schwiegervater des Johan Lombart					
–, Guilhem	63v24	*AB*	1418	K 10	P
Urk.: *Guillelmus Forbini, pelliparius* (Z. 30)					
–, Miquel	72,17f	*AC*	aras	E 58	P
TH.: senhor de Gardana					
Fornier, Johan	50,38; 50v6		(1337n.St.	H 19)	
–, Peyre(1)	50v2		(1336	H 19)	
Ehemann der Alays Forniera					
–, Peyre(2)	34v4		1355n.St.	F 3	P
Urk.: *Petrus Fornerii, laborator, et Ayglina*					
Forniera, Ayglina	32v2; 3		1355n.St.	F 3	P
Ehepaar					
–, Alays	50,37; 50v1f		1337n.St.	H 19	P
Ehefrau des Peyre(1) F.; Besitzerin von Grundstücken in Aubagne, die an jene von Johan F. angrenzten					
Framauda, Rixens	47v1		1303	H 2	P
Franc, Bernart	36v17		1265n.St.	F 40	S
Urk.: *Bernardus Francus* (Z. 1)					
Cf. Bour. XXXV, S. 380 (1243: Zunftmeister im Stadrat); XLI, S. 426; Blanc. II app. 32 (1248: Schiedsrichter); 35					

FRANSA (Fransia *AC*),					
Jacme	7,16		1348	B 2	S
	37v8	*AC*	(1407 ?	F 49)	
	69v9	*AB'*	(1407	K 46)	
Urk.: *Jacobus Francie, filius quondam Nicolay/Francie de Massilia* (B 2,4f)					
TH.: noble; Sohn des Nicolau(1), Vater des Nicolau(2) F.					
–, Nicolau(1)	7,17		(1348	B 2)	
–, Nicolau(2)	7,19'			B 2'	
	U. B'9, Z. 4f		1376		R(Ann)
	U. A'19, Z. 8		1377n.St.		R(Ann)
Urk.: *Nicolay Francie, ... filius Jacobi Francie* (K 46,4), *N. F.* (A'19,8), *Nicho/laus F.* (B'9,4f)					
Cf.: noble sen N.F., saentras (1400ca.; Anm. zu B 2')					
–, Dalfina	37v7	*AC*	(1407 ?	F 49)	
Cf.: nobla do*nn*a Dalfina Girauda, molher e-heres del/noble sen Nicolau Fransa (Anm. B 2')					
Ehepaar					
FRESQUIERA, Peyre	5,21		1383	A 32	N
	5,28f		"	A 33	
	13,5		"	C 1	
	63v31 (-ei-)	*AB*	1407	K 16	
	67v1f (")	*AB*	1394	K 29	
	99,27	*AC*	1383	A'5	
	104,33f	*AC*	1384	B'6	
Urk.: *Petri Fresquerie junioris* (A 32; 33; A'5; B'6), *Pe/trum F., notarium dicte curie* (K 29,4f)					
–, Johanneta	24,28	*AB*	1411	D 36	P
Urk.: *Johanneta, uxor ... Petri Fresquerie, notarii* (Z. 16)					
Ehepaar					
GACHA, Guilhem	16v4		1369	C 25	N
(–), Alaseta	16v4		1369	C 25	N
Ehepaar					
GAET	21v23l.	*L*	1420ca.		
TH.: monsen G., prior de Sant Laze					
GAYRAN, Bertran	49,9		1383	H 11	
Pächter des Heilig-Geist-Spitals von Aubagne (cf. hist. Teil)					
–, Marques	105,10; 13	*AC*	1347n.St.	B'13	P
Urk.: *Marquesio Gayrani, mercatori* (Z. 5)					
GAYRART, Bertomieu	9v21		1348n.St.	B 23	N
Urk.: *Bartholomeus Gayrardi*					
GAYRAUT, Guilhem	26v24		1332	E 14	
GALBERT, Augier	47v1		1303	H 2	P
–, Guilhem	50,11f		1311	H 17	
GALBERT, Jacme de	64v15f	*AB*	1396n.St.	K 14	
–, Peyre	50,11f		1311	H 17	
Urk.: *Guillelmi et Petri Gualberti, fratrum* (Z. 21)					
GALISII, Anthoni	31,11	*AC*	1456	E 48	S
Urk.: *Anthonius Galissi/vilagii de Bessano, murianensis diocesis* (Z. 14f)					

GAMELL, Hugo	39,29; 30f		1382	G 8	
Mündel des Jacme Novell					
GANARRI, Johan	42,32		1391	G 24	S
Urk.: *Johannis Ganarre, castri sive loci de Noulis,* habitator *Massilie* (Z. 2)					
–, Hugo	49,18		1340	H 12	
Urk.: *Hugonis Gavoti* (Z. 8); Fehler von *AA*					
GANAZO (Ganage),					
Guibert de	3v11		1327	A 19	N
	3v16		"	A 20	
	27v19 (-ge)		"	E 24	
Urk.: *Guiberti de Ganazo* (E 24)					
GANTELM (Gantelme *AC*),					
Jaume	101v25f		1389	A'28	P
–, Hugo	50v7		(1337n.St.	H 19)	
GANTIER, Bonifazi	47v10		1311	H 3	
	47v35		1277	H 5	
	48v30		1311	H 10	
Urk.: *Bonifacius Ganterii de Albanea* (H 3,2) (der Genetiv von Ganterii verweist darauf, daß es sich nicht um eine Berufsbezeichnung („Handschuhmacher") handelt, die als Apposition im Nominativ stehen müßte, sondern um einen Beinamen) Vater von Guilhem(1) & Pons Bonifazi					
GAP, Andrivet de	17,12f l.	*AC*	1407	C 31	P
Verwandt mit Monet de Gap					
–, (Jacme de Kaplan)	U. D 22		1241	D 22	B
–, Monet de	17,12f l.	*AC*	1407	C 31	P
	24v3; 24,31.	*AB*	1407	D 37	
GARDA, Peyre de la	34,12		1301	F 41	N
GARENT, Bertomieu	73,30f	*AC*	1451n.St.	E 65	P
GARIN, Johan	28,1		1342	E 25	P
Urk.: *Johannes Garini, laborator* (rec. II, Z. 2)					
–, Laurens	19v7		1364	D 3	
Urk.: *Laurentii Garini*					
–, Peyre	10,17		(1347	B 27)	
	14,4		(1307	C 9)	
Urk.: *Petrum Garini, jurisperitum* et *dominam Agnesiam* (B 27,6; C 9,7) Vater der Dousa Hugolena und des Raymon Garin, Ehemann der Agnes Garina					
–, Raymon(1)	14,8f		1307	C 9	
Universalerbe und Testamentsvollstrecker seiner Schwester Dousa Hugolena; Sohn des Peyre G.					
–, Raymon(2)	16,25f	*AB*	1367	C 24	P
GARNIER, Antoni	27,31		1322	E 20	P
Urk.: *Antoni Garini* (Z. 5); Fehler von *AA* Landwirt					
–, Bernart	9v10		1344	B 21	S
	23,9		1331	D 28	

Urk.: *Bernardus Garnerii, mercator* .../... *filius Guillelmi Garnerii* et ... *Hugue* (B 21,8f); *B. G., mercator* (D 28,3); cf. *Johanna Berra/heres pro parte media* (des B. G.; D 21 II, Z. 1f)
Gründer des Jakobsspitals (cf. 5v11; 68,4; 68,10f; 30v8 cf. Marseiller Hospitäler im hist. Teil); bedeutender Reeder, Kaufmann und Gewürzhändler (Bar. 39; 63[2]; 257; cf. Les. p.j. 7, S. 185f), verheiratet mit Margarita de Montolieu (F. 1,124)

–, Johan 104v2 1379n.St. B'7
Urk.: *Johannes Garnerii* (Z. 3)

GARRE, Peyre 31v11 *AC* 1415 E 53 S
31v20 *AC* " E 55
Urk.: *Petrus Garre de Savina* (E 55,2), *id.*, *Vapnicensis diocesis* (E 53,3)

(GARRIGIS, Guirald de U. I 1' 1188 Prokurator
Cf. Mortreuil, St.-Esprit 157)

GASANHABEN, Arnaut 35v3 1276n.St. f 31 P
Urk.: *Arnaudus Gasanhaben, macellarius, civis Massilie* (Z. 3)

GASC, Bernart 105v15; 121. cf. Straßennamen
Cf. Les. 167[134]: Bürgermeister 1320

GASSIN, Pons 65v5 *AB* (1406n.St. K 19)
–, Vincens 11,10 (1311n.St. B 34)
Urk.: *Vincentii Garssini, condam*
Ehemann der Galbos Duranta

GAUJOS, Jacme 47,21; 23 (1343 H 1)

GAVOT, Jaume 102,12 1367 A'32 P
Urk.: *Jacobus de Noto* (Z. 16)
TH.-B: *Jaume da-Not* (fol. 4,24 *BA*); Namensänderung von *AC*
–, Hugo cf. Ganarri

GEMENOS, Guilhem de 101,32 *AC* 1357n.St. A'25 P

GENTIL, Laurens 72v14; 15 *AC* 1480n.St. E 61 P

GERMAN (Girman *AA*)
Antoni 8,28 aras B 12' P
16v9 *AB* aras C 25 P
Urk.: *Antoni Germani* (B 12v5)
–, Bertran 72,3f *AC* aras E 56 P
TH.: menestrier
–, Giraut 102v25 *AC* 1416 A'36 P
Urk.: *Gerardus Germani, capellanus* (Z. 13)
–, Johan 23v10 1346n.St. D 32 P
101,30 *AC* 1357n.St. A' 25 P
Urk.: *Johannes Germani, laborator* (D 32,1)

GIRMANA, Guilheuma 72v19f *AC* 1497 E 62

GIBELIN, Peyre 22,24 1241n.St. D 22
23,26 (1240 D 30)
Cf. Bour. 238; 240; XLVI, S. 476 (1262)

(GIBELINA), Boneta 22,24 1241n.St. D 22
Ehepaar

GILI (Gilli *AC*), Jacme 27,18f (1350n.St. E 18)
Arzt, Ehemann der Alaseta Gili

–, Jorgi	72v18	*AC*	1457	E 62	N
	73,14	*AC*	s.d.	E 64	N
–, Peyre	60,32	*AC*	(1428n.St.)	I 25	N
	73,13	*AC*	s.d.	E 64	N
Urk.: *Petrus Gilii* (I 25)					
Brüder					
(–), Alaseta	27,18		1350n.St.	E 18	P
Urk.: *domine Alasatie Egidie, uxori magistri Jacobi Egidii, condam, phisici*					
Gili cf. Sant Gili					
Giraut, Bertomieu	53,2		1294	H 31	
Urk.: *Bartholomei Giraudi* (Z. 11)					
–, Guilhem(1)	25,17		1320	E 1	
Cf. HBl. fol. 23,2: *Guillem Guiraut, coiratier* (1321n. St.), ib. fol. 8v: *heredes Guillelmi Giraudi, coiraterii* (1329)					
–, Guilhem(2)	42v6		1365	G 25	
–, Guilhem(3)	61,2	*AC*	1443	I 30	P
Urk.: *Guilhelmo Giraudi, laboratori*					
–, Johan	14v12		1330	C 14	S
Urk.: *Johannis Giraudi, labo/ratori* (Z. 1f; 12)					
–, Paul(1)	13v17		1341	C 7	N
Urk.: *Pauli Giraudi* (Z. 11)					
TH.: P. G. lo vielh; HBl.: *Paul Giraut, notari de la cort* (1335n.St.; fol. 17,1; cf. S. 267); Bau. 2,1216: 1318–1346 (Paul Giraud I)					
–, Paul(2)	38v31		1384	G 6	N
	39,28; 32; 36		1382	G 8	
	62v10f	*AB*	1384	K 5	N
	67,27		1382	K 28	N
	105v21	*AC*	1369	B 20	N
Urk.: *Pauli Giraudi* (G 6)					
Cf. Bau. 2,1219; 1220: Notar 1367–1391					
–, (Peyre(1)	U. I 8				M
Mitbegründer des Heilig-Geist-Spitals)					
–, Peyre(2)	9,2		1348n.St.	B 17	N
	10,22f		"	B 28	N
	28,9f		1344	E 27	N
Urk.: *Petri Giraudi* (B 17; 28; E 27)					
–, Raymon	102,34f	*AC*	1374	A' 33	
–, Steve	39,28		1382	G 8	
Bruder des Paul(2) G.					
–, Hugo	22v1f		1341n.St.	D 23	N
	35,20		1346	F 29	N
Urk.: *Hugonis Giraudi* (F 29); cf. U. A 21					
Girman(a) cf. German(a)					
Gombeita, Margarida (M. G. alias Bompara)					
	64,17f		1410	K 12	P
Gombert, Antoni	69,1; 31.	*AB*	1414	K 41	
Notar (cf. Bau. 2,1222)					

(Gomberta), Polheta	69,2; 31.	*AB*	1414	K 41	
Urk.: *Antonius/Gomberti, notarius ... et Polheta de Apulea*					
Ehepaar					
Gompina, Thomas de	36,25f		1328	F 37	N
Gontart, Hugo	73v11f	*AC*	1496n.St.	E 66	
TH.: egregi messier H. G., juge del taulier de Sant Loys					
Gordas, Hugo de	37v23	*AC*	1432	F 53	
Urk.: *Hugo de Gorda, laborator* (Z. 2)					
Gordon, Raymon de	11,1f		1346	B 33	N
	23v8f		1346n.St.	D 32	N
	43v19f		1344n.St.	G 33	N
Urk.: *Raymundi de Gordono* (D 32; G 33)					
Gostian, Raymon	48v21f		1332n.St.	H 9	
Granell, Johan	53,5		1294	H 31	
Urk.: *Johannis Granelli* (Z. 13)					
Gras, Folco	10,4		(1372	B 25)	
Grassa, Alays	10,4		1372	B 25	
Urk.: *Alasatie Grasse* (Z. 25)					
–, Amielha	10,3		1372	B 25	S
Urk.: *Amelia Grassa, filia relicta Fulconis Grassi* (Z. 2)					
Tochter des Folco Gras und der Alays Grassa; cf. F. 64[1]					
–, Thodora	35,18		1369	F 28	P
Grasset (Gracet *N*) Jacme	10v11 (& *N*)		1338n.St.	B 30	S
Urk.: *Jacobus Grasseti, filius ... Petri Grasseti* (Z. 3)					
–, Peyre	10v11		(1338n.St.	B 30)	
Gregori	59,15 (G. noven)				
Papst Gregor IX (1227–1241)					
–, Felip	28,4		1343	E 26	N
	16v25f (Phellip)	*AC*	1359	C 28	N
	67,31f	*AB*	"	K 28	N
Urk.: *Philippi Gregorii* (E 26,29)					
Griffena, Sileta cf. Jaufrea, Gilleta					
Grisaut, Nicolau	101,10f	*AC*	(1377	A' 22)	
(Grisauda), Jaumeta	101,10	*AC*	(1377	A' 22)	
Tochter des Nicolau; Erben: Marquet & Pons Escrivan					
Grossolen, Raynaut	101,34	*AC*	1357n.St.	A' 25	P
TH.-B: *Gossolen* (fol. 3v15)					
Guibert, Johan(1)	14,1f		1307	C 9	N
	35,25		1295	F 30	
	44v27		1307	G 43	
Urk.: *Johannes Guiberti, junior* (G 43), *J. G.* (C 9)					
–, Johan(2)	14v8		1330	C 14	N
	14v23		1343	C 16	
	27,1		1348n.St.	E 16	
	27v31f		1342	E 25	
	33,11		1342	F 8	
Urk.: *Johannes Guiberti* (E 25; F 8), *J. G. senioris* (B 27; C 14; E 16)					

Zwei verschiedene Personen ?; warum der ältere *junior*, der jüngere *senior* ?; die Brevenhefte von Johan(1) & (2) wurden Raymon Caderossa übergeben (F 8; C 14; 16; E 16)

Guicelm, Bertran	35v23		1327	F 34	
Guiductii (lat.), Johan	37v20		(1401	F 32)	
Weltgeistlicher aus Florenz; Vater des Martin G.					
–, Martin	37v19		1401	F 32	N
Guigo (Guido)	51v32		1233	H 26	P
Urk.: *Guigo et frater eius* (Z. 13)					
–, (Jorge	U. B'7, Z. 7f		1379		R(Ann)
	U. B'6, Z. 5		1384		R(Ann)
Urk.: *Georgio Guigonis* (B'6; 7))					
–, Peyre	48,5		1277	H 5	
	49v5 (-d-)		(1288	H 15)	
–, Raymon	49v4		(1290	H 14)	
	49v14 (-d-)		1288	H 15	
Sohn und Erbe des Peyre G.; Eheman der Huga Guigonessa					
Guigonessa, Raymonna	49v16; 17; 21; 24		1288	H 15	P
Ehefrau des Guilhem Isnart; verwandt mit Raymon Guigo ?					
–, Huga	49v4		(1290	H 14)	
	49v15		1288	H 15	
Guilhem, Johan	45,24		1332	G 46	S
	45v1		1300	G 47	P
Bruder der Douselina Borgonhona					
–, Peyre(1)	45,19		1253n.St.	G 45	P
–, Peyre(2)	45,24f		(1332	G 46)	
	45v15		1300	G 47	
Urk.: *Petro Guillelmo* (= P(1); G 45, Z. 7), *Johannes Guillelmi, filius* domini *Petri/Guillelmi* (G 46,2f), *J. G., filius et heres pro dimidia Petri Guillelmi* (= P (2)), *quondam civis Massilie, filii Petri Guillelmi* (= P(1); G 47,1f)					
–, Raymon	39,2		1384	G 6	P
	63,4; 8; 11.	*AB*	1303n.St.	K 7	P
Urk.: *Raymundus Guillelmi, boterius* (K 7,7)					
Guis, Prodome	51v11		1347n.St.	H 25	R
	U. E 10, Z. 2		1345		R
Urk.: *Prohome Guis, ... probi electi per dominum vicarium* et *sex probos* (E 10,2)					
TH: merchant					
Guiton, Bertran	60v18		1397n.St.	I 27	P
Urk.: *Bertrando Guitoni, laboratori Massilie* (Z. 6)					
–, Johan	60v11		1425n.St.	I 26	P
Urk.: *Johannes Guitonis, laborator .../... filius Antonii* (Z. 3f)					
Ha-, He-, Hi-, Ho-, Hu- cf. A-, E-, I-, O-, U-					
Ieras, Ysac de	25v19f		1326	E 4	P
Urk.: *Ysachus/de Areis* (rec. III, Z. 1f)					
Cf. HBl. 8v; 32,1; 3; 4; 33,1; 33v1; 2; Jude					
Innocent	30,28				
	57v2				
	59,1 (I. quart)				
Papst Innozenz IV (1243–1254)					

INVERNAS, Hugo de 51,10f (1301 H 22)
Vater von Agnes und Girauda; wahrscheinlich nach deren Geburt als Mönch in das Kloster St. Victor eingetreten
–, Agnes de 51,10 1301 H 22
–, Girauda de 51,10f " H 22
Urk.: *Girauda* et *Agnetis de Invernis, sorores,/filie Hugonis de Invernis, monachi* (Z. 2f)
(YSIA, Johan de U. K 29, Z. 3 1394 Pr.
Urk.: *Johannes de Ysia*)
ISNART (Inart, Jusnart),
Peyre 13v15 (In-) 1370 C 6 S
102,10(Jusn-) *AC* 1368n.St. A' 32 P
Urk.: *Petrus Isnardi, laborator* (C 6,2; A'32,12)
TH.-B: *Peyre Inar* (fol. 4,22); Namensänderung durch *AC*
–, Guilhem 49v17 (1288 H 15)
Ehemann der Raymonna Guigonessa
Isnarda, Alaseta cf. Blasina
Isses cf. Bernart de Favas (= Bernart d'Isses alias de Favas)
JAUCENNA (Jaucena 1 *AB*),

Jacme	24v8; 51.	*AB*	1410	D 38	
	43,32		1387	G 30	R
	66,26; 251.	*AB*	1411	K 23	
	67,13; 111.	*AB*	1414	K 26	
	U. B 19		1379		R
	U. B 13		1380		R
	U. E 26,2		1397		R
	U. B 2		1348 post		R
	U. B'15,2f		1381		R(Ann)
	U. K 31		1403		R(SJc)

Urk.: *Jacobo Jaucenne* (G 30,9), *nobilis viris J. Jaussene* (E 26,2), *id. Jausenne, mercator, ... preceptor* (B 2), *id. Jaucenne* (B 13; B 19), *J. Jaucenne* (K 31,9) *J./ Chaucenne* (B'15,2f)
Im Levantehandel tätiger Galeerenbesitzer (Bar. 236[3]: 1382; ib. 239[3]: 1406; cf. ib. 49[1]: 1398), der verschiedentlich mit Juden ins Geschäft kam (ib. 93; 94[4]; 872[3]), und von dem auch größere Wollkäufe bezeugt sind (ib. 269: 1374–76 535 quintals Wolle auf der Messe von Arles). 1384 wurde er zu einem der vier Weizenbeauftragten der Stadt ernannt (DrogD. 189), und im folgenden Jahr übernahm er selbst mit Antoni de Jerusalem einen Weizenimport über 6000 Heminen (ib.). 1389 tritt er als Schiedsrichter auf (Bar. 74[1]).
JAUFRES (Jacfre *N*, Jaufre *AC*),
Andriol 14v3f (& *N*) 1346 C 13 S
Urk.: *Andriolus Gaufredi de Niciam, ... /morans in carreria Fustarie de/Nicia, ... filius Manuelis Gaufredi* (Z. 3–5)

–, Guilhem(1)	49v7f	1290n.St.	H 14
	49v35	"	H 16
	52v21f	1299	H 30

Urk.: *Guillelmi Gaufridi, militis* (H 16,4; H 30,6)

–, Guilhem(2)	100v35	*AC*	1377n.St.	A' 19	P
Urk.: *Guilhelmus Gaufridi* (Z. 17)					
–, Jaufres	48,27		1338	H 7	
TH.: atermenador del castell d'Albanha					
–, Peyre	43v17		1400	G 32	N
–, Raymon	49v20		1288	H 15	
JAUFREA, Gilleta	101v2	*AC*	1376	A' 26	
Die Urk. nennt als Pachtzinsverkäuferin nicht G. J. sondern: *Sileta Griffene, relicta nobilis . . . Nicolay Griffeni* (Z. 2)					
JERUSALEM (Jherusalem *AC*),					
Antoni de(1)	67,22	*AB*	(1413	K 27)	
Urk.: *Alamanna, relicta nobilis Antoni de Jerusalem, campsori* (Z. 6)					
–, Antoni de(2)	67,3; 21.	*AB*	1412	K 25	
	104,26f(Anthony)	*AC*	1414n.St.	B' 5	P
Urk.: *nobiles Johannetus* et *Antonetus de Jerusalem, fratres* (K 25,2)					
Cf. zu A. de J.: DrogD. 189; 199[180]					
–, Bertran de	13,30		1395n.St.	C 3	R
	40v23f		1394	G 16	R
	41,5		1394	G 17	R
	41v22		1395n.St.	G 21	R
	42,1		1395n.St.	G 22	R
	U. G 13,13; 18; 20		1394/95		R
Urk.: *Bertrand(us) de Jerusalem, rector* (G 16,8; G 21, 12), *B. de J., rector et administrator* (G 17,4), *B. de J., mercator* (G 22,17), *B. de J., campsor* (G 20)					
Cf. DrogA. 25; Bar. 239[1]					
–, Durant de	45,5		1237n.St.	G 44	S
Cf. Bour. 88[2]; Blanc. I,11					
–, Giraut de	35,29		(1295	F 30)	
Vater der Sibilia(1)					
–, Giraut de cf. Vivaut de J.					
–, Guilhem de	105,11	*AC*	1347n.St. ante	B' 13	
Urk.: *Petrus de Jerusalem* et *Guillelmus de Jerusalem, fratres . . . et filii et heredes domini Hugoni de J. quondam* (Z. 2)					
Bruder des Peyre(3); cf. Les. 167					
–, Johan de(1) (J. de J. alias Pisani					
	U. D 35,7f; A.H. I B 53/3, Z.3				
			1354		R
Urk.: *Johannis de/Jerusalem alias Pisani de Massilia*)					
–, Johan de(2)	67,3; 21.		1412	K 25	
	104,26; 27	*AC*	1414n.St.	B' 5	P
	U. I 29		1441		R
Urk.: *Johannes de Jerusalem*					
Bruder des Antoni de J.; Cf. Reyn. 692					
–, Paul de(1)	30,15		1251	E 40	
Urk.: *Paulo de Jerusalem* (Z. 4)					
–, Paul de(2)	27v22		(1327	E 24)	
Urk.: *Pauli de Jerusalhem quondam* (Z. 2)					
Vater der Sibilia					

–, Peyre de(1) 20v27 1310 D 12
Urk.: *Petri de Jerusalem et/Ginesia, conjuges, filiusque Petri de Jerusalem* (Z. 1f)
Ehemann der Ginieya

–, Peyre de(2) 19v13 (1344 D 3)
Urk.: *Petri de Jerusalem* (Z. 8)

–, Peyre de(3) 105,10f *AC* 1347n.St. ante B' 13
Bruder des Guilhem; Verhältnis Peyre(1)–(3)?; ein Peyre de J. saß 1324 im Stadtrat und war 1332 Konsul in Neapel (Les. 167)

–, (Peyre de(4) U. K 7,Z. 9 1403 R
Urk.: *Petro de Jerusalem*)

–, Peiret de(5) 63v23 *AB* 1408 K 10 P
Urk.: *Peyretus de Jherusalem* (Z. 28)
Verhältnis Peyre(4) und (5)?; cf. Reyn. 692[3]

–, Pons de 101,30 *AC* 1357n.St. A' 25

–, Hugo de 27,11 (1350n.St. E 18)
32,7; 10 (1352 F 1)
Urk.: *nobilis Hugo/nis de Jerusalem condam, filii nobi- lis Vivaudi quondam* (E 18,5)
Sohn des Vivaut de J.; cf. Guilhem; Peyre(3); cf. Les. 167; HBl. fol. 2,12; ib. S. 269 (1339 & 1346 genues. Konsul)

–, Vivaut de(1) 27,17 (1350 E 18)
Vater des Hugo de J.

–, Vivaut de(2) 100v22 *AC* 1355 A' 18
101v29f (Giraut) *AC* 1356 A' 30
Urk.: *nobilis Vivaudus de Jerusalem, dominecellus de Massilia, filius nobilis Vivaudi de J., condam* (A'18, 1f), *nobilis V. de J., domicello* (A'30,3)
Cf. Les. 167
Namensverwechslung durch *AC*

–, Alamanna de 67,22; 211. *AB* 1413 K 27
Ehefrau des Antoni(1)

–, Ginieyade 20v27 1310 D 12
Ehefrau des Peyre(1)

–, Mercetade 32v21 huey F 5

–, Sibilia de(1) 35,29 1295 F 30
Tochter des Giraut de J.

–, Sibilia de(2) 27v22 1327 E 24
Urk.: *Sibilia de Jerusalhem, filia domini Paule de J. condam/uxorque Guilhelmi de Dragone ... Nicolauum de/ Dragone, filium meum condam*
Cf. Nicolau, Silia del Dragon

Jerusalem cf. Guigo Naulon alias de Jerusalem

JOHAN (Mortreuil, St.-Esprit 170 1306 M
Ib.: *comandayre*)

–, Antoni 64,22f *AB* 1409 K 12 P
TH.: platier

–, Bertran 47v24 1359 H 4 R
69v18 *AB'* (1392n.St. K 48)
TH.: speciaire; Vater der Raynauda Folco; cf. F. 1,83

–, Johan 35v30 1366 F 35 R

–, Peyre	43v1		(1387	G 30)	
Ehemann der Loyssa Johanna					
–, Hugo(1)	35v19		1258	F 33	P
	36v9		1266	F 39	P
	36v15		1275	F 40	P
Urk: *Hugo Johannes, laborator* (F 39,18f; F 40,14)					
–, Hugo(2)	15,5		(1332	C 17)	
	28v29		(1332	E 33)	
Urk.: *Hugonis/Johannis, mercatoris* (C 17,1f)					
Vater der Catharina Johanna					
–, (Urban	U. K 31,9		1403		R
	U. K 19,5f		1406		R
Urk.: *Urbanus Johannis, mercator* (K 19), *U. J., campsor* (K 31)					
Cf. Bar. 94[5]					
JOHANNA, Catharina (C. J. alias de Fellinas/Fellins)					
	15,3f (Fellinas)		1332	C 17	S
	28v29; 19,1 (-ins)		(1333	E 33)	
Urk.: *Catherina de Fellinis, filie Hugonis/Johannis* (C 17,1f), *C. Johanna alias de/Fellinis, filia ...* (Z. 5f)					
Tochter des Hugo(2) Johan; Erbin: Jacmeta de Brandis					
–, Loyssa	43,35		1387	G 30	P
Urk.: *Ludovica Johanne, relicta Petri Johannis* (Z. 15)					
TH.: peysoniera; Ehefrau des Peyre Johan					
JOLI, Johan	7,5		1361	B 1	N
	24,2		1354	D 35	N
Urk.: *Johannis Jolii* (B 1; D 35)					
JOLIAN (Jolhan, Julian *AA*),					
Johan	31,26	*AC*	s.d.	E 50	N
	37,11(-lhan)	*AC*	1459n.St.	F 44	N
–, Rostanh	27v10 (Jul-)		1323	E 22	P
Urk.: *Rostagno Juliani, lab*oratori (Z. 5)					
JORDAN, Jaufres	51,15		1301	H 22	
Urk.: *Gaufridi Jordani* (Z. 12)					
–, Jaume(J. J. alias Perrot)	102v34	*AC*	1365	A' 37	
JORGE (Jorgi, Jorgii),					
Folco	101v15(-gi)	*AC*	1389	A' 28	
Urk.: *Fulco Georgii, mercator* (Z. 2)					
–, Johan(1)	2,4 (-gi)		(1361)	A 6	N
	2,11		(1361)	A 7	
	4v19		1384n.St.	A 28	
	20,17f		1364	D 7	
	32,18f		1363	F 2	
Urk.: *Johannes Georgii, notarius ... ad mandatum michi ...* per *Johannem Audeberti ... substitutus* (A 6), *J. G.* (A 7; D 7; F 2)					
–, Johan(2) (J. Jorgii alias d'Ollieras)					
	31,8	*AC*	1460	E 47	N
Urk.: *Johannes Jeorgii alias de Oleriis*					

–, Matieu (M. Jorgii alias d'Olieras)					
	60v27f	*AC*	(1431	I 29)	N
Urk.: *Matheus Jeorgii alias d'Oleriis*					
JUFFREN, Manoell	38,9		1396	G 1	P
Urk.: *Ema/nuell Juffredi, laborator de Massilia* (Z. 11f)					
Julian cf. Jolian					
JUSBERT, Veran	2v14		1341	A 11	N
Urk.: *Verani Jusberti*					
Jusnart, Peyre cf. Isnart					
LAYDET, Prioret	99v15f		1385n.St.	A' 8	N
LAMANON, Inbert de	101,6f		1348	A' 21	
Urk.: *nobili Imberto de Alamanono* (Z. 4)					
TH.-B: *Imbert d'Alamanon* (fol. 3,14)					
–, Hugonen de	72,14f		1466	E 58	P
Urk.: *nobilis Hugoninus de Alamanono, jurisperitus* (Z. 4)					
LAUGIER, Bernat	69,9	*AB*	1414	K 41	
Urk.: *Bernardi Laugerii, lapiscide* (Z. 19)					
LAURENS, Guilhem	34,1f		1329n.St.	F 15	N
Urk.: *Guilhelmi Laurentii*					
LAURENSA	26,17		1343	E 9	
Urk.: *sorori Laurencie, monili monastery de Syon civitatis Massilie* (Z. 5f)					
LAURIAS (Lauria),					
Raymon de	28v10f		1358	E 31	
	99v3; 11. (-ia)	*AC*	1363	A' 6	
	101v8 (-ia)	*AC*	1363n.St.	A' 27	
	104v17f; 16l.	*AC*	"	B' 10	
Urk.: *Raymundus de/Lauris, domicellus* (E 31,1f), *nobilis Raymundis de Laureis* (A'27,2), *nobilis … Raymundis de Laueris et domina Secilia, eius mater* (B'2) A'6 nennt R. als Sohn der Silleta, A'10 als Ehemann der Raymonna; die Urk. zu B'10 gibt als Mutter Secilia (= Silia = Silleta) an					
–, dona de cf. Austrieta					
–, Raymona de	104v18	*AC*	1363n.St.	B' 10	
Ehefrau des Raymon de L.					
–, Silleta de	99v2	*AC*	1363	A' 6	
LAURET, Paul de	104,34l.	*AC*	aras	B' 6	P
LAUTART, Giraut	35,27		1295	F 30	P
(LAUTARDA), Alays	35,27		1295	F 30	P
Ehepaar					
Lautart cf. Lautaut					
LAVANHA, Johan	105v13	*AA*	1417	B' 19	P
LHAUTAUT *AC* (Liautaut *AC*, Lautaut *AA*),					
Jacme	21v17		1299	D 19	N
Urk.: *Jacobus Lautaudi* (Z. 20)					
–, Guilhem	105,3(Liau-)	*AC*	1353n.St.	B' 12	
	U. A'13, Z. 5		1377		R(Ann)
Urk.: *Guillelmus Lhataudi, mercator, filius Anthoni Lhatau/di condam et Catharina* (Z. 3f) Stifter des Hospitals Unserer Lieben Frau von der Hoffnung (F. 31f); cf. Bar. 269[3]					

–, Peyre 31v15 *AC* 1376 E 54

Cf. HBl. fol. 31,3 (Peyre Lhautaut), ib. 31,4 (LLautar), Fernhändler in der ersten Hälfte des 14. Jhs. (ib. 270)

LENGOSTA, Johan 8v19 1342 B 15 N

Liayre cf. Marques Oda alias Liayre

LOMBART (Lonbart *AC*, Lumbart 1 *AA*),

Antoni(1) 51v20 1337 H 25 P

TH.: banastonier de Masselha, habitador d'Albanha

–, Antoni(2) 60v16 *AC* 1425n.St. I 26 N

73,11f *AC* 1387 E 64 N

Urk.: *Anthonii Lumbardi* (E 64), *Antoni Lumbardi* (I 26)

–, Guilhem 10v5 1348 B 29 S

Urk.: */7/Guillelmus Lumbardi de carreria Raymundi Rascasii . . ./21/heredem universalem Bertrandam Lumbardam, uxorem quondam, . . . ad/22/vitam suam* et *post eius mortem ad hospitale Sancti Spiritus in redemptione meorum pe/23/caminum*

Landwirt; setzte seine Tante Bertranda Lombarda als Vorerbin ein, nachdem seine Ehefrau verstorben war

–, Guilhem(2) cf. Hugo

–, Johan(1) 47v3 1303 H 2 P

50,6; 13 1311 H 17 R(Alb)

51,12 1301 H 22

52v9 1303 H 29

52v18 1299 H 30 P

Urk.: *Johannis Lombardi/de Albane*a . . . et *Cecilie de Sarde, coniuges* (H 22,8f), *J. L* (H 30,4), *fratri Johanni Lombardi, preceptori, rec/tori et gubernatori et procuratori domus . . . SS/castri de Albanea* (Z. 7–9)

Ehemann der Silia de la Sarda; cf. Bertrana de la Sarda

–, Johan(2) 104,14f *AC* 1313 B' 3

TH.: fustier

–, Johan(3) 16v30f *AC* 1457 (C 29)

Schwiegersohn des Anthonet Forbin

–, Loys 72,4f *AC* 1436n.St. E 56 N

Urk.: *Ludovico Lombardi*

–, Hugo 20,21 (Guilhem Lum-) (1363 D 7)

Urk.: *Ca/tharina, uxor Hugonis Lombardi, marinari . . . civis Mass*ilie (Z. 1f)

Falsche Namensaufnahme von *AA*

LOMBARDA, Bertrana 10v6f 1348 B 29

Erbin ihres Neffen Guilhem Lombart vor SS

–, Catharina 20,21 (1363 D 7) S

Ehefrau des Hugo Lombart, Base von Francesca de Noguet; cf. F. 94

LONC, Jacme 50,32 (1337n.St. H 19)

–, Hugo 49,35 1290n.St. H 14 N

49v11 1298 H 15 N

LONGA, Stofanias 50,31; 35 1337n.St. H 19 P

Tochter des Jacme Lonc

LORT, Antoni 4,23 1348n.St. A 25 N

8,7 1349n.St. B 9 N

8v12 1347 B 14 N

73v23(Anthony) *AC* 1353 E 67 N
104v30(") *AC* 1358 B' 11 N
Urk.: *Antonius Lurdi* (A 25; B 9; B 14)
HBl.: *Antoni Lort, notari que era adonx en la cort de mossenhor avesque de Macella* (1336; fol. 57v u.8); cf. Amargier, Situation 258

–, Guilhem 26v1 1284 E 11 N
Urk.: *Guillelmus Lurdi*
Cf. Blanc. I,24; 147 (G. L. Notar 1257; 1248)

–, Peyre 27,9 1348n.St. E 17 N
27,14 1350 E 18 N
Urk.: *Petro Lurdi* (E 18)
Sowohl Guilhem als auch Peyre arbeiteten für die Familie d'Alans, Guilhem für Raymon d'Alans, Peyre für dessen Sohn Guilhem

LUC, Hugo del 44v10 1323 G 40 N
51v9 1347n.St. H 25 N
52,30 1323 H 30' (= G 40)
Urk.: *Hugonis de Luco* (G 40)

LUET, Anthony 61,10f *AC* 1398 I 31 P
Urk.: *Antonio de Lueyssio* (Z. 6)

LUNELL (Lunel),
Habram 47v11 1311 H 3
48v27 (-l) " H 10
52,4 " H 27
Jude aus Aubagne

LUQUES (Luqin), Tomas cf. Straßennamen

MACELL, Jacme 20v29 1311n.St. D 12
25,22 1314 E 1
Urk.: *Jacobus Marcellus, filius Jacobi Marcelli* (D 12, 5), *J. M., fil(us)* domini *Jacobi M. ... et Biatrix, uxor, ... filia Johannis Boysserie/fusterii* (E 1,2f; cf. HBl. Anhang VI, S. 308–310, sowie fol. 19,3; 20,3: *Jacme Macel* (1314))

MAGENC, Augier 34,4 (Frances) (1329n.St. F 15)
Urk.: *Augerius Maiencii et Stophanias, coniuges, et Johannes Maiencii, filius dictorum coniugum, habitatorum ... Vitrole* (Z. 2)
Vater der Huga Davina; Fehler von *AA*

MAYFRENA, Alays 52v11f 1303 H 29

MAYN, Antoni 3v25 1348n.St. A 21 N
11,14 " B 35 N
105,33 *AC* 1366 B' 16 N
Urk.: *Anthoni(us) Mayni* (A 21; B 35)

–, Jacme 22v6 1341n.St. D 23
TH.: mercadier

–, Peyre(1) 53,9 1296 H 32 N
Urk.: *Petri Maini*

–, Peyre(2 = 1?) 10v9f 1338n.St. B 30 N
13v26 1331 C 8
15,1f 1332 C 17

	22v21		1331	D 26	
	28v25f		1333	E 33	
Urk.: *Petri Maini* (B 30; C 17; D 26)					
–, Peire(3)	65,9	*AB*	1398	K 17	P
Urk.: *Petrus Mayni, laborator Massilie*					
MAYOLA, Galboeta	21,15		1349	D 13	P
MAISEMIN (Maysemin, Maxemin), Antoni	63v20	*AB*	1408;1410	K 10	P
Urk.: *Anthonius Maximin* (Z. 26)					
–, Bernat	16,17	*AB*	aras	C 25	P
–, Bertran	16,13f	*AB*	1374n.St.	C 25	P
Vater des Bernat					
MALET, Anthoni	102v22f	*AC*	1416	A' 36	P
Urk.: *Antonius Maleti, draperius* (Z. 11)					
Malhorqin cf. Jacme Martin alias Malhorqin					
MANOASCA, Johan	21,18		(1349	D 13)	
–, Dousa	21,18		1349	D 13	P
Ehepaar					
MAR (Mari), Johan de	10,9 (de Mari)		1343n.St.	B 26	N
	33v18f (da Mar)		"	F 13	N
Urk.: *Johannes de Mari de Neapolis* (B 26; F 13)					
–, Olivier de la	45v2f		1300	G 47	R
Urk.: *discretis hominis dominis Olivario de Mari et …, custodibus SS civitatis vicecomitalis Massilie*					
Cf. Les. 167 (Wechser, 1323 neapol. Konsul, 1331/2 im Geheimen Rat)					
–, Francesca de la	29,4		1333	E 33	P
MARCETA, Alaseta	34,13		1301	F 17	S
MARCOLS, Antoni	32v12f		huey	F 4	P
–, Guilhem	32v10		1357	F 4	P
Vater des Antoni					
MARIN, Frances	13v19		(1341	C 7)	N
Urk.: *Francisco Marini*					
–, Marques	22v18		1245	D 25	
Urk.: *Marquesius Marini* (Z. 2)					
–, Pons	36v20		1292	F 41	N
	52v28		1294	H 31	N
Urk.: *Poncius Marini* (F 41; H 31)					
Blanc. passim (cf. Gloss: 1280–1292)					
MARQUES, Simon	68,18; 22; 18l.	*AB*	1422	K 37	P
TH.: peirier					
(MARTEL, Guilhem	U. F 9, Z. 5		1349		R
	U. D 15, Z. 14		1350		R
	U. B 29		1348 post		R
Urk.: *Guillelmus de Martello, mercator, … rector* (D 15,14), *G. de M., rector, gubernator* (F 9,5), *G. Martelli, procurator* (B 29))					
MARTIN, Antoni	68v7; 9	*AB*	1417	K 38	P
–, Anthoni cf. Maurin, Anthoni					

–, Berenguier	17,15	*AC*	1400	C 32	P
	62,8(Berengon)	*AB*	"	(K1)	
	64v11 (id.);20;91.	*AB*	1396n.St.	K 14	P
	64v29 (id.); 25l.	*AB*	1404	K 15	
	69,25 (id.)	*AB*	(1418	K 44)	
	69v5	*AB*	1390	K 45	
Urk.: *nobilis Berengarius Martini* (C 32, Z. 2)					
Ehemann der Borgonhona Martina					
–, (Bernart	U. K 7, Z. 9		1403n.St.		R
Urk.: *nobilis Bernardo Martini, filio Laurentii quondam* (K 7,9)					
Cf. Bar. 47[2]; zu seinem Vater Laurens: cf. ib. 161[3]; 177[2])					
–, Bertran	13v1f		1349n.St.	C 4	N
Urk.: *Bertrando Martini, notario publico castri de Pennis*					
–, Ellion	73v27	*AC*	(1498	E 68)	
–, Felipon	73v26	*AC*	1498	E 68	
Urk.: */4/nobilis Philippus Martini, filius naturalis condam Elioni Martini .../10/... nobilem Johannetum Martini, filium/11/legitimum et naturalem dicti condam nobilis Elioni Martini*					
–, Guilhem	100v9	*AC*	(1368n.St.	A' 16)	
Ehemann der Johanneta Martina					
–, Jacmet(1)	105v1f	*AC*	1357	B' 17	P
–, Jacme(2)	4v24		1377n.St.	A 29	S
	5,1f		1381	A 30	
	39v32		(1392	G 10)	
Urk.: *nobilem/Jacobum Martini* (A 30,6f)					
Cf. Bar. 276; 42[1]; 182[2]					
–, Jacme(3)	69v21	*AB'*	(1391n.St.	K 48)	
TH.: noble; Ehemann der Laurensa Martina					
Cf. Bar. 864[1]; DrogD. 199[180]					
–, Jaume(4) (J. M. alias Malhorqin)					
	73v9f	*AC*	1496n.St.	E 66	N
TH.: notari del conselh					
–, Johan(1)	7v3f		1348n.St.	B 4	S
	7v13		(1349n.St.	B 5)	
	28,25		1336	E 29	
Urk.: *Johanni Martini* (E 29,3)					
Wechsler (TH.) und Kaufmann (cf. Bar. 39; 161[3]; 213[1])					
–, Johan(2)	101,23	*AC*	1355n.St.	A' 24	P
–, Mathieu	59v14		1284	I 20	N
–, Peyre	99v9	*AC*	1352	A' 7	P
	101v30	*AC*	1356	A' 30	P
Urk.: *Petrus Martini/filius Bartholomei* (A'30,2f)					
Ehemann der Catarina Martina					
–, (Peyre(2)	U. I 5		1249		R)
–, Pons	26v8		1303	E 12	N
	26v13		1304	E 13	N
Urk.: *Poncii Martini*					

MARTINA, Borgonhona	62,8; 6f l.	*AB*	1400	K 1	P
	64v21	*AB*	1396	K 14	P
	69,25; 26f l.	*AB*	1418	K 44	
Ehefrau des Berenguier Martin					
–, Catarina	99v9	*AC*	1352	A' 7	P
Ehefrau des Peyre Martin					
–, Dousa	7v12		1349n.St.	B 5	S
Ehefrau des Johan(1) Martin; Neffe: Johan de Quinsac					
–, Johanneta	100v8	*AC*	1368n.St.	A' 16	P
Urk.: *Johanneta, relicta Guillelmi Martini quondam* (Z. 2)					
–, Laurensa	69v20	*AB'*	1391	K 48	
TH.: nobla; Erbin der Raynauda Folco; Ehefrau des Jacme(3) Martin					
–, Marita	33v13f; 15		1363n.St.	F 12	P
Urk.: *domine Marite/5/Martine, uxori quondam Petri Martini*					
Tochter von Hugo del Temple					
–, Huga	44,4		1294	G 35	
Urk.: *Hugue Martine* (Z. 3)					
Ehefrau des Guilhem de Masselha					
MARTONA	14v30u. *P*				
MARVAN, Isac	25v17		1326	E 4	P
Urk.: *Ysachus Maruanin* (Z. 4), *Ysachiis/Maruanin* (rec. II, Z. 1f)					
Jude					
–, Vinellas	25v10f		1326	E 4	P
Urk.: *Vinellas Maruanin, judeus, filius Maruanin Maruanin* (Z. 2)					
Cf. HBl. Gloss.					
MASALGAS, Peyre de	38v16		1396	G 4	P
Cf. Jaufres Aycart					
MAZARGAS, Gautier	37v12	*AC*	1424n.St.	F 40	
Urk.: *noblilis Gauterius/de Masalguiz* (Z. 2f)					
MASSALLA, Marita	32,20		1363	F 2	P
Urk.: *Marieta Massalla, uxor Guillelmi Massalli, sartor* (Z. 3)					
MASSELHA, Guilhem de	44,4		1294	G 35	
Urk.: *Guillelmus de Massilia, habitator castri de Jocas*					
Ehemann der Huga Martina					
MATAS, Johan de	34v10		1320	F 22	N
Urk.: *Johannis de Matas*					
MATHARON (Materon *AC*),					
Berenguier	47,7		1343	H 1	N
	48,25		1338	H 7	
TH.: notari de la cort d'Albanha (H 7)					
–, Peyre	101v9	*AC*	1363n.St.	A' 27	P
MATIEU, Arnos	16,19f	*AB*	1372	C 24	P
–, Guilhem	13,30		1395	C 3	R
	40v23		1394	G 16	R
	41,5		1394	G 17	R
	41v22		1395n.St.	G 21	R
	42,1		1395n.St.	G 22	R
	42,15f		1390	G 23	R

	U. F 5,6; K 43		1390		R
	U. C 3		1395		R
Urk.: *Guillelm(us) Mathei* (C 18; G 13,8; G 16,8; G 17,4; G 21,12; G 22,17; K 43), *G. Mathey* (F 5,6; K 29,4), *G. M., mercator* (G 18; G 20) Cf. Bar. 82[3]; 88					
(MATEIS, Cornuto de	U. C 27		1356 post		R
	U. F 48		1411 post		R)
MAURELL, Jacob	33,8		1378	F 7	P
Urk.: *Jacob Maurellus, ju/deus* (Z. 3; Z. 16)					
MAURIN, Aycart	53v10		1340	H 34	
Urk.: *Aycardi Maurini* (Z. 8)					
–, Anthoni	101v17f (Martin)	*AC*	1398	A' 28	P
Urk.: *Anthonius Maurini* (Z. 13)					
MAUSAC, Guilhem de	3v21f		(1348n.St.	A 21)	
Urk.: *nobili domicelli Guillelmi de Mausacho* (Z. 4) Ehemann der Sibilia de Mausac					
–, Jacme de(1)	14,26 (& Mozac *N*)		1346n.St.	C 12	S
Urk.: *Jacobus de Mausaco, laborator, civis et habitator ville superiore Mass*ilie (Z. 9)					
–, Jacmon de(2)	14,29f		(1346n.St.	C 12)	
Urk.: *Jacmetum de Mausaco, filium meum*					
Sohn und Erbe des Jacme(1); Suffixwechsel durch *AA*					
–, Sibilia de	3v20f (& Mauzac *N*)		1348n.St.	A 21	S
Urk.: *Sibilia de Mausacho, uxor ... filia Nicholay de Dra/cone et domine Sicilie* (Z. 4f) Ehefrau des Guilhem de Mausac, Tochter des Nicolau del Dragon					
Maxemin cf. Maisemin					
MENRESA, Peyre de	14v18		1350	C 15	S
Urk.: *Petri de Menreza, labo/ratori* (Z. 1f) Enkel und Erbe: Antoni Raynoart					
MERCADIER, Antoni	15,8f		1373	C 18	N
Urk.: *Anthoni Mercaderii*					
MERLE, Guilhem	4,17f		1348n.St.	A 24	N
	14,15f		"	C 11	N
Urk.: *Guillelmi Merle* (A 24; C 11)					
MESSIER (Mersier), Berenguier	35v8f		1253	F 32	N
Urk.: *Berengarius Mercerius* Cf. Bour. 154[1]; XXXVI, S. 392; XLI (1243–1252); Blanc. Gloss.					
–, Guilhem(1)	U. B 10, Z. 21		1329		R
Urk.: ... *et Guillelmo Messerii, mercatoribus* Bruder des Apothekers Hugo Mersier (Bar. 94[1])					
–, Guilhem(2)	9,10f r. (Messerii)	*AB*	B 18		
	10v3	*AB*	1361	B 37	S
Urk.: *Guillelmus Merserii, mercator, .../... filius Guillelmi Merserii* (B 37, Z. 13f), *Guillelmetum et Isnar/detum, filios meos* (Z. 28f), *Hugueta, uxor mea* (Z. 38) Cf. Bar. 192(3)					
–, Isnart(1)/Isnardet	9,20		aras	B 18	
	11v6	*AB*	B 37		
Sohn des Guilhem(2)					

–, Isnart(2)	24,25	*AB*	1411	D 36	
Urk.: *Isnardus Merserii* (Z. 2)					
–, Innart(3)	102v27	*AC*	1416	A' 36	
Urk.: *filie et heredes Isnardi Merserii* (Z. 16)					
TH.-B: *Inart M.* (fol. 5,13)					
Isnart(1)–(3) identisch ?					
–, Jacme	36,10		1400	F 35	R
	44,13		1400	G 37	R
	U. A 5		1377		R
	U. B 22		1379 post		R
	U. K 3, Z. 1		1400		R
	U. K 19, Z. 5		1406		R
Urk.: *Jacobi Messerii, custodis* (A 5), *J. Merserii, mercator* (K 3,1; K 4,5; K 19,5), *Jacobinus Mercerii* (B 22)					
Urk.: *Jacobi Merserii, mercatoris, conrectori* (K 4,5)					
–, Peire(1)	68v6	*AB*	1417	K 38	
–, Peyre(2)	31v2	*AC*	1437	E 51	
–, Hugo	48,29		1338	H 7	R
	50v15		1328	H 20	R
	50v33		"	H 21	R
Bruder des Guilhem M.					
–, Victor	9,12f r.	*AB*			
Verwandt mit Guilhem & Isnart(1)					
MESSINA, Marin de	36,23		1350	F 36	
–, Ricart de	36,21		(1350	F 36)	
Urk.: *Pellegrina Sparviera, re/licta Ricardi de Messina, calafati* (Z. 2f)					
Vater des Marin und Ehemann der Pellegrina Sparviera					
MEUNA, Jaufres de	30,4f; 7		1283	E 39	
TH.: masellier					
MILONA, Thomasa	13v21		1341	C 7	S
Urk.: *Thomatia/Milona, civis civitatis vicecomitalis Mass*ilie (Z. 4f)					
Erben und Testamentsvollstrecker: Nicolau & Johan Novell					
MIQUELL, Raymon	35v30		(1366	F 35)	
Vater der Johanneta Corsa					
MIQUEL, Symon de	1,24		1338n.St.	A 1	N
	1v15		1350	A 4	N
	14v1f		1346	C 13	N
	25v22		1331	E 5	N
	25v28		1330n.St.	E 6	N
	26,15		1343	E 9	N
MIRACLA, Silia	34v21		1354	F 24	
	44v28f		1307 (?)	G 43	
Urk.: *Ceciliete Miracla, uxori* ... (G 43,6)					
Ehefrau des Vincens de la Font					
MIRAPEYS, Primarc	19,12		1370	D 1	P
TH.: savi en drech					
MONEDIER, Peyre	34v12		1320	F 22	
Urk.: *Petrum Monederii* (Z. 2)					

Monegue, Raymon(1)	14,18		1348n.St.	(C 11)	
Urk.: *Raymundi Monachi* (Z. 8)					
Ehemann der Marita Monega					
–, Raymon(2)	22v5		1341n.St.	D 23	
TH.: senher en part de Ginhac; Ehemann der Sausa Monega					
Monega, Marita	14,17		1348n.St.	C 11	S
Urk.: *Marita Monega, uxor* ... (Z. 7f)					
–, Sausa	22v5		1341n.St.	D 23	
Monnier, Raymon	48,14		1258n.St.	H 6	
Urk.: *Raimundi Mon/nerii* (Z. 8f)					
Montanhac, Johan	104,20	*AC*	1413n.St.	B' 4	
Urk.: *Johannem Montanhaqui, ... notarium* (G 20)					
Notar (cf. Bau. 1220; 1222; Urk. G 20)					
–, Guilheuma	104,21	*AC*	1413n.St.	B' 4	
Ehepaar					
Montelhaymar, Girauda de	48,16		1258n.St.	H 6	
Urk.: *Girauda de Montelio Azemari* (Z. 37)					
Ehefrau des Guilhem Ancelm					
Montels, Jacme	35,16f		(1369	F 28)	
–, Raymon	13,13f		(1373	C 2)	
Urk.: ... *filiaque Raymundi de Montiliis* et *Durante* (Z. 3)					
Vater der Jacmeta Raynolsa					
–, Marita	64,21	*AB*	1409	K 12	
Die Montels waren zusammen mit den de Favas eine der großen Tuchhändlerfamilien im Marseille des 14. Jhs. (cf. DrogD. 174)					
Montison, Gilet de	65v3; 11.	*AB*	1406n.St.	K 19	P
Urk.: *Gi/letus de Montetiono, sabbaterius* (Z. 2f)					
Montolieu (Montoliu 1 *AC*), Blaquieras de(1)	38,8; 11		(1396	G 1)	
	41,13		1375	G 18	R
	41v27f		(1395n.St.	G 21)	
Urk.: *nobilis Blaquiere de/Monte Olivo* (G 18,2), *id. quondam* (G 1,4f)					
Ehemann der Douseta de M., Vater der Catharina; Jurist (cf. Les. 168[135]); die Montolieu waren, als alte Patrizierfamilie in Marseille, noch im 14. Jh. aktiv (Bar. 63) und wohlhabend (ib. 71[1])					
–, Blaquieras de(2)	29v20		1401	E 37	R
	53v15	*AC*	1402	H 35	R
	66v26	*AB*	1411	K 24	P
Urk.: *nobilis Blaquieras de Monteolivo, filius* ... *Guillelmi* (K 24; E 37)					
Sohn des Guilhem(2) de M.					
–, Blaquieras de(3)	103,4f	*AC*	s.d.	A' 38	
–, Giraut de(1)	20,5		(1342	D 5)	
Urk.: *Giraudi de/Monteolivo quondam civis civitatis vicecomitalis Massilie* (Z. 2f)					
Sohn des Guilhem(1) de M.					
–, Giraut de(2)	40v12f		1372	G 15	
Ehemann der Nicolaua de M.					

–, Giraut de(3) 13v10 (& *N*: -liu) (1392 C 5)
Urk.: *Giraudus de Monte Olivo, quondam, maritus meus* (Z. 16)
Ehemann der Pasqueta de M.; Giraut(2) = Giraut(3)?

–, Guigo de(1) 64v18f (1396n.St. K 14)
Ehemann der Sauseta de M.

–, Guigo de(2) 37v2(-liu) *AC* 1411 (F 48)
Urk.: *Batronam … uxorem nobilis Guigonis de Monte Olivo* (Z. 9)

–, Guilhem de(1) 20,4 (& *N*: -lio) 1342 D 5
Urk.: *Guillelmus de Monteolivo, filius et heres universalis Giraudi* (Z. 2)
Sohn des Giraut(1) de M.

–, Guilhem de(2) 53v16 *AC* (1402 H 35)
66v26 *AB* (1411 K 24)
Urk.: *Guillelmi, licenciati in decretis quondam* (K 24, Z. 54)
Vater des Blaquieras(2) de M.

–, Batrona de 37v2 *AC* 1411 F 48
Urk.: *Batronam, tunc uxoremRaymundi, filie … Laugerii de Soleriis, noble* (cf. Z. 7), *nunc uxorem nobilis Guigonis de M.*
Ehefrau des Guigo(2) de M.

–, Catharina de 41v27; 32 1395n.St. G 21 P
Urk.: *Catharine/de Monteolivo, filia …* (Z. 24f)
Tochter des Blaquieras(1) de M.

–, Douseta de 38,7; 13 1396 G 1
Urk.: *domina Dulcieta, relicta nobilis Blaquiere de/ Montolivo, quondam, filiaque nobilis Giraudi Manentis* (Z. 4f)
Ehefrau des Blaquieras(1) de M.

–, Nicolaua de 40v13 1372 G 15
Ehefrau des Giraut(2) de M.

–, Pasqueta de 13v1 (& *N*: -olio) 1392 C 5 S
Urk.: *Pasqueta Raymbaude, filia Bernardi Raym/baudi* (Z. 6f)
Ehemann: Giraut(3)

–, Sauseta de 64v18 1396n.St. K 14
Ehemann: Guigo(1)

MORDELS, Bompar de 39v28 1382 G 10 P
TH.: mognier

–, Raymon de 47,32 1303 H 2

MORENNON, Guilhem 43v11f 1400 G 32 N
Urk.: *Guillelmo Morenoni*

MORLAN, Andrieu 102v16 *AC* (1377 A' 35)
Urk.: *Andreas Morlani, laboratori*

–, Anthony 102v16 *AC* 1377 A' 35 P
Sohn des Andrieu

–, Guilhem 31,23 (los Morlans) *AC*
31,25; 30 *AC* 1442n.St. E 50

–, Loys 31,25; 30 (Loy) *AC* 1442n.St. E 50
Urk.: *Guillelmus et Ludovicus de Morlanis* (Z. 4)

MORRE, Gantelme 100,32 *AC* 1377 A' 13 P
Urk.: *Gantelmus Morre/lapicida* (Z. 8f)

MORTIES, Johan de 98,5 *AC*
Schreiber *AC* des Urkundeninventars
MOTA, Guilhem de la 22,9 1262n.St. D 20
Urk.: *Guillelmus de Mota, civis Massilie*
cf. Blanc. I,139, S. 238: *Dulcia de Mimeto, uxor quondam Guillelmi de Mota, uxor nunc Guillelmi de Castronovo* (s.d., Ende 13.Jh.)
MOTET, Guilhem 52v30 1294 H 31 R
Urk.: *Guillelmo Moteti* (Z. 5)
NANTAS, Gabriel de 73,21 (Gua-);23;24 *AC* 1451n.St. E 65
(Nantos korr. zu Nantas)
NAULON, Guigo 25,15 1318n.St. E 1 P
Urk.: *Guigo Naulonqui, filius ... Guillelmi de Naulonqui alias dicti de Jerusalem* (Z. 22)
HBl.: *Guigo Naulon, dich de Jerusalem* (1318n.St., fol. 26,1; cf. ib. 274)
–, Guilhem 20v7; 12f(Naulo) (1359n.St. D 9)
22,20 (1362 D 21)
Urk.: *Guillelmi Nauloni* (D 9, Z. 10; D 21, Z. 11)
Tochter und Erbin: Sileta N.; Ehefrau: Hugueta N.
(NAULONA), Sileta 20v12 1359n.St. D 9 P
–, Hugueta 20v13 1359n.St. D 9 P
22,70 1362 D 21 P
Urk.: *Hugueta, relicta Guillelmi Naulonis .../... et tutrix* et *tutoria nomine Silete, filie sue ...* (D 9, rec. I, Z. 1f)
NEGRE, Johan 51v16 1337n.St. H 25
52,19 1345 H 28
NES (Ners), Bertomieu de 28,24 (1336 E 29)
–, Folco de 28,24 1336 E 29 P
33,24 1352 F 10 P
Urk.: *Fulco de Nertis, filius Bartholomei de Nertio* (E 29,1f), *F. de Nercio et Auriola, coniuges* (F 10)
–, Auruola de 33,24 1352 F 10 P
–, Hugueta de 28,7 (de Ners) 1343 E 26
Urk.: *de matrimonio contrahendo inter Guilhelmetum, filium Anthoni de Sancto Egidio .../... et Huguetam, filiam Fulconis de Nertio*
(NICIA, Guillelmus de U. I 1' 1188 procurator
Cf. Mortreuil, St-Esprit 157)
NICOLAU, Antoni 5,13u. *AB* 1411 A 31'
5,22 (1383) A 32'
38v3 1394n.St. G 3
U. G 24, Z. 12 1391 R
U. K 10, Z. 3 1408 R
Urk.: *Antonius Nicholay, draperius* (G 3,2), *Anthonio Nicolaui, draperio* (G 24,12), *A. Nicolai* (K 10,3)
Erbe des Jacme Enguilran; cf. Bar. 74[1]
–, Jacme 50v16; 33 1328 H 20 R
Cf. Bar. 163[1]
–, Raynier 4v21 1384n.St. A 28 N
8,22f l. *L* (1332) B 12

–, (Steve U. F 39,12; F 40,12 1266 M
Urk.: *Stephano Nicolauo, presenti procuratori fratris/ Hugonis preceptoris SS* (F 39,12f), *Stephanus Nicholai, ut procurator tunc dicti hospitalis seu predicti preceptoris* (F 40,12))

NICOLAUA, Johanneta 9v30 1348n.St. B 24 S
Urk.: *Johanneta Nicholaua* (Z. 2)

–, (Raymunda U. G 45,3 1252 Schw.)

NICOLIN, Antonet 63v18 1408 K 10 P

NIELL, Loys 10v24 1373 B 32

–, Nicolau 38,24f; 26f (1396 G 2)

NIELLA, Francesca 10v23f 1373 B 32
32v18 (1390 F 5)
43,4 (1393 G 28)
Urk.: *Francisque Nielle, uxori quondam Hugonis Nielli et Ludovico Nielli eius filio* (B 32,51), *Francisquete Nielle, relicte ... Hugonis Nielle* (F 5,3)
Mutter des Loys N. und Erbin der Nicolaua Payroliera; Erbin und Testamentsvollstrekkerin: Laureta de Rabes
Die Form *Niell(a)* – nicht *Mell(a)* – ist im TH. eindeutig; alle Erwähnungen des Namens weisen einen i-Punkt oder -Strich auf (10v23f; 22v18; 38,24f; 43,4); ein morphol. Majuskel-M, wie es bei Namen nicht selten ist, tritt nicht auf. Hugo Niell, Ehemann der Francesca, ist wahrscheinlich identisch mit dem von Baratier zitierten Kaufmann Hugo ‚Mell' (ib. 285[1]; 878[1])

NIGA, Peyre 102,13f *AC* 1363n.St. A' 32 P

NOE, Jacme 59v27 1327 I 21
Urk.: *Jacobus Noe* (Z. 54; Palastrichter)

–, Pascal 22,1 1325n.St. D 19 N
23v14f 1335n.St. D 33 N
25,24 1321 E 2 N
25v1f 1325 E 3 N
37,1 (1300 F 43) N
59v2 1324 I 19 N
Urk.: *Paschalis Noe* (D 19; D 33; E 2; E 3; F 43), *P. Noe condam* (I 19)

–, Peyre 8,21f 1333n.St. B 12 N
26v27f 1342 E 15 N
59v4 (1324 I 19) N
Urk.: *Petri Noe* (B 12; E 15), *Petrus Noe, ... filius dicti ... Paschalis cui cartularia ipsius condam commissa fuerunt* (I 19)

NOGUET, Francesca 20,19 1383 D 7
Urk.: *Francisquinam de Nogueto* (Z. 2)
Base der Catharina Lombarda

da Not cf. Gavot

NOVELL (Novel *AC*),
(Beroart U. I 29, Z. 2 1441 R
Urk.: *nobilis Beroardus Novelli* (I 29,2))

–, Bertomieu 20,11 1388 D 6 R
U. B 19 1379 post R
Urk.: *Bartholomeo Novelli* (D 6,6; B 19)
Cf. Bar. 239[1]

–, Jacme	39,28f		1382	G 8	
	U. A'28, Z. 4		1389		R(Ann)
Urk.: *Jacobi Novelli* (A'28,4)					
Vormund des Urbanet Gamell					
–, Johan	13v24		aras	C 7	
Bruder des Nicolau					
–, Nicolau	13v24		aras	C 7	
Bruder des Johan; cf. Bar. 280[1]					
–, Hugo	100v37	*AC*	1377n.St.	A' 19	P
Urk.: *Hugo Novelli* (Z. 18)					
ODA (d'Oda, Odo, Odol, Hodol),					
Anthony	31,27(Hodol)	*AC*	1442n.St.	E 50	N
Urk.: *Antonio Odoli*					
–, (Loys	U. A'36, Z. 4		1416		R(Ann)
Urk.: *Ludovico Odoli, curaterio* (A'36,4))					
–, Marques (M.O. alias Liayre)	35v23; 25		1327	F 34	
Ehemann der Biatris Oda					
–, Peyre	31,18 (Odo)	*AC*	1440	E 49'	S
	37,27 (Odol)	*AC*	1427	F 47	
	70,2 (d'Oda)	*AB"*	1440	K 49	
Urk.: *Petrus Oda* (K 49)					
TH.: noble					
(–), Biatris (B.O. alias Liayre)	35v25		1327	F 34	
Oda cf. Dodon					
OGIER, Symon de	11,16		(1348n.St.	B 35)	
Urk.: *Symonis de Ogerii, januensis, civis Massilie* (Z. 6)					
(–), Johanneta de	11,16		1348n.St.	B 35	S
Urk.: *Johannetam, uxorem Symonis de Ogerii* (Z. 2)					
Ehepaar					
OLEVIER, Andrivet	66,16	*AB*	aras	K 21	P
OLIERAS, Jaume d'	104v14	*AC*	1376	B' 9	N
Urk.: *Jacobo de Oleriis*					
Olieras cf. Johan & Matieu Jorge alias d'Olieras					
ON (Om), Arnaut dal	19v32f; 34		1311	D 4	
	23,3		"	D 27	
	48v26 (dal Om)		"	H 10	R
	52,5		"	H 27	R
Sohn des Marques					
–, Marques dal	22v3		(1311	D 4)	
Tuchhändler (Bar. 85[3]; 893[3]) und 1323 pisanischer Konsul in Marseille (ib. 182[4]; cf. ib. 190[4]: Wechsler)					
–, Raymon dal	2,2		1361	A 6	S
	2,11			A 7	
	2,16		1361	A 8	
	2,22; 26		(1361	A 9)	
	2v3; 5f		(1365	A 10)	

Urk.: *Raymundus de Ulmo* (A 6,8), *R. de Ulmo, ... filius* domini *Raynerii de/Ulmo et domine Margerite* (A 7,8f), *Nicolaua, filia Raymundi de Ulmo* (A 10,4)
Cf. Reyn. 845[4]

Honori 59,8 (H. ters)
Papst Honorius III. (1216–1227)

Hospinell 57,7 1188 I 1 procur.
Cf. Mortreuil, St.-Esprit 151[1]; 156f[1]; 157[2]

Otramar, Guilhem d' 45v7 1300 ante G 47 M
U. G 45, Z. 2 1252 M
Urk.: *fratre Guillelmo de Ultra Mare, ... fratre et administrator SS* (G 45,2; G 47)
Cf. Bour. 115 (1229 einer der sechs Marseiller Konsuln); XVII; XXVIII

Pagan, Bertran 20v25f 1311n.St. D 12 N
36v11 1276n.St. F 40 N
Urk.: *Bertrandi Pagani* (D 12; F 40)
Cf. Blanc. I,132; IV,7–9

Pagezi, Guilhem 73v8 *AC* 1496n.St. E 66 N
74,4 *AC* " E 69 N
Urk.: *Guilleumo Pages* (E 69)
TH.: notari del conselh

Payroliera, Nicolaua (N. Duranta alias P.)
10v22(N.D.al.P.) 1373 B 32 S
29v11; 12f " E 37
32,30 1355 F 3
43,11; 13 (1393 G 28)
63,16f (N. Pai-) *AB* (1401 K 8)
Urk.: *Nicolaua Duranta, filha relicta ... Raymundi Du-/-ranti, uxorq*ue *quondam Johannes Payrolerii de Mass*ilia (B 32,3f; E 37,4f), *Nicolaue Payroliere* (F 3,5)

Palonquo, Johan 17,1; 4 *AC* 1502n.St. C 30

(Palhol, Syffret U. I 24, Z. 6 1401 Pr.
Urk.: *Syffredi Palholi, presbiteri, procurat*ore SS (I 24,6)
Cf. Mortreuil, St.-Esprit 171; F. 1,121f)

Palma (de Parma),
Maiffren 21v13 1340n.St. D 16 P
30,24 (de Parma) 1314 E 41
Urk.: *Mayfredo de Palma* (D 16,4), *M. de Parma, panaterio, civi Mass*ilie (E 41,6)

(Papayran, Andrieu U. D 17, Z. 4f 1299 D 17 R
Urk.: *Andree Papay/rano, ... probis electis ... a curia et consilio generali* (D 17,4f))

Parat, Guilhem 17,32 *AC'* 1417 C 36 N

Parin, Maiffren 50,13 1311 H 17
Urk.: *Maffredi Parvi* (Z. 22); Namensänderung ?

de Parma cf. Palma

Pascal, Bertran 51,16 1301 H 22
–, Guilhem 19,22; 30 1335 D 2 P
Urk.: *Guillel*mus *Pascalis, laborator* (Z. 7f; rec. II, Z. 1)
–, Marin 45,16 1343 H 1 P

Pascha, Peyre 52v8 1303 H 29

Passy, Jaco de 30v18f *AC* 1465n.St. E 46

Patam, Johan 60,27 *AC* 1428n.St. post I 25 P

PAULO, Jaume de	17,2f	*AC*	1502n.St.	C 30	R
–, Matieu de	66v13	*AB*	1411	K 24	P
Urk.: *Matheus de Paulo, mercator florentinus, habitator/Massi*lie (Z. 36f)					
PAVIA, Johan de	34,8 (& *Y*: Panse)		1273n.St.	F 16	
Urk.: *Raimundus/de Pabia, olim notarius Massi*lie (Z. 2f) Cf. Blanc. I,45–149 (34 Urk. von R. de P. 1234–1244)					
PEYRE	(Mortreuil, St.-Esprit 164f				M)
–, Guilhem	22v16f		1245	D 25	N
	23,22		1240	D 30	
	36v27f		"	F 42	
Urk.: *Guilhe*lm*i Petri* (D 25; F 42)					
–, Jacme	7v19		1363n.St.	B 6	S
	7v27		(1367	B 7)	
	33v4		1364	F 11	
	33v8		(1364 post	F 11)	
	19,14; 14f l.	*AB*	(1367	K 42)	
Urk.: *Jacobus Petri, filius Hugonis Petri* ... (B 6,5), *J. P. de Massilia* (F 11,6f)					
(PEYRA), Jacmeta	7v20; 23		1363n.St.	B 6	
Urk.: *Jacobam Petre* (B 6,39)					
Tochter von Jacme und Nicolaua Peyre					
–, Nicolaua	(7v26f)		1367	B 7	
	33v8		"	F 11	
	69,14		"	K 42	
Urk.: *Nicolaue, uxori mee* (B 6,33), *Nicolam, relictam Jacobi Petri de Massilia* (K 42,4)					
PEYRIAT, Johan	3v9 (& *N*: Peyrier)		1327	A 19	S
	3v15 (id.)		"	A 20	
Notar					
PEIRONA, Sebilia	66,13;11l. (Sebe-)	*AB*	1400	K 21	D
Pellissana cf. Atanols(a) alias logos Pellissana					
(PELLISSIER, Bertomieu	U. G 45, Z. 2		1252		B
Urk.: *Bartholomeo Pellipario*)					
PENA, Joliani de	60,4	*AC*	1485	I 22	N
Urk.: *Juliano de Penna*					
Perrot cf. Jaume Jordan alias Perrot					
PIN, Esteve	16v33	*AC*	1457	C 29	N
Urk.: *Stepano Pini*					
PIOLENC, Domenegue	21v18		1299	D 17	P
Urk.: *Dominicus Peolenqus, laborator* (Z. 3)					
PLANTADA, Raymonnna	52v31f		1294	H 31	P
Urk.: *Raimunda Plantada* (Z. 3)					
Ehefrau des Hugo de Servieras					
PONS	58,2		1316	I 7	
Bischof von Toulon					
PONSIVA, Johanneta	13v3f		1349n.St.	C 4	S
Urk.: *Johanneta Ponsiva, morans in Postribulo civitatis Massilie* (Z. 3)					
Prostituierte					
PONTREMOLS, Bertomieu de	4,2		1383n.St.	A 22	S
	4,7f		1383	A 23	

Urk.: *Bartholomeus de Jorfel, filius Johannis, condam, de Pontremus de Riparia/...,* *curasserius* (A 22, Z. 3f)

Porcho cf. Johan Enguilran alias Porcho

PORQUIERA, Sausa 52,17 1299 H 30

Urk.: *Saucia Porcheria* (Z. 2)

PORRIERAS, Guilhem de 100,19 *AC* 1359n.St. A' 12 P

Urk.: *Guillelmus de Porreriis, laborator* (rec. III, Z. 6)

PORTA, Folquo 100,13 (1359n.St. A' 12)

–, Honorada 100,12 1359n.St. A' 12 P

Tochter des Folquo Porta, Ehefrau des Bertomieu (*AC*: Folco) Roman

PORTAL, Bertran del 57,13''' 1189n.St. I 1' N

PORTZ, Jacme dels 5v1f 1379 A 34 N

13v13f 1370 C 6

Urk.: *Jacobi de Portis* (A 34; C 6)

POSQUIERAS, Samuel de 39v12f 1367 G 9 P

Urk.: *Samuel de Posqueriis, ju/deus de Massilia* (rec. II, Z. 9f)

PROFACH, Cregut 100,5 *AC* (1348) A' 21

Urk.: *Profachus Dieulocresqua, judeus* (Z. 2)

TH.-B: *Cregut Profach* (fol. 2,8)

Cf. Bar. 95^{1}; 96^{1}; 96^{6}; 239

–, Mayer 49v2f 1290n.St. H 14

49v31 " H 16

Urk.: *Mae/rius, judeus...* (H 16, Z. 1f)

PUEY BRISAN (P. Brison),

Gausbert de 35v11 1253 F 32

35v17f (-on) 1258 F 33

Urk.: *Gaus/berto de Podio Brisano* (Z. 3f)

Cf. Bour. XXXVI, S. 392; XXXVIII, S. 399; Blanc. Gloss.

PUEY LOBIER, Jacme de 66v22 1411 K 24 P

Urk.: *Jacobi de Podio/Luperio* (Z. 48f)

QUARENTENA, Folquet 60,8 1503 I 23 P

TH.: *pescador*

–, Felipa 60,10 1503 I 23 P

Ehepaar

QUATRELENGAS, Gantelme 34,19f (1370 F 18)

35,5 1348n.St. F 26

35,9 1344 F 27

Urk.: *Alasacia Quatrelenguas, relicta uxor Gantelme Quatrelenguas, condam* (F 18,3), *Gantelmum Quatuor Lingas* (F 26,2)

Ehemann der Alasays Bertranna; cf. HBl. fol. 26v12; 42v 7; 43,1 (Metzger und Verkäufer von Tierhäuten)

QUINSAC, Johan 7v13f 1349n.St. B 5 S

21,9 1349 D 13

28v20f 1362 E 32

29,31; 29v1; 5 1362 E 36

40v14 1372 G 15

67v10; 71. 1373 K 30

Urk.: *nobili et circumspecto viro domino Johanni de Quintiaco, jurisperito de Massilia* (E 32,3) *noblilis ... J. de Quinciaco, jurisperitus* (E 36,5)

–, Laurens 37,4f 1300 F 43
Urk.: *Laurencio de Quinciaco, campsori* (Z. 6)
Neffe und Vorerbe der Dousa Martina

Rabes, Laureta de 32v17f; 24 1390 F 5
43,3 1393 G 28
Urk.: *Laureta de Rabe/sio* (F 5,2f)

(Radulphus Mortreuil, St.-Esprit 162 1203 M)

Raholin 25,11 1314 E 1 P
Urk.: *magister Raolinus, syrurgicus* (Z. 8; II, Z. 1; cf. in derselben Urk.: *Johannes Bleyni, syrurgici* (Z. 5)), cf. *Raolino, barberio syrurgico, civi Massilie* (7.VII. 1287, A.D. B 81, E 15)

–, Guilhem (G. R. alias Vivaut) 32,28 1355n.St. F 3
Urk.: *Guillelmus Raolini alias Vivaudi*
Sohn des Raholin Vivaut und der Biatris Raolina

–, Peyre 18,1 1342 E 25 P
Urk.: *Petrus Raolini, laborator* (Z. 2)

Raholina, Biatris 37,27 1355n.St. F 3
Urk.: *nobilis domina Beatrix Raolina, relicta ...*
Mutter des Guilhem Raholin, Ehefrau des Raholin Vivaut

Rahols, Miquel 34,18 1370 F 18 N
Urk.: *Michaelis Radulphi*

Raymon, Bertomieu 69,5f *AB* 1414 K 41 P
Urk.: *Bartholomeus Raymundi* (Z. 15); TH.: pescador

–, Guibert 11,21f 1270 B 36 N
Urk.: *Guibertus Raimundi*
Cf. Blanc. III,4

Raynaut, Antoni 7,27f; 15v15 (*AB*); 16,6f; 16v19; 29v25f; 38v2; 39,26; 42v25; 43,18; 44,22; 65,6 (*AB*); 65v1 (*AB*); 67v12 (*AB*); 68,5f (*AB*) (1382–1406n.St.) N
Urk.: *Antoni Raynaudi* (G 3; 27; 29; 38; K 17; 31)

–, Bonet 48v5 1335 H 8 R
49,33 1333n.St. H 13 R
50,19 1339 H 18 R
50,33f 1337n.St. H 19 R
51,24f 1337n.St. H 23 R
51,35 1335 H 24 R
53,23 1335 H 33 R
U. D 29, Z. 12 1331 R
U. D 34, Z. 8 1335 R
Urk.: *Boneto Raynaudi, ... mercatoribus, rectoribus* (H 8,3), *B. R.* (H 24,4f), *B. R. ... custodi domus et membrorum SS ... per curia et sex probos in generali consilio ... electo* (D 34,8), *B. Raynaldi* (D 29,12)
Cf. F. 59

–, Guilhem 67,6 *AB* 1412 K 25 P
TH.: laborador

–, Jacme	66v18	*AB*	1411	K 24	P
Urk.: *Jacobus Raynaudi, noeri/gerius* (Z. 42f)					
–, Johan	47,31		1303	H 2	
–, Marin	63v11	*AB*	1408	K 10	P
Urk.: *Marinus Raynaudi, laboratori* (Z. 16)					
–, Pons	47v26f		1359	H 4	P
Pächter und Leiter des Heilig-Geist-Spitales von Aubagne; cf. F. 50[3]					
RAYNIERA, Jacmeta	38v6		1394n.St.	G 3	
Urk.: *Jacmeta Raynerie* (Z. 4)					
RAYNOART, Antoni	14v21		1350	C 15	
Erbe und Enkel des Peyre de Menresa					
–, Jacme	47v8		1311	H 3	N
Urk.: *Jacobo Raynoardi* (H 3; 17)					
–, (Lazaro	U. A'14, Z. 4		1415		R(Ann)
Urk.: *Lazaro Raynoardi, draperio* (A'14,4)					
Cf. Reyn. 853)					
RAYNOARDA, Peyrona	48v19		1331	H 9	
RAYNOLS, Folco	13,13		(1373	C 2)	
	U. D 3,15f; D 7,17		1364		R
	U. G 9,9; K 42,2		1367		R
Urk.: *Fulco Raynulphi* (D 7,17; K 42,7; G 9,9), *F. R. ... mercatores* (D 3,15f)					
TH.: drapier					
RAYNOLSA, Jacmeta	13,12		1373	C 2	S
Urk.: *Jacmete Raynulphe, ... relicta quondam/Fulconis Raynulphi, draperii Mass*ilie, *filiaque ...*					
Tochter des Raymon de Montels; Ehepaar					
RAMBUEYS, Guilhem	50,28		1337n.St.	H 19	N
RASCAS, Raymon cf. Straßennamen					
RASSO, Petre	62,25; 22l.; 31	*AB*	1400	K 3	P
Urk.: *Petro Rasso, piscatori et marinario* (Z. 4)					
RASTESIN (Rastin), Jacmet	68v19	*AB*	1414	K 39	
	68v31	*AB*	1412	K 40	
–, Nicolau	68v13; 21; 22; 14l.	*AB*	1414	K 39	P
	68v31 (Rastin)	*AB*	1412	K 40	
(–), Alaeta	68v26	*AB*	1414	K 39	
Ehepaar mit Sohn Jacmet					
Ratella cf. Antoni Dalmas alias Ratella					
RECUBELLI, Anthony	73v9	*AC*	1496n.St.	E 66	
	74,3f	*AC*	"	E 69	
Urk.: *Anthonio Recubelli* (E 69)					
TH.: notari del conselh					
REDON	51v34		(1233)	H 26	
Urk.: *quondam Rotundi* (Z. 15)					
REPELIN, (Jacme	U. G 16, Z. 2		1394 ante		R
	F. 1,96[1]		1365		R
Urk.: *Jacobum Repelini*)					
–, Miquel	35,31		1295	F 30	
Blanc. II,233; IV,110; Mabilly, Villes 139					

REPELINA, Matieua	35,31f		1295	F 30	
Retol cf. Guilhemun Cayrat alias Retol					
REVELL, Pons	27v4		1323	E 21	P
Urk.: *Pontio Revelli laboratori* (Z. 5)					
–, Hugo	48v20		1332n.St.	H 9	
Spitalsbruder in Aubagne; cf. F. 53					
REVELHON, Jacomin	43v8		1396	G 31	D
("), Guilhemeta	43v8		1396	G 31	D
Ehepaar					
(REVESTO, Petro de	U. G 45, Z. 2		1252		B)
RIANS (Ryans),					
Bertran de	14,13		(1353	C 10)	
–, Guilhem de	14,12 (Ry-)		1353	C 10	S
Urk.: *Guillelmus de Rians, filius Bertrandi de/Rians* (Z. 3)					
Gebrüder					
RICART, Bertran	22v8		1341n.St.	D 23	P
TH.: mercadier					
–, Hugo	51v36		1233	H 26	P
Urk.: *Hugo Ricar/dus* (Z. 16f)					
RICAS NOVAS (Riquas Novas),					
Johan de	36,35		1332	F 38	S
Urk.: *Johannes Ricas Novas* .../... *Aycharde Aynarde, uxoris sue* (Z. 2f)					
–, Pueyric de	26v9f (-qu-)		1303	E 12	
	26v14 (-qu-)		1304	E 13	
–, Antoni de cf. Rocanova					
RICAU (Richau),					
Folquet	29v16		1401	E 37	
TH.: prior de la luminaria de St. Jacme de las Spasas					
–, Isnart	1,7		1400		R
	44,27f l.		1399/1400	G 38	R
	U. B 1		"/"		R
–, Jaufres	20,10; 14		1388	D 6	
	U. B 24,12; C 4v		1369		R
	U. B 35		1369ca.		R
Urk.: *nobilis Gaufridus Ricaui* (D 6, Z. 2), *G. R.* (B 24, 12; C 4v), *Gaufredus R.* ... *custos, gubernator* (B 35); cf. *Gaufridum Ricaui* (1350n.St., U. E 18,3 als gerichtl. Schätzer)					
–, Peyre	47,9 (Richau)		1343	H 1	S (D?)
TH.: lahorador del castell d'Albanha					
RICHAUA, Astruga	47,10		1343	H 1	S (D?)
Ehepaar					
RIPERT, Johan	48,12		1258n.St.	H6	
Urk.: *Johanni Riperti* (Z. 7)					
RIQUET, Vincens	66,11f	*AB*	1400	K 21	N
	66v20	*AB*	1411	K 24	P
Urk.: *Vincen/cius Riqueti, notarii* (K 24, Z. 45f)					

RIQUIER, Steve	10v18		1348n.St.	B 31	
	33,5		(1350n.St.	F 6)	
Urk.: *Stephanus Riquerii, pistor, civis Massilie* (F 6)					
ROBAUT, Peyre	49,12		1340	H 12	N
	51,33		1335	H 24	N
	53,20		1335	H 33	N
Urk.: *Petro Robaudi* (H 12), *Peire Robaudi* (H 24)					
–, Raymon	20,25		1384	D 7	P
Urk.: *Raymundus Robaudi* (Z. 27)					
de Robert cf. de Boc					
ROBERT, Jaume	31,2	*AC*	1454	E47	P
Urk.: *Jacobi Roberti, condam candelerii* (Z. 9)					
–, Honorat	29v16f		1401	E 37	
TH.: prior de la luminaria de Sant Jacme de las Spasas					
ROBERTA, Alays	34v12		1320	F 22	
ROBIN, Raymon	57v17		1349	I 5	N
Urk.: *Raimundi Robini*					
ROCAFORT (Roquafort, Rocofort),					
Berenguier de	105,29 (-qu-)	*AC*	(1366	B'16)	
Urk.: *nobilis Berengarii de Rocaforti* condam, ... *militis* (Z. 2)					
–, Bertran de	17,20	*AC*	1427n.St.	C 33	S
	68,27;271.;68v2;5	*AB*	1417	K 38	
	74,8 (-co-)	*AC*	(1428	E 70)	
	U. G 13		1395ca.		R
	U. G 5,2f		1396		R
	U. E 26,33; II,2		1397		R
Urk.: *Bertrandus Rocaforti, mercatori de Areis* (= Hyeres) (C 33,7), *B. de Rocaforti* (E 26 II,2), *B. de Ro/quaforti* (G 5,2f), *nobili Bertrando de Ruppeforti* (G 13), *B. de Rupperforti* (E 26, 33)					
Cf. Bar. 49[1]; 195[2]; 239[1]; 865[2]; Reyn. 807					
Ehemann der Tiona de R.					
–, Sicart de	61,16f	*AC"*	1399	I 32	N
–, Hugo de(1)	26v3 (-qu-)		(1284	E 11)	
–, Hugo de(2)	100v27	*AC*	1377n.St.	A'19	P
Urk.: *nobilis Hugo de Ruppeforti et domina Sibilia, coniuges*					
–, Borgo de	105,28f (-qu-)		1366	B'16	
Urk.: *nobilis domina Burgia, relicta*					
Ehefrau des Berenguier de R.					
–, Sibilia	100v27	*AC*	1377n.St.	A'19	
Ehefrau des Hugo(2) de R.					
–, Tiona	68v1		1417	K 38	
Ehefrau des Bertran de R.					
ROCANOVA, Anthony de	102,23 (Rota-)	*AC*	1368n.St.	A'32	P
Urk.: *Antonius de Riquis Novis*					
TH.-B: Rocanova (fol. 4v2); Fehler von *BA*/*AC*					
ROCAVAYRE, Anthony	60,26	*AC*	1428n.St.	I 25	P
Urk.: *Antonio Rocavayre, laborator* (Z. 5)					

(Rodes, Diaude de	U. F 42		1240		B
	U. D 22		1241		B
	U. E 42; I 5		1249		B
	U. G 45,2		1252		B

Urk.: *Deude de Rutena* (D 22), *Diaude de Rodesio* (E 42; I 5), *Deodato de Rodes* (G 45,2), *Donratus* (??, Transkription v. Mortreuil (B.N., n.a.l. 1328, S. 312)) *de Rodesio* (E 42)

–, Hugo de	U. D 22		1241		B

Urk.: *Hugo de Rutena*)

Rodet (Rodelh),

Aventuron *AB*: §D 36–38; K 10; 12f; 23–27; 33; 37–39; 41; 44; *AB'*: 46f; *AC*: C 31; F 47 (-lh); 49; I 25 (-lh); 29 (-lh); A'14; B'1–5; B'19; B'21 (1406–1428) N

Schreiber *AB* des Urkundeninventars

–, Jacme	64,25; 22l.(Jacmet Rodelh)				
		AB	1409	K 12	P
	64v1; 31l. (-lh)	*AB*	1408	K 13	P

Sohn der Hugona Rodelha und offenbar Ehemann der Ysoarda Rodelha

Rodelha, Ysoarda	64v4	*AB*	1408	K 13	P

Ehepaar

–, Sauseta	4v27		1387n.St.	A 29	
	39v29; 33		1392	G 10	

Erbin ihres Bruders Jacme Martin vor SS

–, Hugona	100v16	*AC*	1363n.St.	A'17	

Urk.: *Hugueta Rodelha, relicta Guillelmi Rodelli, notarii* condam ... *et Jacobus, eius filius* et *Saucieta,/uxor Jacobis* (Z. 2f)

Rogier, Raymon	8,13		1329	B 10	N
	9v2		"	B 20	N
	25,19		1321n.St.	E 1	N
	16,1		1327	E 7	N
	45,22		1332	G 46	

Urk.: *Raymundus Rogerii* (B 10; 20; E 1 VII; 7; G 46)

Cf. Dup.; Bau. 1,1216; HBl. Gloss.

Rollan, (Peyre(1)	U. H 12, Z. 4		1340		M

Urk.: *fratri Petri Rollandi, procuratoris* (H 12,4)

Cf. F. 53[3])

–, Peyre(2)	2v19		1352	A 12	N
	3,13		"	A 15	
	8,2		1349	B 8	
	28v18		1362	E 32	
	29,27		1362	E 36	
	34,23		1354	F 19	
	34v19		"	F 24	
	34v23		1357	F 25	

Urk.: *Petri Rollandi* (A 12; 15; B 8; E 32; 36; F 19; 25)

Roman, Bertomieu	100,13 (Folquo)	*AC*	(1359n.St.	A'12)	

Urk.: *Bartholomeus Romani, laborator* (Z. 8)

Ehemann der Honorada Porta; Namensverwechslung durch *AC*

Urk.: *Bertholomei de Salinis* (D 28; 29; 31; E 1; F 21; G 34; H 34), *Bartholomei de S.* (E 29)

Sallon 35v6 1276n.St. F 31
Urk.: *Selloni* (Z. 9)

Sant Cannat, Hugo de 42v27f (1393 G 27)
–, Philippa de 42v27 1393 G 27
Urk.: *Philippa, relicta Hugonis de Sancto Cannato* (Z. 2)
Ehepaar

Sant Chamas, Bertrannet de 8v23 1347 B 15
21,33f 1342 D 14
Unehelicher Sohn des Thomas de S. C.
–, Isnart de 8v21 (1347 B 15)
Vater des Thomas
–, Thomas de 8v21 1347 B 15 S
21,34 1342 (D 14)
Urk.: *Thomatius de Sancto/Amantio, nunc habitator de Massilia, filius Ysnardi de Sancto Amantio dicti castri de Sancto Amantio* (B 15,2f), *Thomasius de Sancto Amansio, ... filius Isnardi de Sancto Amansio dicti castri de Sancto Amansio* (D 14,2)

Sant Felis, Ancelm de 21v10 1340n.St. D 16 P
Urk.: *nobiles Ancelmus de Sancto Felicio* (Z. 1)
–, Jacme de 21v12 (1339 D 16)
–, Biatris de 21,25 1349 D 13 P
21,35 1342 D 14
Urk.: *Beatrix/de Sancto Felicio*
Ehemann: Raholin de Tortosa
–, Margarida de 21v10f 1340n.St. D 16 P
Urk.: *Margarita de Sancto Felicio de Massilia, tamquam tutrix et administratrix Ricauete de Sancto Felicio, filie sue, et nobilis quondam Jacobi de Sancto Felicio* (Z. 2)
Mutter von Jacme und Ricaueta de S. F.; tritt zusammen mit Ancelm de S. F. auf

Sant Gili, Guilhem de 69v1 *AB* aras K 44 P
U. G 1, Z. 2 1396 R
U. G 7 1397 R
Urk.: *nobilis ... Guillelmus de Sancto Egidio ..., rector, administrator* (G 1), *G. de S. E. id.* (G 7)
–, Lois de 69v1 *AB* aras K 44 P
Brüder, Erben von Guilhem Bonifasi
–, Sileta de 21,23 (1349 D 13)
Sant Gili cf. Gili

Sant Jacme (Sant Jaume *AC*),
Johan de(1) 21,4 1349 D 13 P
–, Johan de(2) 104v25f *AC* 1358 B'11

Sant Jueri, Peyre de 104v9 *AC* 1378 B' 8 S(Ann)
104v13 *AC* 1376 B' 9
Urk.: *Petro de Sancto Jorio*
TH.-B: *San Jueri* (fol. 6v13; zu § B'8)
TH.: *P. de Sant Johan* gestrichen und in *Peyre de Sant* verbessert; senhor de Gemenos

Sant Macell (Sant Massel *AC*, Sant Marssel *AB'''*),

Carbonel de	70,16	*AB'''*	1343n.St.	K 51	
Ehefrau: Jaumona					
–, Raymon de	53,27f		1335	H 33	
–, Jaumeta de(1)	101v3	*AC*	1376	A'26	P
Urk.: *Jacmeta/de Sancto Macello* (Z. 8f)					
Mutter der Raynaudo Abelha					
–, Jaumona de(2)	70,16f	*AB'''*	1443n.St.	K 51	P
SANT MAYSSIMIN, Peyre de	22,22f		1341n.St.	D 22	N
Urk.: *Petri de Sancto Maximino*					
SANT PAU, Juffet de	39v6		1367	G 9	P
Urk.: *Juffetus de Sancto/Paulo ... judaeus* (Z. 12f)					
Namensveränderung durch *AA*					
–, (Steve de	Mortr., St.-Esprit 159[5]		1306		R
Cf. Bar. 30; 31[1]; 169; 170[1])					
SANT PEYRE, Ancelma de	43v13		1400	G 32	S
Urk.: *Ancelme de Sancto Petro* (Z. 3)					
SANT TOMAS (ALIAS SIMONIN),					
Anthony de	100v9f	*AC*	1368n.St.	A'16	P
Urk.: *Antonius de Sancto Thomacio, filius Antonii de Sancto Thomacio, boterii, quondam* (Z. 10); Änderungen von *AC*: Sohn, nicht Vater, Apotheker; A. S.T. alias S., nicht A. S.T., wie in der Urk.					
–, Peyre de	102v30	*AC*	1416	A'36	P
Urk.: *Petrus de Sancto Tho/macio alias Simonini* (Z. 18f)					
SARDA, Antoni de la(1)	38,23		1396	G 2	
	39v5		1367	G 9	
Urk.: *Antonius de Sarda, fusterius* (G 9, Z. 5)					
–, Antoni de la(2)	64,12	*AB*	(1408	K 12)	
	67v14	*AB*	1403	K 31	
Urk.: *Antonio de Sarda,/mercatori* (K 31,2f)					
Vater des Gabriel de la S.; Verbindung Antoni(1) & (2)?					
–, Bertran de la	52v12		1303	H 29	
–, Gabriel de la	64,12; 101.	*AB*	1408	K 12	P
Sohn des Antoni(2) de la S.					
–, Hugo de la	52v10		1303	H 29	P
–, Bertranna de la	50,3f		1311	H 17	D
Urk.: *Bertranda de Sarda de Albanea* (Z. 2)					
Cf. Johan Lombart					
–, Silia de la	47v4		1303	H 2	D
	51,12		1301	H 22	P
Urk.: *Cecilie de Sarde*					
Ehefrau des Johan Lombart					
SARRALHIER (Sarralhie *AC*),					
Arnolet	67,26	*AB*	1413	K 27	
–, Honorat	31,13	*AC*	1456	E 48	N
Urk.: *Honorato Serralherii*					
SART, (Bertran(1)	U. I 1'		1188	procurator	
Urk.: *Bertrando Sardo*					
Cf. Mortreuil, St.-Esprit 156; Portal, Rép. 30)					

–, Bertran(2)	35v5		1276n.St.	F 31	
Urk.: *Bertrandi Sarti*					
–, Guilhem	45,3f		1236	G 44	N
	58,8		1235	I 8	
Urk.: *Guillelmi Sardi* (I 8)					
–, Hugo	51,8		1301	H 22	N
	52v15		1299	H 30	
Urk.: *Hugonis Sardi* (H 22; 30)					
SARTOR, Durant	47,26		1303	H 2	N
Sc- cf. Esc-					
SEGON, Antoni	29,9		1362	E 34	N
Urk.: *Anthonio Secundi*					
SEYRESTA, Bernart(1)	48,20		(1258n.St.	H 6)	
–, Bernart(2)	48,20		1258n.St.	H 6	P
Urk.: *Bernardus/de Sezeresta, notarius, filius Bernardi de Sezeresta quondam*					
–, Peyre	53v11		1340	H 34	
Urk.: *Petri de Sezeresta* (Z. 9)					
("), Sausa	48,20f		(1258n.St.	H 6)	
Ehefrau des Bernart(1), Mutter des Bernart(2)					
SENHORET, Peyre	101,25	*AC*	1355n.St.	A'24	P
SEPETA, Bernart de la	102,3f	*AC*	(1369	A'31)	
("), Bertrana de la	102,3f	*AC*	1369	A'31	
Urk.: *Bertranda, relicta Bernardi de Cepeta* (Z. 2)					
SERENA, Peyre	53,11		1296	H 32	M
	U. H 31, Z. 6		1294		M
	U. D 17, Z. 4		1299		M
Urk.: *Petro Serena, preceptori et rectori* (Mortr., St.-Esprit 225f), *id., comandatori* (H 31,6), *frater P. S., preceptor* (D 17,4)					
SERES, Alonso	30v3	*AC*	1464	E 44	S
Urk.: *Alonsius de Vila Creyssa alias/dictus de Seret Yspannus, nunc civis ... Massilie, filius ... Johannis Alfonsii de Villa Creyssa et domine Cystanie coniuges, Ville Sibilie in Yspania* (Z. 3f)					
SERRA, Jacme	63v13	*AB*	1408	K 10	P
Urk.: *Jacobus Serra, laborator* (Z. 18)					
SERVELLA, Johan	28v14		1358	E 31	P
Urk.: *Johannes Cervelle* (Z. 5)					
–, Marcheta	14v30		1343 post	C 16	
Erbin des Marin Augier					
SERVIERAS (Serviera), Nicolau de	25v29f		1330n.St.	E 6	
Cf. HBl. 20v4; ib. S. 279					
–, Peyre de	17,17	*AC*	(1400	C 32)	
	65v15; 16; 17	*AB*	(1396	K 14)	
Urk.: *Petri de Serveriis, militis* (C 32, Z. 8)					
–, Hugo de	52v31		1294	H 31	P
Urk.: *Huguo de Serveriis* (Z. 3)					
Ehemann der Raymunda Plantada					

Syalha, Guilhem	22v12		1265	D 24	
Urk: *Guillelmus Cyalla* (Z. 3)					
–, Johan	20v4		1359n.St.	D 9	
Urk.: *Johannes Sialhe, filius Jacobi Syalhe quondam* ... et *Jacoba, eius uxor, ipsa Jacoba cum consensu, licentia/et voluntate dicti Johannis Syalhe, mariti sui* (Z. 2f)					
–, Jacmeta	20v4f		1359n.St.	D 9	
Ehepaar					
Sicart	60,20 (Astre S.)	*AC*	1401	I 24	P
Urk.v: *maistre Sicart*					
Siexfors, Raymon de	100v29; 31	*AC*	1377n.St.	A'19	P
Urk.: *Raymundus de Sexfurnis, laborator* (Z. 14)					
Silve, Johan	65v22; 32	*AB*	1412n.St.	K 20	P
Simon, Johan	101,11	*AC*	1377	A'22	P
Symon, Miquel de	44,9f		1398	G 36	
Urk.: *Michaelis de Symone, mercatoris, habitatoris Avinionensis* (Z. 4)					
Simondel Belier, Antoni	63v17	*AB*	1408	K 10	P
Urk.: *Anthonius Simondelli Belerius* (Z. 22)					
(Symoneta, Aisselina	U. G 45, Z. 3		1252		Schw.)
Simonin cf. Antoni de Sant Tomas alias Simonin					
Sobransier, Thomas	1v10		1350	A3	N
	15v23f	*AB*	1354	C 23	
	36,33f		1332	F 38	
	44v14f		1356	G 41	
	52v1f		"	H 30'	
Urk.: *Thomassii Sobranserii* (F 38), *Thomatii S.* (G 41)					
Solies, Laugier de	15v10; 11		1373	C 21	S
Urk.: *Laugerius/de Soleriis, filius nobilis Raymundi de Soleriis* (C 21,3f), *Raymundus, filius* ... *Laugerii de Soleriis, nobilis* (F 48,7; cf. Batrona de Montolieu)					
–, Raymon de	15v10		(1373	C 21)	
Vater des Laugier					
Sp- cf. Esp-, St- cf. Est-					
Susurlot, Mordacays	25v14		1326	E 4	P
Urk.: *Mordacays Sussurlot, judei* (Z. 11)					
Tapial, Peyre	29,11		(1362	E 34)	
Urk.: condam *Petri Tapiali, laboratorius* (Z. 2)					
Vater der Berengaria Bernarda					
Tassil, Antoni	32v5		huey	F3	P
	32v26		"	F 5	P
	43,7; 14		1393	G 28	P
TH.: peyssonier (F 5; G 28)					
Tavernier, Marin	25,12		1314	E 1	P
Urk.: *Marinus Tabernerius* (Z. 17)					
Temple, Isnart del	8,18		(aras	B 12'	P)
Urk.: *Ysnardi de Templo* (B 12v4)					
–, Hugo del	33v15		1363n.St.	F 12	
Urk.: *Hugonis de Templo, patris predicte Marite* (Z. 9)					
Cf. Les. 167[131]					

TEYSSEYRE, Raymon	48,13		1258n.St.	H 6	
Urk.: *Raymundi Teiseire* (Z. 8)					
TENCHURIER, Peyre	13,23f		1373	C 3	N
Urk.: *Petrus Tenchurerii de Valencia, nunc habitator Massilie*					
THAMA (Tama *AB*),					
Johan de	5v12	*AB*	1373	A 36	N
	19v2		1364	D 3	
	28v10		(1358	E 31)	
	33v10f		(1363n.St.	F 12)	
Urk.: *Johannis de Thame* (D 3; E 31; F 12)					
TISONS, Albert de	59v28		1327	I 21	
Urk.: *Alberti de Tizonis* (Z. 55)					
Palastrichter; cf. Mortr., St.-Esprit 190; Blanc. IV,104, S. 488; HBl. fol. 11v					
(THOMAS, Laurens	U. F 36, Z. 12		1350		R
	U. B 29		1348 post		R
Urk.: *Laurentio Thomacii, rectori* (F 36,12), *L. Thomasi, ... procuratori* (B 29)					
Cf. Bar. 161[3])					
TORNAYRE, Guilhem	14,10f		1353	C 10	N
	35v27f		1366	F 35	N
	(36,18f)				
Urk.: *Guillelmi Tornatoris* (C 10)					
TORRENES, Marim de	19v23		1364	D 3	P
Urk.: *Marinus de Turribus, laborator* (Z. 25)					
TORTOSA, Raholin de	21,25		(1349	D 13)	
Ehemann der Biatris de Sant Felis					
TRELHA, Jacme	39,1		1384	G 6	
	66v35	*AB*	1411	K 24	P
	100v16f (Jau-)	*AC*	1363n.St. post	A'17	P
	101,12(")	*AC*	1359 post	A'23	P
	U. G 1,2		1396		R
	U. G 7		1397		R
	U. A'28,4		1389		R(Ann)
	U. A'34,4f		1394		R(Ann)
Urk.: *Jacobus Trelhe, mercator* (G 6,2; K 14,65f), *J. T., rector, administrator* (G 1; G 7)					
Cf. Bar. 59[1]; 865[2]; 71; 81[4]; Schwiegervater des Julian de Casals					
–, Aycardeta	66v37	*AC*	aras	K 24	P
Ehepaar					
TREMELLAT, Peyre	32v15		1390	F 5	N
	64v25f	*AB*	1404n.St.	K 15	
Urk.: *Petri Tremellati* (F 5; K 15), *ego, P. T., eium publ*icum notar*ius* hospitali *(E 26v)*					
TRETZ, Raymon de	9v12f		1344	B 21	P
Urk.: *Raymundus de Tritis, civis Massilie*					
TRIEVAS, Anthony	102v5	*AC*	1394	A'34	P
Urk.: *Anthonius de Trievis, noyrigecerius de Vitrola* (Z. 15)					
TURRELL, Hugo	49,26		1333n.St.	H 13	
TH.: juge d'Albanha					
UFFERT, Raymon	41v24; 31		1395n.St.	G 21	P
Urk.: *Raymundus Offerti, laborator* (Z. 23)					

HUGO	58v2f (Hugo del Baus); 6				
TH.: H. del B., adoncs vesconte e senhor de Masselha					
Hugo von Baux, Schwiegersohn von Barral (cf. ib.) und Prätendent auf dessen Rechte als Vicomte von Marseille nach 1192					
–,	(U. H 26, Z. 6f		1233		M
	U. D 20,5		1262		M
	U. D 24,4f		1265		M
	U. F 39,12f; F 40,9		1266		M
	U. F 31		1276		M
	U. C 19,3		1276ca.		M
Urk.: *Hugoni, fratri eiusdem domus, et preceptori domus Sancti Spiritus/castri Albanee, nomine dicte domus SS Massilie* (H 26,6f), *frater Hugo, preceptor* (D 20,5; F 31; F 39,12f; F 40,9), *frater H., comandator seu rector* (D 24,4f), *H., preceptor, commandator* (C 19,3)					
Cf. Mortreuil, St.-Esprit 169[1])					
–, Berenguier	48v4		1335	H8	
Urk.: *Berengarius Hugonis, domicellus de Albanea* (Z. 2)					
–, Johan	48v13		1335	H 8	
	51v6		1335	H 24	
Urk.: *Johannis Hugonis ... comitis Avelini* (Z. 7), *J. H.* (H 24,8)					
–, Peyre	41,27f; 35		1375	G 19	P
HUGOLEN	51v33f		1233	H 26	
Urk.: *Hugoleni* (Z. 14)					
–, Berenguier	10,18		(1348n.St.	B 27)	
	14,5		(1307	C 9)	
Urk.: *nobilis/Berengarii Hugoleni, domicelli* (B 27,6f; C 9,10)					
Cf. Mabilly, Villes 221					
(HUGOLENA), Dousa	10,16–18		1347 ?	B 27	S
	14,3–5		1307?	C 9	
Urk.: *Dulcia, filia ...,/ ... / ... uxor et heres universalis* (C 9,7–9; cf. B 27,5)					
Tochter des Peyre Garin; Ehepaar					
(HUGONA, Matheuda	U. G 45,2f		1252		Schw.
Urk.: *Matheuda Hugone* (G 45,2f))					
HUGUETA	69,9	*AB*	1414	K 41	
Urk.: *Huguete* (Z. 18)					
URTA, Johan	9v19		1348n.St.	B 23	S
Urk.: *Johannem Urta* (Z. 1)					
VAYRAT, Aymeric	43v21		1344n.St.	G 33	R
	U. D 14,15		1342		R
	U. E 9,19		1343		R
	U. B 21,16		1344		R
	U. B 21 II,5; D 32,2		1346		R
Urk.: *Aymerico Vayrati et .../mercatoribus, rectoribus, gubernatoribus et administratoribus* (G 33, Z. 6f), *Aymerigus V., rector* (D 14,15), *A. V., custos* (B 21,16), *Aymerico Vayrati, rector, gubernator* (E 9,19), *A. V., mercator, rector, custos, gubernator* (D 32,2)					
VALENTINA, Baudoyna	102,31		1374	A'33	
VALERNA, Hugo de	26,2f		1327	E 7	P
Urk.: *Hugo de Valerna, laborator* (Z. 2)					

VALLORIA, Guilhem de	49v27		1290n.St.	H 16	N
Urk.: *Guilhelmi de Valloria*					
VAQUIERAS, Johan de	39v10		1367	G 9	
–, Martin de	39v9f		(1367	G 9)	
	43v21		1344n.St.	G 33	
–, Melchion de	100,23	*AC*	1415n.St.	A'14	
Urk.: *nobilis Melchion de Vaquerius*					
–, Johanneta de	39v9		1367	G 9	
Urk.: *Johanneta, relicta Martini de Vaqueriis, . . .* et *Johannes de Vaqueriis, eius filius* (G 9 II,2), *Martinus de/Vaquerius, filius* condam *Jacobi de Vaquerius* (G 33, 2f) Ehefrau des Martin und Mutter des Johan de V.					
VASSALH, Bertran	104v3 (Bertrandus Vassalhi)				
		AC	1379n.St.	B'7	R
Urk.: *nobili Bertrando Vassalhi, . . . rector* (Z. 7)					
Cf. Bar. 235[1]					
–, Jaume	105v10	*AC*	1417	B'19	P
VELLAVEN, Ponoctus	105v13	*AC*	1417	B'19	P
Sohn des Johan Lavanha					
VENAYSSIN (Vennaysin, Venaysin, Venassin),					
Steve	20,28f		1363	D8	N
	35,29 (Vennaysin)		(huey	D 2)	P
	33,13		("	F8)	P
	99,4 (Est-Venassin)	*AC*	1372	A'1	N
	99,9 (Est-Venaysin)	*AC*		1373	A'2
	99,17 (id.)	*AC*	"	A'3	
	102v37 (id.)	*AC*	1365	A'37	
	105v4 (Est-Venayssin)	*AC*	1357	B'17	
Urk.: *Stephanus Venayssini* (D 8; A'2)					
VENELL, Bertran	3,7		(1358	A 14)	
–, Johan	3,6; 8		1358	A 14	P
Urk.: *Johannes Venelli, laborator, filius Bertrando Venelli* (Z. 5)					
VENTABREN, Hugo	33,6f		1278	F 7	N
Urk.: *Hugonis de Ventabren*					
Cf. Bour. 127[1]; Blanc. I,29; 118					
VERDELHON, Bertomieu	65v32; 66,9	*AB*	aras	K 20	P
–, Bertran	7v2		1348	B 4	N
–, Peyre	32v7		1357	F 4	N
VERDON, Raymon	102,32	*AC*	1374	A'33	P
VERMELH, Mitre	13,6		1383	C 1	S
TH.: lahorador					
("), Magdalena	13,8		1383	C 1	
Ehepaar					
VIADIER, (Augier	U. G 16, Z. 2		1394 ante		R
	F. 1,96[1]		1365		R
Urk.: *Augerium Viaderii* (G 16,2)					
–, Johan	101,22	*AC*	1355n.St.	A'24	
–, (Peyre Guilhem	Mortreuil, St.-Esprit 170[3]		1306		R
Cf. F. I,61)					

VIDAL, Arnaut	11,23		1270	B 36	S
Urk.: *Arnaut Vitalis, marinarius, civis et habitator Massilie* (Z. 2)					
–, Guilhem	20v23f		1335	D 11	
Bruder des Laurens V.					
–, (Jacme	U. B 10		1329ca.		R
Urk.: *Jacobi Vitalis, pebrerii*					
Cf. Bar. 161[1])					
–, Laurens	19,28		1335	(D 2)	
	20v23f		"	D 11	
Urk.: *Laurensii Vitalis* (D 2 II,2), *Guillelmus et Laurentius Vitalis, fratres, filii Petri Vitalis, curaterii quondam* (D 11,2)					
Ehemann der Hugueta Baudriga					
–, Matinet	24v8	*AB*	1410	D 38	P
VIENNA, Bertran de	48,14		1258n.St.	H 6	
Urk.: *Bertrandi de Vienna* (Z. 9)					
VINATIER, Palamidel	31,19	*AC*	1440	E 49'	N
	61,6	*AC*	1443	I 30	
	70,7	*AB"*	1440	K 49	
	70,13	*AB'''*	1443n.St.	K 50	
	70,18	*AB'''*	"	K 51	
	72,12 (-des)	*AC*	1460	E 57	
	73,2; 3	*AC*	(1490n.St.)	E 63	
	73,35	*AC*	1451n.St.	E 65	
Urk.: *Palamide Vinaterii* (E 57; 63; K 49), *Pallamide V.* (I 30)					
VINCENS, Peyre	50,16		1339	H 18	N
VIVAUT, Berenguier(1)	30,22f		1314	E 41	
–, Berenguier(2)	60v22; 25	*AC*	1432	I 29	P
Urk.: *nobilis Berenguerio Vivaudi* (Z. 7)					
–, Guilhem	2,25		1361	(A 9)	
	39v29f		1382	G 10	
	65v29		1387	K 20	
	73v20	*AC*	1353	E 67	
Urk.: *nobilis Guillelmi Vivaudi* (A 9,4)					
Cf. DrogD. 178; Ehemann der Nicolaua Vivauda					
–, Jaques	73v22l.	*Y*	E 67		
–, Johan	42v5		1365	G 25	
Sohn des Hugo V.					
–, Loys	73,5	*AC*	1490n.St.	E 63	
Urk.: *nobiles Ludovicus Vivaudi* ... (Z. 2)					
Ehemann der Catarina Vivauda					
–, Raholin(1)	32,28		(1355n.St.	F 3)	
Urk.: *condam Raolini Vivaudi* (Z. 2)					
Vater des Guilhem Raholin alias Vivaut, Ehemann der Biatris Raholina					
–, Raholin(2)	43,31		1387	G 30	
Urk.: *nobilis Raulinus Vivaudi, ... filius nobilis Guillelmi Vivaudi* (Z. 2)					
Ehemann der Baudoyna					
–, Hugo	35,22		1346	F 29	
	42v6		(1365	G 25)	

Urk.: *nobili domicelli Hugoni Vivaudi, filio* domini *Jacobi Vivau/di* (F 29,5f)
Vater des Johan

VIVAUDA, Baudoyna	43,31; 35		1387	G 30

Urk.: *Baudoyna, dicti Raulini uxor* (Z. 3)
Ehefrau des Raholin(2) V.

–, Biatsa	73v20f	*AC*	1353	E 67

Mutter des Guilhem(1) V.

–, Catarina	73,5	*AC*	1490n.St.	E 36

Urk.: *Catharina* ... *coniuges* (Z. 1f)
Ehefrau des Loys

–, Nicolaua	2,24; 28		1361	A 9
	2v5		1365	A 10

Urk.: *Nicolauam, filiam* ... (A 10, Z. 4)
Tochter und Erbin des Raymon dal On, Ehefrau des Guilhem (2) Vivaut

Ortsverzeichnis

Das Verzeichnis erfaßt alle Belege von Orts-, Flur- und Straßennamen, sowie Kirchen, Konventen und Hospitälern im THESAUR, ergänzt um die Namensformen in den jeweiligen zugrundeliegenden Urkunden (angegeben durch die sich öffnende spitze Klammer <). Eine Lokalisierung wurde versucht anhand der Arbeiten von Baratier/Reynaud (Diocèse: B./R.), Fabre (Rues: F.), Mortreuil (Dictionnaire: M.), Rostaing (Essai: R.) und Teissier (Marseille: T.); bei den Flurnamen im Gebiet des heutigen Marseille wurde das Arrondissement angegeben; vgl. die Pläne der mittelalterlichen Stadt in: Baratier, Commerce (Anhang), HauckBlasi (S. 180bis), Lesage, Marseille (S. 28bis; 32bis), Palanque, Diocèse (S. 323) und Teissier, Marseille (S. 62bis). Auf einen jüngeren oder den heutigen Namen verweist eine sich schließende spitze Klammer (>).

Acolas *(gleysa de las)* „Kirche Unserer Lieben Frau der Accoules, im 13. Jahrhundert abhängig von St.-Sauveur; Archidiakonat & Dekanat der Kathedralkirche" 9,9; 13,27; 13,32 (*vicari*); 42,4 *AA*, 42,5l.; 62v16l. *O*, *Acohas* 10,27; 13,22; 15,17 *AA*, *Acoas* 62v19 (*capellania Sant Miquel/lumenaria dels notaris/rector*); 64v11; 69,22 (< *ecclesiam de Accuis* 1373, K 43,11f); 28 *AB*, *Acolos* 105v24 (*capella de Giraut Aymeric*) *AC*, *Acolles* 9,7r.; 10,27r.; 13,28r. etc. *X*, *Aqolles* 105v22l. *Y*. – Cf. *masel de las Acoas*

Agudaria ho Payroliera *(car. de l')* „Straße, die von der car. Cayssiera her auf die plassa dels Vivaus stieß", *car. de l'Agudaria* 38v26 (< *car. Agudarie* 1396, G 5,20f) *AA*, 38v23l. *O*, *(al pe de la plassa dels Vivaus, en la) car. apellada l'Agudaria ho la Payroliera* 102v28f; 26ff l. *AC*, *car. de-la Payroliera* 37,6 *AA*, 37,4l. *O*. – Cf. T. 103

Aycs „Aix-en-Provence (Dép. B.-du-R.)" 58v21; 22 (*evesque d'A.*) *AA*, *Ays* 104v15 (*avescat d'A.*) *AC*

Aygaladas *(las)* „Flurname; les Aygalades (nördl. der Stadt; 15. Arr.)" 28v15 (*A. del terrador de Masselha*; < *Aygaladas* 1358, E 31,5f) *AA*, 28v11l. *O*. – Cf. M. 146

Aygas Bonas „Eaux-Bonnes; Bach- & Flurname im Gebiet von St.-Jérôme (13. Arr.)" 27,26; 32 (< *Ayguas Bonas* 1323, E 20,8); 27v5; 11; 17 (< *Aygas Bonas* 1323 E 23,6), 42v32 (< *id.* 1393, G 27,3) *AA*, 27,24; 30; 27v3 etc. *O*. – Cf. M. 137f

Albanha „Aubagne (Dép. B.-du-R.)" 36v27; 47,4; 6 (*castell d'A.*); 28 (*juge*); 47v29 (*destrech*); 49,7 (*terrador*); 50,21 (*id.*); 24f (*senhor*) etc. (fol. 47 bis 52v) *AA*, 37v16 (< *castri de Albanea* 1429, F 51,12) *AC*, 47,14l.; 28l.; 47v12l. etc. *O*; *Jarret d'A.* (= Jarret Balma Laugier; M. 43) 101v31f; 101v28l. (< *Jarretum* 1356, A'30,5) *AC*

Amigas *(las)* „Flurname in Ste.-Marthe (15. Arr.), angrenzend an Lorri“ 102,11 (< *Amigas* 1368, A'32,13); 102,2; 25l.; 27 *AC*, *Amigos* 102,7 l. *AC*, *Amigas alias Lorri* 105v17l.; 20 (< *ad Amigas vel a-Lorri* 1396, B'20,11) *AC*. – Cf. M. 18

Amorna *(car. de l')* „Rue de l'Aumône (†; = car. Elemosine)“ 104,17 *AC*, *Amorno* 104,13l. *AC*. – Cf. T. 148f

Anboquier *(colla d')* „Colle d'Embouquier; Flurname in Montolivet (12. Arr.)“ 101,21l.; 24; 26 *AC*, *c. d'Anboquies* 104,30; 32 (< *colla d'Anboquier* 1384, B'6,11) *AC*. – Cf. M. 112

Anonaria Sobeyrana „(>) Rue des Grands Carmes“ 98,3f; 102,22 (immer getrennt: *la Nonaria*) *AC*, *A. Sobeyrano* 102,20; 19l. *AC*, *Anonaria* 102v6; 6l. *AC*. – Cf. T. 105; auch: *car. Carmelitarum*

Anonsiada „Hospital Unserer Lieben Frau von der Verkündigung (1373–1423), gegr. von Giraut Aymeric“, *Anunciada* 68v5 (*A. Aymeric*) *AB*, 42v19 *AC*, *Anonsiada* (so getrennt: *la Nonsiada*, cf. *Beate Marie de Nuntiata* 1379, U. B'7,8); 98,2; 100,24 (*Nostra Dama dit l'A.*; *rector*); 104,2 (*A. dit l'espital*); 122v3 (*l'A. ho l'espital d'aquella*) *AC*, *Anonssiada* 122v7 (so: *la Nonssiada*) *AC*

Antinhana „Antignane; Rinnsal am Abhang des Rouet“ 20v8 (< *Antinhana* 1359, D 9,11); 22,21 *AA*, 101v10; 104,24l.; 28 (< *id.* 1414, B'5,3) *AC*, 20v8l.; 22,18l. *O*, *Antynhana* 99v2l.; 5 *AC*, *Anthinhana* 101v7l. *AC*, *Antignane* 20v7r.; 22,18r. *X*, 99v3r. (*16. Jh.*). – Cf. M. 20; R. 410

Aragon „Königreich Aragon“ 57v26 *AA*

Arcs *(los)* „les Arcs; Flurname im Rouet, westlich der Molieras (8. Arr.)“ 42,20 *AA*, *sota los Arcs, e˙l hospital o apella las Molieras* 22,25 (< *subtus Arcus* 1241, D 22,7), *soutz les Arcz* 22,25r. *X*, *a Arcs* 22,25l. *N*, 22,20l. *O*. – Cf. M. 22

Arenh „Arenc; Flurname nördlich der Stadt (2. Arr.)“ 21v27 *AA*, 62,19 *AB*, *Arenc* 62,20l. *O*, 21v24r. *X*, *Peiron d'Arenh* 65,10 (< *ad Peyronum de Aregno* 1398, K 17,16) *AB*, *Peyron d'Arenc* 65,10l. *O*, *val d'Arenh* 53v20; 14l.; 99v24l.; 25 *AC*. – Cf. M. 22f; cf. *Entre-Fort de Ginhac*, *Font de Leon*

Aurifebraria *(car. de l')* „Aurivellaria (T. 108), im Westen der späteren Grand'Rue“ 105,12f *AC*, *Aurifevaria* 105,10l. *AC*

Avinhon „Avignon (Dép. Vaucluse)“ 44,10 (< *habitator Avinonensis* 1398, G 36,4); 58v15 (*evesque*); 58v16 *AA*

Balma Aynart „Baume-Isnard; Flurname bei Les Crottes (15. Arr.)“ 63,23 *AB*, *Balmaynart* 43v3 (< *loco dicto vulgariter Balma Aynart* 1397, G 30,16) *AA*, *Balma Ynart* 43v1l.; 63,23l. *O*. – Cf. M. 42

Balma Laugier „Baume-Laugière, Flurname in St. Pierre (5. Arr.)“ 21,16 *AA*, 21,12l. *O*, *Baume Laugier* 21,15r. *X*, *Jarret Bauma Laugier* 100v21l.; 24 (< *Balme Laugerii* 1355, A'18,7) *AC*. – Cf. M. 43; cf. *(Jarret d') Albanha*, *Puech Pichun*

Bans de las Blancarias „(>) rue de la Tête d'Or (†)“ 66v29 (< *balnea car. Blancarie* 1411, K 24,58). – Cf. T. 110f

Beldinar „Beaudinart; ländliche Siedlung in Aubagne" 47,30 (*B. del terrador d'Albanha*) *AA*. – M. 45

Bella de May „Belle-de-May; Flurname (3. Arr.)" 67,5f *AB*, *Bella de Mai* 67,6l. *O*. – M. 49

Bella Taula „rue de la Belle-Table (> rue du Palmier ?)" 13v22 *AA*, *Bela Taula* 13v19f l. *N*, *Bello Taullo* 13v20r. *X*. – Cf. T. 112

Bernart de Favas *(car. de)* „(>) rue Lanternerie" 38v12f, *car. Bernat de F.* 38v11l. *O*. – Cf. F. 1,361–363

Bernart Gast *(car. de)* „(>) rue de la Salle (†)" 105v15; 12l. *AC*. – Cf. T. 115

Blancaria *(car. de la)* „(>) rue de l'Etrieu (†)" 32v11 *AA*, 68v8 *AB*, 61,3 *AC*, 32v9l.; 68v9 l. *O*. – Cf. *Bans de las Blancarias*

Bona Vena „Bonneveine; Weiler in Mazargues (9. Arr.)" 25v7 (< *in loco* ... *Bona Venna* 1325, E 3,10); 26,13 *AA*, 63v20 *AB*, 72,2; 3l. *AC*, 25v5 l.; 16,12l. *O*

Bona Carriera cf. *d'En Garrian*

Bon Conselh „Flurname bei Longue Lanse, Aubagne" 50,36 (*B. C. alias Longalansa del terrador d'Albanha*) *AA*. – Cf. M. 54; cf. *Longalansa*

Bordel cf. *d'En Garrian*

Botaria *(car. de la)* „rue Boutiere (†)" 19v13 (< *car. Botarie* 1364, D 3,8), 65v22 *AB*, 60,14 *AC*. – Cf. T. 117

Brinhola „Brignoles (Dép. Var)" 43v16; 18 (< *de Brinonia* 1400, G 32,2) *AA*

Cayssaria *(car.)* „Rue Caisserie" 42v8f *AA*, *Caysaria* 42v6l. *O*, *(car. de) Jacmet Montanha* 62,26 (< *in car. Caysserie* 1400, K 3, 5) *AB*, *Jaume Montanha* 62,26l. *O*

Camas „Camas; Flurname (5. Arr.)" 20,7 (< *in territorio vicecomitalis Massilie* ... *Camas*); 26,27; 39,20 *AA*, 104v2l.; 4; 19l.; 20 *AC*, 20,6 l.; 26,26l. *O*, 20,4r. *X*, *Jaret de Camas* 63v11f *AB*. – Cf. M. 70; cf. *Jaret d'En Pujol*; *Sant Miquel*

camp cf. *Coronell*, *Mantel*, *Sant Just*

camp Cabasson „id.; Flurname bei La Moutte, St. Marcel (11. Arr.)" 20v31 *AA*, 20,29f *X*, *Camp Cabason* 20v31l. *O*. – Cf. M. 71

camp Maior „ländliche Siedlung in Aubagne" 48,3 (*prop c. M. del terrador d'Alb.*); 49v5f (*id.*; < *prope campum Maiorem* 1290, H 16,3); 51v33 (< *campo Maiori* 1233, H 26,14) *AA*, *prop camp Maior* 49v34 (*terrador d'Alb., luec dich p. c. M.*) *AA*. – Cf. M. 76f

Canet „Canet; Flurname (14. Arr.)" 30,18 (< *Cannet* 1251, E 40,10); 64,26 *AB*, 72v18l.; 22; 100v10l.; 12 *AC*, 30,18l.; 39,29l.; 64,26l. *O*, 30,14r. *X*, *Cannet* 39,31 *AA*, 66v24 *AB*

Petit Cannet „westlich an Canet anschließend (?)" 62v28 (*P. C. alias Gamort*; < *alias lo Petit Cannet* 1398, K 6,4) *AB*

Caneton „= Petit Cannet (?)" 101v22l. (*Serviera alias C.*); 25 (*id.*) *AC*, *Canneton* 102v34l. (*id.*); 36 (*id.*) *AC* (Ms. in allen Fällen: *Cam(m)eton*). – Cf. M. 79; cf. *Cavinsac*, *Gatmort*, *Servieras*

cannons de Sant Laurens *(davant los)* „Kanonen südl. St.-Laurent, nördlich der Einfahrt des alten Hafens" 9v28 (< *car. publica vocata Petri Pontii ante canona Sancti Laurentii* 1396, B 24,5) *AA*, *canons* 9v28r. *X*. – Cf. *Peyre Pons*

Canseta „Les Cansettes; ländliche Siedlung in Aubagne" 49,16f (*en terrador de Alb. apelat la C.*; < *Cansseta* 1340, H 12,8), *Cansseta* 51v28 (< *in territorio de la Cansseta* 1233, H 26) *AA*. – M. 80

Canudell „Canudel; ländliche Gemeinde in Aubagne" 51,13 (< *Canudel* 1301, H 22,11) *AA*. – Cf. M. 79

Cap de Vielha „Cap de la Vieille; Flurname bei Valbarelle, St.-Marcel (11. Arr.)" 52v1 (< *in loco dicto lo Cap de la Viella* 1294, H 31,9) *AA*. – Cf. M. 81

Caravella „Flur- und Bachname in den Aygalades (15. Arr.)" 26,4 *AA*, 26,3l. *O*, *Caravellas* 26,13f *AA*, *molin de Caravella* 25,26; 33,14 (< *molendino de agua/.../apud Caravellam* 1302, F 8,14–16) *AA*, 25,25l.; 33,14l. *O*. – Cf. M. 83

Car. Torta cf. *Torta*

Cavalhon „Bezeichnung der Oberstadt (offenbar seit der 2. Hälfte des 15. Jhs.; um 1400 verwendete *AA* – in Anlehnung an die Originalurkunde noch *Vila Episcopal* (s.u.), obwohl die Teilung der Stadt schon in der Mitte des 14. Jhs. aufgehoben worden war (cf. lex. Teil s.v. *cort*))" 30,15l. (< *Vila Episcopal AA*) *O*, *Cavailhon* 30,12r. (id.) *X*

Cavallaria, *Jarret de la C.* „Flurname (zwischen Montolivet und St.-Barnabé (12. Arr.); östlich des Jarret de la Cavallaria Soteyrana)" 39v14 (< *lo Jarret de-la Cavallaria* 1367, G 9 II, 10); 24v2 (*a Montolivet sobre lo J.*); 62v30; 68,21 *AB*, *Jaret de la Cavalaria* 39v12; 18; 68,21 *O*. – Cf. M. 93; cf. *Montolivet*

Cavallaria Soteyrana „Flurname bei den Cinq Avenues (4. Arr.)" 19,23; 20v19 (< *Ca/vallaria Inferior* 1343, D 10,6f); 21,6; 33,9 (< *Cavallaria Soterana* 1372, F 14,12), 33v28f (< *loco ... Cavalla/ria Soteirana* 1378ca., F 7,3f) *AA*, *Cavalaria Soteyrana* 19,22l.; 20v20l.; 21,6l. etc. *O*, *Cavalaria* 20v19l. *N*, *Cavallerie Soteyrane* 19,22r.; 20v17r. *X*, *Jarret de la Cavallaria Soteyrana* 39v21 (< *Jarretum Cavallarie Inferiori* 1367, G 9 III, 11) *AA*. – Cf. M. 93

Cavinsac „Cavissat; ländliche Siedlung bei Capelette (10. Arr.)" 24,29; 30 (falsche Wiedergabe von *Cannetum* 1411, D 36) *AB*, *Cavisat* 24,28l. *O*. – Cf. M. 94

Cetiraria cf. *Curataria*

colla cf. *Anboquier*, *En Aycart Sarrasina*, *Roylh*, *Sant Just*

Columbier „ländliche Siedlung im westlichen Capelette (10. Arr.)" 40,25 (*Jarret d'Entrevinhas alias lo C.*; < *Jaret d'Entrevinhas alias lo Columbier* 1395, G. 13,3) *AA*, 22,11l.; 40,22f l. *O*, *Colombier* 22,10f (< *in loco qui dicitur Columberius* 1262, D 20,8), *Collombier* 22,8r. *X*. – Cf. M. 114; cf. *(Jaret d') Entrevinhas*

Condamina „Condamine; Flurname an der Einmündung des Jarret in die Huveaune" 24,27 *AB*, 100,4 *AC*, 24,24l. *O*, 100,1l. *Y*. – Cf. M. 116

Cordellaria *(car.)* „rue Cordellerie (†)" 73,8 *AC*. – Cf. T. 126

Coronell „ländliche Gemeinde nördlich von St.-Ginièz (8. Arr.)" 28,2 *AA*, *Coronel* 24v9; 65v6; 67,18 *AB*, 102,33l.; 36; 36l.; 40 *AC*, 24v7l.; 27v31l. *O*, *camp del Coronell* „ib. (?)" 44v8; 52,28 *AB*, 44v5l. *O*

Correiaria *(car. de la)* „(>) rue Ste.-Jaume" 102,25 *AC*. – Cf. T. 127

Cosset *(plan)* „Flurname in St.-Loup (10. Arr.)" 38,15f; 41v35 *AA*, 38,15l. *O*. – M. 285

Curataria *(car.)* „rue vielle Cuiraterie (†)" 62,13 *AB*, 62, 13l. *O*; hierher *car. de la Cetiraria* 29,3 *AA*, *Carataria* 29,3l. *O* ?. – Cf. T. 128f

Dos Fors (car. de) cf. *Fors*

Dretta *(Carriera)* „(>) Grand'Rue" 73,26 *AC*. – Cf. T. 177; 143²; cf. *Aurifebraria*, *Frenaria/Frucharia*

En Aycart Sarrasina *(colla d')* „Colle Sarrasine; Flurname im Camas (5. Arr.)" 28,19 *AA*, *N'Aycarda Serayna* 28,18l. *O*. – Cf. M. 113

En Garrian *(car. d')* „rue Ingarienne (†); rue de la Roquette(†)" 13v5f (< *hospitium meum situm in Prostibulo ... vocato carreria de Garrian* 1359, C 4,10), *c. d'En Galrian*; *car. dels En Guarrians alias la Bona Carriera* 105,23 *AC*, *car. des Guarrians ho B. C.* 105,22ff l. *AC* (< *in carrerie dicte En-Guarriani* (1381, B'15,8); *aras es la Roqueta* 105,26l. *AC*; *Bordel ho ... Bona Carriera* 73v2; 74,2l. *AC*, *Bordel et B. C.* 74,2 *AC*; *Rue de Negrol* 13v2r. (< *car. d'En Garrian AA/O*) *X*. – Cf. T. 130f; 176f
Gemeint sind zwei Straßen, die im 14. und 15. Jh. zusammen das Hurenviertel von Marseille darstellten, und die deswegen terminologisch oft nicht zu trennen sind; 1496 wurde das Viertel einige Straßen abgedrängt und in die *Porcataria* verlegt (§ E 66; 69: *mutation del Bordel* ...); damit scheint sich auch der Name *car. Roqueta* (Erstbeleg 1499, T. 176) eingebürgert zu haben, den *AC* erklärend neben die alten, in der Originalurkunde und von *BA* verwendeten Namen setzt.

En Pujol cf. *Pujol*

En Servenha *(car. d')* „nicht lokalisierte Straße, vermutl. in der Unterstadt" 22,17 (< *car. d'En Servenha* 1362, D 21,3); 27,5f (< *car. d'En Cervenha* 1348, E 16,8); 40v26 *AA*, *En Servenga* 22, 15f *N*, *En Servelha* 40v26l. *O*, *En Servelhan* 67v6 (< *car. de Servenha* 1394, K 29,13) *AB*.

Entrefort de Ginhac „Übergang zwischen Seonh und Gignac, an der nördlichen Grenze des Marseiller Territoriums (15./16. Arr.)" 21v27 (*en lo terrador de Masselha, luec apellat/l'E.-F. de G. juxta Arenh*; < *prope Antrefarthum de Giniaco* 1312, D 18,6), *Entreforn de Ginhac* 62,19f (*as Arenh, a l'E.*) *AB*, *Entrefort d'En Ginhac* 21v27l.; 62,20l. *O*, *Entrefort* 21v23r. *X*. – Cf. M. 21; cf. *Arenh*

Entrevinhas „Entrevignes; Flurname im Camas (5. Arr.)" *Jarret d'Entrevinhas* 40,25 (*J. d'E. alias lo Columbier*; < *Jaret d'Entrevinhas etc.* 1395, G 13,3), *Jaret d'Entre Vinhas etc.* 40,22f l. *O*. – Cf. M. 141; cf. *Columbier*

Scalhon d'Albanha „Flurname in St.-Pierre, westlich des Jarret (5. Arr.)" 40,7f (*S. d'A. alias Terras Blancas*); 40,16f (*id.*) *AA*, 40,5l. *O*, *Escalhon d'Elbanha* 40,13l. *O*. – Cf. M. 142; cf. *Terras Blancas*

Escalies „ländl. Siedlung in la Palud, nördl. St.-Barthélemy (14. Arr.)" 66v27; 67,30 *AB*, *Escalhon* 16v24 (*terredor de Font Escura alias s'E.*) *AC*, *Staliers* 67,30l. (zu lesen: *Scaliers* ?) *AB*. – Cf. M. 142; cf. *Font Escura*

Escas cf. *Lansaria*

Especiaria „(>) rue de la Loge" 65,32; 65v3 *AB*. – Cf. T. 184f

Esperon „rue de l'Eperon (†)" 9,25 (< *car. Speroni* 1379, B 19,16) *AA*, 66,15 *AB*, 66,16l *O*. – Cf. T. 185f

Fabres *(car. dels)* „(>) rue des Consuls" 26v25; 44v31 (Ecke Frucharia; < *car. Fabrorum* 1307, G 43,8) *AA*, 26v22l. *O*

Fenestrellas „Weiler bei Coutelles, Aubagne" 47,19 *AA*. – Cf. M. 150

Florensa „Florenz" 24,20 *AA*

Font Cuberta „Flurname westl. Chateau Gomert (13. Arr.)" 35v4 (< *ad Fontem Cohopertum* 1276, F 31,8); 35v12 (< *id.* 1253, F 32,6); 18f; 36v10 (< *a Font Cuberta* 1266, F 39,19); 16 (< *id.* 1276, F 40) *AA*, 64,23 *AB*, 60v23 *AC*, 35v3l.; 11l.; 17l. *O*, *Fons Cuberta* 60v26f (*16./17. Jh.*). – Cf. M. 156

Font Escura „Font Oscure; ländl. Siedlung bei la Palud (14. Arr.)" 25,14 (< *ad Fontem Oscurum* 1314, E 1,19) *AA*, 16v24 (*terredor de F. E. alias l'Escalhon*) *AC*, 25,8l. *O*, *Font Scura* 26,21l. *O*, *Font Obscuer* 16v23l. *X*. – Cf. M. 160; cf. *Escalies*

Font Gata „Flurname in der näheren Umgebung von Marseille" 25v26f (< *ad Funtem Gatam* 1331, E 5,3) *AA*, 25v24l.; 26,20l. *O*

Font Jusieua „(>) rue du Grand-Puits et de la Pyramide (†)" 43, 21 *AA*, *Font Juzieua* 37,14 (*F. J. sive Peyra que raia*; < *Font Jusieua* 1458, F 44,19) *AC*. – Cf. T. 139; cf. *Peyra que raia*

Font de Lenza cf. *Lenza*

Font del Leon „Flurname westl. Canet (14. Jh.)" 53v14l.; 20 (*en la Val d'Arenc, lo luoc dich la F. del L*) *AC*. – Cf. M. 23; 158; cf. *Arenh*

Foresties *(car. dels)* „(>) rue St.-Victoret" 16,10f (Ecke Frucharia) *AB*

Fors *(car. de II)* „(>) rue des Trois-Fours" 66,22 *AB*, 66,23l. *O*. – Cf. T. 141

Fos „Fos-sur-Mer (Dép. B.-du-R.)" 57v25 (*castell*) *AA*

Fracho *(portal de la)* „Stadttor bei der Kirche St.-Martin (bis ins 14. Jh.: *portal de Sant Martin*)" 72,16; 14l. *AC*. – Cf. T. 70; cf. *Sant Martin*

Frayres Menors cf. *Sant Loys*

Frucharia sive Frenaria *(car. de la)* „östliche Grand'Rue", *Frenaria* 67,25 (< *in Frenaria* 1413, K 27) *AB*, 105,18; 18l. *AC*, 67,26l. *O*; *Frucharia* 34v22; 44v30 (< *car. Frucharie ... in cantono Fabrorum* 1307, G 43,8) *AA*, 64,13f *AB*, 34v20l.; 64,14l. *O*, *Fruicharia* 16,11 *AB*. – Cf. T. 143–145

Fustaria *(car.)* „(>) rue des Fabres" 34,26 (< *car. Fustarie* 1354, F 19,26); 43v30 *AA*, 34,27l.; 43v28l. *O*. – Cf. T. 145f

Fustaria *(car.)* „(Straße in Nizza)" 14v4 (*F. de Masselha*, falsch für *carriera Fustarie de/ Nicia* 1346, C 13,4f)

Gallegas „Gallègue; ländl. Siedlung in Aubagne" 52v20 (*terra ... en ... Alb. que s'apella G.*; < *Galle/gas* 1294, H 30,5f). – Cf. M. 167f

Gardana „Gardanne (Dép. B.-du-R.)" 72,18 (*senhor*) *AC*

Garcens Denra *(font de donna)* „Flurname in der näheren Umgebung von Marseille" 50v23; 51v2f (< *fontem domine Garcondis Denra* 1335, H 24,7); 14f *AA*, *f. de donna Gassens Denra* 50v23 *AA*

Gardia „Gardiole; Hügelkette in St.-Marcel (11. Arr.)" 13,9 *AA*, 13,8f l. *N*, 13,4l. *O*, *Gardie* 13,7r. *X*. – Cf. M. 168

Gas „Gast; Flurname in Aubagne" 47v13 (*en lo terrador d'Alb., luec dich lo G.*); 48v30 (*al G. del terrador d'Alb.*); 49,28 (*id.*); 49v18 (*id.*; < *versus Guas* 1388, H 15); 52,7 (*id.*) *AA*. – Cf. M. 170

Gascons *(car. dels)* „nicht lokalisierte Straße, vermutl. in der Unterstadt" 73,24 *AC*

Gat Mort „ländl. Siedlung bei Crottes (15. Arr.)" 100v1l.; 5; 8l.; 12 (*terrador de G.*) *AC*, *Gamort* 62v28 (< *vulgariter Gatmort alias lo petit Cannet* 1398, K 6,4) *AB*. – Cf. M. 170; cf. *Cannet*

Gavotos *(car. de las)* „rue de Gavottes (†)" 101v17 (*c. de los G.*) 14l. (*c. de las G.*; < *car. de Gavotarum* 1398, A'28,11) *AC*. – Cf. T. 147

Gemenas „Géménos (Dép. B.-du-R.)" 48,33, *Gemenos* 104v10 (*senhor*) (< *castri de Geminis* 1376, B'9,4) *AC*

Gibas „Gibes; ländl. Siedlung im Canet (14. Arr.)" 68v5; 17 *AB*, 68v5l.; 17l. *O*. – Cf. M. 175; cf. *Manhevella*, *Veyriera*

Ginhac „Gignac-la-Nerthe (Dép. B.-du-R., Gem. Martigues)" 21v27 (< *de Giniaco* 1312, U. D 18,6); 22v5 (*senher en part*), *En Ginhac* 21v27l. *O*, *Gignac* 21v24r. *X*. – Cf. R. 357; cf. *Entre-Fort*

Girunda „Rinnsal, vom östlichen Hang des Rouet zum Strand des Prado" 72v7; 101,33; 33l.; 34l.; 35 *AC*

Granega „La Granigue; Flurname in St.-Joseph (14. Arr.)" 102v 29l.; 31 *AC*

Grant Camin „(Weg in Aubagne)" 48,5 *AA*

Grant Gleiza „Kathedralkirche" 73,22 *AC*

Ieras „Hyères (Dép. Var)" 58,1 *AA*, 17,24; 74,11 (*luoc d'I.*), *Iera* 74,9 (*luoc e terrador d'I.*) *AC*, *Yeras* 17,27 (*en Y.*) *AC*, *Hieras* 17,24 (*en H.*) *AC*

(sen) Jacme Martin (car. de) cf. *Masel de las Acolas*

Jacmet Montanha (car. de) cf. *Cayssaria*

Jarret „Wasserlauf im Osten von Marseille, der unterhalb von Ste.-Marguerite in die Huveaune mündet" 36v31 *AA*, *Jaret* 36v29l. *O*. – Cf. M. 190f; cf. *Albanha*, *Balma Laugier*, *Cavallaria*, *Cavallaria Soteyrana*, *En Pujol*, *Entre Vinhas*, *Pont Nou*, *Roylh*, *Vivautz*

– *(car.)* „(Straße in Syon)" 36,31 (*car. apellada J.*) 36,31 *AA*

Jerusalem *(car. de)* „(>) Quai du Port (im Osten)" 28,25 (< *carriera de Jerusalem* 1336, E 29,9) *AA*; – T. 151

Jocas „Jouques (Dép. B.-du-R., Gem. Peyrolles)" 44,4f (< *castri de Jocis*) *AA*. – Cf. R. 186

Johan Peysson *(car. de)* „nicht lokalisierte Straße, vermutl. in der Unterstadt" 36,22 (< *car. Johannis Peissoni* 1350, F 36,16) *AA*, *Johan Peyson* 36,21l. *O*

Lansaria *(car. de la)* „rue Lancerie (†), Quai du Port" 60,13 (*c. de la L. ante, et detras ... Botaria*) *AC*, *Lansserie* 60,7l. *X*; *las Escas* 22v8 *AA*. – Cf. T. 160; 183f

Lateran „Lateran" 59,10 *AA*

Lenze „Flurname im Canet (14. Arr.)" 60v2 *AC*, 60v2l. *X*, *Font de Lenza* 60v3 (*a Lenze ... unt es la Font de L.*; < *la Font de Lense* 1407, I 28,10) *AC*. – Cf. M. 201

Liniieras „Flurname in der Umgebung von Aubagne" 48,15 *AA*

Lyon „Lyon (Dép. Rhône)" 59,2 *AA*

Longalansa „Longue-Lance; ländl. Siedlung (?) in Aubagne" 50,36 *AA*. – Cf. M. 204; cf. *Bon Conselh*

Lorri „ländl. Gemeinde in Ste.-Marthe (14. Arr.)" 20,25 (*al/Orri*); 21,26; 21,35f; 21v5; 38,26 *AA*, 105v17l.; 20 *AC*, 21,27l.; 38,24l. *O*, *Lori* 20,21.; 21v6l. *O*, *Lhorri* 20,21r.; 21,26r.; 31r. *X*, *Lhorry* 21,34r. (gestrichen) *X*. – Cf. M. 205

Maior „Kathedralkirche Ste.-Marie-de-la-Major" *AA/AB/AC/O*: *gleysa* (2,23 *AA*), *capitol e gleya* (57,18f *AA*), *capella de la M.* (68,22f *AB*), *aniversaris* (29,12; 22 *AA*, 28,4l.; 29,20l. *O*), *connonge* (28v3 *AA*), *clergue beneffissiat* (101v23 *AC*). – Cf. B./R. 67–69; cf. *Grant Gleiza*

Malcoynat *(car. del(1))* „(>) Quai du Port/rue St.-Lauret (?)", *c. del M. en la c. de Sant Laurens* 69,6f (< *car. Malcoynat vero in carreria recta Sancti Laurentii* 1414, K 41,17) *AB*, *car. del Malcosinat* 69,6l. *O*. – Cf. T. 169

Malcoynat del Lauret(2) „(>) rue Petit-Maucouinat (†)", *c. de Peyre Spes alias lo M. del L.* 69v2 *AB*. – Cf. T. 162f; 107

Mal Conselh „Mauconseil; Flurname in Aubagne" 51v37 (*a M. de Alb.*; < *a Mal Conseil* 1233, H 26,17) *AA*

Mal Passet „Weiler in St.-Jérôme (13. Arr.)" 16,16; 27 *AB*, 16, 14f r.; 26r. *X*, *Mal Paset* 16,26l. *O*

Manhevella „Marignelle; ländl. Gemeinde zwischen Arenc und Canet (14./16. Arr.)", *Manhevellas* 66v30f *AB*. – Cf. M. 212f

– *(camin de)* „(Weg in Gibas, im Canet (14. Arr.)" 68v19f *AB*. – Cf. *Gibas*

Mantel *(camp de)* „ländl. Gemeinde nördl. von St.-Lazare (3. Arr.)" 104,20l.; 22 *AC*

Marin de Not *(car. de)* 29,15 (< *car/reria Marini de Annoto* 1362, E 34,17f). – Cf. *Sant Martin*

Martins *(cros dels)* „Wegkreuzung westlich von Montolivet (?)" 66v33 (*al cros dels M. vers Montolivet*) *AB*

Masel de las Acoas „(>) Plassa de la Cort; (>) Place Daviel", *car. sos lo M. de las Acoas* 64v11 *AB*, *sotas lo M. de las Acolas* 64v11l. *O*, *sota lo M. de las Acoas* 69,28 *AB*; *car. sen Jacme Martin* 66v14 (< *car. Masselli de Acuis sive Jacobi Martini* 1411, K 24,37). – Cf. T. 100

Masel Antic/Petit Mazel „alter Marktplatz nördl. des Uhrenturmes"; *car. desos lo M. A.* „Straße nördl. des Marktes (?), car. del Peyrier ?, rue des Belles Ecuelles ?" *lo Masel Vielh* 65,21l. *O*, *sota lo Petit Mazel* 17,16 (< *car. subtus Macellum dicte civitatis Antiqum* vero *supra quantorum* (cf. DVC 6,593a) *domini* Petri *de Serveriis* 1400, C 32,8) *AC*, *Mazel* 17,16r. *AC* (Der Beleg *car.* parvi *Macelli*, *prope palatium regium* (1429, T. 100) verweist auf eine Identität des *Petit Macel* mit dem Markt der Acolas, während *AC Macellum Antiqum* mit *Petit Mazel* übersetzt). – Cf. T. 100f; cf. *Porcataria*

Massas *(car. de las)* „(>) rue de la Reynarde (†)" 26v15 (< *car. de Massis* 1284, E 11); 26v31 (< *id.* 1342, E 15,12); 32v19 (< *car. Massarum* 1390, F 5,7), *c. de las Masas* 26v4l.; 26v29l.; 27,16f (*al plan de las M.* (identisch ?)) *O*, *c. de las Massos* 102v4; 1l.; 104,11; 8l. *AC*. – Cf. T. 164; F. 2,200

Masselha „Marseille" 5,3; 44,4; 45,14 etc. *AA*, 72,10; 37,10 *AC*, *Marsellha* 17,21; 31,29; 72,25 etc. *AC*

Molieras „ländl. Gemeinde in Menpenti (10. Arr.)" 9v14; 19,10 (*M. del terrador de Masselha*); 20,15; 22,26; 23,13 (< *a Molieras* 1331, D 28,9); 23,20 (*M. del terrador de Mass.*; < *id.* 1331, D 29,5); 23,27; 23v5; 12; 19; 25; 35v26; 38,17; 41v34 *AA*, 16v7 *AB*, 103,5l.; 7; 104v21l.; 22; 27l.; 28 *AC*, 19,13l. *N*, 20,14l.; 23,10l.; 17l. etc. *O*, 9v13r. *Y*, *Mollieras* 61,10; 100,30l.; 33; 101,29l.; 31 *AC*, *Mollieres* 9v12r.; 19,9r.; 20,12r. etc. *X*. – Cf. M. 229

Molin de Bertran Dalmas „Mühle an der Huveaune, östl. des molin de St. Tis, in St.-Loup (10. Arr.)" 45v21 (< *molendinum* Bertrandi *Dalmatii* 1300, G 47) *AA*. – Cf. M. 240

Molin d'Espingayre „Windmühle auf dem Mühlenhügel in Marseille, die vor 1400 aufgegeben wurde" 62v6 (< *loco dicto antiquitas lo molin d'Espingayre* 1400, K 4,9) *AB*

Molin de mossen Flama, cavallier „Mühle an der Huveaune in Aubagne" 48,6 *AA*

Mollin dels Griffens „Mühle an der Huveaune in Ste.-Marguerite (9. Arr.)" 73,17 *AC*, 73,12l. (*16. Jh.*); *molin dels Vivaus* 39v27 *AA*, 30v1f; 73v12 *AC*, *molin dels Vivaux* 39v28l. *O*. – Cf. M. 242

Molin del hospital „Mühle an der Huveaune, zwischen dem molin de Bertran Dalmas und dem molin de St.-Tis, östlich von St.-Loup", *molin del hospita* 45,26 *AA*, *s'apella antiquamens lo molin de Sant Johan* 45v29 *AA*. – Cf. M. 238

Molin de Sant Johan cf. *Molin del hospital*

Molin de Sant Tis „Mühle an der Huveaune, westlich des molin de Bertran Dalmas, in St.-Loup (10. Arr.)“ 45v20 (< *molendinum Sancti Tircii* 1300, G 47) *AA*. – Cf. M. 240

Molin dels Vivaus cf. *Molin dels Griffens*

Montanha dels Molins „Hügel westlich der car. Peyrier mit Windmühlen“ 35v33 (*m. dels m. sobre la car. del Perier*); 36,2 *AA*. – Cf. *Caravella*, *Uveuna*

Mont Cau „ländl. Siedlung zwischen St.-Barthélémy und St.-Just (13./14. Arr.)“ 22,6 (< *Montem Calvinum* 1262, D 19); 43v24 *AA*, 22,5l.; 43v21l. *O*, *Moncau* 60,24l.; 26 *AC*, *Moncaut* 17,1l.; 4 *AC*, 22,2r.; 17,2r. *X*. – Cf. M. 229f

Montolivet „ländl. Siedlung (12. Arr.)“ 22v9 *AA*, 24v1 (*M. sobre lo Jarret de la Cavallaria*) 66v34 *AB*, 17,11 (*terrador de M.*); 17,7l. *AC*, 22v8l. *O*, *Montholivet* 102,28l.; 29 *AC*, *Monthollivet* 99v14l.; 14f *AC*, *Montollivet* 17,9r.; 22v3r. *X*. – Cf. M. 232f

– *(camin de)* „Weg vom Jarret de la Cavallaria nach Montolivet“ 68,21f *AB*

Montpeslier „Montpellier (Dép. Hérault)“ 1v14 (< *de Monte Pesulano* 1341, A 11,2) *AA*

Mota „La Moutte; befestigte Siedlung in St.-Marcel (11. Arr.)“ 20v3 *AA*, 37,15l.; 17; 73,34 *AC*, 20v30l. *O*, *Motte* 20v27r. *X*. – Cf. M. 245

N'Aycarda Serayna cf. *En Aycart Sarrasina*

Napol „Neapel“ 10,8'; 11; 33v19; 21 *AA*

Negrell *(car. de)* „rue Negrel (†)“ 13,27; 15,14; 40v7f (< *car. Negrelli* 1394, G 14,11); 42,6f (< *id.* 1395, G 22,6f) *AA*, *c. de Negrel* 66v17 (< *id.* 1411, K 24,40); 69,19 (< *id.* 1373, K 43,13) *AB*, 73,27 *AC*, *rue de Negrel* 13,22r.; 15,14r. *X*. – Cf. T. 167; cf. *En Garrian*

Nissa „Nice (Dép. A.-Mar.)“ 14v4; 7 *AA*, *Nisa* 14v5l. *N*, *Nisse* 14v6r. *X*

Noulas „nicht lokalisierte befestigte Siedlung, wahrscheinlich in der Nähe von Solliès/Var“ 42,32; 34 (*castell de Solies e castell de N.*; < *castri sive loci de Noulis* 1391, G 24,2) *AA*, 42, 32l. *O*

Olpilhieras „Orpillières; Flurname bei der Loubière“ 26v11; 18 (< *Olpeillieras* 1304, E 13,9) *AA*, *Orpilhieras* 26v10l.; 16l. *O* (nach M. 255 < *Vulpilheria* (mit Schwund des *v*- vor velarem Vokal; cf. Skripta § 18); *Loubière* mit Aggl. des Artikels wäre dann volksetymol. an LUPUS, statt ursprgl. VULPES angenähert.)

Ors „Les Orts; Flurname in St.-Basile (1. Arr.)“ 16,4 *AB*, *Ours* 16,3r. *X*. – Cf. M. 255

– „Flurname in Aubagne“, *Ortz* 48v11 (*fayssa d'ort ... en lo terrador d'Alb., apellat los O.*; < *apud Ortos* 1335, H 8,6) *AA*

Payroliera cf. *Agudaria*

Palus „Les Paluds; ehemal. Sumpfgelände in Aubagne“ 48,32 (*palus d'Alb.*) *AA*. – Cf. M. 258

Peyra que raia „rue Pierre-qui-rage (†)“ 37,14 (*Font Juzieua sive P. que r.*); 12f l. *AC*. Cf. T. 158f; 108; 116; cf. *Font Jusieua*

Peyra Menuda „Flurname in Camas (5. Arr.)“ 21,12 *AA*, 21,12l. *O*, *Peyre Menude* 21,12r. *X*. – Cf. M. 266

Peyre Pons *(car. de)* „Straße von der Hafeneinfahrt zu St. Laurens“ 11,19 *AA*, 11,18l. *N*, *rue de Peyre Pons* 11,16f r. *X* (cf. *car. publica vocata Petri Pontii ante canona Sancti Laurentii* 1369, B 24,5; cf. *canons de St. Laurens*)

Peyre Spes cf. *Malcoynat del Lauret*

Peiron cf. *Arenh*

Pellegrina „Flurname in Molieras (Menpenti, 10. Arr.)“ 19,11 (*a las Molieras ... luec que s'apella la P.*) *AA*

Pellissaria Strecha *(car. de la)* „(>) rue de la Rose (†)“ 10 v26f; 29v15 (< *in Pellissaria Stricta* 1373, E 37,22); 32v2f (< *in Pellipa/ria Stricta* 1355, F 3,6f); 32v25 (< *id.* 1390, F 5 II, 5); 43,8 *AA*, *Pelisaria Strecha* 32,27l.; 32v25l.; 43,9l. *O*, *Pellissaria Estretto* 10v25f r. *X*, *Pelisarie estrete* 29v10f l. (*16. Jh.*). – Cf. T. 171

Pellissaria Larga *(car. de la)* „(>) rue Ste.-Anne (†)“ 35,16; 36v24 (*P. L. sobre lo canton de la Pescaria*; < *in car. Pelliparie varie ad cantonem a parte Pischarie* 1292, F 41); 44v18f (< *Pelliparie Varie* 1356 G 41,4); 44v23; 52v5 *AA*, *Pelisaria Larga* 35,15l.; 36v23l. *O*. – T. 170f

Pennas *(las)* „Les Pennes Mirabeau; befestigte Siedlung, 2 km nördl. des Territoriums von Marseille“ 13v2 (< *castri de Pennis* 1369, C 4u.) *AA*, *las Penas* 63v15 (< *castri de Pennis* 1408, K 10,20) *AB*, *(luoc de) las Penos* 37v4 (< *loci de Pennis* 1411, F 48u.) *AC*. – Cf. R. 233f

Peras „ländl. Gemeinde in St.-Jérôme, von Jarret bis St.-Mitre“ 28,13 *AA*, 28,12l. *O*. – Cf. M. 269

Perier *(car. del)* „(>) rue des Cartiers & rue Poirier“ 19v18 (< *car. del Perier* 1364, D 3,10); 35v33f *AA*, 35v31l. *O*. – Cf. T. 171f

Pescaria *(car. de la)* „(>) rue Bonneterie (?)“ 36,7; 36v24f (< *Pischarie* 1292, F 41; cf. *Pellissaria Larga*); 38v5 (< *car. Piscarie* 1395, G 3) *AA*, 38v4l. *O*, *Pesqarie* 36v24l. (*16. Jh.*). – Cf. T. 172f

Pineda „Flurname in St.-André (16. Arr.)“ 30,18 (*P. del terrador de Masselha*; < *Pineda* 1251, E 40,10) *AA*, 60,17 (< *vulgariter la Pi/neda* 1401, I 24,9f) *AC*, 30,17l. *O*, *Pinede* 30,15r. *X*, *Pinnedde* 60,18l. *X*. – Cf. M. 279f

plan cf. *Cosset*, *Sant Miquel*

Plumbieras „Bach, der in der colline Ste.-Marthe entspringt, die Palud, St.- Barthélémy und Bon Secours durchquert und bei Arenh ins Meer mündet“ 25,11; 12; 13; 16; 17; 26,13; 41,9 *AA*, 100,27; 100,22f l. (*P. alias Val de Serra*) *AC*, 25,5l.; 7'l.; 11l. etc. *O*. – Cf. M. 288f

Petitas Plumbieras „Oberlauf der Plumbieras (?)“ 63,3f (*Veyriera alias las P. P.*; < *las Petitas Plumbieras* 1403, K 7,3f) *AB*. – Cf. *Veyriera*

Pont Nou „Flurname am Jarret (der Ort entspricht offenbar dem *Jaret dels Vivaus* (cf. § E 29; F 10), wird allerdings von *O* mit dem *Jaret del Pujol* gleichgesetzt (cf. *Pujol*))“; *Jarret del Pont Nou* 33,26 (< *Jarrenus Pontis Novi* 1352, F 10,6) *AA*

Porcataria „Straße beim Masel Antic (?)“ 73v3 (*P. detras Sant Sperit*) *AC* (die Straße, in die das Hurenviertel verlegt wurde (cf. *En Garrian*), verlief wahrscheinlich beim Fleischmarkt (*Masel Antic*))

Predicados cf. *Sant Domenegue*

Prohensa „(Markgrafschaft) Provence (1195)“ 57v27 *AA*

camin/carriera public(a) cf. Glossar s.v. *public*

Puech Pichun „ländl. Gemeinde in St.-Pierre (5. Arr.)“ 101v12l.; 12 (< *Puey Picon* 1363, A'27,12) *AC*. – Cf. M. 43 (s.v. *Baume-Laugière*); 275f

Pujol „Flurname bei Camas/St.-Pierre (5. Arr.)“; *Jarret del Pujol* 40v16f *AA*, 102v19l.; 25; 105,28l.; 32 *AC*, *Jarret d'En Pujol* 39,20 (*en Camas alias lo J. del P.*; < *loco dicto vulgariter Camas alias lo Jaret del Pujol* 1397, G 7) *AA*, *Jaret d'En Pujol* 33,27l.; 39,18l. (für *Jarret del Pont Nou AA*) *O*, *Jaret d'En Pugol* 40v13l. *O*. – Cf. M. 300; cf. *Pont Nou*, *Vivaus*

Raymon Rascas *(car. de)* „?“ 10v5f (< *de carreria Raymundi Rascasii* 1348, B 29,7) *AA*

Ribautz *(camin transversier de)* „Querweg bei der car. dels Robaus (?)“ 25v16 *AA*

Rietz „Riez (Dép. B.-Alpes)“ 36v5 (*evescat*); 36v6 (*evesque*) *AA*

Roylh „Dorf südöstl. Marseille im Rouet (8. Arr.)“ 19v35; 22v15 (< *al Rovill* 1265, D 24,8); 22v25 (< *Rozillo* 1331, D 26,5); 22v32 (< *id.*, id., ib. II,4); 24,18; 41,16 (< *al Roylh* 1375, G 18, 8); 41,29 *AA*, 22v14l.; 22v19l. *N*, *Roilh* 19v32l.; 24,16l. *O*, 19v32r.; 22v11r.; 22v25r. etc. *X*, *Royl* 22v25l. *N*, 22v14l.; 20l.; 27l.; 23,4; 41,16; 28 *O*. – Cf. M. 320f

– *(colla del)* „ib.“ 22v19 (< *apud collam Rovilh* 1245, D 25, 4) *AA*, *colle du Roilh* 22v19r. *X*

– *(Jarret del)* 23,5 *AA*

Roylhenqua „Royente; Flurname in Aubagne“ 52,17 (*R. del terrador d'Alb.*) *AA*. – Cf. M. 324

Roquavayra „Roquevaire (Dép. B.-du-R.)“ 47v27 *AA*

Roqueta cf. *En Garrian*

Sabatiers *(car. dels)* „(Straße in Nizza)“ 14v7 (< *in car. de Sabateriys* 1346, C 13,3) *AA*, 14v6l. *O*, *rue des Sabatiers* 14v5r. *X*

Sant Agostin „Augustinerkonvent (1258 im plan de St. Miquel, 1364 an den Hafen verlegt)“ 21,29 (*frayres*); 21,29l. *O*. – Cf. B./R. 82f

– *(borc de)* „Vorstadt (im Osten der Stadt bei dem gleichnamigen Konvent (?))“, *borc de Sant Augustin* 21v14; 30,25 *AA*, *b. de S. Agostin* 21v13l.; 30,23l. *O*

Sant Antoni „Weiler und Kirche St.-Antoine in den Baumes (15. Arr.)“ 25,15 *AA*, 25,8'l. *O*. – Cf. M. 326

Sant Bauzili „Flurname, entsprechend der rue St.-Bazile (?) (1. Arr.)“ 37,26l.; 29 *AC*. – Cf. M. 372

Sant Bertomieu *(capella de)* „Bartholomäuskapelle (in den Accoules)“ 99,7; 105v24 *AC*, *chapelle de S. B.* 105v22'l. *Y*

Sant Domenegue „Dominikanerkonvent Unserer Lieben Frau des Erbarmens, * 1224 ca., östl. des Hafens vor den Mauern der Stadt“ 17v4 (*couvent de S. D. dit freres Precheurs*) *AC*"; *Predicados* 42,14f (*prior e covent*); 21,25 *AA*, 17,21 (*covent*) *AC*, *Predicadors* 42,15l. *O*, *Precheurs* 17v2l. (*couvent des freres P.*) *X*. – Cf. B./R. 81f

Sant Sperit *(hospital de)* „Heilig-Geist-Spital von Marseille“ 1,5; 2,21; 2v4 etc. *AA*, 62,11; 63,6; 16 etc. *AB*, 29,4l. *O*, *Sant Sp[e]rit* 29v27r. *X*, *Sant Esperit* 15v19; 24,26 *AB*, 17,22; 30v7; 18 etc. *AC*, 57,3'"l.; 99,13l.; 70,13l. *Y*, *Sant Seperit* 29,6 *AA*, *St. Esprit* 38v19r. *X*, *hospital dels paures de Crist de Sant Sperit (de la cieutat) de Masselha* 1,4f; 58v18f *AA*. – Cf. *Sant Ginieys*

– *(id.)* „Heilig-Geist-Spital von Aubagne“, *Sant Sperit ... d'Albanha* 48v20f; 53v5f *AA*

– *(confrayria de)* „Bruderschaft des Heiligen Geistes“ 58,22 *AA*. – Cf. Glossar *confrayria*

– *(car. juxta la mayson de)* „Montée du St. Esprit (?)“ 29,5f *AA*

Sant Steve de l'Illa „Ile Ratonneau (vor dem Hafen von Marseille)“ 59,12f (*espital de S. S. de l'I.*) *AA*. – Cf. hist. Teil

Sant Genieys „St.-Ginièz; Weiler (8. Arr.)“ 100,14l.; 17 *AC*. – Cf. M. 332

Sant Ginieys „St.-Geniès; Insel zwischen Etang de Berre und Etang de Caronte“ 34,4; 57v29 (*maison e l'espital del pont de S. G.*); 58v8 (*espital de S. Sperit ... de S. G.*; < *domus pontus* Sancti *Genesii* 1211, I 11) ; 58v13 (*hospital del pont de S. G.*); 58v25 (*pont, la gleya e l'espital de S. G.*); 59,24 (*obra de la gleya, del pont e del hospital de S. G.*) *AA*, *St. Ginier* 57v27f l. *Z*, *St. Giniers* 58v3f l. (*hospital S. G.*); 58v11l.; 59,24f l. *Z*. – Cf. hist. Teil ‚Tochtergründungen des Heilig-Geist-Spitals‘

Sant Jacme *(espital de)* „Jakobsspital; *1344 von Bernart Garnier und 1593 mit dem Heilig-Geist-Spital vereinigt“ 28v28f (*S. J. de Gallicia*); 29v7; 33v3 (*rectors*; < *Sancti Jacobi de Gallicia* 1364, F 11,6); 38v22; 28; 39,12–17; 42v19 (*rectors*); 44,25 *AA*, 5v10 (*S. J. dotat per sen Bernat Garnier*); 5v17; 65,23; 67v16; 23; 68,4 (*S. J. Garnier*); 68,10 (*S. J. dotat per sen B. G.*) *AB*, *Sant Jaume* 30v8 (*S. J., fondat per sen Bernart Garnier*); 37,9f (*S. J. de Galissia*); 73,30 *AC*, *St. Jacques* 29v28f r. (*S. J. de Gallice*); 38v21f r. (*id.*) *X*

– (*traversa costa*) „Weg bei dem Jakobsspital“ 73,29 *AC*

Sant Jacme de las Spasas *(espital de)* „Hospital von St.-Jacques-des-Epées; *Anf. 13. Jh., †1696“ 31,4 *AC*

– *(luminaria de)* „das Hospital betreuende Bruderschaft" 29v14 (< *luminarie Sancti Jacobi de Spatiis* post 1373, E 37u.); 43,13f *AA*, *lumenaria de S. J. de Spassas* 63,15; 13l. *AB*. – Cf. Glossar *luminaria*

Sant Johan „Niederlassung des Johanniterordens (*1170 ca.), die seit Anf. des 14. Jhs. die Liegenschaften und Güter des Templerordens übernommen hatte" 45,14 (*hospital de S. J.*); 45v22f; 29; 48v14 (*hospital de S. J.*); 49,18 (*id.*); 50v24; 51v7 *AA*, 62v25 (*gleisa de S. J.*); 23l. (*id.*) *AB*. – Cf. B./R. 84f; cf. *molin del hospital*, *Temple*

Sant Just „Dorf nordöstl. von Marseille (13. Arr.)" 43,26 *AA*, 60,3f; 60v13 (*terrador de S. J.*); 72,8l.; 10 (*S. J. del terrador de Mass.*) *AC*, *Sanct Just* 60,4 *AC*, 60v11f (*16./17. Jh.*); *camp de S. J.* 101v1l.; 5 *AC*; *colla de S. J.* 45,8 (*c. de S. J. del terrador de Mass.*) *AA*. – Cf. M. 335

Sant Laurens „Diözesankirche am Hafeneingang" 9v28 *AA*, *Saint Laurens* 9v26r. *X*, *San Lores* 9v26l. *N*. – Cf. *canons de S. L.*

Sant Laurens cf. *Malcoynat*

Sant Laze „Lazarushospital, Leprösenhaus an der Straße nach Aix unter bischöfl. Aufsicht" 21v24l. (*prior*) *M*

Sant Loys „Kirche und Konvent der Franziskaner von Marseille, nördl. der Port du Lauret" 72v20 (*covent de S. L.*) *AC*, 17v4 (*S. L. dit Freres Menors*) *AC*"; *covent de Frayremenors* 72,23 *AC*; cf. *Frayres Menors de Montpeslier* „Konvent (in Montpellier)" 1v14 *AA* – Cf. Baratier/Reynaud, Diocèse 78–80

Sant Macell „St.-Marcel; östl. an das Marseiller Territorium angrenzendes Dorf (11. Arr.)" 21v20 (< *in territorio Sancti Marcelli* 1299, D 17,7); 52v26l.; 33f; 53,14 (< */3/ Sancto Macello ... /9/ ... castri Sancti Marcelli* 1294, H 3); 26; 27f; 53v7 (< *Sancto Marcello* 1340, H 34,2) *AA*, *Sant Massel* 102,35 *AC*, *Sant Masel* 53,13l.; 24l; 53v6l. etc. *O*

Sant Martin „Diözesankirche bei der Porta de la Fracha" 39,15; 43,10 (*gleya de S. M.*) *AA*

– *(car. de)* „Straße vor der Stirnseite der gleichnamigen Kirche (= car. de la Fracha, > rue Ste.-Barbe)" 10,6; 10v25; 41v26 *AA*, 66v18f (< *car. Sancti Martini* 1411, K 24,43) *AB*, 101,12; 9l. *AC*, 10,3l. *N*, 29,15l. (falsch für *car. de Marin de Not*); 42v25l. *O*, *rue St. Martin* 10,4r.; 10v23f r. *X*. – Cf. T. 141f

– „Stadttor bei der gleichnamigen Kirche (seit 15. Jh.: Porta de la Fracha)" 38,12 (< *a parte portalis veteri Sancti Martini* 1397, G 7) *AA*. – Cf. *Fracho*

Sant Miquel *(capella de)* „Michaelskapelle (in der Kirche der Accoules)" 62v15f l. *O*; cf. *capellania de S. M.* „Meßdienst in der Kapelle" 62v18 *AA*

– *(plan de)* „ebenes Gelände etwa 1 km östlich des Hafens im Camas (5. Arr.)" 35,17f (< *Camas, prope planum Sancti Michaelis* 1342, D 5,13) *AA*, 26,27l. (*en Camas, pres lo plan de S. M.*) *O*

Sant Salvador „Benediktinerinnenkloster des Erlösers" 13,31 (*abadessa (e covent)*); 15,18 (*id.*); 19v20 (*id.*); 25 (*id.*); 19v4 (*monestier*); 29,6 (*id.*); 30,30 (*id.*); 37,6f; 42,3 (*abadessa*); 57,10 (*id.*; < *abatissam monasterii Sancti Salvatoris Massilie* 1249, I 5); 57v22

(*monestier*) *AA*, 15v26 (*monestier*); 66v3 *AB* 30,29l. *O*, *San Salvador* 19v13f l. (*monetier*) *N*, *St. Sauveur* 19v2r. (*monastier*) *X*. – Cf. B./R. 87–90; hist. Teil ‚Kirche von Marseille'

Sant Tis „Dorf, seit 16. Jh. St.-Loup (10. Arr.)" 20,33; 38,10 (< *loco* ... *Sanctus Titius* 1396, G 1,12f) *AA*, 65v15; 27f *AB*, 20,32l.; 65v16l.; 18l. *O*, *Sant This* 20,29r. *X*. – Cf. M. 336f; cf. *molin de Sant Tis*

Sant Victor „Abtei St.-Victor am südl. Hafenufer" 50,11 (*monestier de*); 51,11 (*monegue*) *AA*, 72v7 *AC*. – Cf. B./R. 73–78

Santa Catharina *(monestier de)* „Katherinenkloster in Sorp, Diözese Riez" 36,3f (*abadessa*); 36v4; 14 (< *a monasterio de Sorp, regensis diocesis* 1276, F 40) *AA*

Santa Clara „Klarissinenkonvent, östl. der Porte d'Aix" 66v2 (*morga*); 4 (*maios*); 5 *AB*

Santa Martha „Hospital der Heiligen Martha in der Oberstadt, an der Grenze zur Unterstadt" 33,20f (*in territorio civitatis/superioris Massilie apud Sanctam Martam* 1349, F 9,9f) *AA*, 33,19 *O*

– *(car. de)* „rue Ste.-Marthe (†)", *Santa Marta* 102,16; 104,5 *AC*, *Sancta Marta* 102,15l. *AC*, *Santa Marto* 104,3l. *AC*. – Cf. T. 186

– „Ste.-Marthe; Dorf nördl. Marseille (14. Arr.)" 27v27 *AA*, 35,28l. *O*, *Santa Marta* 35,30 (*terrador de S. M.*) *AA*. – Cf. M. 330

Sancta Paula „Augustinerinnenkonvent im ehemaligen Prämonstratenserkonvent bei der Porte Galle, *1404 und 1528 an das Erlöserkloster gefallen" 65,2 (*priore*) *AB*. – Cf. B./R. 91f

Santa Reparada „nicht zweifelsfrei zu lokalisierende Ortschaft" 34,14 (*Puey de S. R.*); 16 (*luec de S. R.*) *AA*, 34,13l. *O*

Sarrasina cf. *En Aycart Sarrasina*

Sarturan „ländl. Siedlung in St.-Pierre (5. Arr.)" 19v24; 32,11f (*S. del terrador de Mass.*) *AA*, 66,28f *AB*, 37,9l.; 10l.; 13,16; 100v27l.; 30l.; 30; 101v15l.; 102,30l.; 33 *AC*, 32,19l. *O*, 19v23r. *X*, 73,27l. *Y*, *Sarturani* 101v18 *AC*; *cros de Sarturani* 73,32 *AC*. – Cf. M. 348

Scalhon d'Albanha cf. *Escalhon*

Sehonh „Séon; Weiler in St.-André (16. Arr.)" 3,8 (< *Seonh* 1358, A 14, 6); 13,16 (*terrador de S.*) *AA*, *Seonh* 63v13, *Seon* 3,8r.; 13,13r. *X*

Seyna „Seyne (Dép. B.-Alpes ?)" 47v27 *AA*

Sinha „nicht zweifelsfrei zu lokalisierende Ortschaft" 104v5 (*A. Espinas de S., abitador de Marss.*) *AC*

Syon „Notre-Dame de Sion; eine der beiden Zisterzienserinnenabteien von Marseille, *1242, 1361 vom plan St.-Michel östl. der Stadt in die Nähe der Kirche St.-Martin verlegt" 22v29 (*abadessa*); 28,17 (*id.*, *monega*; < *monili monasterii de Syon* 1343, E 9,5) *AA*. – Cf. B./R. 91

– *(borc de)* „Vorstadt, östl. der Stadt auf dem plan St.-Michel“ 36,31 (*en lo b. de S., en la car. ... Jarret*) *AA*, *b. de Sion* 36,38l. *O*

Solies „Solliès (-Ville) (Dép. Var ?)“ 42,34 (*castell*) *AA*, 42, 32l. *O*

Sorbiera „Flurname bei den Vivaux (Capelette, 10. Arr.)“ 100v18 (*als Vivaus sive a S.*) *AC*. – Cf. M. 394 (nicht 356)

Sorp „Fontaine l'Evêque, ehemals Sorp (Dép. Var, Gem. Bauduen)“ 36v4 (< *Sorp* 1266, G 39,2) *AA*. – Cf. R. 256; *Santa Catharina*

Sovigaria „nicht lokalisierte Straße in Marseille“ 73v26 *AC*, *Sauvigarye* 73v26l. *Y*

Tamaris *(car. del)* „rue des Tamaris (†)“ 35,24 (< *vulgariter ... la Tamaris* 1346, F 29,11) *AA*, 35,22l. *O*. – Cf. T. 190f

Temple „Niederlassung des Templerordens (cf. Sant Johan)“, 51,3 (*ort del Temple* (= „Garten der Johanniter, der zuvor den Templern gehört hatte; synonym: *ort de Sant Johan* 50v24 *AA*)); 51v29 (*terra de la maison del Temple*) *AA*

Terras Blancas „ländl. Gemeinde in St.-Pierre (5. Arr.)“ 33v16 (< *Terris Blanquis* 1363, F 12,8), 40,7 (*Scalhon d'Albanha alias T. B.*); 40,16 (*id.*); 44,20 *AA*, 33v14 *O*, *Terras Blancos* 101,21.; 3; 102,11.; 4f; 102v22l.; 26 *AC*, *Terres Blanques* 44,16l. *Y*. – Cf. M. 361; cf. *Scalhon d'Albanha*

Tholon „Toulon (Dép. Var)“ 57v7 (*evesque*); 11 (*evescat*); 58,2 (*evesque*) *AA*

Tomas Luques *(car. de)* „nicht lokalisierte Straße, wohl in der Unterstadt“ 105,4 (*c. de messier T. L., chivaler*) *AC*, *c. de messier T. Luqin, chivalier* 105,12l. (< *T. Luques, chavalier* TH.-B 7,4; < *in car. domini Thomacii Luquesii, milites, quondam* 1353, B'12,12) *AC*

Torta *(Car.)* „Rue Torte (†)“ 28v21 (< *Car. Torta* 1362, E 32,5) *AA*, 28v20 *O*. – Cf. T. 192

tra(ns)versa/camin traversier cf. Glossar s.v.

Trelha „Treille; Weiler bei St.-Julien (12. Arr.)“ 29v1 (< *la Trelha prope Sancti Julianii* 1362, E 36,5) *AA*, 29v3 *O*. – Cf. M. 368

Tres Fraires „ländl. Siedlung bei den Crottes (15. Arr.)“ 66v23 (< *vulgariter ad Tres Fratres* 1411, K 24,49) *AB*

Tretz „Trets (Dép. B.-du-R.) 13v8 *AA*

Tribols „ländl. Siedlung südl. Valentine (?) (11. Arr.)“; in Marseille: 15,29 (*T. del terrador de Mass.*; < *Tribols* 1276, C 19,27) *AA*, 15,18r. *X*; in St.-Marcel (weiter nördl.): 21v20 (*terrador de Sant Macell, apellat T.*; < *loco apud Tribolais* 1296, H 32); 53,14 (*T. del terrador de S. M.*; < *in territorio Sancti Marcelli, in loco vocato Tribols* 1299, D 17,7) *AA*, 53,13l. *O*, *Thibors* 21v18'r. *X*. – Cf. M. 369

Trulhat „Flurname in St.-Giniès (8. Arr.)“ 102v15l.; 17 (< *Trullat* 1377, A'35,11) *AC*. – Cf. M. 368

Uses „Uzès (Dép. Gard)“ 59,22 (*evesque*) *AA*

Huveauna „Huveaune; kleiner Fluß, der in St. Zacharie (Var) entspringt und am Strand des Prado in Marseille mündet" 45,2 (*molin de H.*); 45,13; 45v19 (*H. del terrador de Mass.*) *AA*, *Uveuna* 45v21 (*besal d'U.*; < *vedali de Ybelina* 1300, G 47); 47v16 (*mayre d'U.*; < *matrem apud aque Ybelinee* 1311, H 3,12); 34f (*aiga d'U.*; < *aqua Ybeline* 1290, H 16,3) *AA*, 45,61. *O*. – Cf. M. 186; cf. *molin*

Val Barrella „Weiler in St.-Marcel (11. Arr.)" 20v32f; 53,6 (< *Vallem Barrellam* 1294, H 31,13); 53v9 (*en ... St. Macell, luec que s'apella V. B.*; < *Vall Barrella* 1340, H 34,8) *AA*, 20v32r. *X*, *Val Barella* 20v32l. *O*. – Cf. M. 372f

Val de Cobran „Val de Gobran; Flurname bei der Palud (14. Arr.)" 102,13l.; 14 *AC*. – Cf. M. 375

Val de Miquel „Flurname bei St.-Just (13. Arr.)" 105,6; 7l. *AC*. – Cf. M. 375

Val de Serra „Flurname an den Plumbieras (Bon Secours, 14. Arr.)" 100,23l. (*a Plumbieras alias V. de S.*) *AC*. – Cf. M. 376

Valencia „Valencia" 8v4 *AA*, *Valensa* 8v7; 9 *AA*

Veruna „Flurname bei St.-Menet (im MA: St.-Marcell) (11. Arr.)" 53,26 (*en St. Macell, luec que s'apella la V.*) *AA*. – Cf. M. 392

Viannes „nicht zweifelsfrei lokalisierte Ortschaft" 48v19 *AA*

Vila Episcopal „Oberstadt, bis 1348 unter bischöflicher Aufsicht" 30,16 (< *Villa Episcopalis* 1251, E 40,10) *AA*. – Cf. *Cavalhon*

Vila Nova „Villeneuve-Loubert (Dép. A.-Mar.)" 2v13 *AA*

Vitriola „Vitrolles (Dép. B.-du-R.)" 34,4 *AA*

Vivaus „ländl. Gemeinde bei Capelette (10. Arr.)" 67v17 (< *loco ... Vivautz* 1403, K 31,4) *AB*, 100v14l.; 18 (*V. sive a Sorbiera*); 101,15l.; 18 *AC*, *Vivaux* 67v17l. *O*, (*de Vivaudis* 67v13l. *AB*), *claus dels Vivaus* 99v7l.; 7f *AC*, *Jarret dels Vivautz* 28,27 (< *Jarretum Vivaldorum* 1336, E 29,5) *AA*, *Jaret dels Vivautz* 28,26l. *O*. – Cf. M. 394; cf. *molin*, *Pujol*

– *(plassa dels)* „Place Vivaux, Place des Inquarts (Bar.)" 102v28; 26l. *AC*. – Cf. T. 195f

FSC
www.fsc.org
MIX
Papier | Fördert
gute Waldnutzung
FSC® C083411

Kolibri 360 GmbH
Ferdinand-Jühlke-Straße 7
99095 Erfurt, Deutschland
produktsicherheit@kolibri360.de